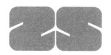

© Verlag
Zabert Sandmann GmbH
München
1. Auflage 2000

Mit Beiträgen von	Gisela Finke
	Dr. Carola Göring
	Dr. Nicole Schaenzler
Redaktion	Christiane Burkhardt
	Petra Münzel-Kaiser
Herstellung	Karin Mayer
	Peter Karg-Cordes
Titelfoto	Bavaria Bildagentur
Satz/Grafiken	Stefan Elsberger
Druck und Bindung	Uhl, Radolfzell
Stand	Juli 2000
ISBN	3-932023-39-0

Autor der holländischen Ausgabe: Prof. Dr. Ivan Wolffers
Besuchen Sie uns auch im Internet unter zsverlag.de

KURSBUCH
Medikamente und Wirkstoffe

Dr. Andreas von Maxen
Dr. Gabi Hoffbauer
Andreas Heeke

Inhalt

Vorwort	VI
Einführung	X

Kleine Medikamentenkunde — 1

Schmerzen — 7
Leichte Schmerzen	9
Starke chronische Schmerzen	21

Erkältung — 29
Erkältung und Grippe	29
Ohrenschmerzen bei Kindern (Mittelohrentzündung)	46
Ohrenschmerzen bei Erwachsenen (Gehörgangsentzündung)	51

Augenerkrankungen — 55
Bindehautentzündung	55
Grüner Star	66
Trockene Augen	76

Ohrenerkrankungen — 79
Hörsturz	79
Ohrgeräusche (Tinnitus)	83

Infektionskrankheiten — 87
Bakterielle Infektionen	87
Viruserkrankungen	110
Pilzerkrankungen	114
Tuberkulose	126
Malaria	131

Atemwegserkrankungen — 137
Asthma und Bronchitis	137

Magen-Darm-Erkrankungen — 151
Erkrankungen der Speiseröhre und des Magens	151
Verstopfung und Blähungen	166
Durchfall	175
Chronisch entzündliche Darmerkrankungen	181
Hämorrhoiden	185

Leber- und Gallen-erkrankungen — 191
Lebererkrankungen	191
Gallensteinleiden	199

Blasen-Nieren-Leiden — 205
Harninkontinenz	205
Blasenentzündung	213
Nierensteine	220

Frauenleiden — 227
Wechseljahre	227
Menstruationsbeschwerden	234
Zyklusstörungen	239
Endometriose	245
Empfängnisverhütung	250

Männerleiden — 257
Prostatavergößerung	257
Impotenz	262

Erkrankungen des Bewegungsapparats 267

Arthrose	267
Chronische Polyarthritis	273
Muskelkrämpfe	285
Osteoporose	293
Gicht	305

Herz-Kreislauf-Erkrankungen 313

Bluthochdruck	313
Herzrhythmusstörungen	338
Angina pectoris und Herzinfarkt	349
Herzschwäche (Herzinsuffizienz)	362
Niedriger Blutdruck (Hypotonie)	377
Durchblutungsstörungen der Beine	383

Erkrankungen der Venen 391

Venenleiden	391

Bluterkrankungen 401

Gerinnungsstörungen: Thrombosen und Embolien	401
Blutarmut	408

Hauterkrankungen 417

Akne	417
Ekzem	424
Neurodermitis	430
Schuppenflechte	437
Herpesinfektionen	445
Läuse- und Milbenbefall	449

Allergien 455

Heuschnupfen	455

Stoffwechsel-Erkrankungen 467

Diabetes mellitus (Zuckerkrankheit)	467
Erkrankungen der Schilddrüse	477
Störungen des Fettstoffwechsels	483
Übergewicht	490

Neurologische Erkrankungen 497

Epilepsie	497
Parkinson-Krankheit	509
Migräne	521
Demenz	532
Schwindel	540
Schlaganfall	546
Multiple Sklerose	551

Seelische Erkrankungen 559

Depressionen	559
Psychosen	573

Schlaflosigkeit 583

Schlafstörungen	583

Register 595

Vorwort

Warum sind unabhängige Arzneimittel-Informationen wichtig und notwendig?

Arzneimittel sind Stoffe oder Stoffgemische, die der Vorbeugung, Linderung oder Heilung von Erkrankungen dienen sollen. Vor der Vermarktung muss der Hersteller (pharmazeutische Unternehmer) gegenüber der Zulassungsbehörde nachweisen, dass dem Arzneimittel die behaupteten Wirkeigenschaften auch zukommen und die Anwendung unbedenklich ist (Zulassungsverfahren).

Die Werbung der Hersteller spricht den Arzneimitteln oft übersteigerte Wirkeigenschaften zu. Aus diesem Grund ist zu jedem Arzneimittel eine Information notwendig, die den *Nutzen* bei Erkrankungen beschreibt und zugleich auch auf *Risiken* und *Störwirkungen* (Nebenwirkungen) hinweist.

Dieses Informationsbedürfnis sollte ursprünglich der im Arzneimittelgesetz vorgeschriebene *Beipackzettel* erfüllen. Im Laufe der Zeit aber degenerierte er im Spannungsfeld zwischen Werbetextern der Hersteller, beamtenhaft-formalistischen Vorschriften von Zulassungsbeamten und den juristischen Absicherungsbemühungen von Firmenanwälten zu einem unverständlichen Kauderwelsch, bei dem der Verbraucher oder Patient oft nicht mehr zwischen therapeutisch relevanten Aussagen zur Wirksamkeit bzw. ernst zu nehmenden Risikohinweisen und formalistischem »Wortgeklingel« unterscheiden kann.

Wer beeinflusst die Arzneimittel-Informationen?

● Der *Pharmaunternehmer* will sein Produkt verkaufen. Darauf sind seine Produktinformationen ausgerichtet, verstärkt durch umsatzfördernde Werbung.

● *Apotheker* sind ebenfalls primär am Umsatz der Arzneimittel interessiert. Damit ist auch diese Informationsquelle nicht immer unabhängig.

● Für *Ärzte* sind Arzneimittel primär Instrumente im Rahmen therapeutischer Strategien zur Behandlung von Krankheiten. Ihre Arzneimittel-Informationen könnten deshalb vom Hersteller unabhängig sein. Sie sind es aber oft nicht, entweder weil der Verordner durch Sponsoring oder andere Vorteilsnahmen an den Warenanbieter gebunden ist, oder weil er an das Heilskonzept glaubt, das der Warenanbieter seinem Produkt zuordnet.

● Zunehmend werden *Selbsthilfegruppen* und *Organisationen Betroffener* durch die pharmazeutische Industrie gesponsert, so dass sie dann distanzlos die Interessen der Warenanbieter vertreten.

● Die *medizinische Fachpresse* ist in Deutschland in der Regel von pharmazeutischen Unternehmen als Werbeträger so abhängig, dass durch direkte Einflussnahmen oder Drohungen Publikationen mit kritischen Informationen verhindert werden können.

● Auch in *Publikumszeitschriften* und in Gesundheitsmagazinen von *Hörfunk* und *Fernsehen* findet man immer weniger qualifizierte und kritische Arzneimittel-Informationen, sei es, weil heutigen »Fach«-Journalisten modische Strömungen des Neo-Obskurantismus in der Medizin attraktiver erscheinen, sei es, weil die Arbeit der Werbeabteilungen der Warenanbieter bei der Bereitstellung plakativer und bunter Materialien – auch gut verpackt in Form der Finanzierung luxuriöser Informationsreisen für Fachjournalisten – »effektiver« wird.

Trotzdem gibt es Arzneimittel-Informationen auf dem Markt, die unabhängig und zugleich qualifiziert sind. Sie werden jedoch durch den Werbedruck der Warenanbieter und deren Helfershelfer in den Fachkreisen so überdeckt und überlagert, dass sie der Wahrnehmung der Verbraucher entgehen. So haben es *qualitätsorientierte Therapie-Informationen* schwer, den Verbraucher zu erreichen.

Mängel der Beipackzettel

Seit dem Inkrafttreten des Arzneimittelgesetzes am 01.01.1978 müssen die Angaben des Herstellers zu Anwendungsgebieten (Indikationen), Wirksamkeit, Störwirkungen (unerwünschte Wirkungen, Kontraindikationen) und Arzneimittelsicherheit durch die zuständige Bundesbehörde (Bundesinstitut für Arzneimittel und Medizinprodukte, BfArM) überprüft werden. Aber immer noch ist in Deutschland etwa die Hälfte aller Altarzneimittel ungeprüft auf dem Markt, weil – entgegen den Vorschriften der EU – das BfArM seine Aufgaben bei der Nachzulassung nicht erfüllt hat. Deshalb können Hersteller in Deutschland vielen Arzneimitteln noch immer Wirkungseigenschaften zusprechen, die dem Arzneimittel nicht zukommen, und Risiken leugnen, weil sie behördlich noch nicht überprüft wurden. Es gibt für den Verbraucher keine Möglichkeit zu erkennen, ob das Medikament, das er wählt, ein behördlich zugelassenes Produkt oder ein bisher unüberprüftes Altarzneimittel ist.

Jedes zweite bis dritte Medikament auf dem Markt ist ein solches Altarzneimittel, bei dem sich der Patient nicht auf die Angaben im Beipackzettel verlassen kann. Damit wird der deutsche Verbraucher schlechter gestellt als andere EU-Bürger, denn nur Deutschland hat es nicht geschafft, Altarzneimittel entsprechend den Vorgaben der EU den gültigen Sicherheits- und Wirksamkeitsstandards anzupassen.

Wirksamkeit und Nutzen von Arzneimitteln: Was ist der Unterschied?

Es ist die *Wirksamkeit* eines Arzneimittels, die der Hersteller bei der Zulassung nachweisen muss. Die Wirksamkeit ist aber nicht mit dem *Nutzen* des Arzneimittels für den Patienten gleichzusetzen. »Wirksamkeit« heißt nur, dass eine Messgröße der Erkrankung verändert wird; es heißt nicht notwendigerweise, dass damit auch deren Ablauf oder Schwere positiv beeinflusst wird.

Ein Beispiel: Als wirksam gilt ein Arzneimittel bei Durchblutungsstörungen in den Beinen schon, wenn die schmerzfreie Gehstrecke von 100 Meter auf 110 Meter verlängert wird. Praktisch ist es aber völlig gleichgültig, ob man mit »Schaufensterkrankheit« nur 100 oder eben 110 Meter schmerzfrei laufen kann. Klinisch relevant und damit von echtem Nutzen ist eine Besserung nur, wenn die Strecke um das Fünf- bis Zehnfache verbessert und gleichzeitig eine Amputation infolge Mangeldurchblutung vermieden wird.

Deshalb muss der Verbraucher im Rahmen sachgerechter Arzneimittel-Information vor allem über den Nutzen einer Behandlung aufgeklärt werden.

Wie misst man den therapeutischen Nutzen?

Wenn man bei Beschwerden ein Arzneimittel einnimmt und eine Besserung verspürt, meint man, es sei wirksam und nützlich. Das kann aber durchaus auch eine Täuschung sein, denn die Besserung kann allein auf dem »Placebo-Effekt« beruhen. Ihn muss man ausschalten *(kontrollierte Studienbedingungen),* wenn man objektive Aussagen zum therapeutischen Nutzen eines Arzneimittels machen will. Placebos können bei Befindlichkeitsstörungen wie wirksame »Arzneimittel« erscheinen: Von 100 Patienten, die über Schlaflosigkeit klagen, verspüren 40 eine Besse-

Vorwort

rung, wenn man ihnen eine weiße Tablette verabreicht, die nichts anderes als Mehl enthält. 55 schlafen besser, wenn man ihnen bitter schmeckende Tropfen ohne Wirkstoffe gibt. 66 Patienten reagieren auf eine wirkstofflose blaue Kapsel und 80 auf eine rote mit prompter Besserung der Schlafstörung.

Auch Wunschdenken des Arztes bezüglich Besserung der Befindlichkeit seines Patienten kann zu Verfälschungen der Ergebnisse einer Arzneimittelbehandlung führen. Deshalb dürfen oft weder Patient noch Arzt wissen, ob ein Scheinmedikament oder die Wirksubstanz gegeben wird. Die Untersuchungen müssen *doppelblind* durchgeführt werden.

Die Ergebnisse einer klinischen Untersuchung können dadurch verzerrt werden, dass in der Behandlungsgruppe mehr ältere Patienten, mehr Frauen als Männer oder mehr Patienten eingeschlossen sind, die noch an anderen Krankheiten leiden. Um aussagefähige Studienergebnisse zu erhalten, müssen die Untersuchungsgruppen einander angeglichen *(randomisiert)* sein.

Die Behandlungsziele einer Therapie müssen vor der Durchführung einer klinischen Untersuchung festgelegt sein in Form von *harten Endpunkten,* wie Heilung, Verlängerung der Überlebenszeit, Wiederherstellung der Organfunktion. Weiche Endpunkte wie Beschwerdefreiheit, Besserung von Krankheitssymptomen oder vorübergehender Wachstumsstillstand bei Tumorerkrankungen sind manipulationsanfällig, weil unpräzise oder nicht mit hinreichender Sicherheit diagnostizierbar. Aussagen über den Nutzen einer Arzneimitteltherapie sind also wissenschaftlich nur belegbar durch randomisierte, gegen Placebo oder Standardtherapie kontrollierte klinische Untersuchungen anhand harter Endpunkte (*beweisgestützte Medizin:* evidence-based medicine, EBM).

Wie sicher sind Arzneimittel?

Jeder 10. bis 50. Patient, der ein Arzneimittel einnimmt, stellt eine unangenehme Nebenerscheinung, eine *unerwünschte Wirkung,* fest. Diese mag ihn zwar zum Abbruch der Medikamenteneinnahme veranlassen, aber schwerwiegende oder lebensbedrohliche Ereignisse sind wesentlich seltener. Arzneimittelbedingte Erkrankungen führen jedoch immerhin zu ein bis zwei Prozent aller Krankenhausaufnahmen. Daraus ergibt sich, dass in Deutschland jährlich mit 200 000 schwerwiegenden arzneimittelbedingten Erkrankungen zu rechnen ist, von denen 60 000 aufgrund der Schwere der Erkrankung intensivmedizinische Überwachung und Behandlung erfordern. Etwa 16 000 verlaufen tödlich.

Die Zahl der Todesfälle durch arzneimittelbedingte Erkrankungen ist also doppelt so hoch wie die tödlicher Verkehrsunfälle.

In vielen Studien wird gezeigt, dass etwa die Hälfte dieser Ereignisse oder Todesfälle durch Aufklärung und Information sowie durch sachgerechte Arzneimittelauswahl vermeidbar wäre.

Wie wahrscheinlich sind heute Arzneimittel-Katastrophen?

Die Problematik der Arzneimittelsicherheit wurde uns in Deutschland durch die Contergan-Katastrophe bewusst. Die juristische Aufarbeitung führte im Jahre 1971 zum Contergan-Einstellungsbeschluss, der für die Gesetzgebung im Bereich der Arzneimittelsicherheit in Europa richtungweisend war. Es wurde festgeschrieben, dass der Schutz des Patienten Vorrang hat vor den Vermarktungsinteressen der Warenanbieter. Die durch die Lobby der Hersteller beeinflusste Praxis der Sicherheitsentscheidungen und der politische Druck der Pharma-Industrie führten in den Folgejahren aber dazu, dass die Vorgabe »Patientenschutz vor Vermarktungsinteressen der Industrie« in das Gegenteil verkehrt wurde.

Deshalb kam es 20 Jahre später zu einer erneuten Katastrophe für eine ganze Generation von Blutern durch HIV-verseuchte Blutprodukte. Hätte man die Vorgabe des Contergan-Einstellungsbeschlusses ernst genommen, wäre es nicht zu diesem Desaster gekommen. Die Darstellung des Ablaufs der Ereignisse in den Jahren 1983 bis 1986 durch den Untersuchungsausschuss des Deutschen Bundestages belegt das Versagen der staatlichen Aufsicht und das verantwortungslose

Vorwort

Handeln von Warenanbietern und behandelnden Ärzten.

Trotzdem sinken die Sicherheitsstandards für Patienten und Verbraucher bei Neuzulassungen unter dem Druck von Herstellern weiterhin kontinuierlich ab. Die Zahl der Arzneimittel, die kurz nach Markteinführung wegen schwerwiegender und tödlicher Störwirkungen wieder aus dem Handel genommen werden mussten, steigt, weil auf Druck der Industrie die Zulassung vor Etablierung der Anwendungssicherheit erteilt wird. Sie wird nach Marktzulassung an Patienten ausgetestet: Industrieförderung auf dem Rücken der Patienten.

Unabhängige Patienteninformation

Das Versagen staatlicher Institutionen beim Schutz von Verbrauchern und Patienten, die Desinformation durch Hersteller-Werbung, die Überflutung des Marktes durch Scheininnovationen und die durch Sponsoring und Bestechung erreichte Abhängigkeit der Behandler und Selbsthilfegruppen von Warenanbietern verlangen nach einem Gegengewicht in Form einer unabhängigen, verständlichen und patientengerechten Arzneimittel-Information. Sie muss folgende Kriterien erfüllen:

1. Information über Verlauf und Risiken der Erkrankung, bei der das Arzneimittel angewendet werden soll *(Pathophysiologie),* damit der Patient versteht, was durch die Behandlung erreicht werden soll und wie die Erfolgschancen sind.
2. Aufzeigen des Zusammenhangs zwischen speziellen Wirkeigenschaften des einzelnen Arzneimittels und anderen therapeutischen Strategien, die für die Behandlung der Erkrankung zur Verfügung stehen *(therapeutischer Stellenwert).*
3. Beschreibung des therapeutischen Nutzens, der mit dem Arzneimittel zu erreichen ist. Darlegung der wesentlichen Risiken, die mit der Anwendung verbunden sein können *(Risiko/Nutzen-Abwägung).*
4. Beschreibung des erreichbaren Nutzens unter der Behandlung einerseits, Erläuterung des Für und Wider im Vergleich zu anderen bei der Therapie anwendbaren Strategien andererseits *(therapeutische Alternativen).*
5. Erläuterung, dass bei der Behandlung eine Rangfolge der therapeutischen Vorgehensweisen als Therapie der 1. und 2. Wahl sowie der Reserve zweckmäßig und sinnvoll sein kann, weil arzneitherapeutische Strategien mit höherer Wirkstärke in der Regel auch solche mit größerem Risiko sind *(abgestufte Therapiestrategien).*
6. Darstellung, dass entgegen der Werbung von Warenanbietern die teuerste Therapie in der Regel nicht die bessere ist *(Kosten/Nutzen-Abwägung).*

Eine sachgerechte Information über Arzneimittel muss frei sein von Hersteller-Werbung, auf Vermarktung gerichteter Desinformation und durch Sponsoring beeinflusster Produktauswahl. Dies gelingt, wenn zusätzlich zur kritischen Distanz gegenüber Vermarktungsinteressen die Aussagen auf die jeweils beste medizinisch-wissenschaftliche Beweislage gestützt sind (EBM) und trotzdem für den Leser verständlich bleiben.

Das vorliegende Buch scheint diese Forderungen mit hohem fachlichem Sachverstand und klaren Aussagen zu erfüllen – über Verständlichkeit und Akzeptanz entscheidet aber der Leser. Ihm wünsche ich, dass er hier den Rat findet, den er sucht.

Professor Dr. P. S. Schönhöfer, Bremen

Einführung

Unübersichtlicher Arzneimittelmarkt

Etwa 60 000 Arzneimittel befinden sich auf dem deutschen Markt – keiner (nicht einmal die zuständige Zulassungsbehörde) weiß genau, wie viele es exakt sind! 1998 wurden etwa 52 Mrd. DM für Arzneimittel aufgewendet, 36 Mrd. von den gesetzlichen Krankenkassen, 4 Mrd. von Privatpatienten, 4 Mrd. von den Krankenhäusern und 8 Mrd. für rezeptfreie oder frei verkäufliche Arzneimittel von den Verbrauchern direkt. Der Umsatz im Arzneimittelmarkt stieg trotz aller gesetzlichen Kostendämpfungsbemühungen von 1987 bis 1999 um 70 Prozent. Angesichts dieser Zahlen wird einerseits die enorme wirtschaftliche Bedeutung des Medikamentenmarktes ersichtlich. Andererseits leuchtet rasch ein, dass es unmöglich ist, hierüber die Übersicht zu behalten. Doch geht nicht nur Ihnen als Verbrauchern der Durchblick angesichts der Medikamentenvielfalt verloren. Auch Ärzte* sind überfordert, wollten sie mit dem raschen Fortschreiten der wissenschaftlichen Erkenntnisse und der Flut neuer mehr oder weniger sinnvoller Arzneimittel Schritt halten. Die Möglichkeiten für sie, Spreu von Weizen zu trennen, sind schon allein aufgrund des schmalen Zeitbudgets gering. Oft sind die einzigen Informationen, auf die Ärzte in der Praxis zurückgreifen können, die Werbebroschüren der Pharmavertreter – ein Material, das

---

* Ihnen wird auffallen, dass wir ausschließlich vom Arzt oder von Ärzten reden. Wir benutzen in diesem Buch lediglich aus Gründen der Leserlichkeit die männliche (üblicherweise benutzte) Sprachform.

von objektiver Bewertung und Hilfe zu einer rationalen Therapie meilenweit entfernt ist.

»Altlasten«

Doch erscheint eine kritische Wertung der auf dem Markt verfügbaren Arzneimittel notwendiger denn je. Man mag sich fragen, ob hierfür nicht die zuständigen Behörden Sorge tragen müssen. Damit ein Medikament vertrieben werden darf, muss es ja offiziell zugelassen werden. Hierüber entscheidet in Deutschland in einem gesetzlichen Verfahren das Bundesinstitut für Arzneimittel und Medizinprodukte (BfArM). Erst seit 1978 gibt es jedoch ein Gesetz, nach dem neu auf den Markt strebende Arzneimittel auf »Qualität, Unbedenklichkeit und Wirksamkeit« geprüft werden müssen. Die Hersteller müssen jetzt ausführliche Daten vorlegen, die sie aus experimentellen, aber auch aus klinischen Untersuchungen (»Zulassungsstudien«) gewonnen haben. Zuvor konnten Arzneimittel von den Herstellern auch ohne derartige Qualitätskontrollen auf den Markt gebracht und mit Einsatzbereichen versehen werden, die ganz im Gutdünken der Firmen lagen.

Obwohl die Nachzulassung von Altarzneimitteln aus der Zeit vor 1978 schon 1990 abgeschlossen sein musste, befinden sich auch heute noch rund 20 000 »Altlasten« ohne jeden Sicherheits- und Wirksamkeitsnachweis auf dem Markt. Bei rund 7000 waren sich die Hersteller selbst darüber im Klaren, dass die Produkte keine behördliche Prüfung überstehen würden, und hatten einem Abverkauf bis zum Jahr 2004 zugestimmt. Nun dürfen sie nach der letzten industriefreundlichen Gesetzesänderung doch noch »im Nachschlag« die Nachzulassung beantragen.

Eine Liste dieser Altlasten existiert allerdings nicht! (Ob ein Arzneimittel nach dem Arzneimittelgesetz zugelassen wurde, kann man nur auf der Packung an der *Zulassungsnummer [Zul.-Nr. XXXX.XX.XX]* ersehen, bei Altarzneimitteln steht nur *Reg.-Nr. XXXX* oder gar nichts.)

Die Situation wird für alle Beteiligten noch verwirrender, hält man sich Folgendes vor Augen: Zwei Arzneimittel mit demselben Inhaltsstoff, die aber zu unterschiedlichen Zeitpunkten zugelassen wurden (vor bzw. nach 1978), können völlig verschiedene (amtlich zugelassene) Einsatzgebiete besitzen – hier steigt auch der Fachmann nicht mehr durch! Zusätzliche Verwirrung entsteht durch nahezu undurchschaubare europäische Regelungen. So können Arzneimittel national begrenzt, aber auch nach europäischen Regelungen europaweit zugelassen sein. Eine weitere Möglichkeit ist die aufgrund »gegenseitiger Anerkennung« erfolgte Zulassung – steigen Sie da noch durch?

Aber Achtung: Nur weil ein Medikament vor 1978 zugelassen wurde, heißt das nicht, dass es nicht wirksam oder gar schädlich ist – es hat lediglich modernere Prüfverfahren nicht durchlaufen. Umgekehrt kann man nicht zwangsläufig schließen, dass neu zugelassene Arzneimittel allesamt therapeutisch sinnvoll sind, auch wenn sie behördlich hinsichtlich Qualität, Unbedenklichkeit und Wirksamkeit überprüft werden. Und zwar aus mehreren Gründen, wie wir im Folgenden sehen werden. Man kann mit neuen Medikamenten nämlich in verschiedene »Fallen tappen«.

Falle 1: Böse Überraschungen nach der Zulassung

Es kommt in letzter Zeit zunehmend vor, dass neue Arzneimittel bereits kurz nach der Marktzulassung wieder zurückgezogen werden. Das liegt daran, dass sich die echten Risiken eines Medikaments oftmals erst nach der Zulassung offenbaren. In den klinischen Studien, die die Hersteller vor der Zulassung des Mittels den Behörden vorlegen müssen, werden nämlich oft relativ junge, »gesunde« Menschen eingeschlossen, die wesentlich weniger anfällig für Nebenwirkungen sind als alte und schwer kranke Menschen. Für diese sind die Mittel aber oftmals konzipiert. Schwerwiegende, auch lebensgefährliche Neben- und Wechselwirkungen werden so erst in der »Nachzulassungsphase« offenbar, also dann, wenn das Medikament verschrieben werden kann. Sie besitzen aber erheblichen Einfluss auf eine Nutzen-Risiko-Bewertung. Manche Arzneimittel haben daher bereits nach wenigen Monaten »ausgespielt«, wenn die echten Risiken, die mit ihnen verbunden sind, offenbar werden.

Dass sich dieser Vorgang in den letzten Jahren häuft, hat auch mit dem Ziel der Pharmaindustrie zu tun, Investoren »bei der Stange zu halten« – dies gelingt am besten mit einer prallen Produktpipeline. Immer mehr und immer schneller müssen neue Wirkstoffe auf den Markt geschmissen werden – nicht unbedingt immer zum Wohle der Gesundheit, sondern zur Pflege des Börsenkurses.

Falle 2: Das »ME-TOO«-Problem

Oftmals verstecken sich hinter angeblich innovativen Wirkstoffen lediglich Molekülvarianten, also chemische Abwandlungen längst bekannter Wirkstoffe. Die neuen Mittel wirken genauso wie diese und weisen keine relevanten Vorteile auf – man bezeichnet solche Medikamente gerne als »me-too«-Präparate (engl.: »Ich auch«), da sie auch am Umsatz in einem bestimmten Verordnungsbereich teilhaben wollen. Sie sind, da sie neu sind, jedoch teurer als bereits länger auf dem Markt befindliche Arzneimittel, für die das Patent schon abgelaufen ist. Mithin bieten sie oft keine Vorteile, verteuern die Therapie lediglich unnötig.

Falle 3: Neue Besen kehren besser?

Ein kleiner Teil neuer Arzneimittel ist tatsächlich innovativ, das heißt, es handelt sich um neuartige Wirkstoffe mit einem bislang unbekannten Wirkprinzip, die sich in den zur Zulassung notwendigen Untersuchungen als wirksam erwiesen

Einführung

haben. Doch selbst in diesem günstigen Fall heißt das natürlich nicht, dass das Mittel immer eingesetzt werden muss. Oft gibt es für Erkrankungen bereits gut wirksame Arzneimittel, die sich lange bewährt haben und als »Standard« bei einer Behandlung gelten. Wirken die neuen Mittel wirklich besser als die bereits länger bekannten? Haben sie mehr oder weniger Nebenwirkungen? All diese Fragen können oft erst nach Jahren der Anwendung entschieden werden. Auch Arzneimittelinnovationen müssen sich daher an gängigen Standardmitteln messen lassen und sind nicht allein deshalb besser, weil sie neu sind!

Falle 4: Teure Arzneimittel = gute Arzneimittel?

Oftmals wird beklagt, dass Kassen und Ärzte darauf drängen, möglichst billige Arzneimittel zu verschreiben. Die teureren, »guten« Mittel werden hingegen allenfalls Privatpatienten vorbehalten. Doch ist dies in vielen Fällen eine unbegründete Angst. Nur weil ein Arzneimittel neu und teuer ist, heißt es nicht, dass seine therapeutische Wirksamkeit größer ist als die von älteren, billigeren Mitteln. Es heißt zunächst einmal lediglich, dass das neue Medikament patentiert ist und nur von der Firma vertrieben werden darf, die das Patent besitzt. Und die Hersteller sind darauf bedacht, möglichst viel Gewinn in der Zeit bis zum Ablauf des Patents zu erzielen. Dies hat zur Folge, dass neue Mittel teuer sind – mit Qualität hat das zunächst mal nichts zu tun. Ist das Patent abgelaufen, so dürfen auch andere Hersteller den Wirkstoff verkaufen, es kommen dann die so genannten Generika (Präparate mit anderem Namen, aber mit dem gleichen Wirkstoff) auf den Markt, die aufgrund des nun eintretenden Wettbewerbs wesentlich billiger sind als das Original – qualitative Unterschiede zwischen den Generika und den Originalpräparaten spielen in der Regel keine Rolle. Allein die Umstellung teurer Originalpräparate auf billigere »Generika« könnte zu einer Einsparung von 2,7 Milliarden DM jährlich führen. Finanzielle Mittel, die in anderen Bereichen des Gesundheitswesens besser investiert wären.

Bewertungskriterien

Es wird also deutlich, dass allein die Tatsache, dass ein Arzneimittel zugelassen ist, nichts über den Stellenwert eines Medikaments in der Behandlung von Erkrankungen aussagt. Dieses Buch soll daher helfen, in dem Medikamenten-Dschungel Spreu von Weizen zu trennen. Doch wie kommen wir überhaupt zu unseren Bewertungen? Grundlage aller Beurteilungen in diesem Buch sind die aktuellsten wissenschaftlichen Erkenntnisse, die den therapeutischen Nutzen eines Wirkstoffes belegen sollen. Allerdings werden dabei weniger experimentelle Untersuchungsergebnisse berücksichtigt als vielmehr aussagefähige klinische Therapiestudien, die den Nutzen eines Wirkstoffes belegen. Derartige Studien werden in internationalen medizinischen Zeitschriften veröffentlicht, die von den Autoren ausgewertet wurden. Zeigen Wirkstoffe in solchen (gut durchgeführten!) Untersuchungen einen relevanten therapeutischen Nutzen, bieten sie darüber hinaus Vorteile gegenüber anderen Therapieoptionen und erscheinen sie hinsichtlich der Risiko-Nutzen-Abwägung als günstig, wird eine positive Bewertung erfolgen.

Ist nach den Untersuchungsergebnissen der Nutzen hingegen sehr gering oder fehlt sogar, stehen schwere Nebenwirkungen einer Anwendung entgegen oder gibt es bessere Alternativen, so werden wir den Wirkstoff kritisch bewerten.

Die Begründung für die Notwendigkeit solcher klinischer Studien und ihre Hintergründe finden Sie auf Seite VIIf. im Vorwort. Nicht für alle Wirkstoffe lassen sich aber derartige Untersuchungen finden. Dann suchen wir natürlich nach anderen Belegen für die Wirksamkeit dieser Wirkstoffe, die eine Anwendung rechtfertigen können.

Existiert durch jahrelange positiv belegte Anwendung eine gute Beweislage für den Nutzen eines Wirkstoffes (»systematisiertes Erfahrungswissen«), so wird die Bewertung günstig ausfallen. Unter Umständen sind weitere Untersuchungen ja auch ethisch gar nicht vertretbar: Niemand wird auf die Idee kommen, den Nutzen einer Antibiotikabehandlung im Vergleich zu

Einführung

einem Scheinmedikament bei schweren Lungenentzündungen zu überprüfen: Auch wenn derartige Studien fehlen – die »Beweislast« für die Sinnhaftigkeit einer solchen Behandlung ist zu groß. Fehlen derartige Nutzenbelege für einen Wirkstoff und beruht die Anwendung im Wesentlichen auf rein »intuitiver« Einschätzung, so wird unsere Bewertung allerdings negativ ausfallen. Zu oft steht der bekannte »Placebo-Effekt« hinter einer vermeintlich heilenden Wirksamkeit eines Medikaments. Auch experimentelle Daten aus dem Reagenzglas oder aus Tierversuchen reichen nicht aus, um zu einer positiven Bewertung zu kommen. Und reine Werbeargumente der Hersteller können in keinem Fall den Beweis für den therapeutischen Nutzen des Medikaments ersetzen!

Da der Weg zu einer Beurteilung von Wirkstoffen, wie beschrieben, extrem schwierig ist, haben wir uns entschlossen, die Bewertungen in einer möglichst differenzierten Art darzulegen. Manche Wirkstoffe bieten für bestimmte Patienten deutliche Vorteile, sind bei anderen jedoch fehl am Platze, so dass eine Einteilung in »gute« und »schlechte« Präparate oftmals zu grob und undifferenziert erscheint. Sie erhalten also in unseren zusammenfassenden Bewertungen eine Abwägung der Vor- und Nachteile der besprochenen Wirkstoffe.

Dennoch kann es sein, dass wir nach Risiko-Nutzen-Abwägung von der Anwendung eines Wirkstoffes definitiv abraten.

Welche Wirkstoffe wurden ausgewählt?

Angesichts der etwa 60 000 Arzneimittel allein auf dem deutschen Markt wird klar, dass nicht jedes Mittel in einem Buch besprochen werden kann. Das bedeutet wiederum, dass man selektieren muss.

Wir haben uns in diesem Buch an den kassenärztlichen Verordnungsdaten orientiert, die jährlich in einem Arzneiverordnungsreport (AVR) veröffentlicht werden und etwa 90 Prozent der Arzneiverordnungen für Patienten der gesetzlichen Krankenversicherungen umfassen. Daneben haben wir jedoch auch neue, wichtige oder vieldiskutierte Wirkstoffe, die für die Öffentlichkeit von großer Bedeutung sind, mit in das Buch aufgenommen, auch wenn sie (noch) recht selten verordnet werden. Selbstverständlich unterliegt die Auswahl hierbei einer gewissen Subjektivität, wobei wir Aktualität vor Vollständigkeit gestellt haben.

Wir stellen Wirkstoffe der Arzneimittel, also die eigentlich wirksamen Substanzen in den Mittelpunkt unserer Besprechungen. In den »Wirkstoffboxen« können sie die zugehörigen Handelsnamen auffinden*. Wir haben aus Gründen der Übersichtlichkeit meist nur einen Teil der vorhandenen Handelsnamen aufgeführt, unter denen ein Wirkstoff vertrieben wird, und uns dabei, was den deutschen Markt angeht, an die aktuellen Verordnungszahlen gehalten. Es gibt in vielen Fällen noch andere Präparate mit denselben Wirkstoffen, die sich hinsichtlich ihrer Qualität nicht von den aufgeführten Mitteln unterscheiden.

Auf eine Darstellung der Therapien für Krebserkrankungen wurde verzichtet. Dieses Thema ist so umfassend und kompliziert, dass ein eigenes Buch hierfür notwendig wäre. Eine Besprechung in diesem Buch hätte den Rahmen daher gesprengt.

Wegweiser durch dieses Buch

Dieses Buch ist nach Krankheitsbildern gegliedert. Möchten Sie z.B. etwas über Arzneimittel bei der Behandlung des hohen Blutdrucks (»Hypertonus«) wissen, so müssen Sie nicht nach den Medikamenten suchen (das können Sie gleichwohl im Register tun), sondern finden alle wichtigen Arzneimittel im Kapitel »Bluthochdruck«.

---

* Die zugehörigen Handelsnamen, unter denen die Mittel verkauft werden, beziehen wir aus verschiedenen Quellen. Die in Deutschland erhältlichen Präparate stammen im wesentlichen aus dem Arzneiverordnungsreport 1999, österreichische und schweizerischen Handelsnamen entnehmen wir dem Arzneimittelkursbuch 99/2000 sowie dem Standardwerk »Martindale: the complete drug reference«, 32. Aufl., Pharmaceutical Press, 1999.

XIII

Einführung

Wir möchten Sie jedoch nicht mit einer »nackten« Bewertung der Arzneimittel alleine lassen. Sie erfahren über die Besprechung von Medikamenten hinaus Wissenswertes über Natur der Erkrankung, Komplikationen und Spätfolgen sowie mögliche Selbsthilfemaßnahmen. Alle Kapitel sind in gleicher Weise strukturiert, so dass Sie sich schnell in dem Buch zurechtfinden werden.

Was ist ... (z. B. Angina pectoris?)

In diesem Abschnitt erfahren Sie, um welche Erkrankung es auf den nächsten Seiten geht und welche Besonderheiten sie aufweist.

Symptome

Welche Symptome sind mit der Erkrankung verbunden? Hier finden sich die wichtigsten Beschwerden, die bei dem besprochenen Krankheitsbild auftreten können. Jedwede Behandlung zielt ja unter anderem darauf, subjektive Beschwerden zu lindern oder zu beseitigen.

Spätfolgen und Komplikationen

Hier finden Sie wichtige Auskünfte über die möglichen Langzeitschäden einer Erkrankung. In vielen Fällen ist die Symptomminderung nicht das einzige, manchmal sogar nicht einmal das wichtigste Ziel einer Therapie. Es gibt eine Reihe von Erkrankungen, bei denen es erst nach Jahren (»sekundär«) zu schweren Symptomen kommt. Die Zuckerkrankheit, aber auch erhöhter Blutdruck sind wichtige Beispiele für Krankheitsbilder, die nach vielen Jahren zu Organschäden mit entsprechenden Symptomen führen. Akute Komplikationen können zu lebensbedrohlichen Krisen führen. Was für Gefahren drohen, wann muss ein Notarzt verständigt werden? Hinweise zu diesen Fragen finden sich ebenfalls an dieser Stelle

Kleines Glossar wichtiger Begriffe

Arzneimittel (Syn.: Medikament, Heilmittel)
Präparat aus natürlichen Grundstoffen bzw. synthetisch oder gentechnisch hergestellten Wirkstoffen. Es wird zu diagnostischen oder therapeutischen Zwecken angewandt.

Fertigarzneimittel
Industriell vorgefertigte Arzneimittel mit festgelegten Inhaltsstoffen

Generikum
Ist das Patent eines Wirkstoffes abgelaufen, kann es von allen Herstellern vermarktet werden. Das Arzneimittel kommt dann mit anderem Namen, aber identischem Wirkstoff als so genanntes Generikum auf den Markt.

Hilfsstoffe
Inhaltsstoffe eines Medikaments, die pharmakologisch nicht wirksam sind, sondern als Grundmasse, Konservierungsmittel oder Geschmacksstoffe dienen

Indikation/Indikationsgebiet
Hier sind die Erkrankungen zusammengefasst, für die ein bestimmtes Medikament offiziell zugelassen ist.

Kombinationspräparate
Arzneimittel mit mindestens zwei Wirkstoffen

Monopräparate
Arzneimittel, die nur einen Wirkstoff enthalten

Wirkstoff/Wirksubstanz
Diejenigen Substanzen in einem Arzneimittel, die pharmakologisch wirksam sind

Zulassung
Damit ein Fertigarzneimittel verkauft werden darf, muss es von den Überwachungsbehörden (in Deutschland das Institut für Arzneimittel und Medizinprodukte, BfArM) zugelassen werden. Die Hersteller müssen umfangreiche Untersuchungen vorlegen, die die Wirksamkeit und Unbedenklichkeit nachweisen.

Einführung

Fragen an den Arzt

Keine Erkrankung verläuft wie die andere, bei jedem von uns entstehen ganz individuelle Probleme im Zusammenhang mit einer Erkrankung. Dennoch gibt es einige häufig auftretende Fragen, die Sie zusammen mit Ihrem Arzt klären sollten. Einige Themen, die Sie ansprechen können, finden Sie in diesem Abschnitt.

Was kann man selber tun?

Nicht immer ist die Einnahme eines Medikaments das einzig Richtige – nicht selten ist sie gänzlich überflüssig, da andere Maßnahmen ergriffen werden können, die sich viel günstiger auf den Krankheitsverlauf auswirken, allerdings meist Eigeninitiative verlangen. Aber: Seien es körperliche Betätigung, Diät oder Verzicht auf bestimmte Genussmittel – Beharrlichkeit wird mit besserem Wohlbefinden belohnt.

Medikamente: Nutzen und Risiken

In diesem Abschnitt finden Sie einen Überblick über das arzneitherapeutische »Arsenal« bei der Erkrankung. Welche Medikamente werden überhaupt eingesetzt? Welchen therapeutischen Nutzen haben sie? Können sie heilen, nur lindern oder ist ihr therapeutischer Nutzen gar umstritten?

Sie werden feststellen, dass bei einigen Erkrankungen Medikamente unverzichtbar sind (z.B. bei Tuberkulose oder bei Lungenentzündungen). In häufigen Fällen muss aber der Nutzen gegen die Risiken durch Nebenwirkungen abgewogen werden. Und es gibt auch Erkrankungen, bei denen sämtliche Medikamente einen äußerst fragwürdigen Nutzen haben.

Wir stellen in diesem Kapitel durchaus auch Mittel vor, die bei dem besprochenen Krankheitsbild eingesetzt werden, auch wenn sie nicht die entsprechende offizielle Zulassung besitzen. So haben zum Beispiel so genannte »Betablocker«, die bei hohem Blutdruck eingesetzt werden, alle recht ähnliche Wirkungen. Aber aufgrund der von den Firmen eingereichten Un-

tersuchungsdaten unterscheidet sich der offizielle Zulassungsstatus der einzelnen Mittel. Das Verschreibungsverhalten der Ärzte ist hiervon unabhängig: Alle Betablocker werden bei hohem Blutdruck eingesetzt. Daher führen wir sie entsprechend auf.

Wie wirkt ... (z. B. ein Diuretikum)?

Wieso kann ein wasserausschwemmendes Medikament den Blutdruck senken? Warum wird Acetylsalicylsäure bei Angina pectoris empfohlen? Einen Einblick in die Vorstellungen, die man von der Wirkungsweise der Arzneimittel hat, erhalten Sie in diesem Abschnitt.

Diuretika ... richtig anwenden

Was ist bei der Einnahme zu beachten? Wie lange muss die Behandlung fortgeführt werden? Gibt es Besonderheiten bei der Einnahme?

Auf wichtige Regeln bei der Behandlung gehen wir in diesem Abschnitt ein. Erwarten Sie jedoch nicht genaue »Kochrezepte«. Mit wie viel Flüssigkeit ein Pulver aufgelöst werden muss, ob es vor oder nach dem Essen eingenommen werden soll, sind Details, die Sie besser in dem »Waschzettel« des jeweiligen Präparats nachlesen können.

Nebenwirkungen

Die Liste der Nebenwirkungen in den Beipackzetteln sind in aller Regel endlos lang, verwirrend und reihen zahllose bedrohliche Folgen einer Medikamenteneinnahme auf. Wer möchte angesichts derartiger Gefahren überhaupt die verschriebenen Pillen schlucken? Hier wollen wir Ihnen die Unsicherheit nehmen.

In dem Abschnitt Nebenwirkungen werden Sie mit den wichtigen (häufigen bzw. gefährlichen) Nebenwirkungen der Wirkstoffe vertraut gemacht. Wir informieren Sie hier, bei welchen Symptomen Sie an Nebenwirkungen denken müssen, wann Sie damit zum Arzt gehen sollten, welche Nebenwirkungen eher harmloser, welche schwerwiegender Natur sind.

XV

Einführung

Kombination mit anderen Mitteln

Nicht selten müssen über lange Zeit mehrere Mittel gleichzeitig eingenommen werden. Kann es da zu Problemen kommen? Wird die Wirkung der Mittel in Kombination mit einem anderen Wirkstoff stärker oder schwächer? Welche Kontrollen können erforderlich werden? Können ganz unerwartete Nebenwirkungen auftreten? In diesem Abschnitt wird auf diese Probleme eingegangen.

Schwangerschaft und Stillzeit

Eine besonders sensible Phase des Lebens, in der die Einnahme aller Medikamente kritisch zu hinterfragen ist, stellen Schwangerschaft und Stillzeit dar. Welche Medikamente stellen nachgewiesenermaßen eine Gefahr für das Kind dar? Sind Missbildungen zu befürchten? Sollte bei einer geplanten Schwangerschaft ein anderes Medikament bevorzugt werden? Gibt es überhaupt ausreichende Erfahrungen mit diesem Mittel in der Schwangerschaft? Diese Fragen sollen in diesem Abschnitt besprochen werden.

Bewertung

Bei der Besprechung der Wirkstoffe finden Sie immer eine Bewertung, die den Nutzen des Mittels bei der Erkrankung einstuft. Diese Bewertung beruht darauf, ob sich ein Mittel in der praktischen Anwendung als hilfreich erwiesen hat. Hierbei werden vor allem klinische Untersuchungen berücksichtigt, die die therapeutische Wirksamkeit der Mittel überprüfen. Werbeversprechen der Hersteller und angebliche Vorteile aufgrund experimentell ermittelter oder gar unbewiesener Eigenschaften werden dabei kritisch hinterfragt. Unsere Bewertungen entstehen als Ergebnis einer sorgfältigen Analyse der zur Verfügung stehenden Daten. Wir bemühen uns, diese möglichst differenziert darzulegen, denn Medikamente, die für manche Menschen wenig hilfreich sind, können in anderen Anwendungsbereichen oder für andere Patienten sehr wohl sinnvoll sein. Von der Anwendung bestimmter Medikamente raten wir jedoch explizit ab, da sich nach Auswertung der Literatur unserer Ansicht nach ein ungünstiges Nutzen-Risiko-Verhältnis darstellt.

Falls Sie ein Medikament einnehmen, von dem wir in unserem Buch abraten, setzen Sie es nicht eigenmächtig ab, sondern konsultieren Sie Ihren Arzt, ob es dazu nicht Alternativen gibt.

Wann, wie und wobei Ihr Medikament hilft und mehr nützt als schadet, das soll Ihnen unser Buch sagen. Dafür haben wir es geschrieben.

Kleine Medikamentenkunde

Arten der Verabreichung

Die Darreichungsform eines Medikaments ist entscheidend dafür, wie schnell ein Wirkstoff in das Blut aufgenommen wird. Wird das Mittel direkt in die Blutbahn (intravenös) gespritzt, so setzt die Wirkung sofort ein. Bei einer Injektion in den Muskel dauert der Wirkungseintritt etwas länger, weil das Medikament erst von dort in die Blutbahn aufgenommen werden muss. Als Tabletten, Kapseln oder Dragees eingenommen, dauert es wesentlich länger, bis das Mittel wirkt, denn es muss erst in den Darm und von dort in die Blutbahn gelangen.

Gespritzt werden Medikamente in Fällen, in denen eine Wirkung rasch erzielt werden muss, beispielsweise in Notfallsituationen. Manche Medikamente müssen jedoch durch Spritzen, sei es direkt in die Blutbahn, in den Muskel oder in die Haut, verabreicht werden, da die Substanzen sonst im Magen von der Magensäure zerstört würden und ihre Wirkung nicht entfalten könnten. Ein bekanntes Beispiel dafür ist das Insulin, das viele Zuckerkranke mehrmals täglich in das Unterhautfettgewebe spritzen müssen.

Neben den »klassischen« Formen gibt es noch andere Möglichkeiten der Verabreichung: So können manche Mittel inhaliert werden. Asthmatiker beispielsweise können so einen Teil ihrer Medikamente einnehmen. In diesem Fall gelangt das Mittel rasch dorthin, wo es wirken soll, nämlich in die Lungen. Der Wirkstoff entfaltet seine Wirkungen also vorrangig am gewünschten Ort, was Nebenwirkungen vermeiden hilft.

Zäpfchen werden in den Enddarm eingeführt, der Wirkstoff wird darüber in die Blutbahn aufgenommen. Das macht dann Sinn, wenn eine Tabletteneinnahme nicht möglich ist, z. B. bei anhaltendem Erbrechen oder bei kleinen Kindern. Erstaunlicherweise ist es vorteilhaft, Zäpfchen mit dem stumpfen Ende voran einzuführen. Es lässt sich auf diese Weise besser halten, und die Prozedur ist insgesamt angenehmer.

Bei manchen Medikamenten kann ein rascher Wirkungseintritt (nach ein bis zwei Minuten) erreicht werden, indem man sie unter der Zunge zergehen lässt oder in den Mund sprüht. Die Blutgefäße der Mundschleimhaut nehmen das Mittel besonders rasch auf und es verteilt sich im ganzen Körper. Nitrokapseln und Nitrospray, auf die Herzpatienten oftmals angewiesen sind, sind Beispiele für diese Art der Verabreichung (siehe Seite 354f.).

Relativ neu ist die Möglichkeit, Pharmaka als Pflaster zu verabreichen. Das Mittel gelangt langsam über die Haut in die Blutbahn. Diese länger dauernde kontinuierliche Aufnahme ist z. B. bei Hormonbehandlungen erwünscht (z. B. zur Behandlung von Beschwerden der Wechseljahre).

Die Wirkstoffe in Salben, Cremes und Lotionen werden ebenfalls über die Haut aufgenommen, wirken aber meist nur an Ort und Stelle und werden deshalb vielfach bei Hauterkrankungen benutzt. Es gibt aber auch Rheumasalben, Sportgels und andere, die über verletzten oder entzündeten Gelenken auf die Haut aufgetragen werden. Ihre Wirksubstanzen werden dann über die Haut in das Gelenk transportiert.

Art und Ort der Nebenwirkungen, die ein Mittel verursacht, hängen auch mit der Art der Darreichung zusammen. Wird ein Mittel in die Vene gespritzt, treten nicht nur die Wirkungen, sondern auch mögliche Nebenwirkungen schnell ein, da sehr rasch hohe Konzentrationen des Mittels im Blut erreicht werden. Nebenwirkungen durch Tabletten treten demgegenüber verzögert auf. Salben und Pflaster können neben allgemeinen Nebenwirkungen noch lokale Unverträglichkeiten verursachen, meistens Rötungen und Juckreiz. Zäpfchen führen nicht selten zu Reizungen im Bereich des Enddarms.

Risiken und Nebenwirkungen

Alle Arzneimittel haben neben den erwünschten Eigenschaften leider auch Nebenwirkungen, die unangenehm, manchmal sogar gefährlich sein können. Häufig landen Medikamente deswegen in großem Maßstab auf dem Müll, weil die Patienten die Einnahme abbrechen oder gar nicht erst beginnen. Kein Wunder: Der Blick auf den Beipackzettel eines Medikaments schreckt ab, werden doch dort unzählige bedrohliche Nebenwirkungen aufgezählt. Eine Aufklärung durch den Arzt hat häufig nicht stattgefunden, sodass der Patient Nutzen und Risiko nicht gegeneinander abwägen kann. Im Zweifelsfall entscheidet man sich also häufig gegen eine Einnahme.

Tatsächlich muss der Arzt jedoch immer eine solche Nutzen-Risiko-Abwägung durchführen: Liegt eine schwere, bedrohliche Erkrankung vor und das Medikament tut hier gute Dienste, wird man unvermeidliche Nebenwirkungen in Kauf nehmen. Schwere potenzielle Nebenwirkungen sind jedoch kaum akzeptabel, wenn es lediglich um die Beseitigung kleinerer Befindlichkeitsstörungen (z. B. den »Kater« nach durchzechter Nacht) geht.

Für Arzt und Patient ist es nicht immer leicht zu entscheiden, ob ein neues Symptom Ausdruck einer Nebenwirkung ist oder vielleicht gar nichts mit den eingenommenen Medikamenten zu tun hat. Wer aber den Verdacht hat, dass zwischen Medikamenteneinnahme und Symptom ein Zusammenhang besteht, sollte das Mittel in Rücksprache mit dem Arzt absetzen.

Tod durch Nebenwirkungen

Der mahnende Satz: »An jeder Tablette kann man sterben«, ist sicher übertrieben, hat aber einen ernsten Hintergrund: Nach seriösen Berechnungen sterben in Deutschland jährlich ca. 15 000 Menschen an den Folgen von Arzneimittelnebenwirkungen. Viele Menschen werden Jahr für Jahr deshalb ins Krankenhaus eingewiesen, weil sie an einer Nebenwirkung schwer erkrankt sind. Betroffen sind meist ältere Menschen mit mehreren Erkrankungen, bei denen die Nebenwirkung zunächst gar nicht als solche erkannt wurde.

Arzneimittel in besonderen Phasen

Medikamente für ältere Menschen

Viele (chronische) Erkrankungen treten vorwiegend erst im höheren Lebensalter auf, sodass es überhaupt nicht verwunderlich ist, dass ältere Menschen in unserer Gesellschaft die meisten Arzneimittel nehmen. 30 Prozent aller Medikamente werden an Patienten über 65 Jahre verschrieben. In den häufigsten Fällen müssen diese wegen mehrerer Beschwerden verschiedene Arzneimittel gleichzeitig einnehmen. Dabei steigt die Gefahr von Nebenwirkungen proportional zur Anzahl der gleichzeitig eingenommenen Mittel.

Leider verursachen Arzneimittel bei älteren Menschen besonders oft Probleme. Sie sind siebenmal so anfällig für Nebenwirkungen wie junge Leute. Das liegt daran, dass die Organfunktionen im Laufe des Lebens nachlassen. Nieren und Leber, die für Abbau und Ausscheidung von Medikamenten verantwortlich sind, arbeiten nur noch auf Sparflamme, sodass sich Arzneimittel im Körper anreichern und vermehrt zu Nebenwirkungen führen. Zudem kommt es im Alter zu Veränderungen der Zusammensetzung von Blut und Gewebe sowie zu einer veränderten Darmbewegung – auch das kann die Verträglichkeit von Medikamenten herabsetzen. Manche Mittel wir-

Kleine Medikamentenkunde

Umgang mit Arzneimitteln im Alter

- Medikamente müssen niedriger dosiert werden als bei jungen Menschen.
- Mehr als fünf verschiedene Medikamente sollten nicht gleichzeitig eingenommen werden. Das gilt auch, wenn mehrere Krankheiten vorliegen. Der Effekt der »Mischung« ist sonst nicht mehr durchschaubar. Zudem zeigt die Erfahrung, dass mehr Medikamente sowieso nicht eingenommen werden.
- Für raschen geistigen und körperlichen Abbau im Alter können auch Medikamente verantwortlich sein. Das gilt vor allem für wasserausschwemmende Mittel, Herzmedikamente (Digitalis) und Psychopharmaka.
- Bei neu auftretenden Beschwerden sollte man auch an ungewöhnliche Nebenwirkungen denken: Arzneimittel können bei älteren Menschen zu ganz anderen Symptomen führen als bei jüngeren Patienten.
- Wer Hilfe beim Zuteilen der Medikamente braucht, beispielsweise weil er schlecht sieht oder vergesslich ist, sollte diese einfordern.

ken bei alten Menschen auch anders als bei jungen. Dazu zählen vor allem Beruhigungsmittel (Tranquilizer), die älteren Menschen bei Unruhe oft verschrieben werden. Nicht selten kommt es zu einer »paradoxen« Wirkung: Statt Beruhigung tritt verstärkte Unruhe und Verwirrtheit ein.

Diese Beispiele zeigen, dass beim Verschreiben von Arzneimitteln genaue Kenntnisse über die Besonderheiten des alternden Organismus notwendig sind. Teilweise müssen Dosierungen niedriger angesetzt werden, andere Mittel sollten besser gar nicht an alte Menschen ausgegeben werden. Eine grobe Regel besagt, dass die Dosis bei Patienten über 65 Jahre um 10 Prozent, bei Patienten über 75 um 20 Prozent und bei solchen über 85 um 30 Prozent reduziert werden sollte.

Medikamente für Kinder

Kindern sollten Arzneimittel nur mit größter Zurückhaltung verabreicht werden. Die verbreitete Ansicht, dass Kinder kleine Erwachsene sind und dieselben Medikamente einnehmen können – nur in verringerter Dosis – ist ein gefährlicher Irrtum. Bei Neugeborenen und Säuglingen sind noch nicht alle Organe voll funktionsfähig, sodass der Abbau von Medikamenten verzögert stattfindet. Die Körperzusammensetzung ist bei Kindern anders als bei Erwachsenen, Arzneimittel verteilen sich ganz anders im Blut. Jede kindliche Entwicklungsphase, von der Geburt bis in die Pubertät, hat ihre Besonderheiten, die auch bei der Arzneimitteltherapie berücksichtigt werden müssen. Die Faustregel »Kinder die Hälfte« hat keine generelle Gültigkeit. Es gibt sogar Medikamente, von denen Kinder relativ gesehen mehr benötigen, damit sie ausreichend wirken.

Die Weltgesundheitsorganisation (WHO) formulierte 1982 die Probleme, die mit dem Medikamentengebrauch bei Kindern verbunden sind: »Gesetze und Richtlinien für Medikamente sind in den meisten Fällen so gestaltet, dass sie für den durchschnittlichen Erwachsenen gelten. Beson-

Umgang mit Arzneimitteln für Kinder

- Kinder sollten nur Arzneimittel bekommen, für die auch Erfahrungen bei Kindern vorliegen – jede Medikamentengabe sollte daher unbedingt mit dem Kinderarzt besprochen werden.
- Die Dosis muss an das Alter des Kindes angepasst sein.
- Zäpfchen für Erwachsene dürfen nie geteilt und an Kleinkinder gegeben werden, da der Wirkstoff nicht gleichmäßig im Zäpfchen verteilt ist.
- Weniger ist oft mehr: nicht jedes Fieber, jeder Kratzer muss gleich mit Medikamenten behandelt werden.

Kleine Medikamentenkunde

dere Richtlinien für den Gebrauch von Medikamenten durch Kinder fehlen bisweilen noch völlig.« Diese Aussage hat nichts von ihrer Gültigkeit verloren.

Vor allem langfristige Auswirkungen auf das Wachstum und die Entwicklung der Kinder sind schwer vorauszusagen. Von einigen Mitteln wissen wir jedoch genau, dass sie die Entwicklung beeinflussen:
● Die lang dauernde Verwendung von Nebennierenrindenhormonen (Cortison) führt zu Wachstumsstörungen; sie sollten daher nur unter sorgfältiger Nutzen-Risiko-Abwägung gegeben werden.
● Tetracycline (Antibiotika) z. B. verfärben die Zähne und erhöhen die Kariesanfälligkeit. Sie dürfen in der Wachstumsphase prinzipiell nicht gegeben werden.
● Die neuentwickelten Gyrasehemmer, ebenfalls Antibiotika, die zur Bekämpfung bakterieller Infektionen eingesetzt werden, dürfen während der gesamten Wachstumsphase nicht verabreicht werden, da sie zu Knorpelschäden führen können.

Doch zum Glück sind die Nebenwirkungen der am meisten gebräuchlichen Medikamente auch bei Kindern leichter Natur. Anders sieht es bei der Behandlung schwer kranker Kinder aus: Auf einer Intensivstation für Neu- und Frühgeborene treten bei fast jedem dritten Kind Nebenwirkungen auf, die in der Hälfte der Fälle als schwer einzustufen sind.

Medikamente für Schwangere

Neben Nikotin und Alkohol können auch Arzneimittel zu vorgeburtlichen Schäden des Kindes führen. Untersuchungen zufolge nehmen schwangere Frauen im Laufe ihrer Schwangerschaft jedoch zwischen drei und acht Medikamente ein. In jeder fünften Schwangerschaft werden sogar Arzneimittel eingesetzt, die unter dem Verdacht stehen, das Kind zu schädigen.

Am häufigsten werden Schmerzmittel und fiebersenkende Mittel, im ersten Drittel der Schwangerschaft auch solche gegen Übelkeit angewandt. Doch bei einer Therapie der Mutter

wird das ungeborene Kind immer mitbehandelt, da die Barriere, die den Blutkreislauf von Mutter und Kind trennt, sehr durchlässig ist. Die Konzentrationen im kindlichen Blutkreislauf betragen je nach Arzneimittel zwischen 20 und 80 Prozent der Konzentration bei der Mutter.

Nur bei einem geringen Teil der verfügbaren Medikamente ist das Risiko für die Entstehung von kindlichen Schäden bekannt. Neben Medikamenten, die mit Sicherheit zu Missbildungen führen können, gibt es auch eine Reihe von Arzneistoffen, für die diese Möglichkeit mit einiger Wahrscheinlichkeit besteht. Für sehr viele Mittel jedoch fehlen ausreichende Erfahrungen, sodass das Risiko nicht eingeschätzt werden kann. Deshalb gilt: In der Schwangerschaft dürfen Arzneimittel nur mit großer Zurückhaltung eingenommen werden.

Natürlich müssen schwerwiegende Erkrankungen der Mutter behandelt werden, wie beispielsweise schwere Infekte, Zuckerkrankheit und auch Krampfleiden (Epilepsie). Blieben diese Leiden unbehandelt, würden die Kinder in den häufigsten Fällen dadurch mehr leiden als unter den Medikamenten selbst. In manchen Fällen kann auch die Zufuhr von bestimmten Vitaminen sowie von Eisen sinnvoll sein. Bei geringeren Beschwerden müssen potenzielle Risiken jedoch sorgfältig gegen den zu erwartenden Nutzen abgewogen werden.

Die Empfindlichkeit des Kindes hängt unter anderem vom Entwicklungsstadium, in dem sich der Fötus befindet, ab. Missbildungen werden während der Entwicklung der Organe ausgelöst, die beim Menschen zwischen der dritten und zehnten Schwangerschaftswoche stattfindet. Doch auch danach, in der Fetalphase, kann es noch zu schweren Hirnschädigungen kommen, die sich beispielsweise in verminderter Intelligenz oder auch in Verhaltensstörungen äußern.

Welch gravierende Schäden Arzneimittel in der Schwangerschaft anrichten können, hat in Deutschland der Contergan-Skandal gezeigt. Doch häufig sind angeborene Schäden nicht so leicht zu erkennen: Bei nur ungefähr zwei Prozent der neugeborenen Kinder entdeckt man Entwicklungsstörungen. Untersucht man jedoch die fünfjährigen Kinder, steigt die Zahl auf acht Prozent: Längst nicht alle Abweichungen können nach der Geburt festgestellt werden. Viele Missbildungen treten auch spontan auf – eine Beziehung zwischen dem Arzneimittel und der Schädigung wird nicht sofort hergestellt.

Von den angeborenen Entwicklungsstörungen werden 20 Prozent vererbt, fünf Prozent treten aufgrund von Infektionen der Mutter auf, fünf Prozent aufgrund von Störungen der Chromosomen und vier bis fünf Prozent werden Arzneimitteln, Chemikalien oder Genussmitteln (Alkohol) zugeschrieben. Bei einem Großteil der angeborenen Schäden (65 Prozent) lässt sich eine eindeutige Ursache nicht herausfinden.

Medikamente für Stillende

Die meisten Medikamente gelangen, wenn auch in unterschiedlich hoher Konzentration, in die Muttermilch. In vielen Fällen ist die Konzentration des Arzneimittels in der Muttermilch sehr gering. Dennoch können beim Säugling Unverträglichkeiten auftreten, vor allem dann, wenn die Leber und die Nieren noch nicht vollständig ausgereift und die Entgiftungsfunktionen daher stark überlastet sind. Wenig Erfahrungen gibt es darüber hinaus bei der Langzeittherapie, die ja bei chronischen Erkrankungen oftmals notwendig ist. Für die Stillzeit gelten daher die gleichen Regeln wie in der Schwangerschaft.

Umgang mit Arzneimitteln in der Schwangerschaft

- Unnötige Medikamente sollten prinzipiell nicht eingenommen werden.
- Bei der Verordnung von Medikamenten sollte man immer nach deren Unbedenklichkeit fragen.
- Für neue Arzneimittel bestehen keine ausreichenden Erfahrungen. Sie sollten gemieden werden. Lang bewährte Arzneimittel sind hinsichtlich ihres Risikos besser einzuschätzen.
- Die versehentliche Einnahme eines Medikaments in der Schwangerschaft ist in den allermeisten Fällen kein Grund zur Panik – glücklicherweise ist das Risiko für ernste Schäden beim Kind als sehr gering einzustufen.

Man sollte allerdings mit dem behandelnden Arzt besprechen, ob besondere Untersuchungen anzuraten sind.

Schmerzen

Was sind Schmerzen?

Der menschliche Körper verfügt über zahlreiche Schmerzrezeptoren. Werden diese beispielsweise durch Schmerzen, Wärme, Druck, Erschütterungen, Muskelanspannung gereizt, wird ein entsprechendes Signal an das Gehirn weitergeleitet.

Ob es jedoch auch wirklich in unser Bewusstsein dringt, hängt von mehreren Faktoren ab: Nicht jeder Schmerzreiz äußert sich zwangsweise in einem Schmerzempfinden, denn Schmerzen werden von Mensch zu Mensch unterschiedlich wahrgenommen. Ja sogar bei ein und derselben Person können Unterschiede auftreten: Ist man abgelenkt, wird man den Einstich bei einer Impfung kaum noch spüren.

Andererseits kann bereits ein relativ kleiner Schmerzreiz zu ganz enormen Schmerzgefühlen führen. Einer Theorie zufolge liegt das daran, dass verschiedene Nervenimpulse miteinander konkurrieren, um bis ins Bewusstsein vorzudringen. Wie komplex das Schmerzempfinden sein kann, zeigt auch das Beispiel der so genannten Phantomschmerzen: Fehlgeleitete Reize führen paradoxerweise dazu, dass ein Bein, das bereits amputiert wurde, immer noch heftige Schmerzen verursacht.

Ein weiterer wichtiger Faktor ist die Angst vor dem Schmerz: Sie verstärkt die Schmerzwahrnehmung. Nicht umsonst wirken Scheinmedikamente (Placebos) in vielen Fällen ebenso gut wie echte Schmerzmittel, wahrscheinlich, weil durch ihre Einnahme die Angst vor den Schmerzen verringert wird.

Viele Krankheiten sind mit Schmerzen verbunden. Schmerzen dienen dabei als Warnzeichen: Berührt man versehentlich eine heiße Herdplatte, ist es der Schmerz, der einen dazu veranlasst, die Hand reflexartig zurückziehen. Bliebe dieses Signal aus, könnte man sich unwissentlich lebensbedrohliche Verletzungen zuziehen. Für Menschen, die aufgrund von schwerer Zuckerkrankheit oder Lepra Nervenschäden erlitten haben und deren Schmerzweiterleitung nicht mehr richtig funktioniert, stellt das ein ernstes Problem dar: Sie bemerken Verletzungen oft gar nicht mehr.

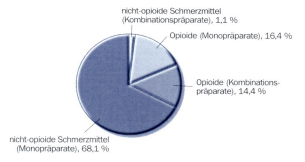

Schmerzen in Deutschland

- nicht-opioide Schmerzmittel (Kombinationspräparate), 1,1 %
- Opioide (Monopräparate), 16,4 %
- Opioide (Kombinationspräparate), 14,4 %
- nicht-opioide Schmerzmittel (Monopräparate), 68,1 %

Pro Jahr werden in Deutschland Schmerzmittel im Wert von fast zwei Milliarden DM verordnet. Das entspricht 465 Millionen Tagesdosen.

Umgang mit Schmerzmitteln

Ein großer Teil der einfachen Schmerzmittel wird in der Apotheke rezeptfrei gekauft, ohne dass vorher ein Arzt konsultiert wurde. In welchem Maß die aufwendige, an den Endverbraucher gerichtete Schmerzmittelwerbung einen Mehrverbrauch verursacht, kann nur vermutet werden. Statistisch gesehen nimmt jeder Deutsche – vom Säugling bis zum Greis – etwa alle zwei Monate eine Schmerztablette ein. Mehr als 20 Prozent der Bevölkerung nimmt Schmerzmittel sogar ein- bis zweimal im Monat ein – offensichtlich werden die Nebenwirkungen dieser Medikamente erheblich unterschätzt. Die Folge: Jeder siebte Fall von chronischem Nierenversagen ist auf eine langjährige, unkontrollierte Schmerzmitteleinnahme zurückzuführen.

Vor allem freiverkäufliche Schmerzmittel werden leider häufig zweckentfremdet, also auch bei Beschwerden eingenommen, gegen die sie gar nichts ausrichten können. Untersuchungen haben ergeben, dass Menschen mit psychischen Problemen häufig Schmerzmittel nehmen. Sie versuchen, ihren unangenehmen Seelenzustand unter Kontrolle zu bringen, indem sie den vermeintlichen Schmerz in ihrem Körper unterdrücken. Auch in bestimmten Berufsgruppen sind Schmerzmittel besonders stark verbreitet: Verglichen mit fünf Prozent der Gesamtbevölkerung, die regelmäßig Schmerzmittel schlucken, sind es unter Angestellten, die in einem modern eingerichteten Büro arbeiten, stolze 16 Prozent.

Wer zur Schmerztablette greift, sollte sich stets vor Augen halten, dass er dadurch die Ursache für seine Beschwerden nicht behebt, sondern nur das Schmerzsignal unterdrückt. Das ist nicht ungefährlich: Wer gewohnheitsmäßig Schmerzmittel einnimmt, muss mit ernsthaften Nebenwirkungen rechnen. Damit die Anzeichen einer behandlungsbedürftigen Erkrankung nicht übersehen werden, sollte man Schmerzmittel daher ohne ärztliche Behandlung nie länger als eine Woche lang einnehmen.

Leichte Schmerzen

Kopfschmerzen in Deutschland

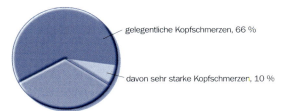

gelegentliche Kopfschmerzen, 66 %

davon sehr starke Kopfschmerzen, 10 %

Zwei von drei Menschen leiden gelegentlich oder sogar häufig unter Kopfschmerzen. Zehn Prozent der Bevölkerung haben im Jahr mindestens einmal sehr starke bis unerträgliche Kopfschmerzen.

Was sind leichte Schmerzen?

Als leichte Schmerzen gelten solche Schmerzen, die nur von Zeit zu Zeit auftreten und im Falle ihres Auftretens dann mit relativ einfachen Schmerzmitteln unter Kontrolle gebracht werden können.

Doch gerade bei gelegentlich auftretenden Schmerzen sind in den häufigsten Fällen eindeutige Ursachen erkennbar. Diese sollten zunächst einmal behandelt beziehungsweise vermieden werden, statt das Symptom mit Schmerzmitteln zu bekämpfen.

Schmerzen in Kombination mit Fieber weisen in den meisten Fällen auf eine Erkrankung hin, deren Ursache erst abgeklärt werden muss. Ist die Herkunft des Fiebers unklar oder hält es bei einer einfachen Erkältung länger als zwei Tage an, sollte man den Arzt aufsuchen. Auch rezeptfreie Medikamente gegen Erkältungskrankheiten dürfen höchstens einige Tage lang ohne ärztliche Anweisung eingenommen werden (siehe auch Seite 32)!

Ursachen

Häufige Ursachen für gelegentlich auftretende Rückenschmerzen sind:
- falsche Sitzhaltung
- Muskelverspannungen durch falsche Bewegungen oder falsche Haltung, beispielsweise vor einem unsachgemäß ausgestatteten Bildschirmarbeitsplatz, durch Zugluft, seelische Probleme oder Stress
- ein Bandscheibenschaden oder Abnutzungserscheinungen an der Wirbelsäule
- ein Unfall z. B. mit Schleudertrauma

Für Kopfschmerz, die mit Abstand häufigste Form von Schmerz, kommen folgende Ursachen in Frage:
- Erkältung oder grippale Infekte
- Verspannungen im Halsbereich
- Migräne
- Schlafmangel
- Nikotin- oder Alkoholmissbrauch
- Nebenwirkungen bestimmter Medikamente
- belastende Wetterlage, z. B. Föhn
- Stress bzw. Erholungsphasen nach chronischem Stress, z. B. Urlaubsbeginn
- Überanstrengung der Augen durch Bildschirmarbeit oder durch falsche bzw. fehlende Brille
- Umweltbelastungen
- hormonelle Schwankungen, z. B. vor oder während der Menstruation
- hoher oder niedriger Blutdruck
- Reizungen des Gesichtsnervs (Trigeminus-Neuralgie)
- Stirnhöhlenentzündung
- Probleme mit den Zähnen
- starke körperliche Anstrengung
- Aufenthalt in großer Höhe

Schmerzen

Vor allem wiederholt auftretende, ähnlich gelagerte Schmerzen haben meist konkrete Ursachen. Diese sollten erkannt und zusammen mit dem Arzt bekämpft werden.

Spätfolgen und Komplikationen

Im Gegensatz zu starken und lang andauernden Schmerzen ziehen leichte und gelegentliche Schmerzen keine Probleme nach sich. Bleiben die den Schmerzen zugrundeliegenden Veränderungen oder Erkrankungen jedoch unerkannt, können diese fortschreiten und ihrerseits zu Komplikationen führen.

Das kann man selbst tun

Medikamente sind selten die beste und fast nie die einzige Abhilfe gegen Schmerzen. Leider sind die viel zweckmäßigeren Alternativen mittlerweile immer mehr in Vergessenheit geraten. Im folgenden einige Vorschläge. Treten die Schmerzen jedoch häufiger auf oder halten sie länger als zwei bis drei Tage an, sollten man auf jeden Fall einen Arzt aufsuchen.

→ Bewegung

Verspannte Muskeln erzeugen oft große Schmerzen. Wer beispielsweise im Büro stundenlang in derselben Haltung verharrt, bekommt es unter Umständen heftig im Rücken zu spüren. Viel wirksamer als mit Tabletten sind solche Muskelverspannungen durch Lockerungsübungen im Rahmen einer Wirbelsäulengymnastik zu beseitigen. Auch Kopfschmerzen rühren oft von verspannten Muskeln her, vor allem die Nacken- und Schläfenmuskeln sind davon betroffen. Hier können regelmäßige gymnastische Übungen ebenfalls Wunder wirken.

Gegen leichte Kopfschmerzen hilft in vielen Fällen auch etwas Bewegung an frischer Luft. Ein Spaziergang kann oft mehr ausrichten als eine Schmerztablette.

→ Entspannungsübungen

Muskelverspannungen lassen sich auch mit Hilfe von Entspannungsübungen lösen, wie z. B. Yoga, autogenes Training und progressive Muskelentspannung. Regelmäßige Entspannungsübungen mildern auch die Stressreaktionen, fördern die Gelassenheit und erhöhen die Schmerzschwelle.

→ »Kater« vermeiden

Viele kennen die Kopf- und Gliederschmerzen, die mit einem »Kater« einhergehen. Abgesehen davon, dass man hier durch den maßvollen Konsum von Alkohol leicht vorbeugen kann, wirken frische Luft und viel Flüssigkeit (kein Alkohol!) meist besser als jedes Schmerzmittel.

Medikamente: Nutzen und Risiken

Leichte bis mittelstarke Schmerzen, wie gelegentlich auftretende Kopfschmerzen, Zahnschmerzen, Regelschmerzen oder Schmerzen bei leichteren Verletzungen, können gut mit rezeptfreien Schmerzmitteln behandelt werden. Treten die leichten Schmerzen dagegen häufiger auf, sollte man versuchen, deren Ursache abzuklären bzw. die Möglichkeiten der nicht-medikamentösen Behandlung bzw. Schmerzvermeidung (siehe oben) zu nutzen. Außerdem zu empfehlen sind
● Bewegungstherapie
● Wärmeanwendungen
Was die Medikamente anbelangt, gibt es eine fast unüberschaubare Anzahl von Präparaten. Darunter befinden sich viele Markennamen, hinter denen sich jedoch nur einige wenige Wirkstoffe verbergen. Die bewährtesten sind Acetylsalicylsäure, Paracetamol und Ibuprofen.

Während in Deutschland Acetylsalicylsäure am häufigsten verwendet wird, wird in den angelsächsischen Länder meist Paracetamol oder Ibuprofen der Vorzug gegeben. In ihrer schmerzstillenden und fiebersenkenden Wirkung ähneln sich die Mittel alle, nur die entzündungshemmende Wirkung ist bei Acetylsalicylsäure stärker ausgeprägt.

Unterschiede finden sich vor allem in den Nebenwirkungen. Hier gilt es sorgfältig auszuwählen: Während Patienten mit Leberschäden auf Paracetamol verzichten sollten, sind Acetylsalisylsäure- und Ibuprofenhaltige Mittel bei Magenproblemen weniger geeignet. Grundsätzlich sollte man bei der Einnahme auf die den verschiedenen Altersgruppen angepassten Dosierungen achten.

Metamizol, im Ausland meist Dipyron genannt, wurde nach jahrelanger Diskussion in vielen Ländern wegen seiner Nebenwirkungen (Allergien, Schockreaktionen, Blutbildveränderungen) aus dem Verkehr gezogen. In Deutschland dagegen ist es immer noch erhältlich, wurde aber der Verschreibungspflicht unterstellt.

Bei Steinkoliken wird Metamizol noch häufiger eingesetzt, da sich hartnäckig das (falsche!) Gerücht hält, es wirke auch krampflösend.

Naproxen wird hauptsächlich bei Regelschmerzen oder Rheuma eingesetzt. Seine Wirksamkeit ist allerdings nur schlecht belegt.

In Einzelfällen kann es unter der Einnahme von leichteren Schmerzmitteln zu einer Verschlechterung infektionsbedingter Entzündungen kommen. Flammt eine Infektion wieder neu auf oder verschlimmert sich, sollte man unverzüglich den Arzt aufsuchen.

Während der Schwangerschaft sollte man im Umgang mit Schmerzmitteln sehr zurückhaltend sein – das gilt besonders für die ersten drei Monate. Von hohen Dosierungen bzw. von einer mehrtägigen Einnahme raten wir ab, da der Fetus empfindlich auf viele Schmerzmittel reagiert.

Werden in den letzten vier Schwangerschaftswochen Schmerzmittel eingenommen, kann sich die Geburt komplizieren.

Die meisten Wirkstoffe gehen in die Muttermilch über. Bisher gibt es aber bei gelegentlicher Einnahme keine Hinweise auf schädliche Auswirkungen beim Säugling. Eine längere Anwendung in der Stillzeit sollte jedoch nach Möglichkeit vermieden werden.

Kinder sollten nur Paracetamol erhalten. Dabei muss streng darauf geachtet werden, dass die Tageshöchstgaben nicht überschritten werden. Bei Neugeborenen in den ersten Lebenswochen und Säuglingen unter drei Monaten sollte auf die Gabe aller Schmerzmittel, auch Paracetamol, verzichtet werden, da bei ihnen die Leber noch nicht voll ausgebildet ist.

Kombinationspräparate, die mehrere Wirkstoffe enthalten, sind grundsätzlich zu meiden. Sie haben mehr Nachteile als Vorteile.

Bei den Präparaten, denen Coffein zugesetzt wurde, ist der Missbrauch besonders stark ausgeprägt: In Deutschland werden sie von bis zu 400 000 Menschen langfristig eingenommen! Eventuell ist die leicht stimmungsaufhellende Wirkung dieser Kombinationspräparate dafür verantwortlich. In Schwangerschaft und Stillzeit sind Kombinationspräparate erst recht verboten.

Fragen an den Arzt

● **Ich leide mehr als einmal im Monat unter leichten Schmerzen. Was kann ich tun?**
Häufigere Schmerzen lassen sich meist auf eine konkrete Ursache zurückführen. Man sollte nie vergessen, dass Schmerzen eine Signalfunktion besitzen und anzeigen, dass etwas nicht in Ordnung ist. Verbirgt sich eine Krankheit hinter den Symptomen, muss vor allem diese behandelt werden.

● **Gibt es bei leichteren Schmerzen eine Alternative zu Schmerzmitteln?**
Je nach Ursache kann der Arzt Alternativen zur medikamentösen Therapie empfehlen. Viele Schmerzen, vor allem solche in Rücken, Nacken und Kopf, können durch regelmäßige Bewegungsübungen und auch durch Entspannung gebessert werden.

● **Welches Schmerzmittel soll ich gegen meine gelegentlichen Schmerzen einnehmen?**
Wenn nötig, sollte man auf Präparate mit nur einem Wirkstoff zurückgreifen. Kombinationspräparate, d. h. Präparate, die mehrere Wirkstoffe enthalten, sind grundsätzlich nicht empfehlenswert. Besprechen Sie mit Ihrem Arzt, welcher Wirkstoff für Sie der beste ist.

Schmerzen

Acetylsalicylsäure

Wirkstoff	Medikamente
Acetylsalicylsäure (ASS)	Acidum acetylosalicylicum »HMW« (A), Alcacyl Instant (CH), Aspêgic (CH), Aspirin (D), ASS-Hexal (D), ASS-ratiopharm (D), ASS Stada (D), ASS von ct (D), Demoprin »Neue Formulierung« (CH)

Wirkungsweise

Acetylsalicylsäure hemmt die Bildung von Prostaglandinen. Das sind Hormone, die bei vielen Körpervorgängen eine wichtige Rolle spielen: Sie steigern die Empfindlichkeit von schmerzleitenden Nervenenden, steuern die Arbeit der Blutgefäße, beeinflussen die Blutgerinnung, wirken in den Nieren und in der Magenwand. Bei Entzündungen produziert der Körper vermehrt Prostaglandine. Sie sorgen für örtliche Gefäßerweiterungen, die zu Rötung und Schwellung führen, und beeinflussen u. a. das Fieberzentrum im Gehirn. Daher wirken Schmerzmittel, die die Bildung von Prostaglandinen hemmen, gegen Fieber, Schmerzen und entzündliche Schwellungen zugleich.

Anwendung

Für alle Schmerzmittel gilt: Für einen schnellen Wirkungseintritt sollten die Tabletten in einem Glas Wasser aufgelöst und dann vor dem Essen getrunken werden. Der Wirkstoff kann in dieser Form schneller und besser aufgenommen werden und entfaltet eine stärkere Wirkung. Um eine mit Acetylsalicylsäure einhergehende Magenreizung weitgehend zu verhindern, ist es günstiger, das Mittel nach dem Essen einzunehmen.

Nebenwirkungen

→ Magenreizung

Die auffälligsten Nebenwirkungen der Acetylsalicylsäure betreffen den Magen. Das Mittel reizt die Magenwand und kann Übelkeit auslösen. Je mehr Acetylsalicylsäure die Tabletten enthalten und je konzentrierter der Wirkstoff auf die Magenwand gelangt, umso stärker sind die Nebenwirkungen. Diese Magenreizung lässt sich jedoch weitgehend vermeiden, wenn das Mittel in reichlich Wasser aufgelöst nach dem Essen eingenommen wird. In letzter Zeit wird die Gefährdung des Magens durch Acetylsalicylsäure nicht mehr so hoch bewertet wie früher angenommen. Vermutlich sind geringe Mengen für gesunde junge Menschen weitgehend harmlos. Wer jedoch bereits einen vorgeschädigten Magen hat oder zu viel Acetylsalicylsäure schluckt, geht ein höheres Risiko ein. Auch ältere Menschen (über 65 Jahre) sind stärker gefährdet.

→ Asthma

Menschen, die unter Asthma oder an Heuschnupfen leiden, sollten auf die Einnahme von Acetylsalicylsäure verzichten. Acetylsalicylsäure kann eine Überempfindlichkeitsreaktion auslösen, die Asthma verursacht oder verstärkt. Auf Acetylsalicylsäure reagieren wesentlich mehr Menschen allergisch als angenommen. Mindestens 25 Prozent derjenigen, die an einem juckenden Hautausschlag (Urtikaria oder Nesselsucht) leiden, vertragen Acetylsalicylsäure schlecht. Unter den Asthmapatienten sind es zwischen 8 und 20 Prozent, bei denjenigen, die außerdem noch unter Nasenpolypen leiden, erhöht sich dieser Anteil auf 30 bis 40 Prozent.

Wer überempfindlich auf Acetylsalicylsäure reagiert, verträgt leider oft auch andere Schmerzmittel nicht: Unter Indometacin, Naproxen, Ibuprofen, Tolmetin, Piroxicam und Diclofenac können ähnliche Beschwerden auftreten. Treten Unverträglichkeitserscheinungen auf, sollte man auf Paracetamol ausweichen.

→ Kopfschmerzen

Die meisten Schmerzmittel können ihrerseits Kopfschmerzen auslösen. Was sich im ersten Moment paradox anhört, ist bei Falschanwendung gar nicht so selten. Bei abruptem Absetzen nach längerem hoch dosiertem, nicht bestimmungsgemäßem Gebrauch von Schmerzmitteln können

Kopfschmerzen sowie Müdigkeit, Muskelschmerzen, Nervosität und vegetative Symptome wie Schwitzen, Herzrasen, Übelkeit auftreten. Diese Beschwerden klingen innerhalb weniger Tage ab. Bis dahin dürfen keine weiteren Schmerzmittel eingenommen werden, die erneute Anwendung sollte nicht ohne ärztlichen Rat erfolgen.

→ Längere Blutungszeit

Da die Acetylsalicylsäure die Blutgerinnung hemmt, sollten Frauen, die zu starken Menstruationsblutungen neigen, während der Regel auf Acetylsalicylsäure verzichten und eher zu Paracetamol greifen.

→ Hautveränderungen

Acetylsalicylsäure kann verschiedene Formen von Hautausschlägen bis hin zur seltenen Ablösung der Haut (Lyell-Syndrom) verursachen, die zum Absetzen der Behandlung zwingen. Auch kleine Blutungen unter der Haut (Purpura) kommen vor. In diesem Fall sollte das Blutbild untersucht und bei zugrunde liegendem Abfall der Zahl der Blutplättchen das Präparat abgesetzt werden.

Kombination mit anderen Mitteln

Die meisten Schmerzmittel vertragen sich gut mit anderen Arzneimitteln.
● Bei der gleichzeitigen Einnahme von blutgerinnungshemmenden Mitteln darf Acetylsalicylsäure jedoch nur unter ausdrücklicher ärztlicher Überwachung eingenommen werden, da sie ebenfalls die Blutgerinnung vermindert.
● Acetylsalicylsäure kann die Wirkung von blutdrucksenkenden Mitteln beeinträchtigen, deshalb sollte bei einer Kombination häufig der Blutdruck kontrolliert und gegebenenfalls die Dosis der blutdrucksenkenden Mittel erhöht werden.
● Acetylsalicylsäure sollte möglichst nicht mit anderen nichtsteroidalen Antirheumatika, wie z. B. Diclofenac, Naproxen oder Ibuprofen eingenommen werden, da die Gefahr von Nebenwirkungen auf den Magen-Darm-Trakt deutlich zunimmt.

● Da Acetylsalicylsäure die Wirkung von Insulin sowohl steigern als auch verringern kann, sollte bei einer Kombination beider Substanzen der Blutzuckerspiegel anfangs häufiger gemessen und eventuell die Insulindosis angepasst werden.

Achtung

● Acetylsalicylsäure darf nicht eingenommen werden bei Magen- und Darmgeschwüren oder bei erhöhter Blutungsneigung.
● Bei Überempfindlichkeit gegenüber Acetylsalicylsäure oder anderen Salicylaten, z. B bei Salicylat-Asthma, darf diese Substanz nicht angewandt werden.
● In den letzten drei Monaten der Schwangerschaft darf Acetylsalicylsäure nicht eingenommen werden.

Schwangerschaft und Stillzeit

Der Einfluss von Medikamenten, welche die Bildung von Prostaglandinen hemmen, auf die Schwangerschaft ist noch ungeklärt, daher sollte Acetylsalicylsäure in der Schwangerschaft ausgesprochen zurückhaltend eingenommen werden – in den letzten drei Monaten der Schwangerschaft überhaupt nicht, da sie zu einer Hemmung der Wehentätigkeit führen kann. Darüber hinaus besteht die Gefahr einer erhöhten Blutungsneigung bei Mutter und Kind, auch eine verstärkte Ödembildung bei der Mutter wurde beobachtet.

Salicylate und ihre Abbauprodukte gehen in geringen Mengen in die Muttermilch über, bei vereinzelter Einnahme von Acetylsalicylsäure sind jedoch bisher keine nachteiligen Wirkungen auf den Säugling bekannt geworden. Bei kurzfristiger Anwendung der empfohlenen Dosis ist eine Unterbrechung des Stillens nicht erforderlich.

Bei längerer Anwendung und höheren Dosierungen sollte vorsichtshalber abgestillt werden.

Kinder und Säuglinge

Acetylsalicylsäure ist für Kinder ungeeignet, da es zu einer seltenen, aber lebensbedrohlichen Nebenwirkung (Reye-Syndrom) kommen kann.

Schmerzen

Das Reye-Syndrom geht mit Fieber, Leberverfettung und Hirnödem einher. Eins von vier erkrankten Kindern stirbt daran, und das Risiko schwerer Nervenschäden bei den Überlebenden ist sehr groß. Kinderärzte betrachten deshalb die Gabe von Acetylsalicylsäure an Säuglinge und Kinder unter zwölf Jahren als ungeeignet. In Deutschland müssen acetylsalicylsäurehaltige Arzneimittel seit Anfang 1984 deswegen einen Warnhinweis tragen. Als fiebersenkendes Mittel für Kinder steht Paracetamol zur Verfügung.

Daher unsere Bewertung !

Acetylsalicylsäure ist bei bestimmungsgemäßem, kurzfristigem Gebrauch ein sicheres und wirksames Schmerzmittel. Für Kinder und Jugendliche mit Fieber und Verdacht auf Virusinfektionen ist Acetylsalicylsäure nicht geeignet, da es in seltenen Fällen zu (lebens-)bedrohlichen Schäden von Leber und Gehirn, dem Reye-Syndrom, kommen kann.

Paracetamol

Wirkstoff	Medikamente
Paracetamol	Acetalgin (CH), Becetamol (CH), Benuron (D), Contra-Schmerz P (CH), Demogripal (CH), Mexalen (A), Paracetamol-ratiopharm (D), Paracetamol Stada (D), Paracetamol von ct (D), Parakapton (A), PCM Paracetamol Lichtenstein (D)

Wirkungsweise

Paracetamol hat eine schmerzstillende, fiebersenkende und schwach entzündungshemmende Wirkung.

Der genaue Wirkungsmechanismus ist noch nicht eindeutig geklärt. Man weiß, dass Paracetamol vor allem die Bildung von Prostaglandinen hemmt. Außerdem blockiert Paracetamol den Einfluss der körpereigenen Fieberstoffe auf das Temperaturregulationszentrum im Gehirn.

Anwendung

Wie Acetylsäure sollte Paracetamol in einem Glas Wasser aufgelöst vor dem Essen getrunken werden. So wirkt es schnell und zuverlässig.

Nebenwirkungen

Paracetamol hat bei kurzer Anwendung wenig Nebenwirkungen. Aufgrund seiner besseren Magenverträglichkeit schneidet es im Vergleich mit der Acetylsalicylsäure etwas günstiger ab.

→ **Leberschäden**

Durch Überdosierung oder tagelange Einnahme großer Mengen von Paracetamol, also bei einer Paracetamol-Vergiftung, können Leberschäden entstehen. Vor allem Kinder sind durch Überdosierungen gefährdet. Bei Einhaltung der vorgeschriebenen Dosierung sind solche Nebenwirkungen jedoch nicht zu erwarten.

Erste Anzeichen einer Leberschädigung sind Übelkeit und Erbrechen. Wird die Vergiftung innerhalb von zehn bis fünfzehn Stunden behandelt, ist in den meisten Fällen eine völlige Genesung möglich. Ohne eine Behandlung können sich allerdings Leberfunktionsstörungen mit tödlichem Ausgang entwickeln. Als Gegengift wird Acetylcystein oder auch Methionin eingesetzt. Die Aminosäure Methionin kann in der Leber die giftigen Abbauprodukte des Paracetamols inaktivieren.

→ **Nierenschädigungen**

Wird Paracetamol über Jahre hinweg ständig eingenommen, können nicht mehr behebbare Nierenschäden auftreten.

→ **Kopfschmerzen**

Nach lang andauernder Paracetamol-Einnahme kann es zu einem Entzugskopfschmerz kommen, vor allem nach Absetzen von coffeinhaltigen Kombinationspräparaten.

Leichte Schmerzen

→ Allergische Reaktionen

Das Bundesgesundheitsamt hat die Nebenwirkungsliste der paracetamolhaltigen Arzneimittel um den Hinweis auf anaphylaktische (das sind schwere allergische) Reaktionen ergänzt. Solche Reaktionen können sich als Schwellungen im Gesicht, mit Atemnot, Schweißausbruch, Übelkeit, Blutdruckabfall bis hin zum Schock äußern. Selbstverständlich muss das Präparat bei diesen Anzeichen sofort abgesetzt und der Arzt aufgesucht werden.

Kombination mit anderen Mitteln

Bei gleichzeitiger Einnahme von Arzneimitteln, die zum schnelleren Abbau und damit zur Anhäufung von Abbauprodukten führen, wie beispielsweise bestimmte Schlafmittel und Antiepileptika sowie Rifampicin (siehe Seite 128f.), können schon geringe Mengen Paracetamol Leberschäden hervorrufen. Das gleiche gilt auch bei Alkoholmissbrauch.

Achtung

- Wer bereits schwer an Leber oder Niere erkrankt ist, sollte kein Paracetamol nehmen.
- Alkoholkranke sollten wegen der wahrscheinlich schon vorliegenden Leberschädigung auf Paracetamol verzichten. Vergiftungserscheinungen treten schneller auf. Bei Alkoholmissbrauch ist auch bei normaler Paracetamol-Dosierung mit ernsthaften Leber- und Nierenschädigungen zu rechnen.

Schwangerschaft und Stillzeit

Paracetamol sollte in der Schwangerschaft nur unter strenger Abwägung des Nutzen-Risiko-Verhältnisses eingenommen werden, keinesfalls jedoch über längere Zeit, in hoher Dosierung oder in Kombination mit anderen Arzneimitteln.

Paracetamol geht in die Muttermilch über. Da nachteilige Folgen für den Säugling bisher nicht bekannt geworden sind, ist eine Unterbrechung des Stillens während der Einnahme in der Regel nicht erforderlich.

Kinder und Säuglinge

Kinder sollten, wenn überhaupt, bei Schmerzen und Fieber nur Paracetamol erhalten. Dabei muss streng darauf geachtet werden, dass die Tageshöchstgaben nicht überschritten werden. Kinder unter drei Monaten sollten möglichst keine Schmerzmittel bekommen, da deren Leberfunktionen, die zum Abbau der Medikamente nötig sind, noch nicht vollständig entwickelt sind.

> **Daher unsere Bewertung**
>
> Paracetamol ist bei bestimmungsgemäßem Gebrauch ein sicheres und wirksames Schmerzmittel. Allerdings sollte Paracetamol nur bei akuten Schmerzen und nicht auf Dauer eingenommen werden. Von Kombinationspräparaten mit Coffeinzusatz raten wir ab. Besonders zurückhaltend sollte man Schmerzmittel bei Kindern anwenden.

Ibuprofen

Wirkstoff	Medikamente
Ibuprofen	Avallone (A), Dolocyl (CH), Ibuhexal (D), Ibuprofen Biochemie (A), Ibuprofen-Cophar (CH), Ibuprofen Klinge (D), Ibuprofen Stada (D), Ibuprofen von ct (D), Ibu TAD (D), Ibuprofen »Genericon« (A), Optifen (CH)

Wirkungsweise

Ibuprofen hemmt wie die Acetylsalicylsäure die Bildung von Prostaglandinen (siehe Seite 74f.). Es wirkt also ebenfalls gegen Fieber, Schmerzen und entzündliche Schwellungen.

Ibuprofen lieferte im Tierversuch phantastische Ergebnisse, die beim Menschen allerdings nicht durchweg erreicht wurden. Als Rheumamittel beispielsweise musste es stets hoch dosiert werden, um eine sichere Wirkung zu erzielen. In der

Schmerzen

rezeptfreien Dosierung von 400 Milligramm ist Ibuprofen weniger wirksam als die Acetylsalicylsäure in der Standarddosis. Dies mag daran liegen, dass Ibuprofen im Gegensatz zur Acetylsalicylsäure erst vom Dünndarm aufgenommen wird.

Anwendung

Damit die Wirkung möglichst schnell eintritt, sollte auch Ibuprofen vor dem Essen mit viel Flüssigkeit genommen werden. Um Magenbeschwerden vorzubeugen, sollte Ibuprofen nach dem Essen eingenommen werden.

Nebenwirkungen

Die Nebenwirkungen des Ibuprofens ähneln denen der Acetylsalicylsäure (siehe Seite 12f.). Sie sind überwiegend dosisabhängig.

Hautausschläge und Juckreiz treten unter Ibuprofen relativ häufig auf. Schwindel kommt bei neun Prozent, Ohrgeräusche bei bis zu drei Prozent der Patienten vor. In diesen Fällen muss Ibuprofen sofort abgesetzt werden.

Kombination mit anderen Mitteln

Bei der Einnahme von blutgerinnungshemmenden Mitteln darf Ibuprofen nur unter ausdrücklicher ärztlicher Überwachung eingenommen werden, da es die Blutgerinnung ebenfalls herabsetzt.

Achtung

● Ibuprofen darf nicht eingenommen werden bei bekannter Überempfindlichkeit gegen den Wirkstoff, bei ungeklärten Blutbildungsstörungen, Magen- und Darmgeschwüren und bei Magen-Darm-Beschwerden.
● Ältere Patienten sollten auf andere Wirkstoffe ausweichen.

Schwangerschaft und Stillzeit

Der Einfluss einer Prostaglandinsynthesehemmung auf die Schwangerschaft ist noch ungeklärt, daher sollte Ibuprofen in der Schwangerschaft zurückhaltend eingenommen werden – in den letzten drei Monaten der Schwangerschaft überhaupt nicht, da es zu einer Hemmung der Wehentätigkeit führen kann. Darüber hinaus besteht die Gefahr einer erhöhten Blutungsneigung bei Mutter und Kind, auch eine verstärkte Ödembildung bei der Mutter wurde beobachtet.

Der Wirkstoff Ibuprofen und seine Abbauprodukte gehen in geringen Mengen in die Muttermilch über. Nachteile für den Säugling sind bisher unbekannt. Bei kurzfristiger Einnahme, niedriger Dosierung bei leichten bis mäßig starken Schmerzen und Fieber ist eine Unterbrechung des Stillens in der Regel nicht erforderlich. Bei längerer Einnahme höherer Dosen sollte jedoch ein frühzeitiges Abstillen erwogen werden.

Daher unsere Bewertung

Ibuprofen hat im Vergleich zur Acetylsalicylsäure oder zum Paracetamol keine Vorteile. Für die einfache Schmerzbekämpfung sollte man dem Paracetamol in den meisten Fällen den Vorzug geben. Da Ibuprofen aber gut erprobt ist (in den USA gehört es zu den meistgebrauchten Schmerzmitteln), kann es als Alternative, insbesondere bei Regelbeschwerden, in Betracht gezogen werden.

Pyrazolonderivate

Wirkstoffe	Medikamente
Metamizol (Novaminsulfonsäure)	Analgin (D), Berlosin (D), Inalgon Neu (A), Minalgin (CH), Novalgin (D), Novaminsulfon Lichtenstein (D), Novaminsulfon-ratiopharm (D)
Phenazon	Aequiton P (D), Dentigoa N (D), Eu Med (D), Migraene Kranit Mono (D)
Propyphenazon	Commotional 500 (D), Demex Zahnschmerztab (D), Eufibron (D), Hewedolor Propy (D), Isoprochin P (D)

Wirkungsweise

Pyrazolonderivate besitzen schmerzstillende und fiebersenkende Eigenschaften, wobei der Wirkmechanismus noch nicht vollständig aufgeklärt ist. Entgegen anderslautender Behauptungen besitzen diese Wirkstoffe in normalen Dosierungen keine krampflösenden Eigenschaften.

Anwendung

Metamizol darf nur zur kurzfristigen Behandlung starker Schmerzen eingenommen werden, bei denen andere Behandlungsmassnahmen nicht möglich sind. Die Dosis muss dem Alter angepasst werden; Erwachsene und Jugendliche ab 16 Jahren sollten nicht mehr als 500 bis 1000 mg täglich einnehmen.

Erwachsene können zur Behandlung leichter bis mäßig starker Schmerzen dreimal täglich 500 bis 1000 mg Phenazon einnehmen. Kinder von sieben bis 15 Jahren sollten, wenn überhaupt, nicht mehr als dreimal täglich 250 bis 300 mg einnehmen.

Von Phenylbutazon werden zwei- bis dreimal täglich 200 bis 300 mg eingenommen.

Nebenwirkungen

→ Allergie, Überempfindlichkeit

Eine Allergie oder Überempfindlichkeitsreaktion kann bei allen Wirkstoffen auftreten. Der bei Metamizol auftretende Schock ist zwar selten, aber lebensbedrohlich. Diese Nebenwirkung kann auch nach mehrfacher, komplikationsloser Anwendung eintreten. Ein Blutdruckabfall mit oder ohne Vollbild des Schocks kann insbesondere dann auftreten, wenn der Wirkstoff in die Vene gespritzt wird. Selbstverständlich muss das Präparat bei diesen Anzeichen sofort abgesetzt und ein Arzt aufgesucht werden.

→ Blutbildveränderungen

Sowohl Metamizol als auch Phenazon und Propyphenazon können die Blutbildung hemmen, wodurch vor allem die Zahl der weissen Blutkörperchen im Blutbild abnimmt. Leider ähneln die Symptome dabei den Krankheitsanzeichen, gegen die das Mittel eingesetzt wurde. Erste Hinweise auf diese Nebenwirkungen können sein: Fieber, grippeartige Beschwerden, starke Abgeschlagenheit, Halsschmerzen, oberflächliche Wunden im Mund, Nasenbluten und Hautblutungen. In diesen Fällen ist das Arzneimittel sofort abzusetzen und der Arzt aufzusuchen. Jegliche Selbstbehandlung mit Schmerzmitteln und fiebersenkenden Mitteln sollte unterbleiben.

→ Schock

Für Patienten mit Asthma bronchiale und Patienten mit Alkoholunverträglichkeit ist die Gefahr schwerer Schockreaktionen erhöht.

Achtung

Nicht einnehmen darf man die Stoffe bei Asthma und bei bekannter Überempfindlichkeit gegen diese Substanzen oder andere Schmerzmittel wie z. B. Acetylsalicylsäure, Paracetamol, Diclofenac, Ibuprofen, Indometacin oder auch Naproxen.

Schwangerschaft und Stillzeit

Da für eine Einnahme in Schwangerschaft und Stillzeit keine ausreichenden klinischen Erfahrungen vorliegen, sollten die Mittel in diesem Zeitraum nicht angewendet werden.

Kinder und Säuglinge

Vor der Behandlung von Kindern unter sieben Jahren mit Phenazon wird gewarnt, weil darüber nicht genügend Erfahrungen vorliegen.

Daher unsere Bewertung

Metamizol, Phenazon und Propyphenazon sind bei leichten Schmerzen nicht zu empfehlen. Vor allem Metamizol kann zu ernsthaften Nebenwirkungen führen, aber auch Phenazon und Propyphenazon haben ein größeres Nebenwirkungsrisiko und bieten z. B. gegenüber Paracetamol keinerlei Vorteile.

Schmerzen

Naproxen

Wirkstoff	Medikamente
Naproxen	Apranax (CH), Dysmenalgit (D), Naproxen von ct (D), Nycopren (A, CH), Proxen (D)

Wirkungsweise

Naproxen wirkt schmerz- und entzündungshemmend. Wie die anderen Schmerzmittel auch, blockiert es die Bildung von Prostaglandinen und reduziert auf diese Weise entzündlich bedingte Schmerzen, Schwellungen und Fieber.

Naproxen wird bei Reizzuständen wie degenerativen Gelenk- und Wirbelsäulenerkrankungen, bei Weichteilrheumatismus, bei schmerzhaften Schwellungen oder Entzündungen und bei krampfartigen, schmerzhaften Beschwerden während der Regelblutung eingesetzt.

Anwendung

Naproxen soll unzerkaut mit viel Flüssigkeit und möglichst vor den Mahlzeiten eingenommen werden. Die Einnahme zu bzw. nach den Mahlzeiten kann zu einer Wirkungsverzögerung führen, schützt dagegen aber vor Magenbeschwerden. Wie andere Schmerzmittel auch, sollte Naproxen üblicherweise nur über einen kurzen Zeitraum eingenommen werden.

Bei rheumatischen Erkrankungen kann jedoch eine länger andauernde Einnahme von Naproxen erforderlich sein.

Nebenwirkungen

→ Blutbildveränderungen

Bei Naproxen kann es zu Störungen der Blutbildung mit einem Abfall der Zahl vor allem weisser Blutkörperchen kommen. Dabei können sich die Symptome so darstellen, wie die Krankheiten, die die Schmerzen verursachen. Erste Anzeichen für diese Nebenwirkungen können sein: Fieber, grippeartige Beschwerden, starke Abgeschlagenheit, Halsschmerzen, oberflächliche Wunden im Mund, Nasenbluten und Hautblutungen. In diesen Fällen ist das Arzneimittel sofort abzusetzen und der Arzt aufzusuchen. Jede Selbstbehandlung mit Schmerz- und fiebersenkenden Mitteln sollte in diesem Fall unterbleiben.

→ Überempfindlichkeitsreaktionen

Es können schwere Überempfindlichkeitsreaktionen auftreten: Anschwellen von Gesicht, Zunge und Kehlkopf, Atemnot, Herzjagen, schwere Kreislaufstörungen bis hin zum lebensbedrohlichen Schock. In diesen Fällen ist eine sofortige ärztliche Hilfe erforderlich.

→ Hautausschläge

Bei bis zu neun Prozent der Patienten treten Hautausschläge, Juckreiz sowie punktförmige bis flächige Blutungen unter der Haut auf. In diesen Fällen sollte das Präparat abgesetzt werden.

→ Hör- und Sehstörungen

Nicht selten zwingen Hör- und Sehstörungen, Ohrgeräusche und Schwindel zum Absetzen von Naproxen.

Kombination mit anderen Mitteln

● Die gleichzeitige Einnahme von Naproxen mit Digoxin-, Phenytoin- oder Lithiumpräparaten kann die Konzentration dieser Arzneimittel im Blut erhöhen und damit sowohl Wirkungen als auch Nebenwirkungen verstärken.
● Die Wirkung von ACE-Hemmern kann abgeschwächt werden, zugleich ist das Risiko für das Auftreten einer Nierenfunktionsstörung erhöht.
● Bei gleichzeitiger Gabe von kaliumsparenden Diuretika kann es zu gefährlich erhöhten Kaliumwerten kommen.
● Die Einnahme von Antazida (magensäurebindende Mittel) kann zu einer verringerten Aufnahme von Naproxen führen.

Achtung

● Naproxen sollte bei ungeklärten Blutbildungsstörungen und Magen- und Darmgeschwüren nicht eingenommen werden.

Leichte Schmerzen

- Wer an Asthma, Heuschnupfen o. ä. leidet oder auf Schmerz- und Rheumamittel empfindlich reagiert, sollte Naproxen meiden.

Schwangerschaft und Stillzeit

Für die Einnahme von Naproxen in der Schwangerschaft liegen keine ausreichenden Erfahrungen vor. Das Mittel sollte daher in der Schwangerschaft nicht angewandt werden. Vor allem im letzten Schwangerschaftsdrittel darf Naproxen nicht genommen werden, da es zu einer Hemmung der Wehentätigkeit kommen kann. Darüber hinaus besteht die Gefahr einer erhöhten Blutungsneigung bei Mutter und Kind, auch eine verstärkte Ödembildung bei der Mutter wurde beobachtet.

Naproxen geht in geringen Mengen in die Muttermilch über. Bei kurzfristiger Einnahme und niedriger Dosierung ist eine Unterbrechung des Stillens normalerweise nicht erforderlich. Wird eine längere Anwendung bzw. Einnahme höherer Dosen verordnet, sollte jedoch ein frühzeitiges Abstillen erwogen werden.

Kinder und Säuglinge

Für Säuglinge ist Naproxen nicht geeignet. Kinder sollten, wenn überhaupt, eher andere Wirkstoffe, wie Paracetamol, einnehmen, da Naproxen leicht überdosiert werden kann.

Daher unsere Bewertung

Naproxen hat einen hohen Stellenwert bei der Schmerzbehandlung, vor allem wenn es eine entzündliche Komponente gibt. Naproxen wirkt ähnlich wie das Ibuprofen, hat aber eine längere Wirkungsdauer.

Fixkombinationen in der Behandlung leichter Schmerzen

Wirkstoffgruppen	Medikamente
Acetylsalicylsäure + Vitamin C	Aspirin Plus C (D), Ass Kombi ratiopharm (D), Boxazin Plus C (D), Melabon Plus C (D)
Acetylsalicylsäure + Paracetamol + Vitamin C	Thomapyrin C (D), ratio Grippal + C
Acetylsalicylsäure + Coffein	Aspirin Forte (D), Coffetylin (D), Doppel-Spalt compact (D), Dorocoff-Ass Plus (D), Quadronal ASS comp (D)
Acetylsalicylsäure + Paracetamol + Coffein	Alacetan (D), Chephapyrin N (D), HA-Tabletten N (D), Neuralgin (D), Rio-Josipyrin N (D), Thomapyrin (D)
Paracetamol + Coffein	Ditonal Forte N (D), Föhnetten N (D), Neopyrin Forte (D), Octadon P (D), paracetamol plus von ct (D), Paracetamol-plus-ratiopharm (D)
Phenazon + Coffein	Coffeemed N (D), Migraenin (D)
Paracetamol + Propyphenazon + Coffein	Novo Petrin (D), Saridon (D)
Paracetamol + Propyphenazon + Famprofazon + Coffein	Gewodin (D)
Diphenylpyralin + Coffein + Chinin + Vitamin C + Salicylamid	Poikicin (D)
Acetylsalicylsäure + Vitamin C + Coffein	Ring N (D), Togal Kopfschmerzbrause + Vit. C (D)

Schmerzen

Vorsicht Missbrauch

Kombinationspräparate, vor allem diejenigen, denen Coffein zugesetzt wurde, haben eine stimmungsaufhellende Wirkung. Sie werden deshalb oft missbräuchlich eingenommen. Beim Absetzen eines solchen Präparats kommt es häufig zu »Entzugskopfschmerzen«, die zu einer Dauereinnahme des Schmerzmittels verleiten.

Schätzungen zufolge betreiben in Deutschland bis zu 400 000 Menschen auf diese Art Schmerzmittelmissbrauch. Die Folgen reichen bis hin zum Nierenversagen mit anschließender lebenslanger Dialysepflichtigkeit – ein Drama nicht nur für den Betroffenen, sondern auch für die Krankenkassen und die Beitragszahler.

Daher unsere Bewertung

Kombinationspräparate sind in der Therapie leichter bis mittlerer Schmerzen grundsätzlich nicht zu empfehlen.

Der Zusatz von Vitaminen ist überflüssig, denn er beeinflusst die Wirksamkeit und die Wirkstärke des Schmerzmittels in keiner Weise. Im Gegenteil: Der Zusatz von Vitamin C verschlechtert die Magenverträglichkeit von Acetylsalicylsäure sogar. Einmal ganz abgesehen davon, dass diese Medikamente meist deutlich teurer sind.

Die Kombination von mehreren schmerzbekämpfenden Wirkstoffen bringt ein erhöhtes Nebenwirkungsrisiko mit sich, da sich die einzelnen Nebenwirkungen addieren – auch wenn die einzelnen Substanzen eher gering dosiert sind. Oft ist es gerade die Kombination der Schmerzmittel, die zu schwersten Nierenschädigungen führt. Phenazon und Propyphenazon, die in vielen frei erhältlichen Schmerzmittel-Kombinationen enthalten sind, sind mit einem erhöhten Allergierisiko verknüpft.

Der Zusatz von Coffein verbessert die Wirkung kaum, verleitet aufgrund seiner stimmungsaufhellenden Wirkung dafür leicht zu missbräuchlicher Verwendung.

Starke/chronische Schmerzen

Chronische Schmerzen in Deutschland

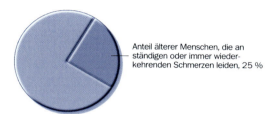

Anteil älterer Menschen, die an ständigen oder immer wiederkehrenden Schmerzen leiden, 25 %

Etwa 5 Millionen Menschen leiden an chronischen Schmerzen, 500 000 bis 800 000 Menschen an sehr starken, wie z. B. durch Krebs verursachten, chronischen Schmerzen. 3000 Menschen nehmen sich pro Jahr wegen ständiger Schmerzen das Leben.

Was sind starke/chronische Schmerzen?

Starke Schmerzen sind definiert als Schmerzen, die mit einfachen Schmerzmitteln wie Acetylsalicylsäure nicht zu dämpfen sind.

Bestehen Schmerzen länger als sechs Monate, spricht man von chronischen Schmerzen. Oft hat sich dabei der Schmerz von seiner ursprünglichen Ursache abgekoppelt und ist zur »Schmerzkrankheit« geworden – er besteht also selbstständig weiter. Eine einmal entstandene chronifizierte Schmerzkrankheit ist sehr schwer zu behandeln. Um so wichtiger ist es, starke oder länger anhaltende Schmerzen möglichst frühzeitig adäquat anzugehen. Nur so kann man das Entstehen einer Schmerzkrankheit zuverlässig verhindern.

Leider erleben die meisten Schmerzpatienten immer noch eine Odyssee durch verschiedene Arztpraxen und Krankenhäuser, ehe sie eine angemessene Schmerztherapie erhalten. Bei 40 bis 50 Prozent dieser Schmerzkranken liegt dann der Beginn der Schmerzen über fünf Jahre zurück. Manchmal haben sie zur Beseitigung der Schmerzen sogar schon operative Eingriffe hinter sich, allerdings meist ohne den erwünschten Erfolg. Nur selten ist ein Krankenhausaufenthalt wegen der Schmerzen wirklich nötig. Die frühzeitige und genau geplante Anwendung einer Schmerztherapie ist das beste Mittel, um eine Chronifizierung der Schmerzen zu verhindern.

Die Therapie von starken Schmerzen sollte grundsätzlich in der Hand eines Arztes liegen, der damit Erfahrungen hat. Immer mehr Ärzte befassen sich mittlerweile mit dem Thema Schmerzen, und an großen Kliniken etablieren sich mehr und mehr Schmerzambulanzen.

Ursachen

Häufig stehen chronische Schmerzen direkt mit einem bösartigen Tumor im Zusammenhang, besonders wenn sich in Knochen oder Gehirn Metastasen gebildet haben. Chronische Schmerzen können aber auch als Folge von Nervenerkrankungen auftreten. So können sich z. B. in Folge einer Gürtelrose oder eines schlecht eingestellten Diabetes lang anhaltende Schmerzsymptome entwickeln. Nicht zu vergessen sind die unzähligen Patienten mit chronischen Rücken- oder Gelenkschmerzen.

Symptome

Chronische wie akute Schmerzen können unterschiedliche Qualitäten aufweisen, z.B. stechend, ziehend, brennend, drückend. Charakteristisch für alle Schmerzen ist, dass sie das Wohlbefinden auf verschiedenen Ebenen beeinträchtigen,

Schmerzen

wobei besonders chronische Schmerzen auch Stimmung und Denken, Arbeitsfähigkeit, soziale Kontakte, Mobilität und zahlreiche körperliche Funktionen in Mitleidenschaft ziehen.

Oftmals werden Schmerzen von zusätzlichen Beschwerden seitens des vegetativen Nervensystems begleitet, wie z.B. Erbrechen, Schweißausbrüche und Blutdruckabfall. Außerdem reagiert der Körper mit Schutzreflexen, wie z.B. Krümmen bei Schmerzen in der Bauchregion.

Spätfolgen und Komplikationen

Wenn Schmerzen über längere Zeit bestehen, muss eine adäquate Behandlung erfolgen, da sich sonst der Schmerz »einprägen« und eine eigen- ständige, schwer zu behandelnde Schmerzkrankheit (s.o.) entstehen kann. Chronische Schmerzen können zu Depressionen und sogar zum Selbstmord führen. Sie können Menschen in soziale Isolation und Armut führen.

Das kann man selbst tun

Der Grad der Schmerzen allein entscheidet nicht über die Lebensqualität der von ihm Betroffenen. Diejenigen Patienten, die sich am meisten beeinträchtigt fühlen, sind nicht unbedingt diejenigen mit den stärksten Schmerzen. Psychische Einflüsse bei der Bewältigung des Schmerzes spielen eine große Rolle.

→ Training der Muskulatur

Bewegungstherapie ist eine wichtige Säule bei der Behandlung von chronischen Schmerzen. Chronische Rücken- oder Gelenkschmerzen, aber auch Schmerzen anderen Ursprungs führen fast immer zu Verspannungen der umgebenden Muskulatur, vor allem im Rücken. Aus diesem Grund sind gezielte Bewegungsübungen sehr wichtig, um die Verspannungen zu lösen, verkürzte Muskeln und Sehnen zu dehnen, Fehlhaltungen auszugleichen und die Muskulatur zu kräftigen. Gruppentherapien wie Rückenschule, Wirbelsäulengymnastik und Ausgleichsgymnastik werden von vielen Volkshochschulen und Sportvereinen angeboten. Zu Beginn der Behandlung und bei starken Schmerzen und Fehlhaltungen empfiehlt sich jedoch eine individuell abgestimmte Einzelbehandlung bei einem Physiotherapeuten.

→ Entspannungsübungen

Um Verspannungen zu lockern, Stress abzubauen und die Toleranz gegenüber einer schmerzhaften Krankheit zu erhöhen, können Entspannungsübungen wie Yoga und autogenes Training hilfreich sein.

Zu spät, zu niedrig, zu selten

Die Behandlung starker Schmerzen wird im Vergleich zu anderen Ländern in Deutschland immer noch nicht in ausreichender Konsequenz durchgeführt. Nach wie vor werden zu wenig stark wirkende Schmerzmittel verordnet. Wenn überhaupt, werden sie häufig in zu geringer Dosis oder nur bei Bedarf verwendet, also dann, wenn der Schmerz schon wieder seinen Höhepunkt erreicht hat. Gerade die unregelmäßige Anwendung bei Bedarf fesselt die Aufmerksamkeit des Betroffenen an den Schmerz und richtet mehr Schaden an als Nutzen. Bei richtiger Anwendung von Schmerzmitteln in regelmäßigen Zeitabständen (»nach der Uhr«), noch bevor der Schmerz wieder in vollem Maße einsetzt, können die meisten Schmerzen gut behandelt werden. Das Risiko einer Suchtentwicklung durch starke Schmerzmittel ist dabei gering.

Die zögerliche Verordnung starker Schmerzmitteln lag bisher sicher zum Teil an den Schwierigkeiten bei der Ausstellung der speziellen Betäubungsmittelrezepte, die dem Missbrauch dieser Substanzen vorbeugen sollten. Sie haben aber auch die medizinische Anwendung behindert. Vor kurzem ist die Verordnung von Opiaten durch den Gesetzgeber erleichtert worden, es ist daher hoffentlich mit einer Verbesserung der Versorgung chronisch Schmerzkranker zu rechnen.

→ Physikalische Maßnahmen

In vielen Fällen können physikalische Maßnahmen wie Massagen oder Wärme- bzw. Kälteanwendungen, Ultraschall- und Behandlungen mit Strom, in seltenen Fällen auch Bestrahlungen lindernd wirken.

→ Strategien zur Schmerzbewältigung

Verschiedene psychologische Verfahren, wie z.B. die kognitive Verhaltenstherapie, helfen chronisch Schmerzkranken, die negativen Bewertungen ihrer Krankheit in weniger düstere Sichtweisen zu verändern. Weitere Verfahren wie Stressbewältigungstraining, Visualisierungen, Aufmerksamkeitslenkung, Hypnose und Meditation können eine Distanz zu den Beschwerden und mehr Gelassenheit schaffen.

Medikamente: Nutzen und Risiken

Bei starken Schmerzen reichen die auf Seite 12ff. besprochenen einfachen Schmerzmittel nicht mehr aus. Es sind stärker wirkende Mittel erforderlich, die ihre Wirkung im Zentralnervensystem entfalten. Bevor jedoch diese Opiate (oder Opioide) angewandt werden, sollten alle anderen Möglichkeiten der Schmerzbehandlung ausgeschöpft sein. Vorab sollte natürlich auch die eigentliche Schmerzursache, soweit sich diese feststellen und behandeln lässt, beseitigt werden.

Die Weltgesundheitsorganisation hat bereits vor Jahren ein Stufenschema zur Behandlung von Schmerzen erarbeitet. Es gibt eine klare Staffelung zum Einsatz der Wirkstoffgruppen vor:

● **Leichte Schmerzen:** Nichtopiat-Analgetika wie Acetylsalicylsäure (siehe Seite 12), Paracetamol (siehe Seite 14f.) oder nichtsteroidale Antirheumatika wie z.B. Diclofenac (siehe Seite 278).

● **Mittelstarke Schmerzen:** mittelstark wirksame Opiate wie Codein oder retardiertes Dihydrocodein, eventuell in Kombination mit Nichtopiat-Analgetika der Stufe 1,

● **Starke Schmerzen:** stark wirksame Opiate wie Morphin, eventuell in Kombination mit Analgetika der Stufe 1.

Wichtig ist bei starken Schmerzen die Einnahme der Wirkstoffe in regelmäßigen Abständen und nicht erst dann, wenn der Schmerz wieder unerträglich ist. Die Suchtgefahr spielt bei dieser Anwendung kaum eine Rolle, nur selten entwickeln Schmerzpatienten eine Abhängigkeit von Opiaten. In schweren Fällen können die Schmerzmittel über einen Katheter direkt an die Nerven des Gehirns oder Rückenmarks gebracht werden.

Ein Problem ist die unter starken Schmerzmitteln häufig auftretende Verstopfung. Dieser muss mit geeigneten Abführmitteln, wie z.B. mit Lactulose, oft auch mit stärkeren Mitteln (siehe Seite 168ff.), vorgebeugt werden. In diesen Fällen dürfen Abführmittel auch auf Rezept verordnet werden. Zu achten ist auch darauf, dass die Wirkung von Alkohol durch die Einnahme von Schmerzmitteln deutlich verstärkt werden kann. Der Genuss von Alkohol unter Schmerzmitteln sollte eingeschränkt werden bzw. unterbleiben.

Bei chronischen Schmerzen können zusätzlich zu Schmerzmitteln Wirkstoffe eingesetzt werden, die sonst zur Behandlung von Nervenerkrankungen eingesetzt werden (Antidepressiva, siehe Seite 563ff., Neuroleptika, siehe Seite 576ff., Antiepileptika, siehe Seite 501ff.).

Es gibt auch eine Reihe von nicht-medikamentösen Schmerztherapien, die unterstützend eingesetzt werden können. Bei der transkutanen elektrischen Nerven-Stimulation (TENS) werden z.B. Elektroden direkt über dem schmerzenden Areal oder über dem Nerven angebracht, der dieses Areal mit schwachen Stromstößen stimuliert. Schmerzen werden dadurch von 30 bis 50 Prozent der Patienten als deutlich weniger stark empfunden.

Durch wiederholte Betäubung bestimmter Nervenstränge kann in manchen Fällen, z.B. bei chronischen Neuralgien in Folge einer Gürtelrose, Besserung erreicht werden. Dauerhafte Nervenblockaden, bei denen Nervengewebe zerstört wird, dürfen nur bei sehr schweren Schmerzzuständen durchgeführt werden, die sich durch andere Maßnahmen nicht beeinflussen lassen.

Schmerzen

Fragen an den Arzt **?**

● **Vertragen sich die verordneten Schmerz-mittel mit den Medikamenten, die ich sonst noch nehmen muss?**
Lassen Sie unbedingt abklären, ob sich die Kom-bination der Mittel gegenseitig beeinflusst. Es gibt einige Arzneimittel, z. B. Psychopharmaka und Beruhigungsmittel, die durch starke Schmerzmittel in ihrer Wirkung verändert werden.

● **Darf ich während der Zeit der Schmerz-mitteleinnahme Autofahren?**
Starke Schmerzmittel können die Konzentrati-onsfähigkeit beeinträchtigen. Vor allem zu Beginn der Behandlung und nach Dosiserhöhun-gen treten häufig Müdigkeit, Schwindel und Benommenheit auf, die nach einigen Wochen stabiler Therapie wieder zurückgehen. Entspre-chend sollten Sie in der Einstellungsphase und bei Erhöhung der Dosis auf jeden Fall auf das Auto verzichten. Ob Auto fahren unter einer sta-bilen Behandlung möglich ist, sollten Sie mit Ihrem Arzt besprechen.

Opiate

Wirkstoffe	Medikamente
Mittelstarke Opiate Dihydrocodein	DHC Mundipharma (D), Paracodin (A, CH, D)
Tilidin	M Beta (D), Valoron (CH)
Tramadol	Nycodol (A), Tramadol (CH), Tramadol-ratiopharm (D), Tramadol Stada (D), Tradolan (A), Tramundin (D), Tramal (A, CH, D), Tramundin (D)
Starke Opiate Buprenorphin	Temgesic (A, CH, D)
Fentanyl	Durogesic (A, D, CH)
Levomethadon	L-Polamidon (D)
Morphin	Kapanol (A, CH), Morphin Merck Amp. (D), MST Mundi-pharma (D), Mundidol (A), Sevredol (CH)

Wirkungsweise

Opiate greifen am Zentralnervensystem an und dämpfen dort die Schmerzwahrnehmung. Bei der Schmerzentstehung gelangt ein Schmerzsig-nal zum Rückenmark, wo es über Schaltstellen der Nerven an das Gehirn weitergeleitet wird. Morphin und andere Opiate unterdrücken die Übermittlung der Schmerzsignale. Dadurch lässt sich das Schmerzsignal weitgehend ausschalten, ohne dass gleichzeitig Sinneswahrnehmungen und Motorik lahmgelegt werden.

Anwendung

Die Behandlung der Schmerzen sollte nach einem festen Schema der jeweiligen Schmerzin-tensität angepasst werden (Stufenschema der WHO, siehe oben).

Wichtig ist dabei, dass die Schmerzmittel nach einem genauen Zeitschema eingenommen wer-den und nicht erst, wenn der Schmerz wieder un-erträglich geworden ist. Das Einnahmeintervall richtet sich nach der Wirkdauer des Mittels, wobei Präparate mit lang anhaltender Wirkung zu bevorzugen sind.

Es gibt die Wirkstoffe als Tabletten, die man schluckt oder die man unter der Zunge (sublin-gual) zergehen lässt (hier setzt die Wirkung etwas schneller ein). Relativ neu sind schmerzmittelhal-tige Pflaster, die auf die Haut geklebt werden. Der Wirkstoff wandert dann langsam, aber kon-tinuierlich über die Haut ins Blut. Oft reichen die Pflaster nicht aus, um die Schmerzspitzen abzu-fangen, und es müssen zusätzlich Tabletten ge-nommen werden. Außerdem kommt es bei der Anwendung von Pflastern häufiger zu Atem-störungen bis hin zur Atemlähmung. Dann muss nicht nur das Pflaster entfernt werden, sondern auch ein Gegenmittel (z. B. Naloxon) gespritzt werden.

Nebenwirkungen

→ **Abhängigkeit**
Werden Morphin und Opiate nicht als Schmerz-, sondern als Rauschmittel eingenommen, besteht

Starke/chronische Schmerzen

bekanntermaßen eine große Suchtgefahr (weshalb sie dem strengen Betäubungsmittelgesetz unterliegen).

Bei bestimmungsgemäßer Anwendung durch chronische Schmerzpatienten ist das Risiko physischer und psychischer Abhängigkeit dagegen kaum gegeben. Tritt eine Abschwächung der schmerzstillenden Wirkung auf, kann sie durch Erhöhung der Dosis ausgeglichen werden. Solch eine allmählich notwendige Dosiserhöhung ist nicht Ausdruck einer Sucht, sondern des Fortschreitens der Krankheit.

→ Verstopfung

Das Hauptproblem der Opioidtherapie ist die Verstopfung. Sie tritt bei praktisch allen Patienten auf, denn Opiate verlangsamen die Darmbewegungen. Daher wird eine gleichzeitige Gabe von Abführmitteln empfohlen. Als Opiat-Begleittherapie werden die Kosten der Abführmittel in den meisten Fällen zudem auch von den Krankenkassen übernommen.

Wer trotz Abführmittel über mindestens fünf Tage keinen Stuhlgang hat, sollte einen Arzt aufsuchen: Es besteht die Gefahr eines Darmverschlusses.

→ Übelkeit und Erbrechen

Gerade zu Beginn der Behandlung kann es zu einer mehr oder weniger starken Übelkeit kommen. Diese lässt aber in der Regel innerhalb von ein paar Tagen nach und kann zu Beginn der Behandlung mit einem Mittel, das der Übelkeit entgegenwirkt, unterdrückt werden.

→ Müdigkeit

Opiate rufen vor allem zu Beginn der Behandlung mehr oder weniger starke Müdigkeit, Benommenheit und Schwindel hervor. Dies lässt sich jedoch weitgehend vermeiden, wenn man mit einer niedrigen Dosis beginnt und sie langsam steigert, bis eine ausreichende Schmerzlinderung erfolgt. Nach mehreren Wochen stabiler Behandlung mit der adäquaten Opiat-Dosis lässt die Müdigkeit in den meisten Fällen nach, sodass der Patient seinen üblichen Tätigkeiten nachgehen kann.

→ Atemdepression

Opiate haben einen hemmenden Einfluss auf das Atemzentrum. Allerdings tritt dies nur bei Dosen auf, die über jenen zur Behandlung chronischer Schmerzen liegen.

→ Schwitzen, trockener Mund, Blutdruckabfall

Relativ häufig treten unter der Behandlung mit Opiaten vegetative Begleitsymptome wie Schwitzen, trockener Mund, Blutdruckabfall und Blasenentleerungsstörungen auf. Eine Erniedrigung der Dosis kann diese Symptome meist lindern.

Kombination mit anderen Mitteln

● Da die starken Schmerzmittel ihre Wirkung im zentralen Nervensystem entfalten, verstärken sich die Nebenwirkungen anderer zentral dämpfend wirkender Arzneimittel, wie z.B. Schlaf- und Beruhigungsmittel, muskelentspannender Arzneimittel, aber auch Alkohol.

● Arzneimittel, die den Leberstoffwechsel belasten, wie z.B. das Magenmittel Cimetidin, hemmen den Abbau und erhöhen somit die relative Wirkstärke und die Rate der unerwünschten Wirkungen der Opiate.

● Bestimmte Mittel gegen Depressionen (MAO-Hemmstoffe) müssen 14 Tage vor der Gabe von Morphin abgesetzt werden, da lebensbedrohende Beeinträchtigungen von Atmung und Kreislauf beobachtet worden sind.

Achtung

● Die starken Schmerzmittel können die Aufmerksamkeit und das Reaktionsvermögen so weit verändern, dass die Fähigkeit zur aktiven Teilnahme am Straßenverkehr oder zum Bedienen von Maschinen beeinträchtigt oder nicht mehr gegeben ist. Dies ist insbesondere bei Behandlungsbeginn, Dosiserhöhung und bei einem Wechsel auf andere Schmerzmittel möglich.

● Die gleichzeitige Einnahme von Alkohol zu den starken Schmerzmitteln kann eine extreme Wirkungsverstärkung nach sich ziehen. Alkohol sollte daher gemieden werden.

Schmerzen

- Bei Überempfindlichkeit gegenüber dem Wirkstoff verbietet sich die Behandlung mit Opiaten.
- Bei einer Darmlähmung dürfen Opiate nicht zur Schmerzlinderung eingesetzt werden, da sie den Zustand verschlimmern können.

Schwangerschaft und Stillzeit

Nach den bisherigen Erkenntnissen erreicht Morphin, wenn es während der Schwangerschaft von der Mutter eingenommen wird, zwar durch die Plazenta das ungeborene Kind, allerdings liegen eindeutige Hinweise auf Schädigungen des Kindes durch Morphin nicht vor. Daher kann die kurzfristige Behandlung der werdenden Mutter bei starken Schmerzen mit Morphin gerechtfertigt sein.

In der Stillzeit sollte auf Morphin möglichst verzichtet werden, da es in die Muttermilch übergeht und die Effekte auf den Säugling bisher nicht untersucht sind.

Daher unsere Bewertung

Starke Schmerzen müssen mit adäquaten Schmerzmitteln behandelt werden, um eine chronische Schmerzkrankheit möglichst zu verhindern. Dabei raten wir, nach den Kriterien des Stufenschemas der WHO vorzugehen. Wirkstoffe, die dort nicht aufgeführt sind, sind mit Zurückhaltung zu betrachten.
Bei mittelstarken Schmerzen ist Codein oder Dihydrocodein den kürzer und schwächer wirksamen Stoffen Tramadol und Tilidin vorzuziehen.
Bei starken Schmerzen ist Morphin oder ein morphinähnlicher Stoff als Pflaster günstig, auch wegen der relativ langen Wirkzeit. Kann der Patient nicht mehr schlucken, hat z. B. Buprenorphin als Sublingualtablette, die man im Mund zergehen lassen kann, einen Vorteil.

Kombinationspräparate

Wirkstoffgruppen	Medikamente
Kombinationen mit mittelstarken Opiaten	
Codein + Paracetamol	Gelonida Schmerz (D), Nedolon P (D), Paracetamol comp. Stada (D), ParacetaCod-ratiopharm (D), talvosilen (D)
Codein + Paracetamol + Coffein	Azur compositum (D)
Codein + Acetylsalicylsäure + Paracetamol	Gelonida NA (D)
Codein + Acetylsalicylsäure + Paracetamol + Coffein	dolomo TN (D)
Codein + Propyphenazon	Titretta S/T (D)
Codein + Diclofenac	Combaren (D)
Codein + Acetylsalicylsäure	Dolviran N (D)
Tilidin + Naloxon	Tilidalor (D), Tilidin-ratiopharm plus (D), Valoron N (D)

Wirkungsweise

Kombinationspräparate verbinden die Wirkung von zwei oder mehreren unterschiedlichen Stoffen. Bei den oben aufgeführten Schmerzmitteln sind zumeist ein peripher wirksames Mittel, wie beispielsweise Paracetamol, mit einem auf das zentrale Nervensystem wirkenden Mittel, wie beispielsweise Codein, kombiniert.

Diese Kombinationspräparate sind vor allem dann sinnvoll, wenn einer der beiden Wirkstoffe alleine nicht ausreicht und die Mittel dauerhaft eingenommen werden müssen.

Wichtig ist, dass bezüglich ihrer therapeutischen Wirksamkeit effektive und sinnvolle Kombinationen zusammengestellt werden.

So ist beispielsweise der Wert von Coffein als Zusatz zu einem Schmerzmittel heutzutage sehr

Starke/chronische Schmerzen

Flupirtinmaleat

Als weiteres Mittel zur Behandlung starker Schmerzen wird gelegentlich Flupirtinmaleat (z.B. Katadolon und Trancopal Dolo) eingesetzt. Sein Wirkmechanismus ist nicht eindeutig geklärt. Es sollte in einer Dosis von maximal dreimal 200 mg täglich nicht länger als vier Wochen angewandt werden.

Da weder die Wirkweise noch die schmerzlindernde Wirkung ausreichend bekannt sind, und es zudem nicht längerfristig erprobt ist, können wir dieses Mittel nur für die seltenen Fälle empfehlen, in denen alle anderen von der WHO im Stufenschema genannten Mittel nicht eingesetzt werden können.

Anwendung

Ebenso wie Opiate sollten Kombinationspräparate zur Behandlung mäßig starker bis starker Schmerzen nach einem festen Behandlungsschema und nicht bei Bedarf eingenommen werden.

Nebenwirkungen, Kombination mit anderen Mitteln, Achtung, Schwangerschaft und Stillzeit

Siehe Seite 24f.(Opiate), Seite 14f.(Paracetamol), Seite 12f. (Acetylsalicylsäure) und auch Seite 278ff. (Diclofenac).

Daher unsere Bewertung

Die einzig sinnvolle Kombination bei den mittelstark wirkenden Schmerzmitteln zur Behandlung von mäßig starken bis starken Schmerzen ist unserer Meinung nach Codein + Paracetamol, da Paracetamol die Wirkung von Codein verstärkt. Von allen anderen Kombinationen raten wir dagegen ab. Zu vermeiden ist vor allem der Zusatz von Coffein, das in diesen Kombinationen möglicherweise die Suchtgefahr verstärkt.

umstritten. Da Coffein außerdem eine anregende Wirkung hat und beim Absetzen des Mittels ein »Entzugskopfschmerz« entstehen kann – eine Nebenwirkung, die zur Suchtentwicklung beitragen kann –, wird dieser Zusatz nicht positiv gesehen.

Demgegenüber werden Kombinationen aus Paracetamol und Codein positiv bewertet, da Paracetamol die schmerzlindernde Wirkung von Codein erhöht.

Erkältung

Erkältung und Grippe

Was ist Grippe?
Was ist eine Erkältung?

Die echte Virus-Grippe oder Influenza ist eine ernst zu nehmende und stark ansteckende Erkrankung. Sie tritt meistens während der kalten Jahreszeit auf, wobei sie sich bei etwa der Hälfte der infizierten Personen entweder gar nicht oder nur geringfügig bemerkbar macht. Sowohl Kranke als auch symptomlos Infizierte können die Influenza über Schleimtröpfchen, die beim Husten und Niesen weit in den Raum geschleudert werden, können weitergeben. Auch die viel häufigeren Erkältungen, oft als »grippale Infekte« bezeichnet, brechen überwiegend in der feuchtkalten Jahreszeit aus und sind ansteckend. Wie bei der Influenza werden auch ihre Erreger über Schleimtröpfchen weitergegeben. Auch eine Ansteckung durch indirekte Kontakte etwa über Taschentücher oder vom Erkrankten berührte Gegenstände ist möglich.

Am häufigsten erkranken Kinder – Kleinkinder erkälten sich durchschnittlich fünfmal im Jahr. Im Hinblick auf das noch sehr junge Immunsystem halten Kinderärzte sogar bis zu 13 Infekte für nicht besorgniserregend. Ganz im Gegenteil: Durch die Infektionen wird das Immunsystem sogar gestärkt. Schulkinder und Erwachsene dagegen infizieren sich im Durchschnitt zwei- bis dreimal jährlich. Dieser harmlose »grippale Infekt« muss strikt von einer echten Grippe unterschieden werden, die einen viel ernsteren, ja sogar lebensbedrohlichen Verlauf nehmen kann.

> **Erkältung und Grippe in Deutschland**
>
> Zwei bis sechs oder sogar acht Erkältungen mit Fieber pro Jahr sind bei Kleinkindern normal, da das Immunsystem erst mit etwa zehn Jahren vollständig ausgereift ist.
>
> Aber auch bei Erwachsenen ist mindestens ein fieberhafter Infekt im Jahr gar nichts Ungewöhnliches.

Ursachen

Die Influenza wird durch so genannte Orthomyxo-Viren verursacht. Die Erreger bestehen aus einem Kern, der das Erbmaterial enthält, und einer diesen umgebenden Hülle. Je nachdem wie diese Hülle aufgebaut ist, ordnet man die Viren zu den drei Stämmen mit den Bezeichnungen A, B oder C zu. Die Influenza-Viren dringen über den Mund- und Rachenraum in den Körper ein und siedeln sich dort an. Am stärksten befallen sie die Bronchien.

Erkältung

Auch Erkältungen werden, anders als ihr Name vermuten ließe, nicht durch Auskühlung hervorgerufen, sondern durch eine Vielzahl verschiedener Viren, wie den Rhino-, Corona-, Adeno-, Echo-, Parainfluenza- und den Respiratory-Syncitial-Virus. Insgesamt sind fast 200 verschiedene Erreger bekannt, Influenza-Viren gehören jedoch nicht dazu.

Symptome

Obwohl die Grippe-Viren nur den Respirationstrakt befallen, zieht die Infektion doch den gesamten Organismus in Mitleidenschaft. Nach einer Inkubationszeit von einem bis fünf Tagen, während der man die Grippe gewissermaßen »ausbrütet«, treten schlagartig hohes Fieber (über 39° C), Schweißausbrüche, Schüttelfrost und Gliederschmerzen auf. Die Patienten leiden unter einer allgemeinen Schwäche und klagen über Husten sowie Hals- und Kopfschmerzen. Eine verstopfte oder laufende Nase dagegen gehört meist nicht zu den klassischen Symptomen. Die Krankheit dauert etwa acht bis zehn Tage. Lebensbedrohlich kann die Influenza für ältere Menschen und chronisch Kranke, so z. B. bei Diabetes mellitus, chronischer Blutarmut, chronischen Herz- und Atemwegserkrankungen sowie bei Immunschwäche, werden.

Im Gegensatz zu einer Influenza verläuft eine Erkältung bzw. ein grippaler Infekt mild. Die Symptome ähneln denen der Influenza, beginnen aber meist nicht so dramatisch. Nach einer Inkubationszeit, die von wenigen Stunden bis zu mehreren Tagen reichen kann, beginnt die Krankheit mit einem Vorstadium, in dem die Betroffenen zunächst unter einer trockenen, brennenden und wunden Nase leiden. Sie müssen häufig niesen und ihr Allgemeinbefinden ist gestört. Nach einigen Stunden beginnt das so genannte katarrhalische Stadium. Die Nasenschleimhaut schwillt an und sondert ein wässriges bis schleimiges Sekret ab. Die Atmung durch die Nase wird erschwert und die Augen tränen. Darüber hinaus frösteln die Erkrankten, schwitzen und frieren abwechselnd, fühlen sich müde und abgeschlagen und leiden unter Kopfschmerzen. Sind neben der Nase (Rhinitis) auch die Schleimhäute des Rachens (Pharyngitis), des Kehlkopfes (Laryngitis), der Luftröhre (Tracheitis) und der Bronchien (Bronchitis) in Mitleidenschaft gezogen, treten Husten, Heiserkeit, Schluckbeschwerden, Halsschmerzen und Fieber auf. Eine Erkältung klingt meist nach ein bis zwei Wochen von alleine ab.

Spätfolgen und Komplikationen

Die Grippe-Viren schwächen die Abwehrkräfte in den Bronchien, auch Bakterien haben so leichtes Spiel. In Folge der Influenza kommt es daher oft zu einer bakteriellen Infektion wie einer Lungenentzündung. Diese ist dann im Extremfall für einen tödlichen Verlauf der Grippe verantwort-

Gefährliche Wellen: Grippeepidemien

Eine echte Grippe tritt schubweise auf. Dabei kann sie über einen oder mehrere Kontinente hinweg als Pandemie, in kleineren Regionen als Epidemie oder auch nur sporadisch ausbrechen. Dies hängt einerseits von den verschiedenen Virusstämmen und ihrer Subtypen A, B oder C ab, andererseits von der Immunität der Menschen gegen diese Erreger ab. Der Influenza-Virus A breitet sich meist pandemisch und epidemisch aus, während sich die Vertreter der B- und C-Typen hauptsächlich herdförmig verbreiten und ein bestimmtes Gebiet nicht überschreiten. Eine neue Grippewelle beginnt dann, wenn ein neuer Subtyp entsteht, der in der Lage ist, die Immunität die gegen seinen Vorgänger ausgebildet wurde, zu unterlaufen. Auf diese Weise haben während der letzten 100 Jahre drei Subtypen des A-Virus sechs Pandemien hervorgerufen. Diese Pan- oder Epidemien können glimpflich verlaufen, oder aber ein verheerendes Ausmaß erreichen: Die so genannte Spanische Grippe der Jahre 1918 und 1919 forderte etwa 20 Millionen Todesopfer.

Erkältung und Grippe

lich. Als weitere Komplikationen können sich eine hoch fieberhafte Bronchitis, Entzündungen des Herzmuskels (Myocarditis), des Kehlkopfs, der Luftröhre, eine Mittelohrentzündung sowie eine Hirnhautentzündung (Meningitis) und Hirnentzündung (Enzephalitis) einstellen. Kinder können im Laufe einer Grippe an Pseudokrupp erkranken. Ein weiteres Leiden, das vorwiegend in Folge einer Influenza-B-Infektion beobachtet wude, ist das Reye-Syndrom. Dieses äußert sich als Kombination einerHirnhautentzündung und einer Leberentzündung. Es ist oft tödlich.

Erkältungen sind hingegen harmloser Natur und heilen meist von selbst aus. Allerdings können die Erkältungsviren die unteren Bereiche der Atemwege in Mitleidenschaft ziehen, sodass es auch hier zu bakteriellen Infektionen kommen kann. Aus einer Erkältung kann so eine schwere Bronchitis, eine Nasennebenhöhlenentzündung (Sinusitis), eine Mittelohrentzündung oder aber – selten – eine Lungenentzündung werden.

Das kann man selbst tun

Da Grippe und Erkältung stark ansteckende Krankheiten sind, ist es naheliegend, sich zu überlegen, wie man sich auch ohne Medikamente schützen kann. Dies ist oft schwierig, da es den Erregern aufgrund ihrer Wandlungsfähigkeit immer wieder gelingt, das körpereigene Immunsystem zu unterlaufen. Trotzdem: Hier einige Tipps zur Vorbeugung sowie Hinweise, wie sich Symptome lindern lassen, ohne dass man gleich zu Arzneimitteln greifen müsste:

→ Menschenansammlungen meiden

Influenza- und die Erkältungsviren werden von Mensch zu Mensch weitergegeben. Deshalb sollte man Kontakte zu möglichen Überträgern einschränken. Das ist zugegebenermaßen leichter gesagt als getan, zumal die Ansteckungsgefahr auch von Menschen ausgeht, die bereits infiziert sind, jedoch keinerlei Symptome zeigen.

→ Auskühlung vermeiden

Da Kälte und Zugluft die Anfälligkeit für Grippe- und Erkältungsviren erhöhen, sollte man in der kalten Jahreszeit warme Kleidung tragen und darauf achten, dass ausreichend geheizt wird ohne zu überheizen. Es sollte in der Heizperiode auf die Luftfeuchtigkeit geachtet werden, da bei zu trockener Luft die Nase ihre Filterfunktion nicht optimal erfüllen kann.

→ Grunderkrankungen kurieren

Menschen, die an bestimmten chronischen Krankheiten leiden, wie an Diabetes mellitus oder Atemwegs- und Herzerkrankungen, sollten diese so gut wie möglich behandeln lassen.

→ Gesunde Lebensweise

Wer sich fit hält, stärkt sein Immunsystem: Dazu gehören regelmäßige Bewegung an der frischen Luft und z. B. auch Saunabesuche ebenso wie eine ausgewogene, vitaminreiche Kost.

→ Kein Nikotin!

Raucher verzichten am besten ganz auf Zigaretten, denn der Rauch reizt die Schleimhäute der Atemwege. Er kann deren Flimmerhärchen dauerhaft so stark beeinträchtigen, dass sie nicht mehr in der Lage sind, den Bronchialschleim nach außen zu bewegen. Dieser staut sich und muss abgehustet werden.

→ Bei Husten und Auswurf: viel trinken

Das Abhusten kann man erleichtern, indem man viel Flüssigkeit zu sich nimmt. Empfehlenswert sind auch Wasserdampfinhalationen und das Anfeuchten der Raumluft.

→ Bei Halsschmerzen Lutschbonbons

Leichten Halsschmerzen begegnet man, indem man den Speichelfluss anregt. Hier hilft schon

31

ein herkömmliches Lutschbonbon. Schluckbeschwerden lassen sich auch lindern, indem man die Raumluft befeuchtet und möglichst vermeidet, durch den Mund zu atmen. Schnarchen und Schlafen mit offenem Mund können die Halsbeschwerden ebenfalls verschlimmern.

→ Bei Schnupfen: Inhalieren

Gegen eine verstopfte Nase helfen Wasserdampfinhalationen.

→ Bettruhe

Jeder, der unter Müdigkeit, Abgeschlagenheit und Gliederschmerzen leidet, sich schwach fühlt und Fieber hat, sollte sich unbedingt einige Tage Bettruhe gönnen.

Medikamente: Nutzen und Risiken

Viele der Grippe- und Erkältungspräparate sind rezeptfrei erhältlich. Wer wegen eines vermutlich leichten Infekts, der zudem öfter im Jahr auftritt, nicht direkt einen Arzt aufsuchen möchte, kann auch einen Apotheker bei der Auswahl des geeigneten Mittels zu Rate ziehen. Dennoch birgt die Selbsthilfe immer einige Gefahren, die nicht zu unterschätzen sind: Hinter harmlosen Erkältungssymptomen können sich auch schwere Erkrankungen verbergen. Haben die Beschwerden nach drei bis vier Tagen nicht nachgelassen, sollte man spätestens dann einen Arzt hinzuziehen, um nicht Gefahr zu laufen, irrtümlich die richtige Therapie zu unterlassen.

Fragen an den Arzt

● **Kann eine Grippe mit einem Medikament unterdrückt werden?**
Die beiden Medikamente Amantadin und Zanamivir (s. u.) wirken ursächlich gegen die Influenza und können deren Verlauf abkürzen. Allerdings nur, wenn mit der Behandlung im Frühstadium der Erkrankung begonnen wird. Bei grippalem Infekt bzw. bei einer Erkältung sind die Medikamente jedoch wirkungslos. Ob Sie an einer echten Grippe oder an einem »grippalen Infekt« leiden und ob der Einsatz von Amantadin oder Zanamivir noch Erfolg verspricht, kann nur Ihr Arzt entscheiden.

● **Wann besteht Grund zur Sorge?**
Wer glaubt, an einer Grippe zu leiden oder sich erkältet zu haben, sollte nach spätestens 3 oder 4 Tagen einen Arzt aufsuchen, wenn keine Besserung eintritt. Dieser sollte dann abklären, ob sich zum ursprünglichen Infekt vielleicht noch eine weitere Erkrankung, wie z. B. eine Nasennebenhöhlenentzündung oder eine Bronchitis, gesellt hat.

● **Verlängere ich mit fiebersenkenden Maßnahmen die Erkrankung?**
Oft wird befürchtet, dass fiebersenkende Schmerzmittel wie Paracetamol (siehe Seite 14f.) die Krankheitsdauer verlängern, weil das Immunsystem dann nicht mehr so gut arbeiten kann. Dem ist aber nicht so! Fiebersenkende Maßnahmen haben keine nachteilige Wirkung auf den Krankheitsverlauf (kürzen ihn jedoch auch nicht ab). Allerdings können sie das Wohlbefinden bei fieberhaften Infekten mit Krankheitsgefühl merklich steigern. Wer aber nur erhöhte Temperatur hat, sollte nicht gleich zu Medikamenten greifen. Kalte Wadenwickel können ebenfalls fiebersenkend wirken und stellen eine Alternative dar.

● **Gibt es noch andere Ursachen für »Grippesymptome«?**
Manche Krankheiten gehen zwar mit den Symptomen eines Atemweginfekts einher, sind aber tatsächlich ganz anderer Natur. So können zum Beispiel eine Zeckenbiss-Borreliose, eine Hepatitis B, Tropenkrankheiten wie das Gelbfieber und die Malaria oder auch bei Kleinkindern das durch Acetylsalicylsäure (Aspirin, ASS o. ä.) ausgelöste Reye-Syndrom eine Grippe vortäuschen. Darüber hinaus können sich die Nebenwirkungen einer ganzen Reihe von Medikamenten aus den unterschiedlichsten Anwendungsgebieten als Influenza oder als Erkältung äußern.

Erkältung und Grippe

Wichtige Fragen zur Grippeimpfung

● **Wer soll sich impfen lassen?**
Empfohlen wird die Impfung nur für ältere Menschen oder chronisch Kranke, die z. B. an Diabetes mellitus, chronischen Atemwegserkrankungen, chronischem Herzleiden oder chronischer Blutarmut leiden. Auch Personen, die aus beruflichen Gründen besonders gefährdet sind oder aufgrund ihres engen Kontakts zu Kranken diese infizieren könnten, sollten sich impfen lassen. Schwangere sollten eine Impfung nur erwägen, wenn wirklich ein Risiko vorliegt, da die Erfahrungen noch recht begrenzt sind.

● **Wie gut schützt sie?**
Die Impfung schützt etwa die Hälfte aller Impflinge vollständig, bei den übrigen mildert sie den Verlauf der Influenza zumindest ab. Die geringen Erfolgsaussichten sind auch darauf zurückzuführen, dass die Zusammensetzung der Impfstoffe vor der zu erwartenden Grippewelle festgelegt werden muss, obwohl danach weitere Varianten der Viren entstehen können, die somit nicht erfasst wurden. Wichtig: Impfstoffe schützen nur gegen die echte Grippe, gegen Erkältungskrankheiten sind sie machtlos.

● **Wann soll geimpft werden?**
Die Grippe-Epidemien brechen meistens zwischen Dezember und Februar aus. Deshalb lässt man sich am besten Anfang Oktober oder Anfang November impfen.
Der Schutz setzt etwa ein bis zwei Wochen danach ein und bleibt ungefähr ein halbes Jahr lang erhalten.

● **Ist die Impfung gefährlich?**
Im allgemeinen werden die Impfungen sehr gut vertragen. Ganz harmlos sind sie jedoch nicht. Nach der Impfung können genau die Symptome auftreten, die man eigentlich vermeiden wollte. Diese verlaufen jedoch mild und klingen bald wieder ab. Einige Stunden nach der Impfung kann es zu Fieber kommen, dass meist nach ein bis zwei Tagen wieder verschwunden ist.
Übelkeit, Erbrechen, aber auch Kopfschmerzen und Müdigkeit sind vorübergehende Begleiterscheinungen.

● **Wer soll sich nicht impfen lassen?**
Wer bereits an einer fieberhaften Erkrankung leidet, sollte auf die Impfung verzichten und so lange warten bis zwei beschwerdefreie Wochen verstrichen sind. Auch bei einer schwere Erkrankung ist man frühestens vier Wochen nach der Genesung fit für die Impfung. Wann eine Impfung sinnvoll ist, entscheidet der Arzt von Fall zu Fall. Vorsichtig sein sollten Personen, die an einer Hühnereiweißallergie leiden.

Zur Behandlung der sich stark ähnelnden Symptome beider Leiden steht eine fast unübersehbare Anzahl verschiedener Produkte zur Verfügung. Nicht selten sind diese jedoch, wie z. B. die Expektorantien, von zweifelhaftem therapeutischen Nutzen. In manchen Fällen stehen den Arzneimitteln sogar wirksamere nicht-medikamentöse Verfahren gegenüber. Andererseits können einige Symptome, wie z. B. ein Reizhusten oder eine verstopfte Nase, so belastend sein, dass der Wunsch, sich Linderung zu verschaffen, verständlich ist.

Hier sind einige Arzneimittel kurzfristig und in den empfohlenen Dosierungen genommen, gut verträglich und auch wirksam. Die folgenden Ausführungen helfen, die tatsächlich vorhandene Spreu vom Weizen zu trennen.

Mittel gegen Influenza

Die wirksamste Methode, sich vor einer Grippe zu schützen, ist die Schutzimpfung (siehe Kasten). Ist es für eine Schutzimpfung jedoch zu spät, stehen in Deutschland zwei Medikamente zur Verfügung, die den Verlauf einer Grippe möglicherweise beeinflussen können: der Wirkstoff Amantadin, der auch bei der Parkinsonschen Erkrankung eingesetzt wird, und der neue Virushemmstoff Zanamivir.

Erkältung

Virushemmstoffe bei Grippe

Wirkstoffe	Medikamente
Amantadin	InfectoFlu Saft (D), Amantadin-ratiopharm (D), Aman (D), PK Merz (A, D, CH), Symmetrel (A, CH), Hofcomant (A), PK-Merz-Schöller (A)
Zanamivir	Relenza (D, CH)

Wirkungsweise

Amantadin, das auch bei der Parkinsonschen Erkrankung angewandt wird, ist ein so genanntes Virustatikum. Dies sind Mittel, die die Virusvermehrung in den Wirtszellen hemmen. Amantadin wirkt ausschließlich gegen die Influenza A. Das kürzlich erst zugelassene Zanamivir ist das erste Arzneimittel, das sowohl gegen Influenza-Viren vom Typ A als auch gegen solche vom Typ B wirkt. Letzterer ist für die meisten Grippeepidemien verantwortlich. Zanamivir verhindert die Ausbreitung der Erreger in den Atemwegen. Es lindert die typischen Grippesymptome und verkürzt die Krankheitsdauer um durchschnittlich 1,5 Tage. Es ist jedoch nicht bekannt, ob Zanamivir gefährdete Menschen vor Komplikationen wie einer Lungenentzündung schützen kann.

Anwendung

Amantadin ist unter bestimmten Umständen als vorbeugende Behandlung für ältere und gefährdete Personen geeignet. Vor Influenza-A-Infektionen schützt es ebenso gut wie die Impfungen, es ist aber nebenwirkungsreicher. Wurde bei einer Grippewelle das A-Virus nachgewiesen, kann man für Abwehrgeschwächte Amantadin in Betracht ziehen, weil diese häufig keinen ausreichenden Impfschutz entwickeln. Es eignet sich auch zur Überbrückung der Zeitspanne zwischen der Injektion und dem Wirksamwerden des Impfstoffs. Ist es bereits zu ersten Grippe-Symptomen gekommen, kann es den Verlauf der Erkrankung beeinflussen. Es wirkt allerdings nur, wenn man es innerhalb von 24 bis 36 Stunden

nach Ausbruch der Krankheit einnimmt. Erwachsene bis zum Alter von 65 Jahren nehmen täglich 200 mg Amantadin, Ältere nur 100 mg, da bei etwa der Hälfte von ihnen mit einer eingeschränkten Nierenfunktion gerechnet werden muss. Am besten wendet man Amantadin vor 16 Uhr an.

Zanamivir wird inhaliert, da es im Magen-Darm-Trakt nur in geringer Menge aufgenommen wird. Es soll fünf Tage lang zweimal täglich eingeatmet werden. Dabei ist es wichtig, dass die Behandlung früh, nämlich innerhalb von 48 Stunden, besser sogar 24 Stunden nach dem Auftreten der ersten Symptome, beginnt.

Bei beiden Grippemitteln ist eigentlich ein frühestmöglicher Einsatz notwendig, um die beste Wirkung zu erreichen. Leider fällt es gerade im Frühstadium einer Grippe schwer, diese Erkrankung von anderen (z. B. von einer banalen Erkältung) abzugrenzen.

Nebenwirkungen

Die Behandlung mit Amantadin ist aufgrund zahlreicher Nebenwirkungen problematisch. Vor allem ältere Menschen, die eigentlich eine wirksame Grippebehandlung benötigen, leiden häufiger unter unangenehmen Begleiterscheinungen, weshalb es hier auch nur selten angewandt wird. Zanamivir ist noch nicht lange auf dem Markt. Über seine Verträglichkeit kann man sich daher noch kein genaues Bild machen. Nach bisher vorliegenden Untersuchungen hat es aber offenbar weniger Nebenwirkungen als Amantadin.

→ Störungen im Nervensystem

Amantatin löst gelegentlich Unruhe, Übererregbarkeit, Benommenheit, Depressionen, Halluzinationen, Gedächtnis- und Konzentrationsstörungen sowie Angst aus. Darüber hinaus wurden selten auch Müdigkeit, Verwirrheitszustände, Schwäche und Sprachstörungen beobachtet. Nach der Einnahme überhöhter Dosen kam es auch zu epileptischen Anfällen. Bei älteren Menschen können sich paranoid gefärbte Psychosen ausbilden. Gelegentlich treten Schwindel, selten Sehstörungen, Lichtscheu und verschwommenes

Erkältung und Grippe

Sehen auf. Zanamivir kann Kopfschmerzen hervorrufen, führt aber ansonsten nicht zu neurologischen Störungen.

→ Atemwegsbeschwerden

Unter Zanamivir traten im Bereich der Atemwege unerwünschte Wirkungen, wie z. B. Bronchitis und Husten, auf. Diese Nebenwirkungen sind besonders heikel, da sie, als typische Anzeichen der Grippe missverstanden, die Anwender dazu verleiten, das Medikament weiter zu nehmen anstatt es abzusetzen.

→ Magen- und Darmprobleme

Der Magen-Darmtrakt wird häufig in Mitleidenschaft gezogen. Es kann nach der Einnahme von Amantadin zu Übelkeit, Erbrechen und Verstopfung kommen. Gelegentlich haben Patienten nach der Inhalation von Zanamivir über Übelkeit, Erbrechen und Durchfall geklagt.

Kombination mit anderen Mitteln

Besonders vorsichtig sollte mit Amantadin dann umgegangen werden, wenn man noch andere Medikamente nehmen muss, die das zentrale Nervensystem beeinflussen. Dies betrifft besonders die Parkinsonmittel, wie z. B. die Anticholinergika, Levodopa oder Selegelin: Störungen des Nervensystems treten dann besonders häufig auf. Unter der gleichzeitigen Einnahme von Amantadin und unter der Fixkombination von Hydrochlorothiazid und Triamteren (wasserausschwemmende Medikamente, siehe Seite 321) kann es zu Vergiftungserscheinungen kommen wie beispielsweise Gangstörungen oder Halluzinationen, da Amantadin verzögert ausgeschieden wird. Ob Probleme bei einer Kombination von Zanamivir mit anderen Medikamenten auftreten können, ist noch nicht bekannt.

Achtung

● Bei bestimmten Erkrankungen können die Nebenwirkungen von Amantadin besonders stark ausfallen. Hier muss besonders vorsichtig dosiert werden! Betroffen sind Epileptiker, Menschen, die unter Erregungs- und Verwirrtheitszuständen leiden oder gelitten haben, Patienten mit Psychosen, Personen mit einem Engwinkelglaukom, Menschen mit gestörter Nierenfunktion und Männer, deren Prostata vergrößert ist.

● Amantadin kann bei gleichzeitigem Genuss von Alkohol das Reaktionsvermögen einschränken.

● Kinder unter zwölf Jahren dürfen kein Zanamivir einnehmen, da keinerlei Erfahrungen vorliegen.

Schwangerschaft und Stillzeit

Aufgrund mangelnder Erfahrungen während dieser Zeit, soll Amantadin in der Schwangerschaft nur dann genommen werden, wenn es dringend erforderlich ist. Da die Substanz in die Muttermilch übergeht, wird Stillenden vor der Anwendung empfohlen, auf Flaschennahrung umzustellen. Für Zanamivir liegen keine Erfahrungen in Schwangerschaft und Stillzeit vor, daher wird von der Anwendung abgeraten.

Daher unsere Bewertung

Beide Mittel haben eine begrenzte Wirksamkeit gegen die »echte« Grippe. Bei den banalen Erkältungen helfen sie nicht. Unter den beiden Mitteln, die in Deutschland zur ursächlichen Behandlung der echten Grippe zugelassen sind, hat das Zanamivir wegen seines breiteren Wirkungsspektrums und seiner besseren Verträglichkeit Vorteile gegenüber dem Amantadin. Es ist bis zum jetzigen Zeitpunkt jedoch noch zu wenig erprobt, um abschließend bewertet werden zu können.

Das gilt vor allem hinsichtlich seines Nutzens für besonders gefährdete Risikopatienten. Ob Komplikationen der Grippe durch Anwendung des Mittels überhaupt verhindert werden können, ist bis heute nicht untersucht. Bisher weiß man nur, dass sich bei rechtzeitiger Gabe die Symptome einer Grippe bei ansonsten völlig gesunden Menschen mit Zanamivir um etwa 1,5 Tage verringern lassen!

Erkältung

Mittel bei Schnupfen

Eine Erkältung macht sich zuerst durch Niesen und eine laufende Nase bemerkbar. Später schwillt die Nasenschleimhaut an und behindert die Atmung.

Eine verstopfte Nase ist ein harmloses Symptom, das nach einigen Tagen von selbst wieder verschwindet. Eine verstopfte Nase kann aber den Abfluss von Sekreten aus den Nasennebenhöhlen erschweren, sodass sich dort Entzündungen ausbreiten können. Diese Gefahr besteht vor allem bei Kindern, bei denen die Zugänge zu den Nasennebenhöhlen besonders eng sind. In diesem Fall lindern die Mittel nicht nur die Beschwerden, sondern beugen auch Folgeerscheinungen vor.

Sympathomimetika

Wirkstoffe	Medikamente
Naphazolin	Siozwo N Nasensalbe (D), Privin (A)
Oxymetazolin	Nasivin (A, CH, D)
Tetryzolin	Rhinopront Spray (CH, D), Tyzine (D)
Tramazolin	Ellatun (D), Rhinospray bei Schnupfen (D)
Xylometazolin	Nasentropfen u. -spray-ratiopharm (D), Olynth (A, CH, D), Otriven gegen Schnupfen (D), Otrivin (A, CH), Schnupfen Endrine (D)

Wirkungsweise

Die Sympathomimetika lassen die Nasenschleimhäute abschwellen, indem sie die Blutgefäße verengen und so die Durchblutung vermindern. Hierdurch wiederum verringert sich die Dicke der Schleimhäute und es wird nicht mehr so viel Sekret abgesondert. Die Zugänge zu den Nasennebenhöhlen öffnen sich wieder und der Schleim, der sich dort gebildet hat, kann dann abfließen.

Anwendung

Die Sympathomimetika kommen hauptsächlich lokal als Nasentropfen, Nasengele oder als Sprays zum Einsatz. Wichtig ist, dass man sie nur kurzfristig, d. h. drei bis sieben Tage lang benutzt. Bei Dauergebrauch besteht die Gefahr, dass sie die Nasenschleimhaut schädigen, weil die verminderte Durchblutung dort auch einen Sauerstoffmangel nach sich zieht. Man kann dieser Gefahr begegnen, indem man wechselweise jeweils nur ein Nasenloch behandelt. Die Sympathomimetika unterscheiden sich nur in ihrer Wirkdauer. Beim Tramazolin und beim Xylometazolin hält der Effekt am längsten an. Sie eignen sich für die Nacht. Die lokalen Sympathomimetika werden in der Regel dreimal täglich angewandt. Weil man bei ihrem Einsatz Vorsicht walten lassen muss, ist eine feste Kombination mit anderen Substanzen problematisch.

Nebenwirkungen

Die lokal anzuwendenden Sympathomimetika sind gut verträglich, vorausgesetzt die Gebrauchsempfehlungen werden beachtet.

→ Atemwegsbeschwerden

Da alle Mittel dieser Gruppe die Durchblutung der Nasenschleimhaut herabsetzen, kann in der Nase ein Brennen oder Trockenheitsgefühl auftreten. Dies beruht auf einer Schädigung der inneren Nasenwände, die sich im Extremfall nicht mehr rückgängig machen lässt. Man spricht dann von einer Rhinitis sicca, die nur selten auftritt. Glücklicherweise entwickelt sie sich nur nach längerem und häufigerem Gebrauch und eventuell auch nach zu hoher Dosierung. In Einzelfällen ist es auch möglich, dass die Nasenschleimhaut nach dem Absetzen der Tropfen, Gele oder Sprays verstärkt anschwillt. Dies kann schon nach einer fünf- bis siebentägigen Nutzung der Fall sein. Die Störwirkung ist deshalb heikel, weil sie dazu verführt, die Sympathomimetika erneut und eventuell sogar verstärkt zu gebrauchen, obwohl der Infekt selbst schon abgeklungen ist. Eine Rhinitis medicamentosa ist entstanden.

Erkältung und Grippe

Tipps zur Anwendung von Nasentropfen und Nasensprays

- Ziehen Sie Sprays Tropfen vor. Über den Sprühnebel lassen sich Wirkstofflösungen feiner verteilen.
- Mit Dosiersprays können Sie die Wirkstoffmenge besser abmessen als mit Sprühlösungen aus Quetschflaschen.
- Schneuzen Sie sich, bevor Sie ein Mittel in die Nase sprühen oder tropfen.
- Halten Sie beim Einbringen den Kopf gerade, damit die Lösungen nicht in den Rachen laufen.
- Neigen Sie nach dem Sprühen den Kopf kurz in alle vier Himmelsrichtungen, damit sich die Lösung gut verteilen kann.
- Halten Sie den Pipettengriff bzw. die Quetschflasche beim Herausziehen aus der Nase zusammengedrückt. Sie verhindern so, dass Sie Sekret aufsaugen.
- Um weitere Ansteckungen zu vermeiden, sollten Sie Ihre Fläschchen niemals an andere Personen weitergeben.
- Einzelne Hersteller bieten abschwellende Nasenmittel auch in Einzeldosenbehältern an. Diese sind hygienischer und haben den Vorteil, dass Sie die Packungen auch mit anderen teilen können. Sie sind allerdings teurer.

→ Herz- und Kreislaufprobleme

Die Sympathomimetika können über die Nase in das Blut gelangen. Zu lange und zu häufig genommen kann es aus diesem Grund in seltenen Fällen zu Herzklopfen, Blutdruckanstieg, Unruhe, aber auch Benommenheit kommen. Besonders Kleinkinder sind anfällig für die Nebenwirkungen, die den gesamten Organismus in Mitleidenschaft ziehen. Sie können schon bei geringen Mengen mit Herzklopfen, Krämpfen und Schlaflosigkeit reagieren.

→ Störungen des Nervensystems

Sehr selten wurde über Kopfschmerzen berichtet.

Kombination mit anderen Mitteln

Einige Sympathomimetika, die mit den hier besprochenen strukturverwandt sind, werden auf Grund der gefäßverengenden Wirkung zur Blutdrucksteigerung eingesetzt (siehe Kapitel Hypotonie, Seite 377ff.). Sympathomimetika können daher auch die blutdrucksenkende Wirkung einiger Hochdruckmittel abschwächen, welche die Wirkstoffe Guanethidin und Reserpin enthalten.

Achtung

- Kinder unter sechs Jahren sollen Sympathomimetika nur unter ärztlicher Aufsicht nehmen und auf keinen Fall überdosiert werden.
- Wer unter einem erhöhten Augeninnendruck leidet (besonders bei Engwinkelglaukom), muss die Anwendung der gefäßverengenden Substanzen mit dem Arzt besprechen. Das gilt auch bei schweren Herz-Kreislauf-Erkrankungen und bei bestimmten Stoffwechselstörungen, wie Schilddrüsenüberfunktion und Diabetes mellitus.
- Diejenigen, deren Nasenschleimhaut durch Sympathomimetika bereits geschädigt ist, müssen ganz auf sie verzichten.

Schwangerschaft und Stillzeit

Für die Anwendung während der Schwangerschaft liegen keine ausreichenden Erfahrungen vor. Werdende Mütter sollten den Einsatz der lokalen Sympatomimethika mit dem Arzt absprechen. Da nicht bekannt ist, ob die Substanzen in die Muttermilch übergehen, sollte vor ihrer Anwendung abgestillt werden.

Daher unsere Bewertung

Zur Behandlung einer verstopften Nase sind die Sympatomimetika Mittel der ersten Wahl. Sie wirken zuverlässig und sind kurzfristig und umsichtig angewandt gut verträglich. Unter den verschiedenen Wirkstoffen steht das Xylometazolin an erster Stelle. In erster Linie sollten sie lokal zum Einsatz kommen.

Erkältung

Salzlösungen

Wirkstoffe	Medikamente
Natriumchlorid	Olynth Salin (D)
Emser Salz	EMSER Nasenspray (D)
Meerwasser	Rhinomer (D), Rhinospray Atlantik (D)

Wirkungsweise

Kochsalz- oder auch Meerwasserlösungen feuchten die Nasenschleimhaut an und verflüssigen den Schleim. Dieser kann besser abfließen und die Nase wird frei. Sie wirken allerdings nicht abschwellend.

Anwendung

Die salzhaltigen Präparate sind bei Nasentrockenheit und länger andauerndem Schnupfen, der mit einer Borkenbildung einhergeht, angezeigt. Sie eignen sich auch zur Vorbeugung gegen Infekte, da das Feuchthalten der Nase deren Abwehrfunktion unterstützt.

Dies ist in der kalten Jahreszeit wichtig, wenn in überheizten Räumen der Wassergehalt der Luft auf einen Wert von unter 60 Prozent sinkt. Die Salzlösungen werden besonders für Säuglinge empfohlen.

Nebenwirkungen

Es sind keine Nebenwirkungen bekannt.

Kombination mit anderen Mitteln

Die Salzlösungen lassen sich mit allen anderen Mitteln kombinieren.

Schwangerschaft und Stillzeit

Sie können während der Schwangerschaft und der Stillzeit benutzt werden.

Daher unsere Bewertung

Wer bei trockener Nase oder bei langwierigem Schnupfen die Schleimhäute anfeuchten möchte, sollte in erster Linie auf Salzlösungen zurückgreifen, wobei die Herkunft des Salzes keine Rolle spielt.

Pflanzliche Rhinologika

Wirkstoffgruppen	Medikamente
Eukalyptusöl + Fichtennadelöl	Babix Inhalat N (D)
Eukalyptusöl + Fichtennadelöl + Pfefferminzöl	Bronchoforton Salbe (D)
Eukalyptusöl + Kiefernadelöl	Bronchoforton für Kinder (D)
Kiefernadelöl + Pfefferminzöl + Latschenkieferöl + Eukalyptusöl + Thymol	Nasentropfen-ratiopharm pflanzlich (D)
Pfefferminzöl + Thymianöl	Nasulind (D)
Kamillenextrakt	Soledum med Nasentropfen (D)

Wirkungsweise

Die Wirksamkeit dieser Naturmittel ist wissenschaftlich nicht nachgewiesen. Auch wenn sie für die Behandlung von Schnupfen zugelassen sind, wurde ihre Wirksamkeit nicht so streng beurteilt. Da sie jedoch oft angenehm duften oder kühlen, können sie beim Anwender den Eindruck hinterlassen, dass die Luftwege frei seien und es sich leichter atmen ließe. Campher darf bei Kleinkindern und Säuglingen nicht angewandt werden!

Anwendung

Die pflanzlichen Mittel sind als Nasentropfen, Nasensalben, Brusteinreibungen und Inhalationsmittel erhältlich. Die pflanzlichen Nasentropfen sind von öliger Konsistenz. Fette Öle, Wachse oder Paraffin sollte man jedoch nicht in die Nase einbringen, da die dickflüssigen Lösungsmittel die Flimmerhaarbewegungen behindern können. Zudem besteht die Gefahr, dass Öl- oder Paraffintröpfchen in die Lunge gelangen und diese dauerhaft schädigen. Dampfinhalationen eignen sich zur Linderung der akuten Rhinitis. Die pflanzlichen Zusätze spielen aber auch hier keine therapeutische Rolle: Es ist der heiße Wasserdampf, der den gewünschten Effekt erzielt.

Nebenwirkungen

Die pflanzlichen Auszüge sind gut verträglich. Sehr selten können sie die Schleimhäute reizen.

Kombination mit anderen Mitteln

Die pflanzlichen Stoffe lassen sich mit allen anderen Rhinologika kombinieren. Jedoch sollten sie nicht mit Sympathomimetika in demselben Präparat enthalten sein (siehe Seite 36f., 380f.).

Achtung

- Cineol, Menthol, Myrtol und vor allem Campher sollten bei Säuglingen nicht äusserlich aufgetragen werden. Sie können bei den Kleinen Bronchialkrämpfe, asthmaähnliche Reaktionen und sogar einen Atemstillstand hervorrufen.
- Es gibt pflanzliche Mittel, die für Säuglinge geeignet sind. Aber auch diese dürfen nicht direkt im Gesicht angewandt werden.

Schwangerschaft und Stillzeit

Schwangere und Stillende können die Mittel verwenden.

Daher unsere Bewertung

Eine Wirksamkeit der pflanzlichen Rhinologika ist nicht ausreichend nachgewiesen, sie sind daher Mittel der letzten Wahl.

Mittel bei Husten

Werden Luftröhre, Bronchien und Lunge gereizt, so reagiert der Körper darauf mit Husten. Es ist der Versuch, störenden Schleim und andere Fremdkörper zu beseitigen. Man unterscheidet zwischen einem produktiven Husten, der mit Sekretbildung einhergeht und einem Reizhusten, bei dem über den Reflex kein Schleim nach außen befördert wird. Für einen lang anhaltenden Husten ist in den meisten Fällen das Rauchen verantwortlich. Es gibt zwei Arten von Hustenmitteln: die Antitussiva, die lediglich den Hustenreiz unterdrücken, und die Expektorantien, die den Schleim lösen, verdünnen oder auch seine Bildung fördern.

Antitussiva

Wirkstoffe	Medikamente
Stark wirkende Antitussiva	
Codeinphosphat	Bronchicum Mono Codein (D), Codeinum phosphoricum (D), Codicompren retard (D), Codipertussin (A), Tussoret (D)
Dihydrocodein	Paracodin (A, CH, D), Tiamon Mono (D)
Noscapin	Capval (D), Tussanil (CH)
Mild wirkende Antitussiva	
Clobutinolhydrochlorid	Silomat (D), Silamat (A), Tussed (D)
Dextromethorphan	NeoTussan (D), Pulmofor (CH), tuss Hustenstiller (D), Wick Formel 44 Husten-Stiller (A, D)
Pentoxyverinhydrogencitrat	Pertix-L-Hommel (D), Sedotussin Hustenstiller (D)

Wirkungsweise

Die Antitussiva unterdrücken den Hustenreflex, indem sie das Hustenzentrum im Stammhirn oder die Hustenrezeptoren des Bronchialtraktes blockieren. Sie mindern so die Häufigkeit und die Intensität der Hustenreflexe.

Erkältung

Codein und Dihydrocodein, die sich chemisch vom Morphin ableiten, wirken stark und zuverlässig. Noscapin wirkt schwächer. Es ist ein Inhaltsstoff des Schlafmohns, hat aber keine opiatähnliche Wirkung. Noscapin nimmt eine Zwischenstellung zwischen den starken Morphinabkömmlingen und den frei verkäuflichen Hustenblockern ein. Dextromethorphan, Clobutinol und Pentoxyverin dämpfen den Hustenreiz nur schwach. Sie können zum Teil ohne ärztliche Verschreibung bezogen werden und sind dann angezeigt, wenn man wegen eines mild und vermutlich kurz verlaufenden Infekts keinen Arzt aufsuchen, aber dennoch etwas gegen den Husten unternehmen möchte. Ihre Wirksamkeit ist der der anderen Substanzen unterlegen.

Anwendung

Die Antitussiva nimmt man am besten nur, wenn der Husten quält, schmerzt oder den Schlaf stört. Es ist wichtig, darauf zu achten, dass sich durch das Ausschalten des Hustenreflexes keine größeren Sekretmengen ansammeln und die Atemwege verstopfen. Hustenblocker werden nur bei Bedarf, nicht aber regelmäßig über den Tag verteilt eingenommen.

Nebenwirkungen

Alles in allem sind die Antitussiva gut verträglich. Das gilt vor allem für die rezeptfrei erhältlichen. Dennoch können einige Nebenwirkungen auftreten:

→ Beschwerden im Nervensystem

Codein und Dihydrocodein wirken als Abkömmlinge des Morphins beruhigend und übrigens auch schmerzstillend. Daher werden bei ihrer Verwendung gelegentlich Müdigkeit und Benommenheit beobachtet. Sie können das Reaktionsvermögen einschränken. In den Dosierungen, die zum Hustenstillen angewandt werden, erzeugen sie, anders als das Morphin, keinen Rausch und machen auch nicht abhängig. Sie können hin und wieder Kopfschmerzen hervorrufen. Noscapin beruhigt nicht so stark wie Codein und Dihydrocodein – das Reaktionsvermögen kann es jedoch auch einschränken. Gelegentlich wurde nach der Einnahme über Kopfschmerzen berichtet. Unter Dextromethorphan wurden selten Kopfschmerzen, Müdigkeit und ein vermindertes Reaktionsvermögen beobachtet. Pentoxyverin und Clobutinol führen sehr selten zu Müdigkeit. Abhängigkeiten sind nicht bekannt. Pentoxyverin kann bei Kindern Krampfanfälle hervorrufen.

→ Magen-Darm-Probleme

Alle hier aufgeführten Hustenstiller können Übelkeit und Erbrechen nach sich ziehen. Dies kommt jedoch sehr selten vor. Codein und Dihydrocodein führen jedoch häufig zu Verstopfung.

→ Atemwegsbeschwerden

Codein und Dihydrocodein können die Atmung beeinträchtigen, was vor allem bei vorgeschädigten Lungen gefährlich ist. Dies gilt auch für das Dextromethorphan, das darüber hinaus sehr selten Bronchialkrämpfe hervorruft. Bei Pentoxyverin ist diese Nebenwirkung vor allem bei Säuglingen und Kleinkindern ausgeprägt.

→ Beeinträchtigung der Sinnesorgane

Mit Ausnahme des Pentoxyverins wird bei allen anderen hier aufgeführten Antitussiva Schwindel als unerwünschte Wirkung erwähnt.

Vorsicht Missbrauch

Codein und Dihydrocodein sind Abkömmlinge des Morphins. Drogenabhängige benutzen sie als Ersatzstoffe. Beide Hustenstiller können, falsch angewandt, Abhängigkeiten erzeugen. Bei kurzfristiger Einnahme bei Husten ist jedoch nicht damit zu rechnen.
Clobutinol kann bei Hochleistungssportlern zu einer positiven Dopingprobe führen.

Kombination mit anderen Mitteln

Codein, Dihydrocodein, Dextromethorphan und Pentoxyverin sollten nicht mit Stoffen kombiniert werden, die beruhigend und schlaffördernd sind.

Erkältung und Grippe

Dies gilt neben reinen Schlaf- und Beruhigungsmitteln auch für Antihistaminika und Alkohol.

Achtung!

- Codein, Dihydrocodein und Dextromethorphan dürfen bei eingeschränkter Atemfunktion, also z. B. im akuten Asthmaanfall, nicht genommen werden.
- Sie sind nicht geeignet für Personen, die suchtanfällig sind.
- Diejenigen, die unter chronischer Verstopfung leiden, sollen Codein und Dihydrocodein nur unter ärztlicher Aufsicht einnehmen.

Schwangerschaft und Stillzeit

Clobutinol und Pentoxyverin sollen in der Schwangerschaft nicht angewandt werden. Codein kann in der Frühschwangerschaft unter ärztlicher Aufsicht und nach sorgfältiger Abwägung des Nutzens und der Risiken genommen werden. Kurz vor der Geburt ist eine Einnahme jedoch verboten, da es zu Atemstörungen beim Kind kommen kann.

Unter Dextromethorphan wurden bisher keine Missbildungen beim Ungeborenen beobachtet. Jedoch sollte die werdende Mutter auf alle Fälle einen Arzt zu Rate ziehen – insbesonders während der ersten drei Monate. Keines der Mittel ist während der Stillzeit geeignet.

Daher unsere Bewertung

Bei einem viralen Atemwegsinfekt sollte man Hustenblocker nur dann nehmen, wenn der Reizhusten quält, schmerzt oder den Schlaf stört. In solchen Ausnahmesituationen ist das Codein als sicher wirksame und gut verträgliche Substanz das Mittel der ersten Wahl. Im Rahmen der Selbstmedikation kann man auf das schwächere Clobutinol zurückgreifen, dessen Wirksamkeit jedoch nicht so gut belegt ist wie die des Codeins.

Expektorantien

Wirkstoffe	Medikamente
Acetylcystein	ACC »Hexal« (A, D), Bromuc (D), Fluimucil (CH, D), Mucobene (A), NAC-ratiopharm (D), Secresol (CH)
Ambroxol	Ambrohexal (D), Mucosolvan (A, D), Mucosolvon (CH), stas-Hustenlöser (D)
Guaifenesin	Resyl (A, CH), Robitussin (D), Wick Formel 44 Husten-Löser (D)
Pflanzliche Mittel	
Thymian-Fluidextrakt	Bronchicum Husten (D)
Eukalyptusöl + Anisöl + Pfefferminzöl	Bronchoforton Kapseln (D)
Efeublätter-trockenextrakt	Bronchoforton Saft (D)
Myrtol	Gelomyrtol dünndarmlösliche Kapseln (D)
Campher + Levomenthol + Pfefferminzöl	Optipect N (D)
Anisöl + Eukalyptusöl + Thymiankraut-dickextrakt	Sinuforton Tropfen (D)
Cineol	Soledum Kapseln (D)
Emser Salz	EMSER Salz Beutel (D)
Fixkombinationen mit Antibiotika	
Ambroxolhydrochlorid + Doxycyclin	Azudoxat comp. (D), doxy comp von ct (D), Mucotectan (D)
Oxytetracyclin + Myrtol	Tetra-Gelomyrtol (D)

Wirkungsweise

Von einem Expektorantium erwartet man, dass es die Bildung des Bronchialschleims fördert und/oder seine Zähflüssigkeit vermindert und so das Abhusten des Sekrets erleichtert. In Deutschland gibt es eine Vielzahl verschiedener Mittel, die diesen Anspruch für sich erheben. Leider ist die Wirksamkeit dieser Präparate umstritten.

Viele Substanzen haben zwar die Zulassungshürde passiert, was bedeutet, dass die für die Arzneimittelüberwachung zuständigen staatlichen Stellen ihren therapeutischen Nutzen bestätigt haben, aber Kritiker wenden ein, dass die Expektorantien kaum oder auch gar nicht stärker wirken als eine ausreichende Flüssigkeitsaufnahme. Wer also täglich viel Tee oder Wasser trinkt oder auch heiße Brühe zu sich nimmt – es sollten täglich mehr als zwei Liter sein – kann sein Bronchialsekret verdünnen und damit besser abhusten.

Ob das Medikament darüber hinaus wirkt, ist nicht klar. Dies gilt sowohl für die chemisch definierten Substanzen als auch für die pflanzlichen Stoffe und die Homöopathika, gleichgültig, ob sie nun geschluckt, inhaliert, auf die Haut aufgetragen oder als Bad verwendet werden. Ambroxol und Acetylcystein sind die am besten untersuchten Substanzen, was aber nicht automatisch heißt, dass sie deswegen besser wirken.

Anwendung

Die meisten Hustenlöser sollen dreimal täglich eingenommen werden. Von Ambroxol und Acetylcystein existieren Zubereitungen, die auch seltenere Anwendungen erlauben. Die Hersteller pflanzlicher oder homöopathischer Mittel empfehlen oft eine häufigere manchmal sogar stündliche Einnahme. Für die Balsame und Salben schwanken die täglichen Anwendungsfrequenzen zwischen ein- und viermal. Ambroxol und Acetylcystein sollte man, wenn überhaupt, nur als orale Zubereitungen einsetzen. Wer etwas zur Schleimverflüssigung unternehmen möchte, tut gut daran, auf die gleichzeitige Einnahme eines Hustenstillers zu verzichten, da dieser ja das Ziel der Behandlung, nämlich das Abhusten, blockieren würde.

Fixkombinationen zwischen einem Antibiotikum und einem Expektorans sind nicht zu empfehlen: Ein Antibiotikum soll immer als Einzelpräparat angewendet werden, weil es stets individuell dosiert werden muss. Wird es bei einer Grippe oder bei einer Erkältung wegen einer Folgeerkrankung notwendig, ein Antibiotikum zu

> **Tipps zum Inhalieren**
>
> Für die Wasserdampfinhalationen stehen Geräte zur Verfügung, die im Gesicht nur den Nasen- und Mundbereich abdecken. Diese bieten gegenüber dem Inhalieren über einer Schüssel einige Vorteile. Die Apparate verhindern, dass die heißen Dämpfe das ganze Gesicht reizen und auch den Haaransatz in Mitleidenschaft ziehen. Wer nicht-flüchtige Stoffe, also etwa Salze, einatmen möchte, muss einen speziellen Vernebler benutzen, da feste, gelöste Substanzen nicht in die Dampfphase übergehen.

verwenden, dann ist es kostengünstiger auf das überflüssige Expektorans zu verzichten.

Nebenwirkungen

Von wenigen Ausnahmen abgesehen sind alle Expektorantien gut verträglich.

→ **Störungen im Magen-Darm-Trakt**

Ambroxol, Acetylcystein und Guaifenesin rufen in Einzelfällen Magen-Darmbeschwerden, wie Sodbrennen, Übelkeit und Erbrechen hervor. Das gilt auch für einige pflanzliche Produkte. Hierzu gehören z. B. das Eukalyptusöl, die Primel-Extrakte, das Cineol und das Myrtol.

→ **Hautreaktionen**

An der Haut können Ambroxol, Acetylcystein, Guaifenesin und pflanzliche Hustenlöser Ausschläge und Ekzeme auslösen. Allergische Reaktionen traten nach oraler Gabe selten auf.

→ **Herz und Kreislauf**

Süßholzextrakte sollte man nicht zu lange und in zu großen Mengen zu sich nehmen. Sie können den Blutduck steigern (Bluthochdruck, siehe Seite 313ff.).

Kombination mit anderen Mitteln

Die Expektoratien lassen sich mit fast allen anderen Medikamenten gut kombinieren. Acetylcys-

Erkältung und Grippe

tein soll man nicht gleichzeitig mit bestimmten Antibiotika schlucken, sondern zwischen die Einnahmen einen zeitlichen Abstand von etwa zwei Stunden legen. Aceylcystein könnte die Wirkung der Tetracycline (Ausnahme: Doxycyclin), Cephlosporine, Penicilline und Aminoglykosidantibiotika abschwächen. Da diese Störwirkungen jedoch nur im Laborexperiment beobachtet wurden, ist die Empfehlung eine reine Vorsichtsmaßnahme.

Da Guaifenesin in Einzelfällen müde machen kann, sollte man es nicht mit anderen beruhigenden Stoffen kombinieren.

Achtung

● Bei Asthmatikern können Inhalationen Bronchialkrämpfe auslösen.
● Säuglinge und Kleinkinder dürfen nicht mit Cineol, Menthol und Campher (ab 5 Prozent) behandelt werden.
● Bei Säuglingen und Kleinkindern darf man Eukalytus-, Latschenkiefer- und Terpentinöl sowie Campher und Menthol nicht direkt im Gesicht auftragen.

Schwangerschaft und Stillzeit

Ambroxol, Acetylcystein und Guaifenesin sind für werdende Mütter nicht geeignet, weil verlässliche Untersuchunsergebnisse bisher fehlen.

Ambroxol geht in die Muttermilch über, bei Acetylcystein und Guaifenesin ist hierüber nichts bekannt. Am besten ist es also vor deren Einnahme abzustillen.

Daher unsere Bewertung

Obwohl die Expektorantien schon seit langer Zeit ausgiebig genutzt werden, sind die Belege für eine relevante Wirksamkeit sehr mager. Das Mittel der ersten Wahl bleibt daher die ausreichende Flüssigkeitszufuhr. Wer trotzdem nicht auf ein schleimlösendes Medikament verzichten möchte, sollte als Begleitmaßnahme zuerst zum Ambroxol greifen.

Mittel bei Halsschmerzen

Wer sich eine Grippe oder eine Erkältung zugezogen hat, leidet meistens auch unter Halsschmerzen. Infektionen des Mund- und Rachenraums werden meistens durch Viren ausgelöst. Nur in etwa 20 Prozent der Fälle sind Bakterien die Verursacher.

Gegen die Halsschmerzen gibt es eine Vielzahl verschiedener Wirkstoffe, die überwiegend lokal, in Form von Gurgelwässern, Lutschtabletten oder Sprühlösungen, erhältlich sind. Sehr oft sind in einem Handelspräparat mehrere Wirkstoffe miteinander kombiniert.

Es kommen zur Anwendung:

Antiseptisch wirkende Stoffe, Lokalantibiotika, Lokalanästhetika (oberflächenbetäubende Stoffe), Salze, Enzyme, pflanzliche Mittel und Homöopathika

Wirkstoffe	Medikamente
Antiseptika Aluminiumchlorat	Mallebrin Konzentrat gegen Halsschmerzen (D)
Benzalkoniumchlorid	in Dequonal (D), in Dorithricin-Halstabletten (D)
Cetrimoniumbromid	Desitur (CH), in Lemocin (D)
Cetylpyridiniumchlorid	Dobendan (A, D), in Frubienzym Halsschmerztabletten (D)
Chlorhexidingluconat	Chlorhexamed Fluid (A, CH, D), Corsodyl (CH, D)
Dichlorbenzylalkohol	in Neo Angin N Halstabletten (D)
Hexetidin	Doreperol N (D), Hexoral (A, D), Hexigel (CH)
Polyvidon-Jod	Betaisodona Mundantiseptikum (A, D)

43

Erkältung

Wirkstoffe	Medikamente
Lokalantibiotika Bacitracinin + Tyrothricin	Anginomycin (D)
Tyrothricin	in Dorithricin-Halstabletten (D), in Lemocin (D)
Lokalanästhetika Benzocain	Anaesthesin-Pastillen (D), in Dorithricin Halstabletten (D)
Lidocain	in Lemocin (D)
Enzyme Lysozym	in Frubienzym Halschmerz- tabletten (D)
Pflanzliche Stoffe Anisöl	in Kamillosan Mundspray N (D)
Isländisch Moos- Extrakt	Isla-Moos (D)
Eukalyptusöl	in Salviathymol (D)
Kamillenblüten- Tinktur	in Kamillosan Mundspray N (D)
Myrrhen-Tinktur	Inspirol P forte (D)
Rhabarberwurzel- Extrakt	in Pyralvex (D)
Pfefferminzöl	in Kamillosan Mundspray N (D), in Salviathymol N (D)
Salbeiöl	in Salviathymol N (D)

Wirkungsweise

Die therapeutische Wirksamkeit der lokal anzuwendenden Halsschmerzmittel ist mit Ausnahme
der Präparate, die ein Lokalanästhetikum enthalten, nicht nachgewiesen. Das ist auch nicht verwunderlich, denn die Entzündungen finden nicht
an der Schleimhautoberfläche des Rachens statt.
Doch nur hier kommen die lokal applizierten
Antiseptika, Lokalantibiotika, Antiphlogistika
und Enzyme zum Zuge. Die Erreger, ohnehin
meist Viren, gegen die die Antibiotika nichts ausrichten können, liegen vielmehr in den Zellen
oder im Gewebe, wo sie von den äußerlich anzuwendenden Stoffen nicht erreicht werden. Lokalantibiotika führen dann höchstens zu Resistenzen. Die Lokalanästhetika betäuben die Schleimhautoberfläche. Mit ihrer Hilfe lassen sich die
Halsschmerzen lindern. Verdünnte Wasserstoff-

peroxidlösung eignet sich zur Reinigung der
Wundflächen. Auch zum Nutzen der pflanzli-
chen Mittel und Homöopathika fehlen wissen-
schaftlich aussagekräftige Belege. Wenn Halsta-
bletten ohne anästhesierende Zusätze dennoch
Schmerzen lindern, so liegt das daran, dass beim
Lutschen Speichel gebildet wird, der beim
Schlucken die Rachenwände befeuchtet. Ein
Ziel, das man mit jedem Bonbon erreichen kann.

Anwendung

Lutschtabletten, die Lokalanästhetika enthalten,
müssen alle zwei bis drei Stunden genommen
werden, da die Wirkdauer nur kurz ist. Lässt man
sie in der Backentasche zergehen, ist der Kontakt
mit der Mund- und Rachenschleimhaut länger
als beim Lutschen. Bei den meisten Halstabletten
empfehlen die Hersteller eine Anwendung im
Abstand von zwei bis drei Stunden, Sprühlösungen und Gurgelwässer sollen in der Regel zwei-
bis dreimal pro Tag eingesetzt werden.

Nebenwirkungen

Von den örtlich anzuwendenden Halsschmerz-
mitteln gehen kaum gesundheitliche Gefahren
aus.

→ Hautreizungen

Das Lysozym sowie die meisten der hier erwähnten Antiseptika und das Benzocain können zu
Ausschlägen, Rötungen oder stark juckenden
Quaddeln führen. Dies kommt allerdings nur selten vor.

→ Störungen im Mund- und Rachenraum

Chlorhexidin und Hexetidin beeinträchtigen hin
und wieder den Geschmackssinn. Chlorhexidin
kann auch ein Taubheitsgefühl auf der Zunge
hervorrufen und die Zähne verfärben. Diese Nebenwirkungen verschwinden nach dem Absetzen der Mittel jedoch wieder.

→ Allergien

Nach der Anwendung von einigen Antiseptika,
wie z. B. Cetylpyridiniumchlorid und Chlorhexi-

Erkältung und Grippe

din, sowie von Tyrothricin und Benzocain wurde sehr selten das Auftreten von allergischen Reaktionen beobachtet.

Kombination mit anderen Mitteln

Die Hals- und Rachentherapeutika können mit fast allen anderen Mitteln kombiniert werden. Beim Benzocain sollte man berücksichtigen, dass es möglicherweise die Wirkung von Sulfonamiden abschwächt.

Achtung

● Die Lutschtabletten enthalten oft Zucker. Für Diabetiker sind zuckerfreie Mittel im Handel. Diese sind zudem zahnfreundlicher.
● Säuglinge und Kleinkinder könnten sich an den Tabletten verschlucken.
● Wer unter einer Schilddrüsenerkrankung oder unter einer Jodempfindlichkeit leidet, muss Polyvidon-Jod meiden.
● Für Personen mit einer Allergie gegen Hühnereiweiß ist Lysozym, das daraus gewonnen wird, ungeeignet.

Schwangerschaft und Stillzeit

Über die Risiken bei der Anwendung der weit überwiegenden Mehrzahl der hier besprochenen Stoffe während der Schwangerschaft und Stillzeit fehlen bisher ausreichende Untersuchungen. Werdende Mütter und Stillende sollten sie aus diesem Grund meiden.

Polyvidon-Jod ist sowohl während der Schwangerschaft als auch während der Stillzeit verboten.

Kopfschmerzen und Fieber

Die Kopfschmerzen und das Fieber, die häufig mit der Grippe und den Erkältungskrankheiten einhergehen, kann man mit den im Kapitel »Leichte Schmerzen« (siehe Seite 7 bis 20) beschriebenen Schmerzmitteln bekämpfen.

Daher unsere Bewertung

Ausser den Präparaten, die ein Oberflächenanästhetikum enthalten, sind die Halsschmerzmittel nicht zu empfehlen. Abzulehnen sind vor allem die Mittel, die Lokalantibiotika enthalten.

Unter den Stoffen, die die Schleimhautoberfläche betäuben, ist das Lidocain wegen seiner besten Verträglichkeit das Mittel der ersten Wahl.

Ohrenschmerzen bei Kindern (Mittelohrentzündung)

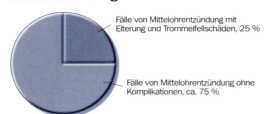

Mittelohrentzündung in Deutschland

Fälle von Mittelohrentzündung mit Eiterung und Trommelfellschäden, 25 %

Fälle von Mittelohrentzündung ohne Komplikationen, ca. 75 %

Die akute Mittelohrentzündung ist einer der häufigsten Anlässe für Fieber und Krankheitsgefühl im Kindesalter. Fast die Hälfte aller Kinder macht eine oder mehrere Attacken durch.

Was ist eine Mittelohrentzündung?

Die Mittelohrentzündung kommt vor allem im Kindesalter vor. Sie entwickelt sich meist in Folge eines Atemwegsinfekts, aber begleitet häufig auch schwere Allgemeininfektionen wie Grippe, Masern oder Scharlach.

Ursachen

Verursacht wird die Mittelohrentzündung meist durch Bakterien, seltener durch Viren. Sie gelangen bei einem Atemwegsinfekt über einen Verbindungsgang (die Tube) von der Nasenhöhle ins Mittelohr. Dort verursachen sie eine schmerzhafte Entzündung mit vermehrter Schleim- und manchmal auch Eiterproduktion. Wenn die Tube durch Anschwellen der Schleimhaut gleichzeitig verschlossen ist, kann das entzündliche Sekret nicht abfließen. Häufig kommt es dann nach einigen Tagen zum Platzen des Trommelfells, woraufhin das gestaute Sekret über den Gehörgang nach außen ablaufen kann. Weil bei Säuglingen und Kleinkindern der Verbindungsgang noch sehr kurz und eng ist, sind diese von einer Mittelohrentzündung häufiger betroffen als größere Kinder und Erwachsene: Die Erreger müssen nur einen kurzen Weg ins Mittelohr zurücklegen und der Gang schwillt rasch zu.

Symptome

Die stechenden oder pochenden Schmerzen einer Mittelohrentzündung beginnen meist plötzlich. Kinder können von den Schmerzen aus dem Schlaf geweckt werden. Meist sind die Schmerzen nachts stärker als am Tag. Da die Mittelohrentzündung in Folge eines Atemwegsinfekts entsteht, leidet das Kind (und auch der Erwachsene) in der Regel schon seit einigen Tagen unter Schnupfen, Halsweh und manchmal auch Husten. Kleinkinder greifen oft an das erkrankte Ohr und reagieren auf Berühren des Ohrs und dessen Umgebung mit Weinen oder Schreien. Meist haben sie Fieber, sind unruhig oder auffallend still und leiden zusätzlich unter Bauchweh.

Bei Säuglingen lässt sich eine Mittelohrentzündung noch schlechter erkennen, da diese nur mit allgemeinen Symptomen wie Trinkschwäche, Schreien, Unruhe, Durchfall, Erbrechen, Fieber u. a. reagieren. Auch bei älteren Kindern und Erwachsenen geht die Mittelohrentzündung meist mit Fieber einher. Sie führt außerdem nicht selten zu Schwerhörigkeit und Ohrgeräuschen auf dem betroffenen Ohr. Der knöcherne Warzenfortsatz (Mastoid) hinter dem Ohr kann zu Beginn der Mittelohrentzündung berührungsempfindlich sein, weil die Entzündung sich auch auf angrenzende Schleimhäute ausbreitet.

Spätfolgen und Komplikationen

Heilt die Mittelohrentzündung nicht innerhalb von wenigen Tagen aus oder verschlimmern sich die Beschwerden, dann hat sich die Entzündung möglicherweise vom Mittelohr auf den angrenzenden Knochen des Warzenfortsatzes ausgebreitet.

Der Betroffene fühlt sich (wieder) schwer krank, hat Fieber und starke pulsierende Schmerzen im Ohr. Oft ist die Haut hinter dem Ohr gerötet und geschwollen, sodass das Ohr absteht.

Wird diese Komplikation nicht ausreichend behandelt bzw. spricht die Behandlung nicht an, kann es zu einer dauerhaften Schwerhörigkeit oder aufgrund der Ausbreitung der Entzündung auf das Gleichgewichtsorgan zu Schwindel und Gleichgewichtsstörungen kommen. Auch eine Ausweitung der Infektion auf die Hirnhäute und das Hirngewebe ist möglich. Die Folge sind eine lebensbedrohliche Hirnhautentzündung (Meningitis) bzw. eine Entzündung der Hirnhaut und des darunter liegenden Hirngewebes (Meningoenzephalitis).

Greift die Entzündung auf den benachbarten Gesichtsnerv über, kann es zu einer einseitigen Lähmung der Gesichtsmuskeln kommen.

Das kann man selbst tun

Bei Mittelohrentzündung muss man unbedingt zum Arzt gehen. Neben der ärztlichen Behandlung gibt es jedoch eine Vielzahl weiterer Möglichkeiten, die Schmerzen zu lindern.

→ Abwehrkräfte stärken

Auch wenn häufige Atemwegsinfekte im Kleinkind- und Vorschulalter etwas ganz Normales sind, weil das kindliche Immunsystem seine natürlichen Abwehrkräfte erst durch die Auseinandersetzung mit zahlreichen Krankheitserregern erwerben muss, sollte man versuchen einer Mittelohrentzündung vorzubeugen: Hier gilt es, das Immunsystem durch gesunde Ernährung und Bewegung an der frischen Luft zu stärken. Andererseits sollten Sie Abhärtungsmaßnahmen wie z.B. tägliche Waschungen mit kaltem Wasser, das Abbrausen der Beine mit kaltem Wasser nur dann bei Ihrem Kind anwenden, wenn es dies als angenehm empfindet.

→ Schmerzen lindern

Zusätzlich zur ärztlichen Behandlung kann man z.B mit einer Zwiebelpackung die starken Ohrenschmerzen lindern: Eine Zwiebel in kleine Würfel schneiden und in ein Taschentuch packen, damit nichts herausfallen kann.

Das Päckchen legt man 30 bis 60 Minuten lang auf das kranke Ohr und befestigt es mit einem Tuch oder einer Mütze. Auch ein Umschlag mit warmen Kartoffeln vermag die Schmerzen zu lindern.

Beim Schlafen sollte der Oberkörper etwas erhöht liegen, denn liegt der Kopf flach auf, können die Schmerzen zunehmen.

Chronische Mittelohrentzündung

Die chronische Mittelohrentzündung entsteht nur selten aus einer akuten heraus. Sie entwickelt sich häufiger ohne ersichtlichen Anlass. Als Ursache wird eine anlagebedingte Bereitschaft für diese Form der chronischen Schleimhaut- oder Knocheneiterung im Mittelohr vermutet.

Die chronische Mittelohrentzündung geht kaum mit Schmerzen einher, dafür ruft sie eine immer wiederkehrende oder ständige Ohrsekretion (Ohrlaufen) über einen Defekt im Trommelfell hervor und führt ohne Behandlung früher oder später zur Schwerhörigkeit.

Die Behandlung besteht darin, die Entzündung zu beseitigen, das Ohr »trocken zu legen« und danach den Defekt im Trommelfell durch eine Operation zu verschließen.

Erkältung

→ Erkältungen auskurieren

Wer an einer Erkältung leidet, sollte diese unbedingt auskurieren – bei erhöhter Temperatur unbedingt im Bett bleiben! Ansonsten sollte man darauf achten, viel zu trinken. Inhalationen mit Kamillendampf schaffen zusätzliche Linderung.

→ Richtig niesen

Beim Niesen sollte man sich aus Höflichkeit auf keinen Fall die Nase zuhalten. Durch den Druck, der dabei in der Nase entsteht, werden Bakterien leicht durch die Tube ins Mittelohr gepresst.

→ Nicht rauchen

Damit schützt man seine Kinder nicht nur vor immer wiederkehrenden Atemwegsinfektionen, sondern auch vor allergischen Reaktionen der Bronchialschleimhaut.

Medikamente: Nutzen und Risiken

Bei einer Mittelohrentzündung dürfen auf gar keinen Fall Ohrentropfen angewandt werden – auch nicht wenn es sich dabei um natürliche Mittel wie Teebaumöl handelt! Die Öle verhindern die natürliche Belüftung des Trommelfells und schaffen so optimale Wachstumsbedingungen für Bakterien. Und die Ohrentropfen können, wenn das Trommelfell spontan platzt, ins Mittelohr gelangen und dort großen Schaden anrichten.

Was hingegen erreicht werden muss, ist, dass das durch die angeschwollene Tube im Innenohr eingeschlossene Sekret wieder in die Nase abfließen kann. Damit verringert sich die Gefahr eines Trommelfellbruchs, und auch der Vermehrung von Bakterien wird der Boden entzogen. In vielen Fällen heilt die Mittelohrentzündung allein dadurch ab. Das Abfließen des Schleims kann durch Kochsalz-Nasentropfen bewirkt werden, die man in der Apotheke kaufen, aber genauso gut selbst herstellen kann: 9 Gramm Kochsalz in

einem Liter abgekochtem Wasser auflösen, diese Lösung alle 2 Tage erneuern. Mehrmals täglich drei bis fünf Tropfen davon in jedes Nasenloch geben. Aber auch Substanzen, die aufgrund einer Gefäßverengung die Schleimhaut zum Abschwellen bringen, sind hilfreich.

Je jünger das Kind ist, je stärker die Beschwerden und je mehr Symptome auf eine bakterielle Infektion hinweisen, desto weniger sollte man zögern, die Mittelohrentzündung mit einem Antibiotikum zu behandeln, denn sonst drohen Komplikationen wie Schwerhörigkeit. Sind die Schmerzen sehr stark und die Erkrankung spricht nicht schnell genug auf die verabreichten Antibiotika an, wird der Arzt das Trommelfell unter lokaler Betäubung mit einem kleinen Messer einritzen, damit das Sekret abfließen kann. Nach Ausheilen der Entzündung schließt sich das Trommelfell dann von alleine wieder.

Schmerzmittel wie Paracetamol können starke Schmerzen lindern.

Fragen an den Arzt ?

● **Wie stellt der Arzt eine Mittelohrentzündung fest?**
Der Arzt kann mit dem Ohrspiegel (Otoskop) typische entzündliche Veränderungen am Trommelfell erkennen. Auch bei einem fiebernden Säugling oder Kleinkind wird der Kinderarzt, wenn es für das Fieber keinen anderen ersichtlichen Grund gibt, immer das Ohr »spiegeln«.

● **Ist es schlimm, wenn mein Kind noch einige Tage lang »schwer« hört, auch wenn Fieber und Schmerzen schon längst vorüber sind?**
In der Regel nicht. Auch wenn Bakterien und Eiter längst vertrieben sind, bleibt oft noch ein Erguss im Mittelohr bestehen. Dadurch können sich die Gehörknöchelchen nicht normal bewegen, und die Leitung der Schallwellen ins Innenohr wird behindert. Meist klingt dieser so genannte »Paukenerguss« innerhalb von Tagen bis zwei Wochen von alleine ab. Allerdings sollten Sie während dieser Zeit den ungehinderten Abfluss des Sekrets mit abschwellenden Nasentropfen unterstützen.

Ohrenschmerzen bei Kindern (Mittelohrentzündung)

Abschwellende Nasentropfen

Wirkstoffe	Medikamente
Naphazolin	Privin (A), Rhinex (D)
Oxymetazolin	Nasivin (A, CH, D)
Tramazolin	Ellatun/N (D)
Tetryzolin	Rhinopront Top (CH), Tetrilin (D)
Xylometazolin	Imidin N/K (D), Nasengel/Spray/Tropfen AL (D), Nasengel/Spray/Tropfen ratiopharm (D), Olynth (CH, D), Otriven (D), Otrivin (A, CH)

Wirkungsweise

Abschwellende Nasentropfen verengen die Blutgefäße in der Schleimhaut von Nase und Tube und bewirken damit einen Rückgang der entzündlichen Schwellung.

Anwendung

Tropfen keinesfalls ins Ohr träufeln, sondern nur in die Nase, siehe auch Kapitel Erkältungen und Grippe, Seite 36.

Nebenwirkungen

Siehe Kapitel Erkältungen und Grippe, Seite 36.

Kombination mit anderen Mitteln

Siehe Kapitel Erkältungen und Grippe, Seite 37.

Achtung

Siehe Kapitel Erkältungen und Grippe, Seite 37.

Schwangerschaft und Stillzeit

Siehe Kapitel Erkältungen und Grippe, Seite 37.

Daher unsere Bewertung

Abschwellende Nasentropfen gehören zu den wichtigsten Behandlungsmethoden der akuten Mittelohrentzündung. Sie bewirken, dass das entzündliche Sekret aus dem Mittelohr über die Tube in die Nase abfliessen kann, und entziehen so dem Wachstum von Bakterien den Nährboden. In leichten Fällen reicht die regelmäßige Gabe von Nasentropfen bereits aus, um die Mittelohrentzündung abklingen zu lassen. Allerdings dürfen die Mittel nicht zu hoch dosiert und nicht länger als eine bzw. höchstens zwei Wochen eingesetzt werden, da sonst die Nasenschleimhaut geschädigt werden kann.

Antibiotika

Wirkstoffe	Medikamente
Amoxicillin	Amoxicillin-ratiopharm (D), Amoxi-Cophar (CH), Amoxyhexal (A, D), Amoxypen (D), Amoxi-Wolff (D), Amoxi von ct (D), Clamoxyl (A, CH), Supramox (A, CH)
Amoxicillin + Clavulansäure	Augmentan (D), Amoxi-Clavulan Stada (D), Amoxiclav von ct (D)
Azithromycin	Zithromax (D)
Cefaclor	CEC (D), Ceclor (A, CH), Cefaclor-ratiopharm (D), Cefahexal (A), Cefallone (D), Cefa Wolff (D), Panoral (D)
Erythromycin	Ericosol (CH), Eryhexal (D), Erythrocin (A, CH), Erythromycin-ratiopharm (D), Erythromycin HMW (A), Erythromycin-Wolff (D), Infectomycin (D), Monomycin (A, CH), Paediathrocin (D)

Wirkungsweise

Antibiotika werden bei Mittelohrentzündung eingesetzt, um Bakterien abzutöten. Daraufhin gehen auch die Entzündung und Sekretbildung im Mittelohr zurück, und die Schmerzen lassen nach.

Erkältung

Anwendung

Siehe Kapitel Bakterielle Infektionen Seite 92ff., 95ff., 101ff.

Nebenwirkungen

Siehe Kapitel Bakterielle Infektionen Seite 92ff., 95ff., 101ff.

Kombination mit anderen Mitteln

Siehe Kapitel Bakterielle Infektionen Seite 92ff., 95ff., 101ff.

Achtung

Siehe Kapitel Bakterielle Infektionen Seite 92ff., 95ff., 101ff.

Schwangerschaft und Stillzeit

Siehe Kapitel Bakterielle Infektionen Seite 92ff., 95ff., 101ff.

Daher unsere Bewertung

Leichte Mittelohrentzündungen und Ohrenschmerzen kommen bei Kindern sehr häufig vor und heilen meist von selber aus. Deshalb ist in leichten Fällen eine antibiotische Behandlung oft nicht erforderlich, hier reichen abschwellende Nasentropfen und zur Senkung des Fiebers sowie als Schmerzmittel Paracetamol aus. Antibiotika sollten dagegen bei einer schweren Mittelohrentzündung eingesetzt werden, die nicht von alleine abheilt, heftige Schmerzen verursacht oder mit sehr hohem Fieber einhergeht. In schweren Fällen schützen sie vor Komplikationen wie Schwerhörigkeit und der Ausbreitung der Entzündung auf angrenzende Gewebe.

Amoxicillin ist das Mittel der Wahl, weil es diejenigen Bakterien abtötet, die üblicherweise eine Mittelohrentzündung auslösen. Nur wenn gegen Penicilline wie Amoxicillin eine Allergie besteht, sollten **Erythromycin**, **Azithromycin** oder **Cefaclor** eingesetzt werden.

Ohrenschmerzen bei Erwachsenen (Gehörgangsentzündung)

Äußere Ohrenentzündung bei Tauchern

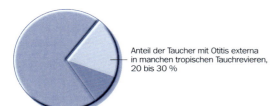

Anteil der Taucher mit Otitis externa in manchen tropischen Tauchrevieren, 20 bis 30 %

Wer viel taucht, kennt die Beschwerden einer äußeren Ohrenentzündung. Das Ohrenschmalz als natürlicher Schutz vor eindringenden Bakterien wird im Wasser ausgewaschen. Die Gefahr einer solchen Infektion ist besonders in tropischen Gewässern groß.

Was ist eine Gehörgangsentzündung?

Starke Ohrenschmerzen im Erwachsenenalter sind meist auf eine Entzündung des äußeren Gehörgangs (Otitis externa) zurückzuführen.

Ursachen

Hervorgerufen wird die Entzündung des äußeren Gehörgangs meist durch Bakterien, die durch kleine Hautverletzungen in die Haut des Gehörgangs eindringen. Dort breiten sie sich aus und verursachen eine entzündliche Schwellung, die meist mit starken Schmerzen einher geht. In einigen Fällen dringen die Bakterien nur in einen einzelnen Haarbalg ein und verursachen ein Gehörgangsfurunkel.

Neben Bakterien können auch Viren die Ursache einer Gehörgangsentzündung sein, wie z. B. bei der Gürtelrose des Ohres (Zoster oticus).

Allergische oder durch Pilze bedingte Gehörgangsentzündungen dagegen äußern sich nur selten mit Schmerzen.

Symptome

Bei einer bakteriellen Entzündung ruft die starke Schwellung und Entzündung der Haut im Gehörgang starke Schmerzen hervor. Gleichzeitig entsteht oft eine Schwerhörigkeit, besonders, wenn durch den geschwollenen Gehörgang keine Schallwellen mehr ins Innenohr gelangen. Der Schmerz wird ausgelöst oder verstärkt, wenn man die Ohrmuschel nach hinten zieht oder auf die knorpelige Erhebung vor dem Gehörgang drückt.

Bei einer viralen Gehörgangsentzündung im Rahmen einer Gürtelrose ist die Haut im Gehörgang und meist auch am äußeren Ohr gerötet und weist kleine, mit Flüssigkeit bzw. Blut gefüllte Bläschen auf. Die Schmerzen sind sehr stark und strahlen über das Ohr hinaus aus. Zusätzlich bestehen oft Schwerhörigkeit und Schwindel, auch die Lähmung einer Gesichtshälfte kann hinzukommen (Fazialisparese).

Eine Gehörgangsentzündung aufgrund einer Pilzinfektion oder einer Allergie ruft eher Juckreiz und nur selten Schmerzen hervor.

Spätfolgen und Komplikationen

Besonders bei Menschen mit Diabetes mellitus oder geschwächtem Immunsystem kann sich aus einer einfachen bakteriellen Gehörgangsentzündung eine schwere Infektion (»Otitis externa maligna«) entwickeln, die auf angrenzende Gewebe und Knochen übergreifen und sogar Nerven schädigen kann.

Erkältung

Das kann man selbst tun

Bei Ohrenschmerzen sollte man möglichst schnell zum Arzt gehen. Die eigenen Möglichkeiten sind dabei begrenzt. Auf keinen Fall sollte man ohne ärztliche Untersuchung zu Ohrentropfen greifen. Falls das Trommelfell nicht vollständig geschlossen ist, kann das fatale Folgen haben.

Vorbeugend sollte man den Gehörgang möglichst wenig durch mechanische (Wattestäbchen) oder chemische (Haarshampoo, Haarspray) Einwirkung reizen.

Medikamente: Nutzen und Risiken

Die Behandlung einer Gehörgangsentzündung richtet sich nach ihrer Schwere und nach den Begleiterkrankungen der betroffenen Person. So kann der Arzt eine leichte Gehörgangsentzündung bereits durch Spülungen mit lauwarmen Wasser wieder zum Abklingen bringen. Eine solche Behandlung darf man wegen der Verletzungsgefahr aber auf gar keinen Fall alleine zu Hause durchführen. Bei Ohrenschmerzen sollte man grundsätzlich den (Hals-Nasen-Ohren-)Arzt aufsuchen.

Bei starken Schmerzen kann der Arzt, nachdem er sich davon überzeugt hat, dass das Trommelfell verschlossen ist, Ohrentropfen verschreiben, die lokal betäubende und/oder abschwellende Substanzen enthalten. Beides kann zu einer Linderung der Schmerzen führen, oft müssen aber zusätzlich Schmerzmittel (siehe auch Seite 12ff.) eingenommen werden.

Ob antibiotikahaltige Ohrentropfen die verursachenden Bakterien tatsächlich abtöten, ist unklar. Möglicherweise sind es sogar die zusätzlich enthaltenen Glucocorticoide, die zur Abschwellung des Gehörgangs führen, die für die subjektive Schmerzlinderung verantwortlich sind. Gegen die lokale Anwendung von Antibiotika spricht, dass diese leicht Allergien auslösen können, was dazu führt, dass diese Antibiotika auch bei einer anderen Erkrankung nicht mehr angewandt werden können. Glucocorticoide dagegen sollten den allergisch bedingten Gehörgangsentzündungen vorbehalten bleiben.

Bei Menschen mit einer Immunschwäche oder bei Zuckerkranken sollte eine bakterielle Entzündung des Gehörgangs immer mit oralen Antibiotika behandelt werden, um sie vor einer schwereren Infektion zu schützen.

Pilzinfektionen des äußeren Gehörgangs werden mit desinfizierenden Lösungen und Farbstoffen sowie pilzabtötenden Stoffen behandelt (siehe Seite 117ff.).

Fragen an den Arzt

● **Wenn man möglichst wenig am Gehörgang manipulieren soll – wie kann man die Ohren sauber halten?**
Viele Menschen empfinden Ohrenschmalz als »unsauber« und möchten ihn entfernen. Dabei übernimmt Ohrenschmalz eigentlich von Natur aus die Aufgabe, den Gehörgang sauber zu halten und vor unerwünschten Eindringlingen, wie Bakterien, zu schützen. Deshalb sollten Sie den äußeren Gehörgang möglichst gar nicht zu säubern versuchen. Lassen Sie jedoch Ihren Arzt einmal im Jahr Ihre Gehörgänge inspizieren. Falls sich dort viel Ohrenschmalz festgesetzt hat oder der äußere Gehörgang durch einen Ohrenschmalzpfropf verschlossen ist, kann der Arzt diesen durch eine einfache Spülung mit warmen Wasser herauslösen. Greifen Sie jedoch niemals zu Hause zu dieser Methode: Man kann damit großen Schaden anrichten.

Ohrentropfen und -salben

Wirkstoffgruppen	Medikamente
Ohrentropfen mit lokal betäubender und abschwellender Wirkung	
Phenazon + Procain + Glycerol	Otalgan (D), Otodolor (D)
Ohrentropfen und -salben mit antibiotisch wirkenden Substanzen	
Polymyxin B + Fludrocortison + Lidocain	Panotile N (D)
Polymyxin B + Bacitracin + Hydrocortison	Polyspectran HC (D)
Ohrentropfen mit Glucocorticoiden als Hauptbestandteil	
Dexamethason + Chinchocain + Butandiol	Otobacid N (D)

Wirkungsweise

Ohrentropfen mit lokal betäubender und abschwellender Wirkung richten sich in erster Linie gegen den Schmerz. Dabei soll das Lokalanästhetikum Procain das Weiterleiten der Schmerzen durch schmerzempfindliche Nerven blockieren. Lokalanästhetika sind auch in einigen antibiotischen Ohrentropfen enthalten.

Das Schmerzmittel Phenazon soll die Schmerzen zusätzlich lindern, indem es die Bildung von Prostaglandinen hemmt. Das sind Stoffe, die bei Entzündungen entstehen und Schmerzen hervorrufen. Glycerol bindet Flüssigkeit und trägt auf diese Weise zur Abschwellung des entzündeten Gehörgangs bei.

Antibiotika werden mit dem Ziel zugesetzt, die Bakterien, die die Entzündung hervorrufen, abzutöten. Die aufgeführten antibiotikahaltigen Ohrentropfen enthalten außerdem ein Glucocorticoid, das die Schwellung und Entzündung zurückdrängen soll.

Ohrentropfen, deren Hauptwirkstoff ein Glucocorticoid ist, werden in erster Linie bei aller-gisch bedingten Gehörgangsentzündungen eingesetzt, da sie die übermäßige Immunreaktion bei der Allergie unterbrechen.

Anwendung

Ohrentropfen sollten möglichst körperwarm in das betroffene Ohr geträufelt werden, während der Patient auf dem gesunden Ohr liegt. Schmerzlindernde und abschwellende Ohrentropfen können mehrmals am Tag angewandt werden, wohingegen antibiotikahaltige Ohrentropfen und -salben nicht häufiger als vom Arzt empfohlen oder auf der Packungsbeilage angegeben angewandt werden dürfen.

Nebenwirkungen

→ Überempfindlichkeitsreaktionen

Am häufigsten kommen als unerwünschte Wirkungen Überempfindlichkeitsreaktionen und Allergien gegen die verschiedenen Inhaltsstoffe der Ohrentropfen vor.

Die Gefahr, dass Antibiotika in Ohrentropfen vom Körper aufgenommen werden, lässt sich ebenfalls nicht ausschließen. Außerdem kann der Betroffene eine Allergie gegen diese Antibiotika entwickeln, woraufhin sie bei anderen Krankheiten nicht mehr angewandt werden dürfen.

→ Cortisontypische Nebenwirkungen

Vor allem bei kortikosteroidhaltigen Mitteln ist nicht ausgeschlossen, dass das Kortikosteroid bei längerer Anwendung in den Körper gelangt und dort verschiedene Nebenwirkungen hervorrufen kann (siehe auch Seite 460ff.). Außerdem können diese Substanzen Pilzinfektionen des äußeren Ohrs begünstigen.

→ Schwindel, Übelkeit, Hörschäden

Gelangen Ohrentropfen durch ein geöffnetes Trommelfell ins Mittelohr, können sie unter Umständen Schwindel und Übelkeit auslösen. Mittel, die als Antibiotikum Kanamycin oder Neomycin enthalten, können das Hörvermögen dauerhaft beeinträchtigen.

Erkältung

Kombination mit anderen Mitteln

● Werden Ohrentropfen nur über einen kurzen Zeitraum in der angegebenen Dosis angewandt, werden sie nur in geringem Maße vom Körper aufgenommen. Deshalb spielen Wechselwirkungen mit anderen Mitteln in der Regel keine Rolle.
● Verschiedene Ohrentropfen sollten nur dann kombiniert werden, wenn der Arzt dies ausdrücklich verordnet hat.

Achtung

● Ohrentropfen dürfen nur angewandt werden, wenn der Arzt vorher sichergestellt hat, dass das Trommelfell intakt ist.
● Ohrentropfen mit Inhaltsstoffen, auf die man bereits einmal allergisch reagiert hat, dürfen nicht benutzt werden.

Schwangerschaft und Stillzeit

Gegen die Anwendung der schmerzlindernden Ohrentropfen Otalgan und Otodolor gibt es in Schwangerschaft und Stillzeit keine wesentlichen Bedenken. Allerdings bleibt dahingestellt, ob diese Mittel mit ihrer fraglichen Wirksamkeit in diesen Situationen wirklich notwendig sind. Auf corticoid- und antibiotikahaltige Ohrentropfen sollte in Schwangerschaft und Stillzeit verzichtet werden, da die Substanzen in geringen Mengen vom Körper aufgenommen werden und das Kind im Mutterleib und nach der Geburt durch den Übertritt in die Muttermilch schädigen können.

Daher unsere Bewertung

Schmerzlindernde Ohrentropfen können die subjektiven Beschwerden in einigen Fällen lindern, wobei diese Wirkung durch die kurzfristige Einnahme von Schmerzmitteln besser belegt ist. Der Zusatz von Antibiotika ist in seiner Effektivität fraglich und birgt zudem die Gefahr eine Antibiotika-Allergie auszulösen. Deshalb raten wir von antibiotika-haltigen Ohrentropfen ab. In schweren Fällen und bei bestimmten Grunderkrankungen müssen Antibiotika als Tabletten oder Infusionen eingesetzt werden.

Die Anwendung von Glucocorticoiden sollte allergischen Ohrbeschwerden vorbehalten bleiben, die auf andere Weise nicht ausheilen.

Auf keinen Fall eignen sich Ohrentropfen zur Selbstmedikation, da der Arzt vor jeder Anwendung erst die richtige Diagnose stellen und überprüfen muss, ob das Trommelfell intakt ist.

Augenerkrankungen

Bindehautentzündung

Was ist eine Bindehautentzündung?

Die Bindehaut kleidet das Innere der Augenlider aus und bedeckt den vorderen Augapfel bis zur Hornhaut, mit der sie fest verwachsen ist. Die Aufgabe der Bindehaut ist es, die Augen vor Fremdkörpern und Entzündungen zu schützen. Dabei kann sie selbst gereizt oder durch Viren, Bakterien und Pilze infiziert werden bzw. allergisch reagieren.

Normalerweise ist die Bindehautentzündung (Konjunktivitis) anhand der Beschwerden einfach zu erkennen. Der Arzt muss jedoch darauf achten, dass nicht noch tiefere, also weiter innen im Augapfel liegende Gewebe, wie z. B. die Lederhaut oder die Regenbogenhaut, entzündet sind.

> **Bindehautentzündung in Deutschland**
>
> Bindehautentzündung ist mit Abstand die häufigste Augenerkrankung. Sie ist vergleichsweise harmlos, kann aber auch ernstere Erkrankungen überdecken oder mit ihnen verwechselt werden.

> **Richtiges Einträufeln von Augentropfen**
>
> Die richtige Anwendung der Augentropfen ist eine Kunst, denn die Flaschenspitze sollte nie das Auge berühren, da der Flascheninhalt sonst leicht verunreinigt und somit die Quelle einer erneuten Infektion werden kann. Der Tropfen sollte also ins Auge »fallen« und nicht von der Flasche dort »abgelegt« werden.
>
> **Die beste Technik ist folgende:**
> - den Kopf ein klein wenig nach hinten neigen
> - nach oben schauen
> - das untere Augenlid vom Auge weg ziehen
> - die verschriebene Menge Tropfen in den Bindehautsack geben
>
> Danach schließen sich die Lider automatisch und verteilen auf diese Art und Weise die Substanz auf der Bindehaut.
>
> Damit nicht gleich eine große Menge des Medikaments über den Tränenkanal in die Nase abläuft, drückt man etwa eine Minute lang auf den Tränenpunkt im inneren Augenwinkel, um ihn zu verschließen.
>
> Manchen Menschen fällt es leichter, die Augentropfen im Liegen in den Bindehautsack zu träufeln.

Augenerkrankungen

Ursachen

Die Entzündung der Bindehaut kann verschiedene Ursachen haben:
- extremes Sonnenlicht, Wind, Staub oder andere Umweltfaktoren
- Bakterien oder Allergie-auslösende Stoffe
- seltener Viren und Pilze

Symptome

Die Bindehaut rötet sich, oft produziert sie auch vermehrt Sekret, die Augen tränen. Das Augenlid kann anschwellen, jucken oder auch brennen. Man hat oft das Gefühl, ein Fremdkörper sei in das Auge gelangt.

Spätfolgen und Komplikationen

Die Bindehautentzündung ist im Grunde genommen eine harmlose Erkrankung. Sie beeinträchtigt das Sehvermögen höchstens leicht, wenn viel Sekret abgesondert wird, das sich auf die Hornhaut legt. Ausnahme sind seltene eitrige Formen der Bindehautentzündung. Hierbei handelt es sich z.B. um eine Infektion durch bestimmte Bakterien (Gonokokken), die normalerweise Entzündungen an den Schleimhäuten der Geschlechtsorgane hervorrufen. Neugeborene können sich bei der Geburt infizieren, Erwachsene infizieren sich durch Kontakt mit genitalen Absonderungen (Sperma, Vaginalflüssigkeit). Diese Form äußert sich mit starker Augenrötung und Schmerzen, die meist innerhalb von zwölf bis 48 Stunden nach der Ansteckung auftreten. Wird die Erkrankung nicht behandelt, kann sich an der Hornhaut ein Geschwür entwickeln, der Augapfel kann löchrig werden und im schlimmsten Fall droht Erblindung.

Das kann man selbst tun

→ Eiskompressen statt reiben

Kompressen aus zerstoßenem Eis lindern, auf das Augenlid gelegt, besonders gut starken Juckreiz und auch die Entzündung.

Selbst wenn die Augen stark jucken, sollte man nicht daran reiben, um die Entzündung nicht weiter zu verschlimmern oder zusätzlich Schmutz oder Bakterien in die Bindehaut einzubringen.

→ Augen waschen

Bei einer Bindehautentzündung ist es hilfreich, das Augenlid mehrmals täglich mit einem sauberen Waschlappen und lauwarmen Leitungswasser zu spülen. Das schwemmt Bakterien, Allergie-auslösende Stoffe wie Pollen und andere Reizstoffe aus dem Auge aus.

→ Ansteckung vermeiden

Bindehautentzündungen, die durch Bakterien verursacht werden, sind ansteckend. Aus diesem Grund ist es ratsam, sich immer die Hände zu waschen, wenn man das entzündete Auge berührt hat. Vor allem sollte man nicht erst das entzündete Auge berühren und danach das gesunde reiben.

Handtücher, Waschlappen und Ähnliches, die von Ihnen für das kranke Auge benutzt wurden, sollten Sie – wegen dieser Ansteckungsgefahr – nur für das kranke Auge benutzen und häufig waschen.

Augentropfen und Kontaktlinsen

Augentropfen und weiche Kontaktlinsen vertragen sich meist nicht, da diese Kontaktlinsen Stoffe aus den Augentropfen aufnehmen können. Daher sollte man, während man Augentropfen nimmt, auf die Kontaktlinsen verzichten und eine Brille tragen. Harte Kontaktlinsen reagieren eher unempfindlich, allerdings kann in einigen Fällen die Wirkung der Augentropfen beeinträchtigt werden.

Medikamente: Nutzen und Risiken

Nicht jede Bindehautentzündung muss medikamentös behandelt werden. Bei leichten Beschwerden kann man ruhig einen Tag abwarten. Zeigt sich dann keine Besserung bzw. sind die Beschwerden von Anfang an stark, sollte man gleich zum Arzt gehen, da auch eine ernsthafte Infektion dahinter stecken kann. Vor einer Behandlung ist es auch wichtig, die Ursache der Bindehautentzündung festzustellen. Denn eine durch Bakterien hervorgerufene Bindehautentzündung muss anders behandelt werden als eine allergische oder eine durch Kosmetika, Chemikalien oder Ähnliches verursachte.

In der Regel werden die verschiedenen Augenmedikamente lokal angewandt, das heißt direkt ins Auge gegeben. Üblich sind Augensalben und Augentropfen.

Man unterscheidet, je nach Einsatzbereich, drei Gruppen von Augenmedikamenten:
- Antiinfektiva (Antiseptika, Antibiotika), die vor allem gegen Bakterien wirken.
- Antihistaminika, Mastzellstabilisatoren und kortsionhaltige Medikamente, die gegen allergische Bindehautentzündungen helfen.
- Sympathomimetika, die bei Bindehautreizung ohne klare Ursache eingesetzt werden.

Daneben gibt es Kombinationspräparate aus diesen Substanzen. Sie sollen einer breiteren Ursachenbekämpfung dienen. Allerdings steht dem das entsprechend höhere Nebenwirkungsrisiko entgegen, besonders bei den Kombinationen mit Cortison. Man sollte aus diesem Grund mehr Sorgfalt auf die Erstellung einer exakten Diagnose verwenden, als unkritisch zu solchen Kombinationen zu greifen.

Bei bakteriellen Bindehautentzündungen ist es in der Regel nicht nötig, den jeweiligen Erreger mit Hilfe aufwendiger Labordiagnostik zu identifizieren. Man kennt die Bakterienstämme, die für die meisten Bindehautentzündungen verantwortlich sind – und setzt Präparate ein, die diese Übeltäter mit hoher Wahrscheinlichkeit Schach matt setzen. Meist genügt die Behandlung mit Augentropfen und -salben. Antibiotika in Form von Tabletten sind nur bei bestimmten Formen von Bindehautentzündungen erforderlich wie z.B. bei Einschlusskörperchen-Konjunktivitis (Blennorrhoe, ausgelöst durch Chlamydien) oder Gonokokken-Bindehautentzündung. Bei diesen Infektionen liegen häufig noch an anderen Orten Entzündungen vor, z.B. im Genitalbereich, wenn auch teilweise unbemerkt. In diesen Fällen empfehlen sich Antibiotika zum Einnehmen aus den Gruppen der Tetrazykline oder Makrolide (Einschlusskörperchen-Bindehautentzündung) oder aus der Gruppe der Cephalosporine bzw. der Aminopenicilline (Gonokokken-Konjunktivitis) (siehe auch Bakterielle Infektionen, 85ff.).

Die bei allergischer Bindehautentzündung eingesetzten Antiallergika wirken in unterschiedlichen Phasen: Während die so genannten Mastzellstabilisatoren nur vorbeugend wirken, helfen Antihistaminika auch noch, wenn die Beschwerden schon da sind. Cortisonhaltige Präparate gelten nur als Reservemittel.

> ### Fragen an den Arzt
>
> ● **Sind Gerstenkorn und Hagelkorn auch eine Art Bindehautentzündung?**
> Streng genommen sind das Gerstenkorn und das Hagelkorn zu den Augenlidentzündungen zu rechnen. Während beim Gerstenkorn eine der Drüsen am Lidrand mit Bakterien infiziert ist, entsteht das Hagelkorn, weil eine der Drüsen am Rand des Augenlids verstopft ist. In beiden Fällen schwillt das Lid an.
>
> Bei einem Gerstenkorn bildet sich in den meisten Fällen nach einigen Tagen ein Abszess, der stark schmerzhaft sein und mit Fieber einhergehen kann.
>
> Das Hagelkorn schmerzt nicht, auch wenn die Schwellung unter dem Lid zunächst noch weiter wächst.
>
> Beide »Körner« gehen in der Regel ohne Behandlung zurück. In den meisten Fällen hilft Wärme in Form von Rotlicht oder trockenen heißen Kompressen. Bei sehr hartnäckigen Fällen hilft nur das Öffnen des »Korns« durch einen Arzt.

Augenerkrankungen

Antiinfektiva (Antiseptika, Antibiotika)

Wirkstoffe/gruppen	Medikamente
Antiseptika Bibrocathol	Noviform (D, CH)
Antibiotika (Einzelwirkstoffe) Fusidinsäure	Fucithalmic (CH, D)
Ciprofloxacin	Ciloxan (D)
Norfloxacin	Chibroxin (D), Chibroxol (CH), Zoroxin (A)
Ofloxacin	Floxal (A, CH, D)
Gentamicin	Garamycin (CH), Gentamicin-POS (D), Ophtagram (CH), Refobacin (A, D)
Kanamycin	Kanamycin-POS (D), Kanamytrex (D), Kan Ophtal (D)
Oxytetracyclin	Oxytetracyclin Augensalbe (D)
Antibiotika-Kombinationen Erythromycin + Colistin	Ecolicin (D)
Polymyxin B + Neomycin + Bacitracin	Polyspectran Augen-/Ohrentropfen (D)
Oxytetracyclin + Polymyxin B	Terramycin (D)
Polymyxin B + Bacitracin + Neomycin	Polyspectran Augensalbe (D)

Wirkungsweise

Antiseptika und Antibiotika töten die Bakterien ab oder hemmen ihre Vermehrung. Auf diese Weise unterbrechen sie die Entzündung.

Anwendung

Die Mittel müssen – je nach ihrer Wirkdauer – zwei- bis sechsmal täglich ins Auge, d. h. in den Bindehautsack, gegeben werden. Allerdings soll-

ten die Präparate nicht länger als zehn Tage angewandt werden. Am Tag werden meist Tropfen, nachts oft Salben eingesetzt.

Tritt eine Besserung nicht innerhalb weniger Tage ein, sind die Bakterien vermutlich gegen das Mittel resistent, oder es liegt gar keine bakterielle Infektion vor. In einem solchen Fall sollte man umgehend den Arzt aufsuchen.

Nebenwirkungen

Werden die Mittel in üblicher Dosis und nicht länger als zehn Tage angewandt, werden sie recht gut vertragen. Zwar gelangen auch in die Augen gegebene Antiseptika und Antibiotika über den Tränenkanal und die Nasenschleimhaut in den Blutkreislauf, aber nur in sehr geringem Maße. Auf diese Weise treten schwere Nebenwirkungen selten auf.

→ Irritationen am Auge

Alle eingesetzten antibakteriellen Wirkstoffe können die bestehende Bindehautreizung verstärken oder andere Augenpartien wie die Hornhaut angreifen.

→ Allergien

Antibiotikatropfen können sowohl am Auge als auch (selten) am ganzen Körper allergische Reaktionen auslösen. Kommt es zu einem allergischen Hautausschlag (z. B. unter Ciprofloxacin), muss man die Behandlung sofort abbrechen und den Arzt aufsuchen.

→ Eingeschränktes Reaktionsvermögen

Bei der Anwendung von Salben mit den Wirkstoffen Gentamicin, Ofloxacin und Oxytetracyclin kann das Reaktionsvermögen eingeschränkt sein.

Kombinationen mit anderen Mitteln

Antibiotikahaltige Augentropfen vertragen sich mit den meisten anderen Arzneimitteln gut. Allerdings kann ihre Wirkung durch andere Augentropfen bzw. Reinigungsmittel von Kontaktlinsen beeinträchtigt werden.

Achtung

- Bei einer Überempfindlichkeit oder einer Allergie gegen einen der Wirkstoffe oder ähnliche Substanzen darf das Antiinfektivum nicht angewandt werden.
- Augentropfen, die Gentamicin, Norfloxacin oder andere »-floxacine« enthalten, sollten vor oder während des Tragens weicher Kontaktlinsen nicht angewandt werden (siehe Kasten).
- Kinder unter zwölf Monaten sollten nicht mit Ciprofloxacin- oder anderen »-floxacin«-haltigen Augentropfen behandelt werden, auch wenn die Wirkstoffmenge, die in das Blut gelangt, wahrscheinlich zu gering ist, um die gefürchteten Gelenkknorpelschädigungen während der Wachstumsphase hervorzurufen.

Schwangerschaft und Stillzeit

Für die Wirkstoffe Ciprofloxacin, Norfloxacin, Ofloxacin und Fusidinsäure liegen bis zum jetzigen Zeitpunkt noch keine ausreichenden Erfahrungen während der Schwangerschaft vor. Aus diesem Grund sollten sie in dieser Zeit nicht eingesetzt werden.

Oxytetracyclin-haltige Augentropfen haben bei umfangreicher Anwendung am Menschen keinen Hinweis auf eine schädigende Wirkung auf das ungeborene Kind ergeben.

Da die lokal am Auge angewandten Mengen von Kanamycin-haltigen Augentropfen oder -salben sehr gering sind und sie kaum vom Körper aufgenommen werden, gilt ihre Anwendung in der Schwangerschaft als unbedenklich.

Erythromycin geht in die Muttermilch über und sollte von stillenden Müttern nicht angewandt werden, da eine Allergieentwicklung beim Säugling nicht auszuschließen ist.

Oxytetracyclin geht zwar in die Muttermilch über, es sind bisher aber keine Schäden des Säuglings bekannt geworden. Kanamycin-haltigen Augentropfen gelten in der Stillzeit als unbedenklich. Einige der »Floxazine« gehen in die Milch über, von anderen ist es nicht bekannt. Sicherheitshalber sollte man auf diese Mittel während der Stillzeit verzichten.

Daher unsere Bewertung

Bei bakteriell bedingter Bindehautentzündung bekämpfen Antiinfektiva in der Regel erfolgreich die Ursache. Bei Anwendung unter zehn Tagen besteht eine nur geringe Gefahr durch Nebenwirkungen.

Mittel der Wahl ist Kanamycin, da es gut wirksam ist und nicht bei anderen Erkrankungen eingesetzt wird. Das hat den Vorteil, dass man, falls eine Allergie auftritt, kein möglicherweise lebensrettendes Antibiotikum für den Einsatz bei einer schweren Infektion verloren hat. Aber auch Antiseptika wie Bibrocathol können erfolgreich eingesetzt werden, auch wenn sie nicht so stark wirksam sind wie Antibiotika. Neomycin und Bacitracin führen leicht zu Allergien und stehen dann zur Behandlung einer schweren Allgemeininfektion nicht mehr zur Verfügung, deshalb sollten sie möglichst nicht eingesetzt werden.

Das gilt auch für das Makrolidantibiotikum Erythromycin. Außerdem wirkt es häufig nicht mehr, da Bakterien Resistenzen ausgebildet haben. Präparate, die diese Inhaltsstoffe enthalten, sollten – wenn überhaupt – nur kurzfristig angewandt werden.

Die Kombinationen verschiedener Antibiotika sind zwar seit langem etabliert, in der Regel jedoch überflüssig, da Präparate mit nur einem Inhaltsstoff völlig ausreichen und prinzipiell zu bevorzugen sind, da sie weniger Nebenwirkungen verursachen und nicht die Gefahr der Allergisierung gegenüber mehreren Antibiotika mit sich bringen.

Mastzellstabilisatoren

Wirkstoffe	Medikamente
Cromoglicin-säure	Allergocrom (D), Cromo-ratiopharm (D), Cromohexal (D), Cromosol (CH), Lomusol (A, CH), Vividrin (D)
Lodoxamid	Alomide (CH, D)
Nedocromil	Irtan (D), Tilavist (A, CH)

Augenerkrankungen

Wirkungsweise

Allergieauslösende Stoffe (Antigene), z.B. Blütenpollen, binden sich an bestimmte Zellen der Immunabwehr, die Mastzellen. Daraufhin setzen die Mastzellen eine Reihe von Botenstoffen frei, unter anderem Histamin. Besonders Histamin führt zu den typischen allergischen Beschwerden wie Anschwellen und Juckreiz der Augen.

Mastzellstabilisatoren verhindern die Freisetzung von Histamin aus den Mastzellen, woraufhin allergische Reaktionen auf den Kontakt mit Allergenen ausbleiben. Mastzellstabilisatoren unterscheiden sich in ihrer Wirksamkeit kaum. Allerdings müssen sie alle bereits einige Zeit, bevor das allergische Geschehen einsetzt, eingenommen werden, um wirken zu können.

Anwendung

Wichtig ist, die Augentropfen bereits einige Wochen vor dem Kontakt mit einem bekannten Allergen einzusetzen.

Sie werden je nach Präparat zwei- bis viermal täglich in jedes Auge geträufelt.

Nebenwirkungen

Alle Präparate werden in der Regel gut vertragen, es können aber auch Nebenwirkungen auftreten.

→ **Allergischer Schock**

Cromoglicinsäure kann – sehr selten – allergische Reaktionen auslösen. Dann muss das Mittel sofort abgesetzt werden.

→ **Juckreiz der Haut**

Lodoxamid-Augentropfen verursachen relativ häufig (bei vier Prozent der Anwender) Hautjucken und Hautausschlag. In diesen Fällen sollte das Mittel abgesetzt werden.

→ **Schmerzen im Auge**

Bereits das Einträufeln von Lodoxamid erzeugt bei 13 Prozent der Anwender Stechen und ein unangenehmes Gefühl im Auge. Diese Nebenwirkungen treten seltener auch unter anderen Mastzellstabilisatoren auf. Ein Wechsel des Wirkstoffes ist in der Regel nicht erforderlich.

Achtung

● Bei Überempfindlichkeit gegenüber einem der Wirkstoffe darf dieser nicht eingesetzt werden.
● Während der Behandlung mit Cromoglicinsäure und Nedocromil sollten keine weichen Kontaktlinsen getragen werden (siehe Seite 56).
● Kinder unter vier Jahren dürfen – wegen mangelnder Erfahrung – nicht mit Lodoxamid und Kinder unter sechs Jahren nicht mit Nedocromil behandelt werden.

Schwangerschaft und Stillzeit

Cromoglicinsäure, Lodoxamid und Nedocromil sollten in Schwangerschaft und Stillzeit wegen Mangel an Erfahrungen nicht eingesetzt werden.

Daher unsere Bewertung

Mastzellstabilisatoren gelten als Mittel der Wahl bei allergischer Bindehautentzündung. Sie können in vielen Fällen allergischen Reaktionen am Auge vorbeugen, müssen jedoch bereits einige Zeit vor dem Kontakt mit dem Allergen angewandt werden. Da sie weniger gravierende Nebenwirkungen als Cortisonpräparate haben, sind sie diesen vorzuziehen. Sie wirken jedoch nicht immer so zuverlässig. Cromoglicinsäure ist Wirkstoff der Wahl, da für sie die meisten Erfahrungen vorliegen.

Lokale Antihistaminika

Wirkstoff	Medikamente
Levocabastin	Levophta (D), Livocab (D), Livostin (CH)

Wirkungsweise

Antihistaminika verhindern, dass sich das bei allergischen Prozessen freigesetzte Histamin an

Histamin-Rezeptoren bindet, und vermögen so die allergische Reaktion abzumildern oder ganz zu unterdrücken.

Anwendung

Von Levocabastin-haltigen Augentropfen wird zwei- bis viermal täglich je ein Tropfen in jedes Auge geträufelt.

Nebenwirkungen

Auch wenn das Mittel nur örtlich am Auge angewandt wird, kann es doch Nebenwirkungen im ganzen Körper hervorrufen.

→ **Müdigkeit, Kopfschmerzen**

Müdigkeit ist eine für Antihistaminika typische Nebenwirkung, offensichtlich tritt sie auch bei lokaler Anwendung auf. Relativ viele Patienten (fünf Prozent) berichten über Kopfschmerzen.

→ **Augenbrennen**

Nach dem Einträufeln können die Augen stechen oder brennen.

→ **Kurzatmigkeit**

Kurzatmigkeit tritt häufig nach Anwendung auf.

Kombination mit anderen Mitteln

Diese Augentropfen vertragen sich mit den meisten anderen Arzneimitteln gut. Allerdings kann die Wirkung durch andere Augentropfen bzw. Reinigungs-Pflegemittel von Kontaktlinsen beeinträchtigt werden.

Achtung

● Bei bekannter Überempfindlichkeit gegen den Wirkstoff dürfen die Augentropfen nicht angewandt werden.
● Wegen mangelnder Erfahrungen sollten Kinder unter zwölf Jahren nicht mit Levocabastin behandelt werden.
● Ebenfalls wegen mangelnder Erfahrungen sollte die Substanz nicht bei Patienten mit Grünem Star und bei Trägern von weichen Kontaktlinsen eingesetzt werden.

Schwangerschaft und Stillzeit

Während der Schwangerschaft darf die Substanz nicht eingesetzt werden, da sie im Tierexperiment zu Schädigungen der ungeborenen Jungen geführt hat.

Wegen mangelnder Erfahrung sollte sie auch in der Stillzeit nicht eingesetzt werden.

> **Daher unsere Bewertung**
>
> Levocabastin gilt als Reservemittel bei der allergischen Bindehautentzündung, da es nicht so gut wirkt wie Mastzellstabilisatoren oder Antihistaminika in Tablettenform. Da Levocabastin-haltige Augentropfen zudem nicht weniger Nebenwirkungen verursachen als systemische Antihistaminika und die Substanz in Tierexperimenten Krebs ausgelöst hat, empfehlen wir, systemische Antihistaminika (siehe auch Seite 457ff.) der lokalen Anwendung von Levocabastin am Auge vorzuziehen.

Cortisonhaltige Mittel

Wirkstoffe/gruppen	Medikamente
Monopräparate Dexamethason	Dexa-sine (D)
Fluorometholon	Efflumidex (D), Flarex (CH)
Hydrocortison	Ficortril (D), Hydrocortison-POS N (D), Hydrocortison Streuli (CH)
Prednisolon	Inflanefran (D), Prednisolon Augensalbe (D), Ultracortenol (A, CH, D)
Kombination Cortison + Sympathomimetika Dexamethason + Tramazolin	Dexa Biciron (D)

Wirkstoffe/gruppen	Medikamente
Kombinationen Cortison + Antibiotika	
Dexamethason + Gentamicin	Dexa-Gentamicin (D), Dexamytrex (D)
Dexamethason + Neomycin + Polymyxin B	Dexa-Polyspectran N (D), Isopto-max (D)
Prednisolon + Chloramphenicol	Aquapred (D)
Dexamethason + Chloramphenicol + Tetryzolin	Spersadexolin (D)
Prednisolon + Oxytetracyclin	Oxytetracyclin-Prednisolon (D)
Prednisolon + Neomycin + Polymyxin B	Mycinopred (D)
Hydrocortison + Polymyxin B + Oxytetracyclin	Terracortril (D)
Prednisolon + Sulfacetamid	Blephamide (D)

Wirkungsweise

Cortisonhaltige Augensalben und -tropfen unterdrücken die Entzündungsreaktion bei einer allergischen Bindehautentzündung und lindern so die Symptome. Zur Wirkung von Sympathomimetika und Antibiotika siehe Seite 36f., 87ff., 380f.

Anwendung

Die cortisonartigen Wirkstoffe unterscheiden sich voneinander durch ihre Wirkstärke und die damit einhergehenden Nebenwirkungen: Dexamethason und Fluorometholon sind stärker wirksam (und damit nebenwirkungsreicher) als Hydrocortison und Prednisolon. Je nach Präparat werden sie zwei- bis viermal (Dexamethasonhaltige Augentropfen drei- bis sechsmal) täglich angewandt.

Nebenwirkungen

Wendet man Cortison-haltige Substanzen am Auge nur kurzfristig an, bleiben sie praktisch nebenwirkungsfrei. Bei langfristiger Anwendung

können sie jedoch schwere Nebenwirkungen nach sich ziehen. Zu den Nebenwirkungen von Augenmitteln, die Antibiotika bzw. Sympathomimetika enthalten siehe Seite 58 bzw. Seite 64.

→ Cushing-Syndrom

Bei langfristiger Anwendung kann ein Cushing-Syndrom auftreten. Diese Krankheit hat verschiedene schwere Folgen wie beispielsweise Neigung zu Infekten, schlechte Wundheilung, Wachstumsstörungen bei Kindern, Osteoporose, dünne papierartige Haut und viele andere.

→ Seh- und Reaktionsvermögen

Cortisonhaltige Salben schränken stärker als Tropfen das Sehvermögen und damit auch das Reaktionsvermögen ein.

→ Linsentrübung

Bei langfristiger Anwendung besteht ein hohes Risiko (bis zu 75 Prozent) für eine Linsentrübung (Grauer Star oder Katarakt, siehe Seite 67). Deshalb muss die Behandlung mit cortisonhaltigen Augentropfen auf wenige Tage bis zu höchstens einer Woche beschränkt bleiben.

→ Infektionen

Infektionen, die durch Bakterien, Viren, Pilze oder andere Krankheitserreger verursacht sind, können sich unter der Behandlung mit cortisonhaltigen Substanzen verschlechtern, da diese die körpereigene Abwehr schwächen oder sogar ganz unterdrücken.

Andererseits können die Substanzen aber auch die Beschwerden scheinbar bessern und die zugrundeliegende Infektion verschleiern. Eine so versäumte Behandlung kann gefährliche Folgen haben.

Kombination mit anderen Mitteln

● Cortisonhaltige Augensalben oder -tropfen sollten bei Patienten mit Grünem Star nicht zusammen mit Anticholinergika am Auge eingesetzt werden, da die Kombination den Augeninnendruck steigern und einen Glaukomanfall provozieren kann.

Bindehautentzündung

- Zusammen mit Cortison-Präparaten sollten keine Idoxuridin- oder Trifluridin-haltigen Augentropfen eingesetzt werden, die zur Behandlung der Hornhautentzündung durch Herpes-Viren dienen. Die Kombination führt zu Wundheilungsstörungen.

Achtung

- Cortisonhaltige Augenpräparate dürfen niemals bei Infektionen des Auges mit Herpes-simplex-Viren angewandt werden, da dies die Ausbreitung der Herpes-Viren begünstigt und eine Schädigung der Hornhaut und damit der Sehkraft zur Folge haben kann.

Da sich hinter jedem geröteten Auge eine Infektion durch Herpes-Viren verbergen kann, muss Herpes vor der Behandlung mit Cortisonhaltigen Augenpräparaten unbedingt ausgeschlossen werden.

- Bei Infektionen am Auge dürfen Cortison-haltige Präparate selbst dann nicht eingesetzt werden, wenn diese mit Antibiotika kombiniert sind. Durch die Cortison-Behandlung können die infektiösen Prozesse, besonders Pilzinfektionen, aufflammen.

Bei Augentuberkulose ist der Einsatz von Cortison streng untersagt, da sich die Tuberkulose dann unbemerkt ausbreiten kann.

- Bei Grünem Star verbietet sich die Behandlung mit Cortison-haltigen Präparaten am Auge. Auch bei gesunden Augen kann der Augeninnendruck unter längerer Anwendung von Cortison-Präparaten steigen und in einen Glaukomanfall münden (siehe Seite 66ff.). Zwar normalisiert sich der Augeninnendruck nach Absetzen des Präparats meist wieder, ein bleibender Sehverlust ist jedoch möglich.

- Bei einer bekannten Überempfindlichkeit gegenüber Wirkstoffen oder weiteren Inhaltsstoffen dürfen die entsprechenden Präparate nicht eingesetzt werden.

- Während einer Behandlung mit Cortison-haltigen Präparaten am Auge dürfen keine weichen Kontaktlinsen getragen werden.

Schwangerschaft und Stillzeit

Während der Schwangerschaft sollten Cortisonhaltige Präparate – auch lokal am Auge – wegen mangelnder Erfahrungen bzw. aufgrund tierexperimenteller Hinweise auf Schädigung des Ungeborenen nicht eingesetzt werden.

Da ein Übergang der Wirkstoffe in die Muttermilch möglich ist, sollten sie auch in der Stillzeit nicht angewandt werden.

Daher unsere Bewertung

Bei allergischen Bindehautentzündungen können Cortison-haltige Augensalben und -tropfen zwar die Beschwerden lindern, gelten wegen ihrer Nebenwirkungen aber nur als Reservemittel. Dabei sollten, wenn überhaupt, nur schwach wirksame Cortison-Präparate, wie z. B. Hydrocortison oder Prednisolon, für kurze Zeit eingesetzt werden.

Bei anderen Entzündungen des Auges (wie z. B. einer Entzündung der Regenbogenhaut), die nicht durch Krankheitserreger verursacht werden, sind Cortison-haltige Augentropfen hingegen Mittel der ersten Wahl. Diese meist längerfristige Behandlung muss regelmäßig vom Augenarzt überwacht werden, um Nebenwirkungen der Cortisontherapie frühzeitig entgegenzuwirken. Bei Entzündungen tieferer Strukturen des Auges muss Cortison in Tablettenform eingenommen werden.

Von Kombinationen aus Cortison und Antibiotika und/oder Sympathomimetika raten wir ab. Vor jeder Behandlung muss eine exakte Diagnose gestellt und danach eine gezielte Therapie (entweder antiinfektiös oder unspezifisch entzündungshemmend) durchgeführt werden. Eine unspezifische Behandlung mit Präparaten, die Cortison enthalten, ist in keinem Fall gerechtfertigt.

Augenerkrankungen

Sympathomimetika

Wirkstoffe/gruppen	Medikamente
Monopräparate	
Naphazolin	Proculin (D), Albalon (CH), Aconex (A)
Tetryzolin	Berberil N (D), Ophtalmin N (D), Visine (CH), Yxin (D)
Tramazolin	Biciron (D)
Kombinationen	
Antazolin + Tetryzolin	Allergopos N (D), Spersallerg (D)
Hydrastinin + Oxedrin	Dacrin (D)
Naphazolin + Pheniramin	Konjunktival (D)
Zinksulfat + Naphazolin	Oculosan N (D), Ophtopur N (D)

Wirkungsweise

Sympathomimetika ahmen die Wirkung des so genannten sympathischen Nervensystems im Körper nach. Die zur Behandlung der unspezifischen Bindehautentzündung, die weder durch Bakterien noch Allergien bedingt ist, eingesetzten Sympathomimetika bewirken eine Engstellung der Blutgefäße der Bindehaut. Gleichzeitig schwellen die Schleimhäute ab, Rötung und Tränenfluss gehen zurück, und das Fremdkörpergefühl im Auge lässt nach. Die verschiedenen Substanzen gelten therapeutisch als gleichwertig.

Anwendung

Im Allgemeinen reicht ein Präparat, das nur einen Inhaltsstoff enthält, aus. Von Naphazolin- und Tetryzolin-haltigen Augentropfen werden ein- bis dreimal täglich ein bis zwei Augentropfen in den Bindehautsack geträufelt, von Tramazolin-Augentropfen können drei- bis fünfmal täglich je ein Tropfen gegeben werden. Die Anwendung sollte auf wenige Tage beschränkt bleiben. Hat sich die Bindehautentzündung dann noch nicht zurückgebildet, muss man unbedingt den Augenarzt aufsuchen – eventuell auch zum zweiten Mal.

Nebenwirkungen

Kurzzeitig eingesetzt verengen Sympathomimetika die Blutgefäße der Bindehaut. Wendet man sie jedoch mehr als ein bis zwei Wochen lang an, erweitern sich die Blutgefäße bald nach der Anwendung wieder, man ist versucht, das Medikament erneut einnehmen. Der Anwender wird quasi »abhängig«. Durch die ständige Anwendung trocknet das Auge aus und die Schleimhaut wird geschädigt. Man darf diese Tropfen daher nie länger als maximal ein bis zwei Wochen verwenden.

→ Herz-Kreislauf-Beschwerden

Auch ins Auge eingetropfte Sympathomimetika können in den Blutkreislauf gelangen und auf diese Weise im Körper die Blutgefäße eng stellen. Eine Verengung der Herzkranzgefäße kann zu Angina pectoris führen, insbesondere wenn bereits eine koronare Herzerkrankung besteht. Außerdem kann es zu Blutdruckerhöhung, Herzklopfen, Herzrhythmusstörungen und Herzrasen kommen. In diesem Fall sollten die Augentropfen sofort abgesetzt werden.

→ Eingeschränkte Reaktionsfähigkeit

Eingeschränkte Reaktionsfähigkeit, Erregungszustände und Müdigkeit werden selten von sympathomimetischen Augentropfen verursacht und können die Leistungsfähigkeit beeinträchtigen. Schlafstörungen, Schwäche und Zittern können auftreten und zum Absetzen der Mittel zwingen.

→ Grüner Star

In höheren Dosierungen können Sympathomimetika am Auge einen Grünen Star (Glaukom) hervorrufen oder bei bereits erhöhtem Augeninnendruck einen Glaukomanfall provozieren.

Kombinationen mit anderen Mitteln

Bei gleichzeitiger Einnahme von Antidepressiva vom MAO-A-Hemmer- oder trizyklischen Typ kann der Blutdruck steigen.

Bindehautentzündung

Achtung

● Wer an einer Herzkrankheit, insbesondere mit verengten Herzkranzgefäßen, Bluthochdruck oder Herzrhythmusstörungen leidet, sollte keine sympathomimetischen Augentropfen nehmen, da diese die Herzkrankheit verschlimmern und sogar Angina-pectoris-Anfälle oder eine Hochdruckkrise auslösen können.
● Patienten mit Grünem Star oder akuter Regenbogenhautentzündung drohen irreversible Schäden, wenn sie Sympathomimetika ins Auge träufeln. Da in diesen Fällen eine Therapie mit Sympathomimetika strikt untersagt ist, müssen diese Augenerkrankungen unbedingt vorher ausgeschlossen sein.
● Bei bekannter Schilddrüsenüberfunktion dürfen Sympathomimetika nicht angewandt werden, weil sie die Symptome der Überfunktion, wie z. B. Herzrasen, Blutdruckanstieg, noch verstärken und dadurch vor allem bei Patienten mit vorgeschädigtem Herzen schwere Komplikationen auslösen können.
● Besteht eine Überempfindlichkeit gegen einen in den Augentropfen enthaltenen Stoff, dürfen diese Mittel nicht eingesetzt werden.
● Kinder unter zwei Jahren sollten – wenn überhaupt – Sympathikomimetika nur in niedriger Dosierung erhalten.

● Naphazolin-, Oxedrin- und Tetryzolin-haltige Augentropfen dürfen von Menschen mit Diabetes mellitus und anderen Stoffwechselkrankheiten nicht angewandt werden.
● Während der Behandlung mit Naphazolin- oder Tetryzolin-haltigen Augentropfen sollten keine weichen Kontaktlinsen getragen werden.

Schwangerschaft und Stillzeit

Während Schwangerschaft und Stillzeit sollte man diese Mittel vorsichtshalber nicht anwenden, da nicht genügend Erfahrungen vorliegen.

Daher unsere Bewertung

Sympathomimetika behandeln lediglich die Reizsymptome am Auge. Sie sollten – wenn überhaupt – nicht länger als wenige Tage und nur in Ausnahmefällen ein bis zwei Wochen genommen werden, da sonst die Schleimhäute und damit das Auge irreversibel geschädigt werden können.

Kombinationen mit anderen Sympathomimetika oder weiteren Stoffen scheinen uns nicht sinnvoll. Wenn man überhaupt auf ein Sympathomimetikum zurückgreift, dann auf ein Monopräparat.

Grüner Star

Grüner Star in den Industrienationen

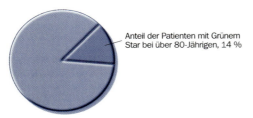

Anteil der Patienten mit Grünem Star bei über 80-Jährigen, 14 %

Der Grüne Star ist in den Industrieländern eine der häufigsten Ursachen für Erblindung. Die Erkrankungsgefahr steigt mit zunehmendem Alter an. So leiden bei den über 50-Jährigen nur ca. 1,5 Prozent an Grünem Star, während bei den über 80-Jährigen 14 Prozent daran erkranken.

Was ist Grüner Star?

Der Grüne Star (Glaukom) ist gekennzeichnet durch einen erhöhten Augeninnendruck, der den Sehnerv schädigt und zu Ausfällen im Gesichtsfeld bis hin zur völligen Erblindung führen kann.

Das chronische Weitwinkel-Glaukom ist die häufigste Form des Grünen Stars. Dabei steigt der Augeninnendruck ganz allmählich und über lange Zeit meist unbemerkt an. Die Krankheit tritt üblicherweise nach dem 30. Lebensjahr auf, kann aber auch schon in der frühen Kindheit beginnen. Familiäres Vorkommen ist häufig, meist sind beide Augen betroffen. Je älter der Mensch, umso häufiger tritt diese Krankheit auf. Rund 14 Prozent der über 80-Jährigen sind an einem solchen Glaukom erkrankt.

Beim akuten Winkelblockglaukom kommt es plötzlich zu einer (meist einseitigen) Augendruckerhöhung, beim chronischen Winkelblockglaukom treten solche Druckerhöhungen immer wieder auf.

Ursachen

Das Innenauge ist mit einer Flüssigkeit gefüllt, die normalerweise einen Druck von 10 bis 21 mmHg aufrecht erhält. Die Flüssigkeit wird in der hinteren Augenkammer produziert und gelangt durch die Pupille in die vordere Augenkammer. Seitlich im so genannten Kammerwinkel liegt der Abflusskanal (Schlemmscher Kanal), über den die Flüssigkeit in benachbarte Venen abfließt.

Wird mehr Flüssigkeit erzeugt als abfließen kann, steigt der Druck im Auge an. Zu diesem Ungleichgewicht kommt es in der Regel, wenn der Abfluss im Auge verengt (Weitwinkelglaukom) oder verlegt ist (Winkelblock- oder Engwinkelglaukom). Warum es dazu kommt, weiß man nicht. Es gibt auch so genannte sekundäre Glaukome, die Folge vorangegangener Augenerkrankungen sind, wie z. B. einer Regenbogenhautentzündung oder eines Augentumors. Auch eine Langzeittherapie mit kortisonhaltigen Präparaten kann den Augendruck erhöhen. Diese Gefahr besteht insbesondere bei lokaler Anwendung.

Erhöhter Augeninnendruck gilt als wichtigste, wenn auch nicht alleinige Ursache der fortschreitenden Schädigung des Sehnervs und Einschränkung des Sehvermögens beim Glaukom. Zuletzt wurden auch genetische Veränderungen für die Erkrankung verantwortlich gemacht.

Symptome

Da der Augeninnendruck beim chronischen Weitwinkel-Glaukom auf beiden Augen meist ganz allmählich ansteigt, bleibt es oft lange Zeit unbemerkt. Erst im fortgeschrittenen Stadium äußert es sich durch ein immer kleiner werdendes Gesichtsfeld oder durch Gesichtsfeldausfälle.

Grüner Star

Beim akuten Winkelblockglaukom tritt die Augendruckerhöhung plötzlich ein. Dies verursacht im Unterschied zum chronischen Weitwinkelglaukom massive Beschwerden – zumeist nur an einem Auge. Bei einem solchen akuten Glaukomanfall sieht der Betroffene Nebel und farbige Ringe. Gleichzeit treten sehr starke Augen- und Kopfschmerzen auf, die von Übelkeit bis hin zum Erbrechen begleitet werden. Das Auge ist gerötet, die Hornhaut getrübt, die Pupille ist erweitert und entrundet.

Das chronische Winkelblockglaukom ist charakterisiert durch wiederholte Anfälle von Druckerhöhung, die ebenfalls meist einseitig sind. Die Symptome sind Sehverschlechterung und Schmerzen, ähnlich einem akuten Glaukomanfall, nur weniger ausgeprägt.

Spätfolgen und Komplikationen

Das chronische Weitwinkelglaukom kann im Verlauf der Erkrankung das Sehvermögen immer stärker beeinträchtigen und schließlich zu völliger Erblindung führen. Auch heute noch erblindet jeder zehnte Glaukomkranke. Beim akuten Glaukomanfall muss sofort gehandelt werden, sonst droht auch hier Erblindung.

Das kann man selbst tun

→ Den Augendruck nicht erhöhen

Es gibt einige Situationen, durch die der Augeninnendruck gesteigert wird. Diese Umstände sollte man als Gefährdeter möglichst meiden:
- Die plötzliche Zufuhr großer Flüssigkeitsmengen kann den Augendruck erhöhen.
- Bei lageabhängigem Augendruckanstieg empfiehlt es sich, mit einem erhöhten Oberkörper zu schlafen.
- Enge Krägen können den Abfluss des Blutes aus dem Kopf in den Brustraum behindern, woraufhin der Druck im Auge zunehmen kann.

→ Nicht rauchen

Rauchen verschlechtert die Durchblutung, was im Auge zu einer vermehrten Produktion von Blutgefäßen und Bindegewebe führt. Diese behindern wiederum den Abfluss des Kammerwassers und können auf diese Weise zu einem Anstieg des Augendrucks führen.

Grauer Star

Ein Grauer Star, auch Katarakt genannt, ist eine Trübung der Linse, die die verschiedensten Ursachen haben kann. Das Hauptsymptom ist ein langsamer schmerzloser Verlust der Sehkraft. Er beginnt oft mit einem zunehmenden Blendungsgefühl. Schmerzen treten auf, wenn die Linse quillt und dadurch den Druck im Auge erhöht. Dann entsteht oft zusätzlich ein Grüner Star (Sekundärglaukom).

Zur Behandlung der Linsentrübung werden die unterschiedlichsten Wirkstoffe eingesetzt: Mineralstoffpräparate, Vitamine, unspezifische Immunstimulanzien (Inosinmonophosphat), Bausteine von Kernsäuren (Uridin-5-Monophosphat), Salicylsäure (ein Mittel, das die obere Hornschicht der Haut auflöst), Dexpanthenol (ein Mittel, das angeblich die Wundheilung fördern soll), das durchblutungsfördernde Mittel Moxaverin, die blutgerinnungshemmende Substanz Heparin und viele andere mehr. Eine Wirkung ist allerdings für keine dieser Substanzen belegt.

Zu Beginn der langsamen Linseneintrübung können häufige Angleichungen der Brillengläser die Sehkraft teilweise erhalten. Letztlich ist aber nur die Operation eine wirksame Methode zur Behandlung des grauen Stars. Die Katarakt-Operation ist mittlerweile Routine und wird z.T. bereits ambulant durchgeführt. Dabei wird entweder die ganze Linse entfernt oder sie wird aufgelöst und die Reste abgesaugt. Die entfernte Augenlinse wird durch Einpflanzung einer künstlichen Linse, eine Starbrille oder Kontaktlinsen ausgeglichen.

Augenerkrankungen

Medikamente: Nutzen und Risiken

Zwar erleidet nicht jeder Mensch mit erhöhtem Augeninnendruck einen Augenschaden. Da man aber nicht weiß, bei wem der erhöhte Druck zu Schädigungen führt und bei wem nicht, sollte jeder, bei dem ein erhöhter Augeninnendruck festgestellt wird, behandelt werden. Laserbehandlungen und Operationen kommen eher für fortgeschrittene Glaukomerkrankungen in Frage. Ansonsten steht eine medikamentöse Behandlung an erster Stelle.

Die zur Auswahl stehenden Arzneimittel erhöhen entweder den Kammerwasserabfluss (z. B. die Cholinergika) oder aber sie bremsen die Kammerwasserbildung (z. B. die Betablocker).

Während Betablocker vor allem für jüngere Erkrankte sowie für Kurzsichtige oder Patienten mit Linsentrübung geeignet sind, empfehlen sich Cholinergika wie Pilocarpin eher für ältere und normal- oder weitsichtige als für kurzsichtige Menschen. Die übrigen Substanzen (Alpha$_2$-Sympathomimetika, Carboanhydrasehemmer und Prostaglandinanaloga) eignen sich aufgrund ihrer Nebenwirkungen nur als Ausweichmedikamente, wenn Betablocker und Cholinergika nicht vertragen werden.

Reicht ein Wirkstoff nicht aus, um den Augeninnendruck auf Normalmaß zu senken, können Substanzen verschiedener Wirkmechanismen kombiniert werden. Dabei addieren sich allerdings auch deren Nebenwirkungen.

Der Nutzen der medikamentösen Therapie bei dieser Erkrankung mit ihren möglichen

Fragen an den Arzt

● **Wie äußert sich eine Einschränkung des Gesichtsfeldes?**
Bei Gesichtsfeldeinschränkung nimmt man bestimmte Areale einfach nicht mehr wahr – sie sind wie ein blinder Fleck. Steht man z. B. auf einem Aussichtspunkt und blickt auf eine große Stadt wie München, sieht man ohne den Kopf zu drehen verschiedene Kirchtürme. Ist das Gesichtsfeld am Rande eingeschränkt, sind die äußersten Kirchtürme rechts und links nicht mehr zu sehen. Ein zentraler Ausfall könnte zu einem Verschwinden der berühmten Türme der Frauenkirche führen. Bewegt man den Kopf ein wenig, sind sie wieder zu sehen, da sie nicht mehr auf den blinden Fleck fallen. Da wir unbewusst ständig den Kopf bewegen, fallen diese Ausfälle oft gar nicht bzw. erst dann auf, wenn sie sehr groß geworden sind.

● **Soll ich meinen Augeninnendruck regelmäßig überprüfen lassen, auch wenn ich keine Beschwerden habe?**
Da ein Glaukom bis zum Eintreten nicht reparabler Schäden völlig symptomlos bleiben kann, sollte jede Augenuntersuchung routinemäßig eine Augeninnendruckmessung einschließen. Wer einen Glaukomfall in der Familie hat, an Durchblutungsstörungen, Angina pectoris oder Diabetes leidet bzw. längerfristig Cortison einnimmt, sollte seinen Augeninnendruck jährlich überprüfen lassen. Auch Sehstörungen und die erste Lesebrille sollten zu einer Messung veranlassen. Ein einmal gemessener Normwert schließt ein Glaukom nicht aus, da die physiologischen Tagesschwankungen 3–4 mmHg (und mehr) betragen. Im Frühstadium eines Glaukoms ist der Druckanstieg manchmal nur zeitweilig nachweisbar. Druckwerte an der oberen Normgrenze müssen durch mindestens jährliche Druckmessungen kontrolliert werden. In unklaren Fällen ist eine komplette Untersuchung bei einem Glaukomspezialisten sinnvoll.

● **Ist eine Augeninnendruckmessung schmerzhaft?**
Der Augeninnendruck wird ganz schmerzfrei mit einer Methode namens Tonometrie gemessen. Ein Druck über 21 mmHg gilt als erhöht, ein Druck über 29 mmHg als behandlungsbedürftig. Eine zusätzliche Augenspiegelung kann in manchen Fällen Veränderungen am Sehnerv zeigen. Verengungen am Kammerwinkel lassen sich mit komplizierteren Untersuchungsmethoden erkennen.

Grüner Star

schweren Folgen ist unbestritten. In den letzten Jahren haben die Fortschritte in der medikamentösen Behandlung die Zahl der drucksenkenden Glaukomoperationen erheblich verringert. Leider bewahrt die medikamentöse Senkung des Augeninnendrucks nicht jeden Betroffenen vor einer Schädigung des Sehnervs und der Netzhaut. Außerdem gibt es viele Patienten, die trotz normalem Augeninnendruck einen Glaukomschaden erleiden. Hier ist unklar, inwieweit eine weitere Senkung des Augeninnendrucks durch Medikamente den Schaden aufhalten kann.

Betablocker

Wirkstoffe/gruppen	Medikamente
Monopräparate Betaxolol	Betoptima (D), Betoptic (A, CH)
Carteolol	Arteoptic (CH, D)
Levobunolol	Vistagan (A, CH, D)
Metipranolol	Betamann (D), Turoptin (CH)
Timolol	Arutimol (D), Chibro-Timoptol (D), Dispatim (D), Timomann (D), Tim-Ophtal (D), Timisol (CH)
Kombinationen Betablocker + Cholinergikum Metipranolol + Pilocarpin	Normoglaucon (D)
Timolol + Pilocarpin	Timpilo (D)

Wirkungsweise

Betablocker senken, wenn sie lokal am Auge angewandt werden, den Augeninnendruck dadurch, dass sie die Produktion von Kammerwasser herabsetzen.

Zur Wirkungsweise von Cholinergika siehe den folgenden Abschnitt ab Seite 71.

Anwendung

Die meisten Betablocker müssen nur zweimal täglich ins Auge geträufelt werden. Die Nebenwirkungen – z. B. auf den Blutdruck – lassen sich deutlich verringern, wenn man die Augen nach dem Einträufeln drei Minuten entspannt geschlossen hält.

Nebenwirkungen

Bei der Anwendung von Betablocker-haltigen Augentropfen gelangt ein Teil des Wirkstoffs in den Blutkreislauf und kann so an verschiedenen Organen wie Lunge oder Herz zu unerwünschten Wirkungen führen.

→ Trockene Augen, Bindehautentzündung

Betablocker können das Auge austrocknen. Das ist insbesondere für Kontaktlinsenträger ein ernst zu nehmendes Problem.

Lösen Betablocker eine allergische Bindehautentzündung aus, muss die Behandlung sofort beendet werden.

Das Auge kann sich außerdem an die Anwendung der Betarezeptorenblocker-Tropfen gewöhnen. Das bedeutet generell, dass die durch die Betablocker erzielte Wirkung immer mehr nachlässt, der Augeninnendruck also nicht mehr so stark gesenkt wird. Wird unter der Therapie anfangs ein Druckabfall von bis zu 50 Prozent erreicht, beträgt er bei Gewöhnung nur noch 20 bis 25 Prozent.

→ Herzprobleme

Da Betablocker den Herzschlag verlangsamen, sollten Patienten mit krankhaft niedrigem Puls darauf verzichten.

Bei Herzschwäche und Herzrhythmusstörungen ist ebenfalls Vorsicht geboten, da Betablocker eine solche Herzerkrankung verschlechtern können.

Außerdem können Betablocker den Blutdruck senken, bestehende Durchblutungsstörungen verschlimmern und zu kurzen Bewusstseinsverlusten führen.

Augenerkrankungen

→ **Atemnot**

Betablocker verengen die Bronchien. Deshalb sind sie für Asthmatiker und Patienten mit schwerer chronischer Bronchitis nur eingeschränkt geeignet.

→ **Müdigkeit, Kopfschmerzen, Depressionen**

Betablocker können Müdigkeit, Kopfschmerzen, Depressionen und darüber hinaus auch Halluzinationen hervorrufen und zum Absetzen der Augentropfen zwingen.

→ **Sexualstörungen**

Betablocker können beim Mann zu Ejakulationsstörungen, Harnverhalt oder sogar Impotenz führen.

→ **Allergische Reaktionen**

Auch allergische Reaktionen können von Betablocker-haltigen Augentropfen ausgelöst sein.

Kombination mit anderen Mitteln

● Eine Kombination mit anderen blutdrucksenkenden Mitteln kann zu einer stärkeren Blutdrucksenkung und sogar zur Ohnmacht führen. Dasselbe gilt ebenso für die Kombination von Betablockern in Form von Tabletten und Augentropfen.
● Andere Medikamente zur Behandlung von Herzrhythmusstörungen, wie z.B. Verapamil und Diltiazem, können zusammen mit Betablockern Herzversagen hervorrufen. Daher müssen Betablocker-haltige Augentropfen von Menschen, die diese Mittel einnehmen, einschleichend unter häufigen ärztlichen Kontrollen eingenommen werden.
● Zusammen mit Insulin oder anderen blutzuckersenkenden Medikamenten kann es zur Unterzuckerung kommen, deren Symptome durch die Betablocker abgeschwächt und ganz verschleiert werden. Wenn der Blutzuckergehalt sehr stark abfällt, kann Bewusstlosigkeit oder sogar Tod eintreten. Bei typischen Symptomen einer Unterzuckerung, wie z.B. Heißhunger, Schwäche, Unruhe, Schweißausbruch und Zittern, muss man sofort etwas zu sich nehmen.

Achtung

● Patienten mit Asthma und schwerer chronischer Bronchits dürfen Betablocker-haltige Augentropfen nur unter besonderer ärztlicher Kontrolle einnehmen. Wenn zu viel Betablocker in den Blutkreislauf gelangen, können sie die Bronchien verengen und zu schwerer Luftnot bis zum Ersticken führen.
● Patienten mit Herzschwäche und schweren Herzrhythmusstörungen dürfen wegen der bremsenden Wirkung auf die Herzleistung keine Betablocker ins Auge träufeln. Es könnten sogar Herzversagen oder lebensbedrohliche Herzrhythmusstörungen auftreten.
● Bei bekannter Überempfindlichkeit gegen einen Wirkstoff oder weitere in den Augentropfen enthaltene Stoffe darf das entsprechende Präparat nicht eingesetzt werden.

Schwangerschaft und Stillzeit

Da nicht genügend Erfahrungen vorliegen, sollten Betablocker-haltige Augentropfen in Schwangerschaft und Stillzeit möglichst nicht bzw. nur mit Vorsicht eingesetzt werden.

Daher unsere Bewertung

Betablocker eignen sich als Glaukommittel der Wahl vor allem für jüngere Erkrankte sowie für Kurzsichtige oder Patienten mit Linsentrübung, da sie die Pupillen nicht verengen und keine Schwierigkeiten beim Fixieren von unterschiedlich weit entfernten Gegenständen bereiten. Wegen der möglichen Nebenwirkungen an anderen Organen dürfen Menschen mit Asthma, chronischer Bronchitis, Herzinsuffizienz und schweren Herzrhythmusstörungen diese Medikamente nicht oder nur unter besonderer ärztlicher Überwachung nehmen.

Wird mit einem Betablocker allein keine ausreichende Augendrucksenkung erzielt, kann man eine Kombination von Betablocker und Cholinergikum nehmen, allerdings addieren sich auch die Nebenwirkungen.

Cholinergika

Wirkstoffe/gruppen	Medikamente
Monopräparate Pilocarpin	Borocarpin S (D), Pilo (CH), Pilocarpin Ankerpharm (D), Pilocarpine Blache (CH), Pilocarpin-Puroptal (A), Pilocarpin Sigma (A), Pilocarpol (D), Pilomann (D)
Kombinationen Betablocker + Cholinergikum Metipranolol + Pilocarpin	Normoglaucon (D)
Timolol + Pilocarpin	Timpilo (D)

Wirkungsweise

Cholinergika imitieren die Wirkung des Botenstoffes Acetylcholin an seinen speziellen Rezeptoren. Acetylcholin bewirkt unter anderem eine Aktivierung der glatten Muskulatur. Im Auge zieht sich der Muskel der Regenbogenhaut zusammen, woraufhin die Pupille eng wird. Auf diese Art und Weise ergibt sich im Kammerwinkel mehr Raum, und das Kammerwasser kann besser abfließen.

Zur Wirkungsweise von Betablockern siehe den vorangehenden Abschnitt ab Seite 69.

Anwendung

Das am häufigsten verordnete Cholinergikum Pilocarpin muss zwei- bis viermal, manchmal auch sechsmal täglich angewandt werden. Tagsüber verwendet man Pilocarpin in Form von wässrigen Augentropfen, zur Nacht werden oft Pilocarpin-haltige Salben oder ölige Augentropfen eingesetzt.

Nebenwirkungen

→ Sehstörungen, weitere Augenprobleme

Da Cholinergika die Pupille eng stellen, ist die Pupillenbewegung insgesamt gestört, die dazu dient, Objekte in verschiedenen Entfernungen

scharf abzubilden. Das ist besonders für Kurzsichtige und für Kraftfahrer unangenehm, während sich bei Weitsichtigen sogar das Nahsehen bessern kann.

Weiterhin können Pilocarpin-haltige Augentropfen zu Augentränen, Bindehautreizung, Augenschmerzen und nach längerer Anwendung sogar zu Regenbogenhautentzündung und Netzhautablösung führen.

→ Eingeschränktes Reaktionsvermögen

Aufgrund der durch Cholinergika bedingten Sehstörungen kann das Reaktionsvermögen eingeschränkt sein. Außerdem können Pilocarpin-haltige Augentropfen Kopfschmerzen und Zittern hervorrufen.

→ Atemnot

Asthma kann durch Pilocarpin-haltige Augentropfen verschlimmert werden. Sie können auch Atemnot und Wassereinlagerungen in der Lunge provozieren.

→ Herz-Kreislauf-Störungen

Die Präparate können den Blutdruck erhöhen, den Puls beschleunigen oder auch verlangsamen und zur Herzschwäche führen. Deshalb sollte die Behandlung durch den Arzt überwacht werden.

→ Bauchschmerzen, Durchfall, Übelkeit

Pilocarpin kann krampfartige Bauchschmerzen, Durchfall, Übelkeit und Erbrechen sowie vermehrten Speichelfluss provozieren.

Kombination mit anderen Mitteln

Patienten mit Herzschwäche oder Vorhofflimmern erhalten häufig Herzglykoside wie Digitalis. Zusammen mit einem Cholinergikum besteht die Gefahr, dass sich der Herzschlag zu sehr verlangsamt, weshalb diese Patienten besonders ärztlich überwacht werden müssen.

Achtung

● Menschen mit Hornhautdefekten sollten keine Cholinergika ins Auge bringen.

Augenerkrankungen

● Glaukompatienten, die zusätzlich eine Erkrankung haben, bei der eine Engstellung der Pupille gefährlich werden kann (z. B. bei akuter Entzündung der Regenbogenhaut), dürfen keine Cholinergika anwenden. Das Gleiche gilt für Patienten, deren Glaukom durch eine Erkrankung der Linse bedingt ist.
● Bei bekannter Überempfindlichkeit gegen einen Wirkstoff oder weitere in den Augentropfen enthaltene Stoffe darf das entsprechende Präparat nicht eingesetzt werden.
● Nur mit Vorsicht sollten pilocarpinhaltige Augentropfen bei schweren Magen-Darm-Erkrankungen, Herzerkrankungen, Asthma bronchiale, Blasenentleerungsstörungen, Schilddrüsenüberfunktion und Parkinson-Krankheit eingesetzt werden, da diese Erkrankungen verschlimmert werden können.

Schwangerschaft und Stillzeit

In der Schwangerschaft und Stillzeit sollten Pilocarpin-haltige Augentropfen wegen mangelnder Erfahrungen möglichst nicht bzw. nur mit äußerster Vorsicht eingesetzt werden.

Daher unsere Bewertung

Cholinergika wie Pilocarpin gehören zu den Mitteln der ersten Wahl beim Weitwinkelglaukom und beim Winkelblockglaukom. Dabei eignen sie sich eher für ältere und normal- oder weitsichtige als für kurzsichtige Menschen. Einige Untersuchungen deuten darauf hin, dass Cholinergika sogar besser wirken als Betablocker, aber die Engstellung der Pupille ist eine sehr lästige und einschränkende Nebenwirkung.

Wird mit einem Cholinergikum allein keine ausreichende Augendrucksenkung erzielt, kann man es in Kombination mit einem Betablocker nehmen, allerdings addieren sich auch die Nebenwirkungen.

Alpha$_2$-Sympathomimetika

Wirkstoffe	Medikamente
Clonidin	Aruclonin (D), Clonid Ophtal (D), Isoglaucon (A, D)
Brimonidin	Alphagan (CH, D)

Wirkungsweise

Wirkstoffe aus der Gruppe der Alpha$_2$-Sympathomimetika imitieren wie die Sympathomimetika die Wirkung von Überträgerstoffen des sympathischen Nervensystems. Ihre Wirkung konzentriert sich auf eine bestimmte Rezeptoruntergruppe, die Alpha$_2$-Rezeptoren. Das bewirkt eine Engstellung der Pupille, woraufhin der Kammerwinkel weiter wird und das Kammerwasser besser abfließen kann.

Anwendung

Die Wirkstoffe werden zwei- bis dreimal täglich in den Bindehautsack getropft. Clonidin sollte man wegen der möglichen blutdrucksenkenden Wirkung zuerst in niedriger Dosierung nehmen und diese langsam erhöhen.

Nebenwirkungen

Da die Wirkstoffe in den Blutkreislauf gelangen, können Störungen wie Benommenheit, Müdigkeit, Schwindel und – ab Konzentrationen über 0,125 Prozent – Blutdruckabfall auftreten. Bei neueren Präparaten wie Brimonidin soll dies weniger ausgeprägt sein, dafür kommt es darunter häufig zu allergischen Reaktionen.

→ **Müdigkeit**

Typische und häufige Nebenwirkungen sind Müdigkeit, Benommenheit, Schlappheit und Schwindelgefühl. Unter Brimonidin werden häufig Kopfschmerzen beobachtet.

→ **Blutdruck, Kreislauf, Schwindel**

Der Blutdruck fällt, der Herzschlag kann langsamer werden und es kann sogar zu Ohnmacht

Grüner Star

und Kreislaufversagen kommen. Das Absetzen von Clonidin-haltigen Augentropfen kann bei Menschen mit Bluthochdruck zu krisenhaftem Anstieg des Blutdrucks führen. Deshalb dürfen Hochdruckpatienten eine Behandlung mit Clonidin-haltigen Mittel nur langsam ausschleichend beenden.

→ Mundtrockenheit

Mundtrockenheit ist ebenfalls eine typische Nebenwirkung dieser Wirkstoffgruppe, sie tritt unter Brimonidin besonders häufig auf.

→ Augenreizungen

Die Tropfen, besonders Brimonidin, können das Auge reizen oder allergische Reaktionen am Auge hervorrufen. In diesem Fall muss die Therapie beendet werden.

Kombination mit anderen Mitteln

- Präparate aus dieser Gruppe sollten nur mit großer Vorsicht zusammen mit anderen blutdrucksenkenden Medikamenten angewandt werden, da es zu einem starken Blutdruckabfall kommen kann.
- Die Kombination von Clonidin-haltigen Augentropfen mit Beruhigungs- oder Schlafmitteln sowie Alkohol kann den dämpfenden Effekt auf das zentrale Nervensystem erhöhen. Vor allem Autofahrer und Menschen, die Maschinen bedienen, sollten auf eine solche Kombination verzichten.
- Die Kombination von Brimonidin mit Antidepressiva, wie Mianserin, anderen Trizyklika und MAO-Hemmern ist strikt untersagt, da sie zusammen zu einem starken Blutdruckanstieg führen können.

Achtung

- Achtung Autofahrer: Müdigkeit kann das Reaktionsvermögen einschränken.
- Bei bekannter Überempfindlichkeit gegen einen Wirkstoff oder weitere in den Augentropfen enthaltene Stoffe darf das entsprechende Präparat nicht eingesetzt werden.

- Menschen mit niedrigem Blutdruck, Störungen der Erregungsleitung im Herzen oder Durchblutungsstörungen aufgrund verengter Arterien dürfen nicht mit Clonidin-haltigen Augentropfen behandelt werden, da der Blutdruck weiter sinken kann und die entsprechenden Beschwerden verstärkt werden.
- Patienten mit schweren Herzkrankheiten oder Depression sollten auf eine Behandlung mit Brimonidin-haltigen Augentropfen verzichten, um diese Erkrankungen nicht zu verschlimmern.
- Bei schweren Funktionseinschränkungen von Leber und Niere sollte man keine Brimonidin-haltigen Augentropfen nehmen, da der Abbau von Brimonidin gestört wird, es sich im Körper anreichert und die Nebenwirkungsrate deshalb ansteigt.

Schwangerschaft und Stillzeit

Wegen mangelnder Erfahrungen sollte Brimonidin während Schwangerschaft und Stillzeit nicht eingenommen werden.

Daher unsere Bewertung

Diese Substanzgruppe gehört wie die Betablocker oder Pilocarpin zu den Mitteln der ersten Wahl zur Senkung des Augeninnendrucks von Glaukompatienten. Außerdem werden diese Präparate häufig zur Zusatztherapie eingesetzt.

Carboanhydrasehemmer

Wirkstoffe	Medikamente
Dorzolamid	Trusopt (A, CH, D)

Wirkungsweise

Das Enzym Carboanhydrase ist an der Harnbildung in der Niere beteiligt, aber auch an der Kammerwasserbildung im Auge. Die Carboanhydra-

Augenerkrankungen

sehemmer hemmen dieses Enzym und verringern so die Bildung von Kammerwasser.

Während der ältere Carboanhydrasehemmer Acetazolamid gespritzt wird und heute nur noch bei der Behandlung des akuten Glaukomanfalls eine Rolle spielt, kann die neuere Substanz Dorzolamid lokal am Auge angewandt werden.

Anwendung

Dorzolamid-Augentropfen werden dreimal täglich ins Auge gegeben. Bei einer Kombinationsbehandlung mit Betablockern wird Dorzolamid nur zweimal täglich angewandt.

Nebenwirkungen

→ **Augenbeschwerden**

Bei jedem Dritten brennen und stechen die Augen nach dem Einträufeln von Dorzolamid. Nicht selten entwickeln sich auch Augentrockenheit, Hornhautentzündung, Augenlidentzündungen oder Lidirritationen nach der Anwendung. Dies bedingt meist den Behandlungsabbruch.

→ **Allergische Reaktionen**

Allergische Reaktionen am Auge sind häufig; seltener sind solche am ganzen Körper.

→ **Geschmacksstörungen**

Dorzolamid stört bei jedem Vierten den Geschmackssinn. Reizungen im Rachenbereich können ebenfalls vorkommen.

→ **Atemnot**

Verengungen der Bronchien mit Atemnot kommen vor. Dann muss das Mittel abgesetzt werden.

→ **Kopfschmerzen, Müdigkeit**

Gelegentlich rufen Dorzolamid-haltige Augentropfen Kopfschmerzen, Müdigkeit und Schwächezustände hervor.

Kombination mit anderen Mitteln

Es gibt keine Medikamente, deren gleichzeitige Anwendung strikt verboten ist.

Achtung

● Patienten mit schwerer Nierenfunktionsstörung sollten Dorzolamid nicht einnehmen. Auch bei Leberfunktionsstörungen ist Vorsicht geboten, da der Abbau von Dorzolamid gestört wird, die Substanz sich im Körper anreichert und die Nebenwirkungsrate steigt.
● Bei bekannter Überempfindlichkeit gegen einen Wirkstoff oder weitere in den Augentropfen enthaltene Stoffe darf das Präparat nicht eingesetzt werden.
● Dorzolamid sollte nicht von Trägern von weichen Kontaktlinsen verwendet werden (siehe Kasten Seite 56).

Schwangerschaft und Stillzeit

Schwangere sollten das Medikament nicht nehmen, da bislang noch nicht genügend Erfahrungen vorliegen. Im Experiment mit Kaninchen, die hohe Dosen Dorzolamid erhalten hatten, wiesen einige Neugeborene Fehlbildungen der Wirbelkörper auf.

Da nicht geklärt ist, ob die Substanz in die Muttermilch übergeht, sollte sie auch in der Stillzeit nicht eingesetzt werden.

Daher unsere Bewertung

Dorzolamid gilt als Mittel der Reserve zur Senkung des Augeninnendrucks beim Grünen Star, wenn bewährte Substanzen wie Betablocker oder Pilocarpin nicht ausreichend wirken oder nicht eingesetzt werden dürfen. Allerdings ruft Dorzolamid eine Reihe von unangenehmen und z.T. erheblichen Nebenwirkungen hervor, was seinen Nutzen stark einschränkt.

Prostaglandinanaloga

Wirkstoff	Medikament
Latanoprost	Xalatan (A, D, CH)

Grüner Star

Wirkungsweise

Prostaglandin ist ein hormonähnlicher Stoff, der im Körper verschiedene Funktionen erfüllt. Es kann den Augeninnendruck senken, indem es den Abfluss des Kammerwassers nicht über den Kammerwinkel, sondern über die mittlere Augenhaut fördert. Die wie Prostaglandin wirkende, relativ neue Substanz Latanoprost kann den Augeninnendruck so stark senken wie Betablocker.

Anwendung

Latanoprost gibt es als Augentropfen, die nur einmal täglich, am besten abends, in den Bindehautsack geträufelt werden müssen. Wird Latanoprost häufiger als einmal täglich ins Auge gebracht, kann die Wirkung abnehmen. Falls noch andere Augentropfen genommen werden, sollte das zweite Medikament mit einem zeitlichen Abstand von fünf Minuten ins Auge getropft werden.

Nebenwirkungen

→ **Veränderung der Augenfarbe und des Wimpernwachstums, Augenreizung**

Die auffälligste Nebenwirkung ist eine Verfärbung der Regenbogenhaut unter Latanoprost. Die wahrscheinlich bleibende bräunliche Verfärbung der Iris tritt bei bis zu zehn Prozent der Patienten auf. Die Wimpern an Ober- und Unterlid können länger, dicker und dunkler werden. Zudem wachsen möglicherweise auch zusätzliche Wimpern im inneren Augenwinkel.

Eine Entzündung der mittleren Augenhaut (Uveitis) tritt gehäuft bei Patienten mit weiteren Augenerkrankungen auf. Auch Reizungen der Augen kommen nicht selten vor.

→ **Muskel- und Gelenkschmerzen**

Eine häufige Nebenwirkung sind schmerzende Muskeln und Gelenke sowie Rückenschmerzen.

→ **Allergische Hautreaktionen**

Hautausschläge und allergische Hautreaktionen sind bei vier Prozent aller Anwender beobachtet worden.

→ **Herz-Kreislauf-Probleme**

Brustschmerzen und Angina pectoris als Zeichen der Sauerstoffunterversorgung des Herzens können relativ häufig auftreten. Selten kommt es zu Bluthochdruck und Herzrasen. In all diesen Fällen muss das Präparat sofort abgesetzt werden.

→ **Atemwegsinfektionen**

Infektionen der oberen Atemwege treten unter einer Behandlung mit Latanoprost gehäuft auf.

Kombination mit anderen Mitteln

Augentropfen, die den Konservierungsstoff Thiomersal enthalten, und Latanoprost sollten nicht gemeinsam ins Auge gelangen, da Thiomersal sonst ausflockt. Müssen beide Präparate angewandt werden, sollte man mindestens einen Abstand von fünf Minuten einhalten.

Achtung

● Bei bekannter Überempfindlichkeit gegen Latanoprost darf es nicht eingesetzt werden.
● Bei Patienten ohne Linse, mit Winkelblockglaukom oder Entzündungen im Auge sollte Latanoprost nur mit Vorsicht eingesetzt werden.
● Asthma-Kranke sollten auf eine Behandlung mit Latanoprost-Augentropfen möglichst verzichten, da sie die Krankheit verschlimmern können.

Schwangerschaft und Stillzeit

Schwangere sollten Latanoprost wegen mangelnder Erfahrungen nicht nehmen. Stillende Mütter sollten Latanoprost auf keinen Fall anwenden, da die Substanz in die Muttermilch übergehen kann.

Daher unsere Bewertung

Latanoprost ist Mittel der letzten Wahl, wenn weder Betablocker noch die anderen möglichen Substanzen ausreichend wirken oder nicht vertragen werden. Es ist zwar gut wirksam, verursacht aber eine Reihe von unangenehmen bis gefährlichen Nebenwirkungen.

Trockene Augen

Trockene Augen in Deutschland

Über eine Million Deutsche klagen über trockene Augen. Meist treten die Beschwerden erst nach dem 30. Lebensjahr auf.

Was ist ein Trockene-Augen-Syndrom?

Das Syndrom des trockenen Auges (»Keratokonjunctivitis sicca«) kommt allein oder zusammen mit anderen Erkrankungen vor. Es wird entweder zu wenig Tränenflüssigkeit gebildet oder die gebildete Tränenflüssigkeit hat nicht die richtige Zusammensetzung, sodass der Tränenfilm nicht stabil ist.

Ursachen

Die Ursachen dieser Erkrankung kennt man bis zum jetzigen Zeitpunkt nicht. Das »Trockene Auge« kann in Zusammenhang mit rheumatischen Krankheiten auftreten. Hier werden Autoimmunprozesse als Ursache vermutet. In diesem Fall richtet sich das Abwehrsystem gegen körpereigene Stoffe.

Da sich die Verschreibung von Medikamenten gegen das »Trockene Auge« innerhalb der letzten 15 Jahre verfünffacht hat, nimmt man an, dass auch äußere Bedingungen wie beispielsweise trockene Luft, klimatisierte Räume oder Bildschirmarbeit die Beschwerden verursachen. Auch eine psychosomatische Beteiligung ist wahrscheinlich.

Symptome

Zunächst führt die geringe Tränenproduktion zu Brennen und Reizung der Augen. Subjektiv hat man oft das Gefühl eines Fremdkörpers im Auge, am Morgen sind die Lider verklebt.

Im weiteren Verlauf lösen sich von der äußersten Hornhautschicht kleine Stückchen. Das bezeichnet man als »Stipping«. Dieser Vorgang kann dazu führen, dass der Patient empfindlich auf Licht reagiert.

Spätfolgen und Komplikationen

In fortgeschrittenen Stadien verändert sich die Hornhautoberfläche, sie kann auch trüb werden. Dadurch wird die Sehfähigkeit erheblich beeinträchtigt.

Das kann man selbst tun

Alles, was die Beschwerden verschlechtert, sollte man vermeiden: Rauch, schlecht klimatisierte Räume sowie Zugluft.

Medikamente: Nutzen und Risiken

Das häufige Eintropfen »künstlicher Tränen«, die auch Filmbildner genannt werden, soll die Tränenflüssigkeit ersetzen. Die Therapie wirkt gut. Sie behandelt allerdings nur die Symptome, führt also nicht zur Beseitigung der Ursache. Der Arzt sollte auf jeden Fall vorher klären, ob als Ursache eine rheumatische oder eine andere Erkrankung (Vitamin-A-Mangel, Östrogenmangel) in Frage kommt. Ist das der Fall, bessert sich mit der Behandlung der Grunderkrankung auch der Tränenmangel. Ebenso wichtig ist es, äußere Reize, die zu trockenen Augen führen können, wie z. B. trockene Heizungsluft oder Rauchen, so weit wie möglich auszuschalten. Auch Sympathomimetika-Augentropfen, die gern gegen Bindehautentzündung eingesetzt werden (siehe Seite 55ff.), können schuld an trockenen Augen sein.

Die Filmbildner sind überwiegend gut verträglich. Eine längerfristige Behandlung ist allerdings problematisch, da die eigene Tränenproduktion durch die Anwendung völlig zum Erliegen kommen kann und so eine »Abhängigkeit« von den künstlichen Tränen entsteht.

Eine mögliche Alternative zur medikamentösen Behandlung ist der Einsatz so genannter Tränenstöpsel, die den unteren Tränenpunkt verschließen und damit den Abfluss der Tränenflüssigkeit in die Nase verhindern.

Fragen an den Arzt

● **Was misst der Arzt mit den Löschpapierstreifen?**
Bei Austrocknung und Reizzuständen am Auge misst der Arzt das Ausmaß der Tränensekretion. Dazu werden Filterpapierstreifen vorgegebener Größe am Übergang vom mittleren zum äußeren Drittel des Unterlids in den Bindehautsack eingelegt. Werden die Streifen bei zwei aufeinanderfolgenden Tests in fünf Minuten nur 5 mm oder weniger benetzt, bestätigt dies die Diagnose »Trockenes Auge«.

Filmbildner

Wirkstoffe/gruppen	Medikamente
Monopräparate	
Carbomer	Liposic (D)
Hydroxyethylcellulose	Lacrigel (D)
Hypromellose	Artelac (D), Sic ophtal N (D)
Polyvinylalkohol	Lacrimal (D), Liquifilm (D)
Polyvidon	Arufil (D), Lacophtal (D), Oculotect fluid (D), Protagent (D), Vidisept (D)
Polyacrylsäure	Vidisic (D)
Hypromellose	Lacrisic (D)
Carbomer	Thilo-Tears (D)
Kombinationen	
Hypromellose + Retinolpalmitat	Oculotect (D)
Dexpanthenol + Polyvinylalkohol	Dispatenol (D), Siccaprotect (D)
Polyvinylalkohol + Polyvidon	Lacrimal O.K. (D)

Wirkungsweise

Die verabreichten Lösungen ersetzen die fehlende Tränenflüssigkeit. Dabei ist es wichtig, dass die Substanzen möglichst nicht mit anderen Augenflüssigkeiten oder -strukturen reagieren. Meist enthalten die Präparate noch Zusätze, die eine längere Verweildauer im Bindehautsack bewirken. Die verschiedenen Wirkstoffe scheinen in ihrer Wirksamkeit gleichwertig zu sein.

Anwendung

Die Filmbildner werden drei- bis fünfmal täglich in den Bindehautsack getropft.

Weiche Kontaktlinsen sollten während der Behandlung mit Polyvinylalkohol gar nicht getragen werden. Bei den Wirkstoffen Polyvidon, Hypromellose sollten sie erst eine Viertelstunde nach dem Einträufeln eingesetzt werden (siehe Kasten Seite 56).

Nebenwirkungen

→ **Hornhautschäden**

Da alle Filmbildner häufig angewandt werden müssen, können die darin enthaltenen Konservierungsstoffe die Hornhaut schädigen. Aus diesem Grund sind in letzter Zeit auch konservierungsstoff-freie Formen eingeführt worden, die jeweils eine Tagesdosis abgepackt enthalten. Diese Strategie ist sinnvoll, erhöht jedoch die Kosten der Behandlung.

→ **Noch weniger eigene Tränen**

Werden die Filmbildner längere Zeit angewandt, kann die eigene Tränenproduktion noch weiter abnehmen. Daraus kann ein Teufelskreis entstehen, denn dann braucht man erst recht wieder Augentropfen.

→ **Geschmackssinn**

Mittel, die das Konservierungsmittel Cetrimid enthalten, können den Geschmackssinn stören.

→ **Allergien**

Polyvidon-haltige Augenpräparate können zu allergischen Reaktionen wie Hautausschlägen führen.

Kombination mit anderen Mitteln

Es gibt keine Medikamente, deren Kombination mit Filmbildnern verboten sind.

Achtung

Bei bekannter Überempfindlichkeit gegen einen Wirkstoff oder weitere in den Augentropfen enthaltene Stoffe darf das entsprechende Präparat nicht eingesetzt werden.

Schwangerschaft und Stillzeit

Die Mittel sind eher als unproblematisch zu betrachten, da sie ein physikalisches Wirkprinzip haben und keine darüber hinausgehende pharmakologische Wirkung entfalten. Dennoch gilt grundsätzlich, dass zumindest in den ersten drei Monaten einer Schwangerschaft Arzneimittel nur dann angewandt werden sollten, wenn es unbedingt nötig ist.

Daher unsere Bewertung

Bei trockenen Augen gelten Filmbildner als Mittel der Wahl. Sie dürfen allerdings nicht unkritisch oft angewandt werden, da sie sonst die eigene Tränenproduktion weiter unterdrücken.

Bei längerer Anwendung ist Präparaten ohne Konservierungsstoffen, z. B. in Eindosenbehältnissen, der Vorzug zu geben.

Kombinationen verschiedener Filmbildner oder Zusätze von Vitaminen scheinen keinen zusätzlichen Vorteil zu bringen.

Ohrenerkrankungen

Hörsturz

Was ist ein Hörsturz?

Als Hörsturz bezeichnet man eine ganz plötzlich einsetzende Schwerhörigkeit bzw. Ertaubung eines Ohrs.

Ursachen

Wodurch ein Hörsturz entsteht, ist bis zum heutigen Tag noch nicht geklärt. Es gibt eine erstaunliche Vielzahl von Theorien wie Durchblutungsstörungen im Innenohr, fehlgeleitete Abwehrreaktionen des Körpers oder auch eine Virusinfektion. Tatsächlich beobachtet man relativ häufig, dass ein Hörsturz dann auftritt, wenn ein Mensch unter starker körperlicher oder seelischer Belastung steht.

Symptome

In den meisten Fällen ist aus völliger Gesundheit heraus und ohne irgendeine erkennbare Ursache das Gehör auf einem Ohr beeinträchtigt bis völlig erloschen. Nur in sehr seltenen Fällen sind beide Ohren beteiligt.

Dazu kommt ein Druck- oder Fremdkörpergefühl in dem betroffenen Ohr, so als habe man »Watte im Ohr«. Manchmal gehen dem Ereignis Hörschwankungen und Halleffekte voraus. Ein Ohrgeräusch kann hinzutreten, Schwindel dagegen ist selten.

Hörsturz in Deutschland

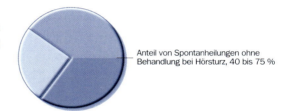

Anteil von Spontanheilungen ohne Behandlung bei Hörsturz, 40 bis 75 %

Pro Jahr erleidet einer von 5000 Menschen in Deutschland einen Hörsturz.

Spätfolgen und Komplikationen

Die Hörminderung bleibt oftmals, gerade bei älteren Menschen, bestehen. Auch können Hörstürze, nachdem sie ausgeheilt sind, sich wiederholen.

Das kann man selbst tun

→ **Stress vermeiden, Entspannung lernen**

Da ein Hörsturz (auch schon bei jungen Menschen) gehäuft in Stresssituationen auftritt, sollte man spätestens jetzt versuchen, sein Leben »stressfreier« zu gestalten. Auch wenn man nicht jeder Anspannung aus dem Weg gehen kann,

Ohrenerkrankungen

sollte man lernen, selbst unangenehmen Dingen gelassener zu begegnen und emotionale (Über-)Reaktionen besser zu kontrollieren. Das Erlernen von Autogenem Training, Yoga, Meditation, Chi-Gong oder ähnlichen Techniken ist sehr zu empfehlen.

→ **Gesund leben**

Wer sich vielseitig, vitamin- und ballaststoffreich ernährt, wappnet sein Immunsystem gegenüber Infekten, die möglicherweise einen Hörsturz bedingen. Viel Schlaf, wenig Alkohol und Kaffee, regelmäßige Bewegung und der Verzicht aufs Rauchen fördern eine gute Durchblutung – auch im Innenohr.

Medikamente: Nutzen und Risiken

Ein Hörsturz ist ein akuter Notfall, der sofort behandelt werden sollte. Bei umgehender Therapie mit durchblutungsfördernden Mitteln kehrt das Gehör auf dem betroffenen Ohr in 90 Prozent der Fälle wieder zurück. Je später die Behandlung jedoch einsetzt, desto mehr nimmt ihr Erfolg ab. Da die Ursache des akuten Hörverlusts nach wie vor ungeklärt ist, muss man jedoch kritisch anmerken, dass dieser Behandlungsansatz nur auf Theorien basiert. Es ist nicht auszuschließen, dass die Infusionsbehandlung mit durchblutungsfördernden Mitteln vor allem deswegen erfolgreich ist, weil sie den Patienten aus einer Stresssituation heraushold und ihn im Krankenhaus zur Ruhe kommen lässt. Sämtliche Medikamente zur Förderung der Durchblutung werden in ihrer Wirkung als äußerst fragwürdig beurteilt, keines zeigt einen eindeutigen Vorteil. Mehreren Studien zufolge hat auch die Infusion von reiner Flüssigkeit einen durchblutungsfördernden Effekt, der durch den Zusatz von Medikamenten nicht gesteigert wird. Letztere erhöhen nur das Risiko von Nebenwirkungen.

Neben der Gabe durchblutungsfördernder Mittel werden noch einige andere Behandlungsmethoden praktiziert wie ein Aufenthalt in der Überdruckkammer mit hyperbarem Sauerstoff sowie die Gabe von Cortison oder B-Vitaminen. Für die Wirksamkeit dieser Verfahren liegen keine Beweise vor. Der Aufenthalt in der Überdruckkammer kann sogar zu einer Verschlechterung des Hörvermögens führen.

Für den Langzeiterfolg ist ein stressfreier, gesunder Lebenswandel mindestens ebenso wichtig wie eine medikamentöse Behandlung. Schließlich kann der Hörsturz – selbst wenn er völlig ausgeheilt ist – jederzeit wieder auftreten.

Fragen an den Arzt

● **Kann sich hinter meinem Hörsturz auch eine andere Krankheit verbergen?**
In seltenen Fällen kann ein akuter Hörverlust auch durch eine entzündliche Erkrankung des Mittel- oder Innenohres verursacht werden, also durch eine Mittelohrentzündung oder eine Gürtelrose im Ohrbereich. In sehr seltenen Fällen steckt hinter einer akut einsetzenden Schwerhörigkeit eine Multiple Sklerose oder ein Tumor. Deshalb sollten Sie ein solches Symptom ernst nehmen und zum Arzt gehen. Er wird mit Hilfe von einigen Untersuchungen die richtige Diagnose stellen und die entsprechende Behandlung in die Wege leiten.

● **Bleibe ich schwerhörig?**
Den derzeit vorliegenden Untersuchungen zufolge bleiben in zehn bis 30 Prozent ein Hörverlust oder sogar Taubheit bestehen. Ältere Menschen und Patienten mit Zuckerkrankheit haben schlechtere Aussichten auf eine vollständige Rückbildung des Hörverlusts. Eine Hörminderung bildet sich vergleichsweise häufiger wieder zurück als eine Ertaubung.

Naftidrofuryl und Pentoxifyllin

Wirkstoffe	Medikamente
Naftidrofuryl	Dusodril (A, D), Naftilong (D), Nafti-ratiopharm (D), Praxilene (CH), Sodipryl retard (CH)
Pentoxifyllin	Claudicat (D), Dinostral (CH), Haemodyn (A), Pentohexal (A), Pentoxi Mepha (CH), Pento-Puren (D), Pentoxifyllin-ratiopharm (D), Rentylin (D), Trental (A, CH, D)

Wirkungsweise

Sowohl Pentoxifyllin als auch Naftidrofuryl sollen die Durchblutung in den kleinen Haargefäßen im Innenohr verbessern und somit dem Hörsturz entgegenwirken.

Anwendung

Durchblutungsfördernde Medikamente werden beim Hörsturz möglichst in der Klinik in Form von täglichen Infusionen gegeben. Dabei wird die Hörfähigkeit täglich bzw. jeden zweiten Tag kontrolliert.

Wenn sich innerhalb von fünf bis zehn Tagen keine Besserung zeigt, wird auf eine andere Substanz umgestellt.

Nach der stationären Infusionstherapie werden die Medikamente noch ein bis drei Monate lang in Tablettenform weiter verabreicht.

Patienten, die sich nicht stationär behandeln lassen wollen und zu einer Infusionstherapie in der Praxis nicht bereit sind, erhalten die aufgeführten Medikamente in Tablettenform.

Nebenwirkungen

Siehe Kapitel Duchblutungsstörungen, Seite 387f.

Kombination mit anderen Mitteln

Siehe Kapitel Duchblutungsstörungen, Seite 387f.

Achtung

Siehe Kapitel Duchblutungsstörungen, Seite 387f.

Schwangerschaft und Stillzeit

Siehe Kapitel Duchblutungsstörungen, Seite 387f.

Daher unsere Bewertung

Die Behandlung mit durchblutungsfördernden Mitteln beruht auf der Annahme, dass dem Hörsturz eine Durchblutungsstörung zugrunde liegt. Das ist jedoch nicht sicher. Auch fehlen bisher Belege für die therapeutische Wirksamkeit. Da die Substanzen hingegen Nebenwirkungen haben, raten wir von einer Anwendung beim Hörsturz ab.

Hydroxyäthylstärke (HAES)

Wirkstoffgruppe	Medikament
Polyhydroxyäthylstärke + Natriumchlorid	HAES-steril (D)

Wirkungsweise

Hydroxyäthylstärke (HAES) ist ein langkettiger Zucker mit hohem Molekulargewicht. Nach der Infusion wird die Stärke vom Körper nur sehr langsam abgebaut und verweilt deshalb lange im Blut. Die großen Stärkemoleküle binden Flüssigkeit an sich und führen auf diese Weise insgesamt zu einer Zunahme des Blutvolumens. Das soll Durchblutungsstörungen entgegenwirken, insbesondere, da HAES auch die Neigung der Blutplättchen, zusammenzukleben, verringert.

Anwendung

Bei einem Hörsturz werden mehrere Tage lang je 250 ml HAES-steril zehn Prozent oder 500 ml HAES-steril sechs Prozent infundiert.

Ohrenerkrankungen

Nebenwirkungen

Die Anwendung von HAES kann eine Reihe unangenehmer bis gefährlicher Nebenwirkungen hervorrufen.

→ Juckreiz

Bei zwei von drei Personen, die über 14 Tage mit HAES-Infusionen behandelt werden, tritt ein quälender und lang anhaltender Juckreiz auf, der in einigen Fällen nicht wieder verschwindet und auf kaum eine Behandlung anspricht.

→ Allergie

Allergische Reaktionen auf HAES treten gelegentlich auf, sie können in seltenen Fällen zu einem lebensbedrohlichen allergischen Schock führen.

→ Nierenversagen

In einigen Fällen führen HAES-Infusionen zum Nierenversagen.

→ Herzversagen

Wird HAES in größeren Mengen an Patienten mit Herzerkrankungen verabreicht, kann es unter Umständen zur Herzschwäche bis hin zum Lungenödem kommen. Dabei kommt es zu schwerer Atemnot, da sich das erhöhte Blutvolumen vor dem Herzen staut und Flüssigkeit in die Lungenbläschen übertritt.

→ Rückenschmerzen

Gelegentlich werden unter HAES-Infusionen Rückenschmerzen beobachtet.

Kombination mit anderen Mitteln

HAES darf nicht zusammen mit anderen Lösungen infundiert werden, da es deren Wirkung beeinträchtigen kann.

Achtung

- HAES darf nicht bei Patienten mit einer Allergie gegen Stärke eingesetzt werden.
- Bei Herzschwäche und Nierenversagen ist die Infusion von HAES nicht erlaubt.
- Patienten mit Blutungsneigung dürfen nicht mit HAES behandelt werden.
- Bei bereits bestehender Überwässerung, aber auch bei Austrocknung des Körpers sind HAES-Infusionen nicht zugelassen.
- Kinder dürfen nicht mit HAES behandelt werden, da hierzu keine ausreichenden Erfahrungen vorliegen.

Schwangerschaft und Stillzeit

Da nicht genügend Erfahrungen vorliegen, darf HAES nicht in der Frühschwangerschaft eingesetzt werden. Auch für die Stillzeit liegen zu wenig Erfahrungen vor.

Daher unsere Bewertung

Da die Wirksamkeit von HAES-Infusionen beim Hörsturz nach dem heutigen Stand der Erkenntnisse nicht gesichert ist und die Behandlung zudem nur auf der hypothetischen Annahme beruht, dass ein Hörsturz Folge einer Durchblutungsstörung sei, raten wir von der Anwendung von HAES bei dieser Erkrankung ab. Das gilt um so mehr, als HAES-Infusionen mit sehr unangenehmen bis gefährlichen Nebenwirkungen einhergehen können.

Ohrgeräusche (Tinnitus)

Ohrgeräusche in Deutschland

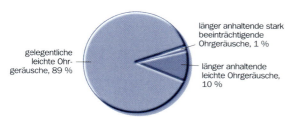

Gelegentliche leichte Ohrgeräusche sind, besonders nach Auslösern wie z. B. lauter Musik, normal und kein Grund zur Beunruhigung. Starke Ohrgeräusche dagegen können den Betroffenen regelrecht »wahnsinnig« machen.

Was ist Tinnitus?

Unter dem Begriff »Tinnitus aurium« (Ohrenklingeln) fasst man verschiedene unangenehme Ohrgeräusche zusammen, die nicht von einer äußeren Geräuschquelle erzeugt werden.

Ursache

In zwei Dritteln der Fälle lässt sich für die vom Betroffenen meist als extrem belästigend empfundenen Ohrgeräusche keinerlei Ursache finden. Es wird eine Funktionsstörung in der Verarbeitung von akustischen Signalen im Gehirn vermutet. Dabei mögen Faktoren wie beispielsweise Stress und psychische Belastungen insofern eine Rolle spielen, als sie eine verstärkte Wahrnehmung von Ohrgeräuschen, die übrigens auch bei Gesunden hin und wieder auftreten können, fördern.

In einem Drittel der Fälle sind die Ohrgeräusche dagegen eine direkte Folge z. B. von Knalltrauma, Schädelverletzung oder Mittelohroperation oder gehen mit Lärmschwerhörigkeit sowie Mittelohrentzündung einher. Selbst Ohrenschmalz kann zu Ohrgeräuschen führen. Weitere mögliche Ursachen sind Störungen im Kiefergelenk und in den Kaumuskeln, aber auch Medikamente:

- Schmerzmittel, z. B. Acetylsalicylsäure (siehe Seite 12ff.) und Indometacin (siehe Seite 278ff.)
- Antibiotika, z. B. Aminoglycoside (siehe Seite 128f.) und Erythromycin (siehe Seite 101ff.)
- die Malariamittel Chinin und Chloroquin (siehe Seite 133ff.)
- das Herzmittel Chinidin (siehe Seite 342ff.)
- die entwässernden Schleifendiuretika (siehe Seite 320f.)
- das Krebsmittel Cisplatin (z. B. Platinex)

In sehr seltenen Fällen kann das Geräusch durch spezielle Messungen auch genauer diagnostiziert werden.

Symptome

Ohrgeräusche können pfeifend, zischend, brummend, rauschend, sausend, pulsierend oder melodiös sein. In einigen Fällen werden sie verstärkt in Stresssituationen wahrgenommen, andere Patienten leiden kontinuierlich unter den Geräuschen. 80 Prozent der Betroffenen haben gleichzeitig Hörstörungen.

Spätfolgen und Komplikationen

In vielen Fällen bleiben die Ohrgeräusche ein Leben lang bestehen. Sie können so penetrant und störend sein, dass die Betroffenen Schlaf- und Konzentrationsstörungen, Angstgefühle und Depressionen bis hin zu Selbstmordgedanken entwickeln.

Ohrenerkrankungen

Das kann man selbst tun

In erster Linie gilt es den Teufelskreis aus Anspannung, Angst, Schlafstörung, Müdigkeit und noch stärkerer Anspannung zu unterbrechen.

Hier sollten die Betroffen selbst aktiv werden und sich von ihrer Krankheit nicht beherrschen lassen:

→ **Entspannung suchen**

Entspannungstechniken (Autogenes Training, Progressive Muskelentspannung, Yoga etc.) können weiterhelfen.

→ **Lärm vermeiden**

Da andauernder Lärm oft Ursache eines Ohrgeräusches ist, sollte man dauerhafte starke Beschallung, sei es in der Diskothek, sei es aus dem Walkman, meiden. Kann man dem Lärm z. B. im Beruf nicht aus dem Weg gehen, sollte man Ohrenschützer oder Lärmschutzstöpsel tragen.

→ **Vorsicht bei Medikamenten**

Um sich vor einem Ohrgeräusch zu schützen oder ein bestehendes nicht weiter zu verschlimmern, sollte man unbedingt alle Medikamente meiden, die ein Ohrgeräusch verursachen können (siehe Seite 83).

Medikamente: Nutzen und Risiko

Für die Behandlung des Tinnitus gibt es keine nachweislich wirksamen Medikamente. Die angebotenen Substanzen weisen nur eine sehr geringe Wirkung auf, die das Ausmaß an Nebenwirkungen nicht rechtfertigt. Eine Ausnahme bilden die wenigen Fälle, in denen eine Grunderkrankung wie eine Mittelohrentzündung medikamentös durch ein Antibiotikum behandelt

werden kann und mit deren Abheilen auch das Ohrgeräusch verschwindet. Grundsätzlich sind durchblutungsfördernde Mittel (siehe Seite 387f., 538f.) bei Ohrgeräuschen nach den vorliegenden Daten nicht wirksam. So wiesen z. B. Gingko-Extrakte gegenüber Scheinmedikamenten in einer neueren Untersuchung keine Vorteile auf.

Unter Umständen kann eine Einnahme von Mitteln gegen Depressionen (siehe Seite 563ff.) sinnvoll sein: Gelingt es, die mit den Ohrgeräuschen einhergehende Depression zu behandeln, tritt manchmal auch eine Besserung der Ohrgeräusche ein. Beruhigungsmittel dagegen wie Benzodiazepine, sollten wenn überhaupt, nur sehr kurze Zeit gegen Ängste und Schlafstörungen eingenommen werden, da sonst das Risiko einer Abhängigkeit besteht.

Infusionen mit Lidocain, eine Substanz, die bei kleinen Operationen üblicherweise zur lokalen Betäubung eingesetzt wird, lindern die Ohrgeräusche angeblich in 50 bis 75 Prozent der Fälle. Da sich das Ohrensausen nach Ende der Infusion meist wieder einstellt und das Mittel erhebliche Nebenwirkungen hat, halten wir eine Behandlung jedoch für wenig sinnvoll.

Daneben werden in der Praxis auch Antiepileptika (siehe Seite 501ff.), das Magen-Darm-Mittel Misoprostol (siehe Seite 164f.) und Antihistaminika (siehe Seite 542ff.) eingesetzt. Für sie wurde eine günstige Wirkung auf die Ohrgeräusche nachgewiesen, die jedoch sehr gering ist und auf wenig aussagekräftigen Studien beruht. Aufgrund ihrer oft erheblichen Nebenwirkungen rechtfertigen sie jedoch keine Therapie.

Tinnitus-Masker

So genannte Tinnitus-Masker »überspielen« das Ohrgeräusch durch künstlich erzeugte Töne. Ist das Ohrgeräusch mit einer Schwerhörigkeit verbunden, kann ein Hörgerät so eingestellt werden, dass es durch Verstärkung bestimmter Umweltgeräusche auch das Ohrensausen übertönt. Manchmal reicht schon das Plätschern eines Zimmerspringbrunnens, um das Ohrgeräusch erträglicher zu machen.

Ohrgeräusche (Tinnitus)

Fragen an den Arzt

● **Gibt es natürliche Mittel, die gegen Ohrgeräusche helfen?**
Immer wieder berichtet die Presse von Wunderheilungen. Für die meisten dieser Mittel fehlt jedoch jeglicher Wirksamkeitsnachweis – helfen sie im Einzelfall doch, beruht das oft auf Zufall. Die Homöopathie behandelt Ohrgeräusche mit Salicylsäure in der Potenz D6, um die Durchblutung im Innenohr zu fördern. Da die Behandlung nicht schädlich ist, kann man sie ruhig ausprobieren. Ob sie zum Erfolg führt, sei jedoch dahingestellt.

● **Warum soll man mit einem Ohrgeräusch sofort zum Arzt gehen, wenn es sowieso keine Heilmittel gibt?**
Da sich Ohrgeräusche bei jedem dritten der erkrankten Patienten auf eine organische Erkrankung zurückführen lassen, lohnt sich eine Untersuchung auf jeden Fall.

Manchmal handelt es sich auch um eine bloße Verstopfung des äußeren Gehörgangs. Entfernt der Arzt den Ohrenschmalzpfropf, verschwindet auch das Ohrgeräusch.

Infektionskrankheiten

Bakterielle Infektionen

Was sind bakterielle Infektionen?

Infektionen sind entzündliche Erkrankungen durch Krankheitskeime, also durch Viren, Pilze oder Bakterien. Sie gehören zu den häufigsten Erkrankungen auf der Welt. In Entwicklungsländern sind sie sogar die häufigste Todesursache. Jeder von uns gerät tagtäglich mit einer Vielzahl von Keimen in Kontakt, ohne dass sie uns krank machen. Im Gegenteil, viele davon sind uns sogar

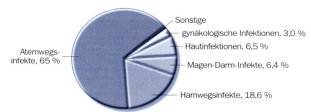

Antibiotika in Deutschland

- Atemwegsinfekte, 65 %
- Sonstige
- gynäkologische Infektionen, 3,0 %
- Hautinfektionen, 6,5 %
- Magen-Darm-Infekte, 6,4 %
- Harnwegsinfekte, 18,6 %

1996 wurden in Deutschland Antibiotika für 1,5 Milliarden DM verschrieben. Am häufigsten wurden Atemwegsinfekte behandelt, gefolgt von Harnwegsinfekten, Magen-Darm-Infekten, Hautinfektionen und gynäkologischen Infektionen.
Quelle: Arzneimittelreport 1997

Revolution durch Antibiotika

Antibiotika haben die Medizin revolutioniert. Erstmals verfügte man über hoch wirksame Medikamente, mit denen die Ursachen von bakteriellen Infektionen beseitigt werden konnten und die zu einer vollständigen Heilung führten.

Die Entdeckung antibakterieller Substanzen liegt über 60 Jahre zurück. Zu Beginn der dreißiger Jahre wurde von der Arbeitsgruppe um Gerhard Domagk erstmals ein Stoff entwickelt, der gegen Infektionen wirkte. Wegen seiner roten Färbung wurde der Arzneistoff »Prontosil Rubrum« genannt. 1935 schließlich fanden Forscher eines Pariser Labors, dass ein farbloses Stoffwechselprodukt dieser Substanz der eigentliche Träger der antimikrobiellen Wirkung ist. Als Namen erhielt der neue Arzneistoff die Bezeichnung Sulfanilamid. Er ist die Grundsubstanz aller Sulfonamide. Noch heute zählen Vertreter dieser Gruppe zu den wichtigsten Antibiotika.

Parallel dazu wurde ein weiteres Antibiotikum entdeckt: 1928 beobachtete Alexander Fleming durch Zufall die bakterientötende Wirkung des Schimmelpilzes Penicillium, der gelegentlich auf Orangen oder der Oberfläche von Marmelade wächst. In Anlehnung an den Namen des Schimmelpilzes wurde der Stoff, der für diese Wirkung verantwortlich war, Penicillin genannt. Doch die medizinische Bedeutung dieser zufälligen Entdeckung wurde erst in den vierziger Jahren erkannt.

Infektionskrankheiten

nützlich, wie z. B. die Darmbakterien. Es gibt jedoch eine Reihe von Keimen, die krank machen können – sie werden als »pathogen« (krankmachend) bezeichnet.

Ursachen

Eine Entzündung, die durch Bakterien verursacht wurde, ist zunächst nicht von Erkrankungen durch Viren oder Pilze zu unterscheiden. Für die Behandlung aber ist es entscheidend, ob sie durch Bakterien, durch Viren oder durch Pilze verursacht ist. Aus Erfahrung weiß man, welcher Keim wahrscheinlich die vorliegende Erkrankung ausgelöst hat. Die meisten Kinderkrankheiten, aber auch die so häufigen und lästigen grippalen Infekte mit Husten und Schnupfen werden durch Viren ausgelöst. Lungenentzündungen, Harnwegsinfekte und Mandelentzündungen sind hingegen typische bakterielle Entzündungen. Viele Infektionen der Nägel und der Haut werden durch Pilze verursacht. In der Tabelle sind einige typische bakterielle Entzündungen aufgeführt, zusammen mit den Bakterienarten, die sie am häufigsten auslösen.

Doch die meisten dieser Entzündungen können je nach Umstand (Immunzustand, Begleiterkrankungen) auch durch andere Bakterien, manchmal sogar durch Viren oder Pilze verursacht sein.

Symptome

Fieber ist das führende Symptom vieler Infektionen, seien es nun bakterielle oder virale. Die weiteren Symptome sind davon abhängig, wo die Infektion sitzt: Lungenentzündungen gehen mit Husten, Atemnot und Brustschmerzen einher, Mandelentzündungen mit starken Schluckbeschwerden, Hirnhautentzündungen mit Kopfschmerzen, Nackensteifigkeit und Bewusstseinstrübungen, Gelenkentzündungen mit Schwellung und Rötung des betroffenen Gelenks usw. Wie schnell und bedrohlich das Krankheitsbild sich entwickelt, hängt zum einen von der Aggressivität des Krankheitskeims ab, zum anderen von der Abwehrstärke bzw. -schwäche des Erkrankten.

Spätfolgen und Komplikationen

In seltenen Fällen können sich bakterielle Infektionen bedrohlich ausbreiten. Krankheitskeime können sich in der Blutbahn vermehren und zu einer regelrechten Blutvergiftung führen. Man nennt dies Sepsis. Hierbei kommt es zu starkem Schüttelfrost und Bewusstseinseintrübungen, oft reagiert der Kreislauf empfindlich (der Blutdruck sinkt drastisch ab, der Puls rast). Dieses Krankheitsbild ist immer lebensbedrohlich und muss daher immer auf einer Intensivstation behandelt werden.

Es gibt aber auch Komplikationen, die als Spätfolge einer durchgemachten Erkrankung auftreten können. So führen bestimmte Streptokokken (häufigste Auslöser von Mandelentzündungen) zur Bildung von Antikörpern im Blut. Diese Antikörper können sich gegen das eigene Gewebe richten und rheumatisches Fieber oder eine Nierenentzündung auslösen.

Bakterien und Erkrankungen

- Lungenentzündungen: Pneumokokken
- Mandelentzündungen: Streptokokken
- Harnwegsinfektionen: Escherichia coli
- Herzklappenentzündungen: Streptokokken
- Hirnhautentzündungen (Meningitis): Meningokokken, Pneumokokken
- Abszesse: Staphylokokken
- Gallenblasenentzündungen: Escherichia coli, Streptokokken
- Magen- und Zwölffingerdarm-Geschwüre: Heliobacter pylori
- Wundinfektionen nach Operationen: Staphylokokken

Andere Komplikationen sind lokaler Natur: Durch immer wiederkehrende oder anhaltende Entzündungen kann es zu Vernarbungen im entzündeten Gewebe kommen. Bei Gallenwegsentzündungen fördert dies die Bildung von Gallengries oder Gallensteinen, bei Hirnhautentzündungen fließt das Nervenwasser nicht mehr gut, es kommt zu Überdruck im Kopf (Hydrocephalus).

Das kann man selbst tun

Infektionen sind die Erkrankungen, mit denen jeder Mensch am häufigsten konfrontiert wird. Meist lassen sie sich ohne großen Aufwand auskurieren. Es gibt für jede Infektion spezielle Möglichkeiten (Inhalieren bei Atemwegsinfektionen, Kühlen bei Gelenkentzündungen, Trinken bei Harnwegsinfekten). Allgemein gelten folgende Ratschläge:

→ Fieber senken

Entgegen weit verbreiteter Auffassung darf man bei Infekten das Fieber senken, ohne den Krankheitsverlauf zu verlängern. Das Krankheitsgefühl kann dadurch manchmal erheblich gelindert werden. Kalte Wadenwickel sind eine gute Möglichkeit, ohne Medikamente auszukommen. Wirken diese nicht ausreichend, können auch fiebersenkende Zäpfchen oder Tabletten (Acetylsalicylsäure, siehe Seite 12f. oder Paracetamol, siehe Seite 14f.) zur Anwendung kommen.

→ Ausreichend trinken

Fieber führt durch Schwitzen zu Flüssigkeitsverlusten. Dies muss durch reichliches Trinken ausgeglichen werden. Zwei bis drei Liter sind Minimum, bei starkem Schwitzen auch mehr.

→ Immunsystem stärken

Ein fittes Abwehrsystem tut sich mit jedem Keimangriff leichter. Maßnahmen, die das Immunsystem stärken, sind regelmäßige sportliche Betätigung bzw. Bewegung an der frischen Luft und Abhärtung durch Wechselduschen oder -bäder. Machen Sie aber keinen Leistungssport daraus! Gesunde vitaminreiche Ernährung trägt ebenfalls zur Abwehrkraft bei.

Die Wirkung der von der Werbung hoch gepriesenen pflanzlichen Wirkstoffe wie Echinacea ist fraglich.

Medikamente: Nutzen und Risiken

Die wichtigsten Medikamente zur Behandlung bakterieller Entzündungen sind Antibiotika: Medikamente, die Bakterien abtöten (bakterizide Antibiotika) oder am Wachstum hindern, sodass die körpereigene Abwehr mit den übrig gebliebenen Erregern selber fertig werden kann (bakteriostatische Antibiotika). Die Antibiotika gehen also nicht direkt gegen die Symptome einer Entzündung vor, diese bessern sich nach dem Abtöten der Bakterien von selbst. Antibiotika unterscheiden sich nicht nur hinsichtlich der Art, wie sie Bakterien angreifen: Sie bekämpfen auch eine ganz unterschiedlich große Anzahl von Bakterienarten.

Einige Antibiotika töten nur wenige Bakterienarten ab, man spricht dann von Schmalspektrumantibiotika. Hierzu gehört z. B. das klassische Penicillin. Andere Antibiotika wiederum wirken auf sehr viele Bakterien (Breitspektrumantibiotika). Beim überlegten Einsatz von Antibiotika ist dies ein wichtiges Kriterium, denn in den letzten Jahren hat sich die Resistenzbildung der Bakterien gegen Antibiotika als großes Problem herausgestellt. Als Resistenz bezeichnet man das Phänomen, dass Bakterien eine Abwehr gegen Antibiotika entwickeln. So gibt es mittlerweile viele Bakterien, die einen Stoff herstellen können, der Penicillin abbaut und damit den »Bakterientöter« unwirksam macht. Manche Bakterien können Antibiotika gleich nach der Aufnahme wieder ausschleusen, ohne dass diese ihre Wirkung entfalten können. Andere Bakterien nehmen die Antibiotika erst gar nicht mehr auf. Die Abwehrmechanismen der Bakterien sind vielfältig und äußerst »erfindungsreich«. Der Ausbreitung dieser Resistenzen ist nur schwer Einhalt zu gebieten: Durch Austausch von Erbsubstanz können sie sogar von einem Bakterienstamm auf einen anderen übertragen werden.

Resistenzen entstehen durch den falschen und übermäßigen Gebrauch von Antibiotika: durch eine Falschbehandlung aufgrund einer unkorrekten Diagnose (nachgewiesenermaßen nutzlose antibiotische Behandlung viraler Infektionen); durch den Einsatz zu breit wirksamer Antibiotika, über zu lange Zeiträume; oder auch durch den massenhaften Antibiotikagebrauch in der Tiermast. Auf diese Weise wird der Resistenzentwicklung Vorschub geleistet.

Die Behandlung bislang gut behandelbarer bakterieller Infektionen wird erschwert, wenn nicht sogar unmöglich gemacht. Steckt sich ein Patient mit einem resistenten Keim an, steigt das Risiko, dass die »normale« Behandlung nicht anschlägt, er ins Krankenhaus aufgenommen werden muss und dort wesentlich länger bleiben muss als ein Patient mit einem nicht-resistenten Krankheitserreger. Auch ein tödlicher Verlauf tritt häufiger auf.

Die aggressive Werbung der Pharmaindustrie für neue und teure Antibiotika fördert die negative Entwicklung. Zunächst gut wirkende Antibiotika werden viel zu früh und in großen Mengen eingesetzt und somit »verheizt«. Nach einigen Jahren haben sich die Bakterien auf das neue Mittel eingestellt: Es wirkt nicht mehr zuverlässig. Die Entwicklung neuer Antibiotika wird nötig – ein Teufelskreis. So wird es in absehbarer Zeit Bakterien geben, gegen die in der Tat kein Kraut mehr gewachsen ist.

Eine der wichtigsten Regeln für den sinnvollen Einsatz heißt: Antibiotika sind nur zur Behandlung bakterieller Infektionen geeignet! Virusinfektionen – und diese machen den Großteil der Infekte aus – lassen sich nachweislich nicht mit Antibiotika kurieren.

Wie soll man bei bakteriellen Infekten verfahren? Da man mittlerweile weiß, welche Entzündungen von welchen Bakterienarten ausgelöst

Fragen an den Arzt

● **Ist die Behandlung mit einem Antibiotikum wirklich erforderlich?**
Oft wird von den Medizinern verkannt, dass ein Virusinfekt Ursache der Erkrankung ist und Bakterien keine Rolle spielen. Atemwegsinfekte sind z. B. in 90 Prozent der Fälle viral und sprechen nicht auf Antibiotika an. Eine genaue Aufstellung der bakteriellen Infektionen, die am häufigsten auftreten, finden Sie auf Seite 88. Wird bei einer viralen Infektion mit einer Antibiotikabehandlung begonnen, ist das nicht nur auf keinerlei Weise nützlich, sondern auch gefährlich: Dies leistet nur einer Resistenzbildung gegen das gewählte Antibiotikum Vorschub.

● **Ist das verschriebene Antibiotikum bei meiner Erkrankung erprobt und sicher?**
Die neuesten Antibiotika müssen nicht die besten sein. Empfehlenswert sind nur die, deren Wirksamkeit gut belegt ist und deren Nebenwirkungen akzeptabel sind. Das trifft viel häufiger auf »alte« Antibiotika zu. Für neue Mittel sind die Nebenwirkungen oft noch gar nicht abzuschätzen!

● **Was gibt es in meinem konkreten Fall an Möglichkeiten außer der Tabletteneinnahme?**
Blasenentzündungen lassen sich bereits dadurch erheblich bessern, wenn nicht auskurieren, indem man reichlich trinkt. Schmerzen bei Gelenkentzündungen reagieren gut auf Kühlung, bei Lungenentzündungen ist eine Atemgymnastik hilfreich. Lassen Sie sich erklären, was in Ihrem Fall nützlich ist.

● **Ist die Therapie zu Hause möglich?**
Meist lassen sich Infekte zu Hause auskurieren. Bei bedrohlichen Krankheitsbildern sollte man keinesfalls kostbare Zeit verstreichen lassen, sondern sich umgehend ins Krankenhaus einweisen lassen! Ihr Arzt muss mit Ihnen zusammen abwägen, wo die Behandlung stattfinden soll.

Bakterielle Infektionen

werden (siehe Tabelle auf Seite 88), kann der Arzt kalkulieren, welche Bakterienarten erfasst werden müssen und diese gezielt mit Antibiotika behandeln. Erst wenn sich die Erkrankung trotz korrekt durchgeführter Behandlung nicht bessert, wird in einem zweiten Schritt auf ein breiter wirkendes Antibiotikum gewechselt, um auch Keime zu erfassen, die die zu behandelnde Entzündung in der Regel seltener auslösen. Bei dieser so genannten Eskalationstherapie hebt man sich die wirksamsten Mittel auf, um sie nicht frühzeitig und unnötig zu »verheizen«. Der Nachweis, welcher Erreger die Infektion tatsächlich verursacht hat, ist möglich, aber in vielen Fällen aufwendig. Er wird deshalb nur in bestimmten Situation durchgeführt:

● Es handelt sich um eine bedrohliche Infektion, bei der man auf keinen Fall falsch therapieren darf. Da die Ergebnisse erst nach einigen Tagen vorliegen, wird bereits auf Verdacht mit der Behandlung begonnen. Stellt sich heraus, dass man mit dem gewählten Antibiotikum falsch liegt, wird auf ein passenderes Antibiotikum umgestellt.

● Eine antibiotische Behandlung ist auch mit dem zweiten, breiter wirkenden Antibiotikum nicht erfolgreich. Dies kann man in aller Regel nach drei bis vier Tagen beurteilen: Dann sollten die Symptome zurückgegangen bzw. das Fieber abgeklungen sein. Das bisherige Antibiotikum wird, wenn möglich, abgesetzt und nach ein bis zwei Tagen ein Erregernachweis aus Blut, Urin oder Speichel durchgeführt. Diese Antibiotikumpause ist sinnvoll, da noch verbleibende Spuren der ersten Antibiotikabehandlung den Nachweis des Bakteriums verhindern können. Wird der Nachweis erbracht, prüft man gleichzeitig ob und welche Antibiotikaresistenzen der Erreger bereits aufweist.

Eine vorbeugende Gabe von Antibiotika ist nur in ganz wenigen Situationen angezeigt, um die Entwicklung komplizierter bakterieller Infekte zu verhindern:

● bei Patienten mit Herzfehlern vor operativen und zahnärztlichen Eingriffen sowie urologischen Untersuchungen, um Herzklappenentzündungen zu verhindern (intravenöse Gabe ein bis zwei Stunden vor dem Eingriff)

● vor bestimmten Operationen, z.B. Eingriffen am Dickdarm, um Wundinfektionen zu verhüten (intravenöse Gabe ein bis zwei Stunden vor dem Eingriff)

● bei Menschen, die engen Kontakt mit an Hirnhautentzündung (Meningitis) Erkrankten hatten, um die Ausbreitung der Meningitis einzudämmen (eintägige Tablettengabe)

● bei AIDS-Patienten, die eine Lungenentzündung durchgemacht haben, damit diese nicht wieder aufflammt (lebenslange Tablettengabe)

Antibiotika gehören fraglos zu den wichtigsten Medikamenten in der Medizin. Trotzdem sind sie keine Wundermittel, und ihre Anwendung muss wohl überlegt erfolgen. Dabei spielen die Nebenwirkungen zwar auch eine Rolle, das eigentliche Problem aber ist die Resistenzbildung, hervorgerufen durch jahrelangen unkritischen Einsatz.

Penicilline

Schmalspektrum-Penicilline

Wirkstoffe	Medikamente
Benzylpenicillin (Penicillin G)	Penicillin G Hoechst (CH), Penicillin-G-Natrium Biochemie (A), Retacillin comp (D)
Phenoxymethyl-penicillin (Penicillin V)	Arcasin (D, CH), Brunocillin (CH), Cliacil (A, CH), Fenoxypen (CH), Isocillin (D), Megacillin oral (D, A, CH), Penbene (A), Penbeta Mega (D), PenHexal (D), Penicillat (D), Penicillin Spirig (CH), Penicillin V ratiopharm (D), Penicillin V Stada (D), Penicillin V Wolff (D)
Propicillin	Baycillin (D)

Infektionskrankheiten

Staphylokokken-Penicilline

Wirkstoff	Medikamente
Flucloxacillin	Floxapen (A, CH), Staphylex (D), Flucloxin (CH)

Breitspektrum-Penicilline

Wirkstoffe	Medikamente
Ampicillin	Ampicillin Grünenthal (A), Ampicillin Mepha (CH), Ampicillin ratiopharm (D)
Amoxicillin	Amoxibeta (D), Amoxicillin AL (D), Amoxicillin Grünenthal (A), Amoxicillin Heumann (D), Amoxicillin ratiopharm (D), Amoxicillin Stada (D), Amoxi-Cophar (CH), Amoxi-Diolan (D), Amoxihexal (D), Amoxilan (A), Amoxi-Mepha (CH), Amoximex (CH), Amoxistad (A), Amoxi von ct (D), Amoxi-Wolff (D), Amoxypen (D), Infectomox (D)
Amoxicillin + Clavulansäure	Augmentan (D)
Sutamicillin	Unacid (D)

Wirkungsweise

Das Penicillin G war das erste der in größerem Maßstab genutzten Penicilline. Alle anderen Wirkstoffe dieser Gruppe sind von diesem Penicillin G abgeleitet. Die Schmalspektrum-Penicilline Penicillin G, Penicillin V und Propicillin hemmen den Aufbau der Zellwand bei den so genannten grampositiven Bakterien. Die Bezeichnung grampositiv heißt, dass diese Bakterien eine bestimmte Zellwandstruktur haben, die sich mit

Hilfe eines speziellen, nach dem Arzt Hans Chr. J. Gram benannten Färbeverfahrens, der Gram-Färbung, im Mikroskop sichtbar machen läßt.

Penicillin G, Penicillin V und Propicillin werden vor allem bei Streptokokkeninfektionen eingesetzt. Hierzu gehört unter anderem die »echte« Mandelentzündung (Tonsillitis). Die Mandeln sind feuerrot und weisen gelbe Beläge auf. Schlucken ist nur unter Schmerzen möglich. Der Arzt verschreibt das Antibiotikum in diesem Falle aber auch wegen der möglichen Komplikationen, die eine Mandelentzündung mit sich bringen kann (Schäden an den Herzklappen, Gelenkentzündungen, Nierenerkrankungen). Diese Komplikationen sind zwar ziemlich selten, aufgrund ihrer Gefährlichkeit ist die Einnahme von Antibiotika jedoch gerechtfertigt.

Auch Lungenentzündungen gehören zu den Erkrankungen, die mit Schmalspektrum-Penicillinen behandelt werden können.

Das Penicillin Flucloxacillin ist sehr stabil gegenüber einem Enzym, das Betalaktamase genannt wird, und das von manchen Bakterien gebildet wird. Dieses Enzym ist in der Lage Penicilline zu inaktivieren. Vor allem die Staphylokokken produzieren Betalaktamase. Sie rufen z. B. Haut- und Wundinfektionen hervor, alles Erkrankungen, die gut mit Flucloxacillin behandelt werden können.

Breitspektrum-Penicilline wie Amoxicillin und Ampicillin wirken auf mehr Krankheitskeime als das »Mutter-Penicillin«. Auch sie zerstören die Zellwand der Bakterien. Sie können auch bei Erkrankungen gegeben werden, die durch gramnegative Keime verursacht werden. Hierzu gehören eitrige Schübe einer chronischen Bronchitis, Harnwegsinfekte, Nasennebenhöhlenentzündungen und Mittelohrentzündungen. Bei einer klassischen Mandelentzündung sollen sie allerdings nicht eingenommen werden – hier sind die alten Penicilline wirksamer!

Bei bestimmten Formen von Erkrankungen kommen die Wirkstoffkombinationen Amoxicillin + Clavulansäure und Sultamicillin (eine Kombination aus Ampicillin und Sulbactam) zum Einsatz. Clavulansäure und Sulbactam sind selbst keine Antibiotika, sondern Stoffe, die das

Bakterielle Infektionen

Bakterienenzym Betalaktamase abfangen. Betalaktamase inaktiviert die meisten Penicilline. Durch die Kombination mit Clavulansäure oder Sulbactam gelingt es allerdings dann dem Penicillin-Antibiotikum wieder, die mit diesem Abwehrmechanismus ausgestatteten Bakterien abzutöten. Sinnvolle Anwendungsgebiete für diese Art von Kombinationspräparaten sind

- Nasennebenhöhlenentzündungen,
- schwere Mittelohrentzündungen,
- eitrige Bronchitis und
- Harnwegsinfektionen,

wenn die mikrobiologische Austestung der Krankheitserreger eine Betalaktamase-bedingte Resistenz gegen Ampicillin oder Amoxicillin nachgewiesen hat.

Anwendung

Penicillin G muss gespritzt, alle übrigen Penicilline können geschluckt werden.

Penicillintabletten müssen immer mit ausreichend Flüssigkeit eingenommen werden. Ob sie vor dem Essen oder unabhängig geschluckt werden sollen, ist von Präparat zu Präparat verschieden und muss auf dem Beipackzettel nachgelesen werden. Wie lange die Einnahme erfolgen muss, hängt von der Entzündung ab: Eine Mandelentzündung muss üblicherweise über zehn Tage behandelt werden, bei anderen Erkrankungen genügt oft eine kürzere Einnahme. Als Faustregel kann gelten, dass die Antibiotika noch bis ca. drei Tage nach Abklingen des Fiebers eingenommen werden sollten.

Nebenwirkungen

Nebenwirkungen wie Durchfall, Pilzbefall und allergische Reaktionen, treten bei allen Antibiotika mehr oder weniger ausgeprägt auf. Daneben hat jedes noch seine eigenen Nebenwirkungen.

→ Durchfall

Die häufigste, aber glücklicherweise meist harmlose Nebenwirkung aller Antibiotika ist Durchfall. Durch die Antibiotikabehandlung werden die normalen Darmbakterien in ihrer Tätigkeit beeinträchtigt. Nach Absetzen der Antibiotika bessert sich das Problem von selbst. Nur selten muss die Antibiotikabehandlung deshalb beendet werden. Im Vergleich der Breitspektrum-Penicilline verursacht Amoxicillin seltener Durchfall als die anderen Wirkstoffe und wird deshalb bevorzugt eingesetzt.

Auch wenn Antibiotika häufiger Durchfälle verursachen: Auf die gleichzeitige Einnahme von so genannten Darmflora-Förderern kann man getrost verzichten: Sie bringen in aller Regel nichts. In seltenen Fällen können aber auch sehr schwere, blutige Durchfälle mit hohem Fieber auftreten. Dann hat ein Bakterium mit Namen Clostridium difficile den gesamten Dickdarm überwuchert und Toxine (Gifte) erzeugt, die diese schweren Durchfälle auslösen. Dieses Krankheitsbild heißt pseudomembranöse Kolitis und kann lebensbedrohlich sein. Deshalb muss man sich bei solchen Anzeichen sofort an einen Arzt wenden. Wird der Verdacht auf diese Erkrankung durch eine Untersuchung des Stuhls bestätigt, muss das bisher angewandte Antibiotikum abgesetzt und ein spezielles Antibiotikum, Metronidazol, gegeben werden, um die auslösenden Bakterien abzutöten.

→ Pilzbefall

Werden Antibiotika über einen längeren Zeitraum eingenommen, kann es zu einer Ausbreitung von Pilzen kommen. Dies äußert sich oft als »Soor«, erkennbar an weißlichen Belägen z. B. im Mundbereich. Stellt man solche Beläge bei sich fest, sollte man den Arzt konsultieren.

Ein einfacher Soor kann durch Anti-Pilzmittel wie Nystatin bekämpft werden. Bei Schwerkranken oder Menschen mit einem geschwächten Immunsystem können sich Pilze aber auch in den Organen ausbreiten und Entzündungen z. B. in der Lunge verursachen. Ob das Antibiotikum daraufhin abgesetzt werden sollte, hängt von der Bedrohlichkeit der bakteriellen Infektion ab.

→ Allergische Reaktionen

Alle Antibiotika lösen relativ häufig allergische Reaktionen aus, bei Penicillin etwa bei 0,5 bis ein Prozent der Behandelten. Durch Bildung von

93

Antikörpern kommt es zu ganz unterschiedlichen Reaktionen. Am häufigsten sind Hautreaktionen mit Rötung, Quaddeln und Juckreiz. Wesentlich seltener treten schwere Kreislaufreaktionen mit Herzrasen, Abfall des Blutdrucks und Bewusstseinsverlust (anaphylaktischer Schock) auf.

Auch bei nur leichten allergischen Reaktionen sollte das verwendete Antibiotikum abgesetzt und durch eines aus einer anderen Gruppe ersetzt werden, denn die leichte allergische Reaktion kann schnell in eine heftige Reaktion umschlagen. Deshalb darf eine erneute Einnahme auch nach leichter allergischer Reaktion dieser Antibiotikagruppe nicht erfolgen – und das lebenslang! Auch die Möglichkeit von Allergien auf chemisch verwandte Stoffe (Kreuzallergien) muss berücksichtigt werden. So reagieren schätzungsweise 10 bis 15 Prozent der Menschen mit einer Allergie auf Penicillin auch überempfindlich auf Cephalosporine. Bei einer echten Penicillinallergie sollte man vorsichtshalber auch auf die Einnahme von Cephalosporinen verzichten.

→ Übelkeit, Appetitlosigkeit, Blähungen

Diese Beschwerden sind unter Penicillintherapie recht häufig. Wenn sie nicht unerträglich werden, sollte man versuchen, für die Tage der Antibiotikaeinnahme damit zurechtzukommen.

→ Hautausschlag

Ampicillin und Amoxicillin führen bei vielen Patienten nach etwa einer Woche zu einem juckenden Hautausschlag, der Masern ziemlich ähnlich sieht. Dabei handelt es sich allerdings um keine echte Allergie. Besonders Menschen, die keine eitrige Mandelentzündung, sondern einen Virusinfekt (Pfeiffersches Drüsenfieber) haben, leiden oft an einem solchen Ausschlag, der ein beträchtliches Ausmaß annehmen und auch noch einige Tage nach Absetzen des Mittels anhalten kann. Da der Ausschlag sehr unangenehm ist, sollte das Antibiotikum in diesem Fall abgesetzt werden.

Kombination mit anderen Mitteln

● Da die Darmflora durch die Antibiotikaeinnahme verändert wird und häufig Durchfälle auftreten, werden andere Arzneimittel nicht mehr gut aufgenommen. Auf diese Weise kann deren Wirkung vermindert werden. Das gilt auch für die »Pille«. Deshalb sollte man während einer antibiotischen Therapie zusätzliche Verhütungsmethoden anwenden.

● Bei gleichzeitiger Einnahme des Gichtmittels Allopurinol (siehe Seite 310f.) und Ampicillin kommt es bei jedem Zweiten zu Hautausschlag. Diese Kombination soll daher gemieden werden.

Achtung

● Menschen, bei denen eine Allergie auf Penicillin bekannt ist, dürfen kein Penicillin einnehmen – es besteht die Gefahr eines schweren allergischen Schocks. Auch wer auf Cephalosporine überempfindlich reagiert, hat ein erhöhtes Risiko für eine Penicillinallergie!

● Amoxicillin und Ampicillin sollen nicht bei Mandelentzündungen eingesetzt werden, die durch bestimmte Viren verursacht sind (Pfeiffersches Drüsenfieber). Es kommt bei der Gabe dieser Wirkstoffe sehr häufig zu schweren Hautausschlägen, verbunden mit extremem Juckreiz.

● Wer krankheitsbedingt unter erheblichen Durchfällen leidet, sollte keine Penicillintabletten einnehmen, da die Aufnahme in das Blut nicht gewährleistet ist. In diesem Fall muss das Antibiotikum über Infusionen oder Spritzen direkt in die Vene gegeben werden.

Schwangerschaft und Stillzeit

Sämtliche Penicilline dürfen auch während der Schwangerschaft eingenommen werden. Zwar gehen die Wirkstoffe über die Nabelschnur auf den Säugling über, nachteilige Wirkungen sind jedoch nicht beschrieben. Zurückhaltend sollte man jedoch mit den Präparaten Augmentan und Unazid sein. Sie enthalten zusätzliche Wirkstoffe, über deren Auswirkung auf das Kind noch zu wenig bekannt ist.

Auch in der Stillzeit dürfen alle Penicilline eingenommen werden. Allerdings ist in diesem Fall auf Durchfälle beim Säugling zu achten, denn das über die Muttermilch aufgenommene Antibiotikum kann auch bei ihm die Darmflora beeinträchtigen.

Treten also beim Säugling Durchfälle auf, so sollte bis zum Ende der Behandlung eine Stillpause eingelegt werden.

Daher unsere Bewertung

Penicilline sind nach wie vor wichtige Antibiotika, die viele bakterielle Infektionen heilen können. Die Auswahl des richtigen Penicillins hängt von der Art der Entzündung ab: Während die Schmalspektrum-Penicilline Penicillin G, Penicillin V und Propicillin gut wirken bei Mandel- und Lungenentzündungen, ist Flucloxacillin für Haut- und Wundinfektionen geeignet. Die Breitspektrum-Penicilline wie Amoxicillin und Ampicillin sind sinnvoll bei eitrigen Schüben einer chronischen Bronchitis, bei Harnwegsinfekten und Nasennebenhöhlenentzündungen sowie bei Mittelohrentzündungen. Schmalspektrum-, Staphylokokken- und Breitspektrum-Penicilline dürfen auch während der Schwangerschaft und in der Stillzeit eingenommen werden. Welches Mittel im Einzelfall angewandt werder sollte, muss aber immer individuell entschieden werden.

Cephalosporine

Wirkstoffe	Medikamente
Cefaclor	CEC (D), CEC Hexal (A), Ceclor (A, CH), Cefaclor ratiopharm (D), Cefahexal (A), Cefallone (D), Cefa Wolff (D), Panoral (D)
Cefadroxil	Biodroxil (A), Duracef (A, CH), Grüncef (D)
Cefalexin	Cepexin (A), Cephalexin-ratiopharm (D), Cephalobene (A), Keflex (CH)
Cefetamet	Globocef (A, CH, D)
Cefixim	Aerocef (A), Cephoral (D, CH), Suprax (D), Tricef (A)
Cefpodoxim	Biocef (A), Orelox (A, CH, D), Podomexef (CH, D)
Ceftibuten	Cedax (CH), Keimax (D)
Cefuroxim	Cefuroxim Lilly (A), Elobact (D), Zinacef (CH), Zinat (CH), Zinnat (A, D)
Loracarbef	Lorabid (A), Lorafem (D), Lorax (A)

Wirkungsweise

Cephalosporine sind seit etwa 30 Jahren bekannt. Sie ähneln sehr den Penicillinen, weil sie ein ähnliches chemisches Grundgerüst haben. Wie Penicillin hemmen sie bei Bakterien den Aufbau der Zellwände und töten sie so während der Wachstumsphase ab. Während die ältesten Stoffe aus dieser Klasse, Cefaclor und Cefuroxim, wie Penicillin, hauptsächlich auf grampositive Bakterien (siehe Seite 92) wirken, wirken die anderen, neueren Cephalosporine besser auf gramnegative Bakterien. Allerdings steht dem Vorteil der verbesserten Wirkung auf dieser Seite eine schlechtere Wirkung auf grampositive Keime gegenüber.

Für die Behandlung außerhalb des Krankenhauses ist dieser Unterschied jedoch ohne jegliche Bedeutung. Die in Tablettenform zur Verfügung stehenden Cephalosporine werden bei Infektionen der Atemwege, schweren Mittelohrentzündungen und auch bei Harnwegsinfekten eingesetzt, und zwar in sehr vielen Fällen dann, wenn z. B. Penicilline nicht in Frage kommen. Das liegt einerseits am Preis und andererseits daran, dass man Resistenzen vermeiden möchte. Anders sieht es in den Krankenhäusern aus: Cephalosporine werden hier als hochwirksame Antibiotika bei schweren Infekten intravenös verabreicht.

Infektionskrankheiten

Anwendung

Die Tabletten müssen immer mit ausreichend Flüssigkeit eingenommen werden. Ob sie vor dem Essen oder unabhängig davon geschluckt werden sollen, ist auf dem Beipackzettel eines jeden Medikaments nachzulesen. Wie lange die Einnahme erfolgen muss, hängt von der Entzündung ab. Als Faustregel kann gelten, dass die Antibiotika noch bis ca. drei Tage nach dem Abklingen des Fiebers eingenommen werden sollten.

Nebenwirkungen

Cephalosporine sind gut verträglich. Nur selten muss die Behandlung wegen Unverträglichkeiten abgebrochen werden.

→ Durchfall

Bei allen Antibiotika auftretende Nebenwirkung; siehe Seite 93 unter Penicilline.

→ Pilzbefall

Bei allen Antibiotika auftretende Nebenwirkung; siehe Seite 93 unter Penicilline.

→ Allergische Reaktionen

Bei allen Antibiotika auftretende Nebenwirkung; siehe Seite 93f. unter Penicilline.

Allergische Reaktionen äußern sich auch bei Cephalosporinen meist als Hautausschlag.

→ Oberbauchschmerzen, Übelkeit, Appetitlosigkeit

Die häufigste Nebenwirkung bei Cephalosporinen sind Oberbauchschmerzen, Übelkeit und Appetitlosigkeit. Meist sind die Beschwerden nicht so stark, dass das Mittel abgesetzt werden muss. Sind sie jedoch nicht auszuhalten, muss die Behandlung mit einem anderen Antibiotikum weitergeführt werden. Es ist nicht vorhersehbar, ob ein anderes Cephalosporin die gleichen Beschwerden verursachen wird. Sicherheitshalber sollte daher auf ein Antibiotikum einer anderen Klasse gewechselt werden, auch wenn im Prinzip alle Antibiotika Oberbauchbeschwerden und Übelkeit hervorrufen können.

→ Unruhe, Schwindel, Verwirrtheit

Selten kann es zu Unruhe, Schwindel und Verwirrtheit kommen. Gefährdet sind vor allem Menschen über 60 Jahre.

→ Störungen der Nierenfunktion

Störungen der Nierenfunktion sind ebenfalls selten möglich. Bei lang dauernder Behandlung (über 10 Tage) mit Cephalosporinen sollte daher der Urin untersucht werden und eine Blutabnahme zur Überprüfung der Nierenwerte erfolgen.

Kombination mit anderen Mitteln

● Bei antibiotikabedingtem Durchfall werden andere Arzneimittel nicht mehr gut aufgenommen. Dadurch kann deren Wirkung vermindert werden. Das gilt auch für die »Pille«. Deshalb sollte man während einer antibiotischen Therapie zusätzliche Verhütungsmethoden anwenden.
● Die Einnahme mit wasserausschwemmenden Medikamenten, vor allem mit den stark wirkenden Diuretika (siehe Seite 320f.), führt offenbar zu häufigeren Schäden an den Nieren. Diese Kombination sollte daher wenn möglich vermieden werden.
● Ebenfalls problematisch für die Nierenleistung kann die gleichzeitige Einnahme von Ciclosporin (Mittel nach Transplantationen) und Aminoglykosiden (Antibiotika, die in die Vene verabreicht werden) sein.
● Bei Menschen, die gleichzeitig Mittel zur Hemmung der Blutgerinnung einnehmen (z. B. Marcumar, siehe Seite 406f.), führt eine Therapie mit Cephalosporinen manchmal zu einer gesteigerten Blutungsgefahr. Blutuntersuchungen, bei denen die Gerinnungszeit bestimmt wird (»Quick-Wert«), können diese Wechselwirkung überprüfen.

Achtung

Menschen mit einer Allergie gegen Penicillin reagieren manchmal auch auf Cephalosporine allergisch, denn diese beiden Antibiotika ähneln sich von ihrer chemischen Struktur her deutlich. Schätzungsweise 10 bis 15 Prozent aller Menschen haben eine solche »Kreuzallergie«. Wer auf beide Mittel allergisch reagiert, ist nicht vorhersehbar. Deshalb sollen Penicillinallergiker sicherheitshalber auch keine Cephalosporine nehmen.

Schwangerschaft und Stillzeit

Es gibt keine Hinweise für schädigende Auswirkungen auf das ungeborene Kind, deshalb sind Cephalosporine in der Schwangerschaft erlaubt.

Auch Stillen ist prinzipiell möglich, allerdings können auch beim Säugling Durchfälle auftreten, denn durch die Muttermilch gelangt der Wirkstoff auch in die Darmflora des Säuglings. Dann sollte eine Stillpause eingelegt werden, bis die Therapie beendet wird.

> **Daher unsere Bewertung**
>
> Cephalosporine sind gut wirksame Antibiotika, die bei bakteriellen Atemwegsinfektionen, bei Mittelohrentzündungen und bei Harnwegsinfekten eingesetzt werden können. Wegen des hohen Preises und zur Verhinderung von Resistenzen sollen sie aber erst dann zum Einsatz kommen, wenn andere Antibiotika nicht genommen werden können. Die beiden »älteren« Cephalosporine, Cefaclor und Cefuroxim, sind dabei nach vorliegenden Daten genauso effektiv wie die neueren, die in schier unüberschaubarer Zahl auf den Markt drängen.

Tetracycline

Wirkstoffe	Medikamente
Doxycyclin	Azudoxat (D), Diocimex (CH), Doxy-Basan (CH), Doxybene (A), Doxycyclin AL (D), Doxycyclin Aliud (A), Doxycyclin-Cophar (CH), Doxycyclin Genericon (A), Doxycyclin Stada (D), Doxycyclin Heumann (D)
Doxycyclin (Fortsetzung)	Doxyhexal (D), Doxy Komb (D), Doxymono (D), Doxycyclin-ratiopharm (D), Doxy-Tablinen (D), doxy von ct (D), Doxy Wolff (D), Supracyclin (D)
Minocyclin	Aknoral (CH), Lederderm (D), Minac (CH), Minocin (A, CH), Skid (D)

Wirkungsweise

Tetracycline sind Breitspektrumantibiotika, die in der Bakterienzelle die Produktion von Eiweißstoffen hemmen. Sie verhindern damit vor allem die Vermehrung der Bakterien, töten sie aber nicht direkt ab (bakteriostatische Wirkung). Den Rest erledigt das körpereigene Immunsystem.

Die früher auch verwendeten Mittel aus dieser Gruppe Tetracyclin und Oxytetracyclin werden nur unzuverlässig in den Körper aufgenommen, sodass sie zu Recht keine Rolle mehr spielen. Die beiden häufig verschriebenen Wirkstoffe Doxycyclin und Minocyclin sind gegen die gleichen Bakterien wirksam.

Doxycyclin wirkt gut bei schwerer entzündlicher Akne, Borreliose (»Zeckenbissfieber«) und Lungenentzündungen durch bestimmte Bakterienformen (z. B. »atypische« Lungenentzündung).

Minocyclin dringt leichter in das Fettgewebe ein als Doxycyclin und wird deswegen von den Herstellern als Aknemittel propagiert. Seine Wirkung ist nicht besser, es hat aber mehr Nebenwirkungen. In vielen Bereichen ist Doxycyclin ein Reservemittel, wenn andere Medikamente nicht in Frage kommen, z. B. bei chronischer Bronchitis, Gonorrhoe (Tripper) und anderen Harnröhrenentzündungen, Mittelohrentzündung, Nasennebenhöhlenentzündungen und Syphilis.

Nicht gut wirksam sind alle Tetracycline bei Mandelentzündungen und Wundinfektionen.

Infektionskrankheiten

Sie sollten auch bei lebensbedrohlichen, schweren Infekten nicht gegeben werden, da dann besser Mittel verabreicht werden, die die Bakterien direkt abtöten (bakterizide Antibiotika wie Penicilline und Cephalosporine).

Anwendung

Doxycyclin verbleibt lange im Körper. Daher ist eine einmalige Einnahme pro Tag in aller Regel ausreichend.

Minocyclin muss zweimal pro Tag eingenommen werden.

Doxycyclin-Kapseln können gelegentlich in der Speiseröhre steckenbleiben und dort dann zu einer Wunde führen. Die Wunde heilt zwar wieder ab, ist aber sehr unangenehm. Stecken bleiben die Kapseln vor allem dann, wenn sie in liegender Haltung eingenommen werden. Deshalb ist es besser, sich aufrecht hinzusetzen, die Kapsel einzunehmen und mit einem Glas Wasser hinunterzuspülen.

Bei Tabletten kommt es seltener zu solchen Problemen, da sie nicht so leicht in der Speiseröhre festkleben können.

Minocyclin darf auf keinen Fall zusammen mit Milchprodukten eingenommen werden: Es wird dann nur unzureichend in das Blut aufgenommen. Bei Doxycyclin besteht dieses Problem nicht.

Nebenwirkungen

→ Durchfall

Bei allen Antibiotika auftretende Nebenwirkung; siehe Seite 93 unter Penicillinen.

→ Pilzbefall

Bei allen Antibiotika auftretende Nebenwirkung; siehe Seite 93 unter Penicillinen.

→ Allergische Reaktionen

Bei allen Antibiotika auftretende Nebenwirkung; siehe Seite 93f. unter Penicillinen.

Unter Tetracyclinen machen sich allergische Reaktionen durch Fieber und/oder Hautausschlag bemerkbar.

→ Überempfindlichkeit gegen Sonnenlicht

Gelegentlich entwickeln Patienten während einer Tetracyclinbehandlung eine Überempfindlichkeit gegen Sonnenlicht: Auf den Hautpartien, die der Sonne ausgesetzt waren, bildet sich ein Ausschlag. Die Schwellung und Rötung der Haut bildet sich nur langsam, in zwei bis vier Wochen, zurück. Es kann auch zu Nagelablösungen kommen. Deshalb muss man während einer Behandlung mit einem Tetracyclin-Antibiotikum grundsätzlich auf Sonnenbäder verzichten.

Bei sonnigem Wetter sollte man sich möglichst bedeckt halten (lange Ärmel und lange Hosenbeine) und eine Sonnencreme mit sehr hohem Lichtschutzfaktor benutzen (mindestens Lichtschutzfaktor 16).

→ Zahnverfärbungen

Bei Kleinkindern verfärben sich die Milchzähne, wenn sie Tetracycline nehmen. Der Zahnschmelz wird geschädigt, die Zähne werden anfälliger für Karies. Deshalb sollten Infektionskrankheiten bei Kindern unter acht Jahren grundsätzlich nicht mit Tetracyclinen behandelt werden. Noch besser wäre es, Kindern bis zu einem Alter von zwölf Jahren Tetracycline nur zu geben, wenn es unbedingt notwendig scheint und keine Alternativen bestehen.

Bei Erwachsenen führt nur eine sehr lang andauernde Tetracyclineinnahme zu Verfärbungen der Zähne.

→ Schwindel, Kopfschmerzen

Störungen des zentralen Nervensystems sieht man vor allem bei Minocyclin, da es in größerer Menge vom Blut in das Gehirn übertritt. Es kommt zu Schwindel und Taumeligkeit, seltener auch zu exzessiven Kopfschmerzen, die durch eine Erhöhung des Hirndrucks ausgelöst sein können. Bei starken Kopfschmerzen muss das Mittel auf jeden Fall abgesetzt werden.

Kombination mit anderen Mitteln

● Bei antibiotikabedingtem Durchfall werden andere Arzneimittel nicht mehr gut aufgenommen. Dadurch kann deren Wirkung vermindert

werden. Das gilt auch für die »Pille«. Deshalb sollte man während einer antibiotischen Therapie zusätzliche Verhütungsmethoden anwenden.
● Probleme macht die gleichzeitige Behandlung mit blutzuckersenkenden Tabletten oder Spritzen (Insulin), da es zu einer verstärkten Blutzuckersenkung kommen kann.

Diabetiker, deren Blutzucker eigentlich korrekt eingestellt wurde, können bei einer Behandlung mit Tetracyclinen leicht in eine Unterzuckerung geraten. Man sollte deshalb den Blutzuckerspiegel häufiger als gewöhnlich kontrollieren.
● Bei Patienten, die wegen einer Herzschwäche mit Digitalis (siehe Seite 368ff.) behandelt werden, kommt es bei gleichzeitiger Behandlung mit Tetracyclinen zu einer Erhöhung der Digoxinspiegel im Blut.

Wenn die Tetracyclinbehandlung nur wenige Tage dauert, ist jedoch nicht mit einer Digoxinvergiftung zu rechnen.

Nur bei längerer Anwendung (über zehn bis 14 Tage) muss der Spiegel von Digitalis im Blut gemessen und die Dosis gegebenenfalls angepasst werden.

Achtung

● Kinder unter zwölf Jahren sollten Tetracycline nur dann einnehmen, wenn es lebensnotwendig ist.
● Bei einer Allergie gegen Tetracycline ist in jedem Fall auf ein anderes Antibiotikum auszuweichen!

Schwangerschaft und Stillzeit

Tetracycline gelangen in relativ hoher Konzentration zum ungeborenen Kind und führen dort zu Störungen der Knochen- und Zahnanlagen. Es kann zu Wachstumsstörungen kommen, die Zähne verfärben sich und werden anfälliger für Karies. Tetracycline sind deshalb in der Schwangerschaft verboten.

Auch in der Stillzeit dürfen keine Tetracycline eingenommen werden: Sie lagern sich bereits vor dem eigentlichen »Zahnen« in die Zähne ein und verfärben diese.

Daher unsere Bewertung

Tetracycline sind gut wirkende Breitbandantibiotika bei schwerer entzündlicher Akne, Borreliose und »atypischer« Lungenentzündung.

In vielen Bereichen kommen sie jedoch nur zum Einsatz, wenn kein anderes Antibiotikum eingenommen werden kann (z. B. bei chronischer Bronchitis, Tripper, anderen Harnröhrenentzündungen, Mittelohrentzündung, Nasennebenhöhlenentzündungen oder Syphilis).

Der Wirkstoff Doxycyclin ist das empfehlenswerteste Tetracyclin. Andere Tetracycline sind entweder weniger zuverlässig (Oxytetracyclin, Tetracyclin) oder haben mehr Nebenwirkungen (Minocyclin). Von der Einnahme dieser Präparate wird daher abgeraten.

Chinolone

Wirkstoffe	Medikamente
Ciprofloxacin	Ciprobay (D), Ciproxin (A, CH)
Enoxacin	Enoxor (D), Gyramid (A)
Grepafloxacin	Raxar (A, CH), Vaxar (D)
Levofloxacin	Tavanic (D)
Norfloxacin	Barazan (D), Noroxin (CH), Urobacid (A), Zoroxin (A)
Ofloxacin	Tarivid (D, A, CH)

Wirkungsweise

Chinolonantibiotika werden auch Gyrasehemmer genannt. Ihre antibakterielle Wirkung beruht auf der Hemmung des Enzyms Gyrase. Es sorgt bei der Vermehrung der Bakterien nach deren Zellteilung für das Verknäulen der Erbsubstanz (DNS) – dieser Vorgang ist für das Überleben der Bakterien notwendig. Wird die Gyrase gehemmt, sterben die Bakterien ab.

Norfloxacin ist ein »altes« Mittel aus dieser Gruppe, das gegen weniger Bakterien wirkt als

Infektionskrankheiten

die neueren Wirkstoffe. Es ist nur als Reservemittel für Harnwegsinfekte geeignet.

Die anderen Chinolone haben wesentlich mehr Anwendungsgebiete. Ihre überaus häufige Verordnung liegt mehr am geschickten Marketing der Herstellerfirmen als an ihrer besseren Wirksamkeit. Dabei sollten sie aus mehreren Gründen nur sehr zurückhaltend eingesetzt werden:
● Es kommt unter einer Therapie mit ihnen leicht zu einer Resistenzbildung.
● Sie sind für viele in der Praxis behandelbare Infektionen nicht geeignet, da sie die entscheidenden Bakterien nicht gut abtöten (beispielsweise die für Mandelentzündungen oder Lungenentzündungen).
● Die Verträglichkeit ist eher schlechter als bei anderen Antibiotika.

Als Reservemedikamente kommen sie bei Harnwegsinfektionen, Reisedurchfall (»Montezumas Rache«) und Gonorrhoe (Tripper) in Frage. Hartnäckige Atemwegsinfekte bei der Mukoviszidose sprechen ebenfalls gut auf Chinolone an.

Chinolone sind nicht gut wirksam bei eitriger Mandelentzündung, außerhalb des Krankenhauses aufgeschnappten Lungenentzündungen und Syphilis. Eine Ausnahme ist (noch) der Wirkstoff Grepafloxacin. Er soll auch bei Lungenentzündungen zuverlässig helfen, muss aber wegen der Gefahr der raschen Resistenzentwicklung sehr zurückhaltend eingesetzt werden.

Das Mitte 1998 neu erschienene Chinolonantibiotikum Trovafloxacin (Handelsname: Trovan) ist bereits wieder vom Markt genommen worden, da es bei Einnahme dieses Mittels zum gehäuften Auftreten von schweren Leberschäden gekommen war.

Anwendung

Bei den meisten Entzündungen müssen Antibiotika aus dieser Klasse ein- bis zweimal täglich eingenommen werden. Chinolone sollten nicht zusammen mit Milch oder Milchprodukten geschluckt werden, da die Aufnahme in das Blut dadurch vermindert wird und ihre Wirkung deshalb schwächer ausfällt.

Die Behandlungsdauer ist abhängig von der zugrunde liegenden Entzündung. Bei fieberhaften Entzündungen sollte das Mittel in der Regel noch drei Tage nach Abklingen der Krankheitssymptome eingenommen werden.

Nebenwirkungen

→ Durchfall, Übelkeit, Erbrechen

Bei allen Antibiotika auftretende Nebenwirkung; siehe Seite 93 unter Penicillinen. Bei Chinolonen kommt es jedoch besonders häufig zu Übelkeit, Erbrechen und Magenschmerzen. Je höher die Dosis, desto wahrscheinlicher treten diese Nebenwirkungen auf.

→ Pilzbefall

Bei allen Antibiotika auftretende Nebenwirkung; siehe Seite 93 unter Penicillinen.

→ Allergische Reaktionen

Bei allen Antibiotika auftretende Nebenwirkung; siehe Seite 93f. unter Penicillinen.

Allergische Reaktionen äußern sich in Überempfindlichkeitsreaktionen auf der Haut mit Ausschlag, Juckreiz sowie Gesichtsschwellungen und sind alle Gründe für eine Beendigung der Therapie.

→ Schwindel, Kopfschmerzen, Müdigkeit, Ängstlichkeit, Sehstörungen

Weniger häufig sind Schwindel, Kopfschmerzen, Müdigkeit, Ängstlichkeit und Sehstörungen. In Einzelfällen kommt es sogar zu Erregungszuständen, die sich über Verwirrtheit bis zu akuten Psychosen steigern können. Das Reaktionsvermögen im Straßenverkehr oder bei der Bedienung von Maschinen kann beeinträchtigt sein. Auch Krampfanfälle wurden beobachtet. Vor allem ältere Menschen sind gefährdet, derartige Symptome zu entwickeln. Bei Auftreten dieser Nebenwirkungen ist das Mittel abzusetzen.

→ Sehnenreizung

Eine nicht ganz seltene Nebenwirkung ist eine Reizung der Sehnen. Es wurden sogar Sehnenabrisse (Achillessehne) unter der Behandlung beobachtet. Sie werden oft als »Venenreizung« verkannt! Treten daher Schmerzen im Bereich von Sehnen oder Bändern auf, ist die Therapie zu beenden.

Kombination mit anderen Mitteln

Bei antibiotikabedingtem Durchfall werden andere Arzneimittel nicht mehr gut aufgenommen, was deren Wirkung vermindert. Das gilt auch für die »Pille«. Deshalb sollte man während einer antibiotischen Therapie zusätzliche Verhütungsmethoden anwenden.

Achtung

- Kinder und Jugendliche bis 18 Jahre sollen keine Chinolone einnehmen, da Schäden am Gelenkknorpel in der Wachstumsphase auftreten können. Derartige Beobachtungen stammen zwar »nur« aus Tierversuchen, das Risiko ist aber zu groß, als dass man die Übertragbarkeit auf den Menschen testen sollte.
- Menschen, die ein Krampfleiden haben (Epilepsie), sollen ebenfalls keine Chinolone einnehmen, da während der Behandlung Krampfanfälle aufgetreten sind.
- Ältere Menschen sind besonders gefährdet. Sie entwickeln oft die beschriebenen zentralnervösen Nebenwirkungen (Schwindel, Kopfschmerzen, Müdigkeit, Ängstlichkeit, Sehstörungen). In diesem Fall ist eine sorgfältige Überwachung (durch Angehörige) nötig.

Schwangerschaft und Stillzeit

Chinolone sind sowohl während der Schwangerschaft als auch in der gesamten Stillzeit verboten, da man Schäden an den sich entwickelnden Gelenkknorpeln des Kindes befürchten muss.

Daher unsere Bewertung

Chinolone sind gut wirksame Antibiotika. Leider werden sie viel zu häufig eingesetzt, wodurch die Gefahr weit verbreiteter Resistenzen besteht.

Sie sind in erster Linie Reserveantibiotika bei Harnwegsinfektionen, Reisedurchfall (»Montezumas Rache«), Tripper und hartnäckigen Atemwegsinfekten bei Mukoviszidose, wenn andere Mittel versagen. Für Mandelentzündungen sind sie nicht geeignet.

Makrolidantibiotika

Wirkstoffe	Medikamente
Azithromycin	Zithromax (D, A, CH)
Clarithromycin	Klacid (D, A, CH), Klaciped (CH), Maclar (A)
Erythromycin	Ericosol (CH), Erios (CH), Erybeta (D), Eryhexal (D), Erysec (D), Erythrocin (D, A, CH), Erythomycin Genericon (A), Erythromycin-ratiopharm (D), Erythromycin Stada (D), Erythromycin Wolff (D), Infectomycin (D), Monomycin (D), Paediathrocin (D), Sanasepton (D)
Roxithromycin	Rulid (D, CH)

Wirkungsweise

Makrolidantibiotika behindern den Eiweißstoffwechsel der Bakterien. Die Bakterien können sich dadurch nicht mehr vermehren. Makrolidantibiotika gehören zu den so genannten Schmalspektrumantibiotika, die vornehmlich grampositive Bakterien (Bakterien, mit einer bestimmten Zellwandstruktur, die sich durch die nach dem Arzt Hans Chr. J. Gram benannte Gram-Färbung erkennbar machen lassen) bekämpfen. Das Wirk-

Infektionskrankheiten

spektrum der Makrolidantibiotika ähnelt im wesentlichen dem des Penicillins.

Für viele Infektionen, die im häuslichen Bereich (also nicht im Krankenhaus) auftreten, sind Makrolide ausreichend und zuverlässig wirksam. Mit diesen Wirkstoffen kann der Arzt sinnvoll akute Entzündungen der Bronchien und Lungen sowie des Mittelohrs behandeln. Auch Entzündungen der Haut und Akne lassen sich meist gut damit bekämpfen.

Bei Kindern mit Penicillinallergie wird Erythromycin gegen Scharlach und Diphtherie erfolgreich eingesetzt. Vorbeugend kann Erythromycin gegeben werden, wenn in der Umgebung von nicht-geimpften Kindern mehrere Keuchhusten-Fälle auftreten.

Ein besonderes Anwendungsgebiet von Clarithromycin ist die Therapie des Magen- und des Zwölffingerdarm-Geschwürs (siehe Seite 151ff.).

Nicht gut wirksam sind Makrolide hingegen bei Harnwegsinfekten.

Anwendung

Erythromycin muss zwei- bis dreimal täglich eingenommen werden, Clarithromycin zweimal täglich. Bei Rulid und Azithromycin reicht eine einmalige Einnahme pro Tag aus.

Azithromycin verbleibt sehr lange im Körper, sodass eine Behandlungsdauer von drei bis fünf Tagen ausreicht, um eine Infektion zu kurieren.

Nebenwirkungen

→ Durchfall, Übelkeit, Blähungen

Bei allen Antibiotika auftretende Nebenwirkung; siehe Seite 93 unter Penicillinen.

Vorwiegend unter Erythromycin kommen bei Makrolidantibiotika Übelkeit und Blähungen hinzu. Die neueren Makrolide sind besser verträglich, sodass man bei derartigen Beschwerden unter Erythromycin auf eines dieser Mittel umsteigen sollte.

→ Pilzbefall

Bei allen Antibiotika auftretende Nebenwirkung; siehe Seite 93 unter Penicillinen.

→ Allergische Reaktionen

Bei allen Antibiotika auftretende Nebenwirkung; siehe Seite 93f. unter Penicillinen.

→ Störungen der Leberfunktion

Anstiege der Leberwerte treten gelegentlich auf, schwere Leberschäden hingegen sind wesentlich seltener. Gelbfärbung von Augen und Haut, auffallend heller Stuhlgang und dunkel gefärbter Urin sind dringende Hinweise auf einen schweren Leberschaden. Das Mittel muss dann unbedingt abgesetzt werden.

Kombination mit anderen Mitteln

● Bei Durchfall, der durch die Einnahme von Antibiotika bedingt ist, werden andere Arzneimittel nicht mehr so gut aufgenommen. Dadurch kann deren Wirkung vermindert werden. Das gilt auch für die »Pille«. Deshalb sollte man während einer antibiotischen Therapie zusätzliche Verhütungsmethoden anwenden.

● Kombiniert man Makrolide mit Digitalis (Mittel bei Herzschwäche, siehe Seite 368ff.), steigt der Spiegel des Herzmedikaments an.

Es besteht die Gefahr einer Digitalisvergiftung. Vor allem bei längerer Behandlung mit dem Makrolid muss die Konzentration von Digitalis im Blut kontrolliert werden. Daraufhin kann der Arzt die Dosis gegebenenfalls an den neuen Digitalisspiegel anpassen.

● Das gleiche gilt für die Kombination von Makroliden und Theophyllin (Asthmamittel, siehe Seite 145ff.): Die Blutkonzentration von Theophyllin steigt an, die Gefahr einer Theophyllinvergiftung wächst. Der Theophyllinspiegel muss aus diesem Grunde in regelmäßigen Abständen kontrolliert werden.

● Bei Kombination mit dem Gerinnungshemmer Phenprocoumon (Marcumar, siehe Seite 406f.) steigt die Blutungsgefahr an, da die Wirkung des Marcumar verstärkt wird. Dies betrifft vor allem Menschen über 65 Jahre. Die Blutgerinnung (»Quick-Wert«) muss deshalb bei dieser Patientengruppe besonders überwacht werden.

● Gefährlich kann die Kombination von Makroliden mit den Wirkstoffen Terfenadin (Mittel bei

Bakterielle Infektionen

Allergien, siehe Seite 463ff.) oder Cisaprid (Mittel bei Übelkeit, siehe Seite 162f.) sein. Es wurden schwere, lebensbedrohliche Herzrhythmusstörungen unter diesen Kombinationen beobachtet. Eine gleichzeitige Einnahme ist daher strikt zu meiden.

Achtung

Menschen, die einen schweren Leberschaden (Leberzirrhose, Leberentzündung) haben, müssen auf die Einnahme von Makroliden verzichten. Es besteht die Gefahr, dass sich die Leberfunktion durch das Medikament weiter verschlechtert.

Schwangerschaft und Stillzeit

Erythromycin ist seit langer Zeit bekannt und große Untersuchungen belegen seine Sicherheit sowohl in der Schwangerschaft als auch in der Stillzeit.

Für die neueren Makrolide liegen derartig ausführliche Daten bis zum jetzigen Zeitpunkt noch nicht vor, sodass man aus Sicherheitsgründen in diesen Phasen auf das bewährte Erythromycin zurückgreifen sollte!

Daher unsere Bewertung

Für viele bakterielle Infektionen, die nicht im Krankenhaus aufgeschnappt worden sind, sind Makrolide neben den Penicillin-Antibiotika, Mittel der ersten Wahl (z. B. bei akuten Entzündungen der Bronchien, der Lungen und des Mittelohrs, bei Entzündungen der Haut, bei Akne, Scharlach und auch bei Diphtherie). Die Makrolide sind dabei alle im wesentlichen gleich wirksam.

Die neueren Mittel haben gegenüber dem Erythromycin den Vorteil einer etwas besseren Verträglichkeit, sie sind aber auch teurer.

Clarithromycin hat einen besonderen Stellenwert bei der Behandlung des Magengeschwürs bzw. bei der Behandlung des Zwölffingerdarm-Geschwürs.

Cotrimoxazol

Wirkstoffgruppe	Medikamente
Trimethoprim + Sulfamethoxazol	Agoprim (CH), Bactoreduct (D), Bactrim Roche (D, CH), Berlocombin (D), Cotribene (A), Cotrim (CH), Cotrim forte von ct (D), Cotrim Hexal (D), Cotrimox-Wolff (D), Cotrimoxazol AL (D), Cotrim ratiopharm (D), Cotrimstada (D), Escoprim (CH), Eusaprim (D, A), Kepinol (D), Oecotrim (A), Sigaprim (D, CH), Supracombin (D, CH), TMS Tabletten (D)

Wirkungsweise

Cotrimoxazol ist ein Kombinationspräparat aus Trimethoprim und einem Sulfonamid. Beide Wirkstoffe sind Antibiotika, die auf ganz ähnliche Weise wirken: Sie verhindern innerhalb der Bakterienzelle die Herstellung von Folsäure. Durch den Mangel an Folsäure stirbt das Bakterium im Laufe der Behandlung ab. Beide Wirkstoffe verstärken sich gegenseitig in ihrem antibakteriellen Effekt.

Cotrimoxazol hat seinen eigentlichen Haupteinsatzbereich bei der Therapie von Harnwegsinfektionen. Allerdings lassen sich Harnwegsinfekte genauso gut nur mit dem (nebenwirkungsärmeren) Wirkstoff Trimethoprim behandeln, die Kombination mit einem Sulfonamid ist eigentlich nicht notwendig.

Gut mit Cotrimoxazol behandeln lässt sich eine bestimmte Lungenentzündung (verursacht durch den Krankheitserreger Pneumocystis carinii), die sehr oft bei AIDS-Kranken auftritt.

Gut wirksam ist die Kombination auch bei der Behandlung einer Salmonelleninfektion, die mit Durchfall einher geht.

Anwendung

Die Einnahme von Cotrimoxazol erfolgt in aller Regel zweimal täglich.

Bei der Behandlung einer Harnwegsinfektion muss man nicht, wie früher geglaubt wurde, zehn bis 14 Tage lang behandeln. Üblicherweise reicht eine kurzzeitige Therapie über drei Tage. Nur bei immer wiederkehrenden Infektionen oder bei hohem Fieber muss die Behandlungsdauer verlängert werden. Dann muss man tatsächlich sieben bis 14 Tage lang Tabletten schlucken.

Die Behandlung einer Lungenentzündung bei AIDS muss unbedingt im Krankenhaus erfolgen, da sie gefährlich ist. Cotrimoxazol wird in diesen Fällen in sehr hoher Dosis intravenös gegeben.

Nebenwirkungen

Bei sechs bis acht Prozent der Patienten treten Nebenwirkungen auf. Mit zunehmender Behandlungsdauer und Dosis steigt die Häufigkeit rapide an. Die meisten Nebenwirkungen werden durch den Sulfonamidanteil im Kombinationspräparat ausgelöst. Trimethoprim ist, alleine eingenommen, nebenwirkungsarm.

→ Übelkeit, Erbrechen

Am häufigsten treten Magenbeschwerden (Übelkeit, Erbrechen) auf. Wird die Behandlung nur kurzfristig durchgeführt (über drei Tage), ist eine Umstellung meist nicht erforderlich. Ist hingegen eine länger andauernde Behandlung geplant, muss man sich bei starken Beschwerden nach Alternativen umsehen.

→ Durchfall

Bei allen Antibiotika auftretende Nebenwirkung; siehe Seite 93 unter Penicillinen.

→ Pilzbefall

Bei allen Antibiotika auftretende Nebenwirkung; siehe Seite 93 unter Penicillinen.

→ Allergische Reaktionen

Bei allen Antibiotika auftretende Nebenwirkung; siehe Seite 93f. unter Penicillinen.

Auch unter Cotrimoxazol sind Hautreaktionen nicht selten. Sie äußern sich in Juckreiz und Hautrötung. Selten kann es auch zu schweren Hautreaktionen kommen, bei der sich die Haut in großen Blasen ablöst. Dies ist ein lebensbedrohliches Krankheitsbild, das so genannte Lyell-Syndrom. Das Mittel muss sofort abgesetzt und der Betroffene ins Krankenhaus gebracht werden.

→ Blutbildungsstörungen

Sehr selten, aber auch sehr gefährlich ist eine Störung der Blutbildung: Es werden keine weißen Blutkörperchen mehr im Knochenmark hergestellt. Der Körper ist eines äußerst wichtigen Teils seiner Abwehrkräfte beraubt, schwere Infektionen sind deshalb die Folge. Tritt während der Behandlung daher unerwartet hohes Fieber auf, muss der Arzt sofort ein Blutbild bestimmen und Cotrimoxazol gegebenenfalls absetzen.

Auch die Bildung der roten Blutkörperchen kann gestört werden. Es kommt in diesem Fall zu einer Blutarmut (Anämie) mit Müdigkeit, Schwäche, Atemnot. Diese Nebenwirkung ist ebenfalls ein Grund zum Absetzen.

Kombination mit anderen Mitteln

Cotrimoxazol steigert die Wirkung, aber auch die Nebenwirkungen von anderen Wirkstoffen:

● Bei der Kombination mit blutzuckersenkenden Mitteln (Sulfonylharnstoffe, siehe Seite 472ff.) kann der Blutzucker stärker abfallen, es kommt zur Unterzuckerung. Die Zuckerwerte müssen häufiger als üblich kontrolliert werden.

● Bei der gleichzeitigen Einnahme von Hemmstoffen der Blutgerinnung (Phenprocoumon = Marcumar, siehe Seite 406f.) wird die Blutgerinnung noch stärker gehemmt – es kommt leichter zu Blutungen. Die Gerinnungswerte im Blut (»Quick-Wert«) müssen kontrolliert werden, wenn die Therapie länger als sieben Tage dauert.

● Cotrimoxazol steigert die Blutkonzentration von Phenytoin (Mittel bei Epilepsie, siehe Seite 505ff.). Es kann zu verstärkter Müdigkeit und Schlappheit kommen. Treten diese Nebenwirkungen auf, muss der Phenytoinspiegel im Blut bestimmt werden.

● Die gleichzeitige Einnahme von Diuretika (Thiazide, siehe Seite 317ff.) führt in häufigen Fällen zu Störungen der Blutbildung (verminderte Bildung von Blutplättchen). Dadurch wird die Blutgerinnung gestört. Oft zeigt sich dies als kleine Einblutungen in die Haut. Diese Wechselwirkung tritt vor allem bei älteren Menschen auf.
● Bei antibiotikabedingtem Durchfall werden andere Arzneimittel nicht mehr besonders gut aufgenommen. Dies gilt ebenso für die »Pille«.

Schwangerschaft und Stillzeit

In Tierversuchen ergaben sich Hinweise, dass es bei Einnahme von Trimethoprim in den ersten drei Monaten der Schwangerschaft zur Schädigung des Kindes kommen kann. Cotrimoxazol, aber auch Trimethoprim alleine sollten deshalb nicht eingenommen werden. Die Hinweise auf eine Schädigung des Kindes sind jedoch nicht so gravierend, dass nach einer versehentlichen Einnahme ein Schwangerschaftsabbruch erfolgen muss. Ab dem vierten Monat darf Cotrimoxazol eingenommen werden. Verboten ist das Mittel allerdings wieder kurz vor der Geburt. Dann kann es zu einer schweren Gelbsucht des Neugeborenen führen.

In der Stillzeit ist Cotrimoxazol erlaubt. Es gelangen nur geringe Mengen in die Muttermilch. Nebenwirkungen sind in der Regel nicht zu erwarten. Kommt es beim Säugling doch zu Durchfällen, sollte man mit dem Stillen bis zum Therapieende pausieren.

> **Daher unsere Bewertung**
>
> Cotrimoxazol ist eine sinnvolle Fixkombination von zwei Antibiotika, die sich in ihrer Wirkung verstärken. Für die wichtigste Indikation jedoch, den Harnwegsinfektionen, reicht die alleinige Gabe von Trimethoprim oftmals aus und hat bedeutend weniger Nebenwirkungen.
> Bei einer Salmonelleninfektion (mit Durchfällen) oder bestimmten Lungenentzündungen (Pneumocystis-carinii-Pneumonie) bei AIDS ist Cotrimoxazol jedoch ein Mittel der Wahl.

Lincosamide

Wirkstoff	Medikamente
Clindamycin	Clindahexal (D), Clindastad (D), Clin-Sanorania (D), Dalacin (A, CH), Lanacine (A), Sobelin (D)

Wirkungsweise

Clindamycin unterscheidet sich chemisch zwar deutlich von Makrolidantibiotika wie Erythromycin (siehe Seite 101ff.). Hinsichtlich Wirkmechanismus und auch Wirkspektrum bestehen aber viele Ähnlichkeiten, auch wenn es unter Clindamycin häufiger zu Nebenwirkungen kommt. Wie die Makrolide hemmt auch Clindamycin die Produktion von Eiweißen in den Bakterien. Dadurch wird deren Stoffwechsel so stark gestört, dass sie absterben. Clindamycin wirkt besonders gut auf Bakterien, die ohne Sauerstoff leben können. Solche Bakterien verursachen oft Infektionen im Bauchraum, können aber auch bei Infektionen im Ohr und Gesicht eine Rolle spielen. Daneben bekämpft Clindamycin Staphylokokken. Diese Keime verursachen z. B. Abszesse und Furunkel, aber auch manche Herzklappen- und Knochenentzündungen (Osteomyelitis).

Anwendung

Die Tabletten müssen immer mit ausreichend Flüssigkeit eingenommen werden. Ob sie vor dem Essen oder unabhängig geschluckt werden sollen, ist von Präparat zu Präparat verschieden und muss nachgelesen werden. Wie lange die Einnahme erfolgen muss, hängt von der Entzündung ab. Als Faustregel kann gelten: noch bis ca. drei Tage nach Abklingen des Fiebers.

Nebenwirkungen

→ Durchfall

Während der Einnahme von Clindamycin kann es zu schweren Durchfällen kommen. Durchfäl-

Infektionskrankheiten

le unter Antibiotikaeinnahme sind zwar generell nicht selten, Clindamycin verursacht aber offensichtlich häufiger als andere Antibiotika eine pseudomembranöse Kolitis. Dies ist eine Darmentzündung, die lebensbedrohlich sein kann. Die Durchfälle sind blutig, und es tritt hohes Fieber auf. Falls solche Symptome während der Einnahme des Mittels auftreten, muss es sofort abgesetzt werden. Anhand von Stuhluntersuchungen wird geprüft, ob diese Komplikation tatsächlich vorliegt. Gegebenenfalls müssen dann als Gegenmittel andere Antibiotika gegeben werden (Metronidazol oder Vancomycin).

→ **Pilzbefall**

Bei allen Antibiotika auftretende Nebenwirkung; siehe Seite 93 unter Penicillinen.

→ **Allergische Reaktionen**

Bei allen Antibiotika auftretende Nebenwirkung; siehe Seite 93 unter Penicillinen.

Allergische Reaktionen sind zwar unter Clindamycin sehr selten, es kann aber noch ein bis zwei Wochen nach der Behandlung zu Juckreiz und Hautausschlag kommen. Diese Hautreaktionen sind meist nicht sehr schwer.

→**Störungen der Leberfunktion**

Erhöhungen der Leberwerte kommen vor, sind aber besonders häufig, wenn das Mittel intravenös verabreicht wird.

Bei schweren Leberschädigungen ist der Stuhlgang sehr hell, der Urin ist braun, die Haut und die Augen verfärben sich gelb. Derartige Symptome während einer Behandlung mit Clindamycin sind dringende Hinweise auf eine äußerst ernst zu nehmende Leberschädigung. Das Mittel muss in einem solchen Fall umgehend abgesetzt werden.

Kombination mit anderen Mitteln

● Bei antibiotikabedingtem Durchfall werden andere Arzneimittel nicht mehr gut aufgenommen. Das gilt auch für die »Pille«. Deshalb sollte man während einer antibiotischen Therapie zusätzliche Verhütungsmethoden anwenden.

● Clindamycin soll nicht zusammen mit einem Makrolidantibiotikum (z. B. Erythromycin) eingenommen werden. Sie behindern sich gegenseitig in ihrer Wirkung. Dadurch wird die Wirksamkeit schlechter statt besser. Die Folge: Der Infekt heilt nicht aus.

Achtung

Wer bereits zu einem früheren Zeitpunkt einmal eine pseudomembranöse Kolitis unter Clindamycin erlitten hatte, sollte dieses Mittel nicht noch einmal einnehmen.

Schwangerschaft und Stillzeit

Es haben sich keinerlei Hinweise auf eine Schädigung des Kindes gezeigt, sodass das Mittel in der Schwangerschaft und Stillzeit eingenommen werden darf.

Falls jedoch der Säugling Durchfall bekommt, muss eine Stillpause eingelegt werden, bis die Behandlung zu Ende ist.

> **Daher unsere Bewertung**
>
> **Clindamycin hat mehr Nebenwirkungen als die hinsichtlich der Wirkungsweise ähnlichen Makrolidantibiotika. Es sollte daher als ein Reservemittel eingesetzt werden, wenn man mit anderen Antibiotika nicht behandeln kann. In Frage kommt Clindamycin als Mittel der Reserve bei Infektionen im Bauchbereich, vor allem wenn Staphylokokken als Ursache der Infektion vermutet werden (Abszesse, Furunkel, manche Herzklappenentzündungen).**

Fosfomycin

Wirkstoff	Medikamente
Fosfomycin	Fosfomycin Biochemie (A), Monuril (CH, D)

Bakterielle Infektionen

Wirkungsweise

Fosfomycin ist ein Antibiotikum, das aus der Sicht des Chemikers zu keiner der anderen Gruppen gehört. Es wirkt ganz ähnlich wie Penicillin indem es empfindliche Bakterien am Aufbau der Zellwand hindert. Die Bakterien sterben in der Folge der Behandlung mit Fosfomycin ab, weil ihre Zellwand »Löcher« bekommt. Eingesetzt wird es als Infusion bei schweren Infektionen im Krankenhaus – und nur, wenn man mit anderen Mitteln nicht mehr weiterkommt. Die Granulatform zum Schlucken ist nur zur Behandlung von Harnwegsinfekten bei Frauen zugelassen, und dient auch hier nur als Reservemittel, wenn andere Medikamente nicht gegeben werden können.

Anwendung

Bei schweren Infektionen wird Fosfomycin über eine Infusion gegeben. Diese Art der Verabreichung wird nur im Krankenhaus durchgeführt.

Bei der Granulatform reicht zur Behandlung von Harnwegsinfekten bei Frauen eine einmalige Einnahme aus. Das Granulat wird zunächst in Wasser aufgelöst und dann im Abstand von mindestens zwei Stunden vor oder nach einer Mahlzeit getrunken.

Nebenwirkungen

Fosfomycin ist im Allgemeinen sehr gut verträglich. Da das Mittel nur einmal eingenommen wird, erübrigt sich die Frage, ob es bei Auftreten der folgenden Nebenwirkungen abgesetzt werden muss.

→ Magenschmerzen, Übelkeit, Erbrechen

Magenschmerzen, Übelkeit und Erbrechen können zwar vorkommen, gehen jedoch bald wieder vorüber.

→ Asthma

Bestehendes Asthma kann sich unter der Behandlung mit Fosfomycin verschlechtern (siehe Seite 137 bis 150).

→ Durchfall

Bei allen Antibiotika auftretende Nebenwirkung; siehe Seite 93 unter Penicillinen.

→ Pilzbefall

Bei allen Antibiotika auftretende Nebenwirkung; siehe Seite 93 unter Penicillinen.

→ Allergische Reaktionen

Bei allen Antibiotika auftretende Nebenwirkung; siehe Seite 93f. unter Penicillinen.

Allergische Reaktionen äußern sich auch bei Fosfomycin meist als Hautausschlag.

Kombination mit anderen Mitteln

● Bei antibiotikabedingtem Durchfall werden andere Arzneimittel nicht mehr gut aufgenommen. Aus diesem Grund kann deren Wirkung vermindert werden. Das gilt auch für die »Pille«. Deshalb sollte man während einer antibiotischen Therapie zusätzliche Verhütungsmethoden anwenden.

● Die gleichzeitige Gabe von Metoclopramid (Mittel bei Übelkeit, siehe Seite 162f.) schwächt die Wirkung von Fosfomycin ab. Fosfomycin und Metoclopramid dürfen daher nicht gleichzeitig eingenommen werden.

Achtung

● Menschen mit schlechter Nierenfunktion (Erhöhung der Nierenwerte im Blut) sollen Fosfomycin nicht einnehmen.

● Für Kinder ist das Mittel zu wenig erprobt.

Schwangerschaft und Stillzeit

Es liegen bis zu diesem Augenblick zu wenig Erfahrungen mit Fosfomycin vor, sodass es sowohl in der Schwangerschaft als auch in der Stillzeit nicht gegeben werden sollte.

Wurde es versehentlich doch während der Schwangerschaft eingenommen, besteht aber kein Grund für einen Abbruch, da es bisher keine Hinweise für eine schädigende Wirkung auf das Kind gibt.

Infektionskrankheiten

> **Daher unsere Bewertung**
>
> Fosfomycin ist ein Antibiotikum für Harnwegsinfekte bei Frauen. Es sollte jedoch nur als letztes Reservemittel eingesetzt werden, damit es nicht zu Resistenzbildungen kommt. Da es eine Menge gut wirksamer Wirkstoffe beim Harnwegsinfekt gibt, sind die Gründe für einen Einsatz von Fosfomycin selten.
>
> Auch wenn es auf den ersten Blick als äußerst attraktiv erscheint, die Behandlung mit einer einmaligen Einnahme hinter sich zu bringen: Fosfomycin wird als oftmals letzter Ausweg bei schweren Infektionen gebraucht und sollte deshalb außerhalb dieser Notlagen möglichst selten eingesetzt werden.

Nitroimidazole

Wirkstoff	Medikamente
Metronidazol	Arilin (D, A, CH), BYK Metronidazol (D), Clont (D), Elyzol (CH), Metronidazol Biochemie (A), Metronidazol Braun (CH), Metronidazol Genericon (A)

Wirkungsweise

Metronidazol hindert die Bakterien an der Herstellung von Erbsubstanz, sodass sie sich nicht mehr vermehren können. Es wirkt besonders gut auf Bakterien, die für ihren Stoffwechsel keinen Sauerstoff benötigen (anaerobe Bakterien). Diese Art von Bakterien verursacht vorrangig Infekte im Bauch (Abszesse und Bauchfellentzündungen) und im Beckenbereich (z. B. gynäkologische Infektionen). Metronidazol ist darüber hinaus wirksam gegen Erkrankungen durch bestimmte Parasiten, z. B. gegen die von Amöben verursachte Durchfallerkrankung und gegen Trichomonaden. Es wird zudem auch bei der Behandlung des Zwölffingerdarm- und des Magengeschwürs eingesetzt (siehe Seite 151ff.).

Anwendung

Metronidazol wird bei schweren Infekten mit anaeroben Bakterien als Infusion verabreicht – in aller Regel im Krankenhaus. In der Praxis viel häufiger ist aber die Behandlung von Trichomonadeninfektionen: Diese sind die häufigste Ursache für infektiösen Ausfluss aus der Scheide. Zur Behandlung muss man dreimal hintereinander Tabletten einnehmen und parallel dazu zweimal ein Metronidazol-Zäpfchen in die Scheide einführen. Eine Behandlung des Partners mit Tabletten empfiehlt sich, da er oft auch infiziert ist, obwohl er keine Beschwerden hat. Die Behandlung mit Metronidazol kann als Stoßtherapie über ein bis zwei Tage durchgeführt werden, alternativ in geringerer Dosis über sieben Tage.

Nebenwirkungen

→ **Magenschmerzen, Übelkeit, Erbrechen, Durchfall**

Zu Durchfall: Bei allen Antibiotika auftretende Nebenwirkung, siehe Seite 93 unter Penicillinen. Magenschmerzen, Übelkeit, Erbrechen und Durchfall kommen häufig vor. Diese Beschwerden zwingen aber nur dann zum Absetzen des Mittels, wenn sie sehr unangenehm sind.

→ **Metallischer Geschmack im Mund**

Manche Menschen klagen über einen metallischen Geschmack im Mund. Auch das ist nur dann ein Grund zum Absetzen, wenn die Betroffenen sehr stark darunter leiden.

→ **Kribbelgefühl in Händen und Füßen, Schwindel, Taumeligkeit**

Selten, aber außerordentlich unangenehm können Störungen der Nerven sein, die vor allem bei langer Therapiedauer und hoher Dosierung auftreten. Es kann zu Kribbelgefühl in Händen und Füßen kommen, zu Schwindel, Taumeligkeit und sogar zu Krampfanfällen. In diesen Fällen muss das Mittel sofort abgesetzt werden.

Bakterielle Infektionen

→ **Pilzbefall**

Bei allen Antibiotika auftretende Nebenwirkung; siehe Seite 93 unter Penicillinen.

→ **Allergische Reaktionen**

Bei allen Antibiotika auftretende Nebenwirkung; siehe Seite 93f. unter Penicillinen.

Allergische Reaktionen äußern sich auch bei Metronidazol meist als Hautausschlag.

Kombination mit anderen Mitteln

● Bei antibiotikabedingtem Durchfall werden andere Arzneimittel nicht mehr gut aufgenommen. Das gilt auch für die »Pille«. Deshalb sollte man während einer antibiotischen Therapie zusätzliche Verhütungsmethoden anwenden.
● Die Kombination mit Medikamenten, die die Blutgerinnung hemmen ist problematisch. Die Blutgerinnung muss anhand von Laboruntersuchungen des Blutes überprüft werden, wenn man Metronidazol über einen längeren Zeitraum einnimmt.

Achtung

● Während der Einnahme von Metronidazol muss man Alkohol in jeder Form meiden. Es kann zu schweren Unverträglichkeiten mit Übelkeit, Erbrechen, Herzrasen und Schweißausbrüchen kommen.
● Bei Erkrankungen des zentralen Nervensystems (z.B. Epilepsie) sollte besser ein anderes Antibiotikum gegeben werden. Gleiches gilt für schwere Lebererkrankungen.

Schwangerschaft und Stillzeit

Man weiß nicht genau, ob Schäden beim Kind entstehen können. In einigen Untersuchungen ist eine Häufung von Lippen- und Kieferspalten aufgefallen, was in anderen Studien aber nicht bestätigt werden konnte. Sicherheitshalber sollte daher in den ersten drei Monaten auf die Einnahme von Metronidazol verzichtet werden. Danach kann es verabreicht werden. Bei versehentlicher Einnahme in der Frühschwangerschaft besteht aber kein Grund für einen Abbruch.

Während des Stillens ist Metronidazol verboten, da es über die Muttermilch zum Säugling gelangt, der es nur verlangsamt abbauen kann und verstärkt an den Nebenwirkungen leidet. Es muss auf ein anderes Mittel umgestiegen oder eine Stillpause eingelegt werden. Bei der kurzzeitigen Therapie über zwei Tage reicht eine Stillpause von 24 Stunden seit der letzten Einnahme aus.

Daher unsere Bewertung

Metronidazol ist ein gut wirkendes Antibiotikum zur Behandlung von bakteriellen Entzündungen (vor allem durch anaerobe Bakterien, z.B. Abszesse, Bauchfellentzündungen, gynäkologische Infektionen) und von Erkrankungen, die durch Parasiten hervorgerufen wurden wie Amöben und Trichomonaden (Hauptverursacher von Scheidenausfluss). Bei langer Behandlungsdauer treten oft schwere Nebenwirkungen auf, sodass nicht länger als sieben bis zehn Tage therapiert werden sollte.

109

Viruserkrankungen

Was sind Viruserkrankungen?

Die meisten Viren können der Gesundheit des Menschen nicht gefährlich werden. Manche lösen jedoch Erkrankungen aus. Wie stark ein Mensch von einer solchen Infektion beeinträchtigt wird, hängt einerseits von der Aggressivität des Virus ab, andererseits von den Abwehrmöglichkeiten seines Immunsystems. Entsprechend können die Krankheitsbilder harmlos, aber auch schwerer Natur sein. Die meisten Erkältungen sind Viruserkrankungen – sie sind lästig, verschwinden aber von selbst wieder (siehe Seite 29ff.). Auch viele Kinderkrankheiten (Masern, Röteln, Mumps und Windpocken) werden durch Viren verursacht.

Viruserkrankungen können sich aber auch wesentlich gravierender äußern: Bei der äußerst schmerzhaften Gürtelrose (Herpes zoster, siehe auch Seite 445ff.) melden sich Viren zurück, die in der Kindheit Windpocken verursacht und sich seit diesem Zeitpunkt im Körper »versteckt« haben. Noch schwerer kann sich eine echte Virusgrippe (Influenza, siehe auch Seite 29ff.) auswirken: Besonders für ältere Menschen kann sie lebensbedrohlich sein. Auch Leberentzündungen (Hepatitis, siehe Seite auch 191ff.) und manche Hirnhautentzündungen (Meningitis) können einen tödlichen Verlauf nehmen, ebenso wie die erst gegen Ende des 20. Jahrhunderts aufgetauchte neue Infektionskrankheit AIDS.

Auch wenn heutzutage zunehmend mehr Medikamente gegen Viren entwickelt werden, hauptsächlich im Zuge der AIDS-Forschung, so stehen uns längst nicht so gute Therapiemöglich-keiten zur Verfügung wie bei bakteriellen Infektionen. Vorbeugen ist hier oft wichtiger als jede Behandlung! Gegen zahlreiche Viruserkrankungen wie Kinderkrankheiten, Grippe, Hepatitis usw. kann man sich impfen lassen. Wann eine derartige Impfung sinnvoll ist, muss von Fall zu Fall gemeinsam mit dem Arzt entschieden werden.

Erkrankungen, gegen die noch keine Impfung entwickelt wurde, gilt es durch entsprechende Vorsichtsmaßnahmen vorzubeugen. Das gilt insbesondere für AIDS, denn trotz aller Bemühungen wird eine Impfung noch lange auf sich warten lassen. Die einzige Möglichkeit, sich hier wirkungsvoll zu schützen ist und bleibt »safer sex«!

Spätfolgen und Komplikationen

Die häufigsten Virusinfektionen sind Kinderkrankheiten und Erkältungen. Sie sind in aller Regel gutartig und heilen nach ein paar Tagen folgenlos aus. Aber es gibt Ausnahmen: Mumps beispielsweise kann bei Jungen zu einer Entzündung der Hoden führen. Das ist schmerzhaft und kann Zeugungsunfähigkeit nach sich ziehen. Röteln in der Schwangerschaft können beim Ungeborenen schwere Missbildungen verursachen.

Auch andere Viruserkrankungen heilen nicht folgenlos ab: So kann eine durch Viren verursachte, chronische, nicht ausgeheilte Leberentzündung schwere Leberschäden (Leberzirrhose), ja sogar Leberkrebs nach sich ziehen. Viele Viren verschwinden nach der Erholung nicht vollständig aus dem Körper, sondern schlummern, versteckt in Zellen, oft Jahre und Jahrzehnte dahin, nur um in Phasen geschwächter Abwehr die Krankheit wieder aufflammen zu lassen.

Viruserkrankungen

Medikamente:
Nutzen und Risiken

»Allheilmittel« gegen Viruserkrankungen gibt es nicht. Da die meisten Viruserkrankungen harmlos verlaufen, ist dies auch nicht notwendig. Bei untenstehenden Virusinfektionen spielen Arzneimittel eine mehr oder weniger grosse Rolle. Deren Wirkstoffe werden in folgenden Kapiteln besprochen:

- bei Herpesinfektionen: »Fieberbläschen«, siehe auch Seite 445ff. und Gürtelrose, siehe auch Seite 445ff.
- bei chronischen Leberentzündungen (Hepatitis B und C, siehe auch Seite 191ff.)
- bei AIDS (siehe Info-Kasten auf den folgenden Seiten)
- bei Grippe: Erkältung und Grippe, siehe auch Seite 29ff.

An dieser Stelle gehen wir auf wichtige Wirkstoffe zur Behandlung von AIDS ein.

Infektionskrankheiten

AIDS (Erworbenes Immundefektsyndrom)

Das Krankheitsbild AIDS und seine Behandlung sind so komplex, dass ihre Beschreibung ein eigenes Buch füllen würde. Aus diesem Grund werden hier nur einige Hinweise zu den derzeit wichtigsten Wirkstoffen gegeben, die in der Bekämpfung der Viren (antivirale Therapie) eingesetzt werden.

Aufgrund der intensiven Forschungsbemühungen haben die Behandlungsmöglichkeiten in den letzten Jahren rapide zugenommen. Allerdings wird die Behandlung dadurch immer komplizierter. Betroffene sollten sich daher von Ärzten behandeln lassen, die große Erfahrung auf diesem Gebiet haben. Viele wichtige Hinweise finden sich auch im Internet: http://www.aidshilfe.de

Medikamente: Chancen und Risiken

AIDS ist nach wie vor nicht heilbar, ein wirksamer Impfstoff noch nicht in Sicht. Allerdings lässt sich der Ausbruch durch eine fachkundige Behandlung mit antiviralen Medikamenten verschieben. Man ist sich mittlerweile einig, dass die antivirale Therapie mit einer Kombination von drei verschiedenen Substanzen erfolgen soll. Dabei kommen mehrere Kombinationsmöglichkeiten in Frage. Die Kombination mehrerer Mittel soll verhindern, dass sich schnell resistente (gegen die Virushemmstoffe unempfindliche) Virusstämme bilden. Gegenstand der Diskussion ist nach wie vor, zu welchem Zeitpunkt die Behandlung begonnen werden sollte. Offensichtlich lässt sich die Ausbreitung der Viren durch eine sehr frühzeitige Behandlung nicht wie erhofft vollständig stoppen. Außerdem ist eine Behandlung mit zahlreichen Nebenwirkungen und aufgrund der komplizierten Einnahmeregeln überdies mit großem Aufwand verbunden. Dies fällt besonders ins Gewicht, da die Betroffenen in der Frühphase der Infektion ja völlig beschwerdefrei sind. Welche der folgenden Mittel im Einzelfall sinnvoll kombiniert werden, muss im Gespräch mit dem behandelnden Arzt entschieden werden.

Reverse-Transkriptase-Hemmer

Diese Medikamente hemmen die Bildung der Erbsubstanz des HI-Virus. Als »falsche Bausteine« werden sie in seine Erbsubstanz eingebaut und das Virus kann sich nicht mehr vermehren. Der Wirkstoff Zidovudin wurde als erster in der Behandlung von AIDS-Patienten angewandt.

Zidovudin, AZT	Retrovir (A, CH, D)

Dosierung: 3 × 200 mg.
Wichtige Nebenwirkungen: Blutbildstörungen, Hautausschlag, Kopf- und Bauchschmerzen.
Besonderheiten: kann in der Schwangerschaft bei HIV-infizierten Frauen angewandt werden, um die Übertragung des Virus auf das Kind zu verhindern; bei neurologischen Symptomen der AIDS-Erkrankung sinnvoll, da das Mittel gut in das Gehirn gelangt und dort wirken kann.

Didanosin, DDI	Videx (CH, D)

Dosierung: 1 × 250 bis 400 mg (je nach Körpergewicht).
Wichtige Nebenwirkungen: Entzündungen der Bauchspeicheldrüse, Blutbildstörungen, Nervenschmerzen an Händen und Füßen.

Stavudin, d4T	Zerit (D, A)

Dosierung: 2 × 30 bis 40 mg (je nach Körpergewicht).
Wichtige Nebenwirkungen: Nervenschmerzen an Händen und Füßen, Blutbildstörungen, Entzündungen der Bauchspeicheldrüse.

Zalcitabin, DDC	Hivid (D, A, CH)

Dosierung: 3 × 0,75 mg.

Wichtige Nebenwirkungen: schmerzhafte Nervenreizungen an Händen und Füßen, Entzündungen der Bauchspeicheldrüse, Erhöhung der Leberwerte.

Proteasehemmer

Die Mittel aus der Gruppe der Proteasehemmer führen zur Bildung von defekten Viren, denen die Fähigkeit genommen wurde, sich weiter zu vermehren.

| Ritonavir | Norvir (CH, D) |

Dosierung: 2 × 600 mg.
Wichtige Nebenwirkungen: Übelkeit, Durchfall und Erbrechen, Schwindel, Geschmacksstörungen und Blutbildveränderungen.
Besonderheiten: zahlreiche Wechselwirkungen mit anderen Medikamenten; langsame Dosissteigerung zur Vermeidung von Nebenwirkungen notwendig; Einnahme zu den Mahlzeiten.

| Indinavir | Crixivan (A, CH, D) |

Dosierung: 3 × 800 mg.
Wichtige Nebenwirkungen: Nierensteine, Kopfschmerzen und Müdigkeit, Schwindel.
Besonderheiten: Einnahme nur in Kombination mit anderen Mitteln (z. B. Zidovudin); Einnahme im zeitlichen Abstand zu den Mahlzeiten (ein bis zwei Stunden) erforderlich; zahlreiche Wechselwirkungen mit anderen Medikamenten; bei Lebererkrankungen niedrigere Dosis.

| Nelfinavir | Viracept (A, CH, D) |

Dosierung: 3 × 750 mg.
Wichtige Nebenwirkungen: Hautausschläge, Blutbildungsstörungen, Bauchschmerzen und Durchfälle.
Besonderheiten: zahlreiche Wechselwirkungen mit anderen Medikamenten.

| Saquinavir | Invirase (CH, D) |

Dosierung: 3 × 1200 mg innerhalb von zwei Stunden nach den Mahlzeiten.
Wichtige Nebenwirkungen: Blutbildschäden, Ausschläge, Nervenschäden an Händen und Füßen.
Besonderheiten: zahlreiche Wechselwirkungen; Einnahme nur in Kombination mit anderen Mitteln.

Nicht-nucleosidale Reverse-Transkriptase-Hemmer

Die Mittel dieser Gruppe sind relativ neu. Sie hemmen die Bildung der Erbsubstanz der Viren auf andere Art als die Reverse-Transkriptase-Hemmer. Substanzen aus beiden Gruppen können kombiniert werden.

| Nevirapin | Viramune (A, CH, D) |

Dosierung: Beginn mit 1 × 200 mg, Steigerung auf 2 × 200 mg nach 14 Tagen.
Wichtige Nebenwirkungen: Hautausschlag, in seltenen Fällen lebensbedrohliche Hautveränderungen, Erhöhung der Leberwerte, Übelkeit.
Besonderheiten: langsame Steigerung der Dosis, um Hautausschläge zu verhindern; Einnahme nur in Kombination mit anderen Mitteln.

| Efavirenz | Sustiva (A, D) |

Dosierung: 1 × 600 mg.
Wichtige Nebenwirkungen: Hautausschläge, Symptome von Seiten des zentralen Nervensystems (Alpträume, Kopfschmerzen usw.).
Besonderheiten: einfache weil nur einmalige Einnahme pro Tag; viele Wechselwirkungen.

Pilzerkrankungen

Pilzerkrankungen in Deutschland

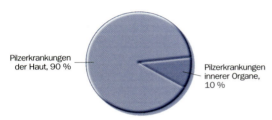

Die meisten Pilzerkrankungen sind auf die Haut beschränkt und damit relativ harmlos. An Pilzinfektionen der inneren Organe sterben jedoch nach Hochrechnungen jährlich zwischen 1000 und 3000 Menschen.

Was sind Pilzerkrankungen?

Pilze sind Mikroorganismen, die in unzähligen Variationen vorkommen. Die wenigsten der über 100 000 Pilzarten verursachen bei Menschen oder Tieren Erkrankungen. Ihr Vorhandensein auf der Haut oder den Schleimhäuten allein ist nicht krankhaft. Erst wenn das Immunsystem durch Erkrankungen oder auch durch bestimmte Medikamente geschwächt wird, kommt es zu einer Entzündung durch Pilze. Kleine Verletzungen, aber auch Durchblutungsstörungen begünstigen das Festsetzen von Pilzen. Feuchtigkeit fördert ihr Wachstum zusätzlich.

Pilzinfektionen der Nägel und auch der Haut gehören zu den häufigsten Infektionserkrankungen des Menschen überhaupt. Pilzerkrankungen der Lunge oder anderer Organe sind hingegen selten. Diese Infektionen betreffen vor allem Patienten, deren Immunsystem erheblich geschädigt ist, z. B. AIDS- und Krebspatienten sowie sehr alte Menschen.

Ursachen

Pilze können sich ausbreiten, wenn das Immunsystem geschwächt ist und die normale Abwehrleistung nicht länger bringen kann. Das kann bei Erkrankungen des Immunsystems der Fall sein, aber auch die Einnahme bestimmter Medikamente kann zu einer Entstehung von Pilzinfektionen beitragen: Antibiotika unterdrücken die normale »Bakterienflora«, sodass sich Pilze ausbreiten können. Hormonpräparate (»Pille«) führen gehäuft zu Pilzinfektionen der Scheide. Manche Medikamente schwächen das Immunsystem direkt:
- Zytostatika, die bei Krebserkrankungen gegeben werden
- Cortison, das fehlgeleitete Angriffe des Immunsystems gegen sich selbst unterdrückt

Gefahr durch Darmpilze?

Viel Aufhebens wird in den letzten Jahren um eine Besiedlung des Darms durch Schimmelpilze gemacht. Finden sich bei Stuhluntersuchungen derartige Pilze, so werden alle möglichen Beschwerden auf diesen Befund zurückgeführt. Kopfschmerzen, Nervosität, Schlappheit und unreine Haut sind nur Beispiele für die vielfältigen Symptome, an denen die Pilze im Darm Schuld sein sollen. Oft wird dann eine medikamentöse Therapie zusammen mit einer strengen Diät durchgeführt.

Doch es gibt bis heute keinen einzigen Beleg, dass Darmpilze irgendeine krankhafte Bedeutung besitzen – eine normale Immunabwehr vorausgesetzt. Die meisten Menschen, die sich völlig wohl fühlen, also beschwerdefrei sind, haben ebenfalls Pilze im Darm. Ein derartiger Befund ist nicht krankhaft und bedarf keiner Therapie.

Pilzerkrankungen

● Mittel, die nach Organtransplantationen gegeben werden (Immunsuppressiva, z. B. Cyclosporin, Azathioprin), die die Abstoßungsreaktion gegen das fremde Organ verhindern
Diese Mittel können als Nebenwirkung Pilzinfektionen den Weg bahnen.

Pilzinfektionen der Haut werden dagegen durch einen feuchtes, warmes Milieu gefördert, das die Haut gewissermaßen aufweicht.

Symptome

Pilzerkrankungen (Mykosen) können ganz unterschiedliche Krankheitsbilder auslösen:
● Pilzerkrankungen der Haut äußern sich durch eine Rötung, Schuppung, Juckreiz, manchmal durch Nässen. An den Nägeln kann es zu einer weißlich-gelben Verfärbung, Verdickung und Brüchigkeit kommen. Im schlimmsten Fall kann die Pilzinfektionen den Nagel ganz zerstören. Schmerzen sind selten.
● Beim Fußpilz bilden sich juckende und nässende Risse zwischen den Zehen.
● Pilze (besonders ein Pilz namens Candida) können zu einem unangenehmen Ausfluss aus der Scheide führen. Man schätzt, dass 75 Prozent aller Frauen im Laufe ihres Lebens einmal eine derartige Pilzinfektion durchmachen. Bei einer Candidainfektion ist der Ausfluss weiß und in der Menge meist gering, die Konsistenz dick und bröckelig.
● Candida ist auch der Erreger, der Pilzinfektionen in Mund, Rachen und Speiseröhre verursacht. Diese als Soor bezeichnete Infektion zeigt sich durch weiße Beläge. Sie verursachen nur selten Schmerzen. Wenn sie sich im Rachen oder der Speiseröhre ansiedeln, ist das Schlucken beschwerlich und schmerzhaft.
● Schwerwiegender sind Erkrankungen der inneren Organe (meist der Lunge) bei einer Immunschwäche (z. B. bei AIDS, Krebs). Hohes Fieber, schweres Krankheitsgefühl, bei Lungeninfektionen auch Luftnot und Husten sind bei derartigen Infektionen führende Symptome. Dabei handelt es sich immer um lebensbedrohliche Erkrankungen, die im Krankenhaus mit einer intensiven Therapie behandelt werden müssen.

Spätfolgen und Komplikationen

Auch Haut- und Nagelinfektionen durch Pilze sind nicht immer harmlos. Solche Infekte können Wegbereiter für andere Krankheitskeime sein. In der Folge können schwere bakterielle Infektionen auftreten. Es kommt dann zu hohem Fieber, zu Schüttelfrost und Lungenentzündungen. Auch hier sind in erster Linie Menschen betroffen, deren Immunabwehr geschwächt ist.

Das kann man selbst tun

→ Vorbeugen

Pilze fühlen sich in einem feucht-warmen Milieu am wohlsten. Eine gründliche, aber nicht übertriebene Hygiene ist wichtig! Insbesondere die Füße sollten nach dem Duschen oder Baden gut abgetrocknet werden.

→ Vorsicht bei der Fußpflege

Verletzungen, die man sich beim Nagelschneiden zufügt, können Infektionen Tür und Tor öffnen. In erster Linie sind hiervon Diabetiker betroffen, bei denen die Durchblutung an den Füßen oft gestört und die Schmerzwahrnehmung beeinträchtigt ist. Dies steigert das Infektionsrisiko. Wer beim Führen der Nagelschere unsicher ist (z. B. durch schlechtes Sehen), sollte eine professionelle Fußpflege in Anspruch nehmen!

→ Bei Fußpilz tägliche Fußbäder

Nach dem Fußbad die Füße gut abtrocknen, besonders zwischen den Zehen. Das Schuhwerk sollte desinfiziert werden, damit es nicht zu einer erneuten Infektion kommt.

Medikamente: Nutzen und Risiken

Bei der Behandlung von Pilzerkrankungen mit Arzneimitteln hat sich einiges getan. Durch die Entwicklung neuer Wirkstoffe gibt es auch in schwierigen Fällen Behandlungserfolge, auch die Verträglichkeit ist verbessert worden.

Gegen Pilzerkrankungen gibt es eine ganze Reihe von Arzneimitteln in unterschiedlichen Anwendungsformen, die je nach Ausdehnung und Ort der Pilzinfektionen helfen. Handelt es sich um einen einfachen Pilzinfekt der Haut oder der Nägel, wird man versuchen, den ungebetenen Gästen durch eine lokale Behandlung mit Cremes, Lösungen, Nagellack oder Mundgel zu Leibe zu rücken (z. B. Clotrimazol, Amorolfin, Miconazol). Trägt man den Wirkstoff an Ort und Stelle auf, spart man sich den Umweg über den Blutweg. Solche lokalen Behandlungsformen haben den Vorteil, dass der Körper insgesamt weniger belastet wird und Nebenwirkungen seltener sind. Es kann allerdings gelegentlich zu allergischen Reizungen der Haut kommen. Ist der Befall von Finger- und Fußnägeln sehr ausgeprägt (mehr als 30 bis 50 Prozent des Nagels betroffen), ist die Behandlung nur noch bei 30 bis 40 Prozent der Betroffenen erfolgreich. Trotzdem kann sich ein Therapieversuch lohnen. Eine Tablettenbehandlung (mit Fluconazol, Itraconazol, Terbinafin) kommt erst in Frage, wenn die Lokaltherapie versagt oder der Nagelbefall so ausgeprägt ist, dass sie mit Sicherheit nicht ausreicht.

Die Behandlungsdauer bei Pilzinfektionen der Nägel ist sehr lange, da der befallene Nagel sich erst erneuern muss (und Nägel wachsen bekanntlich langsam!). Mit drei Monaten Therapiedauer muss man bei Tabletteneinnahme rechnen; benutzt man Nagellack, dauert es sechs bis zwölf Monate, bis die Behandlung abgeschlossen ist.

Leider kommt es zu Beginn der Behandlung oft zu Reizungen der Haut. Manchmal erscheint es, als würde durch die Behandlung alles noch schlimmer statt besser. Diese Hautreizungen werden durch körpereigene Abwehrmaßnahmen gegen die Pilze hervorgerufen. Durch eine Kombination mit Cortison (bzw. einem seiner Abkömmlinge) können diese Hautreizungen unterdrückt werden. Diese Wirkstoffkombination hat aber einen entscheidenden Nachteil: Durch Cortison wird die körpereigene Abwehr geschwächt, obwohl diese für die Bekämpfung von Infekten (auch von Pilzinfekten) unbedingt erforderlich ist! Letztendlich schadet eine solche Kombination wahrscheinlich mehr als sie nutzt, da die Heilung verzögert werden kann. Besser ist es, diese nur wenige Tage dauernden Hautreizungen zu akzeptieren.

Anders steht es mit Kombinationen, die Zink enthalten. Durch Zink werden nässende Entzündungen abgedeckt und ausgetrocknet. Dies wird oft als angenehm empfunden und hat im Gegensatz zu den Cortisonzusätzen keine Nachteile.

Tabletten oder Spritzen mit Pilzmitteln sind auf jeden Fall erforderlich, wenn innere Organe befallen sind. Die Betroffenen leiden häufig schon im Vorfeld unter einem geschwächten Abwehrsystem und müssen deshalb noch andere Medikamente nehmen. Dies macht die Behandlung schwierig, da einige Pilzmittel Einfluss auf die Wirkung anderer Arzneimittel nehmen (siehe unten).

Gut verträglich und ohne Einfluss auf andere Medikamente sind jene Pilzmittel zum Schlucken, die nur eine örtliche Wirkung in Mund und Speiseröhre entfalten (Nystatin, Amphotericin, Miconazol Mundgel). Sie können genommen werden, wenn sich Pilzbeläge in Rachen und Speiseröhre gebildet haben (»Soor«). Nystatin wirkt dabei ausschließlich bei Hefepilzen. Ob ein Hefepilz vorliegt oder nicht, lässt sich anhand eines Abstrichs unter dem Mikroskop sehr leicht feststellen.

Die Ziele bei einer Pilzbehandlung sind unterschiedlich: Bei Nagelpilzen steht in häufigen Fällen das kosmetische Problem im Vordergrund, es muss dann eine Behandlung mit den geringst möglichen Nebenwirkungen angestrebt werden. Der Befall von inneren Organen dagegen ist lebensbedrohlich. In einem solchen Fall muss unbedingt eine möglichst effektive Therapie durchgeführt werden, man wird auch mehr Nebenwirkungen in Kauf nehmen.

Pilzerkrankungen

Neue, insgesamt gut verträgliche Pilzmittel haben die Behandlung von Pilzerkrankungen erleichtert. Einige ältere Medikamente haben daher keinen Platz mehr bei der Behandlung dieser Infektionen. Dazu zählt das Griseofulvin, das bei Nagelpilzbefall gegeben wurde. Es verursacht nicht selten schwere Hautreaktionen, Störungen des zentralen Nervensystems und der Psyche (Schwindel, Unruhe, Depressionen), Leber- und Blutbildschäden. Auch eine Störung des Erbgutes ist zu vermuten. Die Erfolgsraten sind zudem schlechter als mit den neuen Mitteln. Es soll nicht mehr eingenommen werden.

Auch Ketoconazol (Nizoral) zur Einnahme gilt als überholt. Es war in der Vergangenheit häufiger Ursache für schwere Leberschäden. Die neueren Wirkstoffe aus dieser Wirkstoffgruppe (Itraconazol und Fluconazol) sind nicht so gefährlich und mindestens genauso wirksam. Ketoconazol zur lokalen Therapie (als Shampoo oder Salbe) ist jedoch nicht gefährlich.

Pilzmittel zur äußerlichen Anwendung

Amorolfin zum Auftragen

Wirkstoff	Medikament
Amorolfin	Loceryl (D)

Wirkungsweise

Amorolfin behindert die Produktion von Stoffen, die die Pilze für ihre Zellwand benötigen. In der Folge sterben die Pilze ab.

Der Hersteller schreibt, dass eine Behandlung mit Amorolfin-Nagellack sinnvoll ist, wenn nicht mehr als 80 Prozent des Nagels von dem Pilz betroffen ist. Der Erfolg ist aber schon unsicher, wenn mehr als ein Drittel des Nagels befallen ist. Man sollte sich von seinem Arzt die individuellen Erfolgsaussichten genau nennen lassen!

Anwendung

Amorolfin kann als Nagellack auf die betroffenen Nägel aufgetragen werden. Dies ist bei der Behandlung von Nagelpilzen ein großer Fortschritt,

Fragen an den Arzt

● **Reicht gegen meinen Nagelpilz eine Lokalbehandlung?**
Ob man mit Tabletten oder lokal behandelt, hängt in erster Linie vom Ausmaß des Befalls ab. Fragen Sie Ihren Arzt, ob bei Ihnen eine lokale Behandlung erfolgversprechend ist oder die mühselige monatelange Behandlung von vorneherein zum Scheitern verurteilt ist.
Bei sehr ausgeprägten Fällen sollte man besser gleich die Tablettenbehandlung wählen.

● **Können Medikamente Schuld sein an meinen ständig wiederkehrenden Haut- oder Nagelpilzen?**
Gehen Sie Ihre Medikamentenliste mit Ihrem Arzt durch: Finden sich Wirkstoffe, die einen Pilzbefall begünstigen? Lassen sich diese Mittel absetzen oder reduzieren?
Solche ständig wiederkehrenden Infektionen können auch Ausdruck einer schlechten Immun- oder Stoffwechsellage sein. Daher sollte man in diesem Fall nach solchen Gründen, z. B. nach einem unerkannten Diabetes, fahnden.

● **Vertragen sich meine sonstigen Medikamente mit der vorgesehenen Pilztherapie?**
Die wichtigste Wirkstoffgruppe zum Einnehmen, die Azole, üben Wechselwirkungen auf sehr viele andere Arzneimittel aus. Gehen Sie also mit dem Arzt alle Medikamente durch, die Sie sonst noch nehmen müssen.

denn die Anwendung ist relativ einfach: Fingernägel müssen einmal in der Woche, Fußnägel zweimal in der Woche mit dem Nagellack behandelt werden. Dabei muss der kranke Nagel vor der Behandlung unbedingt mit einer Feile aufgerauht werden. Vor jeder neuen Anwendung muss der Nagel mit einem Nagellackentferner von den verbliebenen Lackresten gereinigt werden.

Bei Befall der Fußnägel muss man mit einer Therapiedauer von mindestens sechs Monaten rechnen. Bei Fingernägeln geht es meist etwas schneller (drei bis vier Monate).

Amorolfin-Creme wird bei Hautpilz einmal täglich dünn aufgetragen. Die Behandlungsdauer beträgt ca. sechs Wochen.

Nebenwirkungen

Nebenwirkungen sind insgesamt selten.

→ **Hautreizungen**

Es kann in Einzelfällen zu Hautreizungen kommen. Sind diese sehr ausgeprägt, muss man auf eine andere Behandlung umsteigen. Hier bieten sich andere lokale Pilzmittel an.

Kombination mit anderen Mitteln

Mit der gleichzeitigen Anwendung von anderen Arzneimitteln gibt es keine Probleme.

Achtung

Bei Kindern unter sechs Jahren bestehen keine ausreichenden Erfahrungen, sie sollten nicht mit Amorolfin behandelt werden.

Schwangerschaft und Stillzeit

Aus Sicherheitsgründen sollte Amorolfin in der Schwangerschaft nicht angewandt werden, es liegen keine Erfahrungen vor. Auch wenn die Mengen des Wirkstoffs, die in das Blut gelangen, äußerst gering sind, sollte man auf die Anwendung verzichten.

In der Stillzeit ist die Anwendung von Amorolfin möglich, jedoch nicht im Brustbereich.

Daher unsere Bewertung

Amorolfin ist ein lokal anwendbares Pilzmittel, das sich als Nagellack bei Pilzbefall von Finger- und Fußnägeln bewährt hat. Allerdings liegen die Erfolgsraten bei etwa 35 Prozent, Wunder sind daher nicht zu erwarten. Die Behandlung klappt um so besser, je geringer der Pilzbefall ausgeprägt ist.

Amorolfin-Creme, die bei Hautpilz aufgetragen wird, hat nach vorliegenden Daten offenbar gegenüber älteren und besser bewährten Pilzmitteln keine wesentlichen Vorteile.

»Azole«, Naftifin, Terbinafin zum Auftragen

Wirkstoffe	Medikamente
Bifonazol*	Mycospor (D)
Ciclopirox	Batrafen (D), Dafnegil (CH)
Clotrimazol*	Aknecolor (CH), Antifungol Creme (D), Azutrimazol Creme (D), Candibene (A), Canesten (A, CH, D), Canifug Creme/Lösung (D), Clocim (CH), Clotrimazol AL (D), Clotrimazol-Cophar (CH), Clotrimazol »Genericon« (A), Clotrimazol von ct (D), Cutistad (CH, D), Pedikurol (A)
Econazol*	Epi-Pevaryl (D), Gyno-Pevaryl (A, CH)
Ketoconazol*	Nizoral (D), Terzolin (D)
Naftifin	Exoderil (D)
Omoconazol*	Azameno (A, CH)
Terbinafin	Lamisil (D)
Tioconazol*	Mykontral (D), Trosyd (A, CH)

* alle Wirkstoffe mit der Endung »azol« werden oft kurz »Azole« genannt

Wirkungsweise

Diese Wirkstoffe sind bei äußerlicher Anwendung gegen Haut- und Nagelpilze wirksam. Einige davon sind auch als Mittel zum Einnehmen etabliert (siehe Seite 121ff.). Das Wirkprinzip beruht auf einer Störung der Produktion der Zellmembran. Dies führt zum Absterben der Pilze. Clotrimazol (ein »Azol«) ist das am längsten bekannte und bewährteste lokale Pilzmittel. Es wird von den anderen Azolen hinsichtlich seiner Wirksamkeit nicht übertroffen. Naftifin oder Terbinafin werden meist nur dann gegeben, wenn es zu einer Unverträglichkeit gegenüber den Azolen kommt. Sie haben keine besonderen Vorteile.

Anwendung

Die Behandlung eines Pilzbefalls der Haut dauert meist zwei bis vier Wochen. Die Cremes oder Lösungen werden zwei- bis dreimal täglich auf betroffene Hautstellen aufgetragen. Bei Nagelpilzen dauert die Behandlung länger: dann müssen drei bis sechs Monate einkalkuliert werden!

Nebenwirkungen

→ **Leichte Hautreizungen, Juckreiz**

Zu Beginn der Behandlung kommt es oft zu einer gewissen Hautreizung und zu stärkerem Jucken. Scheinbar wird der Hautbefund schlechter statt besser. Dies ist ein vorübergehender Effekt, der sich innerhalb weniger Tage bessert. Die Therapie darf deshalb keinesfalls abgesetzt werden!

→ **Stärkere Hautreizungen, allergische Hautreaktionen**

Stärkere Hautreizungen und Allergien sind relativ selten. Kommt es zu Quaddeln und Blasen und man hat das Gefühl, der Hautausschlag verschlechtert sich, sollte man die betroffene Stelle seinem Arzt zeigen. Er muss dann entscheiden, ob es sich um eine normale Abwehrreaktion des Körpers oder um eine Unverträglichkeit gegenüber dem Arzneimittel handelt.

Kombination mit anderen Mitteln

Clotrimazol soll nicht zusammen mit Nystatin angewandt werden. Es kommt dann zu einer Abschwächung der Wirksamkeit.

Achtung

Nur Menschen, die eine Überempfindlichkeit gegen den jeweiligen Wirkstoff haben, sollten auf eine Anwendung verzichten. Eine derartige Unverträglichkeit äußert sich in starker Hautreizung, Quaddeln und Juckreiz.

Schwangerschaft und Stillzeit

Clotrimazol darf in der Schwangerschaft ohne Einschränkungen angewandt werden. In den ersten drei Monaten sollten jedoch keine Scheidenzäpfchen benutzt werden. Es hat sich nämlich der Verdacht auf eine erhöhte Rate von Fehlgeburten ergeben.

Für die anderen Mittel bestehen weniger Erfahrungen, sodass aus Sicherheitsgründen auf eine Anwendung in der Schwangerschaft verzichtet werden sollte. Ein Schwangerschaftsabbruch ist aber bei versehentlicher Anwendung nicht erforderlich.

Während der Stillzeit sollten keine Pilzmittel im Brustbereich angewandt werden.

Daher unsere Bewertung

Clotrimazol ist bei Hautpilzerkrankungen ein seit vielen Jahren bewährtes und gut verträgliches Mittel. Es ist hier das Mittel der ersten Wahl.

Die anderen Wirkstoffe sind weniger erprobt und haben keine echten Vorteile. Naftifin oder Terbinafin sind nur bei einer echten Unverträglichkeit gegen die Wirkstoffe der Azolgruppe empfehlenswert.

Infektionskrankheiten

Fixkombinationen in der lokalen Pilzbehandlung

Kombination eines Pilzmittels mit einem Cortison-Abkömmling

Wirkstoffgruppen	Medikamente
Clotrimazol + Dexamethason	Baycuten (D)
Clotrimazol + Betamethason	Lotricomb (D)
Miconazol + Fluprednidin	Decoderm tri Creme (D)
Econazol + Triamcinolon	Epipevisone (D)
Nystatin + Chlorhexidin + Dexamethason	Nystalocal (D)
Isoconazol + Diflucortolon	Travocort (D)

Wirkungsweise

Bei diesen Fixkombinationen sind die eigentlich wirksamen Bestandteile die Pilzmittel (siehe auch Seite 118f.). Die anderen Bestandteile sind Abkömmlinge des körpereigenen Hormons Cortison. Cortison führt zu einer Unterdrückung von Entzündungen. Die Cortison-Abkömmlinge unterdrücken die überaus lästigen Reizerscheinungen, die gelegentlich zu Anfang einer Pilzbehandlung auftreten können.

Anwendung

Die Anwendung sollte auf wenige Tage beschränkt und nach spätestens einer Woche auf eine reine »Anti-Pilz«-Behandlung umgestellt werden.

Nebenwirkungen

→ Hautreizungen

Selten kann es auch unter diesen Kombinationsmitteln zu Hautreizungen kommen.

→ Cortison-Haut

Werden cortisonhaltige Cremes über längere Zeit, also über Wochen hinaus angewandt, kann es zur »Cortison-Haut« kommen: Die Haut wird dünn und rissig, es kommt zu Einblutungen, manchmal entsteht Akne. Das unterstreicht nur die Notwendigkeit einer möglichst frühen Umstellung auf die reine Pilzmittel-Gabe.

Kombination mit anderen Mitteln

Nystatin sollte nie zusammen mit Clotrimazol angewandt werden, da es zu einer gegenseitigen Abschwächung der Wirkung kommt.

Achtung

Menschen mit einer Überempfindlichkeit gegen einen der Wirkstoffe sollten auf jeden Fall auf die Anwendung verzichten.

Schwangerschaft und Stillzeit

Diese Kombinationsmittel sollen nicht in den ersten drei Monaten der Schwangerschaft aufgetragen werden. Ein Schwangerschaftsabbruch ist jedoch bei versehentlicher Anwendung nicht erforderlich.

In der Stillzeit sollten sie nicht im Brustbereich angewandt werden.

Daher unsere Bewertung

Die Kombinationen aus Pilzmitteln und Cortison-Abkömmlingen sind nicht empfehlenswert, da die körpereigene Abwehr gegen die Pilze geschwächt wird und die Heilung verzögert werden kann. Wenn überhaupt, sollte ihre Anwendung auf die ersten Tage eines Behandlungszyklus beschränkt bleiben, um den subjektiv lästigen Juckreiz zu Beginn einer Behandlung zu unterdrücken.

Kombinationen mit Zink

Wirkstoffgruppe	Medikamente
Nystatin + Zinkoxid	Multilind Heilpaste (D), Mykundex Heilpaste (D)

Wirkungsweise

Während das Pilzmittel Nystatin den eigentlichen Pilzinfekt bekämpft, führt das Zink zu einer Austrocknung und Abdeckung des betroffenen Bezirkes. Dies wird oftmals als sehr angenehm empfunden und führt zu einer rascheren Abheilung. Kombinationen eines Pilzmittels mit Zink haben vor allem in den Fällen ihren Sinn, wenn die Ausschläge stark nässen. Die »Windeldermatitis« ist ein gutes Beispiel für solch einen Anwendungsfall, aber auch Pilzinfekte in Körperfalten (Gesäß, Bauch) sind oft nässend.

Anwendung

Die Paste wird ein- bis zweimal täglich auf die entzündeten Stellen aufgetragen. Die Behandlung muss noch einige Tage über die Abheilung hinaus angewandt werden.

Nebenwirkungen

→ Hautreizungen
Wie bei anderen Pilzmitteln kann es zu einer vorübergehenden Reizung der Haut kommen. Echte Allergien sind selten.

Kombination mit anderen Mitteln

Eine gleichzeitige Anwendung mit Clotrimazol soll nicht durchgeführt werden. Nystatin und Clotrimazol können sich in ihrer Wirkung abschwächen.

Schwangerschaft und Stillzeit

Eine Anwendung ist sowohl in der Schwangerschaft als auch in der Stillzeit möglich. Es sind keine Schäden für das Kind zu erwarten.

> **Daher unsere Bewertung**
>
> Pilzmittel in Kombination mit Zink haben sich bei nässenden Pilzinfekten wie zum Beispiel der »Windeldermatitis« als sinnvoll erwiesen, wenn eine Austrocknung erwünscht ist.

Pilzmittel zum Einnehmen

»Azole« zum Einnehmen

Wirkstoffe	Medikamente
Fluconazol	Diflucan (D), Fungata (D)
Itraconazol	Sempera (D), Siros (D), Sporanox (A, CH)
Miconazol	Micotar Mundgel (D)

Wirkungsweise

Diese Arzneimittel stören die Pilze beim Aufbau ihrer normalen Zellwand und töten sie damit ab.

Das ältere Pilzmittel Miconazol wird nur in geringer Menge im Magen-Darm-Trakt aufgenommen. Es soll deshalb nur zur Behandlung von Soor (Infektion mit dem Pilz Candida) im Rachen, Speiseröhre und Darm angewandt werden, also da, wo der Wirkstoff direkt auf die Schleimhaut des Magen-Darm-Trakts trifft. Auch diese Therapie ist deshalb eigentlich nur eine lokale.

Die beiden anderen Stoffe dieser Gruppe werden besser aufgenommen und gelangen in ausreichender Menge ins Blut. Sie sind daher auch für Pilzinfektionen in anderen Organen und bei hartnäckigen Nagelpilzen geeignet. Insbesondere Itraconazol wirkt sehr gut bei Nagelpilzen, während Fluconazol nur für Hautpilze geeignet ist.

Anwendung

Miconazol-Tabletten lässt man entweder im Mund zergehen (bei Soor im Mund bzw. Rachen) oder schluckt sie hinunter (bei Soor in

Infektionskrankheiten

Speiseröhre oder Darm). Das Mundgel ist nur für Soor im Mundbereich geeignet und soll nach dem Essen aufgetragen werden. Man sollte es möglichst lange im Mund zergehen lassen, ehe man es herunterschluckt. Die Therapiedauer beträgt meist ca. vier Wochen.

Itraconazol hat die Eigenheit, sehr lange in Nägeln und Haut zu verbleiben, auch wenn die Einnahme längst abgeschlossen ist. Deshalb kann man dieses Mittel bei Nagelpilzen in Form einer Intervalltherapie anwenden: Einer einwöchigen Einnahme von zweimal zwei Kapseln täglich folgen drei Wochen Pause. Insgesamt führt man drei solcher Zyklen durch. Man kann Itraconazol aber auch kontinuierlich verabreichen, dann in einer niedrigeren Dosis über insgesamt drei Monate.

Fluconazol wird über vier bis sechs Wochen in niedriger Dosis einmal am Tag eingenommen.

Nebenwirkungen

→ Übelkeit, Erbrechen

Übelkeit und Erbrechen können bei allen drei Wirkstoffen vorkommen.

→ Erhöhung der Leberwerte

Eine Erhöhung der Leberwerte ist möglich, allerdings unter Behandlung mit Miconazol ungewöhnlich, da nur wenig von dem Wirkstoff in das Blut gelangt. Schwere Leberschäden sind glücklicherweise bei allen Mitteln extrem selten. Dennoch muss bei Gelbfärbung der Augen und der Haut an einen Leberschaden gedacht werden. In diesem Fall muss man das Mittel absetzen und das weitere Vorgehen mit dem Arzt besprechen. Unter dem früher häufiger angewandten Mittel Ketoconazol (z. B. Nizoral) kam es häufiger zu schweren Leberschädigungen.

→ Kopfschmerzen, Unwohlsein

Kopfschmerzen und Unwohlsein werden regelmäßig von Patienten geschildert, sind aber nicht bedrohlich.

→ Allergische Reaktionen

Allergien, die sich als Hautausschlag mit Juckreiz oder mit Kreislaufreaktionen (Herzrasen, Blut-

druckabfall) zeigen, sind sehr selten. In diesem Fall muss das Mittel aber abgesetzt werden.

Kombination mit anderen Mitteln

Azole sind zusammen mit anderen Wirkstoffen problematisch. Sie verstärken die Wirkung, aber auch Nebenwirkungen vieler Medikamente, da sie über die gleichen Stoffwechselwege abgebaut werden. Diese Abbauwege »erschöpfen« sich, sodass von beiden Wirkstoffen weniger aus dem Körper eliminiert wird. Die Konzentration der Wirkstoffe überschreitet dann das verträgliche Maß (»Kumulation«). Ausnahme ist Miconazol, das nur in geringen Mengen in den Blutkreislauf gelangt und daher nur wenig in die Abbauwege anderer Mittel eingreift.

● Bei gleichzeitiger Einnahme von Azolen und Ciclosporin (Mittel nach Organtransplantationen) steigt die Gefahr von Nierenschäden. Der Ciclosporinspiegel im Blut muss kontrolliert werden.

● Bei Kombination mit Phenytoin (Mittel bei Epilepsie) führen die Nebenwirkungen des Phenytoins zu Schläfrigkeit, Schwindel. Bei Verdacht auf Phenytoinnebenwirkungen kann der Blutspiegel bestimmt werden.

● Azole und Phenprocoumon (Mittel zur Hemmung der Blutgerinnung) führen in Kombination zu einer stärkeren Hemmung der Gerinnung, die Gefahr von Blutungen steigt. Der Gerinnungswert (»Quick-Wert«) muss regelmäßig kontrolliert werden.

● Bei der gleichzeitigen Einnahme der »Pille« (orale Kontrazeptiva) sind sowohl erhöhte als auch verringerte Spiegel im Blut festgestellt worden. Auf jeden Fall ist die Wirkung der Pille nicht mehr zuverlässig, sodass man nicht mehr von einer sicheren Verhütung ausgehen kann. Andere Verhütungsmaßnahmen sollten zusätzlich angewandt werden.

● Bei einer Kombination mit Cisaprid (Mittel bei Übelkeit) besteht die Gefahr von Herzrhythmusstörungen! Diese Kombination soll daher gemieden werden.

Auch alle anderen Tabletteneinnahmen sollten prinzipiell mit dem Arzt besprochen werden, wenn eine Pilzbehandlung durchgeführt wird.

Pilzerkrankungen

Achtung

- Vorsicht ist geboten bei Menschen mit Lebererkrankungen (z. B. chronischer Virushepatitis, Leberzirrhose). Regelmäßige Kontrollen der Leberwerte müssen durchgeführt werden. Bei einem Anstieg der Werte muss das Mittel abgesetzt werden.
- Für Kinder liegen wenig Erfahrungen mit Azolen vor. Bei ihnen sollten die Mittel nur gegeben werden, wenn eine gefährliche Pilzinfektion vorliegt und andere Medikamente nicht in Frage kommen.

Schwangerschaft und Stillzeit

Azole kommen nur bei lebensbedrohlichen Infektionen in Frage. Es fehlen größere Erfahrungen für diese Mittel in der Schwangerschaft, sodass man aus Sicherheitsgründen auf ihre Anwendung verzichten soll. Frauen sollten während der Einnahme, aber auch noch bis zu vier Wochen nach Therapieende sichere Verhütungsmaßnahmen durchführen. Ein Schwangerschaftsabbruch ist bei versehentlicher Einnahme in der Schwangerschaft jedoch nicht zu erwägen.

Auch für die Stillperiode gibt es zu wenig Informationen, sodass man eine Behandlung banaler Pilzinfektionen besser auf die Zeit nach dem Stillen verschiebt.

> **Daher unsere Bewertung**
>
> Die besprochenen Azole sind gut verträgliche und wirksame Medikamente für Pilzerkrankungen von Nägeln, Magen-Darm-Trakt, aber auch inneren Organen (z. B. Lunge).
>
> Für die Behandlung von Hautpilzen und gering ausgeprägten Nagelpilzen ist allerdings eine lokale Therapie (Salben und Lacke) zu bevorzugen. Problematisch ist die Vielzahl von Wechselwirkungen mit anderen Arzneimitteln.
>
> Bei Menschen, die noch andere Medikamente einnehmen, ist daher zu überlegen, ob andere Pilzmittel (z. B. Terbinafin) nicht besser geeignet sind.

Terbinafin

Wirkstoff	Medikament
Terbinafin	Lamisil (D)

Wirkungsweise

Terbinafin verhindert in der Pilzzelle die Herstellung eines Stoffs, der für den Erhalt der Zellwand notwendig ist. In der Pilzzelle kommt es außerdem zu einer Anhäufung eines giftigen Stoffs, der letztendlich ihren Untergang bewirkt.

Terbinafin hat im Bereich der Nägel und der Haut eine gute Wirkung auf Pilze, wirkt aber wenig auf Pilze der inneren Organe.

Anwendung

Es muss eine Tablette pro Tag eingenommen werden (bei schweren Leber- oder Nierenschäden die halbe Dosis).

Die Therapiedauer ist abhängig vom Ausmaß der Pilzinfektion. Bei Nagelpilzen der Füße muss man mindestens drei Monate einkalkulieren – es kann aber bis zu sechs Monate dauern, bis alles abgeheilt ist. An den Nägeln der Hände und bei Hautbefall geht es oft schneller, sodass nach ca. sechs Wochen ein Ende abzusehen ist.

Nebenwirkungen

→ **Übelkeit, Brechreiz, Bauchschmerzen**

In häufigen Fällen kommt es unter der Einnahme von Terbinafin zu Übelkeit, Brechreiz und Bauchschmerzen.

→ **Geschmacksstörungen**

Bei drei Prozent der Behandelten kommt es zu Geschmacksstörungen. Dies kann im schlimmsten Fall sogar bis zu einem völligen Verlust der Geschmacksempfindung führen und ist für die Betroffenen äußerst lästig. Terbinafin muss dann auf jeden Fall abgesetzt werden, allerdings halten die Geschmacksstörungen noch lange an: Es kann bis zu zwei Jahre dauern, bis sich diese Störung zurückgebildet hat.

Infektionskrankheiten

→ **Hautreaktionen**

Ähnlich oft treten Hautreaktionen, wie Rötung, Quaddeln und Juckreiz, auf. Meist sind sie harmloser Natur. Es kann sich daraus aber auch eine ernste Hautkrankheit entwickeln: Wenn sich große Blasen bilden und sich die Haut großflächig ablöst, spricht man von einem Lyell-Syndrom. Da bei solchen Schäden der Haut schwere Infekte auftreten können, handelt es sich dabei um ein bedrohliches, lebensgefährliches Krankheitsbild. Sobald sich erste Hautschäden zeigen, muss Terbinafin deshalb sofort abgesetzt werden, da nicht vorhersehbar ist, ob die Schäden wirklich harmlos bleiben.

→ **Störungen der Blutbildung**

Selten kommt es zu Störungen der Blutbildung, wobei die weißen Blutkörperchen betroffen sind. Durch eine Verminderung dieser Blutzellen steigt die Anfälligkeit für schwere bakterielle Infekte. Im Verlauf der Behandlung sollte das Blutbild daher kontrolliert werden.

→ **Leberschäden**

Selten kommen unter Terbinafineinnahme auch schwere Leberschäden vor. Bei Gelbfärbung der Haut oder der Augen muss das Mittel daher unbedingt abgesetzt werden, die Leberwerte im Blut sind zu überprüfen.

Kombination mit anderen Mitteln

Terbinafin führt nur selten zu Problemen mit anderen Arzneimitteln.
● Möglich ist eine Verstärkung von Wirkungen und Nebenwirkungen von Betablockern (Mittel bei Hochdruck und Angina pectoris) und von Antidepressiva (Mittel bei Depressionen). Terbinafin darf zwar zusammen mit diesen Mitteln eingenommen werden, man sollte aber gut auf Nebenwirkungen achten.

Achtung

● Für Kinder gibt es bis zum jetzigen Zeitpunkt zuwenig Erfahrungen. Daher sollte man Terbinafin bei ihnen nicht anwenden.

● Bei schweren Leber- oder bei Nierenschäden muss die Dosis halbiert werden.

Schwangerschaft und Stillzeit

Es liegen nicht genug Erfahrungen für die Schwangerschaft vor, daher sollte man auf eine Einnahme verzichten. Bei versehentlicher Einnahme in der Schwangerschaft besteht jedoch kein Anlass für einen Abbruch.

Auch für die Stillzeit liegen keine Erfahrungen vor, sodass man eine Behandlung erst nach der Stillzeit beginnen sollte.

> **Daher unsere Bewertung**
>
> Terbinafin ist vor allem bei Nagelpilzen, aber auch bei hartnäckigen Hautpilzen ein gut wirksames, verträgliches Medikament. Zu achten ist aber auf Geschmacksstörungen und Hautreaktionen, die recht häufig auftreten. Gegenüber den Azolen hat Terbinafin den Vorteil, dass es nur selten zu Wechselwirkungen mit anderen Medikamenten kommt. Der Wirkstoff ist daher zu bevorzugen, wenn noch mehrere andere Arzneimittel eingenommen werden.

Nystatin

Wirkstoff	Medikamente
Nystatin	Biofanal (D), Candio Hermal (D), Mycostatin (A, CH), Mykundex (D), Nystaderm Mundgel (D), Nystatin Lederle (D)

Wirkungsweise

Nystatin bewirkt bei Hefepilzen eine fehlerhafte Produktion der Zellwand, sodass diese absterben.

Nystatin ist ein lange bekanntes Pilzmittel, das eine sehr gute Wirksamkeit gegenüber Hefepilzen (Candida) besitzt. Hefepilze verursachen oft Infektionen in Genitalbereich (Ausfluss), Mund bzw. Rachen sowie in der Speiseröhre. Solche

Pilzerkrankungen

Pilzinfekte werden als »Soor« bezeichnet. Auch Pilzinfekte der Haut und der Nägel durch Candida kommen vor.

Nystatin wirkt nicht auf Infekte der inneren Organe, da es nach dem Schlucken so gut wie gar nicht in die Blutbahn gelangt. Es ist also nur auf der Haut oder Schleimhaut wirksam. Daher hilft es auch nicht gegen die »Fadenpilze«, die für viele Nagel- und Hautpilze verantwortlich sind.

Anwendung

Nystatin gibt es als Creme, Paste und Salbe zum Auftragen auf die Haut sowie als Mundgel zum Auftragen auf die Mundschleimhaut. Sitzt der Soor in der Speiseröhre oder im Darm, können Tabletten, Kapseln oder Suspensionen eingenommen werden. Die Behandlungsdauer richtet sich nach den Beschwerden. Nystatin soll noch einige Tage über die völlige Beschwerdefreiheit hinaus eingenommen bzw. aufgetragen werden.

Nebenwirkungen

Nystatin ist sehr gut verträglich, Nebenwirkungen sind selten und meist harmloser Natur.

→ **Hautreizung**

Beim Auftragen auf die Haut kann es manchmal zu einer leichten Reizung kommen, die sich durch Rötung und Juckreiz äußert.

→ **Übelkeit, Bauchschmerzen, Brechreiz**

Nimmt man das Mittel als Tablette, Kapsel oder Suspension ein, so kommt es in sehr hohen Dosen gelegentlich zu Übelkeit, Bauchschmerzen und Brechreiz. Diese Beschwerden sind aber meist nicht schwerwiegend.

Kombination mit anderen Mitteln

Es sollte keine gleichzeitige lokale Therapie mit Nystatin und Clotrimazol durchgeführt werden. Die Mittel schwächen sich in ihrer Wirksamkeit gegenseitig ab.

Achtung

Abgesehen von einer Allergie auf Nystatin gibt es keine Gründe, die gegen eine Einnahme sprechen. Auch für Kinder und Kleinkinder ist das Mittel geeignet.

Schwangerschaft und Stillzeit

Es gibt keine Hinweise auf eine schädigende Wirkung von Nystatin auf das Kind.

> **Daher unsere Bewertung**
>
> Nystatin ist ein gut wirksames und verträgliches Mittel bei Hefepilzinfektionen (Soor). Es wirkt nur lokal und wird auch bei Einnahme als Tablette nicht in die Blutbahn aufgenommen. Nystatin ist daher bei Pilzinfektionen der inneren Organe (z. B. Lunge) unwirksam, da es nicht auf dem Blutweg dorthin gelangt. Auch bei Infektionen von Haut und Nägeln durch Fadenpilze hilft Nystatin nicht.

Tuberkulose

Tuberkulose weltweit

Die Tuberkulose ist in den Industrieländern nur noch eine seltene Erkrankung, in den Entwicklungsländern dagegen eine der häufigsten Infektionskrankheiten.

So treten je 100 000 Einwohner in Italien und den USA jährlich zehn Fälle auf, in Deutschland und Frankreich etwa 17, in Afrika und Asien dagegen über 100.

Was ist Tuberkulose?

Die Tuberkulose (kurz auch Tbc genannt) ist eine bakterielle Entzündung. In den häufigsten Fällen ist die Lunge betroffen, aber auch andere Organe können an Tbc erkranken: Es gibt Tuberkulose der Knochen, der Hirnhaut, der Nieren und im Darm.

Die Tuberkulose ist nach wie vor weltweit eine der häufigsten tödlich verlaufenden Infektionskrankheiten.

Ursachen

Ausgelöst wird die Tuberkulose durch die Infektion mit dem Bakterium Mycobacterium tuberculosis. Die »Tuberkelbakterien« werden durch Tröpfcheninfektion übertragen: Patienten mit einer »offenen« Lungentuberkulose husten sie in großer Zahl ab, die von Kontaktpersonen eingeatmet werden. So wird die Infektion übertragen. Die Krankheit bricht aber nicht bei jedem aus, der in Kontakt mit Tuberkelbakterien gekommen ist. Dennoch darf man sich nicht in Sicherheit wiegen: Die Tuberkulose kann auch noch mit erheblicher Verspätung – Jahre, ja Jahrzehnte – nach der eigentlichen Infektion ausbrechen, nämlich dann, wenn das Immunsystem durch andere schwere Erkrankungen (z. B. Krebs, AIDS) geschwächt ist.

Symptome

Anfangs sind die Symptome gering: Die Erkrankung verläuft schleichend mit Schwäche, Gewichtsverlust, leichtem Fieber und Nachtschweiß. Die weiteren Symptome richten sich nach dem betroffenen Organ: Bei Erkrankung

Tbc wieder auf dem Vormarsch

Jährlich kommt es weltweit zu ungefähr zehn Millionen neuen Tuberkulosefällen. Drei bis vier Millionen Menschen sterben daran. Die Tuberkulose breitet sich hauptsächlich in den ärmeren Ländern aus, wo ihr Unterernährung und schlechte hygienische Bedingungen Nährboden bieten. In Deutschland ist die Tuberkulose-Rate nach dem Zweiten Weltkrieg deutlich zurückgegangen (1949: 344 Tuberkulosekranke pro 100 000 Einwohnern, 2000: ungefähr 20). Allerdings ist die Tbc auch bei uns bei weitem nicht ausgerottet. Betroffen sind vor allem Patienten mit verminderter Immunabwehr (AIDS), ältere Menschen, Obdachlose, Drogenabhängige und Mitbürger aus Ländern, in denen die Tuberkulose noch sehr häufig vorkommt.

der Lunge kommt es häufig zu Husten mit Auswurf, der manchmal sogar blutig sein kann. In anderen Fällen fehlen aber auch jegliche Krankheitsanzeichen, die auf das betroffene Organ hinweisen könnten.

Spätfolgen und Komplikationen

Wird eine Tuberkulose nicht erkannt oder nicht richtig behandelt, ist es eine lebensgefährliche Erkrankung, an der man sterben kann. Aber selbst bei guter Behandlung können Schäden zurückbleiben: In der Lunge kann es durch die anhaltende Entzündung zur Narbenbildung kommen. Die Atmung wird dann zeitlebens beeinträchtigt sein – schon bei der kleinsten Anstrengung kommt es zu Luftnot. Vernarbungen können sich auch an den Harnwegen bilden, sodass der Urin nicht mehr aus der Niere abfließen kann. Nierenschäden sind die Folge.

Das kann man selbst tun

Im Erkrankungsfall ist körperliche Schonung wichtig, aber die wird vom geschwächten Körper ohnehin eingefordert. Darüber hinaus kann man wenig tun. Es gibt keine Maßnahmen, die den Einsatz von Tuberkulosemitteln überflüssig machen könnten.

Medikamente: Nutzen und Risiken

Wirksame Mittel zur Behandlung der Tuberkulose (Tuberkulostatika) sind seit Anfang der vierziger Jahre bekannt. Wie wichtig sie sind, lässt sich leicht belegen: Vor der Einführung von wirksamen Medikamenten starb die Hälfte der Erkrankten an der Tuberkulose. Mit den derzeitigen Mitteln können über neunzig Prozent der Betroffenen geheilt werden. Voraussetzung ist allerdings eine regelmäßige Einnahme der Medikamente.

Die Therapie dauert mindestens ein halbes Jahr. Bei zu frühem Absetzen drohen rasche Rückfälle. Eine enge Zusammenarbeit zwischen Arzt und Patient ist dringend erforderlich. Bei Komplikationen muss die Behandlung mit anderen Präparaten fortgesetzt werden.

Leider wird die Unempfindlichkeit (Resistenz) der Tuberkuloseerreger zunehmend zum Problem. Es gibt Keime, die auf einige der genannten Präparate nicht mehr ansprechen. Immer häufiger wird über Fälle berichtet, bei denen keines der eingesetzten Medikamente mehr ausreicht. Man spricht dann von »Multiresistenz«. Gerade AIDS-Patienten, die an Tuberkulose erkranken, haben oft solche resistenten Keime im Körper. Die Behandlung der Betroffenen ist außerordentlich schwierig und muss von Spezialisten durchgeführt werden.

Fragen an den Arzt

● **In meiner Familie, meinem Bekanntenkreis, ist jemand an Tuberkulose erkrankt. Was soll ich tun?**
Die Gefahr, sich bei einem Tuberkulosekranken anzustecken, ist von der Schwere der Erkrankung abhängig. Ein Mensch mit »offener« Tuberkulose hustet z. B. sehr viel Bakterien ab, sodass die Ansteckungsgefahr groß ist. Auch der eigene Gesundheitszustand spielt eine Rolle: Bei weitem nicht alle, die mit den Tuberkelbakterien in Kontakt kommen, werden anschließend krank. Ob bestimmte Untersuchungen erforderlich sind (Röntgen- und Blutuntersuchungen) und welche Vorsichtsmaßnahmen getroffen werden müssen, kann nur Ihr Arzt mit Ihnen abklären.

● **Ich reise in ein stark von Tuberkulose betroffenes Gebiet. Welche Schutzmaßnahmen sind sinnvoll?**
Die Gefahr hängt davon ab, wie eng der Kontakt mit den Einheimischen sein wird (z. B. bei der Arbeit als Entwicklungshelfer). In diesem Fall kann eine Impfung gegen Tuberkulose in Frage kommen, die allerdings keinen 100-prozentigen Schutz bietet. Sprechen Sie mit Ihrem Arzt.

Infektionskrankheiten

Tuberkulostatika

Wirkstoffe	Medikamente
Ethambutol	EMB-Fatol (D), EMB-Hefa (D), Ethambutol »Labatec« (CH), Etibi (A), Myambutol (D)
Isoniazid	INH Waldheim (A), Isozid (D), Rimifon (CH)
Pyrazinamid	Pyrafat (D), Pyrazinamid Lederle (A, CH, D), Pyrazinamid Jenapharm (D)
Rifampicin	Eremfat (D), Rifa (D), Rifampicin-Hefa (D), Rifampicin »Labatec« (CH), Rifoldin (A, CH), Rimactan (A, CH)
Streptomycin	Strepto-Fatol (D), Strepto-Hefa (D), Streptomycin Heyl (D)

Wirkungsweise

Die Tuberkulostatika greifen auf unterschiedliche Art in den Stoffwechsel der Tuberkelbakterien ein. Sie töten sie ab oder verhindern zumindest ihr Wachstum.

Anwendung

Eine Tuberkulose muss über mehrere Monate behandelt werden, um restlos auszuheilen. In der Regel werden sechs bis neun Monate Therapiedauer veranschlagt.

Es sollte immer mit mehreren Mitteln gleichzeitig behandelt werden, da bei der Therapie mit nur einem Mittel die Bakterien schnell unempfindlich werden und die Behandlung versagt. Es wird daher in den ersten acht Wochen mit drei oder vier verschiedenen Tuberkulosemitteln angefangen (Isoniazid, Rifampicin, Pyrazinamid und gegebenenfalls Ethambutol oder Streptomycin), gefolgt von einer Zweifachkombination von Isoniazid und Rifampicin über weitere vier Monate. Die notwendige Dosis wird anhand des Körpergewichts ermittelt.

Damit die Therapie erfolgreich ist, müssen die Medikamente unbedingt regelmäßig eingenommen werden. Eine unzuverlässige Einnahme ist ein häufiger Grund für das Versagen der Behandlung!

Nebenwirkungen

→ Leberschäden

Viele Tuberkulosemittel (Isoniazid, Rifampicin und Pyrazinamid) können zu Leberschäden führen. Leider ist es auch gerade die Kombination verschiedener Mittel, die der Leber Probleme bereitet. Die Kombinationsbehandlung ist aber für eine wirksame Behandlung unerlässlich. Daher müssen in regelmäßigen Abständen die Leberwerte im Blut kontrolliert werden. Angesichts der Schwere der Tuberkuloseerkrankung muss man die Mittel aber nicht gleich absetzen, wenn die Werte etwas ansteigen. Erst bei einem Anstieg auf das Dreifache der Normalwerte sollte man überlegen, ob die Behandlung geändert werden muss.

→ Schmerzhafte Nervenentzündung, psychische Erscheinungen

Besonders bei höheren Dosen von Isoniazid kommt es zu schmerzhaften Entzündungen der Nerven (Neuropathie), auch zu psychischen Erscheinungen wie Benommenheit, Depressionen, Gedächtnisstörungen, Krampfanfällen und Kopfschmerzen. Diese Beschwerden lassen sich durch die Einnahme von Vitamin B6 vermindern. Es ist daher empfehlenswert, vorbeugend Vitamin B6 zeitgleich mit dem Tuberkulosemittel einzunehmen.

→ Hautausschläge

Unter Rifampicin kommen Überempfindlichkeitsreaktionen vor. In den allermeisten Fällen äußern sie sich als Hautausschläge, in selteneren Fällen durch Fieber, Schüttelfrost und Blutbildveränderungen.

→ Verfärbungen der Körperflüssigkeiten

Rifampicin kann eine Verfärbung aller Körpersekrete bewirken. So sieht der Urin rotorange aus, Kontaktlinsen verfärben sich ebenfalls. Diese Erscheinungen sind zwar irritierend, aber harmlos.

→ Sehstörungen

Ethambutol kann die Sehnerven schädigen und zu einer bleibenden Störung des Sehvermögens führen. Die Schädigung äußert sich zu Beginn durch eine Störung des Farbensehens. Regelmäßige Untersuchungen beim Augenarzt sind daher notwendig. Bemerkt man eine Sehverschlechterung, sollte man das Mittel sofort absetzen und mit dem Arzt sprechen. Bei rechtzeitigem Absetzen sind die Schäden reparabel.

→ Hörschäden

Ein ernst zu nehmendes Risiko des Wirkstoffs Streptomycin ist die Giftigkeit für das Innenohr. Es kann zu bleibenden Hörschäden kommen. Deshalb ist eine HNO-ärztliche Überwachung sinnvoll. Je kränker der Mensch ist, umso engmaschiger muss überwacht werden.

→ Nierenschäden

Auch die Nieren können durch Streptomycin geschädigt werden. Die Risiken sind bei Patienten mit bereits geschwächten Nieren besonders groß.

Kombination mit anderen Mitteln

Die Kombination von Tuberkulostatika mit anderen Mitteln ist schwierig, da die Wirkstoffe den Abbau und die Ausscheidung anderer Medikamente in ganz unterschiedlicher Art und Weise beeinflussen.
- Rifampicin führt zu einem schnelleren Abbau vieler anderer Arzneimittel. Dadurch ist deren Wirkung nicht mehr zuverlässig. So ist die Wirkung der »Pille« vermindert, andere Verhütungsmethoden müssen angewandt werden. Auch Digitalis (bei Herzschwäche) und das gerinnungshemmende Phenprocoumon wirken bei Einnahme des Rifampicins schlechter, weil sie schneller abgebaut werden. Die Wirkung dieser Mittel lässt sich durch Blutuntersuchungen kontrollieren.
- Isoniazid führt im Gegensatz zum Rifampicin dazu, dass die Wirkung vieler Medikamente zunimmt. Gerinnungshemmende Mittel wirken stärker, auch die Blutspiegel von Asthmamitteln und Mitteln gegen epileptische Anfälle werden angehoben.

Wie sich nun bei Kombination von Isoniazid und Rifampicin die Wirkung anderer Wirkstoffe letztendlich verändert, lässt sich nur durch engmaschige Kontrollen (unter Umständen der Blutspiegel) herausfinden.

Schwangerschaft und Stillzeit

Eine Tuberkulose muss auch während einer Schwangerschaft behandelt werden, da die viel größere Gefahr für Mutter und Kind von der Erkrankung selbst ausgeht. Für die hier besprochenen Tuberkulosemittel gibt es keine Hinweise auf eine schädigende Wirkung auf das Kind, sodass ein Schwangerschaftsabbruch wegen der Medikamenteneinnahme nicht erfolgen muss. Gestillt werden sollte allerdings nicht: Die Auswirkungen auf das Kind sind nicht überschaubar genug.

> **Daher unsere Bewertung**
>
> Die heute zur Verfügung stehenden Tuberkulostatika sind gut wirksam. Voraussetzung für den Therapieerfolg ist allerdings die regelmäßige Einnahme der Medikamente über mindestens ein halbes Jahr. Wegen der unter Umständen gravierenden Nebenwirkungen ist eine enge Zusammenarbeit zwischen Arzt und Patient dringend erforderlich.

Fixkombinationen in der Tuberkulosebehandlung

Besonderheiten der Kombinationspräparate

Die Behandlung der Tuberkulose erfordert viel Disziplin. Über Wochen und Monate müssen mindestens drei bis vier verschiedene Mittel eingenommen werden. Ein Abweichen vom festgelegten Behandlungsplan hat oft ein Versagen der gesamten Therapie zur Folge. Es kann in diesem Fall von Vorteil sein, wenn man mehrere Wirk-

Infektionskrankheiten

stoffe in einer Tablette zusammenfügt und dadurch die Einnahme erleichtert.

Allerdings muss gewährleistet sein, dass die Dosis jedes einzelnen Wirkstoffs den Bedürfnissen entspricht. Unter dieser Voraussetzung können die Kombinationspräparate durchaus sinnvoll sein.

Wirkstoffgruppen	Medikamente
Isoniazid + Ethambutol	Myambutol-INH (D)
Isoniazid + Rifampicin	Rifinah (D)
Isoniazid + Vitamin B6	Tebesium (D)
Isoniazid + Rifampicin + Pyrazinamid	Rifater (D)

Zur Darstellung der einzelnen Wirkstoffe siehe Isoniazid, Ethambutol, Rifampicin und Pyrazinamid (siehe Seite 128f.)

Daher unsere Bewertung

Die Behandlung mit Fixkombinationen ist sinnvoll, um die hohe Zahl von Tabletten zu verringern, die Tag für Tag bei der Tuberkulosetherapie eingenommen werden müssen. Die individuell notwendigen Dosen sollten aber im Vorfeld genau berechnet werden und müssen mit den Mengen in den Fixkombinationen exakt übereinstimmen.

Malaria

Malaria in Deutschland

Malaria ist die häufigste Infektionskrankheit der Welt, es sterben weltweit etwa 2,5 Millionen Menschen jedes Jahr daran. Von den pro Jahr über 1000 nach Deutschland »eingeschleppten« Malariaerkrankungen enden immerhin etwa 20 tödlich, weil die Erkrankung in diesen Fällen zu spät erkannt wurde.

Was ist Malaria?

Malaria ist eine der weltweit häufigsten Infektionskrankheiten. Jährlich treten nach Schätzungen der Weltgesundheitsorganisation WHO 200 Millionen Neuerkrankungen auf, zwei bis drei Millionen Menschen sterben daran.

Der Name Malaria geht auf das italienische mal aria (schlechte Luft) zurück, da man einen Zusammenhang mit der schlechten Luft in Sumpfgebieten vermutete. Andere Namen für Malaria sind Sumpffieber und Wechselfieber. Diese Namen charakterisieren auch die Hauptmerkmale der Malaria: Vorkommen in sumpfigen Gebieten sowie der fieberhafte Verlauf im Wechsel mit fieberfreien Intervallen.

Ursachen

Malaria wird durch einzellige Parasiten (Plasmodien) verursacht. Sie werden durch den Stich einer bestimmten Mücke, der weiblichen Anophelesmücke, übertragen. Eine Ansteckung von Mensch zu Mensch, z. B. durch Tröpfcheninfektion, kommt nicht vor.

Diese Plasmodien vermehren sich zunächst in der Leber und werden dann in die Blutbahn ausgeschwemmt. Sie nisten sich in den roten Blutkörperchen ein, um sich dort erneut zu vermehren. Nach einer gewissen Zeit platzen diese infizierten Blutkörperchen, und die Erreger schwemmen erneut in die Blutbahn aus. Bei solchen »Ausschwemmungsschüben« kommt es zum Fieberanstieg.

Je nachdem mit welcher der vier Plasmodienarten man infiziert ist, kommt es zu etwas unterschiedlichen Malariaformen. Die schwerste Form ist die Malaria tropica.

Ferntourismus und Malaria

Durch den Ferntourismus in tropische Paradiese wird die Malaria auch in unseren Breiten zunehmend wieder aktuell. In Deutschland hat sich die Zahl der Malariafälle seit 1973 verzehnfacht. Über 10 Prozent der Ferntouristen, die in einem tropischen Land Urlaub machen, kehren mit einer Tropenkrankheit zurück: Die Hälfte von ihnen leidet an Malaria! Meist handelt es sich um die gefährliche »Malaria tropica«, die zu drei Vierteln in Afrika erworben wird. In seltenen Fällen können auch Menschen erkranken, die keine Reise gemacht haben, aber in der Nähe eines Flughafens wohnen oder zum Flughafenpersonal gehören. Schuld daran sind in Flugzeuge eingeschleppte Anophelesmücken. Diese Malariafälle werden dann häufig verspätet erkannt.

Infektionskrankheiten

Symptome

Fieber ist das Hauptsymptom der Malaria, oft verbunden mit schwerem Krankheitsgefühl. Drei der vier Plasmodienarten führen zu einem ganz typischen Fieberverlauf, bei dem es jeden zweiten oder dritten Tag (je nach Erreger) zum Fieberanstieg kommt. Bei Malaria tropica tritt das Fieber dagegen unregelmäßig auf. Neben dem Fieber können Beschwerden wie Kopf- oder Muskelschmerzen, Übelkeit und Erbrechen auftreten.

Spätfolgen und Komplikationen

Malaria tropica, die schwerste Form der Malaria, ist ein lebensbedrohliches Krankheitsbild, vor allem wenn die Diagnose nicht rechtzeitig gestellt wird. Schwere Verläufe können zu dramatischen neurologischen Symptomen mit Verwirrtheit, Krampfanfällen und Koma führen.

Die anderen drei Malariaformen sind zwar nicht so gefährlich, können aber chronisch werden. Werden die Malariaerreger nicht zu einem frühen Zeitpunkt vollständig aus dem Körper eliminiert, nisten sie sich in der Leber ein, von wo sie zu einem späteren Zeitpunkt wieder in die Blutbahn gelangen und immer wieder neue Fieberschübe auslösen können. In diesem Fall treten Monate bis Jahre nach einem Malariaschub erneut Krankheitssymptome auf.

Das kann man selbst tun

→ Mückenstichen vorbeugen

Die wichtigste Maßnahme, die man selbst ergreifen kann, ist die Vorbeugung vor Mückenstichen. Die Mücken, die Malaria übertragen, fliegen vor allem in der Dämmerung und nachts. Also sollte man abends möglichst hautbedeckende Kleidung tragen: lange Ärmel, lange Hosen, geschlossene Schuhe. Freie Hautstellen sollten mit einem Mückenabwehrmittel eingerieben werden. Die Räume sollten durch Fliegengitter

gesichert werden. Moskitonetze über dem Bett stellen einen wirksamen Schutz dar. In Regionen mit einem geringen Infektionsrisiko können diese Maßnahmen ausreichen. In gefährlichen Gebieten sollte jedoch eine medikamentöse Vorbeugung hinzukommen.

→ Bei Fieber in den Tropen an Malaria denken

Wer nach Eintreffen in einem Malariagebiet Fieber von 38 Grad oder mehr bekommt (mit oder ohne Beschwerden wie Kopf- oder Muskelschmerzen, Übelkeit, Erbrechen), muss an die Möglichkeit einer Malaria denken. Ist am gleichen Tag keine ärztliche Versorgung erreichbar, sollte man das mitgenommene Reservemedikament in der vorgeschriebenen Dosis einnehmen. Trotzdem sollte in jedem Fall so rasch wie möglich ein Arzt aufgesucht werden.

Medikamente: Nutzen und Risiken

Antimalariamittel können sowohl vorbeugend (als Prophylaxe) als auch zur Therapie bei eingetretener Erkrankung eingesetzt werden. Auch wenn sie nebenwirkungsreich sind, ist aufgrund der Gefährlichkeit der Malaria eine vorbeugende Einnahme bei Aufenthalten in Malariagebieten dringend anzuraten.

Allerdings ist auch bei korrekt durchgeführter Prophylaxe der Schutz nicht hundertprozentig. Wie auch bei Bakterien machen Resistenzen gegen übliche Malariamittel die Behandlung zunehmend schwierig. Da man jedoch oft weiß, in welchen Gebieten resistente Malariaerreger zu erwarten sind, kann man die Mittel entsprechend auswählen.

Bei länger dauernden Aufenthalten, z. B. von Entwicklungshelfern, ist die Vorbeugung schwierig. Sie muss jeweils individuell geplant werden. In vielen Bereichen kann die Behandlung mit einer Kombination von Chloroquin und Primaquin erfolgen.

Da sich ein schnelles Eingreifen im Fall einer Erkrankung positiv auswirkt, sollte man sich vom Arzt eine »Standby-Medikation« mitgeben lassen. Falls trotz Tablettenprophylaxe Fieber auftritt und kein Arzt verfügbar ist, kann man trotzdem sofort mit einer Therapie beginnen.

Bei eingetretener Malaria muss immer medikamentös behandelt werden. Die Heilungschancen sind sehr gut. Kritisch ist eher die Diagnose, da Malaria bei uns doch eher selten Ursache für Fieber ist.

Fragen an den Arzt

● **Welche Art der medikamentösen Prophylaxe ist für mein Reiseziel erforderlich?**
Welches Medikament zur Vorbeugung und als Standby-Mittel in Frage kommt, hängt von dem Reisegebiet ab. Erkundigen Sie sich genau nach dem Malariarisiko der Region, in die Sie verreisen möchten. Die Angabe »Ich fahre nach Afrika« reicht dabei für eine genaue Einschätzung des Risikos nicht aus. In den großen Städten beispielsweise besteht meist keine Gefahr, doch bereits wenige Kilometer außerhalb können die Anophelesmücken schon lauern. Planen Sie Ihre Reise also sehr sorgfältig und lassen Sie sich detailliert beraten.

Allerdings sind Hausärzte in diesem Fall häufig überfordert – das Problem ist sehr speziell. Genaue Auskünfte erhält man in den Gesundheitsämtern. Sie halten Informationen für Fernreisende bereit.

● **Rührt mein jetzt aufgetretenes Fieber von Malaria her?**
Machen Sie den Arzt auf diese Möglichkeit aufmerksam – oft kommt der Arzt von sich aus nicht auf die Idee einer Malariaerkrankung.

Unter Umständen sind mehrfache Blutuntersuchungen notwendig, um die Diagnose zu sichern!

Antimalariamittel für Prophylaxe und Behandlung

Wirkstoffe	Medikamente
Primaquin	über Auslandapotheke zu bestellen
Atovaquon + Proguanil	Malarone (D, A, CH)
Chloroquin	Chlorochin (D), Resochin (D, A, CH), Weimerquin (D)
Halofantrin	Halfan (D, CH)
Lumefabtrin + Artemisinin	Riamet S (CH)
Mefloquin	Lariam (D, A, CH), Mephaquin (CH)
Proguanil	Paludrine (D, A, CH)

Wirkungsweise

Antimalariamittel töten Malariaerreger direkt ab.

Welches Malariamittel zur Prophylaxe in Frage kommt, hängt vom Reisegebiet ab, da die Malariaerreger unterschiedlich gut auf Medikamente ansprechen. Deshalb wurden Regionen, in denen Malaria vorkommt, in Zonen eingeteilt:

In Zone A (z. B. Türkei, Ägypten, Irak) ist das Risiko gering, hier kann man sich ausreichend mit Chloroquin schützen.

Zone B sind Gebiete mit Malariaerregern, die unempfindlich gegen Chloroquin geworden sind (z. B. weite Teile des indischen Subkontinents). Hier kann der Schutz durch eine zusätzliche Einnahme von Proguanil verbessert werden.

Zu Zone C zählen die Regionen, in denen auch die Kombination von Chloroquin und Proguanil nicht mehr gut wirkt (z. B. Südostasien, Ozeanien). Für diese Länder ist eine Prophylaxe mit dem neueren Malariamittel Mefloquin empfehlenswert.

Halofantrin ist ein Reservemedikament, das nur dann zum Einsatz kommt, wenn eine Prophylaxe mit anderen Mitteln (vor allem mit Mefloquin) versagt hat. Gleiches gilt für die Kombinationspräparate Malarone und Riamet. Auch sie

Infektionskrankheiten

stellen nur Reservemedikamente bei Versagen anderer Behandlungsformen dar.

Als »Standby-Medikation« bei Versagen der eingenommenen Prophylaxe empfehlen sich Mefloquin oder Halofantrin.

Anwendung

Zur Prophylaxe gelten die folgenden Einnahmeregeln:
- Chloroquin: eine Tablette wöchentlich (500 mg bei Erwachsenen)
- Proguanil: zwei Tabletten und zwar über denselben Zeitraum wie die Chloroquineinnahme
- Mefloquin: 1 Tablette pro Woche

Wichtig ist, dass die Prophylaxe früh, nämlich ein bis zwei Wochen vor der Reise begonnen und noch vier Wochen nach Rückkehr fortgesetzt wird. Sonst ist der Schutz nicht vollständig!

Bei der Therapie einer ausgebrochenen Malaria werden die Mittel meist lediglich über ein bis zwei Tage eingenommen, dann aber wesentlich höher dosiert. Auch hier richtet sich die Auswahl des Mittels nach der Region, in der man sich die Malaria zugezogen hat. Bei Malaria tropica ist eine Nachbehandlung nicht nötig, bei den anderen Formen jedoch muss mit dem Malariamittel Primaquin 14 Tage lang nachtherapiert werden, um auch jene Malariaerreger zu erwischen, die sich in der Leber niedergelassen haben. Sonst kommt es später erneut zu Fieberschüben.

Bei der Dosierung der »Standby-Medikation« im Krankheitsfall richtet man sich nach den Angaben auf dem Beipackzettel. Das bedeutet beispielsweise für Mefloquin: drei Tabletten zu Anfang, nach sechs bis acht Stunden zwei Tabletten. Wer über 60 kg wiegt, nimmt nach weiteren sechs bis acht Stunden nochmals eine Tablette.

Nebenwirkungen

→ Magen-Darm-Beschwerden, Übelkeit

Magen-Darm-Beschwerden und Übelkeit treten unter allen Malariamedikamenten häufig auf. Sie sind nicht selten so ausgeprägt, dass eine Prophylaxe nicht durchgehalten wird.

→ Netzhautschäden

Die Netzhaut der Augen kann durch Chloroquin geschädigt werden, dadurch kann es zu bleibenden Sehstörungen kommen. Allerdings ist dieses Risiko bei der geringen wöchentlichen Dosis der Prophylaxe sehr gering. Auch die kurzfristige hoch dosierte therapeutische Anwendung macht normalerweise keine Probleme. Dennoch sollte bei Sehstörungen (Verschwommensehen, Grauschleier) ein Augenarzt konsultiert werden.

→ Müdigkeit, Zittern, Koordinationsstörungen

Neurologische Symptome sind die wichtigsten Nebenwirkungen des Mefloquin. Schon bei der sehr niedrig dosierten prophylaktischen Anwendung kommt es zu Müdigkeit, Zittern und Koordinationsstörungen. Muss man mit Mefloquin eine Malaria auskurieren, so ist fast jeder Zweite von solchen neurologischen Störungen betroffen (aufgrund der höheren Dosis!). Auch Verwirrtheit, Halluzinationen und Krampfanfälle können dann vorkommen. Da die Nebenwirkungen des Mefloquin mit der Dauer der Anwendung zunehmen, soll eine Prophylaxe nicht länger als zwölf Wochen durchgeführt werden. Dieser Wirkstoff ist also nicht zur Prophylaxe bei Daueraufenthalten geeignet.

→ Herzrhythmusstörungen

Schwere Herzrhythmusstörungen sind unter der Einnahme von Halofantrin vorgekommen. Vor allem herzkranke Menschen sollen nur mit größter Vorsicht mit diesem Mittel behandelt werden.

Kombination mit anderen Mitteln

Mefloquin sollte nicht zusammen mit Halofantrin eingenommen werden, da es sonst häufig zu schweren Herzrhythmusstörungen kommen kann.

Achtung

- Menschen mit neurologischen oder psychischen Erkrankungen sollten nicht mit Mefloquin behandelt werden, da Nebenwirkungen des Nervensystems und der Psyche sehr häufig sind.

134

- Halofantrin sollte von herzkranken Menschen, insbesondere bei Herzrhythmusstörungen, nicht eingenommen werden.

Schwangerschaft und Stillzeit

Bei Schwangeren stellt eine Malaria sowohl für die Mutter als auch für das Kind eine erhebliche Gefahr dar. Die Reiseplanung sollte daher Malariagebiete nach Möglichkeit aussparen. Wenn eine Prophylaxe dennoch erforderlich ist, scheint Chloroquin in Kombination mit Proguanil möglich zu sein.

Bei Malariaerkrankung muss eine optimale Behandlung durchgeführt werden, ungeachtet möglicher Nebenwirkungen, da die Malaria das größere Risiko für das ungeborene Kind darstellt.

Daher unsere Bewertung

Antimalariamittel sind sowohl bei der Prophylaxe als auch bei der Therapie der Malaria wirksam, allerdings auch nebenwirkungsreich. In Malaria-gefährdeten Gebieten sollte auf Grund des hohen Risikos dennoch eine Tablettenprophylaxe durchgeführt und eine »Stand-by-Medikation« mitgenommen werden, falls es trotzdem zum Malariafieber kommt. Die Standardprophylaxemittel sind Chloroquin, Proguanil und Mefloquin. Die Wahl des Mittels muss sich nach der bereisten Region richten (Beratung durch den Arzt/das Gesundheitsamt!). Halofantrin, Malarone und Riamet sind nur als Reservemedikamente empfehlenswert.

Atemwegserkrankungen

Asthma und Bronchitis

Was ist Asthma?

Die exakte medizinische Definition bezeichnet Asthma als eine »Krankheit mit erhöhter Empfindlichkeit der Atemwege gegenüber verschiedenartigen Reizen mit Behinderung der Atmung«. Zu diesen Reizen zählen kalte Luft, Tabakrauch, Ozon, Nahrungsmittelbestandteile, Pollen, chemische Substanzen und Medikamente, aber auch einfache körperliche Belastung. Dadurch bedingt kommt es zu Anfällen starker Luftnot.

Diese Symptome kommen nicht nur durch eine Verkrampfung der Bronchialmuskulatur zustande, wie man früher dachte: Ganz entscheidend sind entzündliche Veränderungen in den kleinen Atemwegen (Bronchien), die unter anderem zur Bildung eines zähen Schleims führen.

In den letzten Jahren haben Asthmaanfälle in allen Industriestaaten, aber auch in Entwicklungsländern mit beginnender Industrialisierung, stark zugenommen. Welche Faktoren dabei eine Rolle spielen, ist noch nicht geklärt. Man nimmt jedoch an, dass der erhöhte Schwefeldioxidgehalt der Luft, die ansteigende Ozonbelastung sowie Farb- und Konservierungsstoffe in der Nahrung Asthma begünstigen.

Neben dem persönlichen Leid der Betroffenen stellen Atemwegserkrankungen (d. h. Asthma, chronische Bronchitis oder Emphysem) auch ein volkswirtschaftliches Problem dar. Allein die AOK und die Betriebskrankenkassen zusammen geben aufgrund dieser Leiden jährlich etwa 20 Milliarden DM für Behandlung, Arbeitsunfähigkeit oder Frührenten aus.

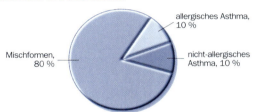

Asthma in Deutschland

Mischformen, 80 %
allergisches Asthma, 10 %
nicht-allergisches Asthma, 10 %

Die Angaben über die Häufigkeit der Erkrankung in Deutschland schwanken, da die Diagnose nicht immer eindeutig gestellt werden kann. Die Zahl der Betroffenen liegt hierzulande zwischen einer und vier Millionen Menschen.

Ursachen

Im Kindesalter ist Asthma in der Mehrzahl der Fälle allergisch bedingt. Auslösende Stoffe (so genannte Allergene) sind häufig Pollen von Gräsern, Bäumen und Sträuchern oder Tierhaare. Auch Hausstaubmilben, die sich in Matratzen verstecken, können Asthmaanfälle hervorrufen.

Im Erwachsenenalter sind nur noch etwa 20 Prozent der Fälle allergisch bedingt. Hier dominieren andere Formen, die je nach Auslöser als Anstrengungsasthma, berufsbedingtes Asthma,

> ### Frühe Asthmamittel
>
> **Sympathomimetika**
> Arzneimittel, die auf dem Prinzip der Beta-Sympathomimetika beruhen, sind schon sehr lange bekannt. Bereits um 3000 v. Chr. wurde in China die Pflanze »Ma Huang« und deren Extrakt, das Ephedrin, zur Behandlung von Asthma angewandt. 1923 konnte Ephedrin von dem Wissenschaftler Ku Kuei Chen isoliert werden. In der Folgezeit war es eines der am häufigsten benutzten Arzneimittel, bis in den vierziger Jahren das Isoprenalin entwickelt wurde. Beide Mittel hatten aber noch recht viele Nebenwirkungen, da sie eher unspezifisch auf das sympathische Nervensystem wirkten. Mittlerweile werden vorwiegend Beta-Sympathomimetika eingesetzt, die die Bronchialmuskulatur recht gezielt beeinflussen.
>
> **Theophyllin**
> 1859 machte Henry Hide Slater die Entdeckung, dass sich asthmatische Beschwerden durch Kaffee oder Tee bessern ließen. Er nutzte diese Beobachtung zur Einführung einer »Kaffeetherapie«. 1888 wurde dann von dem späteren Nobelpreisträger Albrecht Kossel das Theophyllin aus einem Teeblätterextrakt isoliert, einem dem Coffein bzw. Thein eng verwandtem Stoff. Wenige Jahre später gelang die synthetische Herstellung von Theophyllin.
> Allerdings wurde es zunächst als harntreibendes Medikament und später zur Bekämpfung schmerzhafter Herzattacken eingesetzt, bis es viele Jahre später dann als Asthmamittel große Verbreitung fand.

medikamenteninduziertes Asthma usw. bezeichnet werden. Häufig liegen so genannte Mischformen vor, bei denen ein Patient nicht nur auf einen Stoff »allergisch« reagiert, sondern auch auf Anstrengung und Kältereize Asthmaanfälle bekommt (typisch sind Asthmaanfälle nach dem Schlittschuhlaufen). In jedem Fall muss versucht werden, die Auslöser für das Asthma zu identifizieren. Nur dann können die richtigen Maßnahmen getroffen werden. Neben einer genauen Analyse der Umstände (wann treten die Anfälle auf: im Beruf, beim Umgang mit Chemikalien, Farben usw.), und einer genauen Untersuchung (inklusive Überprüfung der Lungenfunktion) wird meist auch eine Allergietestung (Hauttests) durchgeführt, um eine korrekte Diagnose stellen zu können.

Symptome

Asthma ist gekennzeichnet durch starke anfallsweise Atemnot. Ein charakteristischer Asthmaanfall verläuft in zwei Phasen: Am Anfang steht eine »Sofortreaktion« auf den ursächlichen Reiz, die innerhalb von 15 bis 30 Minuten auftritt und nach zwei bis drei Stunden abklingt, sowie eine »Spätreaktion«, die nach etwa vier Stunden beginnt und über 24 Stunden lang anhalten kann. Diese unterschiedlichen Reaktionen erklärt man sich mit zwei verschiedenartigen Entzündungsformen in den Bronchien, die zeitlich versetzt ablaufen.

Betroffene schildern ein Gefühl der Beklemmung in der Brust, die Atmung geht rasch, flach, häufig auch pfeifend. Meist sind die Anfälle mit starkem Husten verbunden. Oft kommt es in den frühen Morgenstunden, meist zwischen drei und fünf Uhr, zu Asthmaanfällen – drei Viertel aller Asthmaanfälle beginnen nachts. Viele Patienten, die tagsüber gut zurechtkommen, leiden nachts regelmäßig unter schweren Atemnotattacken.

Spätfolgen und Komplikationen

Es ist ein Irrtum, dass man an Asthma nicht sterben kann. Im Gegenteil: Trotz vieler neuer Erkenntnisse und Medikamente, die beim Asthma teilweise sehr gut wirken, ist es nicht gelungen, die Sterblichkeit für diese Erkrankung zu senken. Was kann zu akuten Verschlechterungen führen? Neben den bereits geschilderten Reizen kann ein Virusinfekt der Atemwege (»Grippe«) das Asthma bedrohlich verschlimmern. Es kommt dann zu massiven, sich wiederholenden Asthmaanfällen.

Asthma und Bronchitis

Die schwerste Form eines solchen Anfalls nennt man »Status asthmaticus«, er hält über viele Stunden an. Ein solcher Status asthmaticus ist nicht nur extrem beängstigend, sondern kann, wenn er nicht richtig behandelt wird, auch zum Tod führen. Allerdings gibt es auch Hinweise, dass Asthmamedikamente (Beta-Sympathomimetika im Übermaß eingenommen) derartige Todesfälle auslösen können.

Das kann man selbst tun

→ Gefahr erkannt, Gefahr gebannt

Man sollte versuchen, die Auslöser der Asthmaanfälle zu erkennen und zu vermeiden bzw. zu beseitigen: Bei allergischem Asthma sind vielfach Hausstaubmilben die Übeltäter. In diesem Fall kann eine komplette Sanierung der Wohnung notwendig werden, bei der man sich von Daunendecken und dicken Teppichen trennen muss, in denen sich die Milben so gern versteckten. Besteht ein Zusammenhang mit dem ausgeübten Beruf (Bäckerasthma durch Mehlstaub, Tischlerasthma durch Klebstoffe), kann eine Umschulung erforderlich sein. Wenn das Asthma nur zu bestimmten Zeiten im Jahr auftritt (z. B. während der Blüte bestimmter Bäume), sollte man den Urlaub möglichst genau in diese Zeit legen. So mühsam manche der Vermeidungsstrategien auch sind, um einzelne Asthmaattacken sowie das Fortschreiten der Erkrankung zu verhindern, sind sie unerlässlich.

→ Entspannen

Das Erlernen einer Entspannungstechnik, z. B. Autogenes Training, kann den Umgang mit den Anfällen erleichtern.

→ Richtiges Verhalten bei einem Anfall

Im akuten Asthmaanfall sollte man möglichst ruhig bleiben: Angst und Panik verschlechtern die Atemnot. Frische, aber nicht zu kalte Luft schafft unter Umständen Erleichterung.

Zur Unterstützung der Atmung kann man sich umgekehrt auf einen Stuhl setzen und die Arme auf der Rückenlehne ruhen lassen.

→ Richtige Atemtechnik

Beim Asthma ist vorwiegend die Ausatmung gestört. Krankengymnasten lehren eine spezielle Atemtechnik, die, während eines Anfalls richtig angewandt, Erleichterung schafft.

Medikamente: Nutzen und Risiken

Asthma ist eine chronische Erkrankung, für die es meist keine echte Heilung gibt. Entzündliche Vorgänge in den Bronchien, die auch in beschwerdefreien Phasen ablaufen, führen zum Fortschreiten der Erkrankung. In Ermangelung von Heilungsmöglichkeiten haben die zur Verfügung stehenden Maßnahmen das Ziel, die Entwicklung der Krankheit zu verlangsamen und ein weitgehend beschwerdefreies, aktives Leben zu ermöglichen. Bei den meisten Asthmaformen bedeutet dies, dass man ein Leben lang Medikamente benötigt. Es gibt in der Therapie des Asthmas eine Reihe gut wirkender Medikamente. Sie alle besitzen Vor- und Nachteile. Welches Mittel man in welcher Situation einsetzen sollte, hängt von der Schwere der Erkrankung und der Häufigkeit der Asthmaanfälle ab. Daraus ergibt sich ein Stufenschema. Es darf allerdings nicht zu streng angewandt werden und sollte den Bedürfnissen des einzelnen Patienten angepasst werden.

Ein Teil der Mittel gegen Asthma bekämpft »nur« die Symptome: Sympathomimetika, Anticholinergika und Theophyllin führen vor allem zu einer Erweiterung der sich bei einem Asthmaanfall verengenden Bronchien. Andere Mittel wirken im weitesten Sinne »anti-entzündlich«: Cromoglicinsäure und Nedocromil sollen allergischen Reaktionen vorbeugen. Die Medikamente, die am stärksten gegen die Entzündung in den

139

Atemwegserkrankungen

Bronchien wirken, sind Abkömmlinge des Cortisons (Steroide), die auch als Dosierspray eingesetzt werden können. Neu hinzugekommen sind so genannte Leukotrienantagonisten, die ebenfalls bestimmte entzündliche Vorgänge in den Bronchien stoppen, deren Langzeiteffekte man aber nicht kennt.

Eine Besonderheit der Asthmatherapie ist, dass ein Teil der wichtigsten Medikamente inhaliert werden kann, z. B. in Form so genannter Dosieraerosole. Der Wirkstoff ist dabei ganz fein auf ein Gas verteilt und kann stoßweise aus einer Spraydose eingeatmet werden. Der Vorteil liegt auf der Hand: Die Arzneistoffe gelangen sofort dorthin, wo sie wirken sollen, nämlich in die Lunge. Da sie nur in geringerer Menge in den Blutkreislauf gelangen, belasten sie den Organismus nicht so sehr. Es kommt zu erheblich weniger Nebenwirkungen als bei einer Tabletteneinnahme. Dosieraerosole haben aber auch Nachteile: Sie beinhalten oft FCKW-haltiges Treibgas, was aus Umweltgründen wenig akzeptabel ist. Daher sind viele Hersteller dazu übergegangen, auch Pulverinhalate anzubieten. Eine weitere Schwierigkeit liegt in der anwendungsabhängigen Wirksamkeit: Der Sprühstoß eines Dosieraerosols erreicht Geschwindigkeiten von über 100 km in der Stunde. Wird hier im falschen Moment eingeatmet, gelangen die Wirkstoffe überhaupt nicht in die Lunge, wo sie so dringend

Stufenschema Asthmabehandlung **!**

	Beschwerdebild	Therapie	Darauf ist zu achten
Stufe 1	Asthmasymptome treten nur von Zeit zu Zeit auf und lassen sich gut mit einem Spray behandeln.	Kurz wirkende Beta-Sympathomimetika zum Inhalieren bei Bedarf.	Wenn mehr als dreimal pro Woche eine Inhalation notwendig ist, sollte die Therapie ergänzt und nach Stufe 2 weiterbehandelt werden.
Stufe 2	Es treten regelmäßig Asthmasymptome auf, die zwar mild sind, aber häufiges Inhalieren von bronchienerweiternden Medikamenten notwendig machen.	Dauerbehandlung mit inhalativen Steroiden als Basismedikament; alternativ kommen auch Antiallergika (Cromoglicinsäure) in Frage, vor allem bei Kindern. Bei Bedarf werden weiterhin Beta-Sympathomimetika inhalativ angewandt.	Die Dosis der inhalierten Steroide kann bei zwischenzeitlichen Verschlechterungen erhöht werden.
Stufe 3	Der Patient hat schwere regelmäßige Symptome, die sich auch durch Behandlung mit den Medikamenten der Stufe 2 nicht konsequent bessern lassen; häufiges Erwachen nachts mit Asthmasymptomen.	Erhöhte Dosen der Steroide, vorzugsweise inhalativ, abends Theophyllin oder lang wirkende Beta-Sympathomimetika, um den nächtlichen Asthmaanfällen vorzubeugen. Bei Bedarf werden weiterhin Beta-Sympathomimetika inhalativ angewandt.	Falls akute Verschlechterungen nicht mit den Beta-Sympathomimetika gebessert werden können, eventuell Hinzunahme von Anticholinergika oder Leukotrienantagonisten.
Stufe 4	Anhaltende schwere Symptome, die sich durch die Stufenbehandlung (1–3) nicht kontrollieren lassen.	Steroide, abends Theophyllin oder lang wirkende Beta-Sympathomimetika, um den nächtlichen Asthmaanfällen vorzubeugen. Steroide in Tablettenform	Vorsicht! Kein unkontrollierter Gebrauch von kurz wirkenden Beta-Sympathomimetika!

Asthma und Bronchitis

Fragen an den Arzt

● **Muss ich eine Allergietestung durchführen lassen? Kommen Reizstoffe aus meinem Berufsalltag als Auslöser in Frage?**
Lassen Sie sich nicht mit der Diagnose Asthma »abspeisen«. Die Auslöser lassen sich nur vermeiden, wenn man sie kennt. Wenn Ihr Hausarzt sich mit der Diagnostik nicht genau auskennt, ist die Überweisung zu einem Spezialisten (Lungenfacharzt) notwendig.

● **Wie inhaliere ich die verordneten »Dosieraerosole« oder Pulverinhalate richtig?**
Oft ist es besser, die Medikamente einzuatmen (über Aerosole oder andere Inhalationsformen) statt sie als Tabletten zu schlucken. Das A und O dieser Behandlungsform ist aber die richtige Anwendungstechnik. Sonst gelangt das Mittel gar nicht dorthin, wo es wirken soll, nämlich in die Lunge. Lassen Sie sich von Ihrem Arzt gut in die Handhabung dieser Sprays einweisen und – ganz wichtig – lassen Sie überprüfen, ob Sie es richtig machen!

● **Wie verhalte ich mich bei einem Asthmaanfall?**
Benutzen Sie strikt die Medikamente, die Ihnen Ihr Arzt für diese Situation verschrieben hat. Doch Vorsicht: Der übermäßige Gebrauch dieser Arzneimittel kann gefährlich werden. Verschlechtert sich das Asthma über mehrere Tage hinweg, ohne dass die Sprays helfen, wenden Sie diese nicht wahllos und in immer größerer Dosierung an. Suchen Sie stattdessen Ihren Arzt auf und besprechen Sie das weitere Vorgehen. Ebenso wichtig wie die korrekte Anwendung der richtigen Medikamente ist die Atemtechnik, bei der man gegen einen Widerstand ausatmet, der durch die Lippen erzeugt wird. Lassen Sie sich genau erklären, was im Notfall zu tun ist, und die Atemtechnik von ihrem Arzt oder Krankengymnasten überprüfen.

benötigt werden. Die Inhalation erfordert also eine gute Koordinationsfähigkeit. Besonders ältere Menschen, aber auch kleine Kinder sind damit oft überfordert. Ältere Menschen können auf die so genannten »Spacer« ausweichen. Dies sind Plastik»glocken«, in die das Aerosol hineingesprüht und aus denen das Inhalat dann in aller Ruhe abgeatmet wird. Diese Inhalierhilfen können für alle Dosieraerosole benutzt werden.

Beta-Sympathomimetika

Kurz wirkende Beta-Sympathomimetika

Wirkstoffe	Medikamente
Bambuterol	Bambec (A, CH, D)
Clenbuterol	Contraspasmin (D), Spiropent (A, D)
Fenoterol	Berotec (A, CH, D)
Salbutamol	Apsomol Dosieraerosol (D), Arubendol Salbutamol (D), Bronchospray novo (D), Butovent Dosieraerosol (CH), Loftan (D), Salbulair (D), Salbutamol-ratiopharm (D), Sultanol Aerosol (A, D), Ventodisk (CH), Volmac (D)
Terbutalin	Bricanyl Aerosol (A, CH, D), Aerodur (D)

Lang wirkende Beta-Sympathomimetika

Wirkstoffe	Medikamente
Formoterol	Foradil (A, CH, D), Oxis (A, CH, D)
Salmeterol	Aeromax (D), Serevent (A, CH, D)

Wirkungsweise

Beta-Sympathomimetika aktivieren Rezeptoren des Sympathikus, ein Teil des autonomen Nervensystems, der nicht willentlich beeinflusst werden kann. Dadurch kommt es unter anderem zu der erwünschten Erweiterung der Atemwege. Auf die entzündlichen Vorgänge in den Bronchien, die dem Asthma ursächlich zugrunde liegen, wirken die Medikamente jedoch nicht. Dafür beschleunigen und kräftigen sie über die Anregung des Sympathikus auch den Herzschlag. Viele Wirkungen und Nebenwirkungen der Beta-Sympathomimetika sind darauf zurückzuführen.

Bei häufigem Gebrauch wirken Beta-Sympathomimetika allerdings nicht mehr so gut, da der Körper eine gewisse Toleranz entwickelt. Es gibt sogar Hinweise, dass die Empfindlichkeit der Atemwege durch den Dauergebrauch zunimmt – zumindest was die kurz wirkenden Beta-Sympathomimetika betrifft. Das würde Asthmaanfälle eher begünstigen.

Die Wirkdauer der Beta-Sympathomimetika ist sehr unterschiedlich. Die kurz wirkenden Präparate verlieren ihre Wirkung bereits nach vier bis acht Stunden. Für die Behandlung eines akuten Anfalls sind sie gut geeignet. Werden sie vor Belastungssituationen wie sportlichen Betätigungen angewandt, können sie etwaigen Anfällen sogar vorbeugen. Kurz wirkende Beta-Sympathomimetika werden demnach als Bedarfsmedikament eingesetzt, also immer dann, wenn es zu Symptomen kommt. In der beschwerdefreien Zeit lässt man sie weg.

Benötigt man die Medikamente allerdings häufiger als dreimal die Woche, müssen wegen der erwähnten Gefahren (Wirkungsverlust, Steigerung der Atemwegsempfindlichkeit) andere Präparate hinzugenommen werden. Wer kurz wirkende Beta-Sympathomimetika täglich einsetzen muss, wird schlecht behandelt! Hier sollten unbedingt weitere Maßnahmen ergriffen werden.

Dem Dauergebrauch hoher Dosen von Fenoterol wird die Ende der 70-er Jahre aufgetretene, starke Zunahme von Todesfällen unter Asthmakranken angelastet, auch wenn der endgültige Beweis dafür noch aussteht.

Seit kurzer Zeit gibt es auch lang wirkende Beta-Sympathomimetika (Formoterol und Salmeterol), deren Wirkung etwas langsamer einsetzt, die aber über viele Stunden wirken. Sie werden nicht im akuten Anfall eingesetzt, sondern in der Dauerbehandlung. Das ist besonders dann sinnvoll, wenn es z. B. nachts regelmäßig zu Asthmaanfällen kommt. Abends inhaliert, wirken sie bis zum nächsten Morgen, sodass sie auch die in den frühen Morgenstunden auftretenden Asthmaanfälle wirksam bekämpfen bzw. verhindern können.

Anwendung

Die meisten Beta-Sympathomimetika werden als Dosieraerosole, also als Spray verschrieben, ein Teil ist auch in Tablettenform verfügbar. Soweit möglich, sollte immer die Inhalation gewählt werden, da die Wirkung rascher, die Nebenwirkungen aber geringer ausfallen. Tabletten kommen nur dann in Frage, wenn die Anwendung von Dosieraerosolen oder Pulverinhalaten nicht möglich ist, weil die Atmung nicht richtig koordiniert werden kann.

Im Gegensatz zu den kurz wirkenden werden die lang wirkenden Betasympathomimetioka regelmäßig alle zwölf oder 24 Stunden inhaliert.

Nebenwirkungen

Nebenwirkungen treten vor allem bei Behandlung mit Tabletten auf, können aber auch bei Inhalationen Probleme machen: Auch hier gelangt ein kleiner Teil des Medikaments immer in den Blutkreislauf.

→ Unruhe

Unruhe und Zittrigkeit, Schlafstörungen und Nervosität sind recht häufig und hängen von der Dosis ab. Je öfter inhaliert wird, desto öfter treten sie auch auf. Zum Glück bessern sich diese Nebenwirkungen im Verlauf der Behandlung oft, ein sofortiges Absetzen ist daher nicht erforderlich.

→ Herzklopfen

Ebenfalls häufig kommt es zu Herzklopfen. Dadurch können sich Herzrhythmusstörungen bei herzkranken Patienten verstärken. Treten gefährliche Rhythmusstörungen auf (was im EKG festzustellen ist), muss auf andere Mittel umgestiegen werden.

→ Kaliummangel

In hohen Dosen führen Beta-Sympathomimetika zu einem Abfall des Kaliumspiegels im Blut. Diese Nebenwirkung ist vor allem bei herzkranken Patienten zu bedenken, weil es dann leichter zu Herzrhythmusstörungen kommen kann. Das Problem tritt vor allem auf, wenn die Dosis ohne Absprache mit dem Arzt erhöht wird. Da der Kaliummangel sehr plötzlich auftreten kann, helfen regelmäßige Kontrollen kaum.

→ Blutzuckeranstieg

Unter einer Behandlung mit Beta-Sympathomimetika können die Blutzuckerwerte ansteigen. Dies ist bei zuckerkranken Patienten von Bedeutung und kann eine intensivere Behandlung des Diabetes notwendig machen. Der Zuckerwert sollte also häufiger kontrolliert werden.

→ Störungen beim Wasserlassen, Sehstörungen

Durch die Beeinflussung des autonomen Nervensystems kann es zu Schwierigkeiten beim Wasserlassen und zu Sehstörungen kommen. Sind die Nebenwirkungen sehr stark ausgeprägt, sollte das Mittel abgesetzt werden.

→ Verschlechterung der Asthmasymptome

In seltenen Fällen kann es bei Anwendung der Dosieraerosole sogar zu einer Verkrampfung der Bronchialmuskulatur kommen: Die Asthmasymptome verschlechtern sich. Wahrscheinlich ist dafür nicht das Asthmamittel selbst, sondern das in der Flasche enthaltene Treibgas verantwortlich.

Eine Umstellung auf ein anderes Präparat ist erforderlich.

Kombination mit anderen Mitteln

Der Kaliumwert im Blut kann bei Kombination mit Theophyllin (ein weiteres Asthmamedikament), Diuretika (Mittel bei Hochdruck und Herzschwäche) und Cortison deutlich abfallen. Dadurch wächst die Gefahr für Herzrhythmusstörungen.

Achtung

Der übermäßige Gebrauch von Beta-Sympathomimetika kann gefährlich sein. Ein Zusammenhang zwischen häufigem Gebrauch und akuten Todesfällen bei Asthmakranken wird vermutet. Sollte es daher zu einer Verschlechterung des Asthmas kommen, dürfen Beta-Sympathomimetika nicht ohne Einschränkung weiter angewendet werden. Wie und mit welchen anderen Medikamenten die Behandlung weitergeführt werden muss, ist unbedingt mit dem Arzt zu besprechen.

Schwangerschaft und Stillzeit

Es gibt keinerlei Hinweise darauf, dass eine Anwendung von Beta-Sympathomimetika in der Schwangerschaft zu Fehlbildungen beim Ungeborenen führt. Am besten erprobt sind Fenoterol, Reproterol, Salbutamol und Terbutalin.

Tabletten, aber auch Dosieraerosole wirken allerdings wehenhemmend, was gegen Ende der Schwangerschaft ein Problem darstellen kann. Möglicherweise muss die Behandlung für diese Zeit umgestellt werden.

In der Stillzeit sind die oben genannten Wirkstoffe zu empfehlen.

Daher unsere Bewertung

Beta-Sympathomimetika haben sich in der Asthmatherapie seit langem bewährt und sind gut wirksam. Um die Nebenwirkungen gering zu halten, sollten sie vorzugsweise als Sprays zum Inhalieren angewandt werden. Kurz wirkende Beta-Sympathomimetika werden vor allem bei akut auftretenden Asthmaanfällen eingesetzt, können aber auch vorbeugend vor körperlichen Belastungen eingenommen werden. Die Dauerbehandlung mit ihnen ist jedoch umstritten und sollte schweren Fällen vorbehalten bleiben. Lang wirkende Sympathomimetika dagegen sind für die regelmäßige Anwendung in der Langzeittherapie konzipiert, z. B. um nächtliche Asthmaanfälle zu verhüten. In der Stufentherapie sind sie den Steroiden jedoch unterlegen, da sie die Entzündung in den Bronchien nicht bessern.

Atemwegserkrankungen

Steroide (Glucocorticoide)

Wirkstoffe	Medikamente
Beclomethason	Aerobec (D), Bronchocort (D), Sanasthmax (D), Sanasthmyl (D)
Budesonid	Budesonid-ratiopharm (D), Pulmicort (A, CH, D), Respicort (D)
Flunisolid	Broncort (CH), Inhacort (D), Pulmilide (A)
Fluticason	Atemur (D), Axotide (CH), Flixotide (A), Flutide (D)

Wirkungsweise

Die Abkömmlinge des körpereigenen Hormons Cortison werden bei vielen Erkrankungen eingesetzt (z. B. bei Rheuma, chronisch-entzündlichen Darmerkrankungen, Hauterkrankungen). Es sind stark antientzündlich wirkende Mittel. Die gesamte Entzündungs»kaskade« im Blut wird gehemmt. Die Glucocorticoide heilen das Asthma nicht, sondern unterdrücken nur die entzündlichen Prozesse. Insgesamt können sie jedoch den Verlauf der Asthmaerkrankung damit günstig beeinflussen: Asthmaanfälle werden verhindert, die Leistungsfähigkeit steigt, die Lungenfunktion bessert sich. Steroide wirken nicht im akuten Anfall! Sie müssen vorbeugend als Langzeittherapie gegeben werden. Ihre beste Wirkung entfalten sie erst nach einer kontinuierlichen Therapie von mehreren Wochen. Im Gegensatz zu den Beta-Sympathomimetika macht es keinen Sinn, diese Mittel nur anfallsweise einzusetzen.

Die Behandlung mit Cortisontabletten beim Asthma ist nur in sehr schweren Fällen notwendig, in denen die Inhalation und der Zusatz anderer Medikamente allein nicht ausreichen. Da dann größere Mengen des Cortisons in den Körper gelangen und dort wirken, kommt es wesentlich häufiger zu Nebenwirkungen.

Anwendung

Die Inhalation dieser Medikamente ist unbedingt zu bevorzugen, da die Nebenwirkungen viel geringer ausfallen als bei Tabletteneinnahme. Die Präparate haben zudem den Vorteil, dass ihre Wirkung, selbst wenn sie in den Blutkreislauf gelangen, nur kurz anhält. Sie werden vom Körper sehr schnell abgebaut. Nach Inhalation mit einem Steroid sollte man den Mund ausspülen, da immer Reste im Rachen verbleiben, wodurch es zu einer Pilzbesiedlung (Soor) kommen kann.

Nebenwirkungen

Cortisonabkömmlinge sind keine Wundermittel, aber es sind auch keine Medikamente, die man wegen ihrer Nebenwirkungen auf jeden Fall meiden muss. Die Nebenwirkungen fallen bei inhalativer Therapie geringer aus als bei Tabletteneinnahme, ganz zu vermeiden sind sie jedoch nicht.

➔ Pilze im Rachen

Eine Pilzbesiedlung im Rachenraum kann dann auftreten, wenn man den Mund nach dem Inhalieren nicht gründlich mit Wasser ausspült. Bei Pilzbefall muss mit lokalen Pilzmitteln (Nystatin oder Ampho Moronal) behandelt werden.

➔ Blutzuckeranstieg

Die Blutzuckerwerte können ansteigen, daher sollten die Zuckerwerte im Blut vor allem bei Diabetikern gut kontrolliert und die Behandlung des Diabetes angepasst werden.

➔ Sehverschlechterung

Sehr selten kann es durch die Inhalationen zum grauen Star (Katarakt) kommen. Wer eine Sehverschlechterung beobachtet, muss sich deshalb augenärztlich untersuchen lassen. Sind die Beschwerden auf die Steroide zurückzuführen, müssen diese abgesetzt werden.

➔ Störungen des Blutsalzhaushalts

Sehr selten kann es zu Störungen des Salzhaushalts im Blut kommen. Nur im Extremfall muss das Mittel abgesetzt werden.

Kinder

Höhere Dosen der Steroide können zu einer Wachstumsverzögerung bei Kindern führen. Ob dies unter der inhalativen Therapie ebenfalls zutrifft, ist umstritten, neue Untersuchungen scheinen dies aber zu bestätigen. Bei Kindern sollte man daher zunächst mit anderen Wirkstoffen versuchen, das Asthma zu stabilisieren (z. B. mit Cromoglicinsäure).

Schwangerschaft und Stillzeit

Die regelmäßige Anwendung von Steroiden in Schwangerschaft und Stillzeit ist möglich, ohne das Kind zu gefährden. Dabei sollte die Inhalation bevorzugt werden.

Daher unsere Bewertung

Steroide gehören zu den sehr gut wirkenden Medikamenten beim Asthma: Sie sind die einzigen Mittel, von denen man weiß, dass sie den Langzeitverlauf des Asthmas günstig beeinflussen. Ihr Einsatz ist deshalb bei häufiger auftretenden Asthmaanfällen sinnvoll. Steroide müssen allerdings vorbeugend und regelmäßig eingenommen werden, im akuten Anfall nützen sie nichts. Die Nebenwirkungen sind bei richtiger inhalativer Anwendung gering. In Tablettenform sollten sie wegen schwerwiegender Nebenwirkungen nur kurzfristig in Phasen akuter Verschlechterungen eingenommen werden.

Xanthinderivate (Theophyllin)

Wirkstoff	Medikamente
Theophyllin	Aerobin (D), Aerodyne (A), Afonilum (D), Aminophyllin OPD (D), Bronchoretard (D), Euphyllin (D), Euphyllin N (D), Euphylong (CH, D), Pulmidur (A, D), Solosin (D), theo von ct (D), Theolair (CH), Theophyllard (D), Theophyllin ratiopharm (D), Unifyl (A, CH), Unilair (D), Uniphyllin (D)

Wirkungsweise

Theophyllin bewirkt eine Entspannung der Bronchialmuskulatur und führt so zu einer Entkrampfung der Bronchien. Gleichzeitig wird die Arbeit der Flimmerhaare und dadurch die Säuberungsfunktion der Bronchien verbessert, die Atmung wird erleichtert. Geringfügige Wirkung hat Theophyllin auch auf die zugrundeliegende Entzündung in den Atemwegen.

In der Dauerbehandlung wird Theophyllin meist als so genanntes Retardpräparat angewandt. Das Mittel wird dann vom Organismus langsamer aus dem Magen-Darm-Trakt aufgenommen, wirkt dafür aber auch länger. In dieser Form ist es nicht für die Behandlung eines akuten Asthmaanfalls geeignet, sondern beugt in der Dauerbehandlung Asthmaanfällen vor.

Wie auch die lang wirkenden Beta-Sympathomimetika können frühmorgendliche Attacken verhindert werden, wenn man Theophyllin am Abend vorher einnimmt. Im akuten Notfall kann es auch als Spritze verabreicht werden – dann tritt die Wirkung sofort ein.

Anwendung

Theophyllin gehört zu den Mitteln, bei denen schon bei kleinen Überdosierungen schnell Nebenwirkungen auftreten können. Man spricht von einer geringen »therapeutischen Breite«. Da die Theophyllinkonzentration im Blut außerdem durch Erkrankungen (Herzschwäche oder Leberfunktionsstörungen), durch Genussmittel wie

Atemwegserkrankungen

Nikotin oder durch andere Medikamente beeinflusst wird, muss die Dosis stets individuell ermittelt und an die wechselnden Erfordernisse angepasst werden. Das erfordert eine enge Absprache mit dem Arzt. Auch die Einnahme genau nach Vorschrift ist wichtig. Bei Verdacht auf Nebenwirkungen kann durch eine Überprüfung des Blutspiegels festgestellt werden, ob die Dosis zu hoch gewählt wurde.

Ermittelt wird sie aufgrund nach dem Körpergewicht. Bei Erwachsenen helfen erfahrungsgemäß 11 bis 13 Milligramm pro Kilogramm Körpergewicht pro Tag, verteilt auf drei Einzelgaben. Nach wenigen Tagen sollte dann die Konzentration des Wirkstoffs im Blut bestimmt werden und die Dosis gegebenenfalls erhöht oder herabgesetzt werden.

Vorsicht ist auch bei der Umstellung von einem Theophyllinpräparat auf ein anderes geboten: Die Theophyllinpräparate der verschiedenen Hersteller werden sehr unterschiedlich in den Körper aufgenommen und wirken dementsprechend anders. Bei einem Wechsel können demnach Kontrollen des Blutspiegels erforderlich werden.

Nebenwirkungen

Wenn Nebenwirkungen auftreten, sollte der Blutspiegel überprüft werden. Ist er zu hoch, solle man die Dosis herabsetzen. Unter Umständen kann so eine Besserung erzielt werden. Manche Menschen reagieren allerdings sehr empfindlich auf Theophyllin und entwickeln schon im normalen Dosisbereich schwere Nebenwirkungen. Dann muss auf andere Medikamente umgestellt werden.

→ Kopfschmerzen, Unruhe, Schlaflosigkeit

Es kommt sehr oft zu Kopfschmerzen, Unruhe und Schlaflosigkeit.

→ Beschleunigung des Herzschlags

Auch eine Beschleunigung des Herzschlags tritt oftmals auf. Das ist bei Patienten mit einer Herzschwäche oder anderen Herzerkrankungen problematisch.

→ Übelkeit, Magenschmerzen, Durchfall

Übelkeit, Magenschmerzen und Durchfall sind häufig.

→ Krampfanfälle

Bei hohen Dosen kann es zur Auslösung von Krampfanfällen kommen.

Kombination mit anderen Mitteln

● Tee und Kaffee können die Wirkung von Theophyllin verstärken und damit auch die Nebenwirkungen.
● Eine Reihe von Medikamenten erhöht den Gehalt von Theophyllin im Blut: die »Pille«, Antibiotika (z. B. Erythromycin), Calciumantagonisten und einige Medikamente gegen Herzrhythmusstörungen. Werden gleichzeitig andere Medikamente genommen, sollte die eingenommene Dosis stets vorab überprüft werden.

Achtung

● Da Theophyllin die Neigung zu Krampfanfällen verstärken kann, sollten Epileptiker dieses Mittel meiden.
● Theophyllin darf nicht angewandt werden bei frischem Herzinfarkt und schweren Herzrhythmusstörungen.
● Bei Überfunktion der Schilddrüse, sehr hohem Blutdruck oder häufigeren Angina-pectoris-Fällen sollte eine Behandlung mit Theophyllin nur im äußersten Notfall durchgeführt werden. Eine Verschlechterung der jeweiligen Beschwerden ist möglich.

Schwangerschaft und Stillzeit

Theophyllin führt nicht zu Fehlbildungen und kann daher in der Schwangerschaft eingesetzt werden. Allerdings gelangt es über die Nabelschnur zum Ungeborenen und kann dort Nebenwirkungen verursachen, vor allem einen beschleunigten Herzschlag. Daher sollte man den Blutspiegel während der Schwangerschaft regelmäßig kontrollieren: Der Bedarf ändert sich im Verlauf der neun Monate und die Dosis muss

Asthma und Bronchitis

entsprechend angepasst werden. In der Stillzeit kann Theophyllin ebenfalls eingesetzt werden. Die Mengen, die über die Muttermilch zum Kind gelangen, sind sehr gering und schaden nicht.

> **Daher unsere Bewertung**
>
> Theophyllin gehört zu den wirksamen Medikamenten in der Asthmatherapie. Es ist nützlich in der Dauerbehandlung, z. B. um nächtlichen Asthmaattacken vorzubeugen. Die Anwendung ist jedoch kompliziert, da die Wirkung dieses Medikaments durch zahlreiche Faktoren beeinflusst wird. Zu hohe Dosierungen können starke Nebenwirkungen nach sich ziehen. Daher wird es in der Stufentherapie mit Recht erst relativ spät eingesetzt.

Medikamente, die die allergische Reaktion unterdrücken

Wirkstoffe	Medikamente
Cromoglicinsäure	DNCG Stada (D), Intal (A, D), Lomudal (CH), Pulbil (D)
Nedocromil	Tilade (A, CH, D)

Wirkungsweise

Cromoglicinsäure und Nedocromil sind Antiallergika. Ihre Wirkung ist auf die Stabilisierung verschiedener Entzündungszellen sowie auf die Hemmung nervaler Reflexe in der Lunge zurückzuführen. Nicht nur allergische Asthmaanfälle, sondern auch Attacken, die aufgrund von Kälte, Chemikalien oder Medikamenten (Aspirin!) auftreten, können unterdrückt werden. Diese Mittel dienen allerdings nur der Vorbeugung!

Anwendung

Das diese Mittel nur in der Dauerbehandlung wirksam sind, müssen sie regelmäßig eingenommen werden. Der maximale Effekt wird erst nach mehreren Wochen erreicht. Nur, weil nicht gleich ein Erfolg bemerkt wird, darf die Einnahme keinesfalls abgebrochen werden! Die Inhalation als Dosieraerosol oder als Pulver ist vorteilhaft. Zusätzliche Inhalationshilfen werden angeboten.

Nebenwirkungen

Die Medikamente sind sehr gut verträglich, schwere Nebenwirkungen treten nicht auf.

→ **Husten und Heiserkeit**

In etwa zwei Prozent der Fälle kommt es zu lokalen Reizungen (Husten und Heiserkeit), die jedoch nach dem Absetzen wieder verschwinden.

Kombination mit anderen Mitteln

Bei der Kombination mit anderen Medikamenten sind keine Probleme zu erwarten.

Achtung

Besondere Kontraindikationen gibt es nicht.

Schwangerschaft und Stillzeit

Es gibt keine Hinweise auf negative Auswirkungen auf das Kind in der Schwangerschaft. Auch in der Stillzeit ist die Anwendung unbedenklich.

> **Daher unsere Bewertung**
>
> Cromoglicinsäure und Nedocromil sind vor allem für Patienten mit allergischem Asthma zur Vorbeugung geeignet, müssen hierfür aber regelmäßig eingenommen werden. Im akuten Asthmaanfall nützen sie nichts. Wesentliche Unterschiede hinsichtlich ihrer Wirksamkeit weisen sie nicht auf, unterscheiden sich aber wesentlich im Preis. Zudem ist Cromoglicinsäure ohne Rezept erhältlich. Sie haben kaum Nebenwirkungen und werden bei Kindern oft als Alternative zu inhalativen Steroiden eingesetzt. Der Therapieerfolg kann erst nach vier bis sechs Wochen abgeschätzt werden: Erst dann haben sie die volle Wirkstärke erreicht.

Anticholinergika

Wirkstoff	Medikamente
Ipratropiumbromid	Atrovent (D), Itrop (A, D)

Wirkungsweise

Ipratropiumbromid beeinflusst das autonome Nervensystem und bewirkt so eine Erweiterung der Bronchien. Doch während Beta-Sympathomimetika die Funktion des sympathischen Nervensystems imitieren, hemmen Anticholinergika die Funktion des Gegenspielers, des parasympathischen Systems. Ihre Wirkung ist deutlich schwächer als die der Beta-Sympathomimetika, daher ist Ipratropiumbromid ein Mittel der zweiten Wahl. Es kann z. B. eingesetzt werden, wenn Beta-Sympathomimetika nicht gegeben werden dürfen oder zu starke Nebenwirkungen haben. In der Regel ist es ein Zusatzmedikament, das zusammen mit anderen Asthmamitteln verabreicht wird. Da es 20 bis 30 Minuten dauert, bis die gewünschte Wirkung eintritt, sollte es im akuten Asthmaanfall nicht alleine gegeben werden. Zusätzlich zu Beta-Sympathomimetika angewendet kann es jedoch eine weitere Besserung bewirken.

Anwendung

Ipratropiumbromid wird als Dosieraerosol in Dauerbehandlung verabreicht. Man inhaliert drei- bis viermal täglich ein bis zwei Hübe.

Nebenwirkungen

Die unerwünschten Wirkungen sind bei Inhalation gering und kommen vorwiegend durch die Hemmung des autonomen Nervensystems zustande. Recht häufig wird über einen trockenen Mund, Kopfschmerzen und Übelkeit geklagt. Schwere Nebenwirkungen sind jedoch sehr selten.

Schwangerschaft und Stillzeit

Negative Auswirkungen auf das Ungeborene sind während der Schwangerschaft nicht zu befürchten. Auch Stillen ist unter der Einnahme dieser Mittel möglich.

> **Daher unsere Bewertung**
>
> Ipratropiumbromid ist ein schwach wirkendes Asthmamedikament, das die Bronchien erweitert. Es kann als Zusatzmedikament oder als Ersatzmittel versucht werden, wenn andere Mittel nicht in Frage kommen. Bei Patienten, die unter Beta-Sympathomimetika Nebenwirkungen von Seiten des Herzens fürchten müssen (z. B. bei Angina pectoris), kann es eine sinnvolle Alternative sein.

Leukotrienantagonisten

Wirkstoffe	Medikamente
Montelukast	Singulair (D)
Zafirlukast	Accolate (CH)

Wirkungsweise

Die Leukotrienantagonisten, wie auch das Cortison, zählen zu »anti-entzündlich« wirkenden Medikamenten. Beim Asthma werden aus spezialisierten weißen Blutkörperchen, den Mastozyten, Stoffe freigesetzt, die die Entzündung in den Atemwegen anheizen und zu einer Verengung der Bronchien führen.

Zu diesen Substanzen gehören auch die Leukotriene. Sie entfalten ihre nachteiligen Effekte durch Besetzung bestimmter Rezeptoren in den Bronchien. Diese ungünstigen Wirkungen werden durch Leukotrienantagonisten unterbunden (Antagonist = Gegenspieler). Sie blockieren die Rezeptoren, sodass die Leukotriene nicht mehr »andocken« können.

Die Leukotrienantagonisten sind als Medikamente sehr neu – ihr Stellenwert beim Asthma ist noch nicht endgültig festgelegt. Ihre Wirksamkeit ist zwar in Untersuchungen nachgewiesen worden, sie ist aber nicht besser als die anderer Medikamenten, ja bleibt sogar hinter der Wirkung z. B. inhalativer Steroide zurück.

Sicher ist, dass sie nicht für die Behandlung eines akuten Anfalls geeignet sind. Leukotrienantagonisten müssen regelmäßig eingenommen werden, um Asthmaattacken vorzubeugen. Ihre Wirkung entfalten sie aber bereits nach einem Tag der Anwendung.

Anwendung

Leukotrienantagonisten werden nicht inhaliert, sondern in Tablettenform eingenommen, Montelukast einmal, Zefirlukast zweimal täglich. Die Einnahme von Zafirlukast muss mindestens ein bis zwei Stunden vor den Mahlzeiten erfolgen.

Chronische Bronchitis

Chronische Bronchitis

Oftmals lässt sie sich vom Asthma kaum unterscheiden: die chronische Bronchitis, die 3,5 Prozent der Menschen zwischen dem 50. und dem 70. Lebensjahr betrifft. Diese Erkrankung folgt jedoch eigenen Gesetzen – die Behandlung ist nicht identisch.

Was ist chronische Bronchitis?

Eine chronische Bronchitis liegt vor, wenn in zwei aufeinanderfolgenden Jahren, mindestens drei Monate lang täglich Husten und Auswurf auftreten. Oft kommt bei den Betroffenen auch anfallsweise Atemnot dazu – das macht die Abgrenzung vom Asthma sehr schwierig, zumal manche Patienten auch unter einem trockenen Husten ohne Auswurf leiden.

Die Erkrankung beginnt oft schleichend mit morgendlichen Hustenattacken, kann sich dann aber im Lauf der Jahre zu einer schweren Beeinträchtigung der Lungenfunktion weiterentwickeln.

Ursachen

Die Hauptursache der chronischen Bronchitis ist das Rauchen – etwa 90 Prozent der Fälle stehen im Zusammenhang mit dem Nikotingenuss. Der Verzicht auf das Rauchen ist daher die Grundlage einer jeden Behandlung – ansonsten können Medikamente auch nichts ausrichten.

Medikamente: Nutzen und Risiken

Im Prinzip spielen die gleichen Arzneimittel eine Rolle, die auch beim Asthma eingesetzt werden, mit einer wichtigen Ausnahme: Die Basisbehandlung mit Cortison bzw. mit seinen Abkömmlingen wie beim Asthma ist bei der chronischen Bronchitis sehr unzuverlässig. Diese Medikamente helfen nur bei einem kleinen Teil der Patienten und gehören deshalb nicht zur Basistherapie. Wichtige Mittel dagegen sind die Beta-Sympathomimetika (siehe auch Seite 141f.), ebenso Theophyllin und Anticholinergika (siehe Seite 145ff., 148, 208ff, 517f.). Vorsichtig sollte man mit Hustenblockern (siehe auch Seite 39ff.) umgehen. Sie können zwar bei nächtlichen Hustenattacken die Nachtruhe verbessern, tagsüber gegeben, verhindern sie jedoch das notwendige Abhusten des Schleims und behindern die natürliche Reinigungsfunktion der Lunge: Hustenblocker daher nur zur Nacht einnehmen!

Auch Antibiotika können immer wieder notwendig werden: In den erkrankten Bronchien kommt es oft zu bakteriellen Infekten, die die Bronchitis verschlimmern. In Frage kommen Amoxicillin, aber auch Doxycyclin (siehe Seite 92ff. und 97ff.). Kehren solche Infekte immer wieder, sollten die verursachenden Krankheitskeime durch eine Untersuchung des abgehusteten Schleims ermittelt werden. Entsprechend dem Ergebnis können die Antibiotika zielgerichteter ausgewählt werden.

Patienten mit chronischer Bronchitis müssen darüber hinaus darauf achten, dass alle Mittel, die die Erkrankung verschlechtern können, nach Möglichkeit vermieden werden. Hierzu gehören in erster Linie Betablocker, die die Atemwege verengen und auch beim Asthma problematisch sind.

Nebenwirkungen

Leukotrienantagonisten sind nach bisherigen Untersuchungen gut verträglich. Allerdings sind sie auch noch nicht lange bekannt. Seltenere Nebenwirkungen werden aber meist erst nach langer Anwendung in der Praxis offenbar.

→ **Churg-Strauss-Syndrom**

Es gab Hinweise darauf, dass bei einigen Patienten, die Leukotrienantagonisten eingenommen haben und daraufhin die Dosis der gleichzeitig eingenommenen Steroide reduzierten, eine Autoimmunerkrankung aufgetreten ist (Churg-Strauss-Syndrom). Diese Erkrankung manifestiert sich in Blutbild- und Lungenveränderungen. Ob es wirklich die Medikamente waren, die diese Erkrankung ausgelöst haben, weiß man nicht genau, sicherheitshalber sollten jedoch regelmäßige Blutbildkontrollen erfolgen.

Achtung

Wahrscheinlich erhöht Zafirlukast den Spiegel von Theophyllin im Blut. Deshalb sind Blutkontrollen erforderlich.

Schwangerschaft und Stillzeit

Für diese Medikamente liegen bis zum jetzigen Zeitpunkt noch zu wenige Erfahrungen vor. In der Schwangerschaft und Stillzeit sollten sie deshalb nicht eingenommen werden.

Daher unsere Bewertung

Leukotrienantagonisten sind wirksame Mittel zur Vorbeugung von Asthmaanfällen. Ihr Stellenwert in der Behandlung ist noch nicht klar. Auf keinen Fall sind es Wundermittel, die stärker wirken als die anderen Asthmamedikamente. Sie kommen für Patienten in Frage, die zur Zeit mit anderen Therapien nicht ausreichend behandelt werden können oder bei denen die inhalative Therapie nicht möglich ist. Auch wenn die Einnahme in Tablettenform weniger mühsam erscheint als das Inhalieren, sollte eine gut eingestellte Asthmatherapie mit inhalativen Steroiden nicht durch diese neuen Mittel ersetzt werden: Ihre Langzeitauswirkungen sind noch nicht genügend untersucht. Ihren Stellenwert haben sie bislang nur zur »Zusatztherapie« im Einzelfall.

Magen-Darm-Erkrankungen

Erkrankungen der Speiseröhre und des Magens

Was sind Erkrankungen der Speiseröhre und des Magens?

Sodbrennen, Bauchschmerzen, Übelkeit und Erbrechen sowie Durchfall sind häufige Beschwerden, die aber glücklicherweise meist harmloser und vorübergehender Natur sind. Bei manchen Menschen können diese Beschwerden jedoch lange anhalten. Bei einer Beschwerdedauer von über drei Monaten ohne nachweisbare Ursachen spricht man von einem Reizmagen oder von funktionellen Beschwerden.

Bei einem Drittel der Menschen mit hartnäckigen Bauchbeschwerden finden sich bei genauerer Untersuchung allerdings handfeste Ursachen: Nicht selten sind Entzündungen der Speiseröhre, die sich als anhaltendes Sodbrennen und mit Schluckbeschwerden äußern, dafür verantwortlich.

Auch Magengeschwüre und Zwölffingerdarmgeschwüre sind häufige und schmerzhafte Erkrankungen, die zudem oft chronisch werden können.

Krebserkrankungen kommen in Speiseröhre und Magen ebenfalls vor und müssen besonders bei älteren Menschen oder bei erhöhtem Risiko – wenn es nahe Verwandte gibt, die an einem solchen Krebs erkrankt sind – in die diagnostischen Überlegungen einbezogen werden.

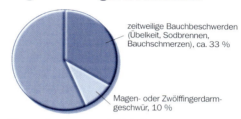

Magenerkrankungen in Deutschland
- zeitweilige Bauchbeschwerden (Übelkeit, Sodbrennen, Bauchschmerzen), ca. 33 %
- Magen- oder Zwölffingerdarmgeschwür, 10 %

Magenerkrankungen sind häufig. Jährlich bekommen etwa eine Million Menschen ein Magen- oder Zwölffingerdarmgeschwür.

Wird z. B. mit Hilfe einer Magenspiegelung eine chronische Magenschleimhautentzündung festgestellt, muss das nicht immer ein Grund zur Beunruhigung sein: Viele Menschen, bei denen eine solche Entzündung festgestellt wird, haben überhaupt keine Beschwerden, und müssen nicht behandelt werden.

Ursachen

Entzündungen der Speiseröhre werden dadurch ausgelöst, dass Magensäure nach oben in die Speiseröhre steigt. Die Säure verätzt die dortige Schleimhaut und es kommt zu Beschwerden wie Schmerzen und Sodbrennen. Normalerweise wird der Rückfluss der Magensäure durch einen Verschluss aus Muskeln am unteren Ende der Speiseröhre verhindert. Dieser Verschluss öffnet sich nur beim Schlucken. Funktionieren diese Muskeln nicht richtig, ist der Übergang »undicht«

Magen-Darm-Erkrankungen

und die Magensäure fließt immer wieder in die Speiseröhre.

Ein Reizmagen oder Reizdarm dagegen kann auf viele Ursachen zurückgeführt werden: Manche Menschen vertragen bestimmte Nahrungsmittel nicht: Koffein, Alkohol und fettreiche Mahlzeiten können bei ihnen zu Bauchschmerzen und Durchfällen führen. Auch Zuckerersatzstoffe (z. B. in zuckerfreien Kaugummis) können bei empfindlichen Menschen zu diesen Symptomen führen. Stress und Ärger können »auf den Magen« schlagen und dass man sich »vor Angst in die Hosen machen kann«, ist durchaus wörtlich zu nehmen.

Krankheitskeime (auch Pilze), oft für Störungen im Magen- und Darmtrakt verantwortlich gemacht, haben beim Reizmagen keine Bedeutung.

Was Magen- und Zwölffingerdarmgeschwüre betrifft, haben sich die Vorstellungen von der Entstehung in den letzten Jahren stark gewandelt. Seit langem war bekannt, dass die Magensäure, die die Verdauung unterstützt, die Schleimhaut des Magens schädigen kann. Auch wusste man, dass normalerweise eine spezielle Schleimschicht auf der Magenwand den direkten Angriff der Säure verhindert. Warum diese Schutzmechanismen bei einigen Menschen versagen, war spekulativ. Heute weiß man: Nicht Stress, falsche Ernährung oder Medikamente sind die häufigsten Ursachen eines Geschwürs, sondern ein Bakterium mit dem Namen Helicobacter pylori. Dieser Keim nistet sich in der Magenschleimhaut ein, führt dort zu einer chronischen Entzündung und bei einem Teil der Infizierten auch zu Geschwüren im Zwölffingerdarm und Magen. Solange Helicobacter pylori im Magen bleibt, kehren die Geschwüre immer wieder. Aufgrund dieser Erkenntnisse hat sich die Behandlung des Magengeschwürs erheblich gewandelt.

Aber auch Medikamente und Nikotinkonsum spielen als Auslöser für Magengeschwüre eine Rolle. Schmerz- und Rheumamittel wie Acetylsalicylsäure (Aspirin, siehe Seite 12f.) und Diclofenac (siehe Seite 278ff.) schädigen die Magenschleimhaut und führen bei empfindlichen Menschen auch zu Geschwüren.

Besonders gefährdet sind ältere Menschen, die Rheumamittel über viele Wochen und Monate einnehmen.

Rauchen kann nicht nur Lungenkrankheiten auslösen, sondern auch die Magenschleimhaut schädigen – ein Teil des inhalierten Rauches wird nämlich immer auch geschluckt und reizt Speiseröhre und Magen.

Symptome

Sodbrennen hat wohl jeder von uns schon einmal gehabt, zum Beispiel nach einer üppigen Mahlzeit. Meist dauert es nicht lange, bis die Beschwerden wieder verschwinden. Hält Sodbrennen jedoch an, ist es ein Hinweis auf eine Entzündung der Speiseröhre. Schluckbeschwerden und Schmerzen (»der Bissen bleibt im Halse stecken«) treten dann sehr häufig auf.

Magen- und Zwölffingerdarmgeschwüre äußern sich oft durch Bauchschmerzen, Übelkeit und Erbrechen. Manchmal bleibt ein solches Geschwür jedoch auch »stumm«, verursacht gar keine Beschwerden. Vor allem bei der Einnahme von Schmerz- und Rheumamitteln spürt man die Symptome oft kaum. Dann besteht die Gefahr, dass die Diagnose erst gestellt wird, wenn bereits Komplikationen (siehe unten) auftreten.

Ein Reizmagen (also Bauchbeschwerden ohne fassbare Ursache) imitiert oft die Symptome eines Magengeschwürs: Übelkeit, Völlegefühl, Erbrechen, Sodbrennen, manchmal aber auch ganz diffuse Beschwerden. Die Symptome können unterschiedlich stark sein, Komplikationen sind allerdings nicht zu befürchten.

Kommt es zu Blutungen aus dem Magen oder aus dem Zwölffingerdarm, färbt sich der Stuhlgang schwarz. Dies ist ein äußerst bedrohliches Symptom, und erfordert sofortige Untersuchungen! Aber Achtung: Auch die Einnahme von Eisenpräparaten führt zu einer Schwarzfärbung des Stuhlgangs, die jedoch völlig harmlos ist.

Das Heimtückische an Krebserkrankungen im Magen oder in der Speiseröhre ist die über lange Zeit völlige Symptomlosigkeit. Schmerzen, Übelkeit oder Blutungen treten häufig erst dann auf, wenn das Krebsleiden weit fortgeschritten ist.

Manche Menschen mit einem Magenkrebs berichten sogar, sie hätten immer einen besonders »stabilen« Magen gehabt.

Spätfolgen und Komplikationen

Bestehen nur Beschwerden eines Reizmagens, ist mit Komplikationen nicht zu rechnen.

Anders sieht es jedoch bei den übrigen Erkrankungen aus: Kommt es über Jahre immer wieder zu Entzündungen in der Speiseröhre, können sich dort Narben bilden, sodass sich die Speiseröhre verengt und verkürzt. Die Betroffenen können gar nicht mehr richtig schlucken, das Essen bleibt tatsächlich in der Speiseröhre stecken. An den betroffenen Stellen entwickeln sich auch häufiger Krebsgeschwüre.

Geschwüre im Magen und im Zwölffingerdarm können lebensgefährlich sein. Durch Blutungen aus dem Geschwür kann viel Blut verloren gehen. Diese Blutungen äußern sich durch schwarzen Stuhlgang und durch Erbrechen von blutigem Mageninhalt. Das sind dringende Alarmsignale, hier muss umgehend der Notarzt gerufen werden! Selten kann ein Magengeschwür auch zum Riss der Magenwand führen. Dann treten heftigste Bauchschmerzen auf und es kann zu einer lebensgefährlichen Entzündung des Bauchfells kommen. Auch diese Erkrankung muss als akuter Notfall sofort im Krankenhaus behandelt werden.

Das kann man selbst tun

→ Speiseplan anpassen

Treten die Beschwerden immer in Zusammenhang mit bestimmten Nahrungsmitteln auf, sollten diese gemieden werden. Das darf jedoch nicht zu extremen Diäten führen. In aller Regel ist eine vitamin- und ballaststoffreiche Ernährung und ausreichende Flüssigkeitszufuhr (mindestens zwei Liter pro Tag) empfehlenswert. Oft werden fettreiche Speisen nicht toleriert – man sollte den Speiseplan entsprechend anpassen. Bei Reizmagen wie bei Entzündungen oder bei Geschwüren ist es äußerst empfehlenswert, die Mahlzeiten gleichmäßig über den Tag zu verteilen. Vier bis fünf kleine Mahlzeiten sind besser als zwei große.

→ Entspannung

Steht man permanent unter Strom und haben die Beschwerden hauptsächlich mit der Hektik im Alltag zu tun, können auch Medikamente nicht viel ausrichten. Probates Gegenmittel ist für genügend Entspannung zu sorgen. Das Erlernen von Entspannungstechniken (z. B. autogenes Training, Yoga) kann eine wervolle Hilfe sein.

→ Ausdauersport

Leichter Ausdauersport ist auch für die Regulation im Magen-Darm-Bereich hilfreich. Joggen eignet sich genauso wie Fahrrad fahren und Schwimmen – solange man keinen Leistungssport daraus macht.

→ Kein Nikotin, kein Kaffee

Wer eine Entzündung in der Speiseröhre oder ein Geschwür im Magen hat, sollte dringend auf Nikotin verzichten. Der blaue Dunst reizt die Schleimhaut von Speiseröhre und Magen, sodass die Entzündung bzw. das Geschwür nur sehr langsam abheilt.

Auch Kaffee wird oft nicht gut vertragen. Dafür ist nicht – wie man denken könnte – das Koffein verantwortlich, sondern die Röststoffe. Wer einen »Wachmacher« braucht, der sollte auf schwarzen oder grünen Tee umsteigen.

→ Bei Sodbrennen mit erhöhtem Oberkörper schlafen

Da die Magensäure vor allem in der Nacht in die Speiseröhre übertreten kann, empfiehlt es sich, bei Entzündungen der Speiseröhre mit leicht erhöhtem Oberkörper zu schlafen. Ein oder zwei große Kissen reichen in den meisten Fällen aus.

Magen-Darm-Erkrankungen

Medikamente: Nutzen und Risiken

Arzneimittel, die bei Erkrankungen von Magen, Dünndarm und Speiseröhre eingesetzt werden, lassen sich in zwei große Gruppen einteilen:

● die einen puffern die Wirkung der Magensäure ab (wie die säurebindenden Arzneimittel) oder sie verhindern ihre Bildung (wie die Protonenpumpenblocker und die Histaminantagonisten)

● die anderen verbessern die Motorik von Magen und Darm (Prokinetika und Carminativa)

Je nach Art der Erkrankung ist der Nutzen von Medikamenten sehr unterschiedlich.

Die Behandlung eines Reizmagens mit Medikamenten ist außerordentlich frustrierend. Ganz gleich, welches Arzneimittel man einsetzt – die Beschwerden kehren in aller Regel innerhalb weniger Wochen zurück. Die »echten« Medikamente haben oft keine bessere Wirkung als Scheinmedikamente. Trotzdem ist ein Therapieversuch legitim, wenn alle anderen Maßnahmen keine Besserung bringen. Allerdings müssen oftmals verschiedene Medikamente ausprobiert werden, bis ein geeignetes gefunden wird. Da weder der oben angesprochene Krankheitskeim Helicobacter noch Pilze beim Reizmagen eine Rolle spielen, ist weder der Einsatz von Antibiotika noch von Pilzmitteln sinnvoll.

Anders sieht es bei der Behandlung von Entzündungen in der Speiseröhre aus: Mit Wirkstoffen, die die Bildung von Magensäure verhindern oder die Magensäure abpuffern, können die Beschwerden gut gelindert und die Entzündung zur Abheilung gebracht werden. Manchmal ist allerdings eine Einnahme über viele Jahre notwendig, damit die Entzündung unterdrückt wird. In schweren Fällen wird deshalb eine Operation empfohlen, die den Verschluss zwischen Speiseröhre und Magen wieder herstellt.

Größte Fortschritte gab es in den letzten Jahren bei der Behandlung des Magen- und Zwölffingerdarmgeschwürs. Bis in die 70er-Jahre hinein wurden viele Patienten mit diesen Leiden operiert, da es regelmäßig zu Notfällen wie Blutungen und Magendurchbrüchen kam.

Durch die Entwicklung von Medikamenten, die die Magensäure effektiv hemmen (Histaminblocker), konnten diese Komplikationen verhindert werden und Operationen sind seither die Ausnahme. Bei bis zu 80 Prozent der Betroffenen kehrten die Magengeschwüre jedoch bedauerlicherweise wieder zurück. Diese Personengruppe musste erneut therapiert werden. Die Medikamente mussten über viele Jahre, in manchen Fällen sogar ein Leben lang eingenommen werden.

Seit die Bedeutung des Krankheitskeims Helicobacter erkannt wurde, hat sich die Lage verbessert. Durch die zusätzliche Einnahme von Antibiotika über ein bis zwei Wochen wird dieser Keim abgetötet. Bei 90 Prozent der Patienten gelingt es so, die Geschwüre im Magen und Zwölffingerdarm endgültig zu beseitigen. Ist also Helicobacter die Ursache des Geschwürs (und dies ist in etwa 80 bis 90 Prozent der Fall), ist eine Behandlung mit Antibiotika sinnvoll.

Die beste Behandlung ist eine Kombination von zwei verschiedenen Antibiotika mit einem Mittel, das die Magensäure hemmt. Es werden also drei verschiedene Wirkstoffe auf einmal eingenommen. Die Behandlung muss über eine Woche durchgeführt werden. Da man auch einen Zusammenhang von Helicobacter und der Entstehung von Magenkrebs vermutet, kann eine solche Behandlung in bestimmten Fällen auch ohne Vorliegen eines Geschwürs sinnvoll sein (z. B. wenn nahe Angehörige an einem Magenkrebs erkrankt sind).

So positiv die Entwicklung bei der Behandlung von Magen- und Zwölffingerdarmgeschwüren seit der Entdeckung von Helicobacter auch ist, hat sie Wissenschaftler und Ärzte in den letzten Jahren dazu verführt, diesem Keim auch noch alle möglichen anderen Erkrankungen zur Last zu legen. Doch diese Vermutungen sind allesamt nicht belegt. Bei Reizmagen oder Erkrankungen der Speiseröhre spielt dieser Keim keine Rolle, mithin erübrigt sich eine Antibiotikabehandlung. In diesen Fällen kann sie sogar schädlich sein wie neuere Untersuchungen gezeigt haben. Es stellte sich nämlich heraus, dass Entzündungen in der Speiseröhre nach Beseitigung von Helicobacter sogar gehäuft auftreten.

Erkrankungen der Speiseröhre und des Magens

Andere Studien weisen zudem darauf hin, dass eine Beseitigung von Helicobacter das Risiko für eine Krebserkrankung in der Speiseröhre und im oberen Abschnitt des Magens erhöht.

Also Vorsicht: Eine Behandlung mit Antibiotika soll nur dann durchgeführt werden, wenn handfeste Gründe vorliegen.

Fragen an den Arzt

● **Bei meinem Partner ist ein durch Bakterien verursachtes Magengeschwür festgestellt worden. Kann ich mich angesteckt haben? Muss ich mich untersuchen lassen?**
Tatsächlich ist Helicobacter bei engem Kontakt übertragbar. Dennoch ist in aller Regel keine weitergehende Untersuchung notwendig. Nur wenn Symptome wie bei einem Geschwür auftreten, muss man der Sache auf den Grund gehen. Klären Sie mit Ihrem Arzt, ob Symptome bestehen, die eine Untersuchung erforderlich machen.

● **Kann der Krankheitskeim Helicobacter auch Krebs auslösen?**
Ein Zusammenhang zwischen Krebserkrankungen des Magens und einer Infektion mit Helicobacter ist nachgewiesen. Aber nur wenige Menschen mit nachgewiesenem Helicobacter werden an Krebs erkranken. Eine Untersuchung ist nicht notwendig, außer, wenn in der direkten Verwandtschaft jemand an Magenkrebs erkrankt ist. Dann reicht meist eine Blutuntersuchung, um nachzuweisen oder auszuschließen, dass Sie selbst mit Helicobacter infiziert sind.

● **Ist eine Magenspiegelung nicht schrecklich unangenehm?**
Eine Magenspiegelung ist nicht angenehm, aber auch nicht schmerzhaft. Der unangenehme Part ist vor allem der Würgereiz, der beim Herunterschlucken des Schlauches ausgelöst wird. Dieser kann jedoch durch ein betäubendes Rachenspray gelindert werden. In der Hand von geübten Ärzten dauert die Untersuchung nicht länger als 15 bis 20 Minuten (manchmal noch kürzer). Lassen Sie sich die Untersuchung genau erklären und fragen Sie vor allem nach, was man sich bei Ihnen von dieser Untersuchung verspricht.

Protonenpumpenblocker

Wirkstoffe	Medikamente
Lansoprazol	Agopton (A, CH, D), Lanzor (D)
Omeprazol	Antra (A, CH, D), Gastroloc (D), Losec (A), Omeprazol von ct (D), Omeprazol ratiopharm (D)
Pantoprazol	Pantozol (D, CH), Rifun (D), Pantoloc (A), Zurcal (A, CH)
Rabeprazol	Pariet (CH, D)

Wirkungsweise

Protonenpumpenblocker sind Medikamente, die die Säureproduktion im Magen hemmen. Dort gibt es Zellen, in denen Säure produziert wird. Die Wirkstoffe behindern nun den Transport der Säure von diesen Zellen in das Mageninnere.

Die Hemmung der Magensäure ist dabei sehr effektiv – stärker als bei allen anderen Arzneistoffen, die die Magensäure beeinflussen. Durch die Hemmung der Magensäure bessern sich durch Geschwüre verursachte Beschwerden in Magen und Zwölffingerdarm innerhalb weniger Tage. Die endgültige Abheilung dauert allerdings einige Wochen. Die Magensäurehemmung durch Protonenpumpenblocker bekämpft auch effektiv Entzündungen in der Speiseröhre, auch wenn die Abheilung dort länger dauert.

Das erste Mittel dieser Gruppe war das Omeprazol, das innerhalb von nur wenigen Jahren das meist verkaufte Magenmittel wurde. Die anderen Wirkstoffe sind so genannte Nachahmer-Präparate, die im Prinzip genauso wirken und auch keine besonderen Vorteile haben.

Omeprazol wird mittlerweile von vielen verschiedenen Firmen angeboten, da das Patent auf den Wirkstoff abgelaufen ist, wodurch sich der Preis spürbar verringert hat.

Anwendung

Die Anwendung dieser Medikamente ist einfach: Die Tabletten, die im Körper lange wirken, müssen nur ein- bis zweimal täglich eingenommen werden. Bei Geschwüren werden sie mit zwei verschiedenen Antibiotika kombiniert. Nach ein oder zwei Wochen können sie in aller Regel abgesetzt werden.

Liegt eine Entzündung der Speiseröhre vor, müssen Säureblocker allerdings oft über längere Zeit, unter Umständen über Jahre eingenommen werden. Antibiotika werden hierbei nicht eingesetzt, da Bakterien keine Rolle spielen.

Nebenwirkungen

Protonenpumpenblocker sind gut verträgliche Medikamente und führen recht selten zu Nebenwirkungen

→ Bauchbeschwerden

Protonenpumpenblocker können manchmal selbst Bauchbeschwerden verursachen: Durchfall kommt genauso vor wie Verstopfung, Übelkeit und Bauchkrämpfe. Doch meist sind die Beschwerden nicht sehr ausgeprägt, sodass die Behandlung fortgeführt werden kann.

→ Blutbildschäden

In seltenen Fällen treten Blutbildschäden auf, es kann zu einer Verminderung der weißen Blutkörperchen kommen. Bei einem deutlichen Abfall der Werte muss das Medikament auf jeden Fall abgesetzt werden, denn schwere Infekte können wegen der Schwächung des Immunsystems andernfalls die Folge sein. Bei einer länger dauernden Behandlung sollte man die Blutwerte kontrollieren lassen.

→ Leberschäden

Auch erhöhte Leberwerte kommen vor, sind jedoch meist harmloser Natur. Ist die Leber allerdings vorgeschädigt, kann es zu einer deutlichen Verschlechterung kommen.

Kontrollen der Leberwerte im Blut gehören daher bei einer Einnahme dieses Medikaments, die länger als zwei Wochen andauert, zur Routine.

→ Allergien

Allergische Nebenwirkungen sind sehr selten. Wenn sie dennoch auftreten, können sie sich in Form von Hautausschlag, Juckreiz, seltener auch mit Fieber äußern. Das Mittel muss dann abgesetzt werden.

→ Sehstörungen

Es wurden Fälle von Sehstörungen sogar bis hin zur Erblindung beschrieben. Es ist allerdings umstritten, ob Protonenpumpenblocker der Auslöser waren. Die Gefahr für solch schwere Störungen ist sehr gering. Wer jedoch feststellt, dass sich das Sehvermögen verschlechtert, sollte das Medikament absetzen und Kontakt mit dem Arzt aufnehmen.

Kombination mit anderen Mitteln

Die gleichzeitige Einnahme anderer Wirkstoffe kann problematisch sein.

● Protonenpumpenblocker werden in der Leber von Enzymen verstoffwechselt, die auch für den Abbau anderer Arzneimittel zuständig sind. Diese Enzyme können daher bei Einnahme von zusätzlichen Wirkstoffen überlastet werden. Der Abbau der Wirkstoffe verlangsamt sich und so steigt der Wirkstoffspiegel im Blut an. In diesen Fällen drohen vermehrt Nebenwirkungen.

Zu solchen Wechselwirkungen kann es bei der gleichzeitigen Einnahme von Diazepam (Mittel zur Beruhigung), Phenytoin (Mittel bei Krampfleiden) und Phenprocoumon (gerinnungshemmendes Mittel) kommen.

Derartige Wechselwirkungen sind jedoch bei Pantoprazol seltener als bei den anderen Protonenpumpenblockern. Für Menschen, die diese Arzneimittel einnehmen, ist dieser Wirkstoff daher der geeigneste.

● Es gibt aber auch Medikamente, die während der Einnahme von Protonenpumpenblockern nur in geringeren Maßen aufgenommen werden können. Wichtigstes Beispiel hierfür ist die »Pille«. Ihre Wirkung ist herabgesetzt, die Empfängnisverhütung ist nicht mehr ganz sicher gewährleistet. Zusätzliche Verhütungsmaßnahmen sind daher bei der Einnahme von Protonenpumpenblockern unbedingt notwendig – im Fall der »Pille« gilt das für alle Protonenpumpenblocker – auch für Pantoprazol!

Erkrankungen der Speiseröhre und des Magens

Achtung

- Absolut verboten sind diese Mittel nur bei einer Allergie gegen die Wirkstoffe.
- Menschen über 65 Jahre und Menschen mit schweren Leber- und Nierenerkrankungen sollen möglichst niedrige Dosen einnehmen (z. B. bei Omeprazol maximal 20 Milligramm).

Schwangerschaft und Stillzeit

Die Erfahrungen mit diesen Medikamenten sind noch sehr begrenzt. Bisher haben sich aber keine Hinweise für eine schädigende Wirkung auf das Kind ergeben. Dennoch sollten in der Schwangerschaft andere Arzneimittel bevorzugt werden (z. B. Histaminantagonisten), für die mehr Erfahrungen vorliegen. Falls in der Schwangerschaft versehentlich Protonenpumpenblocker eingenommen worden sind, muss jedoch kein Schwangerschaftsabbruch erwogen werden.

Protonenpumpenblocker gehen (wenn auch in geringen Mengen) in die Muttermilch über. Über die Auswirkungen auf den Säugling weiß man nichts. Aus Sicherheitsgründen sollte daher während der Stillzeit eine andere Therapie (Histaminantagonisten) gewählt werden.

Daher unsere Bewertung

Protonenpumpenblocker sind Medikamente, die sehr effektiv die Produktion der Magensäure hemmen. Zusammen mit Antibiotika sind sie bei Geschwüren rasch wirksam, indem sie das Bakterium Helicobacter pylori beseitigen. Bei schweren Entzündungen der Speiseröhre sind sie allen anderen Mitteln überlegen. Enttäuschend ist ihre Wirkung (wie die vieler anderer Wirkstoffe) bei der Therapie des Reizmagens. Meist kann das älteste Mittel dieser Gruppe, Omeprazol, empfohlen werden, da für diesen Wirkstoff die meisten Erfahrungen vorliegen. Nur wenn noch andere Medikamente notwendig sind, ist die Behandlung mit Pantoprazol günstiger, da dieses Mittel weniger Einfluss auf den Abbau anderer Wirkstoffe hat.

Histaminantagonisten

Wirkstoffe	Medikamente
Cimetidin	Altramet (D), Cimetag (A), Cimetidin-Mepha (CH), H 2 Blocker Ratiopharm (D), Malimed (CH), Neutromed (A), Tagamet (D, CH), Ulcostad (A)
Famotidin	Famotidin Stada (D), Famobeta (D), Ganor (D), Pepcidine (A, CH), Pepdul (D), Ulcosan (A)
Nizatidin	Calmaxid (CH), Gastrax (D), Nizax (D), Ulxit (A)
Ranitidin	Ranicux (D), Ranitidin Helvepharm (CH), Ranitidin Hexal (A, D), Sostril (D), Ulsal (A), Zantarac (A), Zantic (D, CH)
Roxatidin	Roxit (D)

Wirkungsweise

Histamin ist eine organische Substanz, die unter anderem im Magen gebildet wird und die Magensäureproduktion anregt. Histaminantagonisten blockieren nun die so genannten Histamin-2-Rezeptoren (oder kurz: H-2-Rezeptoren), die an bestimmten Zellen des Magens sitzen. Dadurch entsteht weniger Magensäure. Die Wirkstoffe werden deshalb auch als H-2-Blocker (oder: H-2-Antagonisten) bezeichnet.

Die Histaminantagonisten hemmen die Magensäure schwächer als die Protonenpumpenhemmer, sind aber bei leichten Formen der Speiseröhrenentzündung und bei Magengeschwüren ähnlich gut wirksam – insbesondere wenn diese durch Schmerzmittel ausgelöst wurden. Ob sie zur Beseitigung von Helicobacter pylori ebenso wirksam sind wie Protonenpumpenhemmer, ist bisher noch zu wenig untersucht.

Anwendung

Die Anwendung der Wirkstoffe ist einfach geworden: Muss das erste Mittel dieser Gruppe, Ci-

Magen-Darm-Erkrankungen

metidin, wegen seiner kurzen Wirkdauer noch viermal am Tag eingenommen werden, reicht bei den anderen, neueren Mittel eine ein- bis zweimalige Einnahme pro Tag aus.

Nebenwirkungen

Generell sind alle neueren H-2-Blocker gut verträglich. Nur selten muss die Behandlung wegen Nebenwirkungen abgebrochen werden. Bei Cimetidin kommt es vor allem bei älteren, kranken Menschen zu mehr Nebenwirkungen.

→ Bauchbeschwerden

Durchfall und Verstopfung kommen gelegentlich vor, sind jedoch meist kein Grund, das Mittel abzusetzen.

→ Kopfschmerzen, Schwindel, Müdigkeit

Kopfschmerzen, Schwindel und Müdigkeit sind Ausdruck von Nebenwirkungen am zentralen Nervensystem. Bei älteren und schwer kranken Menschen sind diese Nebenwirkungen nicht selten. Bei ihnen kann es auch zu Halluzinationen und Verwirrtheit kommen. Diese Nebenwirkungen treten offenbar unter Cimetidin häufiger auf als unter den anderen Wirkstoffen.

→ Anschwellen der Brust, Impotenz

Seltene Nebenwirkungen, die nur bei Cimetidin auftreten, führen bei Männern zum Anschwellen der Brust sowie zu Impotenz. Beide Nebenwirkungen sind Ausdruck hormoneller Störungen und verschwinden nach Absetzen des Mittels innerhalb weniger Wochen.

Kombination mit anderen Mitteln

Vor allem Cimetidin ist problematisch, wenn noch andere Medikamente genommen werden.
● Nimmt man gerinnungshemmende Mittel (Marcumar) zusammen mit Cimetidin ein, steigt der Blutspiegel des Gerinnungshemmers an. Die Blutgerinnung wird über das gewünschte Maß hinaus gehemmt, womit die Gefahr von Blutungen steigt. Die Dosis des Marcumar muss also entsprechend herabgesetzt werden.

● Eine verstärkte Wirkung gibt es auch für einige Herzrhythmusmittel (Lidocain, Chinidin, Procainamid), Mittel gegen Krampfanfälle (Phenytoin, Carbamazepin), das Asthmamittel Theophyllin, Beruhigungsmittel (so genannte Tranquilizer) und Mittel gegen Depressionen (Desipramin, Imipramin). Wiederum sind diese Wechselwirkungen besonders bei Cimetidin häufig, wesentlich seltener aber bei Ranitidin. Bei Nizatidin und Famotidin haben sie wahrscheinlich keine Bedeutung.
● Die gleichzeitige Einnahme von säurebindenden Medikamenten (Antazida) und H-2-Blockern vermindert deren Wirksamkeit. Benötigt man beide Mittel, sollte man sie also zeitlich versetzt (um etwa zwei Stunden) einnehmen.
● Eine Wechselwirkung der besonderen Art gibt es zwischen Ranitidin bzw. Cimetidin und Alkohol. Offenbar erhöhen diese beiden H-2-Blocker die Blutalkoholspiegel. Das bedeutet, dass man bei einer Therapie mit Cimetidin und Ranitidin mit Alkohol vorsichtig sein muss, da die Wirkung stärker ausfallen kann als erwartet. Auf keinen Fall darf man also Auto fahren, wenn man Alkohol zusammen mit den Tabletten zu sich genommen hat!

Achtung

● Absolut verboten sind diese Wirkstoffe nur dann, wenn eine Allergie gegen sie vorliegt. Das ist jedoch sehr selten der Fall.
● Ältere Menschen und Menschen, die noch andere Medikamente einnehmen, sollten nicht Cimetidin, sondern ein anderes Mittel dieser Gruppe bevorzugen.

Schwangerschaft und Stillzeit

Zwar liegen auch für diese Wirkstoffe noch wenig Erfahrungen in der Schwangerschaft vor. Es gibt jedoch keine Hinweise dafür, dass sie das Kind schädigen. Nach bisherigen Erkenntnissen stellen sie kein Risiko dar. Daher dürfen sie – wenn eine säurehemmende Behandlung notwendig ist – in der Schwangerschaft eingenommen werden, am besten die am längsten bekann-

Erkrankungen der Speiseröhre und des Magens

ten Wirkstoffe Ranitidin oder Cimetidin. Eine versehentliche Einnahme eines anderen Wirkstoffs macht aber keine zusätzlichen Untersuchungen notwendig.

Alle Histaminantagonisten gehen in die Muttermilch über. Ob der Säugling dabei zu Schaden kommen kann, ist zur Zeit nicht bekannt. Sicherheitshalber sollte daher während der Einnahme von Histaminantagonisten nicht gestillt werden.

Daher unsere Bewertung

Histaminantagonisten sind säurehemmende Medikamente, die bei leichteren Entzündungen der Speiseröhre und bei Geschwüren im Magen und Zwölffingerdarm wirken. Sie sind jedoch seit der Entwicklung der Protonenpumpenhemmer in den Hintergrund getreten, da ihre Wirksamkeit bei der Behandlung von Helicobacter pylori (siehe oben) nicht so gut belegt ist. Daher sollen sie bei Nachweis dieses Keimes nicht gegeben werden. Bei schweren Entzündungen in der Speiseröhre sind die Protonenpumpenblocker besser wirksam.

Ein »Reizmagen« kann versuchsweise mit Säurehemmern behandelt werden – der Erfolg ist aber auch mit diesen Wirkstoffen oft mäßig. Nach Absetzen kehren die Beschwerden häufig schnell zurück.

Ranitidin gilt als »Standard«, auch wenn die Wirksamkeit aller H-2-Blocker gleich einzuschätzen ist. Cimetidin hat den Nachteil der komplizierteren Anwendung und der häufigeren Nebenwirkungen.

Säurebindende Mittel (Antazida)

Wirkstoffe	Medikamente
Aluminiumhydroxid	Aludrox (D)
Magaldrat (Aluminium-Magnesium-hydroxid)	Gastripan (D), Glysan (D), Magaldrat Mepha (CH), Magaldrat Ratiopharm (D), Riopan (A, CH, D), Marax (D)

Wirkstoffe	Medikamente
Aluminiumoxid + Calciumcarbonat	Solugastril (CH, D)
Aluminiumoxid + Magnesiumhydroxid	Maaloxan (CH, D), almag von ct (D)
Aluminiumoxid + Magnesiumhydroxid + Calciumcarbonat	Trigastril (A, D)
Aluminium-Magnesium-Silicathydrat	Gelusil Lac (D)
Aluminiumnatriumcarbonat	Kompensan (D, CH)
Aluminiumphosphat	Phosphalugel (D, CH)
Aluminiumoxid + Magnesiumhydroxid + Magnesiumtrisilicat	Progastrit (D)
Hydrotalcit	Talcid (A, D)

Wirkungsweise

Auch wenn die Namen der Wirkstoffe kompliziert sind, bestehen sie nur aus unterschiedlich zusammengesetzten Salzen. Die Wirkung all dieser verschiedenen Salze besteht darin, die Magensäure »abzupuffern«. Anders als bei den Histaminantagonisten und den Protonenpumpenblockern wird nicht die Produktion der Säure verhindert, sondern die ätzende Auswirkung der Säure auf die Magenschleimhaut unterdrückt. Gleichzeitig werden zusätzlich auch noch andere Verdauungssäfte (Gallensäuren) neutralisiert, die ebenfalls die Magenwand schädigen können.

Hauptbestandteile der heute üblichen Antazida sind Aluminiumoxid, Magnesium- und Calciumsalze, seltener Natriumhydrogencarbonat (doppeltkohlensaures Natron).

Diese Mittel beschleunigen die Abheilung von Magen- und Zwölffingerdarmgeschwüren und wirken zudem schmerzlindernd. Auch bei Entzündungen in der Speiseröhre sind sie wirksam.

Anwendung

Die Einnahme dieser Wirkstoffe ist relativ umständlich, da ihre säureneutralisierende Wirkung nur für wenige Stunden anhält. Sie sollen deswe-

Magen-Darm-Erkrankungen

gen viermal über den ganzen Tag verteilt eingenommen werden. Auf keinen Fall dürfen die säurebindenden Mittel zusammen mit dem Essen
eingenommen werden, da das ihre Wirksamkeit
stark herabsetzen würde. Die Einnahme muss
also zwischen den Mahlzeiten erfolgen, dann
wenn der Magen leer ist.

Falls man das Medikament in Form von Tabletten nimmt, muss man zudem darauf achten,
diese gut zu zerkauen, da sie sich sonst im Magen
nicht schnell genug auflösen, um ihre Wirkung
entfalten zu können, bevor sie den Magen wieder
verlassen haben. Die Anwendung von Suspensionen (Lösungen, in denen der Wirkstoff bereits
fein verteilt vorhanden ist) ist einfacher und auch
zuverlässiger wirksam.

Nebenwirkungen

→ Durchfall, Verstopfung

Je nachdem, welches Salz in dem Medikament
enthalten ist, fallen die Nebenwirkungen auf den
Darm unterschiedlich aus: Aluminiumsalze
führen relativ häufig zu Verstopfung, während es
nach der Einnahmen von Magnesiumsalzen hingegen zu Durchfällen kommt. Daher werden
diese beiden Bestandteile oft miteinander kombiniert. Allerdings heben sich die abführende und
die stopfende Begleitwirkung nicht immer auf.

→ Calciumanstieg im Blut

Problematisch kann die Anwendung von Calciumsalzen sein. Werden sie in höheren Dosen
über längere Zeit hin eingenommen, kann der
Calciumspiegel im Blut gefährlich ansteigen. Besonders betroffen davon sind Menschen mit
einer schlechten Nierenfunktion. Verwirrtheit,
Koma, Nierenschäden und Austrocknung sind
die möglichen Folgen eines zu hohen Calciumspiegels. Calciumsalze sollen aufgrund dieser gravierenden Nebenwirkungen nicht mehr in der
Dauerbehandlung eingesetzt werden.

Kombination mit anderen Mitteln

Alle Antazida behindern die Aufnahme von
gleichzeitig verabreichten Medikamenten, wie

z. B. von bestimmten Antibiotika wie den Tetracyclinen (Antibiotika), den Herzglycosiden
(Mittel bei der Herzschwäche), Schmerzmitteln
und zahlreichen anderen Medikamenten. Um
diesem Problem aus dem Weg zu gehen, sollte
man sich angewöhnen, keine anderen Mittel zeitgleich mit Antazida einzunehmen. Es sollte ein
Abstand von ein bis zwei Stunden eingehalten
werden.

Achtung

● Magnesiumsalze können bei Menschen mit
fortgeschrittenen Nierenerkrankungen zu einem
beträchtlichen Anstieg des Magnesiumwerts im
Blut führen. Sie sollten deshalb niemals bei
schlechten Nierenwerten genommen werden.
● Wegen der Gefahr zu hoher Calciumspiegel
im Blut sollten Menschen mit schlechter Nierenfunktion Calciumsalze nicht mehr in Dauerbehandlung zu sich nehmen.
● Sind die Nieren so stark beschädigt, dass eine
regelmäßige Blutwäsche (Dialyse) notwendig ist,
sollten auch aluminiumhaltige Salze nicht unkontrolliert über Monate und Jahre hinweg eingenommen werden. Sonst wird das Aluminium
im zentralen Nervensystem gespeichert und
kann zu einem raschen geistigen Abbau (Demenz) führen.

Schwangerschaft und Stillzeit

Antazida dürfen in der Schwangerschaft eingenommen werden. Es liegen ausreichend Erfahrungen vor. Die Wirkstoffe gelangen nur in geringen Spuren in das Blut. Auswirkungen für das
Kind sind nicht zu befürchten. In der Schwangerschaft gelten Antazida daher als Mittel der Wahl.
Auch in der Stillzeit können sie problemlos angewandt werden.

Erkrankungen der Speiseröhre und des Magens

Daher unsere Bewertung

Antazida sind wirksame Mittel bei Sodbrennen, Magen- und Zwölffingerdarmgeschwüren. Ihre Wirkung ist allerdings schwächer als die der Protonenpumpen- und Histaminblocker. Da ihre Anwendung ziemlich umständlich ist, stellen sie bei Magen- und Zwölffingerdarmgeschwür (Ulkus) sowie bei Entzündungen in der Speiseröhre nur Mittel der Reserve dar. Lediglich in der Schwangerschaft gelten sie als Mittel der ersten Wahl, da sie ohne Gefahr für das Kind eingenommen werden könne. Auch bei akuten Beschwerden wie Sodbrennen lassen sie sich gut anwenden, da ihre Wirkung schnell eintritt. Am günstigsten sind Kombinationen von Aluminium- und Magnesiumsalzen.

Beim chronischen Reizmagen sind die Ergebnisse mit Antazida ähnlich enttäuschend wie bei anderen Arzneimitteln.

Mittel zum Schutz der Magenschleimhaut

Wirkstoff	Medikament
Sucralfat	Ulcogant (A, CH, D)

Wirkungsweise

Sucralfat schützt die Magenschleimhaut vor Schäden durch Magensäure. Sucralfat ist ein Aluminiumsalz, das sich wie ein Pflaster über das Geschwür legen soll und die Magenschleimhaut somit vor Angriffen bewahrt. Die Erfolgsraten sind mit denen bei der Behandlung von Zwölffingerdarm- und Magengeschwüren und mit denen der Histaminantagonisten vergleichbar. Sucralfat wirkt allerdings nicht gegen Helicobacter.

Anwendung

Sucralfat wirkt am besten, wenn es viermal am Tag eingenommen wird. Am angenehmsten ist die Einnahme von Suspensionen oder von in Wasser aufgelöstem Granulat. Die Einnahme soll auf leeren Magen erfolgen.

Nebenwirkungen

Sucralfat ist insgesamt gut verträglich und hat kaum Nebenwirkungen.

→ Verstopfung

Manchmal kommt es zu Verstopfung. Dies ist meist kein Grund, die Behandlung abzubrechen.

Kombination mit anderen Mitteln

● Sucralfat verhindert die Aufnahme verschiedener Arzneimittel in das Blut. Es ist daher am günstigsten, andere Medikamente zeitlich getrennt vom Sucralfat einzunehmen (mindestens zwei Stunden Abstand).

● Die gleichzeitige Einnahme von säurehemmenden Arzneimitteln ist nicht sinnvoll, denn Sucralfat wirkt nur, wenn genügend Magensäure vorhanden ist.

Achtung

Menschen, bei denen die Nieren nicht mehr arbeiten und die eine kontinuierliche Blutwäsche benötigen (Dialyse), dürfen Sucralfat nicht einnehmen. Der Wirkstoff enthält Aluminium, das sich bei langfristiger Anwendung im Gehirn anreichern und zu einem schweren geistigen Abbau führen kann.

Schwangerschaft und Stillzeit

Die Einnahme wird nicht empfohlen, da keine Erfahrungen vorliegen. Andere Mittel wie Antazida sind zu bevorzugen.

Magen-Darm-Erkrankungen

> **Daher unsere Bewertung**
>
> Sucralfat hilft bei Entzündungen in der Speiseröhre und wiederkehrenden Magengeschwüren. Allerdings bleibt seine Wirkung hinter der der magensäurehemmenden Wirkstoffe zurück. Auch leistet es keinen Beitrag zur Beseitigung von Helicobacter. Es hat damit nur noch bei Sonderformen des Geschwürleidens eine Bedeutung.

Mittel, die die Magenentleerung beschleunigen (Prokinetika)

Wirkstoffe	Medikamente
Domperidon	Motilium (A, CH, D)
Cisaprid	Alimix (D), Prepulsid (CH, A), Propulsin (D)
Metoclopramid	Gastrosil (A, CH, D), MCP Ratiopharm (D), Metogastron (A), Paspertin (A, CH, D), Primperan (CH)

Wirkungsweise

Alle drei Wirkstoffe beschleunigen die Magenentleerung und verbessern die Motorik im Magen-Darm-Trakt insgesamt. Ihre Wirkung entfalten sie, indem sie die Nerven im Darm, die die Motorik steuern, direkt anregen. Metoclopramid und Domperidon wirken zudem auch im zentralen Nervensystem: Sie beeinflussen das »Brechzentrum« im Gehirn und helfen gegen Übelkeit und Erbrechen. Dieser Vorteil wird durch häufigere Nebenwirkungen auf das zentrale Nervensystem erkauft.

Cisaprid, das wegen gefährlicher Herzrhythmusstörungen vom Markt genommen wurde, wurde bei Störungen der Magen- und Darmmotorik, wenn das Essen also nicht gut weiter transportiert wurde, eingesetzt. Das sind Beschwerden von Diabetikern. Auch wenn Magensäure in die Speiseröhre aufsteigt und Entzündungen hervorruft, liegen Störungen der Magenmotorik vor. Tatsächlich wirkte Cisaprid bei diesen Entzündungen recht gut, jedoch schwächer als säurehemmende Medikamente. Die Behandlung des Reizmagens mit Cisaprid wurde oft versucht, war jedoch meist nur vorübergehend wirksam.

Metoclopramid und Domperidon werden vorwiegend bei Übelkeit und Erbrechen eingesetzt. Diese Medikamente sind vor allem bei der Krebsbehandlung von Bedeutung, wo die Chemotherapie sehr oft zu ausgeprägter Übelkeit und Erbrechen führt. Auch während einer Magen-Darm-Infektion und nach Operationen helfen diese Medikamente recht zuverlässig, die lästigen Symptome zu beseitigen.

Anwendung

Metoclopramid und Domperidon werden mehrfach am Tag als Tropfen oder Tabletten eingenommen.

Ist wegen der Übelkeit und des Brechreizes das Schlucken des Arzneimittels schwierig oder unmöglich, können Zäpfchen angewandt werden.

Nebenwirkungen

→ **Herzrhythmusstörungen**

Cisaprid wurde wegen des Auftretens von Herzrhythmusstörungen vom Markt genommen. Offenbar stieg das Risiko, wenn es zusammen mit anderen Medikamenten eingenommen wurde (siehe unten, Kombination mit anderen Mitteln).

→ **Durchfall, Übelkeit, Erbrechen**

Durchfälle sind bei allen Mitteln relativ häufig. Paradoxerweise kann es aber auch zu Übelkeit und Brechreiz kommen – ausgelöst durch die direkte Wirkung auf die Magen-Darm-Muskulatur.

→ **Neurologische Symptome**

Metoclopramid und Domperidon greifen in das zentrale Nervensystem ein. Sie leiten sich chemisch von Arzneimitteln ab, die z. B. auch bei Psychosen gegeben werden. Es wundert daher

Erkrankungen der Speiseröhre und des Magens

nicht, dass sie oft Nebenwirkungen im Gehirn auslösen. So können Schwindel, Unruhe, Nervosität, Zittern und Bewegungsstörungen auftreten. Letztere sind besonders unangenehm: Sie äußern sich durch nicht kontrollierbare, unwillkürliche Bewegungen der Extremitäten oder des Kopfes. Zum Glück lassen sie sich durch die Gabe eines Gegenmittels (das in die Vene verabreicht wird) unterbrechen, ansonsten dauern sie über Stunden an. Jüngere Menschen sind häufiger davon betroffenen als ältere.

In sehr seltenen Fällen kommt es im Zusammenhang mit diesen Bewegungsstörungen zu einem bedrohlichen Krankheitsbild mit hohem Fieber, Schweißausbrüchen und Bewusstseinsverlust (»malignes neuroleptisches Syndrom«). 15 bis 20 Prozent der Patienten, die unter diesem Syndrom leiden, versterben. Kommt es bei der Einnahme zu Bewegungsstörungen oder Fieber, muss man das Medikament unbedingt absetzen.

Kombination mit anderen Mitteln

Die gleichzeitige Einnahme anderer Wirkstoffe ist problematisch. Das galt vor allem für Cisaprid, aber im Prinzip auch für die Wirkstoffe Metoclopramid und Domperidon.

● Bei der Kombination einiger Wirkstoffe mit Cisaprid sind gefährliche Herzrhythmusstörungen beobachtet worden, weswegen das Mittel vom Markt genommen wurde. Die Antibiotika Clarithromycin und Erythromycin spielten dabei eine Rolle, außerdem Antihistaminika, die gegen den Juckreiz eingesetzt werden (Astemizol), aber auch andere Mittel, die auf das zentrale Nervensystem einwirken (Neuroleptika).

Auch das Trinken von Grapefruitsaft war ein Risikofaktor bei der Cisaprideinnahme. Eine Substanz im Grapefruitsaft führt zur Erhöhung des Cisapridspiegels, das Risiko für eine der beschriebenen Nebenwirkungen steigt an.

Achtung

● Wegen der in letzter Zeit häufig gemeldeten Nebenwirkungen auf den Herzrhythmus wurde Cisaprid vom Markt genommen.

● Metoclopramid und Domperidon sollen wegen ihrer Wirkungen auf das zentrale Nervensystem nicht von Menschen mit einem Krampfleiden (Epilepsie) genommen werden.

● Menschen, bei denen die Nieren nicht mehr richtig arbeiten, dürfen nur geringe Dosen von Metoclopramid und Domperidon einnehmen. Die erforderliche Dosis muss mit dem Arzt besprochen werden.

Schwangerschaft und Stillzeit

Die Erfahrungen in der Schwangerschaft sind noch sehr begrenzt. Gerade in den ersten drei Monaten der Schwangerschaft sollten die Medikamente daher gemieden werden. Für die so häufige »Schwangerschaftsübelkeit«, die vor allem in den ersten drei Monaten auftritt, sind andere Mittel wie Antihistaminika zu bevorzugen (siehe Seite 542ff.). Auch in der Stillzeit soll ihre Anwendung unterbleiben.

Daher unsere Bewertung

Prokinetika sind gut wirksame Mittel bei Entleerungsstörungen des Magens, wie sie z. B. bei Zuckerkrankheit auftreten. Prokinetika gelten auch als Reservemittel bei Entzündungen der Speiseröhre, wo sie in schweren Fällen zusammen mit säureblockierenden Mitteln eingenommen werden können.
Metoclopramid und Domperidon wirken gut bei Übelkeit und Erbrechen. Bei jüngeren Menschen sind die Bewegungsstörungen nach Einnahme von Metoclopramid problematisch.
Die Behandlung des Reizmagens mit Cisaprid wurde oft versucht, war jedoch meist nur kurz wirksam. Wegen gefährlicher Herzrhythmusstörungen wurde Cisaprid inzwischen vom Markt genommen!

Misoprostol

Wirkstoff	Medikamente
Misoprostol	Cytotec (A, CH, D), Cyprostol (A)

Wirkungsweise

Misoprostol ist ein Wirkstoff zur Behandlung von Magen- und von Zwölffingerdarmgeschwüren. Der Wirkstoff hat zwei Angriffspunkte: Zum einen kommt es zu einer Hemmung der Magensäureproduktion, zum anderen wird der Schutz der Magenschleimhaut verbessert. Dies klingt attraktiv, da andere Medikamente nur entweder das eine oder das andere können. Leider aber ist Misoprostol in der Praxis keineswegs wirksamer als andere Arzneimittel. Belegt ist aber der Nutzen für Menschen, die regelmäßig Schmerz- oder Rheumamittel einnehmen müssen und auf diese auch nicht verzichten können. Damit sie kein Magen- bzw. Zwölffingerdarmgeschwür entwickeln, kann dieses Arzneimittel vorbeugend helfen. Allerdings ist die Dosis, die einen optimalen Schutz gewährleistet, schlecht verträglich. In letzter Zeit gibt es Untersuchungen, die zeigen, dass Magenprobleme durch Rheumamittel auch durch andere, besser verträgliche Wirkstoffe behoben werden können, zum Beispiel durch Histamin- und Protonenpumpenblocker.

Anwendung

Die wirksame Dosis muss viermal am Tag in Tablettenform eingenommen werden.

Nebenwirkungen

Nebenwirkungen sind sehr häufig und unangenehm. Sie halten viele Menschen von der notwendigen regelmäßigen Einnahme ab.

→ **Bauchschmerzen und Durchfälle**

Bauchschmerzen und Durchfälle sind häufig, zudem Blähungen, Erbrechen und Übelkeit. Die Nebenwirkungen sind von der Dosis abhängig, doch sehr häufig wird ausgerechnet die für den Magenschutz sehr gut wirksame Dosis (4 x 200 Mikrogramm) nicht gut vertragen.

→ **Verstärkte Regelblutungen**

Bei Frauen können verstärkte Regelblutungen, aber auch Zwischenblutungen auftreten, da das Mittel auch auf die Gebärmutter einwirkt.

Kombination mit anderen Mitteln

Eine gleichzeitige Einnahme mit anderen Mitteln stellt kein Problem dar. Werden wegen der Bauchschmerzen jedoch auch noch Antazida eingenommen, sinkt die Wirksamkeit von Misoprostol.

Achtung

● Menschen, die an akuten oder chronischen Durchfällen leiden (z. B. aufgrund einer »chronisch entzündlichen Darmerkrankung«) sollen Misoprostol nicht erhalten, da die Durchfälle deutlich verstärkt werden. Dann kann es zu einer gefährlichen Austrocknung kommen.
● Menschen mit Angina-pectoris-Beschwerden und mit Durchblutungsstörungen im Gehirn (z. B. nach einem Schlaganfall) sollten besser mit anderen Mitteln behandelt werden. Die Durchblutungsstörungen können sich nämlich unter Einnahme des Mittels verschlechtern.

Vorsicht Missbrauch

Misoprostol wird in Ländern der Dritten Welt missbräuchlich zur Abtreibung eingesetzt. Kamen die Kinder dennoch zur Welt, so traten schwere Missbildungen auf.

Schwangerschaft und Stillzeit

Misoprostol darf auf keinen Fall in der Schwangerschaft eingesetzt werden! Es wirkt wie ein Hormon, das die Tätigkeit der Gebärmutter verstärkt. Während einer Schwangerschaft können Wehen und somit eine Fehlgeburt ausgelöst werden. Frauen, die Misoprostol einnehmen, sollten daher empfängnisverhütende Maßnahmen ergreifen. Kommt es während der Einnahme des Mittels dennoch zu einer Schwangerschaft, muss Misoprostol unbedingt abgesetzt werden. Bei einer versehentlichen Einnahme müssen engmaschige Kontrollen durch den betreuenden Frauenarzt vorgenommen werden.

Auch in der Stillzeit soll Misoprostol nicht eingenommen werden, da man nicht weiß, ob das Medikament in die Muttermilch gelangt.

Daher unsere Bewertung

Misoprostol ist bei der Behandlung von Magen- und Zwölffingerdarmgeschwüren zwar wirksam, aber auch schlecht verträglich. Es stellt daher nur ein Reservemittel dar. Es kann aber angewandt werden, wenn dauerhaft Schmerz- und Rheumamittel eingenommen werden, diese aber zu einem Geschwür führen. Möglicherweise sind in diesem Fall andere Magen-Medikamente genauso gut wirksam. Dann entfällt auch der letzte Anwendungsbereich von Misoprostol.

Verstopfung und Blähungen

Verstopfung in Westeuropa

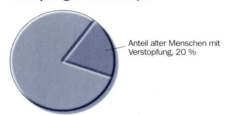

Anteil alter Menschen mit Verstopfung, 20 %

Verstopfung ist ein Problem, das hauptsächlich in den Industriestaaten existiert. Man schätzt, dass etwa zehn Prozent der westeuropäischen Gesamtbevölkerung unter regelmäßiger Verstopfung leiden (drei Prozent der jungen Erwachsenen, 20 Prozent der alten Menschen).

Was ist Verstopfung, was sind Blähungen?

Die Frage, ab wann eine Verstopfung besteht, ist nicht so banal wie sie klingt. Da die Verdauungsgewohnheiten der Menschen stark voneinander abweichen, ist bei dem einen normal, was bei dem anderen bereits krankhaft ist. Der Grenzwert liegt etwa bei mindestens zwei bis drei Stuhlgängen pro Woche.

Unter Blähungen versteht man eine übermäßige Gasansammlung im Magen-Darm-Trakt. Jedoch spielt die Menge der entwickelten Gase für Beschwerden wie Auftreibung des Leibes und Druckgefühl keine Rolle.

Ursache

Dass Verdauungsprobleme einen derartig hohen Stellenwert bekommen haben, liegt zu einem nicht unerheblichen Teil an unserer Ernährung. Der Anteil an Faserstoffen (also unverdaulichen Ballaststoffen) ist in den letzten hundert Jahren von 40 auf 15 bis 20 g pro Tag gesunken. Ballaststoffe aber sind notwendig, weil sie den Darm füllen und seine Tätigkeit anregen. Hinzu kommt die Bewegungsarmut im Beruf und in der Freizeit, die ebenfalls zur Darmträgheit beiträgt. Wer noch dazu eine gewisse Veranlagung zur Darmträgheit mitbringt, leidet unter diesen Bedingungen mit Sicherheit an Verstopfung.

Aber auch andere Umstände können zu erheblichen Problemen beim Stuhlgang führen: Patienten, die aufgrund schwerer Schmerzzustände dauerhaft stark wirkende Schmerzmittel (z. B. Morphium) einnehmen müssen, leiden unter chronischer Verstopfung. Sie kann häufig nur durch den regelmäßigen Gebrauch von Abführmitteln behoben werden. Dasselbe gilt für Menschen, die lange Zeit im Bett liegen müssen sowie für Schwangere in den letzten Wochen ihrer Schwangerschaft. Wer gerade mit dem Rauchen aufgehört hat kann zeitweise unter vermehrter Verstopfung leiden.

Blähungen dagegen entstehen sowohl durch den Verzehr von stark blähenden Nahrungsmitteln wie Hülsenfrüchten, aber auch durch Luftschlucken. Vor allem unter Stress kann sich das zu einer regelrechten Angewohnheit entwickeln, ohne dass es den Betroffenen überhaupt bewusst wird. Auch die Drei-Monats- oder Säuglingskoliken werden mittlerweile eher auf das Luftschlucken beim Schreien zurückgeführt und weniger darauf, dass die stillende Mutter etwas Blähendes gegessen hat.

Symptome

Verstopfung bedeutet seltener Stuhlgang. Da der Stuhl aufgrund der langen Verweildauer im Darm oft sehr hart ist, kann das Absetzen Probleme machen. Anhaltende Verstopfung kann auch erhebliche Bauchschmerzen verursachen. Oftmals fühlen sich die Betroffenen unwohl und aufgedunsen.

Letzteres gilt auch für Menschen mit Blähungen. Auch hier kann es zu Bauchschmerzen kommen.

Spätfolgen und Komplikationen

Verstopfung ist zwar unangenehm und manchmal auch schmerzhaft, jedoch sind Komplikationen selten zu befürchten. Das gilt jedoch nicht für den unkritischen Gebrauch von Mitteln gegen Durchfall: Eine darauf zurückzuführende Verstopfung kann im Ernstfall bis zum Darmverschluss führen. Eine chronische Verstopfung mit ständig hartem Stuhl kann die Entwicklung von Hämorrhoiden begünstigen (siehe Seite 185ff.).

Bei Blähungen sind keine Spätfolgen oder Komplikationen zu befürchten.

Das kann man selbst tun

→ Ausreichend Bewegung

Regelmäßige, leichte sportliche Betätigung regt die Magen-Darm-Tätigkeit an. Am besten eignen sich leichte Ausdauersportarten wie Fahrrad fahren, Laufen, Schwimmen.

→ Kost umstellen, keine Extremdiät

Verstopfung ist oft Ausdruck falscher Ernährung. Eine ballaststoffreiche Ernährung (Müsli statt Weißmehl-Brötchen, viel Obst und Gemüse) unterstützt die Darmtätigkeit erheblich.

Manche Obstsorten (Pflaumen, Rhabarber) wirken sogar abführend. Gehören sie zum Speiseplan, hat sich das Thema Verstopfung oft schon von selbst erledigt.

Nutzt die Kostumstellung alleine nichts, ist eine Ergänzung mit den »Füllstoffen« Weizenkleie und Leinsamen sinnvoll (z. B. täglich einen Esslöffel davon ins Müsli oder in einen Joghurt gerührt). Auf eine ausreichende Flüssigkeitszufuhr sollte geachtet werden.

Allerdings kann es bei dieser Kostumstellung vorübergehend zu einer Verschlechterung kommen. Nicht selten treten dann Blähungen und Völlegefühl auf: Der Körper muss sich zunächst an die neue Ernährung gewöhnen.

→ Genug trinken

Eine zu geringe Flüssigkeitsaufnahme führt häufig bei älteren Menschen, bei denen das Durstempfinden herabgesetzt ist, zu Problemen. Zu wenig Flüssigkeit führt zu einer »Eindickung« des Darminhalts. Bei Verstopfung kann es unter Umständen helfen, morgens auf nüchternen Magen zwei Gläser Wasser oder Fruchtsäfte zu trinken. Bei manchem bringt auch die heiße Tasse Kaffee die Verdauung auf Touren. Probieren Sie, was Ihnen hilft.

→ Stuhldrang folgen

Das klingt simpel, ist aber wichtig: Gehen Sie, wenn Sie müssen. Nehmen Sie sich die Zeit für den Toilettengang, auch im größten Alltagsstress. Unterdrückter Stuhlgang kann der Beginn der Verstopfung sein.

→ Blähendes meiden

Neigen Sie zu Blähungen, sollten Sie auf stark blähende Nahrungsmittel, wie Hülsenfrüchte, verzichten. Doch Achtung: Was bläht kann individuell verschieden sein. Beobachten Sie also, auf welche Essensbestandteile Sie besonders reagieren und meiden Sie diese.

→ Blähungen bei Säuglingen

Stillende Mütter können den Versuch machen, auf Kuhmilchprodukte (Milch, Käse, Quark) zu verzichten und diese stattdessen durch Sojaprodukte zu ersetzen. Dem Kind kann die zusätzliche Gabe von Kamillen- oder Fencheltee Linderung verschaffen.

Medikamente: Nutzen und Risiken

Weitaus mehr Menschen nehmen regelmäßig Abführmittel ein als notwendig. In Alten- und Pflegeheimen erhalten gut 60 Prozent der Menschen Abführmittel. Nicht selten werden Abführmittel auch als »Schlankmacher« missbraucht. Der einmalige Gebrauch von Abführmitteln ist meist ohne größere Folgen, sieht man einmal davon ab, dass manche Mittel zu Bauchkrämpfen führen können. Der regelmäßige Gebrauch ist jedoch gefährlich: Dem Körper geht durch die Wirkung des Abführmittels Kalium verloren. Die Folge ist Darmträgheit mit Verstopfung – ein Teufelskreis. So kann aus einer vorübergehenden Störung ein dauerhaftes Problem werden. Einmal ganz davon abgesehen, dass Kaliummangel gefährlich ist, insbesondere, wenn andere Medikamente eingenommen werden. Das trifft vor allem auf Digitalis zu, ein Mittel zur Stärkung des Herzens (siehe Seite 368ff.). Diese Nebenwirkungen sind nicht zu unterschätzen und können auch bei rein pflanzlichen Präparaten auftreten.

Was ist also bei lang anhaltender oder immer wieder auftretender Verstopfung zu tun? Reicht die Umstellung auf eine ballaststoffreiche Kost nicht aus, so ist Weizenkleie als Nahrungsergänzung auf Dauer die beste Alternative. »Echte« Abführmittel sollten nur kurzfristig eingenommen werden. Bei leichteren Formen genügt meist die Anwendung des Zuckers Lactulose oder des Quellmittels »indischer Flohsamen«. Reichen diese Mittel nicht aus, kommen (kurzfristig!) darmreizende Mittel wie Bisacodyl in Frage.

Besonders in den ersten drei Monaten leiden viele Säuglinge unter Blähungen und Bauchschmerzen, die nicht nur das Kind, sondern auch die Eltern zur Verzweiflung bringen können. Ehe jedoch mit Medikamenten behandelt wird, sollten andere Maßnahmen versucht werden (siehe oben). Der Nutzen von Medikamenten ist in diesem Fall auch eher gering – das gilt auch für Blähungen im Erwachsenenalter.

Fragen an den Arzt

● **Meine Verstopfung dauert schon mehr als vier Wochen an. Steckt eine ernsthafte Erkrankung dahinter?**
In aller Regel sind Verstopfungen harmloser und vorübergehender Natur. Halten die Beschwerden jedoch länger als vier bis sechs Wochen an, kann es notwendig sein, Untersuchungen vorzunehmen. Treten folgende Warnsignale auf, sollten Sie unbedingt Ihren Arzt aufsuchen: Abgang von Blut mit dem Stuhlgang, ständiger Wechsel zwischen Verstopfung und Durchfall und unwillkürlicher, nicht kontrollierbarer Stuhlabgang. Diese Symptome können (müssen aber nicht) Hinweise auf eine bösartige Erkrankung sein.

● **Nehme ich zu häufig Abführmittel?**
Abführmittel führen bei zu häufigem Gebrauch selbst zu Verstopfung. Protokollieren Sie, wie oft Sie Abführmittel nehmen, und sprechen Sie das Protokoll mit Ihrem Arzt durch. Unter Umständen ist Ihre hartnäckige Verstopfung darauf zurückzuführen!

Osmotische Laxanzien

Wirkstoff	Medikamente
Lactulose	Bifinorma (D), Bifiteral (D), Duphalac (A, CH), Lactocur (D), Lactuflor (D), Lactulose Genericon (A), Lactulose Neda (D), Lactulose-ratiopharm (D), Lactulose Stada (D), Laevolac (A, CH)

Wirkungsweise

Lactulose ist nichts weiter als ein Zucker, der nur in geringen Mengen im Magen und Darm aufgenommen wird. Da er aber größere Mengen Flüssigkeit mit in den Dünndarm zieht, wird der Stuhlgang weicher: Das erleichtert die Verdauung. Bei leichteren Formen der Verstopfung wirkt Lactulose gut, sollte aber wie alle Abführmittel nur kurzzeitig angewandt werden. Bei schweren Formen wie sie bei dauerhafter Einnahme von Opiaten auftreten können, reicht Lactulose meist nicht aus.

Anwendung

Bevor eine Einnahme von Lactulose in Frage kommt, sollten natürlich alle anderen Maßnahmen zur Behebung der Stuhlgangprobleme ausgeschöpft sein. Entschließt man sich zur Anwendung, werden täglich ein- bis zweimal etwa 5 bis 10 g als Lösung eingenommen.

Nebenwirkungen

→ Bauchbeschwerden

Übelkeit, Bauchschmerzen, Appetitlosigkeit und Blähungen treten relativ häufig unter Lactulose auf. Sind die Beschwerden anhaltend und sehr unangenehm, muss die Dosis reduziert oder Lactulose abgesetzt werden.

→ Verlust von Kalium

Die Gefahr, dass unter Lactulose auch Kalium verloren geht und sich dadurch die Verstopfung verschlechtert, ist sehr gering. Bei langfristiger Einnahme sollten aber die Werte im Blut kontrolliert werden.

→ Erhöhung der Zuckerwerte im Blut

Da Lactulose ein Zucker ist, können sich die Blutzuckerwerte bei Diabetikern verschlechtern. Eine Kontrolle der Werte im Blut sollte daher durchgeführt werden.

Kombination mit anderen Mitteln

Hier ergeben sich keine wichtigen Probleme.

Schwangerschaft und Stillzeit

Lactulose kann ohne weiteres in der Schwangerschaft eingenommen werden. Auch in der Stillzeit ist es unproblematisch. Schäden für das Kind sind nicht zu befürchten.

Daher unsere Bewertung

Lactulose ist bei leichten Formen der Verstopfung durchaus wirksam und kann nach Ausschöpfung der Ernährungsmaßnahmen angewandt werden. Wie bei allen Abführmitteln sollte man jedoch eine dauerhafte Einnahme nach Möglichkeit vermeiden.

Mittel, die die Darmwand reizen

Wirkstoffe	Medikamente
Bisacodyl	Dulcolax (D, CH, A)
Natriumpicosulfat	Agaffin (A), Laxoberal (D), Laxoberon (CH)

Wirkungsweise

Über einen nicht näher bekannten Mechanismus führen obige Arzneimittel zu einer verminderten Aufnahme von Wasser im Darm sowie einer verstärkten Abgabe von Elektrolyten (Salze aus dem Mineralhaushalt des Körpers) und Wasser von der Darmwand in das Darminnere. Dadurch wird der Stuhl weniger hart, die Darmbewegung verstärkt und die Verdauungstätigkeit erheblich beschleunigt. Es gehen aber auch vermehrt Elektrolyte verloren, unter anderem Kalium.

Anwendung

Die Wirkung tritt zuverlässig ca. zehn Stunden nach Einnahme einer Dosis auf. Üblicherweise werden daher abends vor dem Schlafengehen 5 bis 10 mg genommen. Am nächsten Morgen ist dann mit »Erfolg« zu rechnen.

Nebenwirkungen

→ Bauchschmerzen

Bauchbeschwerden treten häufig nach der Einnahme auf. Es kann auch zu Koliken, Schmerzen am After und in Einzelfällen sogar zu Blutungen aus dem Darm kommen. Das Ausmaß der Beschwerden ist dabei von der Dosis abhängig. Nimmt man zu viel ein (»viel hilft viel«), können erhebliche Beschwerden auftreten.

→ **Verlust von Kalium**

Bei länger andauernder Anwendung dieser Abführmittel gehen dem Körper bestimmte Salze verloren, unter anderem Kalium. Dies führt zu einer Verschlechterung der Verstopfung. Es ist deswegen wichtig darauf zu achten, dass diese Abführmittel nur kurz eingenommen werden.

Kombination mit anderen Mitteln

Die Abführmittel sollten nicht zusammen mit Milchprodukten (Milch, Käse, Quark) eingenommen werden. Es treten sonst häufiger Magenbeschwerden auf.

Achtung

Diese Medikamente verstärken einen bereits bestehenden Kaliummangel und damit die Gefahr von Herzrhythmusstörungen. Wer in dieser Hinsicht Probleme hat, sollte auf die Einnahme von Bisacodyl/Natriumpicosulfat verzichten.

> **Vorsicht Missbrauch**
>
> Bei einer längerfristigen Einnahme besteht die Gefahr, dass der Stuhlgang ohne Abführmittel überhaupt nicht mehr in Gang kommt. Durch den ständigen Kaliumverlust wird der Darm nämlich immer träger. Dieser Teufelskreis führt zu einer fortgesetzten Einnahme, die einem Missbrauch gleicht.

Schwangerschaft und Stillzeit

Abführmittel, die die Darmwand reizen, dürfen kurzfristig auch in der Schwangerschaft eingenommen werden. Auch während der Stillzeit kommt es bei kurzfristiger Einnahme zu keiner Gefährdung des Säuglings.

> **Daher unsere Bewertung**
>
> Abführmittel, die durch eine Reizung der Darmwand wirken, können kurzfristig eingenommen werden, wenn andere nichtmedikamentöse Maßnahmen, vor allem eine Kostumstellung, keine Besserung herbeiführen. Eine langfristige Einnahme muss aber vermieden werden.

Quellmittel

Wirkstoff	Medikament
Indische Flohsamenschalen	Mucofalk (D)

Wirkungsweise

Das Wort Quellmittel verrät im Prinzip schon die Wirkungsweise der Mittel: Die Flohsamenschalen quellen, mit reichlich Flüssigkeit eingenommen, im Darm auf. Durch die vermehrte Füllmasse im Darm wird dieser zu einer stärkeren Tätigkeit angeregt. Bei leichteren Formen der Verstopfung, die nicht auf andere Maßnahmen ansprechen, ist dieses Quellmittel sehr zu empfehlen. Wie bei allen Abführmitteln gilt auch hier: Eine langfristige Einnahme sollte nach Möglichkeit vermieden werden.

Anwendung

Wichtig ist die Einnahme mit ausreichend Flüssigkeit! Auf 3 bis 7 g des Quellmittels soll mindestens ein großes Glas Wasser getrunken werden. Trinkt man nicht genug, kann es zu einer Verlegung des Darmes kommen!

Andere Arzneimittel sollten eine halbe bis eine Stunde vorher eingenommen werden.

Nebenwirkungen

→ **Darmverschluss**

Wenn Quellmittel nicht mit ausreichend Flüssigkeit eingenommen werden, kann es zu einer Verlegung des Darmes kommen. Dann kann im schlimmsten Fall sogar eine Operation notwendig werden.

→ **Bauchbeschwerden**

Relativ häufig treten Blähungen, Übelkeit und Appetitlosigkeit auf. Sind die Beschwerden zu stark, muss das Mittel abgesetzt werden.

→ **Allergien**

Sehr selten kommt es zur Entwicklung allergischer Reaktionen, die sich durch Hautausschlag und Juckreiz, in Ausnahmefällen mit Kreislaufreaktionen (Abfall des Blutdrucks, Herzrasen) äußern kann.

Allergische Reaktionen sind in jedem Fall ein Grund, das Mittel abzusetzen.

Kombination mit anderen Mitteln

Auf gar keinen Fall dürfen Quellmittel zusammen mit Loperamid (siehe Seite 177f.) gegeben werden. Loperamid setzt die Darmtätigkeit herab. In der Kombination mit einem Quellmittel kann es zu einem bedrohlichen Darmverschluss kommen: Das Quellmittel füllt den Darm auf, dieser wird aber durch Loperamid gelähmt: In diesem Fall kommt es zu einem gefährlichen »Stau«, der unter Umständen sogar eine Operation notwendig machen kann.

Achtung

Menschen, bei denen die Probleme beim Abführen durch eine Verengung im Darm zustande kommen (dies kann z. B. bei entzündlichen Darmerkrankungen der Fall sein, aber auch bei einer Geschwulst im Dickdarm) dürfen keine Quellmittel einnehmen. Es droht die Entwicklung eines Darmverschlusses.

Schwangerschaft und Stillzeit

In der Schwangerschaft und Stillzeit ist die Anwendung erlaubt. Das Quellmittel geht kaum in das Blut über und führt daher zu keinen Schäden beim Kind.

Daher unsere Bewertung

Quellmittel sind bei leichteren Formen der Verstopfung geeignet – immer vorausgesetzt eine Ernährungsumstellung mit Weizenkleie oder Leinsamen blieb ohne Erfolg. Die Anwendung sollte nicht über einen längeren Zeitraum erfolgen.

Wirkstoffkombination/Paraffin

Wirkstoffgruppen	Medikamente
Aloeextrakt + Schöllkrautextrakt	Aristochol (D)
Paraffin	Agarol N (D)

Wirkungsweise

In Aristochol ist der Aloeextrakt der eigentliche Wirkstoff. Er führt zu einer Reizung der Darmwand und auf diese Weise zu einer verstärkten Darmtätigkeit. Das Schöllkraut soll die Verträglichkeit bessern, indem es Darmkrämpfen entgegen wirkt.

In Agarol N wirkt Paraffin als »Gleitmittel«.

Anwendung

Aristochol wird, ohne besondere Anwendungsvorschriften, entweder morgens oder abends auf nüchternen Magen eingenommen.

Von Agarol N wird abends ein halber bis ein Esslöffel geschluckt. Wichtig ist jedoch, dass die Einnahme in aufrechter Körperhaltung erfolgt. Wird das Mittel im Liegen eingenommen und man verschluckt sich versehentlich, kann eine schwere Reizung der Atemwege auftreten bis hin zu einer Lungenentzündung (siehe unten).

Nebenwirkungen

Die Nebenwirkungen beider Präparate sind erheblich.

Magen-Darm-Erkrankungen

→ Bauchbeschwerden

Wie alle Abführmittel können auch diese Mittel zu erheblichen Bauchschmerzen, Blähungen und Übelkeit führen. Gerade für den Aloeextrakt wurden kolikartige Bauchschmerzen und schwere Magenschleimhautentzündungen beschrieben.

→ Lungenentzündung

Paraffin ist eine ölige Substanz, die Entzündungen (»Granulome«) in verschiedenen Körperorganen auslösen kann. Gefährlich ist vor allem, wenn das Paraffin versehentlich in die Atemwege gerät, z. B. wenn man sich verschluckt. Dann kann es zu einer schweren Lungenentzündung kommen. Gefährdet sind vor allem ältere Menschen in Altenheimen, die das Mittel im Liegen einnehmen.

→ Verlust von Vitaminen

Paraffin führt zu einer verringerten Aufnahme von Fetten. Manche lebenswichtigen Vitamine sind fettlöslich (Vitamin A, D, E und K), sodass sie unter Paraffin nicht mehr ausreichend in den Blutkreislauf gelangen. Bei längerfristiger Einnahme kommt es dann zu einer entsprechenden Vitaminunterversorgung.

→ Auslösen von Krebserkrankungen?

Sowohl für Paraffin als auch für den Aloeextrakt gibt es Untersuchungen, die auf eine krebserregende Wirkung hinweisen. Welche Bedeutung diese Befunde für die Anwendung haben, ist nicht genau abzuschätzen.

→ Leberentzündungen

In letzter Zeit wurde des öfteren über Leberentzündungen unter Schöllkraut berichtet. Patienten mit Lebererkrankungen sollten diesen Wirkstoff daher nicht einnehmen. Regelmäßige Kontrollen der Leberwerte sind erforderlich.

Kombination mit anderen Mitteln

Zusammen mit Agarol N, das Paraffin enthält, werden die so genannten fettlöslichen Vitamine (Vitamin A, D, E und K) nicht ausreichend in den Blutkreislauf aufgenommen. Dies ist bei der Einnahme von Vitaminpräparaten zu bedenken.

Achtung

● Auf keinen Fall sollen Kinder mit diesen Mitteln behandelt werden.
● Agarol N darf nicht an Menschen mit getrübtem Bewusstsein verabreicht werden, da es beim Verschlucken zu Lungenentzündungen kommen kann.

Schwangerschaft und Stillzeit

Sowohl Aristochol als auch Agarol N dürfen weder in der Schwangerschaft noch in der Stillzeit eingenommen werden. Aloeextrakt kann aufgrund der verstärkten Durchblutung der Unterbauchorgane eine Fehlgeburt auslösen.

> **Daher unsere Bewertung**
>
> Sowohl Aristochol als auch Agarol N sind wirksame, jedoch sehr nebenwirkungsreiche Abführmittel. Da es genug ungefährlichere Alternativen gibt, sollte auf diese Mittel verzichtet werden. Wir raten von ihrer Anwendung ab.

Mittel gegen Blähungen

Wirkstoff	Medikamente
Simethicon	Disflatyl (CH), Espumisan (D), Flatulex (CH), Lefax (D, CH), Lefaxin (A), sab simplex (Susp.) (D)

Wirkungsweise

Simethicon ist eine Mischung aus Siliziumdioxid und dem eigentlichen Wirkstoff Dimeticon. Dimeticon ist ein so genannter Entschäumer, er verringert die Oberflächenspannung von Flüssigkeiten. Dadurch können sich weniger Blasen bilden. Das Mittel hat seine Berechtigung, wenn es zu einer Vergiftung mit Spülmittel gekommen ist. Derartige Vergiftungen kommen im Kleinkindesalter nicht selten vor. Dimeticon hilft hier, die gefährliche Blasenbildung zu unterdrücken. Bei

Verstopfung und Blähungen

Blähungen hingegen hilft das Mittel jedoch kaum. Trotzdem ist es vor allem bei Eltern sehr beliebt, die mit den Koliken ihres Kindes nicht zurechtkommen. Wichtiger als Medikamente scheinen jedoch nicht medikamentöse Maßnahmen (siehe oben) zu sein.

Anwendung

Simethicon muss öfters über den Tag verteilt eingenommen werden, bei Säuglingen und Kleinkindern werden 15 Tropfen zu den Mahlzeiten gegeben (gegebenenfalls in die Trinkflasche). Erwachsene sollen alle vier bis sechs Stunden 30 bis 45 Tropfen einnehmen.

Nebenwirkungen

Nebenwirkungen sind unter diesem Mittel nicht beschrieben.

Kombination mit anderen Mitteln

Hier treten keine Probleme auf.

Achtung

Lediglich bei einer bekannten Überempfindlichkeit gegen den Wirkstoff Simethicon sollte die Einnahme unterbleiben.

Schwangerschaft und Stillzeit

Dieses Mittel gelangt minimal in den Blutkreislauf, eine Einnahme ist aus diesem Grund sowohl in der Schwangerschaft als auch während der Stillzeit möglich.

Daher unsere Bewertung !

Simethicon ist bei Blähungen ein zwar weitgehend nebenwirkungsfreier Wirkstoff, jedoch nach vorliegenden Untersuchungen meist ohne therapeutischen Nutzen. Haben andere Maßnahmen versagt, kann es versucht werden, der Erfolg ist aber meist minimal.

Carminativa und Enzympräparate

Wirkstoffgruppen	Medikamente
Kamillenblüten + Fenchel + Kümmel + Pfefferminzblätter + Pomeranzenschalen	Carminativum Hetterich (D)
Mariendistelfrüchteextrakt + Jamboulrindeextrakt + Condurangorindeextrakt + Sarsaparillawurzelextrakt	Pankreaplex Neu (D)
Pankreatin	Kreon (D), Pangrol (D), Pankreon (D), Panzytrat (D)
Pankreatin + Dimeticon	Enzym-Lefax forte (D)
Pankreatin + Simethicon	Enzym-Lefax (D), Meteoenzym (D)

Wirkungsweise

Carminativa sind rein pflanzliche Mittel, die die Funktion von Magen und Darm verbessern und auf diese Weise Völlegefühl, Blähungen und Oberbauchschmerzen beseitigen sollen. Pankreatin dagegen ist ein Enzym, das die Verdauungssäfte der Bauchspeicheldrüse ersetzen soll. In der Kombination von Pankreatin mit Simethicon oder Dimeticon sollen gleichzeitig Blähungen verhindert werden.

Die Carminativa sind in ihrer Wirksamkeit sehr umstritten, wahrscheinlich lässt sich die gleiche Wirkung durch Kamille- oder Kümmeltee erreichen. Pankreatin hingegen ist ein durchaus wichtiges Medikament, allerdings nicht zur Beseitigung von Verdauungsstörungen jeglicher Art, sondern nur bei einem Ausfall der Bauchspeicheldrüse. Ist die Bauchspeicheldrüse chronisch erkrankt (z. B. durch Entzündungen) kann ihre Funktion nach und nach ausfallen. Dann müssen die durch sie hergestellten Verdauungssäfte ersetzt werden, z. B durch Pankreatin. Leider wird das Präparat häufig völlig unkritisch bei allen möglichen Bauchbeschwerden eingesetzt – ohne nachweisbaren Nutzen.

Magen-Darm-Erkrankungen

Anwendung

Dosierung und Besonderheiten bei der Einnahme sind den jeweiligen Beipackzetteln zu entnehmen. Achtung: Einige Carminativa in Tropfenform sind alkoholhaltig.

Die Dosierung von Pankreatin richtet sich nach dem Körpergewicht und muss mit dem Arzt besprochen werden.

Nebenwirkungen

→ **Darmverengungen**

Werden Pankreatinpräparate in sehr hoher Dosis über längere Zeit eingenommen, kann es zur Vernarbung im Darmbereich kommen. Schwere Verstopfungen, sogar Darmverschlüsse können die Folge sein. Die Dosierung des Präparats muss daher immer mit dem Arzt besprochen werden.

→ **Allergien**

Allergische Reaktionen äußern sich meist als Hautausschläge. Bei jeder Form einer Allergie muss das Mittel abgesetzt werden.

Kombination mit anderen Mitteln

Es ergeben sich keinerlei Probleme, die von Bedeutung wären.

Achtung

Bei einer akuten Entzündung der Bauchspeicheldrüse (z. B. durch Gallensteine) darf unter gar keinen Umständen Pankreatin eingenommen werden. Die Symptome können sich dadurch verschlechtern.

Schwangerschaft und Stillzeit

Sowohl Carminativa als auch Enzympräparate können in der Schwangerschaft und während der Stillzeit eingenommen werden. Eine Gefahr für das Kind besteht nicht.

> **Daher unsere Bewertung**
>
> Die Wirksamkeit von Carminativa bei Völlegefühl, Bauchschmerzen und Blähungen ist nicht ausreichend belegt. Wir raten daher von der Anwendung ab. Fenchel- und Kümmeltee tun gleiche Dienste.
>
> Präparate, die Pankreatin enthalten, sind bei einem völligen Ausfall der Bauchspeicheldrüse sinnvoll, helfen bei den üblichen Verdauungsproblemen jedoch wenig.
>
> Auch von der Kombination mit Simethicon bzw. Dimeticon raten wir daher ab.

Durchfall

> ### Durchfallerkrankungen weltweit   ℹ
>
> Durchfallerkrankungen sind häufig und gerade in den Entwicklungsländern eine enorme Bedrohung: Laut Weltgesundheitsorganisation sterben dort jährlich vier bis sechs Millionen Kinder an akutem Durchfall.

Was ist Durchfall?

Ab welcher täglichen Stuhlhäufigkeit ein krankhafter Durchfall vorliegt, lässt sich nicht so ohne weiteres sagen: Was für den einen Menschen noch normal ist, wird von anderen bereits als krankhaft erlebt.

Als »Grenzwert« gelten zwei bis drei Sitzungen pro Tag. Die Konsistenz des Stuhls ist meist breiig bis flüssig, da die größere Masse in häufigen Fällen von einem vermehrten Wasseranteil herrührt.

Ursache

Die Ursache heftiger Durchfälle sind in der Regel Infekte. Häufigster Verursacher ist das Rotavirus (bei 30 bis 60 Prozent). Solche Durchfällen sind meist harmlos und gehen in 90 Prozent der Fälle innerhalb von drei bis fünf Tagen von selbst vorüber. Manchmal tritt anfangs gleichzeitig Erbrechen auf.

Gerade bei Fernreisen verdirbt bakterienbedingter Durchfall oft die Urlaubsfreude. Viele Tropenreisende (30 bis 50 Prozent) leiden in den ersten Tagen unter »Montezumas Rache«, da sie den Grundsatz missachten »cook it, boil it, peel it, or forget it« (koche es, siede es, pelle es oder vergiss es).

Durchfälle, die länger als vier Wochen andauern, gelten als »chronisch« und haben dann meist andere Ursachen. Neben nichtinfektiösen chronischen Darmentzündungen (bei jüngeren Menschen, siehe auch Seite 181ff.) muss an Geschwülste im Dickdarm (bei älteren Menschen) gedacht werden.

Auch bestimmte Stoffwechselerkrankungen (z. B. Schilddrüsenüberfunktion) und ein häufiger Gebrauch von Abführmitteln können zu anhaltenden Durchfällen führen. Chronische Durchfälle müssen durch ausführlichere Untersuchungen abgeklärt werden. Ihre Behandlung hängt von der Grunderkrankung ab.

Symptome

Bei Durchfall wird häufiger als zwei- bis dreimal am Tag Stuhl abgesetzt, der meist breiig bis flüssig ist. Begleitend können heftige kolikartige Schmerzen auftreten. Bei schweren Durchfallerkrankungen kommt es zusätzlich zu hohem Fieber, Krankheitsgefühl und Gelenkschmerzen. Findet sich Blut im Stuhlgang, ist das immer ein bedrohliches Symptom. In diesem Fall muss umgehend ärztlicher Rat gesucht werden.

Spätfolgen und Komplikationen

Durchfallerkrankungen können durch den erheblichen Flüssigkeitsverlust akut lebensbedrohlich werden. In Ländern der Dritten Welt sterben jedes Jahr schätzungsweise vier bis sechs Millionen Kinder an den Folgen einer Durchfallerkran-

Magen-Darm-Erkrankungen

kung. Hierzulande sind eher ältere Menschen betroffen, die die Flüssigkeitsverluste wegen mangelndem Durstempfinden nicht rechtzeitig ausgleichen.

Weniger dramatische, aber dennoch unangenehme Spätfolgen eines akuten Magen-Darm-Infekts mit Durchfall sind Gelenkentzündungen, die noch Monate nach dem überstandenen Infekt auftreten können. Nach einigen Wochen klingen sie jedoch von selbst wieder ab.

Das kann man selbst tun

→ **Vorsicht bei Auslandsreisen**

Vor allem in tropischen und subtropischen Gegenden sollte man nur in Flaschen abgefüllte oder abgekochte Getränke, gekochte Speisen sowie Früchte, die geschält werden können, verzehren. Leitungswasser, Eiswürfel und Nahrungsmittel aus dem Straßenverkauf sollte man meiden. Allein durch diese Vorsichtsmaßnahmen lässt sich die Gefahr eines Reisedurchfalls erheblich senken.

→ **Viel Flüssigkeit und Salz**

Das eigentlich Gefährliche an akuten Durchfällen ist der Flüssigkeits- und Salzverlust. Bei Kindern können bereits geringe Verluste eine gefährliche Austrocknung bewirken. Ältere Menschen sind gefährdet, weil bei ihnen das Durstempfinden vermindert ist.

Ersetzen kann man die Verluste am einfachsten mit der so genannten »WHO-Lösung«, einem Getränk, das von der Weltgesundheitsorganisation empfohlen wird (siehe Kasten).

Medikamente: Nutzen und Risiken

Medikamente sind bei Durchfällen nur erforderlich, wenn der Flüssigkeitsersatz nicht ausreicht. Ist der Durchfall extrem belästigend, so kann kurzfristig das »Stopfmittel« Loperamid eingenommen werden (allerdings nicht bei Kindern unter zwei Jahren!).

Eine Reihe von Hefe- und Bakterienpräparaten behaupten von sich, die Darmflora wiederherzustellen. Ihr Nutzen ist allerdings minimal.

Die »WHO-Lösung«

Dieses leicht herzustellende Getränk könnte wahrscheinlich mehr Menschenleben retten als die meisten sonstigen medizinischen Maßnahmen: Man löst einen halben bis einen Teelöffel Salz und acht Teelöffel Traubenzucker in einem Liter Wasser, Tee oder Fruchtsaft auf. Die Lösung enthält kein Kalium, das ebenfalls mit dem Durchfall verlorengeht. Daher sollte gleichzeitig viel Obst gegessen werden (z. B. Bananen). Die »WHO-Lösung« trinkt man in kleinen Portionen bis das Durstgefühl verschwindet. Der Urin, der bei Austrocknung dunkel ist, bekommt dann langsam wieder seine normale Farbe.

Eine Alternative zu dieser WHO-Lösung stellt die Therapie mit Cola und Salzstangen dar – sie ist vor allem bei Kindern sehr beliebt. Wegen des hohen Zuckergehalts sollte man die Cola in diesem Fall allerdings 1:1 mit abgekochtem Wasser verdünnen.

Diese Therapie, die man als »orale Rehydratation« bezeichnet, wird wegen ihrer Einfachheit häufig nicht ernst genommen. Sie gilt jedoch als eine der wichtigsten medizinischen Fortschritte des Jahrhunderts.

Noch einmal: Die WHO-Lösung ist wichtiger als alle Medikamente! Gerade bei Kindern können gedankenlos verschriebene Durchfallmittel gefährliche Nebenwirkungen hervorrufen. In Entwicklungsländern führt der unkritische Gebrauch dieser Medikamente häufig zu Komplikationen, zudem unterbleibt dann oft der lebensnotwendige Flüssigkeits- und Salzersatz.

Durchfall

Auch für die populäre Aktiv- oder »medizinische« Kohle als Stopfmittel lässt sich erstaunlicherweise kein Nutzen nachweisen. Nur im Bereich der Medikamentenvergiftung hat Aktivkohle ihre Berechtigung, da sie die Giftstoffe im Darm binden und so die Aufnahme der Stoffe in den Blutkreislauf vermindern kann. Die Bindung von Bakterien oder deren Giften ist hingegen nicht gesichert.

Bei schweren Durchfällen, die mit Fieber, blutigem Stuhlgang und deutlichem Krankheitsgefühl einhergehen, handelt es sich meist um eine bakterielle Infektion. In diesem Falle ist eine Antibiotikabehandlung erforderlich. In Frage kommen ein Chinolon oder Cotrimoxazol (siehe Seite 99ff. und 103ff.). Bei solchen schweren Krankheitsbildern dürfen auf keinen Fall Durchfallmittel eingenommen werden.

Fragen an den Arzt

● **Mein Durchfall dauert schon mehr als vier Wochen. Steckt vielleicht etwas Ernsthaftes dahinter?**
In aller Regel sind Durchfälle harmloser und vorübergehender Natur. Halten die Beschwerden länger als vier bis sechs Wochen an, kann es notwendig sein, weiterführende Untersuchungen vorzunehmen. Andere Warnsymptome, die Sie mit Ihrem Arzt besprechen sollten, sind Abgang von Blut mit dem Stuhlgang, ständiger Wechsel zwischen Verstopfung und Durchfall und nicht kontrollierbarer Stuhlabgang. Diese Symptome können auf eine bösartige Erkrankung hinweisen.

● **Welche Untersuchungen können in meinem Fall notwendig werden?**
Zunächst wird man den Stuhl auf Keime hin untersuchen. Halten die Beschwerden jedoch sehr lange an oder sind die Symptome unklar, kann eine Dickdarmspiegelung notwendig werden. Durch sie kann man entzündliche Darmerkrankungen und Tumore erkennen bzw. ausschließen. Lassen Sie sich diese Untersuchung hinsichtlich ihrer Risiken und Vorteile in jedem Fall genau erklären.

Loperamid

Wirkstoff	Medikamente
Loperamid	Enterobene (A), Imodium (D, A, CH), Lopedium (D), Loperamid-Cophar (CH), Loperamid Heumann (D), Loperamid-ratiopharm (D), Lopimed (CH)

Wirkungsweise

Loperamid ist eng verwandt mit Opiaten, die als stark wirkende Schmerzmittel einen festen Platz in der Behandlung chronischer Schmerzzustände haben (z. B. bei Krebs). Alle Opiate verlangsamen auch die Darmtätigkeit, was zu einer erheblichen Verstopfung führen kann. Diese Wirkung wollte man für die Behandlung von Durchfällen nutzen, die süchtig machende Wirkung der Opiate dabei aber unterdrücken. Deshalb veränderte man die Opiatgrundstruktur chemisch so, dass ausschließlich die stopfende Wirkung übrig geblieben ist. Das Ergebnis dieser Bemühungen ist Loperamid. Dennoch kann das Mittel nur die Symptome, nicht aber die Ursachen des Durchfallls bekämpfen!

Anwendung

Zu Beginn der Behandlung werden 4 mg (entspricht zwei Tabletten oder 20 ml der Lösung) eingenommen. Bei jedem Stuhlgang werden dann nochmal 2 mg (eine Tablette bzw. 10 ml Lösung) eingenommen, wobei eine Tagesdosis von 16 mg (entsprechend acht Tabletten oder 80 ml Lösung) nicht überschritten werden sollte. Diese Angaben gelten nur für Erwachsene. Kindern über acht Jahren wird die halbe Dosis empfohlen, für Kinder zwischen zwei und acht Jahren wird diese Dosis noch einmal halbiert (also ein Viertel der Erwachsenendosis). Kinder unter zwei Jahren dürfen das Mittel auf keinen Fall einnehmen (Gefahr eines Darmverschlusses).

Magen-Darm-Erkrankungen

Nebenwirkungen

→ **»Maskierung« des Flüssigkeitsverlustes**

Keine Nebenwirkung im eigentlichen Sinn, aber ein erhebliches Problem ist die »Maskierung« des Krankheitsbildes: Der Körper gibt weiterhin zu viel Flüssigkeit an den Darm ab. Doch durch die loperamidbedingte Darmträgheit verbleibt die Flüssigkeit im Darm und wird nicht mehr im Stuhlgang »sichtbar«. Aufgrund der scheinbaren Besserung trinkt man nicht mehr ausreichend. Besonders ältere Menschen, die kein ausgeprägtes Durstempfinden mehr haben, sind gefährdet.

→ **Bauchschmerzen**

Bauchschmerzen treten regelmäßig auf, können aber manchmal von den Beschwerden, die durch den Durchfall entstehen nicht unterschieden werden. Wenn man sich nicht sicher ist, woher die Beschwerden stammen, sollte man Loperamid lieber absetzen.

→ **Benommenheit und Schwindel**

Auch wenn Loperamid vorwiegend im Darm wirkt, sind geringe Auswirkungen auf das zentrale Nervensystem möglich. Es kann daher bei der Einnahme zu Müdigkeit, Schwindel und Benommenheit kommen. Sind die Beschwerden ausgeprägt, sollte Loperamid abgesetzt werden.

→ **Darmverschluss und schwere Darmentzündungen**

Diese lebensbedrohlichen Krankheitsbilder kamen bei kleinen Kindern vor. Kinder sollten deshalb nur sehr zurückhaltend mit Loperamid behandelt werden, Kinder unter zwei Jahren überhaupt nicht.

Kombination mit anderen Mitteln

Loperamid darf niemals zusammen mit Quellmitteln zum Abführen (»indischem Flohsamen«) verwendet werden! Auf die Idee kann man kommen, wenn man zuviel Quellmittel eingenommen hat und Durchfall auftritt. Durch die Kombination kann es zu einem lebensbedrohlichen Darmverschluss kommen.

Achtung

Zwar ist Loperamid bei Reisedurchfällen äußerst beliebt, seine Anwendung kann aber gerade hier sehr gefährlich sein! Bei Durchfällen, die durch bakterielle Infekte entstanden sind (und das ist beim Reisedurchfall oft der Fall), verschlimmert sich das Krankheitsbild unter Umständen durch die Stilllegung des Darmes: Die Reinigungsfunktion des Durchfalls entfällt. Wird der Darm künstlich beruhigt, verbleiben die Krankheitserreger länger im Darm: Die Krankheit zieht sich hin und verläuft noch unangenehmer. Daher darf Loperamid auf keinen Fall bei Fieber über 38 Grad Celsius und bei blutigen Durchfällen eingenommen werden.

Kinder unter zwei Jahren sollten niemals Loperamid erhalten, da lebensbedrohliche Komplikationen aufgetreten sind.

Schwangerschaft und Stillzeit

In Schwangerschaft und Stillzeit sollte Loperamid wegen fehlender Erfahrungen nicht eingenommen werden. Eine versehentliche Einnahme macht aber keinen Schwangerschaftsabbruch erforderlich.

Daher unsere Bewertung

Loperamid kann bei Durchfall die Symptome mildern, ohne allerdings die Ursachen zu beseitigen. Die Anwendung sollte sich auf zwei bis drei Tage beschränken. Bei bakteriellen Durchfällen (z. B. schwerer Reisedurchfall) und bei schweren Krankheitsbildern soll das Mittel nicht genommen werden.

Adsorbierende Stoffe

Wirkstoffe	Medikamente
Adsorbierende Kohle	Kohle Compretten (D), Kohle Hevert (D), Kohle pulvis (D)
Apfelpektin + Kamillenblütenextrakt	Diarrhoesan (D)
Kaolin/Pektin	Kaoprompt H (D)
Smektit	Colina (D)
Tanninalbuminat	Tannalbin (A, D)
Tanninalbuminat + Etharidinlactat	Tannacomp (D)

Wirkungsweise

Diese Mittel sollen Flüssigkeit und jene darmreizenden Stoffe binden, die den Durchfall verursachen. Die Wirksamkeit dieser Mittel wurde bis zu jetzigen Zeitpunkt nie überzeugend nachgewiesen, auch der von adsorbierender oder »medizinischer« Kohle nicht.

Der einzige Effekt, der sich beispielsweise durch die Einnahme von Kaolin/Pectin zeigte, war ein »ästhetischeres Aussehen« der Stühle. Auch für die anderen adsorbierenden Substanzen gibt es keinerlei positiven Nachweis einer relevanten Wirkung.

Anwendung

Die Dosierung unterscheidet sich je nach Wirkstoff. In der Regel müssen die Präparate mehrmals täglich (Kaoprompt H stündlich) genommen werden. Zur Einnahme anderer Arzneimittel sollte man immer einen möglichst großen Abstand einhalten (mindestens eineinhalb bis zwei Stunden), denn deren Wirkung kann durch die adsorbierenden Stoffe beeinträchtigt werden.

Nebenwirkungen

Die Wirkstoffe sind gut verträglich, Nebenwirkungen treten selten auf.

→ **Bauchbeschwerden**

Bauchschmerzen, Appetitlosigkeit und Völlegefühl können vorkommen. Meist sind diese Beschwerden jedoch nicht so ausgeprägt, dass die Behandlung abgebrochen werden müsste.

→ **Nierensteine**

Wird Smektit langfristig eingenommen, kann es zur Bildung von Nierensteinen kommen. Bei Rückenschmerzen muss an eine solche Komplikation gedacht werden.

Kombination mit anderen Mitteln

Die Aufnahme vieler anderer Arzneimittel in das Blut kann gestört werden, wenn man sie mit Adsorbenzien nimmt. Die Einnahme anderer Wirkstoffe sollte deshalb in einem zeitlichen Abstand von eineinhalb bis zwei Stunden erfolgen.

Achtung

Bei schweren Krankheitsbildern mit Fieber oder blutigen Durchfällen sollten grundsätzlich niemals Durchfallmittel eingenommen werden.

Schwangerschaft und Stillzeit

Hinsichtlich der Sicherheit dieser Wirkstoffe in Schwangerschaft und Stillzeit weiß man wenig. Da der therapeutische Nutzen fraglich ist, sollte man sie also nicht einsetzen. Eine versehentliche Einnahme in der Schwangerschaft erfordert jedoch keine weiterführenden Untersuchungen.

> ### Daher unsere Bewertung
>
> **Der Nutzen adsorbierender Wirkstoffe bei Durchfallerkrankungen ist nach vorliegenden Untersuchungen sehr fraglich. Von der Anwendung raten wir daher ab.**
>
> **Der Stellenwert der medizinischen Kohle liegt hauptsächlich in der Behandlung von Vergiftungen. Bei der Therapie von Durchfallerkrankungen ist der Nutzen nicht nachgewiesen. Von der Anwendung raten wir ab.**

Bakterien- und Hefepräparate

Wirkstoffe	Medikamente
Hefepräparate: Saccharomyces Boulardii	Hamadin (D), Perenterol (D), Perocur (D), Santax S (D)
Bakterienpräparate: Escherichia coli	Mutaflor (D), Symbioflor li (D)
Escherichia coli + Enterococcus faecalis	Pro Symbioflor (D)
Lactobacillus	Omnisept (D)
Lactobacillus + Bifidobacterium	Omniflora N (D)

Wirkungsweise

Die Präparate enthalten, wie der Name schon sagt, Bestandteile von Bakterien oder Hefepilzen. Sie sollen ihre Wirkung über verschiedene Mechanismen entfalten: Angeblich stellen sie die eigene Darmflora wieder her, hemmen schädliche Bakterien in ihrem Wachstum und steigern das Immunsystem.

Die Belege für eine klinische Wirksamkeit dieser Präparate sind jedoch bis zum heutigen Zeitpunkt nur sehr spärlich. Selbst wenn in einigen Untersuchungen ein Effekt gemessen wurde, war dieser extrem gering.

Anwendung

Die Bakterien- und Pilzpräparate sollen laut Angaben der Hersteller dreimal täglich eingenommen werden. Besondere Einnahmetechniken sind nicht erforderlich, ebensowenig wie ein zeitlicher Abstand zu den Mahlzeiten.

Nebenwirkungen

Die Mittel sind gut verträglich, Nebenwirkungen treten selten auf.

→ Bauchbeschwerden

Die Einnahme kann zu Blähungen führen; dies ist selten ein Grund für das Absetzen der Mittel.

→ Allergien

Da es sich bei den Präparaten um Bestandteile von Bakterien und Pilzen, also um »fremdes« Eiweiß handelt, können auch allergische Reaktionen auftreten. Meist äußern sich diese Allergien in Juckreiz und Quaddeln. In sehr seltenen Fällen kann es zu schweren Kreislaufreaktionen kommen. Bei jedem Verdacht auf eine Allergie muss das Mittel abgesetzt werden.

Kombination mit anderen Mitteln

Bei der Einnahme anderer Wirkstoffe treten normalerweise keine Probleme auf. Nimmt man jedoch Tabletten gegen Pilzerkrankungen ein, so werden die in den Durchfallmitteln enthaltenen Pilze (Saccharomyces) zerstört.

Achtung

Menschen mit einer angeborenen oder erworbenen Immunschwäche (AIDS) dürfen diese Mittel nicht einnehmen, da sie Bakterien bzw. Pilze enthalten. Deren Auswirkungen auf das Immunsystem lassen sich nicht abschätzen.

Schwangerschaft und Stillzeit

Eine Gefährdung für das Kind ist bei Einnahme dieser Mittel nicht zu erwarten.

Daher unsere Bewertung

Bei den Bakterien- und den Hefepilzpräparaten handelt es sich um zwar nebenwirkungsarme Mittel, die Belege für eine klinische Wirksamkeit der Mittel sind bis zum heutigen Zeitpunkt jedoch nur spärlich. Wenn ein Effekt gemessen wurde, war dieser extrem gering. Von einer Anwendung dieser Präparate raten wir aus diesem Grund ab.

Chronisch entzündliche Darmerkrankungen

> **Chronisch entzündliche Darmerkrankungen in Deutschland** ℹ️
>
> Es kommen zwei bis acht Fälle von Colitis ulcerosa bzw. Morbus Crohn pro Jahr auf 100 000 Einwohner, wobei die Krankheit meist zwischen dem 20. und 40. Lebensjahr auftritt. Bei etwa zehn Prozent überlappen sich beide Krankheitsbilder, sodass eine eindeutige Zuordnung nicht möglich ist.

Was sind chronisch entzündliche Darmerkrankungen?

Unter diesem Oberbegriff werden zwei verschiedene Krankheitsbilder zusammengefasst: eine auf den Dickdarm beschränkte Entzündung (Colitis ulcerosa) und eine Entzündung, die den ganzen Magen-Darm-Trakt betreffen kann (Morbus Crohn). Diese sehr ähnlichen Entzündungen treten vor allem im jungen Erwachsenenalter auf und verlaufen chronisch, mit wiederkehrenden Krankheitsschüben.

Ursachen

Die Ursachen sind bis heute nicht genau erfoscht, allerdings gibt es viele Vermutungen. Unter anderem wird spekuliert, ob bestimmte Krankheitskeime (Viren oder Bakterien) im Darm die Entzündung verursachen. Zeitweise wurde auch die Hypothese vertreten, dass eine Allergie auf Milchprodukte eine Rolle spielt.

Tatsächlich kann ein Teil der Betroffenen durch Verzicht auf Milchprodukte eine gewisse Besserung erzielen. Schließlich werden auch psychosomatische Faktoren ins Feld geführt, deren Einfluss auf die Erkrankung jedoch ebenfalls umstritten ist.

Symptome

Chronisch entzündliche Darmerkrankungen äußern sich häufig, aber nicht immer mit anhaltenden Durchfällen. Im akuten Stadium kommt es zu starken Bauchschmerzen mit Fieber. Betroffene fühlen sich durch die Erkrankung sehr beeinträchtigt. Meist verlaufen die Entzündungen schubweise: Phasen weitgehenden Wohlbefindens wechseln sich mit schweren Krankheitsepisoden ab.

Spätfolgen und Komplikationen

Durch die anhaltende Entzündung kommt es beim Morbus Crohn im Darm häufig zu Vernarbungen und Verengungen. Diese können die Verdauungstätigkeit erheblich beeinträchtigen – bis hin zum Darmverschluss. Beim Morbus Crohn entwickeln sich außerdem oft Fisteln. Über diese kleinen Verbindungswege zwischen dem Darm und der Haut oder anderen Organen kann sich flüssiger Stuhlgang entleeren. Fisteln sind äußerst unangenehm und schmerzhaft.

Bei einer Colitis ulcerosa kommt es häufig zu Blutungen aus dem Darm, der Blutverlust kann bedrohliche Ausmaße annehmen. Beide Erkrankungen führen über die Jahre zu einer Erhöhung des Krebsrisikos. Für die Colitis ulcerosa ist dies lange bekannt. Offenbar trifft dasselbe jedoch auch für den Morbus Crohn zu – und zwar in stärkerem Maße als bislang angenommen.

Neue Hoffnung?

Seit kurzem ist auch die Behandlung chronisch entzündlicher Darmerkrankungen mit einem gentechnisch hergestellten Antikörper möglich. Dieser Antikörper heißt Infliximab (Handelsname in Deutschland: Remicade) und richtet sich gegen eine Substanz im Blut, die die Entzündung im Darm anheizt (»Tumornekrosefaktor«).

Sie ist bei chronisch entzündlichen Darmerkrankungen in großen Mengen nachzuweisen. Indem der Stoff durch den Antikörper abgefangen wird, kann er seine schädliche Wirkung nicht entfalten. Auf diese Art und Weise soll die Entzündung zurückgedrängt werden.

Bisher liegen nur begrenzte Erfahrungen und kurzfristige Untersuchungen mit Infliximab vor. Die dabei aufgetretenen Nebenwirkungen waren zum Teil sehr gefährlich (schwere allergische Reaktionen). Daher sollte das Medikament nur in ausgewählten Fällen, in denen alle anderen Therapiemaßnahmen bereits versagt haben, eingesetzt werden.

Seit einigen Jahren wird auch die Einnahme von Weihrauch (Wirkstoff: Boswellia, im Schweizer Kanton Appenzell als »H15« erhältlich) empfohlen. Dieser Wirkstoff soll ebenfalls antientzündlich wirken. In der Theorie gibt es zwar durchaus Hinweise auf eine Wirksamkeit dieses Mittels – ob die Anwendung jedoch wirklich von Nutzen ist, ist bisher noch durch keine einzige Untersuchung schlüssig belegt worden. Wir warnen daher vor übertriebenen Hoffnungen bezüglich dieses »natürlichen« Wirkstoffs.

Das kann man selbst tun

→ Nur begrenzte Möglichkeiten

Durch eine Umstellung der Ernährung, körperliche Aktivitäten oder Erlernen von Entspannungstechniken kann man nur begrenzt Einfluss auf den Krankheitsverlauf nehmen.

→ Ernährung anpassen

Während eines akuten Schubs sollte man ballaststoffarm essen: Es empfiehlt sich, weniger Obst und Gemüse und anstelle von Vollkornbrot Weißmehlprodukte zu essen. In weitgehend beschwerdefreien Phasen dagegen ist eine normale Vollkost erlaubt – mit Ausnahme von Lebensmitteln, die man erfahrungsgemäß überhaupt nicht verträgt. Das sind oft fettes Fleisch, Süßigkeiten, Mayonnaise, Kaffee, Getränke mit Kohlensäure, unreife Früchte oder rohes Steinobst. Wenn Sie sich nicht sicher sind, was Sie vertragen, lassen Sie zunächst einmal alle Speisen weg, die Sie im Verdacht haben. Nach und nach können Sie diese wieder in Ihren Speiseplan einbauen. Kommt es zu einer Verschlechterung, wissen Sie dann, woran es gelegen hat.

Medikamente: Nutzen und Risiken

Die Behandlung mit Medikamenten verfolgt drei Ziele: Erstens sollen die Symptome eines akuten Schubs gelindert werden. Zweitens möchte man verhindern, dass die Schübe regelmäßig wiederkehren. Und drittens sollen Spätfolgen und Komplikationen verhindert werden. Die akute Therapie unterscheidet sich von einer vorbeugenden Langzeitbehandlung.

Zu den wichtigsten Medikamenten bei entzündlichen Darmerkrankungen zählen Hormone der Nebenniere (Cortison und seine Abkömmlinge). Sie sind für die akute Phase unentbehrlich. Leider sind sie aufgrund ihrer starken Nebenwirkungen für die Langzeittherapie nicht gut geeignet. Andere wichtige Medikamente sind Arzneimittel, die das Immunsystem beeinflussen (Methotrexat und Azathioprin, siehe Seite 276ff. und 556f.). Die hier besprochenen Wirkstoffe Sulfasalazin und Mesalazin eignen sich für die Akut- und für die Langzeittherapie.

Chronisch entzündliche Darmerkrankungen

Bei schweren Entzündungen und Komplikationen kann eine Operation notwendig werden. Beim Morbus Crohn werden meist Verengungen im Darm oder Fisteln beseitigt. Bei der Colitis ulcerosa wird im Ernstfall sogar der gesamte Dickdarm entfernt. Da die Colitis ulcerosa immer nur den Dickdarm befällt, ist die Erkrankung nach einem solchen Eingriff »geheilt«.

Beim Morbus Crohn ist dieses Vorgehen nicht möglich, da er jederzeit an anderer Stelle wieder ausbrechen kann.

Fragen an den Arzt

● **Trotz regelmäßiger Einnahme meiner Medikamente habe ich immer wieder Krankheitsschübe der Colitis ulcerosa. Soll ich mich nicht operieren lassen, um das Problem endgültig zu beseitigen?**
Auch bei Colitis ulcerosa sollten zunächst alle medikamentösen Maßnahmen ausgeschöpft werden, ehe man zum Messer greift. Denn natürlich hat eine solche Operation ihre Gefahren. Sie kommt wirklich nur bei schweren Verläufen und Komplikationen in Betracht. Lassen Sie sich genau erklären, ob diese Operation für Sie in Frage kommt, wie sie abläuft und welche Folgen und Komplikationen auftreten können!

Mesalazin und Sulfasalazin

Wirkstoffe	Medikamente
Mesalazin	Asacol (CH), Claversal (A, D), Pentasa (D, A, CH), Salofalk (CH, D, A)
Sulfasalazin	Azulfidine (D), Colo-Pleon (D), Salazopyrin (A, CH)

Wirkungsweise

Sulfasalazin und Mesalazin wirken direkt auf die entzündeten Stellen im Darm. Die wirksame Substanz in beiden Wirkstoffen ist die 5-Aminosalicylsäure. Auch wenn man ihren Wirkmechanismus nicht kennt, vermutet man, dass sie vor allem die Bildung entzündungsvermittelnder Stoffe drosselt. Vielleicht spielt auch das Abfangen von »freien Radikalen«, die bei vielen entzündlichen Erkrankungen wichtig sind, eine Rolle.

Diese Substanzen sind auch in den beschwerdefreien Phasen der Krankheit wirksam. Mesalazin und Sulfasalazin verhindern zumindest teilweise das Wiederaufflammen der Entzündung.

Beide Wirkstoffe sind ähnlich zusammengesetzt und gleich wirksam: Sulfasalazin ist eine Verbindung aus Mesalazin und einem antibakteriell wirkenden Sulfonamid. Im Darm wird es durch die Bakterien in beide Bestandteile zerlegt. Das Sulfonamid trägt nichts zu den Wirkungen, wohl aber zu verstärkten Nebenwirkungen bei.

Anwendung

In vielen Fällen können diese Mittel als Tabletten eingenommen werden. Die tägliche Dosis wird oft auf drei Gaben pro Tag verteilt. Von Mesalazin werden meist 1,5 bis 3 g täglich eingenommen, von Sulfasalazin 3 bis 4 g.

Bei einer Entzündung im Enddarm können die Wirkstoffe jedoch auch als Einlauf zugeführt werden, z. B. morgens und abends 2 g. Die Dosis richtet sich nach dem Ausmaß der Entzündung und danach wie sehr der einzelne Patient auf die Mittel anspricht.

Nebenwirkungen

Sulfasalazin verursacht die aufgeführten Nebenwirkungen etwas häufiger als Mesalazin.

→ **Kopfschmerzen, Müdigkeit, Schlafstörungen**

Recht häufig wird nach Einnahme über Kopfschmerzen geklagt. Auch über Müdigkeit, allgemeine Schwäche und Schlafstörungen wurde berichtet. Sind die Beschwerden nicht zu stark, sollte die Behandlung weitergeführt werden.

→ **Allergien**

Besonders Sulfasalazin führt häufig zu allergischen Nebenwirkungen. Diese können sich als

Magen-Darm-Erkrankungen

Hautreaktionen äußern. In sehr häufigen Fällen kommt es jedoch auch zu Fieber, schwerem Krankheitsgefühl, Blutbildschäden und Lungenentzündungen. Daher muss das Mittel bei jedem Verdacht auf eine allergische Reaktion sofort abgesetzt werden.

Falls sich unter der Einnahme des Medikamentes eine plötzliche Verschlechterung des Allgemeinbefindens ergibt, muss Ihr Arzt eine körperliche Untersuchung sowie auch eine Kontrolle von Blutbild, Urin, Leber- und Nierenwerten durchführen.

→ **Entzündungen der Bauchspeicheldrüse**

Unter Einnahme beider Medikamente kann es zu einer Entzündung der Bauchspeicheldrüse kommen. Treten daher anhaltende Bauchschmerzen auf, die sich nicht auf die Darmentzündung zurückführen lassen, muss an eine solche Komplikation gedacht werden. Durch eine Ultraschalluntersuchung und eine Laborkontrolle lässt sich dieser Verdacht überprüfen.

Kombination mit anderen Mitteln

● Die Wirkung des gerinnungshemmenden Mittels Marcumar kann verstärkt werden. Es kommt dann leichter zu Blutungen. Bei gleichzeitiger Einnahme müssen deshalb die Blutwerte kontrolliert werden.
● Das Mittel Phenytoin (Wirkstoff zur Behandlung der Epilepsie, siehe Seite 505ff.) wird in seiner Wirkung verstärkt. Auch dann können vermehrt Nebenwirkungen auftreten.

Achtung

● Bei schweren Leberschäden sollte man das Medikament nur sehr vorsichtig einnehmen. Diese können sich sonst während der Behandlung verschlechtern.
● Bei einer Allergie gegen Sulfonamide (Antibiotika, siehe Seite 87ff. und 103ff.) darf auf keinen Fall Sulfasalazin eingenommen werden, da dieses Präparat ebenfalls einen Sulfonamidanteil hat.
● Die Behandlung muss bei Kindern unter 14 Jahren besonders streng überwacht werden, da für sie nur wenig Erfahrungen vorliegen.

Schwangerschaft und Stillzeit

Sulfasalazin sollte in den letzten Wochen der Schwangerschaft abgesetzt werden. Bei den Neugeborenen kann es zu einer ausgeprägten Gelbsucht kommen. Es kann durch Mesalazin ersetzt werden. In der Stillzeit sind beide Wirkstoffe erlaubt. Man muss jedoch auf Durchfälle beim Säugling achten.

Daher unsere Bewertung

Mesalazin und Sulfasalazin sind zur Behandlung chronisch entzündlicher Darmerkrankungen gut geeignet. Mesalazin ist zwar nicht besser wirksam, aber etwas besser verträglich als Sulfasalazin. Die Wirkstoffe werden dabei sowohl in der Akutbehandlung frischer Schübe als auch in der Langzeittherapie angewendet.

Hämorrhoiden

Hämorrhoiden weltweit

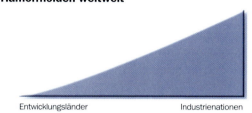

Unter Hämorrhoiden leiden bei uns schätzungsweise 30 Prozent der Bevölkerung. Fast jeder macht im Laufe seines Lebens einmal Erfahrung damit. Sie sind klar eine Erkrankung der Industrienationen.

Was sind Hämorrhoiden?

Im Enddarm sitzt ein Venengeflecht, das zusammen mit mehreren Muskelsträngen für die Verschlussfunktion des Darms verantwortlich ist. Hämorrhoiden sind so etwas wie Krampfadern dieses Venengeflechts.

Die Beschwerden, die sie verursachen, hängen in erster Linie davon ab, wie groß die Hämorrhoiden sind. Hierbei reicht das Ausmaß von relativ kleinen Venenschwellungen, die kaum zu erkennen sind (Grad 1), bis hin zu massiven Vergrößerungen, wobei die Hämorrhoiden aus dem Enddarm heraustreten (Grad 3 und 4).

Ursachen

Hämorrhoiden haben viel mit unseren Ernährungs- und Lebensgewohnheiten zu tun. Ballaststoffarme Kost und die Hetze beim »großen Geschäft« (nachdem man den ganzen Tag keine Zeit dafür hatte) sind die klassischen Wegbereiter für Hämorrhoiden. Daneben wirken sich wahrscheinlich auch erbliche Vorbelastung und der Missbrauch von Abführmitteln negativ aus. Auch hormonelle Einflüsse scheinen eine Rolle zu spielen: In der frühen Phase der Schwangerschaft kommt es z.B. leicht zu Hämorrhoiden.

Symptome

Die unangenehmsten Symptome sind ein lästiger Juckreiz und Schmerzen, die durch eine Hautreizung durch die Hämorrhoiden zustande kommen. Blutungen sind ebenfalls häufig, meist kommt es zu Auflagerungen von hellem Blut auf dem Stuhlgang. Aber Achtung: Auch wenn Hämorrhoiden vorhanden sind, können Blutungen aus dem Darm andere Ursachen haben (z. B. Entzündungen oder Tumore). Man sollte sich bei Blutungen in jedem Falle untersuchen lassen und sie nicht automatisch auf die Hämorrhoiden schieben.

Eine weitere klassische Folge der Hämorrhoiden ist eine Veränderung des Stuhlgangs, der so genannte »Bleistiftstuhl«.

Spätfolgen und Komplikationen

Kommt es durch die Hämorrhoiden zu einem starken Blutverlust, ist das durchaus eine ernst zu nehmende Komplikation. Derartige Blutungen sind nämlich manchmal so ausgeprägt, dass Bluttransfusionen notwendig werden.

Magen-Darm-Erkrankungen

Das kann man selbst tun

Das Hämorrhoidalleiden lässt sich in erster Linie durch eine Umstellung des Essverhaltens verhindern bzw. lindern. In ausgeprägten Fällen bleibt jedoch nur noch der Gang zum Spezialisten.

→ Schlackenreiche Kost

Eine ballaststoffreiche Ernährung bleibt das A und O einer Hämorrhoidenbehandlung. Achten Sie auf viel Gemüse und Hülsenfrüchte. Ergänzen Sie die Kost bei Bedarf mit Leinsamen. Dadurch wird der Stuhlgang langfristig erleichtert und der Druck auf die angeschwollenen Venen im Enddarm geht zurück. In den ersten Wochen der Ernährungsumstellung kann es zu einer vorübergehenden Verschlechterung der Symptome kommen. Davon darf man sich jedoch nicht beirren lassen.

→ Ausreichend trinken

Genauso wichtig wie die ballaststoffreiche Ernährung ist die Zufuhr von reichlich Flüssigkeit, um die Ballaststoffe im Darm auch gut »aufquellen« zu lassen. Zwei bis drei Liter pro Tag sollten es sein. Doch Vorsicht: Herzkranke können durch diese Menge überfordert sein. Das richtige Quantum muss mit dem Arzt besprochen werden.

→ Keine Abführmittel

Auch wenn Probleme mit dem Stuhlgang auftreten, darf man nicht versuchen, diese mit dem Dauergebrauch von Abführmitteln in den Griff zu bekommen. Abgesehen von dem Teufelskreis, den man damit in Gang setzt (siehe Seite 168), stehen Abführmittel im Verdacht, die Entstehung von Hämorrhoiden zu begünstigen.

→ Zeit fürs »große Geschäft« nehmen

Den Gang zur Toilette immer wieder aufzuschieben, weil man keine Zeit hat, führt zu nachhaltigen Problemen: Der Darminhalt »trocknet ein«, der Stuhlgang ist erheblich erschwert, festes Pressen ist erforderlich, was die Hämorrhoiden aufblühen lässt. Man sollte dem »Drang« deshalb rechtzeitig folgen.

Medikamente: Nutzen und Risiken

Beseitigen kann man Hämorrhoiden mit Medikamenten nicht. Einige äußerliche Anwendungen sind jedoch geeignet, zumindest vorübergehend die Beschwerden wie Schmerzen oder Juckreiz zu lindern. Dazu gehören in erster Linie Salben mit einem Lokalanästhetikum, z. B. Lidocain. Der Nutzen von Zäpfchen dagegen ist unsicher, weil man nicht sicher sein kann, ob sie auch dorthin gelangen, wo sie wirken sollen.

Eine Reihe von Arzneimitteln mit Bakterienbestandteilen oder Perubalsam ist für die Behandlung von Hämorrhoiden prinzipiell ungeeignet, da sie nicht richtig wirken und darüber hinaus Allergien auslösen können.

Cortisonhaltige Anwendungen können zwar die starken Reizungen durch Hämorrhoiden unterdrücken, sind bei längerer Behandlung jedoch problematisch, denn sie führen leicht zu Pilzinfektionen.

Wer die Beschwerden ursächlich angehen will, dem bleibt nur der Gang zu einem Spezialisten (Proktologen): Kleinere Hämorrhoiden kann man durch das Einspritzen eines Mittels veröden. Eine andere Möglichkeit ist die so genannte Gummibandligatur, die bei größeren Knoten durchgeführt wird. Dabei wird die Blutversorgung des Knotens durch ein übergestülptes Gummiband unterbunden, der Knoten fällt nach ein bis zwei Tagen ab. In sehr ausgeprägten Fällen kann aber auch eine Operation notwendig sein. Um ein Wiederkehren der Hämorrhoiden zu verhindern, hilft nur die Nahrungsumstellung.

Hämorrhoiden

Fragen an den Arzt

- **Ist die Verödung von Hämorrhoiden schmerzhaft?**
Da an dieser Stelle keine Nerven sitzen, tut die Spritze nicht weh. Gleiches gilt für die Gummibandligatur.

- **Ist die Untersuchung nicht extrem unangenehm?**
Bei der Untersuchung der Hämorrhoiden wird nur ein kurzes Endoskop (Proktoskop) benutzt, das eine Untersuchung der Hämorrhoiden und kleinere Eingriffe wie Verödungen ermöglicht. Meist ist die Angelegenheit in geübten Händen in wenigen Minuten überstanden. Gleichzeitig wird sichergestellt, dass wirklich »nur« Hämorrhoiden vorliegen und nicht eine andere Erkrankung.

Mittel mit Lokalanästhetika

Wirkstoffe	Medikamente
Blutegelwirkstoff (Hirudin) + Allantoin + Polidocanol	Haemo-Exhirud (D)
Cinchocain	Dolo Posterine N (D)
Lidocain	Lido Posterine (D)
Policresulen + Cinchocain	Faktu (D)

Wirkungsweise

Die wichtigste Wirkung dieser Mittel ist die Betäubung der Schleimhaut durch die Lokalanästhetika (Cinchocain, Lidocain und Polidocanol). Dadurch werden akute Schmerzen und Juckreiz gedämpft, was vorübergehend sehr wohltuend sein kann. Am Verlauf der Hämorrhoidenerkrankung ändern diese Anwendungen jedoch nichts.

Die zusätzlichen Wirkstoffe (in Faktu und Haemo-Exhirud) sind umstritten. Die Behauptung, diese wirkten sich günstig auf die Abheilung entzündlicher Veränderungen aus, ist durch nichts belegt.

Anwendung

Wir empfehlen die Anwendung in Salbenform, da Zäpfchen nicht mit Sicherheit an die entscheidenden Stellen im Enddarm gelangen. Die Salben werden zwei- bis dreimal täglich aufgetragen.

Nebenwirkungen

→ **Allergien**

Allergische Nebenwirkungen können zu Rötungen und Juckreiz führen. Unter Umständen kommt es dann sogar zu einer Verschlechterung statt zu einer Verbesserung der unangenehmen Symptome. Je mehr Wirkstoffe in einer Zubereitung enthalten sind, um so eher tritt eine derartige Allergie auf. Sehr selten können sich solche Allergien auch in allgemeinen Symptomen wie Blutdruckabfall oder Atemnot äußern.

Kombination mit anderen Mitteln

Die gleichzeitige Anwendung mit anderen Arzneimitteln verursacht, soweit zur Zeit bekannt, keine Probleme.

Achtung

Bei einer bekannten Allergie auf einen der Wirkstoffe sollte die Anwendung nach Möglichkeit unterbleiben.

Schwangerschaft und Stillzeit

Die Anwendung in Schwangerschaft und Stillzeit ist prinzipiell möglich; Hinweise auf eine schädigende Wirkung für das Kind gibt es nicht.

Magen-Darm-Erkrankungen

> **Daher unsere Bewertung**
>
> Mittel mit Lokalanästhetika sind bei vorübergehender Anwendung geeignet, akute Beschwerden wie Brennen, Juckreiz und Schmerzen zu lindern. Allerdings sollten keine Kombinationspräparate gewählt werden, da die beigemischten Wirkstoffe keine gesicherte Wirkung haben und lediglich die Gefahr allergischer Nebenwirkungen erhöhen. Keines der Mittel beeinflusst den Verlauf des Hämorrhoidalleidens.

Cortisonhaltige Mittel

Wirkstoffgruppen	Medikamente
Hydrocortison + Escherichia-coli-Stoffwechselprodukte + korpuskuläre Bestandteile	Posterisan forte (D)
Prednisolon + Cinchocain	Scheriproct (D)
Fluocinolonacetat + Lidocain	Procto-Jellin (D)
Clocortolon + Cinchocain	Procto-Kaban (D)

Wirkungsweise

Cortison und seine Abkömmlinge (Prednisolon, Fluocinolonacetat, Clocortolon) sind entzündungshemmende Mittel, die bei zahlreichen Erkrankungen eingesetzt werden.

Kurzfristig gegeben können sie bei Hämorrhoidalleiden Entzündungsprozesse hemmen und helfen so gegen starken Juckreiz oder nässende Ausschläge, die sich durch andere Maßnahmen nicht bessern lassen.

Die meisten dieser Mittel enthalten neben Cortison noch andere Wirkstoffe, z.B. Lokalanästhetika, die zusätzlich eine schmerzstillende Wirkung entfalten. Die Kombination von Hydrocortison mit Stoffwechselprodukten des Bakteriums Escherichia coli erscheint allerdings völlig sinnlos: Escherichia coli ist im Darmbereich ohnehin in großer Zahl vorhanden; was die Bestandteile dieses Keims eigentlich bewirken sollen bleibt ein Rätsel.

Anwendung

Länger als zehn Tage sollte man diese Mittel allerdings nicht anwenden, da sie bei längerfristiger Anwendung eine Reihe unerwünschte Wirkungen entfalten können.

Nebenwirkungen

Nebenwirkungen werden vor allem durch das Cortison ausgelöst, insbesondere dann, wenn die Mittel über einen längeren Zeitraum angewandt werden.

→ **Pilzinfektionen**

Während der Einnahme kann es zu einer Ausbreitung von Pilzen kommen, die ihrerseits unangenehme Entzündungen mit Hautausschlag und Juckreiz hervorrufen können. Aber Achtung: Da das Cortison die entzündliche Reaktion unterdrückt, können sich die Pilze ausbreiten, ohne dass dies bemerkt wird!

→ **Hautveränderungen**

Die ständige Anwendung cortisonhaltiger Salben kann zu einer Verdünnung und Verletzlichkeit der Haut führen. Sie reißt dann bei kleinsten Belastungen ein und es kommt zu Hautblutungen.

Kombination mit anderen Mitteln

Die Anwendung zusammen mit anderen Medikamenten ist unproblematisch. Allerdings sollte man nie mehrere verschiedene Salben bzw. Zäpfchen gleichzeitig anwenden.

Achtung

Bei einer bekannten Allergie auf einen der Wirkstoffe sollte die Anwendung grundsätzlich unterbleiben.

Schwangerschaft und Stillzeit

Die Anwendung in Schwangerschaft und Stillzeit ist kein Problem, vorausgesetzt sie bleibt zeitlich begrenzt.

> **Daher unsere Bewertung**
>
> Cortisonhaltige Hämorrhoidenmittel können die Beschwerden stark entzündeter Hämorrhoiden kurzfristig lindern. Sie dürfen jedoch nicht länger als zehn Tage angewandt werden, da sonst Nebenwirkungen drohen.
> In jedem Fall schwächen sie nur die Symptome, eine Heilung des Hämorrhoidalleidens erreicht man durch sie nicht. Die Kombination mit Bestandteilen von Escherichia coli ist mangels dokumentierter Überlegenheit nicht sinnvoll. Wir raten von der Anwendung ab.

Andere Hämorrhoidenmittel

Wirkstoff/gruppe	Medikamente
Escherichia-coli-Stoffwechselprodukte + korpuskuläre Bestandteile	Posterisan (D)
Bismut-Ammonium-Iodid-Benzol-Komplex + Perubalsam + Zinkoxid	Anusol (D)

Wirkungsweise

Was die Stoffwechselprodukte von Escherichia coli bei Hämorrhoiden bewirken sollen, ist unklar. Der Keim Escherichia coli ist im Dickdarm ohnehin in großer Menge vertreten. Die Wirkstoffe in Anusol sollen Entzündungen lindern und nässende Ekzeme austrocknen. Der Bestandteil Perubalsam löst jedoch häufig Allergien aus.

Anwendung

Die Salben bzw. Zäpfchen sollen ein- bzw. zweimal am Tag angewandt werden. Anusol darf nur eine Woche lang angewandt werden.

Nebenwirkungen

→ Allergie

Allergien stellen eine häufige Nebenwirkung des Bestandteils Perubalsam in Anusol dar.

Kombination mit anderen Mitteln

Die Kombination mit anderen Arzneimitteln ist unproblematisch.

Schwangerschaft und Stillzeit

Die lokale Anwendung der Mittel in Schwangerschaft und Stillzeit ist unproblematisch.

> **Daher unsere Bewertung**
>
> Bestandteile des Krankheitskeims Escherichia coli machen bei der Therapie von Hämorrhoiden keinen Sinn, da im Dickdarm ohnehin riesige Mengen dieses Keimes vorhanden sind.
> Das Kombinationspräparat Anusol beinhaltet den Wirkstoff Perubalsam, der in häufigen Fällen zu Allergien führt. Wir raten daher von der Anwendung ab.

Leber- und Gallenerkrankungen

Lebererkrankungen

Was sind Lebererkrankungen?

Die Leber ist das größte Organ des menschlichen Körpers, die zentrale Schaltstelle unseres Stoffwechsels: Hier werden Vitamine, Hormone, Eiweiße, Kohlenhydrate und Fette produziert und verarbeitet. Darüber hinaus werden Schadstoffe wie Alkohol und Medikamente in der Leber abgebaut.

Trotz der komplexen Aufgaben, die sie erfüllen muss, ist die Leber ein sehr »gutmütiges« Organ. Auch von schweren und langanhaltenden Schädigungen kann sie sich oft noch vollständig erholen. Dennoch gibt es Faktoren, die zu dauerhaften Leberschäden führen: Zuckerkrankheit, Übergewicht, Fettstoffwechselstörungen aber auch Medikamente können eine so genannte Fettleber verursachen. Schlechte »Leberwerte« zeigen an, dass ihre Funktionstüchtigkeit gegenüber einem gesunden Organ zwar eingeschränkt, aber noch nicht gravierend beeinträchtigt ist. In manchen Fällen kann eine Leberschädigung aber auch bis zur Leberzirrhose (Leberverhärtung) fortschreiten. Erkrankungen, die zu einer solchen Zirrhose führen, sind chronischer Alkoholmissbrauch sowie virale Entzündungen der Leber.

Diese Entzündungen können durch ganz unterschiedliche Viren hervorgerufen werden. Dabei unterscheidet man drei wichtige Formen von

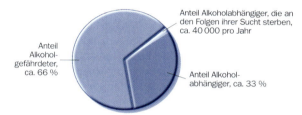

Ungefähr fünf Prozent der Deutschen leiden unter Lebererkrankungen. Die häufigste Ursache ist dabei der weit verbreitete Alkoholmissbrauch.

Leberentzündungen: Hepatitis A, B und C. Die Hepatitis A verläuft akut und durchaus heftig, wird aber niemals chronisch – sie heilt vollständig aus. Anders sieht es bei der Hepatitis B und C aus. Eine Hepatitis B wird in fünf bis zehn Prozent der Fälle chronisch, bei der Hepatitis C sind es sogar ca. 70 Prozent. Diese chronischen Formen können die Leber nach und nach zerstören, also über zehn bis 15 Jahre hinweg zu einer Leberzirrhose mit all ihren Komplikationen führen.

Ursachen

Häufigste Ursache schwerer Lebererkrankungen ist der Alkoholmissbrauch. Bei Männern führt ein täglicher Genuss von 60 Gramm Alkohol zu einer deutlichen Leberschädigung, bei Frauen sind schon 40 Gramm täglich gefährlich. 40 bis 60 Gramm Alkohol entsprechen 1,5 bis 2 Litern Bier, 0,5 bis 0,75 Liter Wein oder 0,1 bis 0,2 Liter

Leber- und Gallenerkrankungen

Whisky. Manchmal reichen weitaus geringere Mengen aus, um zu Leberschäden zu führen.

Doch auch Virusentzündungen der Leber (Hepatitis A, B und C) sind häufige Erkrankungen. Hervorgerufen werden sie durch verschiedene Viren, deren Verbreitungsmodus sich deutlich unterscheidet. Hepatitis B wird beispielsweise durch Bluttransfusionen und durch Geschlechtsverkehr übertragen. Hepatitis A kann durch Verzehr infizierter Lebensmittel ausgelöst werden. Das Risiko dafür ist bei Reisen in viele Länder des Mittelmeerraums und nach Asien deutlich erhöht. Hepatitis C dagegen wird wiederum durch Blutprodukte übertragen. Dieses Risiko hat inzwischen deutlich abgenommen, seit sich das Virus nachweisen lässt und die Blutkonserven entsprechend getestet werden können – ganz ausgeschlossen ist eine solche Infektion jedoch nicht. In vielen Fällen von Virushepatitis lässt sich jedoch leider nicht ermitteln, wie die Infektion genau entstanden ist. Stoffwechselerkrankungen (z. B. Diabetes und Fettstoffwechselstörungen) können zu leichten Leberschäden führen.

Auch Medikamente führen nicht selten zu Schäden an der Leber. In der Regel sind diese eher leichterer Natur, doch in Einzelfällen können auch schwere Verläufe auftreten. Im Prinzip kann fast jedes Medikament die Leber beeinträchtigen. Das ist nicht weiter verwunderlich, ist die Leber schließlich für den Abbau der meisten Arzneimittel zuständig.

Sehr selten sind schwere Störungen der Leberfunktion durch Vergiftungen. Einen akut lebensbedrohlichen Leberausfall gibt es z. B. bei einer Knollenblätterpilzvergiftung.

Dann gibt es noch die »primär biliäre Zirrhose«, eine seltene Form der Leberentzündung, von der vor allem Frauen betroffen sind. Dabei handelt es sich um eine Autoimmunerkrankung, die die Gallenwege befällt und über viele Jahre hinweg ebenfalls zur Leberzirrhose führen kann.

Symptome

Bei leichten Leberschäden treten oft gar keine Beschwerden auf. Die Schäden werden eher zufällig bei Blutuntersuchungen festgestellt.

Akute Virusentzündungen der Leber dagegen können mit schweren Krankheitssymptomen einhergehen: ein allgemeines Krankheitsgefühl, Bauchschmerzen, Übelkeit und Gelbsucht, verbunden mit Juckreiz. Diese akut verlaufenden Leberentzündungen können auch lebensbedrohlich sein. Die Leber wird dann so stark geschädigt, dass ihre Funktion in der Folge schließlich völlig versagt. Glücklicherweise sind diese Verläufe jedoch sehr selten. Meist klingt die akute Phase nach einigen Wochen langsam ab. Die Hepatitis C dagegen verläuft in der Regel mild und wird oft nur zufällig durch Laborkontrollen festgestellt. Kommt es nicht zu einer kompletten Ausheilung einer akuten Infektion, so bestehen weiterhin leichte Symptome. Bei der Hepatitis B können jedoch auch zwischendurch noch schwerere Schübe mit deutlichem Krankheitsgefühl auftreten.

Münden chronische Lebererkrankungen jedoch in eine Leberzirrhose, so entsteht ein bedrohliches Krankheitsbild: Man wird sehr anfällig für Infektionen, die körperliche Leistungsfähigkeit lässt drastisch nach, und zahlreiche Komplikationen drohen.

Spätfolgen und Komplikationen

Wird eine akute Leberentzündung chronisch, besteht die Gefahr, dass sich eine Leberzirrhose bildet, die sich oft erst zehn bis 15 Jahre nach Beginn der Erkrankung zeigt.

Die Leberzirrhose als Spätfolge einer chronischen Lebererkrankung geht mit zahlreichen schweren Komplikationen einher. Sehr unangenehm ist die Bildung von Flüssigkeitsansammlungen im Bauchfell (»Aszites«). Es kann in der Folge zu lebensbedrohlichen Bauchfellentzündungen kommen.

Akut lebensgefährlich können auch Blutungen in der Speiseröhre sein, die durch Krampfadern zustande kommen. Solche Krampfadern bilden sich regelmäßig bei der Leberzirrhose in Magen und Speiseröhre.

Darüber hinaus geht eine Leberzirrhose gehäuft mit der Entwicklung von Krebsgeschwüren in der Leber einher.

Lebererkrankungen

Das kann man selbst tun

→ Alkohol meiden

Chronischer Alkoholmissbrauch ist Ursache Nummer 1 für schwere Lebererkrankungen in Deutschland. Hier hilft nur eine dauerhafte Abstinenz! Bedenken Sie bitte: Es ist nie zu spät! Selbst fortgeschrittene Leberschäden können sich durch Alkoholabstinenz noch zurückbilden.

Auch wenn Leberschäden unabhängig vom Alkoholgenuss entstanden sind, soll man damit vorsichtig sein. Sicherlich hängt es vom Ausmaß der Schädigung ab, wie streng man dabei sein muss – diesen Punkt sollte man daher unbedingt mit dem Arzt besprechen.

→ Virushepatitis vorbeugen

In diesem Fall ist das Wichtigste einer Ansteckung überhaupt vorzubeugen. Für die Hepatitis A und Hepatitis B gibt es gut verträgliche und wirksame Impfungen. Die Impfung gegen Hepatitis B wird mittlerweile generell für alle Kinder und für gefährdete Menschen empfohlen (z. B. wenn der Partner an Hepatitis B erkrankt ist sowie für alle Mitarbeiter im medizinischen Bereich). Das Ziel ist, diese weltweit gefährliche Infektion gänzlich auszurotten. Eine Impfung gegen Hepatitis A dagegen sollte durchgeführt werden, wenn Reisen in Gebiete mit weiter Hepatitis-A-Verbreitung anstehen, d. h. bei Reisen in Länder mit niedrigem hygienischen Standard (genaue Auskünfte gibt das zuständige Gesundheitsamt). Eine Impfung gegen Hepatitis C gibt es zur Zeit leider noch nicht.

→ Körperliche Schonung

In akuten Krankheitsphasen sollte man körperliche Aktivitäten einschränken. Dann signalisiert der Körper aber auch häufig selbst, dass Ruhe Not tut. Bei leichteren Schäden sowie beim chronischen Verlauf ist eine Einschränkung körperlicher Aktivitäten allerdings nicht notwendig.

→ Gesunde Ernährung

Eine ausgesprochene »Leberdiät« gibt es nicht. Als Faustregel kann gelten, dass man alles essen darf, was man gut verträgt. Achten sollte man jedoch auf eine vitaminreiche, ausgewogene Kost (Gemüse, Obst und Salat sollten ausreichend enthalten sein).

Medikamente: Nutzen und Risiko

Glücklicherweise ist die Leber ein Organ, das enorme Selbstheilungskräfte besitzt. Das Arsenal an Medikamenten, die bei Lebererkrankungen günstig wirken, ist nämlich klein.

Medikamente, die als »Leberschutz« angepriesen werden, sind in der Regel ohne nachgewiesenen Nutzen – im günstigsten Fall schaden sie nicht: Für Mariendistelfrüchte-Extrakt gibt es, obwohl seit Jahrzehnten bekannt, keine hinreichenden Belege für einen Nutzen (Ausnahme: Vergiftungen mit dem Knollenblätterpilz). Ornithin-Aspartat schützt angeblich das Gehirn vor den Auswirkungen der Leberschäden, ein positiver Einfluss ist allerdings nicht bewiesen. Vor allem darf man sich nicht der Illusion hingeben, dass durch Einnahme dieser »Leberschutzmittel« die wirklich wichtigen Maßnahmen weggelassen werden können: Die einzig wirksame und entscheidende Maßnahme ist nämlich in vielen Fällen der Verzicht auf Alkohol.

Sind andere Erkrankungen die Ursache, müssen diese nach Möglichkeit natürlich zuerst in den Griff bekommen werden.

Bei chronischen Virusentzündungen kann man mit Interferonen behandeln. Diese körpereigenen Stoffe haben aber nur bei einem kleineren Teil der Behandelten anhaltenden Erfolg. Zudem haben sie erhebliche Nebenwirkungen. In den letzten Jahren versucht man, durch die Kombination von Interferonen mit anderen Virenmitteln den Erfolg zu verbessern. Insbesondere bei der Therapie der Hepatitis C ist dies durch eine gleichzeitige Behandlung mit dem Virusmit-

193

Leber- und Gallenerkrankungen

tel Lamivudin zumindest zum Teil gelungen (immerhin ein Drittel bis die Hälfte der Behandelten profitieren langfristig von der Therapie). Lamivudin stört die Bildung der Erbsubstanz (DNS) der Viren und wird auch bei der AIDS-Erkrankung eingesetzt. Alleine genommen ist das Mittel, das als Tablette geschluckt wird, nicht dauerhaft wirksam. Es kann nur in Kombination mit Interferon die Ansprechrate bei der Hepatitis C verbessern. Als Nebenwirkungen treten selten Störungen des Blutbilds auf: Die roten Blutkörperchen zerfallen und es kommt zu Blutarmut mit Schwäche und Müdigkeit.

In fortgeschrittenen Fällen sind oft Medikamente zur Beherrschung der Komplikationen notwendig, z. B. wasserausschwemmende Medikamente (siehe Seite 320ff.) bei Wasseransammlungen im Bauchfell.

Bei der seltenen »primär biliären Zirrhose« kann Ursodeoxycholsäure (siehe Seite 202f.) die Entzündung zurückdrängen. Man weiß jedoch nicht, ob man durch dieses Mittel auch die Ent-

Fragen an den Arzt

● **Schadet eines der Medikamente, das ich nehme, der Leber?**
Fast jedes Medikament kann die Leber mehr oder weniger schädigen. Falls Sie dauerhaft Medikamente einnehmen, besprechen Sie mit Ihrem Arzt die Auswirkungen auf die Leber.

● **Müssen bei der Dauereinnahme meiner übrigen Medikamente immer Kontrollen gemacht werden?**
In der Regel nicht! Es gibt aber einige Arzneimittel, die bekanntermaßen schwere Leberschäden hervorrufen können. Bei Einnahme dieser Mittel (hierzu gehören beispielsweise Arzneimittel gegen Tuberkulose) sollten in regelmäßigen Abständen die Leberwerte im Blut bestimmt werden.

● **Haben vielleicht andere Erkrankungen etwas mit den ungünstigen Leberwerten zu tun?**
Eine Reihe von Stoffwechselkrankheiten (Zuckerkrankheit, erhöhte Fettwerte im Blut) können auch zu einer Fettleber und einer Erhöhung der Leberwerte führen.
Kommen Alkoholmissbrauch und Virushepatitis nicht in Frage, sollte gründlich nach anderen Ursachen gefahndet werden. Nur durch eine gute Behandlung der Grundkrankheit wird man die Fettleber in den Griff kriegen.

● **Wie groß ist die Ansteckungsgefahr im Umgang mit an Virushepatitis Erkrankten?**
Paradoxerweise ist die Ansteckungsgefahr bei der Hepatitis noch vor dem Ausbruch der Erkrankung am größten. Treten Gelbsucht und Krankheitsgefühl auf, sind die Viren zum Großteil schon wieder aus dem Körper verschwunden. In vielen Fällen erübrigt sich daher eine strenge Isolierung der Erkrankten.
Bei Hepatitis-B-Erkrankungen im nahen Umfeld (beispielsweise des Lebenspartners) kann man einer Ansteckung unter Umständen durch eine aktive Impfung und gleichzeitiger Gabe von Antikörpern (Immunglobuline), quasi als »passive« Impfung, verbeugen. Besprechen Sie die Ansteckungsgefahr und Impfungsmöglichkeiten mit Ihrem Arzt.

● **Sollte man bei meiner Hepatitis C eine Kombinationstherapie von Interferonen und Ribavirin versuchen?**
Insbesondere bei der Therapie der Hepatitis C hat man die Erfolge der Behandlung durch eine gleichzeitige Behandlung mit Interferonen und dem Virusmittel Lamivudin verbessern können. Besprechen Sie die Möglichkeiten einer solchen Kombinationsbehandlung.

● **Kommt bei meiner fortschreitenden Lebezirrhose eine Transplantation in Frage?**
Chronische Leberentzündungen sprechen nur bei einem Teil der Betroffenen auf Medikamente an. Schreitet die Erkrankung weiter fort und entwickelt sich langsam eine Leberzirrhose, so ist die Frage nach einer Lebertransplantation zu stellen. Lassen Sie sich über Möglichkeiten und Voraussetzungen informieren.

stehung der Leberzirrhose verhindern kann. Bei fortgeschrittener Leberzirrhose kann in manchen Fällen nur noch eine Lebertransplantation helfen. Diese äußerst aufwendige Operation kommt allerdings nur in ausgewählten Fällen in Frage. Gerade bei alkoholbedingter Leberzirrhose sind die Erfolgsaussichten jedoch relativ gut. Allerdings ist der vollständige Verzicht auf Alkohol dringende Voraussetzung.

Leberschutzmittel

Wirkstoffe	Medikamente
Mariendistelfrucht-Extrakt (Silymarin)	Legalon (A, CH, D), Silymarin Stada (D)
Ornithin-Aspartat	Hepa-Merz (D)

Wirkungsweise

Der Mariendistelfrüchte-Extrakt im Legalon soll die Regenerationsfähigkeit der Leber erhöhen. Auch der schädigende Einfluss bestimmter Stoffwechselprodukte (»Radikale«) soll vermindert werden. Zu diesen Wirkungen existieren zwar zahlreiche theoretische Überlegungen, jedoch keine überzeugenden Wirksamkeitsnachweise. Auch eine neue Untersuchung bei Patienten mit alkoholbedingten Leberschäden hat keinen positiven Effekt zeigen können. Einzige Ausnahme: Bei Vergiftungen mit dem Knollenblätterpilz hat diese Substanz möglicherweise eine schützende Wirkung. Diese seltene Vergiftung muss jedoch immer auf einer Intensivstation behandelt werden, wo der Wirkstoff in die Vene gespritzt wird.

Ornithin-Aspartat ist kein Leberschutz-Mittel im engeren Sinn. Es soll die ungünstigen Auswirkungen von schweren Leberschäden auf das Gehirn verhindern. Bei einer Leberzirrhose kann es nämlich phasenweise zu einer deutlichen Erhöhung des Ammoniakspiegels und anderer Stoffwechselprodukte im Blut kommen, wenn die Leber diese nicht mehr ausreichend verarbeiten kann. Die Stoffe haben verheerende Wirkung auf das zentrale Nervensystem. Es kommt zu Bewusstseinseintrübung, starkem Zittern und Bewusstlosigkeit. Ornithin-Aspartat senkt den erhöhten Ammoniakspiegel und soll sich dadurch günstig auf diese Komplikation auswirken. Die Senkung des Ammoniakspiegels im Blut ist messbar. Ob dadurch die schweren Komplikationen von Seiten des Gehirns zu verhindern sind, weiß man nicht. Außerdem ist der Ammoniak nur einer von vielen Stoffwechselprodukten, die bei zu hoher Konzentration das zentrale Nervensystem schädigen – ob die Beeinflussung allein dieses Wertes ausreicht, ist nicht geklärt.

Anwendung

Die Einnahmevorschriften sind den jeweiligen Beipackzetteln zu entnehmen.

Nebenwirkungen

Beide Mittel sind insgesamt gut verträglich und haben nur selten Nebenwirkungen.

→ Durchfall

Silymarin hat eine leicht abführende Wirkung. Durchfälle können daher auftreten.

→ Übelkeit, Erbrechen

Unter Ornithin-Aspartat können derartige Störungen im Magen-Darm-Trakt auftreten.

Kombination mit anderen Mitteln

Probleme ergeben sich nicht.

Achtung

Menschen mit einer deutlich verschlechterten Nierenfunktion sollen nicht den Wirkstoff Ornithin-Aspartat einnehmen.

Schwangerschaft und Stillzeit

Hinweise für eine schädigende Wirkung für das Kind gibt es weder für die Schwangerschaft noch für die Stillzeit. Da ein relevanter Nutzen der Wirkstoffe jedoch nicht belegt ist und in der

Leber- und Gallenerkrankungen

Schwangerschaft prinzipiell nur Arzneimittel eingenommen werden sollen, die dringend notwendig sind, raten wir von der Anwendung ab.

Daher unsere Bewertung

Die so genannten Leberschutzmittel sind zwar gut verträglich, bei chronischen Lebererkrankungen jedoch auch ohne nachgewiesenen Nutzen. Auf keinen Fall darf man sich auf die Wirksamkeit dieser Mittel verlassen und gleichzeitig auf die eigentlich wichtigen Maßnahmen verzichten (z. B. Alkoholabstinenz!). Wir raten von der Anwendung ab.

Interferone

Wirkstoff	Medikamente
Interferon Alpha	Intron A (A, CH, D), Roferon A (A, CH, D)

Wirkungsweise

Interferone sind Wirkstoffe, die vom Abwehrsystem selbst gebildet werden. Sie wirken gegen Viren, aber auch gegen bestimmte Krebszellen. Zudem verbessern Interferone die Arbeit des Immunsystems. Es gibt drei verschiedene Gruppen von Interferonen, die alle auf ähnliche Art und Weise wirken: Interferon-Alpha, Interferon-Beta und Interferon-Gamma. Die Dosis wird (ähnlich wie beim Insulin für Diabetiker) in »Einheiten« ausgedrückt.

Interferone werden gentechnisch hergestellt und bei verschiedenen Erkrankungen genutzt:
- chronischen Leberentzündungen (Hepatitis B + C)
- Feigwarzen
- bestimmten Formen der Leukämie (chronische myeloische Leukämie, Haarzell-Leukämie)
- bösartigen Tumoren der Haut (Melanom)
- Multipler Sklerose (siehe auch Seite 551ff.)

Bei der Behandlung der chronischen Leberentzündungen erhofft man sich von der Behandlung mit Interferonen, den Entzündungsprozess und damit die fortschreitende Zerstörung der Leber zu stoppen. Leider gelingt das, wenn überhaupt, nur bei einem kleinen Teil der Patienten. Da die sonstigen Möglichkeiten jedoch bescheiden sind, gelten Interferone noch als die derzeit besten Waffen.

Zum Einsatz der Interferone bei Multipler Sklerose siehe Seite 553ff.

Anwendung

Interferone können nicht geschluckt werden. Sie müssen daher als Spritzen in die Haut oder den Muskel verabreicht werden.

Die Dosis der Interferone ist abhängig von der zu Grunde liegenden Erkrankung: Bei Leberentzündungen wird das Interferon in die Haut gespritzt. Bei Hepatitis B beträgt die Dosis 6 Millionen Einheiten dreimal in der Woche und das ein halbes Jahr lang. Bei der Hepatitis C sind es 3 × 3 Millionen Einheiten, die Behandlung erstreckt sich auf ca. ein Jahr.

Wegen der anfänglich starken Nebenwirkungen sollen in den ersten Wochen der Behandlung vor jeder Interferongabe ein bis zwei Tabletten Paracetamol eingenommen werden. Dieses fiebersenkende Mittel (siehe auch Seite 14f.) lindert die grippeartigen Nebenwirkungen des Interferons. Außerdem empfiehlt es sich, abends zu spritzen, damit man die akuten Nebenwirkungen »verschläft« und nicht tagsüber durch sie beeinträchtigt wird. Ob die Therapie überhaupt anschlägt, kann man anhand der Blutwerte erst nach drei bis sechs Monaten feststellen.

Nebenwirkungen

Die Nebenwirkungen der Interferone sind erheblich und zwingen bei ca. jedem Zehnten zu einem Abbruch der Behandlung.

→ Grippeähnliche Symptome

Nahezu alle Patienten klagen zu Beginn der Behandlung über starke grippeähnliche Symptome:

Lebererkrankungen

Fieber, Kopfschmerzen, Gliederschmerzen, Müdigkeit. Dies kann so weit gehen, dass man krank im Bett liegt. Bei vielen Patienten verschwinden diese Nebenwirkungen im Laufe der Behandlung. Ein Teil der Behandelten klagt jedoch anhaltend über diese Symptome, sodass die Therapie abgebrochen werden muss. Vor dem Spritzen des Interferons sollte immer Paracetamol eingenommen werden, um die Symptome zu mildern.

→ Depressionen

Interferone können zu Depressionen führen. Extreme Stimmungsschwankungen sind ebenfalls nicht selten. Sie können ein Grund sein, die Therapie abzubrechen. Die zusätzliche Einnahme von Medikamenten gegen Depressionen macht in diesem Fall wenig Sinn.

→ Lähmungen, Sehstörungen, epileptische Anfälle

Auch Lähmungen und Sehstörungen, sogar epileptische Anfälle sind schon im Zusammenhang mit einer Interferonbehandlung aufgetreten. Darüber hinaus können Verwirrtheit und Halluzinationen auftreten. Diese Nebenwirkungen sind zwar selten, aber stellen ebenfalls einen Grund für die Beendigung der Behandlung dar.

→ Blutbildungsstörungen

Schwerwiegend können Blutbildschäden sein: Eine Verminderung der weißen Blutkörperchen führt zu starker Anfälligkeit gegenüber Infektionen. Schwere bakterielle Infektionen können die Folge sein. Deshalb müssen unter einer Interferonbehandlung regelmäßig Blutbild-Kontrollen durchgeführt werden. Bei einem starken Abfall der Zahl der weißen Blutkörperchen muss das Interferon abgesetzt werden.

→ Haarausfall

Leichter Haarausfall kommt bei 15 bis 20 Prozent der Behandelten vor, ist aber selten ein Grund für einen Abbruch der Therapie.

→ Schilddrüsenerkrankungen

Es kann sowohl zu Über- als auch Unterfunktionen der Schilddrüse kommen. Diese Nebenwirkung tritt bei zwei Prozent der Behandelten auf und lässt sich durch eine Bestimmung von Blutwerten kontrollieren.

Kombination mit anderen Mitteln

Wie sich Interferon mit anderen Medikamenten verträgt, ist noch nicht gut erforscht. Man sollte jedoch mit Medikamenten, die auf das zentrale Nervensystem einwirken, besonders zurückhaltend sein: Schließlich verursacht Interferon selbst oft Störungen am zentralen Nervensystem. Vorsicht also vor Beruhigungsmitteln, Mitteln gegen Depressionen sowie gegen Psychosen.

Achtung

● Menschen mit einer Depression sollen von einer Behandlung ausgeschlossen werden, da schwere Verstimmungen auftreten können. Auch Selbstmordversuche unter Interferonbehandlung sind vorgekommen.
● Epileptiker werden durch eine Interferonbehandlung anfälliger für Krampfanfälle. Sie sollen nicht mit Interferon therapiert werden.
● Patienten, bei denen der Leberschaden schon weit fortgeschritten ist, müssen sehr vorsichtig behandelt werden, da es im Einzelfall zu einer dramatischen Verschlechterung der Leberleistung kommen kann.

Schwangerschaft und Stillzeit

Man weiß bislang nicht, ob Interferone dem ungeborenen Kind schaden. Bis zum heutigen Zeitpunkt gibt es keine Belege dafür, dass es durch eine Interferonbehandlung zu Missbildungen beim Kind gekommen ist. Dennoch sollten Frauen empfängnisverhütende Maßnahmen anwenden, wenn sie mit Interferonen behandelt werden. Kommt es unter der Behandlung zu einer Schwangerschaft, sollte überlegt werden, ob das Interferon abgesetzt werden kann. Ein Schwangerschaftsabbruch bei versehentlicher Einnahme muss nicht erfolgen.

Gestillt werden sollte unter Interferonbehandlung sicherheitshalber nicht.

Daher unsere Bewertung

Interferone sind bei der chronischen Virushepatitis begrenzt wirksam. Sie besitzen jedoch zahlreiche Nebenwirkungen, die ihre Anwendung erschweren. Engmaschige ärztliche Kontrollen mit Untersuchung und Ermittlung von Blutwerten (Blutbild, Schilddrüsenwerte, Leberwerte) sind unbedingt erforderlich.

Die Behandlung sollte von einem Spezialisten durchgeführt werden, der sich mit den Nebenwirkungen der Interferone gut auskennt. Bei der chronischen Hepatitis C scheint die Kombination mit dem Virusmittel Ribavirin besser zu wirken als eine alleinige Behandlung mit Interferon.

Gallensteinleiden

Gallensteinleiden in Deutschland

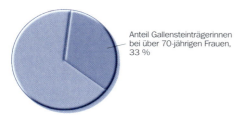

Anteil Gallensteinträgerinnen bei über 70-jährigen Frauen, 33 %

Der Rate der Gallensteinträger steigt mit dem Alter geschlechtsspezifisch an. Während der Anteil von Gallensteinträgern an der Gesamtbevölkerung 15 Prozent beträgt, leiden 22 Prozent der über 70-jährigen Männer und 33 Prozent der über 70-jährigen Frauen an Gallensteinen.

Was ist ein Gallensteinleiden?

Die häufigste Erkrankung der Gallenblase ist das so genannte »Steinleiden«: In der Gallenblase bilden sich hierbei Ablagerungen, die sich in der Folge zu festen Steinen formen. Diese können Schmerzen oder Entzündungen hervorrufen. Es gibt zwei unterschiedliche Arten von Gallensteinen: 80 Prozent bestehen überwiegend aus Cholesterin, 20 Prozent überwiegend aus Pigmenten. Oft enthalten Gallensteine auch Calciumcarbonat, das heißt sie sind »verkalkt«. Diese unterschiedliche Zusammensetzung ist für die Behandlung von großer Bedeutung: Abhängig von ihrem Gehalt an Calciumsalzen sind vor allem die reinen Pigmentsteine für eine medikamentöse Therapie sehr empfänglich. Die Zusammensetzung der vorhandenen Steine kann durch Untersuchungen (beispielsweise Ultraschall, Röntgen) festgestellt werden.

Ursachen

Die Ursachen des Steinleidens sind vielfältig. Sicherlich spielt eine erbliche Veranlagung eine Rolle. Daneben gibt es aber noch zahlreiche andere Faktoren:
- Fettreiche, ballaststoffarme Ernährung begünstigt die Entstehung von Steinen.
- Übergewicht ist ein Risikofaktor.
- Manche Medikamente stehen in dem Verdacht, die Entstehung von Gallensteinen zu begünstigen: Östrogene (als Verhütungsmittel), bestimmte Psychopharmaka, fettsenkende Arzneimittel. Werden Gallensteine entdeckt, so sollte man die Liste der einzunehmenden Medikamente kritisch mit dem Arzt besprechen.

Einen direkten Zusammenhang mit zu hohen Cholesterinwerten im Blut scheint es dagegen auch für die cholesterinhaltigen Gallensteine nicht zu geben.

Symptome

Gallensteine verursachen meistens überhaupt keine Beschwerden, sondern werden zufällig bei einer Untersuchung (meist Ultraschall) festgestellt. Bei 20 bis 30 Prozent der Betroffenen kommt es jedoch zu unangenehmen Auswirkungen: Vor allem nach dem Essen treten Bauchdruck unterhalb des rechten Rippenbogens, Völlegefühl und Blähungen auf.

Seltener sind Koliken: Dabei wandern Steine in den Gallengang, der die Verdauungssäfte aus der Gallenblase in den Dünndarm leitet, und verursachen kolikartige Schmerzen.

Auch Entzündungen der Gallenblase kommen vor. Diese äußern sich mit heftigen Bauchschmerzen, hohem Fieber, Schüttelfrost und manchmal mit einer Gelbsucht (wenn der Gallefarbstoff »Bilirubin« in größeren Mengen in das Blut eindringt).

Eine Prognose, bei wem es zu Beschwerden kommen wird, lässt sich leider nicht stellen.

Spätfolgen und Komplikationen

Wandern die Gallensteine, kann auch die Bauchspeicheldrüse in Mitleidenschaft gezogen werden, nämlich dann wenn ein Stein im Gallengang eingeklemmt ist. Es kommt dann zu einer akuten Entzündung der Bauchspeicheldrüse, die mit schwersten Bauchschmerzen verbunden ist. Dies kann sich zu einer lebensbedrohlichen Komplikation ausweiten.

Als Spätfolge immer wiederkehrender Entzündungen schrumpft die Gallenblase. So wird sie im Laufe der Jahre als »Reservoir« der Galle unbrauchbar. Derartige Schrumpfgallenblasen neigen zur Bildung von immer neuen Gallensteinen. Durch die häufigen Entzündungen steigt auch das Krebsrisiko.

Das kann man selbst tun

Zur Vorbeugung und gegen das Wiederkehren von Gallensteinen kann man am ehesten etwas durch eine bewusste Ernährung unternehmen. Bestehende Steine lassen sich auf diesem Weg jedoch nicht verkleinern.

→ Ernährung anpassen

Unser Körper erkennt oft selbst, was ihm gut tut und was nicht. Menschen mit Gallensteinen berichten häufig über Unverträglichkeiten gegenüber bestimmten Nahrungsmitteln wie fetten Speisen, scharf Gebratenem und Mayonnaise. In diesem Fall sollte man auf seinen Körper hören und auf die entsprechenden Nahrungsmittel verzichten. Das gilt sowohl bei erblicher Vorbelastung als auch bei bereits bestehenden Gallensteinen.

Unbedingt aber sollte der Fleischkonsum reduziert werden: Vegetarier haben nachweislich wesentlich seltener Gallensteine.

Eine warme Tasse Milch vor dem Schlafengehen kann sinnvoll sein, weil die Gallenblase dann nochmals entleert wird.

→ Übergewicht abbauen

Übergewicht ist für viele Erkrankungen ein Risikofaktor – auch für Gallensteine. Durch eine langfristige Umstellung der Ernährung lässt sich der Erfolg am besten sichern. Fasten- und Gewaltdiäten sind dagegen eher kontraproduktiv.

→ Wärme

Bei leichteren Beschwerden können eine Wärmflasche oder warme Bäder Linderung bringen. Aber Achtung: Ist die Gallenblase entzündet, kann eine Wärmeanwendung sogar schädlich sein: Die Entzündung wird »angeheizt«! Empfindet man die Wärme nicht als angenehm, sollte man darauf verzichten.

Medikamente: Nutzen und Risiken

Eine Behandlung von Gallensteinen erfolgt nur, wenn sie Beschwerden verursachen. Bei der zufälligen Entdeckung von »stummen« Steinen darf getrost abgewartet werden.

Im Falle von Beschwerden ist die medikamentöse Auflösung unbestritten die eleganteste Behandlungsmethode. Leider ist dies nur bei Steinen aus reinem Cholesterin möglich. Durch die Therapie mit den Wirkstoffen Ursodeoxycholsäure und Chenodeoxycholsäure lösen sie sich auf. Standardmittel ist hier die Ursodeoxycholsäure, die wesentlich seltener zu Nebenwirkungen führt.

Leider liegen nur bei einem kleineren Teil der Betroffenen entsprechend empfindliche Steine vor. Und selbst unter sehr günstigen Bedingungen glückt die vollständige Auflösung nur bei ungefähr jedem Zweiten. Nach einer abgeschlossenen Behandlung kann es zu Rückschlägen kommen: Die Hälfte der erfolgreich Behandelten entwickelt innerhalb von fünf Jahren erneut Gallensteine.

Zur Beseitigung von anders zusammengesetzten Steine gibt es keine medikamentösen Möglichkeiten. Bei ihnen ist die Operation nach wie vor die Standardtherapie.

Bei einer bestimmten Auswahl von Steinen (reine »Pigmentsteine« ohne Kalkanteil) kann eine Stoßwellentherapie versucht werden. Dabei werden die Steine mit Schallwellen von außen zertrümmert. Die verbliebenen kleineren Partikel werden von selbst aus dem Gallengangsystem ausgespült.

Hat sich ein Stein im großen Gallengang eingeklemmt, wird er über ein Endoskop herausgeholt. Dafür muss man, wie bei der Magenspiegelung, einen Schlauch schlucken. Der wird bis zur Einmündung des Gallengangs in den Dünndarm vorgeschoben und in den Gallengang gelenkt. Danach kann dann nochmals eine Röntgenaufnahme und gegebenenfalls die Entfernung des Steins erfolgen.

Medikamente, die zur Linderung oder Verhütung von Gallenleiden verschrieben werden, sind pflanzliche Kombinationsmittel. Sie sollen die Gallenwege entspannen, die Verdauung verbessern und der Bildung neuer Gallensteine vorbeugen. Ihre Wirksamkeit ist jedoch sehr umstritten. Das einzig Positive dieser Mittel ist das weitgehende Fehlen von Nebenwirkungen. Eine wirksame medikamentöse Vorbeugung bei erblicher Belastung bzw. bei schon aufgetretenen Steinen gibt es nicht.

Gallenkoliken sind meist in äußerst hohem Maße schmerzhaft. Sehr oft müssen aus diesem Grunde auch Schmerzmittel eingenommen werden, die man zudem mit krampflösenden Mitteln kombinieren kann (zu Schmerzmitteln siehe auch Seite 21 ff.).

Fragen an den Arzt

● **Bei einer Untersuchung sind Gallensteine festgestellt worden. Heißt das, ich muss mich einer Behandlung unterziehen?**
In den meisten Fällen kann getrost abgewartet werden. Eine Behandlung sollte aufgrund der ihr eigenen Risiken nur bei Beschwerden (Koliken oder auch Entzündungen) durchgeführt werden. Schildern Sie Ihrem Arzt genau Ihre Beschwerden und besprechen Sie die Vor- und Nachteile einer Behandlung.

● **Wie sind die neueren, angeblich schonenderen Operationsverfahren zu beurteilen?**
In vielen Krankenhäusern hat sich die so genannte Knopflochchirurgie durchgesetzt, bei der nur ein kleiner Schnitt gemacht wird und die eine schnellere Entlassung aus dem Krankenhaus ermöglicht. Nach anfänglicher Euphorie aber mehren sich in letzter Zeit die kritischen Stimmen: Wahrscheinlich ist die Rate der Komplikationen nicht niedriger als bei normalen Operationen. Wesentlich wichtiger als die Methode selbst, ist die Erfahrung, die der jeweilige Chirurg für das geplante Verfahren mitbringt. Lassen Sie sich dahingehend beraten!

● **Welche Möglichkeiten außer der Operation gibt bei meinen Steinen?**
Bei bestimmten Gallensteinen kommt die Auflösung durch Medikamente oder auch durch eine Stoßwellentherapie in Frage. Da jedoch nur ganz bestimmte Steine durch diese Methoden behandelt werden können, muss vor deren Einsatz zuerst die Zusammensetzung Ihrer Gallensteine untersucht werden.

● **Welche Maßnahmen empfehlen Sie mir, um das (weitere) Entstehen von Gallensteinen zu verhindern?**
Leider ist eine Selbsthilfe bei Gallensteinleiden nur sehr eingeschränkt möglich. Bei Übergewicht kann eine Gewichtsreduktion ratsam sein. Falls bestimmte Nahrungsmittel nicht vertragen werden, sollte man auf sie verzichten.

Leber- und Gallenerkrankungen

Medikamente zur Auflösung von Gallensteinen

Wirkstoffe	Medikamente
Chenodeoxycholsäure	Chenofalk (A, CH, D)
Ursodeoxycholsäure	Ursochol (D, CH), Ursofalk (D, A, CH)

Wirkungsweise

Die Gallensäuren Ursodeoxycholsäure und Chenodeoxycholsäure führen zur Auflösung von Cholesterin-Gallensteinen, indem sie den Gehalt an Cholesterin in der Gallenblase verringern. Dadurch geht das in den Steinen gebundene Cholesterin langsam »in Lösung« über. Die Steine verkleinern sich und lösen sich auf. Die Behandlung funktioniert nicht, wenn die Gallensteine verkalkt sind. Ursodeoxycholsäure wird auch bei einer seltenen Form der Leberentzündung, der primären biliären Zirrhose, eingesetzt. Diese Autoimmunerkrankung befällt die Gallenwege und kann bis zu einer Leberverhärtung (Leberzirrhose) führen. Die Ursodeoxycholsäure kann die Entzündung in gewissem Umfang zurückdrängen.

Anwendung

Die Dosis des Wirkstoffs Ursodeoxycholsäure richtet sich nach dem Körpergewicht und beträgt zwei bis fünf Kapseln (500 bis 1250 mg) pro Tag. Da die Gallenproduktion vorrangig nachts abläuft, werden die Kapseln mit Flüssigkeit abends vor dem Schlafengehen eingenommen.

Chenodeoxycholsäure wird in einer Tagesdosis von 15 mg pro Kilogramm Körpergewicht (bei 250 mg pro Kapsel also drei bis sechs Kapseln) vor dem Schlafengehen eingenommen.

Wer seine Gallensteine mit Medikamenten auflösen möchte, braucht Geduld. Es kann zwei Jahre dauern, bis die Steine vollständig aufgelöst sind. Jedoch sollte die Behandlung durch regelmäßige Ultraschall- oder Röntgenuntersuchungen begleitet werden, die den Erfolg überprüfen. Ist nach einem Jahr keine Besserung erkennbar, sollte die Therapie abgebrochen werden. Auch wenn sich durch die Untersuchungen ergibt, dass die Gallensteine verkalkt sind, macht eine Fortführung der Behandlung keinen Sinn. Eine begleitende cholesterinarme Diät ist nicht nötig.

Nebenwirkungen

Die Ursodeoxycholsäure zeichnet sich durch eine geringere Nebenwirkungsrate, insbesondere durch weniger Durchfall und Leberschäden aus.

→ Bauchbeschwerden

Bauchschmerzen, Blähungen, aber auch Durchfälle treten gelegentlich unter Einnahme auf. Die Beschwerden sind nur selten so stark, dass das Mittel abgesetzt werden muss.

→ Leberschäden

Bei einer fortgeschrittenen Lebererkrankung wie Hepatitis, kann es zu einer akuten Verschlechterung kommen. Dies äußert sich durch Gelbsucht, im Blut sind die Leberwerte stark erhöht. In diesem Fall muss das Mittel abgesetzt werden. Liegt eine Vorschädigung der Leber vor, müssen die Leberwerte laufend kontrolliert werden.

Kombination mit anderen Mitteln

Der Blutspiegel des Wirkstoffs Ciclosporin (Medikament zur Hemmung des Immunsystems, z. B. nach Transplantationen) wird durch Ursodeoxycholsäure erhöht. Daher muss der Ciclosporinspiegel bei einer gleichzeitigen Einnahme überwacht werden.

Achtung

Bei akuten Entzündungen der Gallenblase dürfen weder Ursodeoxycholsäure noch Chenodeoxycholsäure eingenommen werden, da sich die Entzündung verschlechtern kann.

Schwangerschaft und Stillzeit

In den ersten drei Monaten der Schwangerschaft sollten Ursodeoxycholsäure und Chenodeoxycholsäure nicht eingenommen werden. Tritt unter Einnahme eine Schwangerschaft auf, sollten die Medikament abgesetzt werden. Ein Schwangerschaftsabbruch ist jedoch nicht zu erwägen.

Ob die Mittel für gestillte Kinder unbedenklich sind, weiß man nicht. Aus Sicherheitsgründen sollten sie daher nicht in der Stillzeit eingenommen werden.

> **Daher unsere Bewertung**
>
> Gallensäuren können zur Auflösung bestimmter Gallensteine eingenommen werden. Die Behandlung ist jedoch langwierig und nicht in jedem Fall erfolgreich. Von den beiden zur Verfügung stehenden Wirkstoffen ist die Ursodeoxycholsäure besser verträglich und daher zu empfehlen.

Choleretika

Wirkstoffgruppen	Medikamente
Schöllkrautextrakt + Aloeextrakt	Chol-Kugeletten Neu (D)
Schöllkrautextrakt + Curcumawurzelstockextrakt + Pfefferminzöl	Cholagogum N Tropfen (D)
Schöllkrautextrakt + Curcumawurzelstockextrakt	Cholagogum F (D)
Artischockenblätterextrakt	Hepar SL (D)
Schöllkrautextrakt + Gelbwurzextrakt	Spasmo Gallo Sanol (D)
Rindergallenblasenextrakt	Cholecysmon (D)

Wirkungsweise

Choleretika sind Arzneimittel, die sich durch eine Verbesserung des Galleflusses und Entspannung der Gallenwege günstig auf Gallenerkrankungen auswirken sollen. Diese Effekte haben, sofern sie überhaupt nachweisbar sind, allerdings keinen Einfluss auf Gallenerkrankungen.

In den meisten Präparaten sind verschiedene Pflanzenextrakte kombiniert. Oft ist Schöllkrautextrakt vertreten. Es enthält einen Wirkstoff mit dem Namen Chelidonin, der die Gallenwege entspannen soll. Die Dosierung dieses Wirkstoffs ist in den Präparaten allerdings so gering, dass man eigentlich keinerlei Wirkung erwarten kann.

Curcumawurzelstockextrakt, das auch in Currypulver vorkommt, soll den Gallefluss fördern. Es ist in den Präparaten ebenfalls zu gering dosiert, als dass es wirken könnte.

Aloeextrakt und Extrakt aus Rindergallenblase wirken in erster Linie wie Abführmittel (weshalb sie wahrscheinlich oft genommen werden) und haben keine Auswirkungen auf die Gallenwege.

Artischockenblätterextrakt soll nach Angabe des Herstellers die Galleproduktion in der Leber fördern und dadurch Verdauungsprobleme beseitigen. Ausreichende Belege, dass das Mittel seinen Zweck erfüllt, fehlen jedoch.

Anwendung

Welchen Kriterien die Dosierungsempfehlungen, die Sie dem Beipackzettel entnehmen können, folgen, ist im Einzelfall meist nicht nachvollziehbar. Besondere Vorsichtsmaßnahmen sind bei der Einnahme jedoch nicht zu beachten.

Nebenwirkungen

Choleretika werden zwar zumeist als harmlose Mittel angesehen, aber sie können durchaus zu schweren Nebenwirkungen führen.

→ **Abführende Wirkung**

Für den abführend wirkenden Aloeextrakt gelten die gleichen Vorsichtsmaßnahmen wie bei anderen Abführmitteln (siehe Seite 168ff.).

→ **Krebserregende Wirkung?**

Der Extrakt aus Rindergallenblase enthält Gallensäuren, die aus der heutigen Sicht eventuell krebserregend sind. Da der Nutzen dieses Präpa-

Leber- und Gallenerkrankungen

rats ohnehin bis zum jetzigen Zeitpunkt nicht bewiesen ist, sollte man besser auf die Einnahme verzichten.

→ **Leberschäden**

Es wurden mehrfach Leberentzündungen unter Medikamenten berichtet, die Schöllkraut enthielten. Bei vorbestehenden Leberschäden sollen diese Mittel daher nicht eingenommen werden. Werden schöllkrauthaltige Präparate länger als vier Wochen eingenommen, so müssen die Leberwerte regelmäßig kontrolliert werden!

Kombination mit anderen Mitteln

Präparate, die Schöllkraut enthalten, sollen nicht mit anderen Medikamenten eingenommen werden, die die Leber schädigen können (z. B. Mittel gegen Tuberkulose usw). Besprechen Sie daher die Einnahme unbedingt mit Ihrem Arzt, wenn Sie gleichzeitig andere Medikamente einnehmen.

Achtung

Bei schweren Leberschäden und ebenso bei akuten Entzündungen der Gallenblase sollten die Mittel nicht eingenommen werden.

Schwangerschaft und Stillzeit

Hinweise auf eine schädigende Wirkung für das Kind in Schwangerschaft oder Stillzeit gibt es nicht. Die Erfahrungen sind jedoch begrenzt. Da jedoch ohnehin kein Nutzen nachgewiesen ist, sollte man die Anwendung in der Schwangerschaft und Stillzeit unterlassen.

Daher unsere Bewertung

Choleretika haben kaum Nebenwirkungen, es fehlen aber auch Belege für einen relevanten Nutzen. Wir raten von der Anwendung ab.

Blasen-Nieren-Leiden

Harninkontinenz

Was ist Harninkontinenz?

Die Unfähigkeit, die Ausscheidung von Urin willentlich zu kontrollieren, wird als Harninkontinenz oder Blasenschwäche bezeichnet. Es handelt sich dabei nicht um eine eigenständige Krankheit, sondern um eine Funktionsstörung, die je nach Ursache und Ausprägung in verschiedene Formen eingeteilt wird:

● Stress- bzw. Belastungsinkontinenz ist die häufigste Form der Harninkontinenz bei Frauen. Der überdehnte bzw. geschwächte Beckenboden hält dabei dem Druckanstieg in der Bauchhöhle, wie er bei körperlicher Anstrengungen oder bei Husten, Niesen oder Lachen entsteht, nicht mehr stand und der Verschlussmechanismus der Blase versagt.

● Dranginkontinenz ist die häufigste Form der Blasenentleerungsstörung bei älteren Menschen. Die Dranginkontinenz äußert sich in einem plötzlichen, zu jeder Tages- und Nachtzeit auftretenden, starken Harndrang, der es meist nicht mehr erlaubt, rechtzeitig die Toilette aufzusuchen. Schon kleine Harnmengen bewirken den ungewollten Urinverlust, weil die normale Kontrolle der Schließmuskeln versagt.

● Überlaufinkontinenz entsteht, wenn eine normale Blasenentleerung nicht möglich ist. Dann sammelt sich soviel Harn in der Blase an, bis der Druck in der Blase größer wird als der Druck des Ringmuskels am Blasenausgang, der die Blase verschließt.

● Bei neurogener oder Reflexinkontinenz erfogt die Blasenentleerung ohne spürbaren Harndrang und willentliche Steuerung nur noch reflexartig.

● Eine extraurethrale Inkontinenz liegt vor, wenn der Harn nicht über die Harnröhre, sondern über einen röhrenförmigen Gewebegang (Blasenfistel) nach außen abfließt.

Auch wenn die Harninkontinenz keine bedrohliche Krankheit ist, so ist sie für die Betroffenen seelisch doch sehr stark belastend.

Ursachen

Als Auslöser der Harninkontinenz kommen eine Reihe von Faktoren in Betracht. Auch Medika-

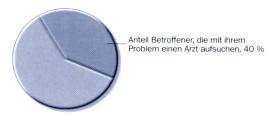

Harninkontinenz in Deutschland

Anteil Betroffener, die mit ihrem Problem einen Arzt aufsuchen, 40 %

Harninkontinenz ist ein Problem vor allem älterer Menschen: Fast jeder zweite der über 50-jährigen Patienten klagt über Blasenentleerungsstörungen, wobei Frauen öfter darunter leiden als Männer.

mente können den Blasenhohl-, und den Schließmuskel der Blase in seiner Funktion beeinträchtigen (siehe Kasten unten).

Die häufigste Ursache von Stressinkontinenz ist die Beckenbodenschwäche. Betroffen sind Frauen, die geboren haben oder schwere körperliche Arbeit leisten. Die beeinträchtigte Muskulatur kann die Blase bei Druckspitzen dann nicht mehr verschlossen halten. Die Dranginkontinenz begleitet oft akute oder chronische Blasenentzündungen, Blasensteine, eine Prostatavergrößerung oder Erkrankungen des Nervensystems (etwa nach Schlaganfällen oder bei Multipler Sklerose). Aber auch psychische Belastungen können die Ursache sein. Eine Überlaufkontinenz tritt oftmals infolge einer Harnröhrenverengung, Prostatavergrößerung oder einer Fehlfunktion der Blasenmuskulatur auf. Auch Blasensteine können den Blasenausgang verlegen. Die Reflexinkontinenz ist häufig Folge einer Querschnittslähmung.

Schließlich können auch Übergewicht, hormonelle Umstellung während der Wechseljahre sowie Bindegewebsschwäche eine Harninkontinenz begünstigen.

Symptome

Der unfreiwillige Abgang von Harn ist das führende Symptom aller Formen der Harninkontinenz. Dabei hängt die Häufigkeit und die Menge des Urinverlusts von der jeweiligen Form der Harninkontinenz ab.

Spätfolgen und Komplikationen

Aufgrund der damit verbundenen seelischen Belastung sollte den Ursachen einer Harninkontinenz genau auf den Grund gegangen und das Spektrum der Behandlungsmöglichkeiten voll ausgeschöpft werden. Bleibt eine Harninkontinenz unbehandelt, kann die Funktionsstörung Infektionen nach sich ziehen, die sich bis in die Nieren hinauf ausbreiten können.

Das kann man selbst tun

Bei einigen Formen der Harninkontinenz bieten sich Selbsthilfemaßnahmen an, vor allem bei Stress- bzw. Belastungsinkontinenz sowie bei minder schweren Formen der Dranginkontinenz.

→ **Beckenbodengymnastik**

Eine erschlaffte Beckenbodenmuskulatur als Ursache für Harninkontinenz lässt sich durch Training positiv beeinflussen. Dafür müssen die entsprechenden Übungen allerdings konsequent und mindestens dreimal täglich etwa zehn Minuten lang durchgeführt werden. Im Vordergrund steht dabei der ständige Wechsel von bewusstem Anspannen und Loslassen der Ringmuskeln, die die Mündungen von Anus, Scheide und Harn-

---

Medikamente als Verursacher oder Verstärker von Blasenschwäche

- **Überlaufinkontinenz:**
krampflösende Mittel, Anti-Parkinson-Präparate, Antihistaminika (zur Behandlung von Allergien), Mittel gegen Depressionen, Kalziumantagonisten (zur Behandlung des Bluthochdrucks), Alpha-Rezeptoren-Agonisten (z. B. in Schnupfenmitteln enthalten)

- **Stressinkontinenz:**
Alpha-Rezeptoren-Blocker (zur Behandlung des Bluthochdrucks oder der Prostatavergrößerung), Betarezeptorenblocker (ebenfalls zur Behandlung des Bluthochdrucks, aber auch bei koronarer Herzkrankheit und zur Vorbeugung von Migräneanfällen)

- **Dranginkontinenz:**
harntreibende Mittel (Diuretika), Lithium (zur Behandlung von Depressionen)

- **Gestörte Wahrnehmung der Blasenfüllung:**
Schlaf- und Beruhigungsmittel, Präparate zur Behandlung von psychischen Krankheiten

röhre umgeben. Die Muskelanspannung sollte bei möglichst gleichbleibender Atmung und mit maximaler Kraft erfolgen. Damit eine Beckenbodenschwäche gar nicht erst entsteht, wird schon jüngeren Frauen empfohlen, regelmäßig Beckenbodengymnastik zu betreiben. Der dafür nötige Aufwand lohnt sich, da bis zu 70 Prozent der Frauen dadurch die Inkontinenz verbessern.

→ Trink- und Toilettenverhalten ändern

Bei Dranginkontinenz wird empfohlen, sich in seinem Trink- und Toilettenverhalten nach festgelegten Zeiten zu richten. Wichtig ist, dass man etwa alle zwei bis drei Stunden trinkt und innerhalb einer bestimmten Zeitspanne, z. B. 30 Minuten nach der Flüssigkeitsaufnahme, die Toilette aufsucht, auch wenn noch kein Harndrang besteht. So gelingt es häufig, dem unvermittelt auftretenden Harndrang zuvorzukommen und unangenehme Begleiterscheinungen zu vermeiden.

→ Ausreichend trinken

Menschen, die unter Harninkontinenz leiden, trinken oft möglichst wenig, um auf diese Weise die Harnproduktion – und damit den unfreiwilligen Urinabgang – zu reduzieren. Abgesehen davon, dass dadurch die Funktionsstörung keinesfalls behoben werden kann, führt eine zu geringe Flüssigkeitszufuhr zu Austrocknung und erhöht die Infektionsgefahr. Hinzu kommt, dass der konzentrierte Urin oftmals Hautreizungen im Genitalbereich hervorruft. Auch und gerade bei Harninkontinenz ist es also notwendig, den empfohlenen Trinkbedarf von etwa 2,5 Liter täglich einzuhalten – vorausgesetzt, es sprechen keine anderen Krankheiten dagegen. Für eine ungestörte Nachtruhe empfiehlt es sich, zwei bis drei Stunden vor dem Schlafengehen nichts zu trinken.

→ Sorgfältige Hautpflege

Bei Inkontinenz kommt der Hautpflege im Genitalbereich eine besondere Bedeutung zu. Vor allem dann, wenn nicht immer die Möglichkeit besteht, die eingenässte Einlage oder Kleidung sofort zu wechseln, wird die Haut anfällig für Reizungen und Entzündungen. Zur Reinigung sind klares Wasser bzw. pH-neutrale Syndets oder Seifen für Babypflege sinnvoll. Anschließend sollte die Region gut getrocknet werden, bei bereits angegriffenen Hautpartien ist das Trocknen mit einem Haarföhn ratsam. Für die weitere Körperpflege haben sich Babyartikel (z. B. eine milde Babycreme oder Talkum-Puder) oder (entzündungshemmende) Fettsalben bewährt.

Medikamente: Nutzen und Risiken

Zunächst muß der Arzt klären, welche Form der Harninkontinenz vorliegt. Dabei ist es wichtig, dass er auch nach Medikamenten fahndet, die eine Blasenschwäche auslösen können (siehe Kasten, Seite 206). Liegt der Harninkontinenz eine andere Erkrankung zugrunde (z. B. Dranginkontinenz bei Harninfektion), muss diese natürlich vorrangig behandelt werden. Leider lassen sich nicht alle Formen medikamentös bessern. Meist ist die Beckenbodengymnastik die beste Therapie. Insbesondere bei Stress- bzw. Belastungsinkontinenz, die auf eine Überdehnung der Beckenbodenmuskulatur beruht, können Medikamente nur wenig ausrichten. Tritt diese Form der Blasenentleerungsstörung infolge eines Östrogenmangels während oder nach den Wechseljahren auf, können Östrogenpräparate die Inkontinenz eventuell bessern.

Zur Behandlung von Dranginkontinenz kann eine Therapie mit krampflösenden Medikamenten (Spasmolytika) sinnvoll sein, die Hoffnungen sollten allerdings nicht zu hoch gehängt werden. Hierbei stehen Anticholinergika an erster Stelle. Sie stellen die überaktive Blasenmuskulatur ruhig.

Bei Überlaufinkontinenz kann eine medikamentöse Therapie ebenfalls nützlich sein, wenn diese das Abflusshindernis am Blasenausgang verringert. Das will man mit einer medikamentösen Behandlung einer vergrößerten Prostata erreichen. Ist die Vergrößerung noch nicht sehr weit fortgeschritten, können Alpha-1-Rezepto-

Blasen-Nieren-Leiden

renblocker die Symptome lindern. Alphablocker werden auch bei vegetativen Störungen des Schließmuskels eingesetzt.

Bisweilen ist die operative Erweiterung des Blasenausgangs notwendig, etwa wenn eine Harnröhrenverengung durch Narbenzug vorliegt.

Krampflösende Präparate, die den Blasenmuskel ruhig stellen, sind auch bei Reflexinkontinenz hilfreich. Ihre Einnahme in Kombination mit einer künstlichen Harnableitung über ein Röhrchen, das in den Blasengang eingeführt wird (Blasenkatheter), verhindert meist die automatische Blasenentleerung. Liegt der Harninkontinenz eine Störung der Nervenstrukturen, z. B. infolge einer Rückenmarksverletzung, zugrunde, helfen neben krampflösenden Medikamenten auch Alpharezeptorenblocker.

Zur Therapie einer extraurethralen Inkontinenz muss der abnormale Fistelgang in der Regel mit einer Operation verschlossen werden.

Eine dauerhafte künstliche Harnableitung über ein in den Blasengang eingeführtes Röhrchen (Dauerkatheter) sollte bei der Harninkontinenz erst dann zum Einsatz kommen, wenn zweifelsfrei fest steht, dass andere therapeutische Maßnahmen keine nachhaltige Linderung bewirken.

Fragen an den Arzt

● **Was kann ich tun, damit es gar nicht so weit kommt?**
Insbesondere für Frauen, die geboren haben, empfiehlt es sich, zur Stärkung der Beckenbodenmuskulatur regelmäßig Übungen durchzuführen, die die Muskulatur wieder stärken. In der ersten Zeit nach der Entbindung werden allerdings nur leichte Übungen empfohlen.

● **Wie komme ich mit meiner Blasenschwäche besser zurecht?**
Die Einstellung macht viel aus. Bei nicht behebbarer Blasenschwäche kann der Austausch mit anderen Betroffenen, z.B. im Rahmen einer Selbsthilfegruppe, sehr hilfreich sein. Außerdem läuft man durch diesen regelmäßigen Kontakt mit anderen nicht Gefahr, sich von der Umwelt zu isolieren.

Krampflösende Mittel (Spasmolytika, Anticholinergika)

Wirkstoffe	Medikamente
Atropinsulfat	Dysurgal N (D)
Flavoxat	Spasuret (D), Urispas (A, CH)
Oxybutynin	Dridase (D), Ditropan (A, CH), oxybutinin von ct (D), Oxybutynin Heumann (D
Propiverin	Mictonorm (D)
Tolterodin	Detrusitol (D)
Trospiumchlorid	Spasmex Tabl. (D), Spasmolyt (A, D), Spasmo-Urgenin (D)

Wirkungsweise

Die Muskelspannung des Blasenhohlmuskels wird durch das unwillkürliche (vegetative) Nervensystem kontrolliert. Ist eine Harninkontinenz durch eine zu starke Anspannung des Blasenhohlmuskels bedingt (wie bei etlichen Fällen von Dranginkontinenz), wurde das vegetative Nervensystem unter Umständen vom parasympathischen Teil übermäßig stimuliert. Die parasympathischen Nerven geben Informationen mit Hilfe des Überträgerstoffs Acetylcholin an die Organe weiter. Anticholinergika unterdrücken die Wirkung von Acetylcholin. An der Blase sorgen sie dafür, dass die Anspannung des Blasenmuskels abnimmt. Die Wirksamkeit der Anticholinergika ist nach vorliegenden Untersuchungen als mäßig zu bezeichnen. Man darf nicht enttäuscht sein, wenn sich die Beschwerden durch die Behandlung nicht wesentlich bessern. Wenn andere Maßnahmen erfolglos bleiben, kann man einen Versuch unternehmen.

Anwendung

Je nach der Wirkdauer des jeweiligen Präparats müssen die Mittel zwei- bis viermal täglich eingenommen werden. Bei Tolterodin tritt die Wirkung in manchen Fällen erst nach bis zu vier Wochen ein.

Nebenwirkungen

Da Anticholinergika die Wirkung des Überträgerstoffs Acetylcholin nicht nur an der Blase, sondern auch an vielen anderen Organen blockieren, können sie eine Reihe unangenehmer Nebenwirkungen nach sich ziehen.

→ Mundtrockenheit, Verdauungsbeschwerden

Anticholinergika hemmen den Speichelfluss, weshalb es häufig zu einer unangenehmen Mundtrockenheit kommt. Treten zudem Schluckbeschwerden und Sprechstörungen auf, ist die Dosis zu reduzieren bzw. das Mittel (vorübergehend) abzusetzen. Daneben kommt es relativ häufig zu Appetitlosigkeit, manchmal auch zu Brechreiz, Erbrechen, Magen-Darm-Störungen und Speicheldrüsenentzündungen.

→ Augenprobleme, Störungen von Nasenatmung und Geschmackssinn

Sehstörungen, Augentrockenheit, erhöhter Augeninnendruck (Grüner Star) sowie Lichtscheu treten häufig auf. Bei Patienten mit erhöhtem Augeninnendruck sollte dieser unter der Behandlung mit Anticholinergika regelmäßig kontrolliert werden. Eine behinderte Nasenatmung sowie Störungen des Geschmackssinns sind weitere, recht häufige Begleiterscheinungen.

→ Verminderte Harnausscheidung

Bei Behandlung mit Anticholinergika kann sich der Charakter der Blasenentleerungsstörung verändern, sodass der Patient nun unter verminderter oder ganz versiegender Harnausscheidung (Harnverhaltung) leidet. Harnverhaltung muss sofort ärztlich behandelt werden, da diese Störung zur lebensbedrohlichen Harnvergiftung führen kann.

→ Erektionsstörungen

Manche der männlichen Patienten klagen über Erektionsstörungen und Impotenz.

→ Hautreaktionen

(Entzündliche) Rötungen der Haut treten ebenfalls häufig auf. Weiterhin kann es zu juckenden, eventuell nässenden Hautausschlägen sowie zu Hauttrockenheit bzw. Wärmestau kommen. Allergische Reaktionen bis hin zum allergischen Schock kommen vor. In diesen Fällen sollte das Präparat sofort abgesetzt werden.

→ Herz-Kreislauf-Probleme

Bei vielen Patienten führt die Einnahme von Anticholinergika zu Herzklopfen und Herzjagen (Tachykardie), sowie zu Blutdruckabfall, geschwollenen Knöcheln, seltener zu Brustschmerzen. Treten solche Symptome auf, sollte man seinen Arzt aufsuchen. Unter einem dem Tolterodin chemisch eng verwandten Medikament traten schwere Herzryhthmusstörungen auf. Ob Tolterodin letztendlich sicherer ist, weiß man nicht.

→ Stimmungsveränderungen, psychische Folgen

Hierbei sind depressive Verstimmungen besonders hervorzuheben, doch können auch Euphorie oder Erregungszustände auftreten. Außerdem kann es zu Benommenheit, Halluzinationen, Gedächtnis- und Konzentrationsstörungen und einer generellen Einschränkung des Reaktionsvermögens kommen. Nervosität und Unruhezustände, Kopfschmerzen, Müdigkeit, Schlafstörungen, eine überlange Schlafdauer, Schwächezustände, Zittern, Krampfanfälle, Sensibilitäts- und Sprachstörungen können weitere Beschwerden sein. Gerade ältere Menschen sind von diesen Nebenwirkungen betroffen. Sind die Störungen schwerer Natur, so muss das Mittel abgesetzt werden.

→ Muskelstörungen

Die regelmäßige Einnahme von Anticholinergika kann unter Umständen Bewegungs- und Gangstörungen sowie Muskelkrämpfe und Muskelschwäche hervorrufen, was zum Absetzen des Präparats zwingt.

Kombination mit anderen Mitteln

In Kombination können sich Anticholinergika mit vielen anderen Mitteln in ihrer Wirkung gegenseitig behindern:

Blasen-Nieren-Leiden

● Eine wechselseitige Wirkungsverminderung entsteht z. B. bei gleichzeitiger Einnahme mit den beiden Magen-Darm-Mitteln Cisaprid und Metoclopramid (siehe Seite 162f.).

● Cholinesterasehemmer, die zur Behandlung von Demenz eingesetzt werden (siehe Seite 536ff.), schränken den therapeutischen Effekt von Anticholinergika ebenfalls ein.

● Umgekehrt bewirken Anticholinergika eine erhöhte Aufnahme von Nitrofurantoin, einem Präparat zur Behandlung von Harnwegsinfektionen (siehe Seite 216ff.).

● Zu den wirkungsverstärkenden Stoffen gehören alle Substanzen, die mehr oder weniger ausgeprägte anticholinerge Eigenschaften besitzen, so Antihistaminika wie z. B. Alimemazin gegen Allergien.

● Die dämpfenden Wirkungen von Dimenhydrinat, das gegen Übelkeit, Erbrechen, Schwindel und Reisekrankheit eingesetzt wird, können durch Anticholinergika verstärkt werden.

● Grundsätzlich sollten Anti-Parkinsonmittel, wie z. B. Budipin, Selegilin und Amantadin (siehe Seite 516f. und 519f.), nur mit Vorsicht gemeinsam mit Anticholinergika eingenommen werden. Amantadin kann in dieser Kombination in verstärktem Maß Albträume, Halluzinationen und Verwirrtheit auslösen.

● Zu einer verstärkten anticholinergen Wirkung kann es kommen, wenn Anticholinergika in Kombination mit Antidepressiva (z. B. Mianserin, siehe Seite 570f.), Neuroleptika wie Phenothiazine und Haloperidol (siehe Seite 576f.), dem Mittel gegen Herzrhythmusstörungen Chinidin (siehe Seite 342f.), den Schmerzmitteln Oxycodon-HCl und Pethidin-HCl sowie den Antiemetika Scopolamin und Thiethylperazindimaleat eingenommen werden.

● Eine Langzeittherapie mit Glukokortikoiden (siehe Seite 281ff.) kann in Kombination mit Anticholinergika den Augeninnendruck erhöhen und ein Glaukom auslösen bzw. verschlechtern.

● Beta-Sympathomimetika, die meist als Inhalat zur Behandlung des Asthma bronchiale eingesetzt werden (siehe Seite 141ff.), können zusammen mit Anticholinergika gehäuft Herzrhythmusstörungen auslösen.

● Zusammen mit Anticholinergika können Wirkung und Nebenwirkungen der herzleistungssteigernden Digoxine (siehe Seite 368ff.) zunehmen.

Achtung

● Treten allergische Reaktionen oder Fieber auf, liegt vermutlich eine Überempfindlichkeit auf den Wirkstoff vor; das Medikament muss sofort abgesetzt und der Arzt gerufen werden. Bei einer bekannten Überempfindlichkeit dürfen Anticholinergika nicht eingenommen werden.

● Kinder unter fünf Jahren dürfen kein Oxybutynin und unter zwölf Jahren kein Flavoxat einnehmen.

● Bei Darmverengung, akutem Darmverschluss oder einer schweren Erweiterung des Dickdarms dürfen Anticholinergika nicht eingesetzt werden.

● Die Behandlung mit Anticholinergika verbietet sich bei Patienten mit Engwinkelglaukom, einer Sonderform des Grünen Stars.

● Menschen mit Harnverhaltung dürfen keine Anticholinergika einnehmen.

● Bei Angina pectoris, Muskelleiden mit Ermüdungserscheinungen (»Myasthenia gravis«) oder schwerwiegenden Dickdarmentzündungen, sollten Anticholinergika nur mit größter Vorsicht angewandt werden. Verschlechtern sich diese Leiden unter der Therapie mit Anticholinergika, müssen diese abgesetzt werden.

Schwangerschaft und Stillzeit

Vor allem in den letzten Wochen der Schwangerschaft ist von Anticholinergika dringend abzuraten, weil sie beim Fötus und Neugeborenen Herzrhythmusstörungen (Bradykardie und Tachykardie) hervorrufen können.

Auch in der Stillzeit dürfen keine Anticholinergika eingenommen werden, da der Wirkstoff in die Milch übergeht und dem Kind schaden kann. Außerdem hemmen sie den Milchfluss.

Harninkontinenz

Daher unsere Bewertung

Die Anwendung von Anticholinergika als Therapie bei Dranginkontinenz ist im Einzelfall sinnvoll, da sie durch die Ruhigstellung der überaktiven Blase tatsächlich eine Linderung der Beschwerden bewirken können. Allerdings wird der Nutzen der Anticholinergika durch deren zahlreiche Nebenwirkungen deutlich eingeschränkt.

Als Mittel der Wahl gilt Oxybutynin, das seine Wirksamkeit in einer kontrollierten Studie belegen konnte. Propiverin, Trospiumchlorid und Flavoxat sind dagegen in ihrer Effektivität schlechter untersucht. Von einer Behandlung mit Tolterodin raten wir dagegen ab, da ein chemisch ähnlich aufgebautes Präparat vor wenigen Jahren wegen bedrohlicher Herzrhythmusstörungen vom Markt genommen wurde.

Systemische Östrogene

Wirkstoff	Medikament
Estriol	Ovestin Tbl. (A, CH, D)

Wirkungsweise

Das allmähliche Versiegen der Östrogenproduktion in den Eierstöcken führt auch zu einer Rückbildung der Schleimhäute von Scheide, Harnröhre und Harnblase, wobei sie zunehmend ihre Feuchtigkeit und Elastizität einbüßen. Die Gabe von Östrogen kann daher bei Frauen hilfreich sein, die während oder nach den Wechseljahren an Harninkontinenz leiden. Allerdings ist bis heute nicht geklärt, auf welche Weise die Östrogene bei Inkontinenz wirken – zudem ist die Wirksamkeit bei Harninkontinenz nicht gesichert.

Anwendung

Estriol wird in Form von Tabletten à 1 bis 2 mg jeweils drei Wochen lang im Wechsel mit einer einwöchigen Therapiepause eingenommen. Da Estriol in dieser niedrigen Dosis eine geringe östrogene Wirkung hat, ist es auch als Östrogen-Monopräparat (ohne Zugabe von Gestagen) vertretbar. Bei höheren Dosen sollte aber eine gleichzeitige Behandlung mit Gestagenen erfolgen, um das Risiko für eine bösartige Geschwulst der Gebärmutter zu minimieren.

Nebenwirkungen

Siehe Kapitel Wechseljahre, Seite 230ff.

Kombination mit anderen Mitteln

Siehe Kapitel Wechseljahre, Seite 230ff.

Achtung

Siehe Kapitel Wechseljahre, Seite 230ff.

Schwangerschaft und Stillzeit

Siehe Kapitel Wechseljahre, Seite 230ff.

Daher unsere Bewertung

Da der Nachweis eines Nutzens noch aussteht und die Behandlung andererseits mit erheblichen Risiken wie Thrombosen und Lungenembolien einhergeht, bewerten wir die Behandlung der Stressinkontinenz mit Estriol in den Wechseljahren als wenig sinnvoll und raten davon ab.

Alpha-1-Rezeptorenblocker

Wirkstoffe	Medikamente
Alfuzosin	Urion (A, D), Uroxatral (D), Xatral (CH)
Tamsulosin	Alna (A, D), Omix (CH), Omnic (D)
Terazosin	Flotrin (D), Hytrin (CH), Uroflo (A)

Wirkungsweise

Alpha-1-Rezeptoren sind Bindungsstellen für Überträgerstoffe des sympathischen Teils des vegetativen Nervensystems. Sie befinden sich nahezu an allen Organen, so auch in der Prostata und im Bereich des Blasenschließmuskels. Beruht eine Überlauf- oder Reflexinkontinenz auf einem übermäßig angespannten Schließmuskel der Blase, hemmen die Alpha-1-Rezeptorenblocker die Besetzung dieser Bindungsstellen. Das lässt unter anderem den Schließmuskel der Blase erschlaffen.

Anwendung

Da Alpha-1-Rezeptorenblocker nicht nur auf den Schließmuskel der Blase wirken, sondern u. a. auch den Blutdruck senken und weitere Nebenwirkungen verursachen können, empfiehlt es sich, die Behandlung mit einer niedrigen Dosis zu beginnen, die schrittweise gesteigert wird. Da es infolge des Blutdruckabfalls beim Aufstehen zu starkem Schwindel kommen kann, nimmt man die ersten Dosen am besten abends vor dem Schlafengehen ein. Dann steigert man die Dosis in Abständen von jeweils einer Woche auf eine wirksame und gleichzeitig verträgliche Dosis, die am Morgen eingenommen wird.

Wird die Therapie für zwei Tage oder für länger unterbrochen, muss sie erneut mit einer niedrigen Dosis und einer langsamen Dosissteigerung begonnen werden.

Nebenwirkungen

Siehe Kapitel Bluthochdruck, Seite 328.

Kombination mit anderen Mitteln

Siehe Kapitel Bluthochdruck, Seite 328.

Achtung

Siehe Kapitel Bluthochdruck, Seite 328.

Schwangerschaft und Stillzeit

Siehe Kapitel Bluthochdruck, Seite 328.

> **Daher unsere Bewertung**
>
> Bei Überlaufinkontinenz als Folge einer Prostatavergrößerung sowie bei neurogen bedingter Harninkontinenz, bei der der Schließmuskel der Blase überaktiv ist, können Alpha-1-Rezeptorenblocker Symptome wie nächtliches und gehäuftes Wasserlassen, Harnträufeln und Inkontinenz verringern.
>
> Wegen der erheblichen Nebenwirkungen müssen Risiken und Nutzen dieser medikamentösen Therapie jedoch sorgfältig abgewogen werden, vor allem dann, wenn weitere Gesundheitsstörungen bestehen. Auf jeden Fall muss auf Wechselwirkungen, z. B. mit blutdrucksenkenden Medikamenten, geachtet werden.

Blasenentzündung

> **Blasenentzündung bei Frauen**
>
> Jede zweite Frau erkrankt mindestens einmal in ihrem Leben an einer Blasenentzündung.
> Dabei gibt es drei Häufigkeitsgipfel: im Säuglings- und im Kleinkindalter, in der Schwangerschaft sowie im Wochenbett.

Was ist eine Blasenentzündung?

Eine Blasenentzündung (Zystitis, Blasenkatarrh) ist eine akute, manchmal auch chronisch verlaufende Entzündung der Blasenschleimhaut.

Häufig von Blasenentzündung betroffen sind Frauen (hauptsächlich aufgrund der Kürze der Harnröhre, die von Bakterien leichter durchwandert werden kann), Männer mit Prostatavergrößerung (weil immer eine gewisse Menge Harn in der Blase zurückbleibt, was das Bakterienwachstum begünstigt) sowie Diabetiker und Nierenkranke.

Auch wenn akute Blasenentzündungen oft schmerzhaft sind, gehören sie zu den eher harmlosen Erkrankungen. Sie sprechen in der Regel gut auf therapeutische Maßnahmen an und nehmen nur selten einen komplizierten Verlauf.

Ursachen

Eine Blasenentzündung wird in den meisten Fällen durch Bakterien der Darmflora verursacht, wobei Coli-Bakterien an erster Stelle stehen. Ist man mit den Errgern in Kontakt gekommen, können diese über die Harnröhre in die Blase aufsteigen. Begünstigende Faktoren für eine Infektion sind Harnabflussstörungen, die infolge von Harnröhrenverengung, Harnsteinen, einem Tumor oder einer Prostatavergrößerung auftreten können.

Auch die dauerhafte Einnahme von Schmerzmitteln, Schwangerschaft, vermehrte sexuelle Aktivität (»Flitterwochen-Zystitis«) sowie ein geschwächtes Immunsystem, Stoffwechselstörungen wie z.B. die Zuckerkrankheit und Blasen(dauer)katheter begünstigen die Entwicklung einer Blasenentzündung. Eine lokale Abwehrschwäche aufgrund von Unterkühlung oder Durchnässung ist häufig ebenfalls ein auslösender Faktor. Wer zu wenig trinkt und damit verhindert, dass die Blase ausreichend durchgespült wird, ist auch gefährdet, an einer Blasenentzündung zu erkranken.

Symptome

Eine Blasenentzündung kann fast unbemerkt verlaufen, sie kann jedoch auch ganz erhebliche Schmerzen verursachen.

Unabhängig vom Schweregrad beginnt eine akute Blaseninfektion fast immer mit gesteigertem Harndrang: Die durch die Krankheitserreger gereizte Blasenschleimhaut signalisiert in immer kürzeren Abständen, dass sie entleert werden muss. Dabei werden jedoch nur geringe Urinmengen ausgeschieden. Hinzu kommen Beschwerden wie Brennen beim Wasserlassen und ein mehr oder weniger stark ausgeprägtes Druckgefühl im Unterleib, das manchmal in den Rücken ausstrahlt. Insbesondere gegen Ende der Blasenentleerung treten häufig krampfartige Schmerzen auf.

Blasen-Nieren-Leiden

Auch der Urin verändert sich: Er ist trübe und flockig. Durch Blutbeimengungen kann er eine rötliche Farbe annehmen, eventuell befindet sich auch Eiter im Urin.

Bei einer chronischen Blasenentzündung sind die Symptome in der Regel weniger stark ausgeprägt; auch können sie vorübergehend vollständig verschwinden, um dann einige Tage später erneut aufzutreten.

Normalerweise gehört Fieber nicht zu den Symptomen einer akuten Blasenentzündung. Erhöhte Körpertemperatur, Schüttelfrost und starkes Krankheitsgefühl sind eher Hinweise darauf, dass die Erreger aus der Harnblase aufgestiegen sind und eine Nierenbeckenentzündung verursacht haben. Dabei treten dann typischerweise auch Schmerzen in einer Flanke auf, die von Übelkeit und Erbrechen sowie Kopfschmerzen begleitet sein können.

Spätfolgen und Komplikationen

Wenn eine akute Blaseninfektion nicht vollständig ausheilt, kann sie einen chronischen Verlauf nehmen. Zudem besteht die Gefahr, dass die Krankheitserreger über die Harnleiter in die Nieren aufsteigen und dort eine Nierenbeckenentzündung auslösen. Wird diese nicht rechtzeitig behandelt, kann die Niere schwer geschädigt werden bis hin zum Nierenversagen.

Im Extremfall kann eine lang andauernde Blasenentzündung zur Schrumpfblase führen. Diese ist erheblich kleiner und verfügt kaum noch über Elastizität. Deshalb ist ihre Kapazität vermindert, der Harndrang gesteigert.

Das kann man selbst tun

Vor allem zu Beginn einer akuten Blasenentzündung können folgende Selbsthilfemaßnahmen hilfreich sein:

→ Viel trinken

Täglich mindestens zweieinhalb Liter Flüssigkeit (z. B. Tee in Kombination mit kohlensäure- und natriumarmem Mineralwasser) zur Anregung der Harnausscheidung sind empfehlenswert. Das schwemmt die Keime aus und verdünnt den Harn, sodass er die entzündete Blasenschleimhaut nicht mehr so stark reizt. Aber Achtung: Bei Menschen mit einer ausgeprägten Herzmuskelschwäche kann die große Flüssigkeitsmenge Probleme bereiten. In diesem Fall muss man die erforderliche Trinkmenge mit dem Arzt absprechen.

→ Lokale Wärme

Warme Auflagen auf die Blasengegend lindern Schmerzen und Verkrampfungen und unterstützen den Heilungsprozess. Hilfreich sind neben einer Wärmflasche oder einem Heizkissen auch das Tragen von wollener Unterwäsche.

Wenn keine Herz-Kreislauf-Beschwerden oder Fieber bestehen, können ansteigende Sitz- oder Fußbäder (Wassertemperatur langsam von 36° C auf 40° C steigern, nach 20 Minuten das Bad beenden, anschließend mindestens eine Stunde Bettruhe) zur Milderung der Schmerzen bzw. zur Lösung von Verkrampfungen beitragen – vorausgesetzt, der Arzt spricht sich nicht gegen diese Maßnahme aus.

→ Sorgfältige Hygiene

Um zu vermeiden, dass Coli-Bakterien aus dem Darm in die Harnröhre gelangen, sollen Frauen das Toilettenpapier nach dem Stuhlgang immer von vorn nach hinten führen – niemals umgekehrt. Bei der Menstruationshygiene sind Tampons Binden vorzuziehen, da sich in Binden Bakterien ansammeln und von dort in die Harnröhre einwandern können.

214

Medikamente: Nutzen und Risiken

Eine Blasenentzündung ist extrem unangenehm und wegen des möglichen Übergreifens der Entzündung auf das Nierenbecken auch potenziell gefährlich. Deshalb sollte die Erkrankung medikamentös behandelt werden.

Die Dauer einer Behandlung richtet sich nach dem Schweregrad und auch nach dem Ort der Infektion (Blase und/oder Niere). Treten Blasenentzündungen immer wieder auf, wird der Arzt nach Harnabflussstörungen oder anderen begünstigenden Faktoren suchen und diese möglichst ausschalten.

Bei fünf Prozent der erwachsenen Frauen kann man im Urin immer wieder Bakterien nachweisen, ohne dass sie unter Blasenentzündung leiden. Diese symptomlose Ausscheidung von Bakterien muss im Normalfall nicht behandelt werden. Nur bei Schwangeren, Kindern und Patienten mit nachgewiesenen Harnabflussstörungen ist eine Einnahme von Antibiotika empfehlenswert, weil bei ihnen ein höheres Risiko besteht, dass diese Bakterien eine Nierenbeckenentzündung auslösen können.

Kombinationspräparate mit krampflösenden Substanzen (Spasmo-Urologika) zielen darauf ab, neben der Bekämpfung der Ursache auch die krampfartigen Schmerzen zu lindern. Wegen ihrer geringen Aufnahme aus dem Magen-Darm-Trakt ist die Wirkung von krampflösenden Mitteln aber eher zweifelhaft. Wärmeanwendungen können Krämpfe meist ebenso gut lindern.

Pflanzliche oder so genannte immunstimulierende Präparate (siehe Seite 218, Kasten »Phyto- und Immuntherapeutika«) stellen keine sinnvolle Alternative zur antibiotischen Behandlung dar. Diesen Mono- oder Kombinationspräparaten werden u. a. entzündungshemmende, harntreibende und die Krankheitssymptome lindernde Eigenschaften zugeschrieben. Ihr therapeutischer Nutzen konnte jedoch bislang in klinischen Studien nicht belegt werden. Hinzu kommt, dass einige dieser Mittel unter Umständen schwere Nebenwirkungen verursachen.

Fragen an den Arzt

● **Wie kann ich eigentlich (erneuten) Blasenentzündungen vorbeugen?**
Die wichtigsten Maßnahmen sind viel zu trinken (mindestens zwei Liter täglich, bei Herzkranken Mengenabsprache mit dem Arzt) und den Harndrang niemals zu unterdrücken. Bei jedem Wasserlassen sollte die Blase ganz entleert werden.

Frauen, die zu Blasenentzündungen neigen, sollten eine Unterkühlung der Blasenregion vermeiden (nass gewordene Kleidung sofort wechseln) und ihre Unterwäsche bei 95° waschen.

● **Wann muss ich mit meinen Beschwerden zum Arzt?**
Wenn Sie das erste Mal unter den Symptomen einer Blaseninfektion leiden, sollten Sie sich auf jeden Fall in ärztliche Behandlung begeben. Bei Fieber oder Blut im Urin ist ein Arztbesuch unerlässlich. Grundsätzlich gilt: Halten die Beschwerden länger als drei Tage an, sollte man den Arzt aufsuchen.

● **Was meint der Arzt mit Mittelstrahlurin?**
In der Harnröhre befinden sich immer Bakterien. Sie haben keine krankhafte Bedeutung. Die Blase dagegen ist normalerweise frei von Bakterien. Um die Bakterien aus der Harnröhre »auszuspülen«, entleert man die erste Portion Urin in die Toilette. Erst danach fängt man etwas Urin in einem Becher auf. Anhand dieser Probe, die dann wirklich nur Urin aus der Harnblase enthält, wird geprüft, ob Bakterien vorhanden sind.

Antibiotika

Wirkstoffe	Medikamente
Amoxicillin	Amoxicillin Alind (A, D), Amoxicillin-ratiopharm (A, D), Amoxicillin Stada (A, D), Amoxihexal (D), Amoximex (CH), Amoxi von ct (D), Amoxypen (D)
Cefaclor	Cefaclor-ratiopharm (D)

Wirkstoffe	Medikamente
Cefaclor (Fortsetzung)	CEC (D), Ceclor (A, CH), Cefallone (D), Panoral (D)
Ciprofloxacin	Ciprobay (D), Ciproxin (A, CH)
Co-trimoxazol (Trimethoprim + Sulfamethoxazol)	Agoprim (CH), Bactrim (A, CH, D), Cotrim-ratiopharm (D), Kepinol (D), Eusaprim (A, CH, D)
Norfloxacin	Barazan (D), Noroxin (CH), Zoroxin (A)
Trimethoprim	Motrim (A), Primosept (CH), TMP-Ratiopharm (D)

Wirkungsweise

Antibiotika töten Bakterien ab oder hindern sie daran, sich weiter zu vermehren. Die genannten Antibiotika sind bei den meisten Bakterien, die Harnwegsinfektionen auslösen, wirksam.

Anwendung

Junge, nicht schwangere Frauen mit akuter unkomplizierter Blasenentzündung müssen die Antibiotika drei Tage lang nehmen. Die früher propagierte Kurzzeittherapie von nur ein bis zwei Tagen wirkt nicht sicher genug. Einige Tage nach der Behandlung muss kontrolliert werden, ob alle Bakterien aus dem Urin verschwunden sind.

Nierenbeckenentzündungen sowie häufig wiederkehrende Blasenentzündungen müssen mindestens eine Woche lang antibiotisch behandelt werden. Dafür sollte möglichst das für den Erreger passendste Antibiotika ausgewählt werden. Dafür muss man die ursächlichen Bakterien und ihre Empfindlichkeit auf die verschiedenen Antibiotika ermitteln (»Antibiogramm«). Das Gleiche gilt für Harnwegsinfektionen bei Schwangeren, Kindern unter zwölf Jahren, Männern, Diabetikern, Patienten mit Immunschwäche oder chronischen Nierenerkrankungen.

Nebenwirkungen

Siehe Seite 91ff.

Kombination mit anderen Mitteln

Siehe Seite 91ff.

Achtung

Siehe Seite 91ff.

Schwangerschaft und Stillzeit

Siehe Seite 91ff.

Daher unsere Bewertung

Die Behandlung einer bakteriellen Blasenentzündung mit Antibiotika sorgt für rasche Beschwerdefreiheit und schützt vor einem Aufsteigen der Bakterien in die Niere. Als Mittel der Wahl bei unkomplizierten Blasenentzündungen gelten Trimethoprim und Co-trimoxazol. Da der Sulfonamidanteil in cotrimoxazolhaltigen Medikamenten das Risiko unerwünschter Wirkungen erhöht, wird vor allem der Wirkstoff Trimethoprim alleine empfohlen. Allerdings gibt es Hinweise, dass die Resistenzen gegen den Einzelwirkstoff zunehmen, sodass die Kombination doch Vorteile bietet.

Ciprofloxacin, Amoxicillin oder Cefaclor kommen in den Fällen in Betracht, wenn eine Unverträglichkeit gegenüber Trimethoprim besteht. Sie sollten allerdings nur als Reservemittel eingesetzt werden, damit sich nicht zu schnell resistente Bakterienstämme entwickeln können.

Harnantiseptika

Wirkstoffe	Medikamente
Nitrofurantoin	Furadantin (A, CH, D)
Nitroxolin	Nitroxolin MIP (D)
Nitrofurantoin + Sulfadiazin + Phenazopyridin	Urospasmon (D)

Wirkungsweise

Diese Substanzen behindern die Vermehrung von Krankheitserregern oder töten sie ab. Die Mittel werden nach der Aufnahme aus dem Magen-Darm-Trakt in den Blutkreislauf rasch wieder ausgeschieden. Sie erreichen deshalb nur im Urin ausreichend hohe Konzentrationen, um Krankheitserreger unschädlich zu machen. Aus diesem Grund werden sie nur bei Harnwegsinfektionen eingesetzt.

Das Kombinationsmittel Ursopasmon enthält neben zwei antiseptischen Substanzen auch einen schmerzstillenden Wirkstoff (Phenazopyridin), der allerdings krebserregend ist.

Anwendung

Die Harnantiseptika werden sieben bis zehn Tage lang dreimal täglich eingenommen.

Nebenwirkungen

Bei der Kurzzeitbehandlung eines akuten Harnwegsinfektes sind schwere Nebenwirkungen eher selten.

Bei längerer Anwendung, um beispielsweise immer wiederkehrenden Harnwegsinfektionen vorzubeugen, kann Nitrofurantoin schwere Nebenwirkungen hervorrufen.

→ Atemstörungen

Nitrofurantoin kann die Elastizität der Lunge und damit die Lungenfunktion schwer beeinträchtigen. Treten unter der Behandlung Atemstörungen, Atemnot, Asthma oder Husten auf, muss man das Mittel sofort absetzen.

→ Blutbildungsstörungen

Durch Nitrofurantoin kann es zu schweren Blutkrankheiten kommen, wie beispielsweise Blutarmut, starke Abnahme der Bildung von weißen Blutkörperchen oder Blutplättchen. Im Extremfall versagt die Bildung aller Blutzellen (Agranulozytose) im Knochenmark. Bei einer längeren Einnahme sollte daher regelmäßig das Blutbild kontrolliert werden.

→ Urinverfärbung, Gicht, Samenproduktion

Unter Nitrofurantoin verfärbt sich der Urin bräunlich, unter Nitroxolin gelblich. Weniger harmlos sind die weiteren typischen Nebenwirkungen von Nitrofurantoin: Erhöhung des Harnsäurespiegels (dann droht Gicht – bei längerer Einnahme Harnsäurespiegel kontrollieren lassen) sowie eine verminderte Samenproduktion.

→ Hautausschläge

Bei einigen Patienten führt die Einnahme von Nitrofurantoin oder Nitroxolin zu Hautausschlägen, Juckreiz oder Nesselsucht. Nitrofurantoin kann außerdem schwere immunologische Hautreaktionen auslösen. Man sollte den jeweiligen Wirkstoff sofort absetzen und mit dem Arzt das weitere Vorgehen besprechen.

→ Psychische Störungen

Nitrofurantoin kann Depressionen, Halluzinationen, Müdigkeit, Kopfschmerzen, sowie Psychosen und Euphorie hervorrufen. Unter Nitroxolin wurden Einschränkungen des Reaktionsvermögens, Kopfschmerzen und Müdigkeit beobachtet. Treten Sensibilitätsstörungen auf, muss die Behandlung sofort abgebrochen werden.

→ Schwindel, Augenerkrankungen

Selten kann es durch die Einnahme von Nitrofurantoin zu Schwindel, Augenzittern, einer Sehnerventzündung oder Augenmuskellähmungen kommen.

→ Bewegungs- und Gangstörungen

Infolge einer Nitrofurantoinbehandlung können Bewegungs- und Gangstörungen sowie Gelenk- und Muskelschmerzen auftreten.

→ Verdauungsstörungen, Leberschäden

Zu den relativ häufigen Nebenwirkungen von Nitrofurantoin und Nitroxolin gehören Appetitlosigkeit, Brechreiz, Erbrechen und Magen-Darm-Störungen. Selten kommt es unter Nitrofurantoin zu Hepatitis, Leberzirrhose, Speicheldrüsenentzündung oder Kolitis. Durch Nitrofurantoin ausgelöste Leberschäden bilden sich nach Absetzen des Präparates meist – nicht immer – zurück.

Blasen-Nieren-Leiden

→ **Allergische Reaktionen**

Schwere allergische Allgemeinreaktionen kommen unter Nitrofurantoin und Nitroxolin vor.

→ **Krebserregende Wirkung**

Nitrofurantoin steht auch im Verdacht, bei Langzeitanwendung Krebs zu verursachen.

Kombination mit anderen Mitteln

Nitrofurantoin und die anderen Mittel können sich bei gleichzeitiger Einnahme gegenseitig in ihrer Wirkung behindern.

● Eine erhöhte Nitrofurantoin-Konzentration im Blut tritt auf, wenn es in Kombination mit den bei Parkinson eingesetzten Anticholinergika (siehe Seite 208ff.) genommen wird.

● Hochdosiertes Vitamin C und Mittel, die den Harn alkalisieren (z. B. Blemaren), erhöhen den Urinspiegel von Nitrofurantoin.

● Acetylsalicylsäure (siehe auch Seite 12f., Mittel, die die Magensäure binden (Antazida, siehe auch Seite 153ff.), und Magnesiumpräparate führen zu einer erniedrigten Nitrofurantoin-Konzentration im Urin und können auf diese Weise die Wirkung dieser Substanz mindern.

● Wegen der Gefahr einer Schädigung der Blutbildung muss man die gleichzeitige Einnahme von Nitrofurantoin und dem Neuroleptikum Clozapin (siehe Seite 579f.) vermeiden.

● Probenezid, ein Mittel zur Senkung erhöhter Harnsäurespiegel, steigert die schädlichen Nebenwirkungen von Nitrofurantoin.

● Die gleichzeitige Einnahme von Nitrofurantoin und dem bei HIV-Infektionen eingesetzten Mittel Zalcitabin kann unter Umständen Nervenschäden hervorrufen.

Achtung

● Bei bekannter Überempfindlichkeit gegen Nitrofurantoin oder Nitroxolin darf das jeweilige Mittel nicht eingenommen werden.

● Nitrofurantoin ist verboten bei eingeschränkter Nierenfunktion, stark verminderter Harnausscheidung, bei hämolytischer Anämie (Blutarmut durch Zerfall der roten Blutkörperchen), Leberentzündung, Lungenfibrose und Nervenschäden, da das Mittel diese Beschwerden selbst auslösen bzw. verstärken kann. Diese Gefahr nimmt zu, wenn die Niere nicht ausreichend arbeitet und die Substanz längere Zeit im Körper verbleibt.

Phyto- und Immuntherapeutika

Zur Behandlung von Blaseninfektionen sind eine ganze Reihe von pflanzlichen Arzneimitteln auf dem Markt. Sie sollen entzündungshemmend, harntreibend und beschwerdelindernd wirken. Der wissenschaftliche Wirkungsnachweis für diese Mittel fehlt jedoch. Die Therapie mit Extrakten und Tees von u. a. Bärentraubenblättern, Birkenblättern, Brennessel, Kürbissamen, Riesengoldrute, Sägepalmenfrüchten, Schachtelhalm und Wacholderfrüchten kann sogar gefährlich werden, wenn dadurch eine rasche und wirksame antibiotische Therapie versäumt wird.

Hinzu kommt, dass auch pflanzliche Wirkstoffe nicht frei von Nebenwirkungen sind: Einige von ihnen können Übelkeit und Erbrechen auslösen und dürfen in Schwangerschaft und Stillzeit vielfach nicht angewendet werden. Arbutin, das im Bärentraubenblätterextrakt enthalten ist, steht im Verdacht, krebserregend zu sein und kann neben Magen-Darm-Störungen auch Leberschäden verursachen. Andere Extrakte, wie z. B. aus Wacholderfrüchten, rufen bei längerer Anwendung Nierenschäden hervor.

Zweifelhaft ist auch der Einsatz von gefriergetrockneten Bakterienarten verschiedener E.-coli-Stämme (z. B. Uro-Vaxom), die der Immunstimulation bei sich wiederholenden Harnwegsinfekten dienen sollen. Es besteht die Gefahr, dass die Zufuhr solcher Bakterienextrakte allergische Reaktionen auslöst, vor allem wenn sie durch Injektion oder Infusion direkt in das Körpergewebe oder in die Blutbahn gelangen (z. B. Solco Urovac). Bei einer Überempfindlichkeit auf die Wirkstoffe kann es zum lebensbedrohlichen anaphalytischen Schock, Fieber und anderen immunallergischen Reaktionen kommen.

Blasenentzündung

Außerdem erreicht der Stoff im Urin keine ausreichend hohe Konzentration, wenn nicht genügend Urin produziert wird.

● Menschen mit Glukose-6-Phosphat-Dehydrogenase-Mangel, einer angeborenen Stoffwechselkrankheit, dürfen kein Nitrofurantoin einnehmen, da es zu einem Zerfall der roten Blutkörperchen (hämolytische Anämie) kommen kann.

● Säuglinge bis zum dritten Lebensmonat dürfen wegen der Gefahr einer Blutarmut nicht mit Nitrofurantoin behandelt werden.

● Auch Nitroxolin darf bei schweren Leberfunktionsstörungen und schwerer Niereninsuffizienz nicht eingenommen werden.

Schwangerschaft und Stillzeit

Generell, vor allem aber in den letzten Wochen der Schwangerschaft, ist von einer Behandlung mit Nitrofurantoin dringend abzuraten, weil es beim Neugeborenen eine hämolytische Anämie auslösen kann.

Auch in der Stillzeit darf Nitrofurantoin nicht eingenommen werden, da der Wirkstoff in die Milch übergeht und ernsthafte Schädigungen des Säuglings möglich sind.

In der Schwangerschaft sollte die Behandlung mit Nitroxolin nur in ganz besonderen Ausnahmefällen erfolgen.

Daher unsere Bewertung

Nitrofurantoin bietet sich als Alternative zu den oben genannten Antibiotika an. Allerdings sollte man wegen der Gefahr von Nebenwirkungen keine Dauertherapie durchführen.

Die Belege für den therapeutischen Nutzen von Nitroxolin sind gering, sodass wir von der Anwendung abraten.

Die Einnahme von krampflösenden Kombinationspräparaten ist generell nicht anzuraten, da die beigefügten schmerzlindernden Substanzen eine fehlgeschlagene antibiotische Therapie verschleiern können. Das Kombinationspräparat Urospasmon ist aufgrund der häufigen Resistenzen gegenüber dem Sulfonamid Sulfadiazin nicht empfehlenswert. Zudem steht das darin enthaltene Amillinderivat Phenazopyridin im Verdacht, krebserregend zu sein. Wir raten daher von der Anwendung ab.

Nierensteine

Nierensteine in Deutschland

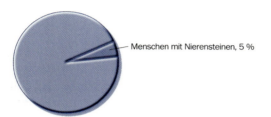
Menschen mit Nierensteinen, 5 %

Nierensteine sind in ihrem akuten Stadium eine äußerst schmerzhafte Erkrankung, allerdings entstehen sie oft unbemerkt und verursachen bei den meisten betroffenen Menschen bis dahin keine Beschwerden.

Was sind Nierensteine?

Nierensteine, oder besser gesagt Harnsteine, entstehen, wenn bestimmte Substanzen, die normalerweise im Urin gelöst sind, in einer zu hohen Konzentration vorkommen. Sie bilden in diesem Fall Kristalle, die sich im Lauf der Zeit dann zu einem oder aber auch zu mehreren Steinen zusammenlagern.

Je nach Zusammensetzung unterscheidet man verschiedene Arten von Harnsteinen:
- Nierensteine aus Kalksalzen, wie Calciumoxalat oder Calciumphosphat (80 Prozent aller Steine)
- Harnsäuresteine (Uratsteine, ca. 15 Prozent)
- Steine, die Magnesium, Ammonium und Phosphat enthalten (Struvite, ca. 5 Prozent)
- Zystinsteine (selten)

Nierensteine sind reiskorn- bis erbsengroß, sie können im Extremfall aber auch als »Ausguss-« oder »Korallensteine« das gesamte Nierenbecken ausfüllen.

Ursachen

Verschiedene Faktoren begünstigen die Entstehung von Nierensteinen. Die wichtigsten sind bestimmte Stoffwechselerkrankungen, wie z. B. Gicht oder Erkrankungen der Nebenschilddrüse. Sie führen zu einer Übersättigung des Harns mit steinbildenden Substanzen. Weitere Faktoren sind Infektionen der Nieren und der ableitenden Harnwege oder Harnabflussstauungen, wie sie z. B. infolge einer Harnröhren- oder Harnleiterverengung auftreten sowie chronische Darmerkrankungen (z. B. Colitis ulcerosa) und langjähriger Konsum von Schmerzmitteln.

Eine große Rolle spielen Ernährungsgewohnheiten: Einseitige Ernährung, Gewichtsverlust, stark eiweißreiche Ernährung und vor allem eine zu geringe Flüssigkeitszufuhr steigern die Neigung zu Nierensteinen.

Symptome

Nierensteine (Urolithiasis) entstehen oft unbemerkt und verursachen bei den meisten Menschen keine Beschwerden. Manchmal liegen Nierensteine aber auch einem unklaren Druckgefühl und Schmerzen in der Nierengegend zugrunde. Heftig bemerkbar machen sich Nierensteine meist erst dann, wenn sie die Niere verlassen und über den Harnleiter in die Blase zu »wandern« beginnen. Eine solche akute Nierenkolik (genauer Harnleiterkolik) gehört zu den schwersten Schmerzzuständen, die man kennt. Die Schmerzen entstehen dadurch, dass der Stein den engen Harnleiter dehnt. Der Harnleiter wiederum versucht, den Fremdkörper möglichst schnell loszuwerden und treibt ihn durch vermehrte Muskel-

Nierensteine

> **Notfall Nierenkolik**
>
> Eine Nierenkolik stellt allein aufgrund der heftigen Schmerzen einen Notfall dar, der sofort vom (Not-)Arzt behandelt werden muss. Da bei einer Nierenkolik die Schmerzen schnell gelindert werden müssen und die Einnahme von Tabletten bei Übelkeit meist ohnehin nicht möglich ist, verabreicht der Arzt ein schmerz- sowie ein krampflösendes Mittel und gegebenenfalls ein Präparat gegen Übelkeit und Erbrechen in Form einer Spritze oder Infusion.

bewegungen in Richtung Blase. Dadurch entstehen die heftigen an- und abschwellenden, kolikartigen, krampfhaften Schmerzen. Je nach Sitz des Steines strahlen die Schmerzen in den Rücken, den seitlichen Unterbauch bzw. in die Hoden oder Schamlippen aus. Hinzu kommen ein gestörter Harnabfluss bis hin zum Harnverhalt, eine stark gespannte Bauchdecke, Übelkeit und Erbrechen sowie manchmal auch Fieber. Wenn der Stein auf natürlichem Weg abgegangen ist, lassen die Schmerzen sofort nach.

Spätfolgen und Komplikationen

Nierensteine erhöhen das Risiko von Harnweginfektionen und chronischen Nierenbeckenentzündungen – und damit von schweren Nierenschäden. Bei einem Drittel aller Patienten, die unter immer wiederkehrenden Steinen leiden, kommt es langfristig zu einem vollständigen Verlust der Nierenfunktion. Auch erneute Steinbildungen sowie Narben und Verengungen in den ableitenden Harnwegen gehören zu den Folgeerscheinungen.

Das kann man selbst tun

Selbsthilfemaßnahmen sollten bei einer akuten Nierenkolik vor allem darauf abzielen, die Schmerzen zu lindern, bis der Arzt eintrifft – eine ärztliche Untersuchung ist und bleibt allerdings unerlässlich! Zwar ist es bei kleineren Nierensteinen, die noch den Harnleiter und die Harnröhre passieren können, durchaus sinnvoll, die Austreibung auf natürlichem Weg, beispielsweise mit einer erheblichen Steigerung der Trinkmenge, zu versuchen. Doch sollte dies grundsätzlich nur in Absprache mit dem Arzt geschehen.

Sobald Fieber auftritt oder Bakterien im Urin nachweisbar sind, ist eine Behandlung in der Klinik unumgänglich.

→ Wärme

Bei einer akuten Nierenkolik helfen Wärmeanwendungen, wie z.B. Sitz- und Vollbäder oder das Auflegen einer Wärmeflasche. Die Wärme entspannt die Muskulatur des Harnleiters und fördert den Abgang des Steins.

→ Bewegung

Herumlaufen im Zimmer, Treppensteigen oder sogar leichte Sprünge können mit dazu beitragen, dass der Stein den engen und beschwerlichen Weg durch den Harnleiter bis in die Blase schneller zurücklegt – vorausgesetzt, der Stein ist auch wirklich klein genug, um sich weiterbewegen zu können.

→ Viel trinken

Zur Vorbeugung einer erneuten Steinbildung ist die wichtigste Maßnahme, die Trinkmenge so weit zu erhöhen, daß die Urinmenge auf zwei bis drei Liter täglich ansteigt. Das gilt natürlich nur für Menschen, deren tägliche Flüssigkeitszufuhr nicht aufgrund einer Herzschwäche oder einer eingeschränkten Nierenfunktion begrenzt werden muss.

→ Ausgewogene Ernährung

Eine ausgewogene Mischkost mit nicht zu viel tierischem Eiweiß, wenig Fett und Salz, dafür aber mit viel Obst und Gemüse schützt vor der Bildung von Nierensteinen.

Blasen-Nieren-Leiden

Medikamente: Nutzen und Risiken

Medikamente, die die Steinbildung beeinflussen, sind bei akuten Beschwerden ungeeignet, da sie viel zu langsam wirken. Bei der akuten Nierenkolik sind vielmehr schmerzlindernde und krampflösende Wirkstoffe die Mittel der Wahl.

Gelingt während der Kolik der natürliche Abgang des Steins mit dem Harn, sollte er dabei nicht verloren gehen. Deshalb sollte man bei jedem Wasserlassen ein Teesieb oder einen Kaffeefilter zwischenschalten, um den Stein aufzufangen. Nur so kann seine Zusammensetzung später analysiert und die richtigen Vorbeugemaßnahmen ergriffen werden.

Geht der Stein während der Kolik nicht auf natürlichem Weg ab (Steine mit einem Durchmesser über 5 mm gehen nur selten spontan ab), muss er in der Klinik mit Hilfe von Schallwellen zerkleinert werden (extrakorporale Stoßwellenlithotripsie), sodass er den Harnleiter leichter passieren kann. Damit die Trümmer des Steins keine weiteren Schmerzen verursachen, wird meist über die Blase eine Schiene in den Harnleiter gelegt. Ist die Zertrümmerung durch Stoßwellen nicht möglich, wie z. B. bei nicht klar zu lokalisierendem Stein bzw. bei Harnabflussstörungen, oder bleibt diese Maßnahme ohne Erfolg, wird der Stein mit Hilfe eines Körbchens oder einer Schlinge entfernt, die über die Blase in den Harnleiter vorgeschoben werden. Nur in Ausnahmefällen muß der Stein heute noch operativ entfernt werden.

Manchmal werden Steine, die (noch) keine Beschwerden verursachen, zufällig im Rahmen einer aus anderen Gründen durchgeführten Ultraschalluntersuchung entdeckt. Solche Steine wird man nicht gleich entfernen, sondern immer wieder im Ultraschall kontrollieren.

Zur Vorbeugung spielt die Erhöhung der Trinkmenge die wichtigste Rolle, und zwar unabhängig von der Zusammensetzung des Steins (vorausgesetzt, es bestehen keine einschränkenden Begleiterkrankungen). Zusätzlich können bei einigen Steinarten (Harnsäuresteine, Zystinsteine) Medikamente dazu beitragen, dass sich der Stein auflöst oder sich verkleinert. Gegen diese Steine können Medikamente auch vorbeu-

Fragen an den Arzt

● **Wie beuge ich Nierensteinen vor?**
Täglich ausreichend zu trinken ist die wichtigste Vorbeugemaßnahme: Empfohlen werden mindestens 2,5 Liter. Bei heißem Wetter, nach schweißtreibender Arbeit oder Sport, intensiven Sonnenbädern oder Saunagängen sollte es sogar noch mehr sein.

● **Welche Untersuchungen stehen bei Nierensteinen an?**
Da sich die Therapie vorrangig nach der Art der Nierensteine richtet, muss anhand der aufgefangenen Stein(reste) eine exakte chemische Analyse des Steins erfolgen. Über die Größe und Lage des (oder der) verbliebenen Steine(s), geben dann Ultraschalluntersuchung und Röntgenaufnahmen Aufschluss. Calciumhaltige Steine sind bereits auf dem normalen Röntgenbild zu erkennen, Harnsäuresteine oder Zystinsteine sind nur dann auf dem Röntgenbild zu sehen, wenn vorher ein Kontrastmittel gespritzt wird.
Zusätzliche Untersuchungen zielen darauf ab, begünstigende Faktoren für die Steinbildung aufzudecken, wie z. B. einen (chronischen) Harnwegsinfekt, eine Stoffwechselstörung oder anatomische Veränderungen der ableitenden Harnwege.

● **Muss ich wegen meiner kalziumoxalathaltigen Nierensteine auf Milch und Käse verzichten?**
Diese Auffassung galt bis vor kurzem, ist aber durch neuere Untersuchungen widerlegt. Im Gegenteil: Milch, Käse und Co. haben sogar eine prophylaktische Wirkung gegen diesen Steintyp, da sie die Oxalsäure im Darm binden und nicht in den Urin gelangen lassen. Nur wenn bei Ihnen die Aufnahme von Calcium aus dem Darm krankhaft erhöht ist, sollten Sie den Anteil der Milchprodukte drosseln.

gend wirken. Natrium-Kalium-Citrathaltige Medikamente verringern den Säuregehalt des Harns und verhindern die Bildung von Harnsäure- oder Zystinkristallen. Harnsäuresteine können so in 90 Prozent der Fälle aufgelöst werden.

Methionin vermag vorhandene Steine zwar nicht aufzulösen, kann aber vor der erneuten Bildung phosphathaltiger Steine schützen.

Beruhte die Bildung des Harnsäuresteines auf einem erhöhten Harnsäurespiegel im Blut, dienen purinarme Kost (d.h. wenig Fleisch und Wurst) und die Einschränkung des Alkoholkonsums der Vorbeugung von weiteren Steinen. Auch die Einnahme von Allopurinol senkt den Harnsäurespiegel und damit die Gefahr der Bildung von Harnsäuresteinen (siehe Seite 310f., Kapitel Gicht).

Hinter immer wieder auftretenden Kalziumoxalatsteinen kann eine hormonelle Störung (Hyperparathyeoidismus) stecken. Diese Ursache muss also ausgeschlossen bzw. behandelt werden. Ist ein solcher Stein nur einmal aufgetreten und bestehen keine weiteren Risikofaktoren (z.B. nur eine Niere, familiäre Belastung etc.), kann die Behandlung mit Natrium-Kalium-Citrat die Bildung neuer Steine verhindern.

Litholytika (steinauflösende Mittel)

Wirkstoffe	Medikamente
L-Methionin	Acimethin (D), Methionin Stada (D)
Zitronensäure + Kaliumhydrocarbonat + Natriumcitrat	Blemaren N (D)

Wirkungsweise

L-Methionin macht den Urin saurer und senkt damit die Phosphatkonzentration. So wird phosphathaltigen Steinen vorgebeugt.

Das Kombinationsmittel Blemaren senkt den Säuregehalt des Urins bzw. macht ihn alkalisch, wodurch sich Harnsäuresteine auflösen lassen.

Anwendung

Von L-Methionin werden dreimal täglich 500 bis 1000 mg mit viel Flüssigkeit eingenommen. Bei eingeschränkter Nierenfunktion sollte man nicht mehr als zwei- bis dreimal täglich 500 mg zu sich nehmen.

Vom Natrium-Kalium-Citrat trinkt man zwei- bis dreimal täglich ein bis zwei Brausetabletten mit viel Flüssigkeit. Die Dosis richtet sich dabei nach dem Säuregehalt des Urins, der mit Teststreifen gemessen werden kann. Der gewünschte Wert richtet sich nach der Beschaffenheit der Steine – die genauen Dosen müssen deshalb mit dem Arzt abgesprochen werden.

Nebenwirkungen

→ Bewusstseinstrübung, Krampfanfälle

L-Methionin kann neben dem Säuregehalt des Urins auch den des Blutes steigern. Das gilt besonders für Menschen, die aufgrund von Stoffwechselstörungen, wie z.B. einer schlecht eingestellten Zuckerkrankheit oder auch von schweren Herz-, Lungen- und Nierenerkrankungen zur Übersäuerung des Blutes neigen. Eine Übersäuerung des Blutes kann sich über verschiedene Beschwerden äußern wie z.B. Erbrechen, Übelkeit, Bewusstseinstrübung und Krampfanfälle. Das Mittel ist bei diesen Nebenwirkungen unbedingt abzusetzen!

→ Erregungszustände, Müdigkeit

Unter der Behandlung mit L-Methionin kann es zu Erregungszuständen, aber auch zu Müdigkeit kommen. Bei bestehendem schwerem Leberschaden können Hirnschäden ausgelöst werden – bei schweren Lebererkrankungen darf der Wirkstoff deshalb nicht eingenommen werden.

→ Verdauungsbeschwerden

Bei einigen Patienten führt die Einnahme von L-Methionin zu Brechreiz, Erbrechen sowie zu Magen-Darm-Störungen. Natrium-Kalium-Citrat-Präparate können Übelkeit, Erbrechen, Aufstoßen, Sodbrennen, Bauchschmerzen, Blähungen und Durchfälle hervorrufen.

Blasen-Nieren-Leiden

→ Blutdruckabfall, Herzrhythmusstörungen

Natrium-Kalium-Citrat-Präparate können zu Blutdruckabfall, Herzrhythmusstörungen, Gefäßverengungen und Venenthrombosen führen.

→ Gefühlsstörungen, Muskelschwäche, Verwirrtheit

Natrium-Kalium-Citrat kann Gefühlsstörungen, Muskelschwäche und Verwirrtheit auslösen.

→ Hautausschlag, Juckreiz

Selten werden unter der Behandlung mit Natrium-Kalium-Citrat Hautausschläge und Juckreiz beobachtet.

Kombination mit anderen Mitteln

● Die Wirkung des Parkinson-Mittels Levodopa (siehe Seite 511ff.) kann durch hohe L-Methionin-Dosen vermindert werden.
● Natrium-Kalium-Citrat setzt in Kombination mit Herzglykosiden (siehe Seite 368ff.) deren Wirkung herab und erhöht die Gefahr von Herzrhythmusstörungen.
● Die Kombination von Natrium-Kalium-Citrat und kaliumsparenden harntreibenden Mitteln (siehe Seite 321ff.), ACE-Hemmern (siehe Seite 324ff.) und nicht-steroidalen Antirheumatika (siehe Seite 278ff.) kann zur gefährlichen Erhöhung des Kaliumspiegels im Blut führen. Vorsicht ist auch beim Gebrauch von kaliumhaltigen Diätsalzen geboten: Zusammen mit Natrium-Kalium-Citrat erhöhen sie den Kaliumspiegel.
● Die gleichzeitige Einnahme von Anticholinergika (siehe Seite 208ff.) und Natrium-Kalium-Citrat kann durch Hemmung der Darmbeweglichkeit zu Magen-Darm-Beschwerden führen.
● Mittel, die eventuell die Nierenfunktion beeinträchtigen, wie z.B. die Aminoglykosid-Antibiotika (siehe Seite 128f.) und das Krebsmittel Cisplatin erhöhen zusammen mit Natrium-Kalium-Citrat den Kaliumgehalt im Blut.

Achtung

● Menschen, die aufgrund von Stoffwechselstörungen, schweren Erkrankungen des Herzens, der Lunge oder der Niere zu einer Übersäuerung des Blutes neigen, sollten L-Methionin nur in Ausnahmefällen einnehmen, da es den Säuregehalt des Blutes weiter steigen lässt und dadurch zu gefährlichen Nebenwirkungen führen kann – Blutkontrollen des Säuregehalts im Blut müssen dann regelmäßig erfolgen!
● Bei Gicht und erhöhtem Harnsäurespiegel im Blut sowie bei Harnsäure- und Zystinsteinen sollte Methionin nicht eingenommen werden. Es erhöht den Säuregehalt des Urins, was dazu führt, daß Säuren wie Harnsäure, Oxalsäure und Zystin vermehrt ausfällen. Dies gilt auch für eine vermehrte Ausscheidung von Oxalsäure im Harn bzw. einem vermehrten Oxalsäuregehalt im Blut.
● Bei schweren Leberfunktionsstörungen darf Methionin nicht eingenommen werden, da es in diesen Fällen zu schweren Hirnschäden und Verwirrtheitszuständen führen kann.
● Natrium-Kalium-Citrat-Präparate dürfen nicht bei schwerer Einschränkung der Nierenfunktion eingesetzt werden, da das darin enthaltene Kalium dann nicht in ausreichendem Maße ausgeschieden werden kann, sich im Körper ansammelt und zu gefährlichen Nebenwirkungen führen kann.
● Bei stark eingeschränkter Nierenfunktion, akuter Austrocknung und/oder erhöhtem Kaliumspiegel im Blut verbietet sich die Behandlung mit Natrium-Kalium-Citrat, da zu viel Kalium im Körper zurückbleibt und so bedrohliche Nebenwirkungen hervorgerufen werden können.
● Bei bestimmten Herzrhythmusstörungen (so genannten »Leitungsstörungen«) dürfen Natrium-Kalium-Citrat-Präparate nicht eingesetzt werden, da Kalium diese Rhythmusstörungen verstärken und einen sehr niedrigen Puls verursachen kann, der wiederum zu Bewusstseinsverlust bis hin zum Herzstillstand führen kann.

Schwangerschaft und Stillzeit

Wegen mangelnder Erfahrungen sollte auf die Einnahme von L-Methionin während der Schwangerschaft und Stillzeit verzichtet werden.

Gegen die Einnahme von Natrium-Kalium-Citrat bestehen dagegen keine Bedenken.

Daher unsere Bewertung

Die Auflösung von Harnsäuresteinen durch Natrium-Kalium-Citrat gelingt in vielen Fällen bereits nach wenigen Wochen und ist daher sinnvoll. Dagegen ist die vorbeugende Dauerbehandlung mit Natrium-Kalium-Citrat gegen kalziumoxalathaltige Steine nicht zu empfehlen, da der Kaliumspiegel gefährlich ansteigen kann.

Zur Vorbeugung vor der (erneuten) Bildung von phosphathaltigen Harnsteinen ist die Einnahme von L-Methionin sinnvoll. Bei Patienten, die aufgrund von schweren Begleiterkrankungen zur Übersäuerung des Blutes neigen, muss der Patient unter Methionin regelmäßig vom Arzt überwacht werden.

Frauenleiden

Wechseljahre

Was sind die Wechseljahre?

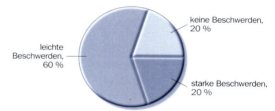

Jede Frau tritt irgendwann zwischen ihrem 40. und ihrem 50. Lebensjahr in die Wechseljahre ein, doch nicht jede leidet deshalb unter Beschwerden. Tatsächlich halten sich die Fälle ohne mit denen mit starken Beschwerden die Waage.

Bei jeder Frau lässt die Produktion von Östrogen in den Eierstöcken ungefähr ab dem 40. Lebensjahr immer mehr nach. Auch wenn die Monatsblutung nach wie vor regelmäßig eintritt, wird der Eisprung seltener. Doch mit den eigentlichen Wechseljahren (Klimakterium) wird die Menstruation unregelmäßiger, bis sie völlig ausbleibt. Das statistische Durchschnittsalter für die letzte Monatsblutung, die Menopause, ist das 52. Lebensjahr.

Von einem »vorzeitigen Klimakterium« spricht man, wenn die Menopause vor dem 40. Lebensjahr eintritt. Dies ist bei ca. fünf Prozent aller gesunden Frauen der Fall, wobei die Ursachen unklar sind. Eine »künstliche« Menopause tritt ein, wenn die Eierstöcke entfernt wurden.

Die »Postmenopause« dauert etwa bis zehn Jahre nach der letzten Monatsblutung. In dieser Zeit wird in den Eierstöcken noch etwas Östrogen gebildet. Die Wechseljahre erstrecken sich somit über einen Zeitraum von fast 20 Jahren was jedoch keineswegs bedeutet, dass Frauen in dieser Zeit zwangsläufig Beschwerden verspüren.

Ursachen

Zu Beginn ihrer Geschlechtsreife verfügt eine Frau in ihren Eierstöcken über ca. 150 000 Eianlagen (Follikel). Unter dem Einfluss des follikelstimulierenden Hormons (FSH), das in der Hypophyse (Hirnanhangsdrüse) gebildet wird, reifen im Verlauf des Monatszyklus bis zu 100 oder mehr Eianlagen heran. Daraufhin produzieren die Follikel Östrogene, die den Aufbau der Gebärmutterschleimhaut stimulieren und sie auf das Einnisten eines befruchteten Eis vorbereiten. In der Mitte des Zyklus löst ein weiteres Hormon der Hirnanhangsdrüse, das luteinisierende Hormon (LH), schließlich den Eisprung aus.

Ist die Zahl der Eianlagen allmählich aufgebraucht, können die wenigen, noch verbliebenen Follikel auf das FSH nicht mehr mit einer entsprechenden Östrogenproduktion reagieren. Als Ausgleich versucht nun die Hypophyse ihrerseits, die Eierstöcke durch eine vermehrte Ausschüttung von FSH »auf Trab« zu bringen.

Frauenleiden

Diese Hormonverschiebungen verursachen einige der für die Wechseljahre typischen Beschwerden.

Symptome

Bei ca. 80 Prozent der Frauen rufen die Wechseljahre keine nennenswerten Beschwerden hervor. Nur bei etwa fünf Prozent der Frauen sind sie so stark, dass sie ärztlich behandelt werden sollten.

Das charakteristische Symptom der Wechseljahre sind Hitzewallungen. Sie können zusammen mit Schweißausbrüchen und Schwindel auftreten. In der Nacht führen sie häufig zu Schlafstörungen. Eine Hitzewallung dauert zwischen 30 Sekunden und drei Minuten. Meist ist nur die obere Körperhälfte betroffen. Die Blutgefäße erweitern sich schlagartig, die Haut rötet sich und schwitzt sehr stark. Eine Hitzewallung kann auch von Schwindel und Übelkeit begleitet sein.

Unregelmäßige Monatsblutungen gehören ebenfalls zu den typischen Wechseljahrbeschwerden. Oft wird die Blutung in der Zeit vor der Menopause länger und stärker und ist mit Unterleibs- und Rückenschmerzen verbunden.

Die nachlassende Östrogenproduktion bewirkt, dass die Vaginalschleimhaut trockener und etwas dünner wird. Dies kann mitunter zu Problemen beim Geschlechtsverkehr führen. Das sexuelle Verlangen und die Fähigkeit, Sexualität zu genießen, lässt jedoch in den Wechseljahren nicht nach und bleibt bis ins hohe Alter bestehen. Psychische Beschwerden wie Depressionen, Nervosität, Reizbarkeit und Schlaflosigkeit werden ebenfalls der Hormonumstellung zugeschrieben. Zumeist sind die Ursachen dafür jedoch eher auf die psychosoziale Lebenssituation der Frau zurückzuführen und weniger auf die organischen Veränderungsprozesse.

Spätfolgen und Komplikationen

Normalerweise führen die Wechseljahre weder zu Spätfolgen noch zu Komplikationen. Viele Beschwerden (z. B. die Hitzewallungen) legen sich nach ein bis zwei Jahren. Nur wenn die Menopause sehr früh, d. h. vor dem 40. Lebensjahr eintritt, kann dies negative Auswirkungen haben: Dem Körper gehen sehr früh Östrogene verloren, wodurch das Risiko für Herz-Kreislauf-Erkrankungen und vor allem für Osteoporose (Verminderung der Knochensubstanz) ansteigt.

Das kann man selbst tun

Die typischen Wechseljahrbeschwerden wie Hitzewallungen, depressive Verstimmungen, Nervosität und Schlafprobleme lassen sich mit Hausmitteln meist gut in den Griff bekommen.

→ Zwiebelschalenprinzip

In den Wechseljahren sollte man sich nach dem »Zwiebelschalenprinzip« kleiden, d. h. mehrere Lagen dünner Oberbekleidung tragen. Bei Hitzewallung kann man dann je nach Bedarf Klei-

Wann kommen die Wechseljahre?

Wann die Wechseljahre beginnen bzw. wann die Menopause eintritt, ist von verschiedenen Faktoren abhängig:
- Wenn die erste Regelblutung (Menarche) früh auftritt, setzen die Wechseljahre erfahrungsgemäß später ein. Eine relativ späte Menarche bedeutet hingegen eine kürzere Fruchtbarkeitsphase.
- Bei Raucherinnen tritt die Menopause einige Jahre früher ein als bei Nichtraucherinnen. Der Effekt ist um so größer, je länger und je stärker die Frau geraucht hat.
- Ein niedriger Lebensstandard, der mit Mangelernährung, Untergewicht, unhygienischen äußeren Bedingungen und Überarbeitung einher geht, verkürzt die fruchtbaren Jahre.

Wechseljahre

dungsstücke ablegen. Kleidung aus Baumwolle oder Seide ist atmungsaktiver als solche aus synthetischen Stoffen.

→ Kreislauf abhärten

Frauen, die Sport treiben und sich viel an der frischen Luft bewegen, kennen Hitzewallungen und Schwindel so gut wie gar nicht. Sauna, Dampfbäder, tägliche Wechselduschen sorgen dafür, dass der Kreislauf stabilisiert und die Gefäße trainiert werden.

Alkohol, Kaffee, Schwarztee und Nikotin sollte man meiden, aber auf eine hohe Flüssigkeitszufuhr von zwei bis drei Litern pro Tag achten. Trinken Sie Mineralwasser, Frucht- und Kräutertees oder verdünnte Fruchtsäfte.

→ Wasseranwendungen

Während der Hitzewallung kann man die Unterarme unter fließendes kaltes Wasser halten oder sie bis zum Ellbogen in ein mit kaltem Wasser gefülltes Becken tauchen. Diese Kneippsche Anwendung leitet die Hitze aus dem Körper ab.

→ Schlafberuhigung

Schlaf- und Beruhigungsmittel sollte man meiden. Sie führen auf Dauer eher zu Problemen, als dass sie sie lösen (siehe auch Seite 583ff.). Besser ist es, seine Lebensweise zu verändern und z. B. darauf zu achten, sich täglich eine Stunde an der frischen Luft zu bewegen. Das Abendessen sollte spätestens drei Stunden vor dem Zubettgehen eingenommen werden.

Entspannende Bäder mit dem Zusatz von Lavendelöl, Melissenöl oder Baldrianextrakt fördern den Schlaf.

→ Brustschmerzen

Brustschmerzen und Spannungsgefühle unter den Achseln sollten ärztlich abgeklärt werden, um ernsthafte Krankheitsursachen auszuschließen. Ansonsten hilft es, einen weicheren, weit geschnittenen BH zu tragen. Auch ein Entwässerungstag (Reistag, Obsttag), an dem man kein Salz zu sich nimmt, lindert akute Beschwerden.

→ Aktiv gegen Stimmungstiefs

Depressive Verstimmungen in den Wechseljahren gehen meist schnell wieder vorüber. Dazu kann man selbst beitragen: Nehmen Sie sich für jeden Tag etwas vor, an dem Sie Spaß haben, gehen Sie aus, statt sich zu Hause einzuigeln. Bewegung an der frischen Luft ist ein klassisches Antidepressivum, das sich zudem auf die gesamte Gesundheit äußerst positiv auswirkt. Vermutlich hellt auch UV-Licht, das selbst bei bedecktem Himmel noch den Körper erreicht, die Seele auf.

Fragen an den Arzt

● **Gibt es gegen Wechseljahrbeschwerden auch homöopathische Mittel?**
Viele Frauen schwören auf die Homöopathie als Hilfe gegen ihre Beschwerden. Wissenschaftliche Studien zu ihrer Wirksamkeit liegen jedoch nicht vor.

● **Eine Hormonersatztherapie mit Östrogenen ist offenbar mit vielen Risiken verbunden. Ist eine Einnahme denn überhaupt zu rechtfertigen?**
Auch wenn Östrogene das Risiko für Thrombosen und für Brustkrebserkrankungen steigern, ist die Gefahr glücklicherweise immer noch gering. Bei Frauen, die keine Hormone nehmen kommt es bei 1 von 10 000 Frauen jährlich zu einer Thrombose. Östrogene steigern das Risiko auf 3 von 10 000 Frauen.

Eine kurzfristige Einnahme (maximal 5 Jahre) erhöht das Risiko für Brustkrebs kaum. 6 von 1000 Frauen, die über 10 Jahre lang einen Hormonersatz mit Östrogenen durchführen, erleiden durch die Hormone zusätzlich eine Brustkrebserkrankung. Die Gefahr ist dagegen für Frauen, die andere Risikofaktoren (z. B. Brustkrebserkrankung der Mutter) haben, viel größer.

Frauenleiden

Medikamente: Nutzen und Risiken

Es liegt nahe, Beschwerden, die mit einem allmählichen Versiegen der körpereigenen Östrogenproduktion einhergehen, mit einer Zufuhr von Östrogen zu behandeln. Gegen diese Therapie, die in der Praxis oft auch auf Wunsch und Drängen der betroffenen Frauen hin häufig angewandt wird, gibt es jedoch einige Bedenken. An erster Stelle ist in diesem Zusammenhang das erhöhte Krebsrisiko zu nennen. Verschiedene große Studien haben ergeben, dass Frauen, die mehr als fünf Jahre lang östrogenhaltige Präparate einnehmen, ein leicht erhöhtes Brustkrebsrisiko haben. Dieses Risiko bleibt auch nach Absetzen der Medikamente noch für ca. fünf Jahre bestehen. Aus diesem Grund ist eine halbjährliche Krebs-Kontrolluntersuchung anzuraten.

Werden Östrogene verordnet, steigt das Gebärmutterkrebsrisiko um das Vier- bis Achtfache. Diese Gefahr lässt sich jedoch beseitigen, wenn gleichzeitig das für Frauen ebenfalls wichtige Geschlechtshormon Gestagen eingenommen wird, allerdings nur ein paar Tage im Monat. Diese so genannte Sequenztherapie, bei der Östrogene mit einem zehn bis 14-tägigen Gestagenzusatz genommen werden, gilt bei Wechseljahrbeschwerden als Therapie der Wahl. Auch eine kontinuierliche Einnahme einer Östrogen-Gestagen-Kombination oder die Anwendung von östrogenhaltigen Pflastern, ergänzt um eine Gestageneinnahme pro Zyklus, werden empfohlen. Nur durch diese Kombination lässt sich das Risiko für einen Gebärmutterkrebs reduzieren.

Wie auch die »Antibabypille« erhöhen Östrogene und Östrogen/Gestagen-Kombinationen nach der Menopause das Risiko von Thrombosen (Blutgerinnseln in den Venen, siehe auch Seite 401 ff.) um das Zwei- bis Vierfache, besonders im ersten Anwendungsjahr (siehe auch Fragen an den Arzt, Seite 229).

Östrogene (Monopräparate)

Wirkstoffe	Medikamente
Orale Zubereitungen	
Estradiol	Estrifam Tabl.(D)
Estradiolvalerat	Estradiol Jenapharm (D), Gynokadin (D), Progynova (D)
Estriol	Ovestin (A, CH, D)
Konjugierte Östrogene	Climarest (D), Oestrofeminal (D), Premarin (A, CH), Presomen (D)
Estradiol-Pflaster	
Estradiol	Cutanum (D), Estraderm (A, CH, D), Estramon (D), Menorest Pflaster (A, CH, D), Tradelia (D)

Wirkungsweise

Bei den Östrogenen handelt es sich um eine Hormongruppe, die aus mindestens 30 verschiedenen

Östrogene: Wundermittel gegen Osteoporose und Herzinfarkt?

Östrogene wirken während der Einnahmezeit dem Verlust an Knochenmasse entgegen. Nach dem Absetzen (das wegen des erhöhten Krebsrisikos zwangsläufig nach ein paar Jahren erfolgen muss) gleicht sich die Knochenmasse jedoch schnell wieder an die Werte unbehandelter Frauen an. Beide erleiden genauso häufig Knochenbrüche.

Deshalb sind Östrogene zur Osteoporosevorbeugung umstritten, auch wenn sie von vielen Ärzten empfohlen werden. Sinnvoller sind körperliches Training und eine kalziumreiche Ernährung.

Angeblich schützen Östrogene auch vor Herz-Kreislauf-Erkrankungen und insbesondere vor Herzinfarkt – große Untersuchungen konnten einen positiven Effekt der Hormone auf die Herzinfarktrate jedoch nicht bestätigen. Frauen mit hohem Blutdruck oder Durchblutungsstörungen wird von einer Östrogentherapie sogar ausdrücklich abgeraten.

Hormonen besteht. Die Wirkung aller dieser Bestandteile auf den weiblichen Organismus ist noch nicht völlig erforscht.

Von außen zugeführte Östrogene sollen den Mangel an natürlichen Östrogenen ausgleichen und die dadurch hervorgerufenen Symptome wie Hitzewallungen und Schwindelgefühle lindern. Sie helfen jedoch nicht gegen allgemeine Nervosität und Depressionen.

Die wichtigsten Östrogene sind Estradiol, Estron und Estriol. Ihre Wirkungen unterscheiden sich nicht wesentlich voneinander.

Aufgrund seines Herstellungsverfahrens problematisch ist das Östrogen Presomen: Entsprechende Präparate werden aus dem Harn von permanent schwanger gehaltenen Stuten gewonnen – die Tierhaltung ist dabei katastrophal und grenzt an Tierquälerei!

Vaginal als Zäpfchen (Ovulum) eingeführt, wirken Östrogene einem durch Östrogenmangel bedingtem Abbau der Vaginalschleimhaut entgegen.

Anwendung

Die Wirkstoffe werden oral eingenommen oder in Form von Pflastern, Zäpfchen oder Gel extern angewandt.

Die orale Einnahme erfolgt täglich. Pflaster werden ein- bis zweimal wöchentlich auf die Haut aufgeklebt und dort bis zum Wechsel des Pflasters belassen. Alle drei Wochen sollte eine einwöchige Behandlungspause erfolgen. Bei allen Frauen, deren Gebärmutter nicht operativ entfernt wurde, muss die Östrogentherapie wegen der Gefahr eines Gebärmutterkrebses mit Gestagenen kombiniert werden. Diese sind entweder mindestens zehn Tage lang bzw. während des gesamten Zeitraums kombiniert mit Östrogenen einzunehmen. Die Anwendungsdauer hängt von der Indikation für die Östrogene ab. Handelt es sich um Wechseljahrbeschwerden, so sollte nach ein bis zwei Jahren ein Absetzversuch unternommen werden.

Nebenwirkungen

Östrogene führen zu Nebenwirkungen in fast allen Organen – auch wenn sie extern als Pflaster oder Gel angewandt werden.

→ Gewichtszunahme, Wassereinlagerung, Zuckerstoffwechsel

Östrogen kann zu einer Gewichtszunahme und einer vermehrten Wassereinlagerung im Gewebe führen. Auch die Zuckerwerte im Blut können ansteigen, daher müssen Diabetikerinnen ihre Zuckerwerte gut überwachen.

→ Blutungen, Ausfluss, Brustspannung

Es treten vaginale Blutungen auch nach der Menopause auf, ebenso kann verstärkter Ausfluss eine Folge der Behandlung sein. Die Brust kann sich vergrößern, was nicht selten mit Spannungsgefühlen einher geht.

→ Hauterscheinungen

Auf der Haut können sich Pigmentflecken und Rötungen bilden. Die Lichtempfindlichkeit nimmt zu.

→ Thrombosen, Bluthochdruck, Durchblutungsstörungen

Das Risiko von Thrombosen ist um das Dreifache erhöht. Der Blutdruck kann ansteigen, in den Beinen aber auch im Gehirn kann es zu Durchblutungsstörungen kommen. Kommt es unter der Östrogentherapie zu größeren Kreislaufproblemen, sollte die Behandlung abgebrochen werden.

→ Müdigkeit, Kopfschmerzen, Sehstörungen

Müdigkeit, Kopfschmerzen, Konzentrationsschwäche, Depressionen und Libidoverlust sowie Sehstörungen, Augenflimmern, Schwindel können im Zusammenhang mit der Therapie auftreten.

→ Verdauungsbeschwerden, Leberentzündung

Es kann zu Magen- und Darmbeschwerden mit Übelkeit, Aufstoßen und Bauchschmerzen kom-

Frauenleiden

men. Tritt eine Leberentzündung auf, dann muss die Behandlung abgebrochen werden.

→ **Allergische Reaktionen**

Eine allergische Reaktion auf den Wirkstoff oder Begleitstoffe ist möglich und äußert sich meist als Hautausschlag. Auch dann ist ein Abbruch der Therapie erforderlich.

→ **Krebsrisiko**

Werden reine Östrogenpräparate eingenommen, so steigt das Risiko für einen Gebärmutterkrebs deutlich an.

Daher sollen nur Frauen derartige Mittel anwenden, bei denen die Gebärmutter operativ entfernt wurde.

Kombination mit anderen Mitteln

- Bei gleichzeitiger Einnahme von Schlafmitteln (siehe Seite 586ff.), Mitteln gegen Epilepsie (siehe Seite 501ff.) oder bestimmten Antibiotika wie z. B. Amoxicillin, Ampicillin, Penicillin und Rifampicin (siehe Seite 91ff.) kann die Wirkung der Östrogene abnehmen.
- Östrogene erhöhen die Blutkonzentration von Glukokortikoiden (siehe Seite 281ff.).
- Die Wirkung von Insulin (siehe Seite 470ff.) wird abgeschwächt.

Achtung

Östrogenhaltige Präparate dürfen aufgrund ihres Nebenwirkungsspektrums nicht eingenommen werden bei
- ungeklärten vaginalen Blutungen,
- Gallenerkrankungen und Störungen der Gallensekretion oder des Gallenabflusses,
- akuten Lebererkrankungen oder schweren chronischen Erkrankungen von Leber und Bauchspeicheldrüse,
- Tumoren der Brust, der Gebärmutter oder der Leber,
- Neigung zu Thrombosen, Venenentzündungen.

Häufige ärztliche Kontrollen sind notwendig bei:
- Diabetes mellitus, vor allem, wenn bereits Gefäßschäden vorliegen
- Durchblutungsstörungen
- Fettstoffwechselstörungen
- eingeschränkter Nierenfunktion
- Neigung zu Wassereinlagerungen

Schwangerschaft und Stillzeit

Die Präparate dürfen nicht in der Schwangerschaft und Stillzeit verwendet werden. Doch diese beiden Situationen sind bei korrekter Diagnose sowieso ausgeschlossen.

Daher unsere Bewertung

Reine Östrogenpräparate können zwar die Beschwerden der Wechseljahre mindern, erhöhen jedoch das Risiko für das Auftreten eines Gebärmutterkrebses. Nur Frauen, bei denen die Gebärmutter operativ entfernt wurde, sollten diese reinen Östrogene ohne Gestagen erhalten.

Die verschiedenen Östrogene unterscheiden sich kaum in ihrer Wirkung. Abzulehnen sind aus Tierschutzgründen jene Östrogene, die aus dem Harn trächtiger Stuten gewonnen werden (Presomen).

Die Behandlung sollte nicht länger als fünf Jahre andauern. Bei einer längeren Anwendung steigt das Risiko für Brustkrebs.

Östrogen-Gestagen-Kombinationspräparate

Wirkstoffgruppen	Medikamente
Estradiol + Medroxyprogesteronazetat	Osmil (D)
Estradiol + Norethisteronacetat	Estracomb (D), Kliogest N (D), Trisequens (D)
Estradiolvalerat + Cyproteronacetat	Climen (D)
Estradiolvalerat + Levonorgestrel	Klimonorm (D), Oestronara (D)
Estradiolvalerat + Medroxyprogesteronacetat	Estrafemol (D), Procyclo (D), Sisare (D)
Estradiolvalerat + Norgestrel	Cyclo-Progynova (D)
Estradiolvalerat + Norethisteron	Mericomb (D), Merigest Tabl.(D)
Estradiolvalerat + Prasteronenantat	Gynodian Depot (D)
Estradiolvalerat + Estriol + Levonorgestrel	Cyclo-Menorette (D), CycloÖstrogynal (D)
konjugierte Östrogene + Medrogeston	Presomen comp. Drag. (D)
Östrogene + Medroxyprogesteronacetat	Climopax (D)
konjugierte Östrogene + Medroxyprogesteronacetat	Climarest plus (D)

Wirkungsweise

Die von außen zugeführten Östrogene sollen den Mangel an natürlichen Östrogenen ausgleichen und die auf diese Art und Weise hervorgerufenen Beschwerden lindern. Der Zusatz von Gestagenen soll bei diesen Kombinationspräparaten das erhöhte Gebärmutterkrebsrisiko senken.

Östrogen/Gestagen-Kombinationen wirken gegen die typischen Wechseljahrbeschwerden wie beispielsweise Hitzewallungen und auch Schwindelgefühle.

Anwendung

Siehe Östrogene (Seite 231).

Nebenwirkungen

Siehe Östrogene (Seite 231f.), jedoch ist das Gebärmutterkrebsrisiko durch die gleichzeitige Gestagengabe vermindert.

Daher unsere Bewertung

Die Kombination von Östrogenen und Gestagenen gilt als Mittel der Wahl zur Behandlung von Wechseljahrbeschwerden. Sie ist bei Frauen, deren Gebärmutter nicht operativ entfernt wurde, einer reinen Östrogenbehandlung vorzuziehen.

Die Wirksamkeit der verschiedenen Präparate unterscheidet sich nicht wesentlich voneinander. Allerdings sollte bei der Auswahl eines geeigneten Mittels aus Tierschutzgründen darauf geachtet werden, kein Präparate zu wählen, die Östrogene enthalten, die aus Stutenharn gewonnen wurden.

Die Behandlungsdauer sollte auf etwa fünf Jahre beschränkt werden. Bei einer längeren Anwendung steigt das Risiko für Brustkrebs.

Menstruationsbeschwerden

Menstruationsbeschwerden in Deutschland

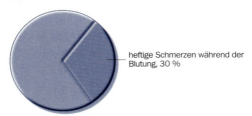

heftige Schmerzen während der Blutung, 30 %

Etwa ein Drittel der Frauen im gebärfähigen Alter leidet unter Menstruationsbeschwerden.

Was sind Menstruationsbeschwerden?

Wenn keine Schwangerschaft eintritt, kommt es am Ende des weiblichen Zyklus regelmäßig zu einem starken Abfall bestimmter Geschlechtshormone im Blut. Daraufhin zieht sich die Gebärmutter zusammen und die Schleimhaut wird aus der Gebärmutter ausgestoßen. Dieser Vorgang kann insbesondere bei jungen Frauen mit krampfartigen Schmerzen verbunden sein.

Ursachen

Nur selten werden die Regelschmerzen durch krankhafte Veränderungen, wie z. B. Myome oder Polypen der Gebärmutter bzw. durch eine Endometriose (siehe Seite 245ff.) hervorgerufen. Sind sehr junge Frauen betroffen, nimmt man an, dass die Eierstöcke noch nicht leistungsfähig genug sind und zu geringe Östrogenmengen abgeben. Außerdem ist die Gebärmutter vieler junger Frauen noch nicht voll entwickelt: In der relativ kleinen Gebärmutter kann das Menstruationsblut durch den engen Gebärmutterhalskanal nur schlecht abfließen. Die Gebärmutter wird aufgetrieben, und ein Spannungsschmerz tritt auf, der kolikartige Formen annehmen kann.

Eine weitere Ursache für starke Menstruationsbeschwerden könnte eine Überproduktion von Prostaglandinen sein. Diese Hormone führen zum Zusammenziehen der Gebärmuttermuskulatur. Man vermutet, dass diese Überproduktion von Prostaglandinen auch durch konstitutionelle und seelische Faktoren begünstigt werden kann.

Bei älteren Frauen ist manchmal auch eine leicht rückwärts geknickte Gebärmutter für die Schmerzen verantwortlich, aus der das Menstruationsblut nur schlecht abfließen kann.

Symptome

Menstruationsbeschwerden äußern sich als starke, kolik- bzw. krampfartige Unterleibsschmerzen, die besonders an den ersten beiden Tagen der Blutung auftreten. Schon einige Tage zuvor kündigt sich die Menstruation durch ein Ziehen in Brust, Rücken und Unterleib an. Die Beschwerden werden oft von einem allgemeinen Unbehagen, psychischen Verstimmungen und Gereiztheit begleitet. Weitere Begleiterscheinung sind Übelkeit bis hin zum Erbrechen, Herzklopfen und Schwindelgefühle.

Der Regelschmerz kann so stark sein, dass die Frauen nicht in der Lage sind, ihren normalen Tätigkeiten nachzugehen.

Spätfolgen und Komplikationen

Menstruationsbeschwerden »wachsen« sich zumeist mit zunehmendem Alter aus oder verlieren zumindest an Intensität. Spätfolgen oder Komplikationen sind nicht zu befürchten.

Das kann man selbst tun

Die typischen Menstruationsbeschwerden wie Rückenschmerzen, Abgeschlagenheit und Bauchkrämpfe lassen sich in den meisten Fällen auch mit einfachen Hausmitteln lindern.

→ Entspannung

Schmerz wird durch Verspannungen verstärkt – ein Teufelskreis, da der starke Periodenschmerz seinerseits zu muskulären Verkrampfungen führt. Zur Lösung der Verspannungen empfehlen sich Bettruhe und Wärme oder auch ein warmes, aber nicht zu heißes Bad. Auch die Anwendung von Entspannungstechniken wie Yoga und eine tiefe, ruhige Bauchatmung wirken den Bauchschmerzen entgegen.

→ Regelmäßige Bewegung

Bewegung stärkt nicht nur die Muskulatur, sie führt auch dazu, dass sich die Muskulatur wesentlich besser entspannen kann. Außerdem versorgt Bewegung den Körper mit mehr Sauerstoff, hebt die Stimmung und erhöht darüber hinaus die Schmerzschwelle.

Medikamente: Nutzen und Risiken

Die Behandlung von Menstruationsbeschwerden zielt zunächst darauf ab, die akuten Schmerzen zu lindern. In den wenigen Fällen, in denen z. B. Myome, eine Endometriose oder eine Rückwärtsneigung der Gebärmutter für die Schmerzen verantwortlich sind, wird man natürlich außerdem versuchen, diese Ursache auszuschalten.

Reichen Allgemeinmaßnahmen nicht aus, um die Beschwerden erträglich zu machen, kann man eine Hormontherapie versuchen. Obwohl man bis heute nicht weiß, wie sie genau wirkt, ist die Antibabypille ein gutes Mittel gegen Menstruationsbeschwerden. Sie bietet sich bei Frauen an, die nicht schwanger werden wollen (siehe auch Seite 252ff.). In vielen Fällen bleiben die monatlichen Schmerzen auch nach Absetzen der Pille aus.

Die Behandlung mit Östrogenpräparaten bietet sich zwar an, wenn eine Unterentwicklung der

---

Prämenstruelles Syndrom

Das »Prämenstruelle Syndrom« beschreibt Beschwerden, die nach dem Eisprung und vor allem zwei bis drei Tage vor dem Einsetzen der Regelblutung auftreten. Mit dem Beginn der Menstruation hören sie auf.

Die Frau spürt ein Spannungsgefühl in der Brust, das sich bis zu stark ziehenden Schmerzen steigern kann. Auch Kopf-, und vor allem Rückenschmerzen sind nicht selten. Da der Körper vermehrt Wasser einlagert, kann ein Schweregefühl im Unterbauch auftreten. Die betroffenen Frauen fühlen sich aufgedunsen und unattraktiv. Viele klagen in dieser Zeit auch über Nervosität, Reizbarkeit und Depressionen.

Als Ursache vermutet man unter anderem, ein Ungleichgewicht zwischen Östrogen- und Gestagenspiegel. Dies konnte jedoch in Laboruntersuchungen nicht immer bestätigt werden. Mangel an den Vitaminen E, des B-Komplexes sowie an Magnesium werden ebenfalls als Ursache diskutiert, sind aber genauso wenig nachgewiesen.

Auch über die richtige Behandlungsstrategie besteht Unsicherheit. Bei ausgeprägten Wasseransammlungen sind in ganz seltenen Fällen harntreibende Mittel sinnvoll. Das Spannungsgefühl in den Brüsten lässt sich bisweilen durch Substanzen lindern, die die Ausschüttung des Hormons Prolaktin hemmen. In einigen Fällen ist die Anti-Baby-Pille wirksam, die den Eisprung verhindert und konstantere Hormonspiegel gewährleistet.

Eierstöcke der Grund für die Beschwerden ist. Gerade aber bei Mädchen bzw. sehr jungen Frauen, deren körperliche Entwicklung noch nicht abgeschlossen ist, stellt eine solche Hormontherapie einen erheblichen Eingriff in die natürlichen Reifungsprozesse dar. In diesen Fällen sollte die Behandlung deshalb lediglich das Ziel verfolgen, die Symptome abzumildern. Zur Schmerzlinderung kann man dann krampflösende Medikamente oder leichtere Schmerzmittel einnehmen. Dabei gelten Ibuprofen und Naproxen als Mittel der Wahl. Auch andere Schmerzmittel, wie z. B. Acetylsalicylsäure (siehe Seite 12f.) oder Paracetamol (siehe Seite 14f.), können eingesetzt werden. Da Acetylsalicylsäure jedoch die Blutgerinnung beeinträchtigt, kann eine Einnahme die Blutung verstärken. Paracetamol lindert zwar den Schmerz, wirkt aber nicht über eine Hemmung der Prostaglandine – zu einer möglichen Ursachenbekämpfung ist es also nicht geeignet.

Fragen an den Arzt

● **Welche Möglichkeiten gibt es bei meiner rückwärtsgeknickten Gebärmutter?**
Die Einführung einer Stützvorrichtung, z. B. eines Pessarrings, kann helfen. In schweren Fälle wird die Fehlstellung operativ korrigiert.

● **Hat man Empfängnisschwierigkeiten, wenn man an Menstruationsbeschwerden leidet?**
Auf die Fruchtbarkeit und die Gebärfähigkeit haben die Beschwerden keinen Einfluss. Oft hören sie nach der ersten Schwangerschaft sogar völlig auf.

Krampflösende Mittel (Spasmolytika)

Wirkstoff	Medikamente
Butylscopolamin	Buscopan, (A, D, CH), BS-ratiopharm (D), Buscolysin (D), Espa-Butyl (D)

Wirkungsweise

Butylscopolamin entspannt die glatte Muskulatur, aus der auch der Uterus besteht, und wirkt deshalb gegen krampfartige Schmerzen.

Sicher ist die Wirksamkeit allerdings nur, wenn man sich den Wirkstoff spritzen lässt. Schluckt man ihn oder führt ihn als Zäpfchen zu, gelangen nur sehr geringe Mengen in den Blutkreislauf – eine ausreichende Wirkung ist nicht garantiert.

Anwendung

Bei Menstruationsschmerzen werden drei- bis fünfmal täglich jeweils 10 bis 20 mg Butylscopolamin in Form von Tabletten oder Dragees eingenommen bzw. als Zäpfchen verabreicht. Die Tagesdosis sollte nach Herstellerangaben 100 mg nicht übersteigen.

Als Spritze muss Butylscopolamin vom Arzt verabreicht werden.

Nebenwirkungen

Butylscopolamin entspannt nicht nur die Gebärmutter, sondern auch alle anderen glatten Muskeln der inneren Organe wie etwa der Blase. Entsprechende Nebenwirkungen können auftreten, sind jedoch bei Einhaltung der empfohlenen Dosis äußerst selten.

→ **Störungen der Blasenentleerung**

Aufgrund der Erschlaffung des Blasenmuskels kann es zu Störungen bei der Blasenentleerung kommen.

Menstruationsbeschwerden

→ **Herzrhythmusstörungen**

Da Butylscopolamin auf das autonome Nervensystem einwirkt, können Herzrhythmusstörungen und Herzjagen (Tachykardie) auftreten.

→ **Verlangsamte Reaktionen**

Unter Umständen verlangsamt sich das Reaktionsvermögen, da Butylscopolamin dämpfend auf das zentrale Nervensystem wirkt.

→ **Trockenheit der (Schleim-)Haut**

Mundtrockenheit ist eine häufige Nebenwirkung, dagegen werden Hautrötungen, Ausschläge, Hauttrockenheit nur vereinzelt beobachtet.

Achtung

● Butylscopolamin kann den Herzschlag beschleunigen und weitere Rhythmusstörungen hervorrufen. Bei Herzerkrankungen, die mit Rhythmusstörungen einhergehen, sollte es nicht angewandt werden.

● Für Patienten mit der Muskelerkrankung »Myasthenia gravis«, bei der die Muskulatur im Gesicht und Rachen besonders rasch ermüdet, verbietet sich die Behandlung mit Butylscopolamin, da es die Symptome der Krankheit verstärken und zu Schluck- und Atemlähmung führen kann.

Schwangerschaft und Stillzeit

Selbst wenn während einer Schwangerschaft nur äußerst selten eine Blutung auftritt, sei dennoch darauf hingewiesen, dass das Mittel während Schwangerschaft und Stillzeit eingenommen werden kann. Hinweise auf Schäden für das Kind gibt es nicht.

Daher unsere Bewertung

Butylscopolamin kann, als Spritze gegeben, bei akuten Menstruationsbeschwerden helfen, da es die Gebärmuttermuskulatur entspannt. Es hat relativ wenige Nebenwirkungen, wenn es nur an den zwei oder drei »kritischen« Tagen der Menstruation angewandt wird. Schluckt man Butylscopolamin in Tablettenform, werden aber nur ca. fünf bis acht Prozent des Wirkstoffs resorbiert, weshalb die Effektivität von Butylscopolamin bezweifelt wird. Noch geringer ist die Aufnahme in den Körper bei den Zäpfchen (zwei bis drei Prozent). Daher raten wir von der Anwendung von beidem ab.

Nichtsteroidale Antirheumatika

Wirkstoffe	Medikamente
Ibuprofen	Brufen (A, CH), Dismenol N (CH, D), Dismenol neu (A), Dolgit (A, CH), Dolo-Puren (D), Esprenit (D), Ibubeta (D), Ibuphlogont (D), Ibuprofen AL (D), Ibuprofen Genericon (A)
Naproxen	Apranax (CH), Nycopren (A, CH), Proxen (D, A, CH), Naproxen von ct (D), Naprocutan (D), Malexin (D)

Wirkungsweise

Die Wirkstoffe gehören zu den nichtsteroidalen Antirheumatika, die die Bildung entzündungsfördernder Stoffe (Prostaglandine) hemmen. Da bei Menstruationsbeschwerden eine Überproduktion von Prostaglandinen als Ursache diskutiert wird, kommt dieses Wirkprinzip hier möglicherweise zum Tragen.

Anwendung

Bei Menstruationsschmerzen nimmt man zwei- bis dreimal täglich 200 bis 400 mg Ibuprofen zu den Mahlzeiten oder auf nüchternen Magen mit Flüssigkeit ein. Die Tagesdosis sollte 1200 mg nicht übersteigen. Von Naproxen werden zu Beginn 500 mg eingenommen, danach drei- bis viermal täglich 250 mg.

Nebenwirkungen

Siehe Kapitel Chronische Polyarthritis, Seite 279

Kombinationen mit anderen Mitteln

Siehe Kapitel Chronische Polyarthritis, Seite 280

Achtung

Siehe Kapitel Chronische Polyarthritis, Seite 280f.

Schwangerschaft und Stillzeit

Siehe Kapitel Chronische Polyarthritis, Seite 281

> **Daher unsere Bewertung**
>
> Nichtsteroidale Antirheumatika wie Ibuprofen und Naproxen gelten als Mittel der Wahl bei Menstruationsschmerzen, da sie die Bildung von Prostaglandinen hemmen, die als Ursache dieser Schmerzen in Frage kommen. Wegen der kurzen Anwendungsdauer sind meist unerwünschte Wirkungen weniger ausgeprägt als bei der Langzeiteinnahme (z. B. bei Rheuma).

Zyklusstörungen

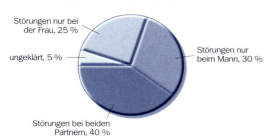

Unfruchtbarkeit in Deutschland
- Störungen nur bei der Frau, 25 %
- ungeklärt, 5 %
- Störungen nur beim Mann, 30 %
- Störungen bei beiden Partnern, 40 %

Zyklusstörungen sind nur eine von vielen Ursachen bei unerfülltem Kinderwunsch.

Was sind Zyklusstörungen?

Zyklusstörungen sind zu seltene oder zu häufige, zu schwache oder zu starke bzw. auch überzählige Monatsblutungen.

Unregelmäßigkeiten im Monatszyklus gehören zu den häufigsten Beschwerden bei Frauen.

Ursachen

Für eine regelmäßige Menstruation muss sich die Gebärmutterschleimhaut im Verlauf des Zyklus normal aufbauen. Dies wird durch die regelmäßig zu- und abnehmende Produktion der Hormone Östrogen und Progesteron gewährleistet, die wiederum von übergeordneten Hormonen gesteuert wird. Ist das Gleichgewicht zwischen diesen Hormonen gestört, kommt es zu Unregelmäßigkeiten im Monatszyklus.

Die Ursachen für eine solche Hormonstörung sind vielfältig. Eine der häufigsten Ursachen für das Ausbleiben der Regel nach zuvor normalen Zyklen ist eine Überproduktion des Hormons Prolaktin in der Hirnanhangsdrüse. Prolaktin regt das Wachstum der weiblichen Brust an, führt zusammen mit anderen Hormonen in der Schwangerschaft zur Milchproduktion und bewirkt ein Ausbleiben der Menstruation. Deshalb ist erst nach der Stillzeit, in der viel Prolaktin ausgeschüttet wird, mit dem Wiedereinsetzen einer regelmäßigen Periode zu rechnen.

Nach Absetzen der Antibabypille dauert es normalerweise sechs bis acht Wochen, manchmal auch mehrere Monate, bis die Menstruation wieder regelmäßig ist.

Veränderungen der Periode können auch mit Erkrankungen der Geschlechtsorgane zusammenhängen, mit Erkrankungen der Schilddrüse, der Nebennierenrinde (Morbus Addison), schweren Leber- und Nierenkrankheiten, Diabetes mellitus sowie Tuberkulose und Krebs. In den Wechseljahren (vgl. Seite 227ff.) gehören Zyklusstörungen zum natürlichen Entwicklungsprozess.

Oft finden sich jedoch keine körperlichen Ursachen der Unregelmäßigkeiten. Ihre Auslöser können auch in Leistungssport, Stress, Reisen, Klimaumstellungen, Über- oder Mangelernährung, ja sogar in einem extremen Kinderwunsch zu suchen sein.

Symptome

Die Monatsblutung tritt nicht in einem regelmäßigen Zyklus auf, sondern in längeren oder kürzeren Abständen, wobei der Zeitraum variieren kann. Bei anderen Formen von Zyklusstörungen ist die monatliche Blutung stärker bzw. schwächer ausgeprägt als eine normale Blutung, oder sie bleibt ganz aus.

Frauenleiden

Spätfolgen und Komplikationen

Die Zyklusstörungen selbst ziehen keine langfristigen Schäden nach sich. Spätfolgen oder Komplikationen können sich aber aus Krankheiten entwickeln, die ihrerseits zu Zyklusstörungen führen, jedoch nicht erkannt werden.

Das kann man selbst tun

→ Entspannung und Ruhe

Stress ist eine häufige Ursache für Zyklusstörungen. So verspätet sich bei vielen jungen Frauen die Periode anlässlich einer Prüfung oder einer anderen Belastungssituation und setzt erst danach wieder ein. Wer unter Dauerstress in Beruf oder Familie leidet, sollte versuchen, die Situation zu ändern. Das Erlernen von Entspannungstechniken wie Autogenes Training oder Muskelrelaxation nach Jacobsen hilft, mit Stress besser fertig zu werden und zwischendurch abzuschalten.

→ Sport und Bewegung

Regelmäßige Bewegung hilft ebenfalls, Stress abzubauen, verhilft zu einem gesunden Körpergewicht und verbessert das gesamte Befinden. Exzessiver Leistungssport lässt jedoch seinerseits die Monatsblutung unregelmäßig werden oder ausbleiben. Werden die sportlichen Aktivitäten auf ein normales Maß reduziert, normalisieren sich oft auch die Zyklusstörungen.

→ Über- und Untergewicht meiden

Die Menstruation kann auch in Folge einer starken Gewichtsabnahme ausbleiben, insbesondere wenn diese sehr rasch vonstatten geht. Bei der Magersucht ist die dauerhafte Amenorrhoe (= Ausbleiben der Regel) ein typisches Krankheitssymptom. Aber auch starkes Übergewicht kann zu Unregelmäßigkeiten bis hin zum Ausbleiben der Regelblutung führen.

→ Bäder, Gymnastik

Wenn die Regel eher zu schwach oder zu selten kommt, können entspannende, durchblutungsfördernde Bäder helfen. Gut geeignet sind zum Beispiel Zusätze aus Moor oder Solebäder. Eine gezielte Beckenbodengymnastik fördert die Durchblutung ebenfalls.

Medikamente: Nutzen und Risiken

Die Behandlung von Zyklusstörungen beginnt immer mit einer eingehenden Diagnostik, um zu klären, welche Ursachen dahinter stehen. Zunächst wird der Arzt einen Schwangerschaftstest durchführen. Bei Zwischenblutungen muss sichergestellt werden, dass es sich tatsächlich um eine vaginale und nicht um eine Blutung aus dem Darm oder den Harnwegen handelt. Findet sich eine krankhafte Veränderung in den Genitalorganen, eine Stoffwechselerkrankung oder sonstige Krankheiten, die Zyklusstörungen verursachen, dann wird zunächst diese Grundkrankheit behandelt. Die Zyklusstörungen geben sich mit erfolgreicher Behandlung der Grunderkrankung meist von selbst.

Ist eine solche Erkrankung ausgeschlossen und stehen psychische Ursachen im Vordergrund, sollte man auf eine medikamentöse Behandlung weitgehend verzichten. Stattdessen sollte man Hilfen bei der Bewältigung der Konflikt- oder Belastungssituation in Anspruch nehmen. Dann stellt sich die normale Regelblutung meist von allein wieder ein.

Ist die Zyklusstörung durch hormonelle Veränderungen bedingt, kann durch die Gabe von Östrogen und Gestagen versucht werden, den Zyklus zu normalisieren. Dies wird der Arzt jedoch nur dann tun, wenn die Beschwerden erheblich sind oder z.B. einem Kinderwunsch entgegenstehen, denn auch eine Hormontherapie hat ihre Risiken. In vielen Fällen reicht schon die Einnahme der Antibabypille für einige Monate, um einen normalen Monatszyklus herzustellen.

Zyklusstörungen

Fragen an den Arzt

● **Wann ist eigentlich eine Monatsblutung zu stark oder zu schwach?**
Als Richtwert können Sie die Zahl der benötigten Binden oder Tampons pro Tag nehmen: Sind mehr als sechs Einlagen pro Tag nötig und gehen auch Blutgerinnsel mit ab, ist die Blutung zu stark. Bei zu schwacher Blutung braucht man weniger als zwei Tampons oder Binden täglich.

● **Wie erkennt der Arzt, ob die Zyklusstörungen hormonell bedingt sind?**
Es gibt Richtwerte, wie viel Östrogen und Gestagen, FSH und LH sowie Gonadotropin-releasing-Hormon bei einer gesunden Frau im Blut nachweisbar sind. An den Werten dieser Hormone im Blut kann der Arzt erkennen, auf welcher Ebene ein mögliches hormonelles Ungleichgewicht besteht.

● **Muss ich eine zu schwache Regelblutung behandeln lassen?**
Meist ist eine zu schwache Blutung kein Grund zur Beunruhigung. So lange ein Eisprung stattfindet, ist die Fruchtbarkeit nicht beeinträchtigt.

Gestagene

Wirkstoffe	Medikamente
Chlormadinon-acetat	Chlormadinon Jenapharm (D)
Dihydrogesteron	Duphaston (A, CH, D)
Lynestrenol	Orgametril (A, CH, D)
Medroxyprogesteron-acetat	Clinofem (A)
Norethisteron-acetat	Gestakadin Tabl. (D), Primolut NOR (CH, D), Sovel (D)

Wirkungsweise

Gestagene hemmen das durch Östrogen induzierte Wachstum der Zellen in der Gebärmutterschleimhaut. Dadurch entsteht bei der Menstruation eine geringere Blutmenge, die Regelblutung ist schwächer.

Anwendung

Die Präparate werden in der zweiten Zyklushälfte zehn bis 14 Tage lang täglich über drei bis sechs Zyklen, bei zunächst ausbleibendem Erfolg auch einige Zyklen länger eingenommen.

Nebenwirkungen

Die Nebenwirkungen können erheblich sein, weshalb die medikamentöse Behandlung auf jeden Fall unter sorgfältiger ärztlicher Kontrolle stattfinden muss.

→ **Thrombose**

Die Gerinnungsfaktoren im Blut nehmen zu mit der Gefahr, dass Venenthrombosen und Gefäßverschlüsse durch Blutgerinnsel auftreten. Bei einer Beinvenenthrombose oder Brustschmerzen muss die Behandlung sofort abgebrochen werden.

→ **Gewichtsveränderung**

Häufig kommt es zur Gewichtszunahme, seltener zu einer Gewichtsabnahme.

→ **Zyklusstörungen**

Häufig sind, v.a. zu Beginn der Therapie, verstärkte Menstruationsschmerzen, Zwischen- und Schmierblutungen sowie Spannungsgefühle und Schmerzen in der Brust. Die Menstruation kann auch völlig ausbleiben.

→ **Hautreaktionen, Haarstörungen**

Die Talgproduktion in der Haut nimmt zu mit der möglichen Folge von Akne. Die Haut wird lichtempfindlicher, es können Hautrötungen, dunkle Verfärbungen, Juckreiz und nesselfieberähnlicher Ausschlag auftreten. Auch Haarausfall sowie eine Zunahme der Körperbehaarung können durch Gestagene provoziert werden.

→ **Verdauungsstörungen**

Neben einem gesteigerten Appetit können auch Übelkeit, Erbrechen sowie Durchfall auftreten.

Frauenleiden

Bei Störungen der Leber- und Gallenfunktion muss die Behandlung umgehend abgebrochen werden. Um dies rechtzeitig zu erkennen, müssen die Leberwerte regelmäßig bestimmt werden.

→ Blutdruckanstieg

Wenn der Blutdruck ansteigt, muss die Behandlung abgebrochen werden. Unter der Behandlung muss der Blutdruck stetig kontrolliert werden.

→ Kopfschmerzen, Müdigkeit

Als Folge der Behandlung können depressive Verstimmungen, Müdigkeit, Schlafstörungen und Kopfschmerzen auftreten. Das Medikament muss abgesetzt werden, wenn sich plötzlich sehr starke, migräneartige Kopfschmerzattacken einstellen.

→ Seh- und Hörstörungen

Es kann zu Doppeltsehen und Beeinträchtigungen des Hörvermögens kommen. Bei akuten Sehstörungen, Hörsturz oder Einblutungen im Auge muss die Therapie sofort beendet werden.

Kombination mit anderen Mitteln

- Die Wirkung von Insulin (siehe Seite 470ff.) kann bei gleichzeitiger Gestageneinnahme abgeschwächt werden, die Wirkung anderer Antidiabetika (siehe Seite 470ff.) wird vermindert oder aber auch verstärkt. Daher sind häufige Blutzuckerkontrollen und eventuell eine Anpassung der Insulin-Dosis oder der oralen Antidiabetika notwendig.
- Barbiturate (Schlaf- und Beruhigungsmittel, siehe auch Seite 503ff.) und die Epilepsiemittel Phenytoin und Carbamazepin (siehe Seite 501ff.) können die Wirkung von Gestagenen beeinträchtigen. Möglicherweise geht dadurch auch der kontrazeptive Schutz verloren.
- Antibiotika vermindern die Wirkung der Gestagene, weil sie die Darmflora schädigen. Möglicherweise geht dadurch auch der kontrazeptive Schutz verloren.
- Das zur Behandlung bestimmter Herzrhythmusstörungen eingesetzte Prajmalinbitartrat kann zusammen mit Gestagenen lang anhaltende Gallenstauungen hervorrufen. Die Kombination sollte man deshalb meiden. Ist sie unumgänglich, sollte man regelmäßige ärztliche Kontrollen durchführen lassen.

Achtung

Gestagene dürfen bei einigen Erkrankungen nicht oder nur unter strenger ärztlicher Kontrolle gegeben werden, da sie diese Krankheiten verschlimmern können:
- Absolut verboten sind sie bei Leber- und Gallenerkrankungen, Gallenstauung (Cholestase), unklaren vaginalen Blutungen sowie einer Allergie gegen Gestagene.
- Vorsicht und gute ärztliche Betreuung sind geboten bei Zuckerkrankheit, schwerer Depression, Epilepsie, Herzschwäche und Bluthochdruck, Krampfadern, vorangegangenem Schlaganfall, Migräne und Niereninsuffizienz.

Schwangerschaft und Stillzeit

In der Schwangerschaft dürfen Gestagene nicht eingenommen werden, sie führen zu einer Vermännlichung (Virilisierung) des Kindes. Deshalb wird vor der Verordnung eine Schwangerschaft zwingend durch einen Test ausgeschlossen.

Gestagene gehen zwar in die Muttermilch über, Schädigungen des Säuglings sind bisher allerdings nicht beobachtet worden.

> **Daher unsere Bewertung**
>
> Wegen der möglichen erheblichen Nebenwirkungen sollten Gestagene bei Zyklusstörungen nur in schweren Fällen und nur unter ständiger ärztlicher Kontrolle eingenommen werden. Wenn nach drei Monatszyklen kein Eisprung einsetzt, sollte man das Mittel absetzen.

Zyklusstörungen

Östrogen-Gestagen-Kombinationspräparate

Wirkstoffgruppe	Medikamente
Ethinylestradiol + Norethisteronacetat	Primosiston Tabl.(D), Prosiston Tabl. (D)

Wirkungsweise

Kombinationspräparate aus Östrogenen und Gestagenen ersetzen die körpereigenen Hormone und normalisieren so den Monatszyklus. Sie werden bei hormonell bedingten Zyklusstörungen, ausbleibender Regel und auch zur zeitlichen Verschiebung der Menstruation (z. B. bei Sportlerinnen) eingesetzt.

Anwendung

Bei Einphasenpräparaten wie den beiden im Kasten aufgeführten Präparaten sind die Wirkstoffe kombiniert, bei Zweiphasenpräparaten wird in der ersten Zyklushälfte Östrogen, in der zweiten Hälfte Östrogen plus Gestagen täglich eingenommen. Es schließt sich eine einwöchige Einnahmepause an.

Nebenwirkungen, Kombination mit anderen Mitteln, Achtung, Schwangerschaft und Stillzeit

Siehe Seite 230ff.

Daher unsere Bewertung !

Östrogen-Gestagen-Kombinationspräparate regulieren den Monatszyklus bzw. stoßen die Monatsblutung bei ausbleibender Blutung an. Werden diese Mittel zeitlich befristet eingesetzt, führen sie oft zum gewünschten Erfolg. Für einen längeren Einsatz sind sie allerdings wegen ihrer nicht unerheblichen Nebenwirkungen weniger geeignet.

Gonadotropine

Wirkstoffe	Medikamente
Clomifen-dihydrogencitrat	Clomifen-ratiopharm (D), Clomid (A, CH)
Follitropin alfa	Gonal (CH, D)
Urofollitropin	Fertinorm (D)

Wirkungsweise

Normalerweise aktivieren körpereigene Gonadotropine die Eierstöcke und lösen so den Eisprung im folgenden Zyklus aus. Bleibt die Monatsblutung aus, weil kein Eisprung stattfindet, können von außen zugeführte Gonadotropine diesen stimulieren. Clomifen steigert die Ausschüttung von körpereigenem Gonadotropin im Hypothalamus; Follitropine wirken direkt auf die Eierstöcke.

Anwendung

Clomifen wird nach einer Monatsblutung fünf Tage lang als Tablette geschluckt, und zwar in der Regel drei Zyklen lang. Die Behandlung sollte sechs Zyklen nicht überschreiten, da die Gefahr von Eierstockkrebs danach ansteigt. Follitropin wird vom Arzt injiziert, weil es bisher nicht in Tablettenform hergestellt werden kann.

Nebenwirkungen

→ Mehrlingsschwangerschaft

Die Hauptnebenwirkung ist das Risiko von Mehrlingsschwangerschaften, da durch die Behandlung gleichzeitig mehrere Eier in den Ovarien heranreifen. Dadurch besteht auch eine erhöhte Gefahr von Eileiterschwangerschaften.

→ Hitzewallungen

Häufig kommt es zu Hitzewallungen, gelegentlich zu Gewichtszunahme.

→ Stärkere Regelblutung, Eierstockzysten

Eine verstärkte Regelblutung sowie Eierstockzysten werden gelegentlich beobachtet. Da sich

Frauenleiden

in Einzelfällen auch ein Eierstockkrebs bilden kann, sind nach einer solchen Behandlung regelmäßige gynäkologische Kontrollen notwendig.

→ **Haarausfall, allergische Hautreaktionen**

Gelegentlich kommt es zu Haarausfall. Ob man das Mittel wegen dieses mehr kosmetischen Problems absetzt, kommt darauf an, wie hoch der »Leidensdruck«, z.B. der Kinderwunsch, ist. Bei dem ebenfalls häufiger vorkommenden allergischen Ausschlag wird man das Mittel eher absetzen bzw. auf ein anderes Medikament umstellen.

→ **Thrombosen**

Das Thromboserisiko ist erhöht, besonders bei Raucherinnen. Eine Thrombose kann sich z.B. als Schwellung und Schmerz in einem Bein äußern. Bei solchen Beschwerden sollte man dringend einen Arzt aufsuchen.

→ **Kopfschmerzen, Depressionen, Müdigkeit**

Kopfschmerzen, Depressionen und Müdigkeit treten relativ häufig auf, gelegentlich auch Benommenheit und eine Einschränkung des Reaktionsvermögens, selten kommt es zu Krampfanfällen.

→ **Schwindel, Sehstörungen**

Oft treten Schwindel und Sehstörungen auf – dann ist die Behandlung sofort abzubrechen.

→ **Verdauungsstörungen**

Mit Blähungen, Brechreiz und Übelkeit müssen ca. sieben Prozent der Behandelten rechnen.

→ **Allergische Reaktionen**

Eine allergische Reaktion ist möglich, in diesem Fall muss das Mittel abgesetzt werden. Fieber und Gelenkbeschwerden können auftreten.

Kombination mit anderen Mitteln

Verschiedene Gonadotropine dürfen nicht miteinander kombiniert werden, da sie sich in ihrer Wirkung gegenseitig steigern. Das erhöht unter anderem die Gefahr einer Mehrlingsschwangerschaft sowie Zystenbildungen in den Ovarien.

Achtung

● Gonadotropine dürfen nicht eingesetzt werden bei einer Blutgerinnungsstörung oder bei unklaren gynäkologischen Blutungen.
● Bei schweren Lebererkrankungen verbietet sich die Therapie mit Gonadotropinen, da die durch Gonadotropine auch stimulierten Östrogene die Lebererkrankung weiter verschlechtern.
● Eine Behandlung mit Gonadotropinen ist verboten bei gut- und bösartigen Tumoren der Brustdrüse, der Eierstöcke, der Gebärmutter und der Hirnanhangsdrüse.
● Missbildungen der Sexualorgane, die einer natürlichen Schwangerschaft entgegenstehen, verbieten eine Behandlung mit Gonadotropinen, da die Induktion einer Schwangerschaft in diesem Fall nicht ratsam ist.
● Bei Überempfindlichkeit gegen Gonadotropine dürfen diese nicht eingesetzt werden.

Schwangerschaft und Stillzeit

In der Schwangerschaft können Gonadotropine das ungeborene Kind schwer schädigen, deshalb muss vor der Therapie eine Schwangerschaft sicher ausgeschlossen werden. Vorsicht ist geboten, wenn das Mittel nach einem Eisprung und erfolgter Befruchtung zu spät abgesetzt wird.

Da nicht bekannt ist, ob die Mittel in die Muttermilch übergehen, dürfen sie nicht während der Stillzeit eingenommen werden.

Daher unsere Bewertung

Clomifen gilt als Mittel der Wahl bei ausbleibendem Eisprung. Es wird auch zur Behandlung der weiblichen Unfruchtbarkeit eingesetzt. Wegen der Gefahr von Eierstockkrebs sollte das Mittel nicht länger als sechs Zyklen gegeben werden.

Follitropin wird als Reservemittel eingesetzt. Synthetisch hergestelltes Follitropin ist gegenüber den aus Urin gewonnenen Produkten zu bevorzugen, da es reiner ist und deshalb seltener allergische Reaktionen auslöst.

Endometriose

Endometriose in Deutschland

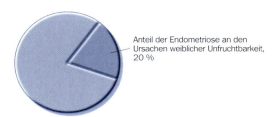

Anteil der Endometriose an den Ursachen weiblicher Unfruchtbarkeit, 20 %

Vier bis zwölf Prozent aller gebärfähigen Frauen haben Endometriose, aber nur die Hälfte von ihnen hat deswegen Beschwerden. Allerdings kann auch eine beschwerdelose Endometriose für Unfruchtbarkeit verantwortlich sein.

Was ist Endometriose?

Bei der Endometriose siedelt sich Gewebe, das der Gebärmutterschleimhaut (Endometrium) ähnelt, außerhalb der Gebärmutterhöhle an. Es findet sich in der Gebärmuttermuskulatur, in den Eileitern oder Eierstöcken, selten auch im kleinen Becken oder in der Scheide, am und im Darm, in der Blase und sogar in der Lunge. Das Gewebe reagiert im gleichen Monatszyklus wie die eigentliche Gebärmutterschleimhaut: Es schwillt im Verlauf des Zyklus durch schnelle Zellteilung der oberen Schicht an und blutet durch Abstoßung dieser oberen Schicht während der Menstruation.

Sind die Schleimhautinseln in die Gebärmuttermuskulatur eingewachsen, spricht man von einer Adenomyose. Sie tritt bei 40- bis 50-jährigen Frauen am häufigsten auf.

Ursachen

Die Ursachen der Endometriose sind nicht genau bekannt. Möglicherweise wandern Schleimhautfetzen, die während der Menstruation abgestoßen werden, durch die Eileiter in die Bauchhöhle und wachsen dort wieder an. Auch an eine Versprengung und Umwandlung von embryonalem Gewebe nach einer nicht erfolgreichen Einnistung eines befruchteten Eis wird gedacht. Die Adenomyose dagegen geht wahrscheinlich auf hormonelle Schwankungen zurück, die das Einwachsen der Schleimhaut in die Tiefe der Muskulatur bedingen.

Symptome

Das versprengte Schleimhautgewebe blutet während der Menstruation. Wenn das Blut nicht abfließen kann, bilden sich Blutgerinnsel und immer größer werdende Zysten. Diese schmerzen insbesondere während der Menstruation. Bei Verwachsungen der versprengten Schleimhaut mit der Umgebung treten im Laufe der Zeit auch Dauerschmerzen auf, die – je nach Lage der Wucherungen – in den Rücken ausstrahlen können. Die Monatsblutung ist meist verlängert und verstärkt.

Spätfolgen und Komplikationen

Die Endometriose wird zunächst häufig nicht erkannt, weil ihre Symptome als »normale Regelbeschwerden« fehlgedeutet werden.

Wird die Erkrankung nicht behandelt, werden die Beschwerden im Lauf der Zeit stärker. Es besteht die Gefahr, dass sich immer mehr Zysten (z. B. in den Eierstöcken), Verklebungen (z. B. in den Eileitern) und Verwachsungen (z. B. im kleinen Becken) bilden, die in seltenen Fällen auch bösartig entarten können. Durch Endometriose

Frauenleiden

kann es auch zu einer Eileiterschwangerschaft kommen.In schweren Fällen kann eine große Zyste aufplatzen und ihren Inhalt in die Bauchhöhle ergießen, was zu lebensbedrohlichen Komplikationen führen kann.

Unfruchtbarkeit ist nicht selten eine Spätfolge der Erkrankung: Erhebungen zeigen, dass jede zweite bis vierte Frau mit unerfülltem Kinderwunsch an Endometriose leidet.

Das kann man selbst tun

Eine Selbstbehandlung der Erkrankung ist kaum möglich, die eigentliche Therapie gehört unbedingt in ärztliche Hände. Zur Linderung der Unterleibsschmerzen kann man allerdings pysikalische Maßnahmen wie beispielsweise Wärmeanwendungen, Entspannungsübungen und auch Heiltees anwenden.

→ Entspannungsübungen

Autogenes Training, progressive Muskelentspannung oder Yoga lösen Verkrampfungen und machen Menstruationsschmerzen erträglicher.

→ Wärmeanwendungen

Die Anwendung von Wärme kann zwar die Monatsblutung verstärken, aufgrund ihrer durchblutungsfördernden und krampflösenden Wirkung lindert sie jedoch gleichzeitig die Schmerzen. Dazu eignen sich feuchtwarme Umschläge oder Wärmflaschen ebenso wie Kirschkernsäckchen. Heiße Bäder sind allerdings zu vermeiden, da diese die Blutung zu sehr verstärken.

Medikamente: Nutzen und Risiken

Ziel der medikamentösen Behandlung ist es, die Zellteilung des Endometriumgewebes durch die

Gabe von Gestagenen zu hemmen. Dies sind synthetische Hormone, die ähnliche Eigenschaften haben wie das vom Körper produzierte Gelbkörperhormon Progesteron. Sie werden auch zur Normalisierung des weiblichen Zyklus bzw. bei Menstruationsbeschwerden eingesetzt.

In diesem Fall sollen die versprengten Schleimhautinseln durch die Hormontherapie »ausgetrocknet« werden, sodass diese nach der Behandlung nicht mehr heranwachsen und bluten können. Leider kehrt die Endometriose auch nach einer erfolgreichen hormonellen Therapie häufig wieder. Für eine abschließende Heilung steht bisher noch keine Therapie zur Verfügung. Dennoch können die Gestagene das Fortschreiten der Endometriose verzögern.

Die Hormonbehandlung muss über einen längeren Zeitraum erfolgen, meist über mehrere Monate. Da die Behandlung relativ hoch dosiert vorgenommen wird, muss die Patientin unter Umständen mit starken Nebenwirkungen rechnen, die mehrere Bereiche des Körpers in Mitleidenschaft ziehen können. Chancen und Risiken sind im Einzelfall äußerst sorgfältig gegeneinander abzuwägen.

Einzelne für den Arzt gut erreichbare Endometrioseherde sowie Endometriosezysten können auch operativ entfernt werden.

Oft werden auch entspannende Kräutertees aus Kamille, Schafgarbe und Gänsefingerkraut als hilfreich empfunden.

Endometriose

Fragen an den Arzt

● **Wie kann ich Endometrioseschmerzen von normalen Regelschmerzen unterscheiden?**
Bei Endometriose beginnen die Schmerzen bereits einige Tage vor der Regelblutung. Meist sind sie am ersten Tag der Blutung am schlimmsten. Wenn die Schleimhautwucherungen im kleinen Becken hinter der Vagina liegen oder sogar in diese hinein wachsen, kommt es zu Schmerzen beim Geschlechtsverkehr.

● **Wie stellt der Arzt die Diagnose?**
Nach der körperlichen Untersuchung, die durch eine Ultraschalluntersuchung ergänzt werden kann, muss zur Sicherung der Diagnose meist eine Bauchspiegelung erfolgen.

● **Gibt es Alternativen zur Hormonbehandlung?**
Handelt es sich um lokal begrenzte Herde oder ist der Eileiter befallen, können die Stellen in manchen Fällen auch operativ entfernt werden. Leider kann es vorkommen, dass dabei nicht alle Krankheitsherde erkannt und entfernt werden, sodass verbliebene Schleimhautreste nachwachsen. Da aus diesem Endometrium wieder neue Zellverbände »auswandern« können, flackert die Erkrankung häufig wieder auf. Deshalb schließt sich auch an einen operativen Eingriff meist eine Hormonbehandlung an.

Gestagene

Wirkstoffe	Medikamente
Chlormadinon	Chlormadinon (D)
Dydrogesteron	Duphaston (A, CH, D)
Lynestrenol	Orgametril (A, CH, D),
Medroxyprogesteron-acetat	Clinofem (D)
Norethisteronacetat	Gestakadin (D), Primolut-Nor (A, CH, D), Sovel (D)
Progesteron	Utrogest (D), Utrogestan (A, CH)

Wirkungsweise

Reine Gestagenpräparate bremsen die Zellteilungsrate der Endometriumzellen. Der zyklusbedingte Ablauf von Aufbau der Schleimhaut und ihrer Abstoßung während der Menstruation wird mehr oder weniger unterbrochen. Die Monatsblutung wird sehr viel schwächer oder bleibt ganz aus. Dadurch trocknet auch das versprengte Schleimhautgewebe aus, und die Beschwerden nehmen ab. Außerdem unterdrücken die Gestagene in der hier eingesetzten Dosis den Eisprung.

Anwendung

Die Behandlung erfolgt über einen längeren Zeitraum von mehreren Wochen bis Monaten. Manche Präparate werden durchgehend genommen, während die Einnahme bei anderen während der Menstruation unterbrochen werden muss.

Nebenwirkungen

Zur Behandlung der Endometriose werden die Gestagene in relativ hoher Dosis eingesetzt. Im Vergleich zu gestagenhaltigen Antibabypillen, die durchschnittlich 1 bis 2 mg Gestagen enthalten, nimmt man bei der Endometriose – je nach Präparat und Befund – die zehn- bis 20-fache Menge ein.

Entsprechend heftig können die Nebenwirkungen sein: Die medikamentöse Behandlung muss deshalb auf jeden Fall unter sorgfältiger ärztlicher Kontrolle stattfinden.

→ **Blutgerinnsel**

Die Gerinnungsfaktoren im Blut nehmen zu. Damit steigt die Gefahr, dass sich Blutgerinnsel bilden und zu Thrombosen oder arteriellem Gefäßverschluss werden. Treten unter der Behandlung Beinvenenthrombosen oder Schmerzen in der Brust auf, muss die Behandlung sofort abgebrochen werden.

→ **Veränderungen im Körpergewicht**

Häufig kommt es zur Gewichtszunahme (Gestagene steigern den Appetit), seltener zu einer Ge-

Frauenleiden

wichtsabnahme. Der Zuckerstoffwechsel kann gestört sein, und nicht selten kommt es zu einer Fettstoffwechselstörung.

→ Menstruationsbeschwerden, Zwischenblutungen

Häufig kommt es u. a. zu Beginn der Therapie zu verstärkten Menstruationsschmerzen, Zwischen- und Schmierblutungen sowie Brustschmerzen. Die Menstruation kann völlig ausbleiben; unter Umständen normalisiert sich der weibliche Zyklus erst über ein Jahr nach dem Absetzen des Gestagens.

→ Fettige, lichtempfindliche Haut, Störungen im Haarwuchs

Die Talgproduktion in der Haut nimmt zu, Akne kann die Folge sein. Zudem wird die Haut lichtempfindlicher, es können Hautrötungen und nesselfieberähnlicher Ausschlag auftreten. Die Kopfhaare können vermehrt ausfallen, wohingegen die Körperbehaarung zunehmen kann.

→ Blutdruckstörungen

Gestagene beeinflussen den Blutdruck, es kann zu einem Blutdruckabfall kommen. Wenn der Blutdruck ansteigt, muss die Behandlung abgebrochen werden.

→ Kopfschmerzen, Müdigkeit

Als Folge der Behandlung können depressive Verstimmungen, Müdigkeit, Schlafstörungen, verstärkte Migräne und Kopfschmerzen auftreten. Das sexuelle Verlangen kann schwächer oder stärker werden. Wenn sich plötzlich sehr starke, migräneartige Kopfschmerzattacken einstellen, muss das Medikament abgesetzt werden.

→ Seh- und Hörstörungen

Es kann zu Doppeltsehen und Beeinträchtigungen des Hörvermögens kommen. Bei akuten Sehstörungen, Hörsturz oder Einblutungen im Auge muss die Therapie sofort beendet werden.

→ Leberstörungen

Gestagene belasten die Leber, was sich im Labor an erhöhten Leberwerten zeigt (Gamma-GT). In schweren Fällen kann es zu schweren Störungen der Leberfunktion kommen. Dann muss das Präparat sofort abgesetzt werden. Um eine Schädigung der Leber rechtzeitig zu erkennen, müssen die Leberwerte regelmäßig kontrolliert werden.

→ Verdauungsbeschwerden

Verdauungsbeschwerden wie beispielsweise Völlegefühl, Übelkeit, Durchfall und Erbrechen werden beobachtet.

→ Glieder- und Rückenschmerzen, Wadenkrämpfe, Osteoporose

Gliederschmerzen, Wadenkrämpfe und Rückenschmerzen kommen in häufigen Fällen vor. Bei manchen Präparaten ist zudem das Osteoporoserisiko erhöht.

Kombination mit anderen Mitteln

Gestagene beeinflussen die Wirksamkeit einer ganzen Reihe anderer Medikamente und werden ihrerseits auch wiederum von diesen beeinflusst. Aus diesem Grund ist es wichtig, dass der Arzt über alle Präparate, die man einnimmt, eine genaue Übersicht erhält.

● Die Wirkung von Insulin wird abgeschwächt, die Wirkung anderer Antidiabetika wird vermindert oder aber auch verstärkt, da die Gestagene in den Zuckerstoffwechsel eingreifen.

● Chemische Schlaf- und Beruhigungsmittel können die Wirkung von Gestagenen beeinträchtigen.

● Antibiotika vermindern die Wirkung der Gestagene, weil sie die Darmflora schädigen.

● Ajmalin und Prajmalin, die zur Behandlung von Herzrhythmusstörungen eingesetzt werden, können zusammen mit Gestagenen zu einem Stau der Gallenflüssigkeit mit Gelbsucht und Juckreiz führen.

Achtung

● Absolut verboten sind Gestagene bei unklaren vaginalen Blutungen sowie einer Allergie gegen Gestagene, Leber- und Gallenerkrankungen und Gallenstauung (Cholestase).

Endometriose

- Äußerste Vorsicht und eine gute ärztliche Betreuung sind geboten bei Diabetes, schweren Depressionen und Epilepsie, sowie bei Herzinsuffizienz und Bluthochdruck, früherem oder akutem Schlaganfall, Migräne und Niereninsuffizienz, weil sich diese Erkrankungen unter der Behandlung mit Gestagenen verschlechtern können.

Bei Krampfadern und bei einer Neigung zu Beinvenenthrombosen sollte von einer Gestagentherapie abgesehen werden, da das Risiko von Thrombosen und in der Folge von Lungenembolien steigt.

Schwangerschaft und Stillzeit

In der Schwangerschaft dürfen Gestagene nicht eingenommen werden, weil sie zu einer Vermännlichung des Fötus führen.

Da sie in die Muttermilch übergehen, sind sie auch in der Stillzeit nicht erlaubt.

Daher unsere Bewertung

Zur Behandlung der Endometriose gelten Gestagene als Mittel der Wahl. Die zum Teil erheblichen Risiken der Therapie müssen durch eine engmaschige ärztliche Kontrolle und durch eine gute Selbstbeobachtung der Patientinnen abgefangen werden.

Empfängnisverhütung

Verhütungsmethoden in Deutschland

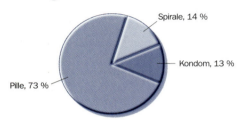

Auch wenn die Mehrzahl der Frauen in Deutschland einmal die Pille nimmt, probieren doch zwei Drittel aller Frauen irgendwann in ihrem Leben auch andere Verhütungsmethoden aus.

Was ist Empfängnisverhütung?

Die verschiedenen Formen der Empfängnisverhütung schützen vor einer ungewollten Schwangerschaft und ermöglichen eine gezielte Familienplanung.

Prinzipiell kann man eine Schwangerschaft auf folgende Weisen verhüten:

- durch Beobachtung des monatlichen Zyklus (Körpertemperatur und Beschaffenheit des Schleimes im Gebärmutterhals) und Enthaltsamkeit an den wahrscheinlich empfänglichen Tagen
- durch Maßnahmen, die ein Zusammentreffen von Ei- und Samenzellen verhindern, wie z. B. Minipille, Kondome, Diaphragmen, Portiokappen und chemische Mittel zur Abtötung von Samenzellen
- durch Hemmung des Eisprungs (»Antibabypille«)
- durch Methoden, die die Einnistung einer befruchteten Eizelle in die Gebärmutter verhindern (Intrauterinpessar = »Spirale«)

Sicherheit

Die Sicherheit einer Verhütungsmethode wird mit dem so genannten Pearl-Index (siehe Kasten) beschrieben: Er gibt an, wie viele Schwangerschaften bei 100 Frauen während eines Jahres unter einer bestimmten Verhütungsmethode auftreten. Einen hundertprozentigen Schutz vor

Der »Pearl-Index«

Pearl-Index	Einstufung	Methoden
≤1	sicher	Antibabypille, Sterilisation
1 bis 5	relativ sicher	Minipille, mechanische Maßnahmen (Kondom, Diaphragma, Portiokappe, Spirale), Bestimmung der fruchtbaren Tage aus Körpertemperatur und Begutachtung des Schleimes aus dem Muttermund, Spirale bzw. Pille danach
6 bis 10	unsicher	chemische Mittel zur Abtötung von Samenzellen (Spermizide)
≥11	nicht empfohlen	Berechnung der fruchtbaren Tage nach dem Kalender (Methode nach Knaus-Ogino), Abbrechen des Geschlechtsverkehrs kurz vor dem Samenerguss (Coitus interruptus)

einer Schwangerschaft, also einen Pearl-Index von 0, gibt es nicht, da alle Methoden mit einer gewissen »Versagerquote« behaftet sind und auch immer wieder Fehler bei der Anwendung vorkommen.

Medikamente: Nutzen und Risiken

Die klassische Antibabypille, die Östrogene und Gestagene enthält, ist die sicherste und auch einfachste Methode zur Verhütung einer ungewollten Schwangerschaft. Da die Pille zeitlich unabhängig von sexuellen Aktivitäten eingenommen wird, wirkt sich diese Verhütungsmethode nicht störend auf das Sexualleben aus und bietet neben großer Sicherheit auch weitgehende Freiheit. Auf der anderen Seite ist die Einnahme von hormonellen Kontrazeptiva, wie die Pille in der Fachsprache genannt wird, mit einigen Risiken verbunden.

So steigt die Gefahr von Thrombosen der Beinvenen, Lungenembolien, Hirn- und Herzinfarkten unter der Einnahme der Pille um das Dreifache an, und zwar von drei auf zehn Ereignisse pro 100 000 Frauenjahre. Außerdem kann die Antibabypille schwere Störungen der Leberfunktion hervorrufen. Diese Risiken nehmen bei älteren Frauen über 30, Raucherinnen, bei Übergewicht, Herz-Kreislauf-Krankheiten, Stoffwechselstörungen und Vorschädigungen der Leber weiter zu.

Was Krebserkrankungen anbelangt, scheint die Einnahme der Pille das Risiko von Karzinomen der Eierstöcke und der Gebärmutter zu reduzieren, während sie das Risiko des Gebärmutterhalskrebses vermutlich erhöht. Über das Brustkrebsrisiko liegen widersprüchliche Daten vor: während in einigen Untersuchungen die Brustkrebsrate unter der Antibabypille zunahm, konnten andere dies nicht bestätigen.

Weniger Nebenwirkungen verursacht die so genannte Minipille, die nur Gestagene enthält und das Einnisten einer befruchteten Eizelle verhindern soll. Allerdings ist die Verhütung mit der Minipille bei einem Pearl-Index von 0,3 bis 3 nicht so sicher wie mit der Antibabypille (Pearl-Index 0,2 bis 0,5).

Nur in Notfällen ist die Einnahme der »Pille danach« erlaubt, die ebenfalls Östrogene und Gestagene, allerdings in weit höherer Dosis als die »Pille«, enthält. Sie wird bis maximal 48 Stunden nach einer möglichen Empfängnis eingenommen und verhütet den Eintritt der Schwangerschaft in einem hohen Prozentsatz, indem sie die Einnistung der Eizelle in die Gebärmutterschleimhaut verhindert.

Sie ist wegen der teilweise erheblichen Nebenwirkungen (z. B. Übelkeit, Erbrechen, Kopfschmerzen, Brustschmerzen, anhaltende Blutungen) nur für den Notfall erlaubt. Diese Methode darf nicht öfter als einmal in einem Zyklus angewandt werden.

Fragen an den Arzt

● **Was kann ich tun, wenn ich die Pille einmal vergessen habe?**
Wenn Sie die Pille während der ersten 14 Einnahmetage vergessen haben, besteht kein sicherer Schutz vor Empfängnis mehr. Nehmen Sie die Pille weiter wie bisher, schützen Sie sich aber mit zusätzlichen Methoden vor einer Schwangerschaft. Sofern Sie die Pille während der letzten sieben Einnahmetage vergessen haben, ist die empfängnisverhütende Wirkung nicht beeinträchtigt, es können allerdings Blutungsstörungen auftreten. Auch hier sollten Sie die Pille weiter wie üblich einnehmen.

Achtung: Die Minipille ist bereits bei einer Verschiebung der Einnahmezeit um vier Stunden nicht mehr sicher.

● **Was sollen Frauen mit häufig wechselnden Partnern benutzen: Kondome oder die Pille?**
Kondome schützen nicht nur vor einer ungewollten Schwangerschaft, sondern auch vor Infektionen, insbesondere vor Geschlechtskrankheiten und vor AIDS. Aus diesem Grund sollten vor allem Frauen mit wechselnden Partnerschaften Kondome bevorzugen.

Frauenleiden

Hormonelle Kontrazeptiva (Antibabypille)

Wirkstoffgruppen	Medikamente
Einphasenpräparate Ethinylestradiol + Levonorgestrel	Microgynon (D), MonoStep (D), Leios (D), Femigoa (D), Minisiston (D)
Ethinylestradiol + Dienogest	Valette (D)
Ethinylestradiol + Norgestimat	Cilest (D)
Ethinylestradiol + Desogestrel	Lovelle (D)
Ethinylestradiol + Norethisteron	Eve 20 (D)
Zweiphasenpräparate Ethinylestradiol + Chlormadinonacetat	Neo-Eunomin (D)
Dreiphasenpräparate Ethinylestradiol + Levonorgestrel	Trigoa (D)

Wirkungsweise

Das in der Antibabypille in geringer Menge enthaltene Östrogen unterdrückt die Ausschüttung von FSH (follikelstimulierendes Hormon) und LH (Gelbkörperhormon) in der Hirnanhangdrüse. Dadurch reifen in den Eierstöcken keine Follikel mit Eizellen mehr heran, und es findet kein Eisprung statt. Außerdem baut sich die Gebärmutterschleimhaut nicht wie üblich auf, und der Schleim im Gebärmutterhals bleibt fest und unpassierbar für Samenzellen. Das ebenfalls in jeder Antibabypille enthaltene Gestagen sorgt dagegen für eine geringgradige Umwandlung der Gebärmutterschleimhaut und imitiert so den natürlichen Zyklus. In der einwöchigen Einnahmepause, die in der Regel auf eine dreiwöchige Einnahme folgt, wird diese Schleimhaut wie gewohnt in Form der Menstruations-Abbruchblutung abgestoßen. Einphasenpräparate enthalten in allen Tabletten die gleiche Menge an Östrogenen und Gestagenen. Zweiphasenpräparate enthalten in der ersten Zyklushälfte nur Östrogen, in der zweiten Zyklushälfte zusätzlich Gestagen. In Dreiphasenpräparaten wird die Dosis des Gestagens, das von Anfang an mit dem Östrogen kombiniert ist, langsam gesteigert. Mit Zwei- und Dreiphasenpräparaten versucht man, die hormonelle Empfängnisverhütung an den natürlichen Zyklus anzupassen. Diese Präparate müssen unbedingt in der richtigen Reihenfolge eingenommen werden.

Anwendung

Vom ersten Tag der Menstruationsblutung an wird jeden Tag eine Tablette eingenommen, nach 21 Tagen Einnahme folgt dann eine siebentägige Pause. Bei einigen Präparaten werden auch an diesen Tagen Tabletten genommen, die allerdings keinen Wirkstoff enthalten.

Zu beachten ist, dass nach Absetzen der Pille die normale Regelblutung oft erst nach einigen Wochen bis Monaten wieder einsetzt.

Minipille

Neben der klassischen Antibabypille gibt es noch die so genannte Minipille, die ausschließlich Gestagen enthält. Die Minipille unterdrückt nicht den Eisprung, sondern sorgt dafür, dass der Schleim im Gebärmutterhals sehr fest bleibt, so dass keine Samenzellen hindurch gelangen.

Im Vergleich zur Antibabypille ist die Minipille weniger sicher und erfordert von der Frau sehr viel Disziplin, da sie jeden Tag zur gleichen Zeit eingenommen werden muss. Schon eine Abweichung von vier Stunden von der üblichen Einnahmezeit kann den Empfängnisschutz zunichte machen. Außerdem kommt es häufig zu Schmierblutungen, aber auch zum Ausbleiben der Monatsblutung, was zu Verunsicherung führen kann. Aus all diesen Gründen gilt die Minipille normalerweise als Mittel der Reserve. Ausnahme ist die Stillzeit: Da das Gestagen im Gegensatz zu den Östrogenen nicht in die Muttermilch übertritt, eignet sich die Minipille in dieser Zeit gut zur Empfängnisverhütung.

Nebenwirkungen

Sexualhormone wirken nicht nur auf die Fortpflanzungsorgane, sondern greifen in viele Organ- und Stoffwechselfunktionen ein. So erklärt sich die Vielzahl an Nebenwirkungen.

→ Thrombosen

Am meisten gefürchtet sind tiefe Beinvenenthrombosen, in deren Folge es zu Lungenembolien kommen kann, aber auch zur Bildung oder Verschleppung von Blutgerinnseln in Herzkranzgefäßen (Herzinfarkt), Gehirn (schwere Kopfschmerzen, Schlaganfall), Auge (Sehstörungen), Darm (Bauchschmerzen) oder Leber.

Das Thrombose- und Embolierisiko beträgt bei Pillen mit den älteren Gestagenen Norethisteron oder Levornorgestrel 1 pro 7 000 Frauenjahre, bei den neueren Gestagenen Desogestrel und Gestoden ist es mit 1 : 3 500 doppelt so hoch. Dieses Risiko steigt weiter an bei Raucherinnen, Frauen mit Übergewicht, Stoffwechsel- und Gerinnungsstörungen, sowie bei Bluthochdruck, Krampfadern und einer Neigung zu Thrombosen.

Außerdem können hormonale Kontrazeptiva den Blutdruck erhöhen, Migräneanfälle hervorrufen und zu schmerzhaften Durchblutungsstörungen in den Fingern (Raynaud-Syndrom) führen.

→ Verdauungsstörungen, Leber- und Darmerkrankungen

Vor allem zu Beginn der Einnahme treten Übelkeit, Brechreiz, Erbrechen, Appetitlosigkeit, Störungen der Magen-Darm-Funktion und Magenkrämpfe relativ häufig auf. Weiterhin können die Leberwerte ansteigen und Leberschäden bis hin zu gut- und bösartigen Lebertumoren auftreten.

Die Einnahme von hormonellen Kontrazeptiva kann entzündliche Darmerkrankungen (Colitis ulcerosa und Morbus Crohn, siehe Seite 181ff.), Entzündungen der Gallenblase und der Bauchspeicheldrüse, Gallensteine sowie Magen- und Darmblutungen hervorrufen bzw. verschlechtern. Bei Leberentzündung, Gelbsucht oder Lebertumor muss die Pille sofort abgesetzt werden.

→ Brustprobleme, Vaginalpilze

Häufig ruft die Antibabypille Brustspannungen und eine Vergrößerung der Brust hervor.

Die Ausbreitung von Hefepilzen auf der Vaginalschleimhaut wird begünstigt.

→ Krebsrisiko

Das Gebärmutterhals- und vermutlich auch das Brustkrebsrisiko sind nach längerer Anwendung erhöht.

→ Psychische Probleme, Kopfschmerzen, Krampfanfälle

In bis zu 30 Prozent treten unter hormonellen Kontrazeptiva Depressionen auf, häufig werden auch Müdigkeit und Schwächezustände beobachtet. Weiterhin kann die Antibabypille Halluzinationen, eine Steigerung oder einen Verlust des sexuellen Verlangens hervorrufen.

Seltener kommt es zu Kopfschmerzen und Migräne. Tritt unter der Einnahme der Pille eine Migräne erstmals auf, häufen sich die Anfälle oder sind sie ungewöhnlich stark, muss das Mittel abgesetzt werden.

Bei gehäuftem Auftreten von Krampfanfällen oder bei Veränderungen der Sensibilität im Rahmen einer Neuropathie ist das Mittel ebenfalls sofort abzusetzen.

→ Stoffwechselstörungen

Der Östrogenanteil führt häufig zu Wassereinlagerungen. Bei entsprechend veranlagten Frauen kann die Pille die Zuckerwerte im Blut erhöhen und eventuell eine Zuckerkrankheit auslösen, daneben steigen Cholesterin und Triglyceride (Neutralfette) bei einigen Frauen an. Das Körpergewicht kann zu- aber auch abnehmen, selten treten Hitzewallungen auf.

→ Akne, Haar- und Hautveränderungen

In den ersten Monaten der Pilleneinnahme treten relativ häufig akneartige Hautveränderungen auf. Nach dem Absetzen der Pille kommt es nicht selten zum Haarausfall. Farbveränderungen der Haut kommen vor, ebenso allergische Hautreaktionen, vermehrte Körperbehaarung, Juckreiz und Nesselsucht.

Frauenleiden

→ Sinnesstörungen

Schwindel, Hör- und Sehstörungen unterschiedlichster Art können unter der Pilleneinnahme auftreten, wie z. B. Doppelbilder oder Gesichtsfeldausfälle. Bei akuten Seh- und Hörstörungen muss das Präparat sofort abgesetzt werden.

Achtung

In folgenden Fällen darf die Antibabypille nicht eingesetzt werden:

● vorausgegangene oder bestehende Beinvenenthrombose oder Embolie, Neigung zu Thrombosen sowie bestimmte erbliche Blutgerinnungsstörungen, die das Thromboserisiko erhöhen, da das Risiko einer erneuten Thrombose bei diesen Patienten durch die Pille deutlich erhöht ist

● Herzinfarkt oder Schlaganfall, Durchblutungsstörungen in den Beinen, im Gehirn oder im Auge, da die Pille das Risiko eines erneuten Herzinfarktes oder Schlaganfalls erhöht und Durchblutungsstörungen verschlimmern kann

● Bluthochdruck (über 160/100), da hier bereits ein erhöhtes Risiko für Thrombosen vorliegt

● Tumoren der Brustdrüse und der Gebärmutter sowie schwarzer Hautkrebs (Melanom), da diese Geschwulste hormonabhängig sind

● schwere Leberfunktionsstörungen, Gelbsucht in einer früheren Schwangerschaft, akute oder chronische Leberentzündung (Hepatitis), frühere oder bestehende Lebertumoren, da Östrogene ihrerseits die Leber schädigen und einen bestehenden Schaden verschlimmern können

● gynäkologische Blutungen unklarer Ursache, da sich dahinter ein (hormonabhängiger) Tumor verbergen könnte

● bestimmte Formen der Blutarmut (Sichelzellanämie)

● schwerer Juckreiz während einer früheren Schwangerschaft

● Migräne mit Begleitsymptomen, da die Migräne in manchen Fällen verschlimmert werden kann

● schwer einstellbare Fettstoffwechselstörungen, da die Hormone (insbesondere die Gestagene) diese weiter verschlechtern können

● Zuckerkrankheit mit Folgeschäden oder Bestehen über zehn Jahre, da das Thromboserisiko bereits erhöht ist und Gestagene daneben den Blutzuckerwert steigern können

● Infektion mit Herpes-Viren

● Verschlechterung einer angeborenen Hörstörung (Otosklerose) während einer früheren Schwangerschaft

Prinzipiell sollte wegen der erhöhten Thrombosegefahr bei Einnahme der Antibabypille nicht geraucht werden.

Vorsicht ist geboten bei Krampfadern, Übergewicht, koronarer Herzkrankheit, Epilepsie, Endometriose, Magengeschwüren und entzündlichen Darmerkrankungen, da sich die Leiden verschlimmern können.

Sechs Wochen vor einer geplanten Operation sollte die Antibabypille abgesetzt werden, da die Hormone das durch die Operation und die anschließende Bettruhe ohnehin erhöhte Thromboserisiko weiter steigern.

Kombination mit anderen Mitteln

Hormonelle Kontrazeptiva gehen mit zahlreichen Medikamenten Wechselwirkungen ein. Grundsätzlich muss man bei Einnahme weiterer Medikamente zusammen mit der Antibabypille überprüfen, ob der Empfängnisschutz weiter gewährleistet ist.

Der Empfängnisschutz der Antibabypille – insbesondere der von niedrig dosierten Präparaten – kann durch die folgenden Mittel beeinträchtigt werden:

● bestimmte Schlafmittel und Beruhigungsmittel, z. B. Barbiturate und Benzodiazepine (siehe auch Seite 503f. und 587ff.)

● Antibiotika, wie z. B. Penicilline, Clindamycin, Chloramphenicol, Nitrofurantoin, Rifampicin, Rifabutin, Sulfonamide, Tetrazykline, Gyrasehemmer, Makrolide und Trimethoprim (siehe auch Seite 91ff.)

● Retinoide zur Behandlung der Schuppenflechte (siehe auch Seite 421ff.)

● die Anti-Pilz-Mittel Griseofulvin und Terbinafin (siehe auch Seite 123ff.)

Empfängnisverhütung

- die Mittel Nelfinavir, Ritonavir und Nevirapin zur Behandlung der HIV-Infektion
- die Antiepileptika Carbamazepin, Phenytoin und Topiramat (siehe auch Seite 501ff.)
- das Antirheumatikum Butazon
- medizinische Kohle zur Behandlung von Durchfall (siehe auch Seite 175ff.)

Hormonelle Kontrazeptiva steigern die Blutspiegel und damit die Wirkung und Nebenwirkungen folgender Stoffe. Deren Dosis muss eventuell reduziert werden:
- Ciclosporin A
- das Asthmamittel Theophyllin (siehe auch Seite 145ff.)
- die Migränemittel Naratriptan und Zolmitriptan (siehe auch Seite 527ff.)
- bestimmte Psychopharmaka (Neuroleptika, siehe auch Seite 576ff.)
- die Betablocker Metoprolol und Propranolol (siehe auch Seite 322ff.)

Die Antibabypille kann die Wirkung folgender Mittel vermindern. Deren Dosis muss eventuell erhöht werden:
- Mittel zur Senkung erhöhter Blutfettspiegel (siehe auch Seite 489ff.)
- das synthetische Schilddrüsenhormon Levothyroxin (siehe auch Seite 12f.)
- gerinnungshemmende Cumarine (siehe auch Seite 479ff.)

- Die Wirkung von Insulin kann unter der Antibabypille abnehmen, die Wirkung der oralen Antidiabetika (siehe Seite 470ff.) dagegen erhöht oder vermindert sein. Guarmehl, das ebenfalls zur Behandlung der Zuckerkrankheit eingesetzt wird, kann die Wirkung der Antibabypille beeinträchtigen.
- Prajmalin zur Behandlung von Rhythmusstörungen kann zusammen mit der Antibabypille zu einer schweren und anhaltenden Gelbsucht führen.
- Das blutdrucksenkende Mittel Reserpin (siehe Seite 333ff.) bewirkt in Kombination mit hormonellen Kontrazeptiva einen Anstieg des Hormons Prolaktin im Blut, das zum Ausbleiben der Regel und eventuell zum Milchfluss aus der Brust führen kann.

Schwangerschaft und Stillzeit

Tritt trotz Einnahme der Pille eine Schwangerschaft ein, muss das Präparat sofort abgesetzt werden, da es die Geschlechtsdifferenzierung beeinflussen kann.

Während der Stillzeit dürfen keine östrogenhaltigen Kontrazeptiva eingenommen werden, da Östrogene in die Muttermilch übergehen. Die rein gestagenhaltige Minipille ist dagegen in der Stillzeit erlaubt, da Gestagene nicht in die Muttermilch gelangen.

Die Abtreibungspille

Seit Mitte 1999 ist der als »Abtreibungspille« oder RU 468 bekannte Wirkstoff Mifepriston (Mifegyne) auch in Deutschland zugelassen.

Das synthetische Hormon Mifepriston ist ein Gegenspieler des schwangerschaftserhaltenden Hormons Progesteron. Es bewirkt, dass der Embryo aus der Gebärmutterschleimhaut gelöst wird und innerhalb von 36 bis 48 Stunden abstirbt. Nach diesem Zeitpunkt nimmt die Frau ein weiteres Präparat ein, das Wehen auslöst und zum Abgang des Embryos führt.

Mifepriston darf nur bis zum 49. Tag der Schwangerschaft eingesetzt werden. Es führt in 95 Prozent der Fälle zum Erfolg, bei den restlichen 5 Prozent muss ein operativer Eingriff durchgeführt werden.

Hauptnebenwirkungen der Behandlung sind Übelkeit, Erbrechen und auch krampfartige Unterbauchschmerzen.

Für die Behandlung mit Mifepriston gelten die gleichen gesetzlichen Bestimmungen wie für eine operative Abtreibung.

Daher unsere Bewertung

Die klassische Antibabypille ist noch immer das sicherste Verhütungsmittel. sie ist jedoch nicht frei von Nebenwirkungen, wobei vor allem Thrombosen und Embolien gefürchtet sind. Frauen mit Gerinnungsstörungen, früheren Thrombosen, Übergewicht, Herz-Kreislauf-Krankheiten, Stoffwechselstörungen, Leberschäden sowie Raucherinnen sollten möglichst auf eine andere Methode zur Empfängnisverhütung zurückgreifen. Von den vielen auf dem Markt befindlichen Mitteln sollten solche mit niedrigem Östrogengehalt und einem bezüglich des Thromboserisikos sichereren Gestagen, wie beispielsweise Norethisteron oder Levonorgestrel, bevorzugt werden. Die Auswahl der »richtigen« Pille muss aber auch an die individuellen Bedürfnisse der jeweiligen Frau und an mögliche Nebenwirkungen angepasst werden. So empfiehlt es sich, bei Gewichtszunahme oder bei starker Wassereinlagerung auf ein Präparat mit geringerem Östrogenanteil zu wechseln, während bei Libidoverlust ein Mittel mit höherem Östrogengehalt besser sein kann.

Einphasenpräparate sind die sichersten Pillen. Mit den Zwei- und Dreiphasenpräparaten versuchte man, die Hormongabe dem normalen Zyklus anzupassen und damit eine bessere Verträglichkeit zu erreichen, was aber nicht der Fall ist. Auch scheint es unter diesen Präparaten etwas häufiger zu ungewollten Schwangerschaften zu kommen, weshalb wir zur Einnahme von Einphasenpräparaten raten.

Männerleiden

Prostatavergrößerung

Was ist eine Prostatavergrößerung?

Die Prostata (deutsch: Vorsteherdrüse) ist ein Drüsenorgan, das bei Männern unter der Blase liegt und einen Teil der Harnröhre umschließt. Sie produziert ein Sekret, das für Beweglichkeit und Ernährung der Samenzellen notwendig ist. Nimmt die Prostata an Größe zu, kann sie die Harnröhre verengen und zu Beschwerden führen.

Ursachen

Im Alter nimmt die Größe der Prostata unter anderem durch hormonelle Einflüsse langsam zu. Wächst sie nach »innen«, entstehen die typischen Beschwerden. Die Größe der Prostata muss übrigens nicht unbedingt etwas mit dem Ausmaß der Beschwerden zu tun haben. Bei vielen Männern mit stark vergrößerter Prostata sind die Probleme leichter Natur, während manche Männer mit gering vergrößerter Vorsteherdrüse unter extremen Beschwerden leiden. In den meisten Fällen ist die Vergrößerung der Vorsteherdrüse eine gutartige Wucherung. Dennoch muss bei der Untersuchung eine bösartige Erkrankung (Prostatakrebs) ausgeschlossen werden.

Symptome

Wenn die Prostata die Harnröhre einengt, wird der Harnfluss abgeschwächt, die Blase kann

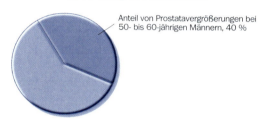

Prostatavergrößerung in Deutschland

Anteil von Prostatavergrößerungen bei 50- bis 60-jährigen Männern, 40 %

Die gutartige Vergrößerung der Prostata ist eine sehr häufige, im Alter zunehmende Erkrankung. Bei 40 Prozent der Männer zwischen dem 50. und 60. Lebensjahr findet man Zeichen einer solchen Vergrößerung. Bis zum 80. Lebensjahr steigt der Anteil auf 90 Prozent an.

nicht mehr vollständig entleert werden und es kommt zum Nachträufeln. Gleichzeitig kann oft auch der Urin nicht mehr richtig gehalten werden, sodass es bei Harndrang leicht zu einem unwillkürlichen Urinabgang kommt (»Drang-Inkontinenz«). Weil der Druck, den man aufbringen muss, um die Blase zu entleeren, mit wachsender Prostata immer mehr ansteigt, verdickt sich die Blasenmuskulatur. Dadurch werden die Beschwerden nochmals schlimmer.

Spätfolgen und Komplikationen

Zu Beginn der Erkrankung sind die Beschwerden meist mild und führen auch nicht zu Komplikationen. Erst im Laufe der Jahre wächst mit zunehmender Größe der Prostata das Risiko für unangenehme Folgen: Bleiben immer größere Mengen Urin in der Blase zurück, kommt es leicht zu Infekten der Harnwege (»Blasenentzündung«). In extremen Fällen kann die Verengung der Harnröhre so weit gehen, dass die Entleerung der Blase völlig unmöglich wird – die Folge ist ein akuter Harnverhalt. Diese Komplikation ist sehr gefährlich, weil es dadurch zu einem Nierenversagen kommen kann.

Das kann man selbst tun

Die Möglichkeiten der Selbsthilfe sind bei dieser Erkrankung sehr eingeschränkt. Allerdings scheint eine aktive Lebensweise der Erkrankung vorzubeugend zu wirken.

→ Sportliche Aktivitäten

Männer, die sich regelmäßig körperlich betätigen, leiden seltener unter einer vergrößerten Prostata als Stubenhocker. Ein sitzender Lebensstil dagegen führt öfter zu Prostatabeschwerden. Man erklärt sich das mit günstigen Einflüssen der körperlichen Aktivität auf das unwillkürliche Nervensystem.

Medikamente: Nutzen und Risiken

Bei leichteren Beschwerden kann man meist abwarten. Erst bei ausgeprägten Beschwerden sollte man an die Einnahme von Tabletten zur Linderung der Symptome denken. Es werden drei Wirkstoffgruppen angewandt. Sie alle können keine Heilung des Prostataleidens herbeiführen. Sie wirken allenfalls lindernd. Im günstigsten Fall können sie eine Operation hinauszögern:

● »Alphablocker« spielen auch bei der Behandlung des hohen Blutdrucks eine Rolle. Sie wirken vor allem über eine Entspannung der Blasenmuskulatur. Für Alphablocker liegen gute Ergebnisse vor, allerdings können diese Mittel zu Blutdruckabfall und Kreislaufreaktionen führen.

● Der Wirkstoff Finasterid greift in den Hormonhaushalt ein und führt zu einer Verkleinerung der Prostata. Er lindert die Symptome aber offenbar weniger als Alphablocker; diese Substanz ist vor allem geeignet, wenn die Prostata sehr stark vergrößert ist.

Fragen an den Arzt

● **Meine Beschwerden sind noch nicht schlimm. Muss ich trotzdem schon Tabletten nehmen?**
Oft wird bei milden Symptomen mit einer Tablettenbehandlung abgewartet – besprechen Sie aber bei jeder Verschlechterung der Beschwerden das weitere Vorgehen mit Ihrem Arzt.

● **Welche Therapiemaßnahmen kommen außer Tabletten noch in Frage?**
Bei anhaltenden, ausgeprägten Beschwerden bzw. bei Komplikationen ist eine Operation unumgänglich. Etwa die Hälfte der betroffenen Männer muss im Verlauf des Prostataleidens operiert werden. Bei der »transurethralen Prostataresektion« (TUR) wird das wuchernde Gewebe mit einer elektrischen Schlinge abgetragen. Mit dieser Maßnahme können dauerhafte Verbesserungen der Beschwerden erreicht werden. Doch wie bei jeder Operation sind mit einem solchen Eingriff auch Risiken verbunden. Sprechen Sie mit Ihrem Arzt über Notwendigkeit, Risiken und Komplikationen einer Prostataoperation.

● **Muss ich kontrollieren lassen, ob Krebs vorliegt? Wie häufig soll ich diese Untersuchungen vornehmen lassen?**
Um ein Krebsleiden auszuschließen, wird neben einer Untersuchung (Tastbefund) häufig noch Ultraschall gemacht. Ist der Befund nicht eindeutig, kann auch eine Blutuntersuchung durchgeführt werden. Im Blut lässt sich nämlich ein so genannter Tumormarker bestimmen, der die Diagnose erleichtern kann – allerdings ist er hinsichtlich seines Stellenwerts umstritten.
  Die Basisuntersuchung (klinische Untersuchung mit Tastbefund) wird im Rahmen der jährlichen Krebsvorsorge bei Männern ab dem vierzigsten Lebensjahr durchgeführt.

Prostatavergrößerung

● Für die in Deutschland am häufigsten angewandten pflanzlichen Medikamente sind die Belege für die Wirksamkeit anhand aussagekräftiger klinischer Untersuchungen spärlich. Ergebnisse aus Langzeitbeobachtungen fehlen gänzlich.

Trotzdem werden diese Mittel bei mäßigen Beschwerden von vielen Ärzten gern verschrieben – offenbar, weil sie besonders nebenwirkungsarm sind. Sie machen gut drei Viertel der Verordnungen für Prostatamittel aus.

Alphablocker

Wirkstoffe	Medikamente
Alfuzosin	Urion (A, D), Uroxatral (D), Xatral (CH)
Doxazosin	Cardular (D), Diblocin (D), Prostadilat (A)
Tamsulosin	Alna (A, D), Omnic (D), Omix (CH), Pradif (CH)
Terazosin	Flotrin (D), Uroflo (A), Vicard (A)

Wirkungsweise

Alphablocker werden auch als Alpharezeptorenblocker bezeichnet. Sie setzen an bestimmten Rezeptoren in der Blase und in der Prostata an und führen so zu einer Entspannung der Blasenmuskulatur. Dadurch wird das Wasserlassen erleichtert. Einen Einfluss auf die Größe der Prostata haben die Mittel aber nicht. Sie sind aber dennoch nachgewiesenermaßen wirksam, da eine Vielzahl der Beschwerden nicht durch die vergrößerte Prostata selbst, sondern durch Verdickung und Verkrampfung der Blasenmuskulatur ausgelöst wird. Gebessert werden nächtliches, häufiges Wasserlassen und Harnträufeln. Zwischen den verschiedenen Wirkstoffen gibt es keine großen Unterschiede.

Anwendung

Wichtig ist eine vorsichtige Dosierung, da die Alphablocker gerade zu Beginn der Therapie erhebliche Kreislaufstörungen hervorrufen können. Daher ist es am günstigsten, die Behandlung mit einer abendlichen Einnahme zu beginnen. Es muss aber dennoch daran gedacht werden, sehr langsam aufzustehen (z. B. nachts zum Wasserlassen), da es leicht zu Schwindel und Taumeligkeit kommen kann. Die Dosis kann, in Abhängigkeit vom erzielten Effekt, in den nächsten Wochen langsam gesteigert werden.

Nebenwirkungen

Die wichtigsten allgemeinen Nebenwirkungen sind auf Seite 328 im Kapitel Bluthochdruck aufgeführt. Dazu treten bei dieser Anwendung die Kreislaufstörungen.

→ **Kreislaufstörungen**

Durch den Abfall des Blutdrucks kommt es leicht zu Schwindel und Taumeligkeit. Deshalb sollte man sich angewöhnen, langsam aus liegender oder sitzender Position aufzustehen. Dies kann vor allem nachts problematisch sein, wenn man wegen anhaltenden Harndrangs zur Toilette muss.

Kombination mit anderen Mitteln, Achtung, Schwangerschaft und Stillzeit

Siehe Kapitel Bluthochdruck, Seite 328.

Daher unsere Bewertung

Alphablocker sind wirksame Arzneimittel zur Linderung von Beschwerden, die durch eine vergrößerte Prostata entstehen können. Eine Heilung können sie jedoch nicht herbeiführen. Wegen der ausgeprägten Kreislaufreaktionen soll die Dosis langsam gesteigert werden. Die besten Erfahrungen gibt es für den Wirkstoff Terazosin, im Wesentlichen unterscheiden sich die einzelnen Wirkstoffe jedoch nicht.

Männerleiden

Finasterid

Wirkstoff	Medikament
Finasterid	Proscar (A, CH, D)

Wirkungsweise

Auf einem gänzlich anderen Weg führt das seit 1994 bekannte Mittel Finasterid zu einer Besserung der Beschwerden: Es hemmt die Umwandlung des männlichen Hormons Testosteron in Dihydrotestosteron. Dieser Stoff trägt entscheidend zum Wachstum der Prostata bei. Wird seine Bildung verringert, lässt auch das Wachstum der Vorsteherdrüse nach.

Wie gut dieses Mittel wirkt, ist jedoch nach den bisher durchgeführten Untersuchungen umstritten. Auch wenn die unmittelbare Wirkung hinter der der Alphablocker zurückzubleiben scheint, weisen Langzeituntersuchungen darauf hin, dass Finasterid Komplikationen (z. B. akuten Harnverhalt) verhindern kann. Wahrscheinlich profitieren vor allem Männer von einer Behandlung, bei denen die Prostata sehr stark vergrößert ist.

Anwendung

Täglich werden 5 mg von diesem Mittel eingenommen. Bis jedoch eine Wirkung eintritt, kann durchaus über ein halbes Jahr vergehen. Erst wenn sich nach einem Jahr keinerlei Erfolg zeigt, ist definitiv kein Nutzen mehr zu erwarten.

Nebenwirkungen

→ **Anschwellen der Brust**

Bei einigen Patienten kommt es zu einem schmerzhaften Anschwellen der Brust. Sie wird berührungsempfindlich, selten kommt es sogar zu einer Sekretion aus der Brustdrüse. Nach Absetzen bessern sich die Beschwerden meist.

→ **Störung der Sexualität**

Recht häufig kommt es zu einem Verlust der sexuellen Erregbarkeit und zu Impotenz, was nach Absetzen des Mittels wieder verschwindet.

→ **Allergische Reaktionen**

Juckende Hautausschläge können in seltenen Fällen im Verlauf der Behandlung auftreten.

→ **Verstärkter Haarwuchs**

Bei einem Teil der Männer kommt es wegen der hormonellen Einflüsse zu einem deutlich vermehrten Haarwuchs. Diese Nebenwirkung wird sogar therapeutisch ausgenutzt: Finasterid wird auch bei Haarausfall eingesetzt.

Kombination mit anderen Mitteln

In der Regel gibt es keine Probleme bei der gleichzeitigen Einnahme anderer Medikamente.

Achtung

Bei Patienten, bei denen ein häufiger Harndrang im Vordergrund der Beschwerden steht, wirkt Finasterid nicht besonders gut. Diese Männer sollten mit anderen Mitteln (z. B. mit Alphablockern) behandelt werden.

Schwangerschaft und Stillzeit

Finasterid hat keinen Anwendungsbereich bei Frauen, Untersuchungen zur Sicherheit in Schwangerschaft und Stillzeit fehlen daher. Rein theoretisch besteht die Gefahr einer Missbildung der äußeren Geschlechtsorgane von Jungen, dennoch ist bei einer versehentlichen Einnahme ein Schwangerschaftsabbruch nicht notwendig.

> **Daher unsere Bewertung**
>
> Finasterid lindert die Beschwerden beim Prostataleiden, wenn die Vorsteherdrüse erheblich vergrößert ist. Im Vergleich zu Alphablockern fällt die Linderung der Beschwerden jedoch geringer aus. Dennoch kann das Mittel akute Komplikationen verhindern, wenn es langfristig eingenommen wird. Wegen der langen »Anlaufphase« lässt sich im konkreten Fall erst nach etwa einem Jahr entscheiden, wie gut es wirkt.

Prostatavergrößerung

Pflanzliche Prostatamittel (inklusive Kombinationsmittel)

Wirkstoffe/gruppen	Medikamente
Bärentraubenblätterextrakt + Kürbissamenöl + Gewürzsumachrindenextrakt + Kava-Kava-Wurzelstockextrakt + Hopfenzapfenextrakt	Cysto Fink (D)
Brennesselwurzelextrakt	Bazoton (D), UTK (D)
Kürbisglobulin + Kürbiskernmehl + Goldrutenkrautextrakt + Espenblätterextrakt	Prostamed (D)
Kürbissamenextrakt	Prosta Fink forte (D)
Pollenextrakt	Cernilton N (D)
Sabalfruchtextrakt	Permixon (A, CH), Prostagutt mono (D), Prosta Urgenin (CH, D), Prostess (D), Talso (D)
Sabalfruchtextrakt + Brennesselwurzelextrakt	Prostagutt forte (D)
Sabalfruchtextrakt + Kürbissamen + Kürbissamenextrakt	Prosta Fink forte (D)
Sitosterin	Azuprostat M (D), Harzol (D)

Wirkungsweise

Extrakte aus Sägepalmenfrüchten sollen ähnliche Auswirkungen auf den Hormonhaushalt haben wie Finasterid: Sie blockieren möglicherweise die Umwandlung des Hormons Testosteron in seinen Abkömmling Dihydrotestosteron.

Für die anderen Wirkstoffe ist ungeklärt, auf welchem Weg sie die Beschwerden beim Prostataleiden verbessern sollen.

In klinischen Untersuchungen ist eine therapeutische Wirksamkeit dieser pflanzlichen Mittel jedoch bisher nur unzureichend nachgewiesen. Die Effekte lagen meist nur gering über der Wirksamkeit eines Scheinmedikamentes.

Anwendung

Die Einnahme der pflanzlichen Prostatamittel (meist Kapseln oder Dragees) wird auf ein bis drei Tagesdosen verteilt. Besonderheiten bei der Einnahme ergeben sich nicht.

Nebenwirkungen

Die pflanzlichen Prostatamittel sind durchweg gut verträglich, Nebenwirkungen treten nur selten auf.

→ Bauchschmerzen

Bauchschmerzen können nach der Einnahme vereinzelt auftreten, sind aber milder Natur.

Kombination mit anderen Mitteln

Probleme bei gleichzeitiger Einnahme anderer Arzneimittel ergeben sich nicht.

Schwangerschaft und Stillzeit

Diese Medikamente haben bei Frauen keinen Anwendungsbereich. Bei einer versehentlichen Einnahme in der Schwangerschaft ist ein Schwangerschaftsabbruch jedoch nicht zu erwägen.

Daher unsere Bewertung

Pflanzliche Prostatamedikamente sind weitgehend nebenwirkungsfrei. Die Wirksamkeitsnachweise in klinischen Untersuchungen sind jedoch nicht überzeugend, sodass wir von der Anwendung abraten.

Impotenz

Impotenz in Europa

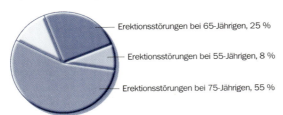

Erektionsstörungen bei 65-Jährigen, 25 %
Erektionsstörungen bei 55-Jährigen, 8 %
Erektionsstörungen bei 75-Jährigen, 55 %

Impotenz ist ein Problem, von dem ungefähr elf Prozent der erwachsenen Männer in Europa betroffen sind. Dabei nimmt die Häufigkeit der Erektionsstörungen mit dem Alter deutlich zu.

Was ist Impotenz?

Impotenz heißt, direkt übersetzt, »Unvermögen«. Gemeint ist im Allgemeinen das Unvermögen eines Mannes, den Geschlechtsverkehr (befriedigend) zu vollziehen.

Ursachen

Oft stecken organische Erkrankungen hinter der Impotenz: Herzerkrankungen, Zuckerkrankheit und Bluthochdruck sind mit der Störung assoziiert. Alkoholkranke Männer sind oft impotent!

Während man früher dachte, dass 80 bis 90 Prozent aller Fälle psychisch bedingt sind, so weiß man mittlerweile, dass gut 80 Prozent zumindest teilweise auf organische Ursachen zurückzuführen sind.

Immerhin 25 Prozent der Fälle sind durch Arzneimittel verursacht, z. B. durch:
- Mittel gegen Bluthochdruck: Diuretika und Betablocker (siehe Seite 317ff. und 322ff.).
- Psychopharmaka: Antidepressiva (siehe Seite 563ff.), Neuroleptika (siehe Seite 576ff.), Benzodiazepine (siehe Seite 587ff.).
- das Magengeschwürmittel Cimetidin
- das Mittel gegen Übelkeit Metoclopramid (siehe Seite 162f.)
- Anabolika
- das Prostatamittel Finasterid (siehe Seite 260)
- Schmerzmittel: Opiate (siehe Seite 24ff.)
- Mittel gegen Epilepsie (siehe Seite 501ff.)
- Fettsenker: Fibrate (siehe Seite 487ff.)

Es sollte daher eine Überprüfung der regelmäßig eingenommenen Medikamente erfolgen.

Symptome

Die Impotenz kann sich entweder in Erektionsstörungen oder in verfrühtem bzw. verzögertem Samenerguss äußern oder aber der Orgasmus bleibt trotz normaler Erektion aus.

Spätfolgen und Komplikationen

Die Impotenz führt zu keinen organischen Komplikationen. Jedoch wirkt sich eine länger andauernde Impotenz oft negativ auf die Psyche aus.

Das kann man selbst tun

→ Keine falsche Scham

Betroffene tun sich oft schwer, das Problem anzusprechen und fügen sich nicht selten in ihr scheinbar unausweichliches Schicksal. Wichtig

Impotenz

ist jedoch in jedem Fall, dass man darüber spricht. Nur dann können mögliche Ursachen gefunden und beseitigt werden.

→ Lebensstil ändern

Allein Veränderungen im Lebensstil können erfolgreich sein und drastischere Behandlungsmaßnahmen vermeiden helfen. So sollte der Nikotingenuss eingestellt, der Alkoholkonsum auf ein verträgliches Maß zurückgeschraubt und Stress abgebaut werden.

Medikamente: Nutzen und Risiken

Bevor eine medikamentöse Behandlung einer Impotenz eingeleitet wird, muss auf jeden Fall geklärt sein, ob die Störung nicht auf eine Erkrankung oder Medikation zurückzuführen ist. In diesem Fall muss natürlich zuerst die Grunderkrankung bzw., falls möglich, das Absetzen des auslösenden Medikaments im Vordergrund stehen.

Es gibt durchaus mehr oder weniger erfolgreiche medikamentöse Behandlungsmöglichkeiten, wobei sich in den letzten Jahren besonders die »Potenzpille« Viagra (Wirkstoff: Sildenafil) in den Vordergrund gespielt hat, die zwar gut wirksam, aber auch ein Auslöser von schweren Nebenwirkungen ist.

Yohimbin ist seit mehr als hundert Jahren in Gebrauch, wenn auch zunächst als Medikament gegen hohen Blutdruck. Mittlerweile gilt Yohimbin, das in der westafrikanischen Yohimbe-Rinde entdeckt wurde, weltweit als Aphrodisiakum (»Potenzholz«), allerdings sind die bisher vorgelegten Wirksamkeitsbelege nicht sonderlich überzeugend.

Eine recht drastisch klingende Methode zur Behandlung der Impotenz ist mit dem Wirkstoff Alprostadil möglich. Dieses Mittel wird mit Hilfe spezieller Injektionshilfen in den Schwellkörper des Penis oder in die Harnröhre gespritzt und führt durch Auswirkungen auf die dortigen Blutgefäße zur Erektion.

Die Handhabung dieses Systems erfordert allerdings eine gründliche Einweisung, der Anteil derjenigen, die das Einspritzen als schmerzhaft empfinden, ist hoch.

Mit der Markteinführung von Sildenafil hat sich die Behandlung der Impotenz grundlegend geändert: Die Einnahme als Tablette ist einfach, der Erfolg nach vorliegenden Untersuchungen in einer Größenordnung, die sonst nur mit Einspritzen eines Medikaments in den Schwellkörper des Penis zu erreichen war.

Dabei war Sildenafil ursprünglich als Kreislaufmittel konzipiert worden, da es vor allem die Blutgefäße erweitert.

Die günstigen Auswirkungen von Sildenafil auf die Impotenz wurden rein zufällig entdeckt. Die ideale Potenzpille ist Sildenafil jedoch nicht. Es werden immer mehr Todesfälle im Zusammenhang mit der Einnahme von Viagra registriert, sodass von seiner unkontrollierten Einnahme dringend abzuraten ist.

Fragen an den Arzt ?

● **Soll ich mir Viagra nicht selbst kaufen?**
Es gibt mittlerweile zahllose schwarze Kanäle, über die der Bezug der Potenzpille Viagra möglich ist. Im Internet locken unseriöse Anbieter mit dem rezeptfreien Verkauf der vermeintlichen Wunderpille. Wir können jedoch nur eindringlich warnen: Im »besten Fall« ist in den zugesandten Pillen gar nicht der gewünschte Wirkstoff enthalten, im »schlechtesten« Fall führt die unkontrollierte Einnahme des Mittels zu schweren Nebenwirkungen.

● **Helfen nicht auch »Stärkungsmittel« gegen Impotenz?**
Die als »Tonika« oder auch »Roboranzien« angepriesenen Säfte, die in Drogerien oder auch sogar in Lebensmittelläden frei zum Verkauf ausliegen, sind ohne jeglichen nachgewiesenen Nutzen und helfen in erster Linie dem Händler, seinen Umsatz zu erhöhen; die Chance auf eine Besserung der Beschwerden ist hingegen mehr als gering.

Männerleiden

Yohimbin

Wirkstoff	Medikamente
Yohimbin	Yohimbin »Spiegel« (D), Yocon-Glenwood (A, D), Pluriviron mono (D)

Wirkungsweise

Yohimbin soll über eine Beeinflussung des unwillkürlichen Nervensystems Erektionsstörungen beheben. Die Wirksamkeit ist allerdings in Untersuchungen nicht überzeugend nachgewiesen.

Anwendung

Yohimbin wird in einer Dosierung von täglich 5 bis 10 mg als Tabletten eingenommen.

Nebenwirkungen

→ **Blutdruckstörungen, Herzrasen**

Der Blutdruck kann unter der Behandlung abfallen oder auch ansteigen. Herzrasen ist ebenfalls eine mögliche Nebenwirkung. Herzkranke Männer sollten derartige Nebenwirkungen ihrem Arzt unbedingt mitteilen. Es muss dann individuell entschieden werden, ob eine Weiterbehandlung möglich ist.

→ **Zittrigkeit, Nervosität, Kopfschmerzen**

Zittrigkeit, Nervosität und Kopfschmerzen können unter der Behandlung auftreten, sind aber selten ein Grund zumm Absetzen des Mittels.

→ **Magen-Darm-Störungen**

Übelkeit, Erbrechen und Appetitlosigkeit können in seltenen Fällen auftreten. Sind diese Störwirkungen ausgeprägt, muss das Mittel abgesetzt werden.

Kombination mit anderen Mitteln

Yohimbin soll nicht mit dem Blutdruckmittel Clonidin (siehe Seite 72f.) eingesetzt werden, da es die Wirkung dieses Mittels abschwächen kann.

Achtung

● Wegen der Auswirkungen auf den Kreislauf sollen Männer mit Herzerkrankungen besser auf das Mittel verzichten – zumal es sowieso von zweifelhaften Nutzen ist.

● Auch bei psychischen Erkrankungen ist der Einsatz zu unterlassen, da (wie oben geschildert) neurologische Störwirkungen auftreten können.

Daher unsere Bewertung

Die Wirkung von Yohimbin ist nicht überzeugend nachgewiesen.
Wir raten daher von der Anwendung dieses Mittels ab.

Alprostadil

Wirkstoff	Medikamente
Alprostadil	Viridal (CH, D), Caverject (A, CH, D), Muse (CH, D), Minprog (A)

Wirkungsweise

Alprostadil wirkt gefäßerweiternd. Nach dem Einspritzen sorgt es für eine vermehrte Durchblutung der Schwellkörper des Penis und führt so automatisch zu einer Erektion.

Beim Einspritzen des Mittels ist die Erfolgsrate sehr hoch, bei 70 bis 80 Prozent der Behandelten kommt es zu einer Erektion. Bei Einbringen direkt in die Harnröhre ist die Prozedur weniger schmerzhaft, allerdings scheint auch die Erfolgsrate niedriger zu liegen.

Anwendung

Der Betroffene injiziert sich Alprostadil mit Hilfe spezieller Injektionshilfen selbst in den Schwellkörper oder in die Harnröhre Bei Injektion in den Schwellkörper genügen 1,25 bis 40 Mikrogramm, bei Applikation in die Harnröhre sind höhere Dosen erforderlich: 0,25 bis 1 Milligramm. Die Dosis wird individuell ermittelt und richtet sich nach der Dauer der Erektion. Sie sollte eine Stunde nicht überschreiten.

Nebenwirkungen

→ **Schmerzen bei der Injektion**

Schmerzen bei der Injektion sind häufig.

→ **Anhaltende Erektion**

Es kann zu einer anhaltenden Erektion kommen, die sich dann über Stunden nicht zurückbildet und zu einer Schädigung des Penis führen kann. Wenn sich die Erektion innerhalb von vier Stunden nicht zurückgebildet hat, ist ärztliche Hilfe aufzusuchen.

→ **Vernarbungen**

Es kann auch zu Vernarbungen des Penis kommen, die in der Folge eine Erektion unmöglich machen.

Kombination mit anderen Mitteln

Andere Mittel gegen Potenzstörungen sollen nicht gleichzeitig angewandt werden, da es sonst zu unkontrollierbar verlängerter Erektion kommen kann – mit möglicher Schädigung des Schwellkörpers.

Achtung

Männer mit organischen Veränderungen des Penis sollen das Mittel nicht anwenden. Risiken sollte man unbedingt mit dem Arzt besprechen.

Daher unsere Bewertung

Alprostadil ist ein wirksames Medikament zur Behandlung der Impotenz, das jedoch aufgrund seiner Verabreichungsform gewöhnungsbedürftig und wegen seiner Nebenwirkungen nicht ganz unproblematisch ist. Zur Anwendung ist eine gute Einweisung durch den behandelnden Arzt erforderlich!

Sildenafil

Wirkstoff	Medikament
Sildenafil	Viagra (CH, D)

Wirkungsweise

Sildenafil führt zu einem Anstieg der Konzentration von Botenstoffen, die die Durchblutung im Penis und damit eine Erektion fördern. In mehreren Untersuchungen konnte die Wirksamkeit von Sildenafil nachgewiesen werden. Sowohl bei psychisch bedingter Impotenz als auch bei organischen Grunderkrankungen scheint das Medikament in bis zu 80 Prozent der Fälle zu wirken.

Anwendung

Eine Stunde vor der sexuellen Aktivität werden 25 bis 100 mg eingenommen. Diese Dosis darf maximal einmal pro Tag angewandt werden.

Nebenwirkungen

→ **Todesfälle**

Über zahlreiche Todesfälle ist bei der Einnahme von Sildenafil berichtet worden. Weltweit wurden über 500 Tote in Zusammenhang mit der Einnahme gezählt und erfahrungsgemäß liegt die Dunkelziffer noch viel höher. Betroffen sind in erster Linie herzkranke Männer. Vor allem bei gleichzeitiger Einnahme von Nitraten, die als Herzmittel dienen (siehe Seite 354ff.), scheint das Mittel gefährlich zu sein.

→ **Sehstörungen**

Sehstörungen sind häufige Nebenwirkungen, wobei vor allem das Farbensehen beeinträchtigt sein kann. Häufig wird angegeben, dass die Umwelt in einem Blauton gesehen wird.

→ **Hitzegefühl, Rötung des Gesichts**

Hitzegefühl und Rötung des Gesichts kommen bei ungefähr einem Fünftel der Anwender vor, ferner sind auch allergische Reaktionen beschrieben worden.

Männerleiden

Kombination mit anderen Mitteln

● Sildenafil darf nicht mit anderen Mittel zur Behandlung der Impotenz kombiniert werden, da es zur unkontrollierten Verlängerung der Erektion kommen kann.
● Bei der gleichzeitigen Einnahme von Sildenafil und von Nitraten (siehe Kapitel Herzmittel, Seite 354ff.) kommt es offensichtlich vermehrt zu Todesfällen, wahrscheinlich durch schwere Blutdruckabfälle. Diese Kombination sollte man deshalb auf jeden Fall meiden.

Achtung

Patienten mit krankhaft niedrigem Blutdruck sowie schweren Herz- und Lebererkrankungen dürfen Sildenafil nicht einnehmen, da das Mittel die Beschwerden verschlimmern kann.

Daher unsere Bewertung

Sildenafil ist zwar ein wirksames Mittel bei Impotenz, birgt aber Gefahren, die in ihrer Größenordnung noch gar nicht abzuschätzen sind. Wir warnen eindringlich vor einer Einnahme ohne gründliche ärztliche Untersuchung. Insbesondere herzkranke Patienten sind hinsichtlich schwerer Kreislaufreaktionen mit Todesfolge gefährdet. Bis genau geklärt ist, welche Patienten gefahrlos behandelt werden können, raten wir von der Einnahme des Mittels ab.

Erkrankungen des Bewegungsapparats

Arthrose

Was ist eine Arthrose?

Als Arthrose bezeichnet man Abnutzungserscheinungen in den Gelenken, die Schmerzen verursachen und zur Einschränkung der Beweglichkeit führen können. Zuerst ist das Knorpelgewebe betroffen, das die Knochen an den Kontaktstellen im Gelenk überzieht: Es verliert nach und nach seine Elastizität, wird dünner und verletzlicher. Ist der Knorpel ganz aufgebraucht, kann sich das Gelenk durch verschiedene Umbauvorgänge völlig verändern. Am häufigsten betroffen sind Wirbelsäule, Hände, Hüft- und Kniegelenke.

Ursachen

Mit zunehmendem Alter nutzt sich der Gelenkknorpel bei allen Menschen mehr oder weniger stark ab. Diese natürlichen Rückbildungsvorgänge verursachen allein noch keine Beschwerden, allerdings ist der Übergang in eine schmerzhafte Arthrose fließend.

Vermutlich müssen erbliche Anlagen hinzutreten, damit sich aus der normalen Abnutzung eine schmerzhafte und bewegungseinschränkende Arthrose entwickelt. Eine große Rolle spielen auch Fehlbelastungen und Überlastungen der Gelenke, wie sie z.B. bei einer angeborenen Hüftdysplasie, X- und O-Beinen, Übergewicht, einseitigen Arbeiten und bestimmten Sportarten

---

Arthrose in Deutschland ⓘ

Etwa 5 Millionen Deutsche leiden unter einer Arthrose, Männer genauso häufig wie Frauen. Die am häufigsten betroffenen Gelenke sind die Wirbelsäule, die Hände sowie die Hüft- und Kniegelenke.

---

entstehen. Verletzungen, z.B. der Bänder oder der Menisken, sowie in Fehlstellung abgeheilte Knochenbrüche können schon bei jungen Menschen zu einer Arthrose führen.

Symptome

Anfangs verursacht oft nur ein vollständiges Abwinkeln oder Anziehen eines arthrotisch veränderten Gelenks Schmerzen, oder aber eine verspannte Muskulatur bzw. ein schmerzhafter Sehnenansatz weisen auf eine Arthrose hin. Typischerweise treten Arthroseschmerzen zusammen mit Steifigkeit in den Gelenken nach einer längeren Ruhephase auf, z.B. beim Aufstehen aus dem Bett oder nach längerem Sitzen. Diese Anlaufbeschwerden gehen wieder zurück, wenn das betroffene Gelenk »eingelaufen« ist. Auch bei stärkeren Belastungen wie längerem Laufen oder Stehen kann der Schmerz wieder zurückkehren.

Erkrankungen des Bewegungsapparats

Außerdem ermüden die Muskeln bei einer Arthrose rascher als zuvor, da sie sich vermehrt anspannen müssen, um das unsicher gewordene Gelenk zu stützen.

Typisch für die Arthrose ist, dass die Schmerzen immer wieder von schmerzfreien Phasen abgelöst werden. Erst in weit fortgeschrittenen Stadien der Arthrose sind ständige Schmerzen – auch in der Nacht – keine Seltenheit.

Diese üblicherweise nur hin und wieder von Schmerzen begleitete Krankheitsphase wird ruhende Arthrose genannt. Sie kann aber jederzeit – auch im Anfangsstadium – in eine sogenannte aktivierte Arthrose übergehen. Dann schwillt das betroffene Gelenk durch einen Erguss stark an, fühlt sich warm an und kann vor Schmerzen kaum mehr bewegt werden. Auslöser für eine solche entzündliche Reaktion sind oft Überlastungen, z. B. beim Sport, ein zu langer Spaziergang, eine Prellung oder – beim Kniegelenk – zu langes Sitzen.

Spätfolgen und Komplikationen

Je weiter eine Arthrose fortschreitet, desto stärker wird das betroffene Gelenk abgenutzt und verformt. Um Schmerzen zu vermeiden, wird das Gelenk so wenig wie möglich bewegt, was zum Schwund der umgebenden Muskulatur führt. Dadurch kann ein arthrotisches Gelenk völlig unbeweglich werden, ständige Schmerzen bereiten und den Betroffenen zum Invaliden machen.

Das kann man selbst tun

Die völlige Unbeweglichkeit eines arthrotischen Gelenks kann man in den meisten Fällen vermeiden, indem man mit dem betroffenen Gelenk sorgsam umgeht.

→ Viel Bewegung, wenig Belastung

Der Knorpel wird über die Gelenkflüssigkeit »ernährt«. Die Nährstoffe gelangen am besten an jede Stelle im Knorpel, wenn sie durch den während der Bewegung entstehenden Druck in den Knorpel hinein gepresst werden. Aus diesem Grunde ist Bewegung eine der wichtigsten Behandlungsmaßnahmen bei der Arthrose – so-

Rückenschmerzen

Rückenschmerzen gehören zu den häufigsten Erkrankungen des Menschen: Acht von zehn Menschen leiden mindestens einmal in ihrem Leben daran.

Bereits ab dem 20. Lebensjahr kommt es zu Abnutzungserscheinungen an den Bandscheiben. Ihre Fähigkeit, Wasser zu speichern, lässt langsam nach, woraufhin sie flacher werden und die benachbarten Wirbelkörper sich näher kommen. Dadurch werden die Gelenke zwischen den Wirbelfortsätzen stärker belastet, die aufeinander stoßenden Wirbelkörper bilden Knochenwülste, um ihre Tragfähigkeit zu vergrößern. Die zusammengedrückte Bandscheibe kann in den Wirbelkanal »vorfallen« und die dort verlaufenden Nerven reizen. All diese Veränderungen versucht die Rückenmuskulatur durch ständige Haltungskorrekturen auszugleichen und gerät so in eine Verspannung. Jeder Schmerz, der durch die Veränderungen an unterschiedlichen Stellen ausgelöst werden kann, verstärkt diese Muskelverspannung und erhält den chronischen Rückenschmerz aufrecht.

Während man gegen die Abnutzungsveränderungen an der Wirbelsäule nicht viel tun kann, kann man die chronisch verspannten Rückenmuskulatur durch Entspannungstechniken entlasten und durch Training stärken. Dies sind die wichtigsten Säulen in der Behandlung von Rückenschmerzen, auch wenn man bei akutem Schmerz zunächst schmerz- und entzündungslindernde Medikamente (in der Regel nichtsteroidale Antirheumatika) nehmen sollte: Dadurch entspannt sich die Muskulatur, und der Teufelskreis von Schmerz, Anspannung und noch größerem Schmerz ist durchbrochen.

Auf Dauer lässt sich das Problem Rückenschmerz nur durch aktive Bewegung sowie das Einüben rückenschonender Bewegungsabläufe verbessern.

wohl zur Vorbeugung als auch zur Behandlung. Selbst bei einer stark schmerzhaften Schwellung im Rahmen einer aktivierten Arthrose sollte das Gelenk nur kurze Zeit ruhig gestellt werden.

Übermäßige Belastung des Gelenks muss jedoch unter allen Umständen vermieden werden. Aus diesem Grunde sind empfehlenswerte Sportarten beispielsweise Radfahren, Schwimmen, Walking und auch eine angemessene Gymnastik, während Fußball, alpines Skifahren, Bergabgehen beim Wandern, die meisten Hallensportarten bei Arthrosen in den Beinen sowie Tennis bei einer Schulter- oder Ellbogengelenkarthrose ungünstig sind.

→ Gewicht normalisieren

Damit die Gelenke in den Beinen nicht allein schon durch ein zu hohes Körpergewicht überlastet werden, ist der dauerhafte Abbau von Übergewicht wichtig. Der erfolgversprechendste Weg ist die Umstellung der Ernährung auf eine gesunde, ausgewogene und dennoch genussvolle Kost. Misstrauen ist vor allem bei Ernährungsformen angebracht, die eine Heilung der Arthrose versprechen. Sie bringen mehr Schaden als Nutzen, da sie nicht nur dieses Ziel verfehlen, sondern auch Mangelerscheinungen hervorrufen können.

→ Wärme und Kälte

Bei einer ruhenden Arthrose, die nur ab und zu Schmerzen bereitet, tut Wärme gut. Durch die Wärme werden die Gelenke und die umgebende Muskeln besser durchblutet, geschrumpfte Gelenkkapseln können mit anschließenden Gymnastikübungen gedehnt, die angespannten Muskeln gelockert werden. Warme Kleidung und natürlich auch angenehm warme Temperaturen in der Wohnung schützen die arthrotischen Gelenke vor nass-kalter Witterung. Warme Bäder und ein Urlaubsziel im gemäßigten Süden bringen den Gelenken Erholung.

Die akute Entzündung eines Gelenkes bei aktivierter Arthrose bevorzugt dagegen Kälte, z.B. über einen kalten Umschlag, einen Eispack aus der Apotheke oder einen Quarkwickel.

Medikamente: Nutzen und Risiken

Im Vordergrund der Arthrosebehandlung stehen Bewegung und Schutz vor Überlastung, eine positive, die Krankheit annehmende Einstellung und eine rundum gesunde Lebensweise. Je früher man einer Arthrose aktiv begegnet, desto weniger Medikamente wird man benötigen. Trotzdem kommt kaum ein Arthrosepatient völlig ohne entzündungshemmende und schmerzlindernde Medikamente aus.

Zur Behandlung der entzündlichen Form der Arthrose mit Gelenkschwellung, Gelenkerguss und starken akuten Schmerzen, werden hauptsächlich nichtsteroidale Antirheumatika eingesetzt. Sie greifen hemmend in den Entzündungsprozess ein und führen die aktive Arthrose meist schnell wieder in eine ruhende über. Da diese Mittel hier nur kurzfristig eingesetzt werden, ist die Gefahr von Nebenwirkungen eher gering.

Arthroseschmerzen, die nur hin und wieder auftreten und nicht durch eine akute Entzündung bedingt sind, sprechen auch gut auf das Schmerzmittel Paracetamol an (siehe Seite 14f.).

Nur starke Dauerschmerzen in weit fortgeschrittenen Stadien einer Arthrose müssen ständig mit Schmerzmitteln gelindert werden. Besteht neben den Schmerzen eine erhebliche Einschränkung der Beweglichkeit, sollte eine Operation erwogen werden, bei der das abgenutzte Gelenk durch ein künstliches ersetzt wird. Ist ein operativer Gelenkersatz nicht möglich, dann ist es ratsam, zur dauerhaften Schmerzlinderung diesem Stufenschema zu folgen:
● Man beginnt die Behandlung leichterer Dauerschmerzen mit Paracetamol.
● Reicht Paracetamol nicht aus, kann die Kombination mit Codein zu einer Linderung führen.
● Wird keine ausreichende Linderung erreicht, werden Opioide eingesetzt.
In diesem Fall machen starke Schmerzmittel Sinn, da sie bei wenig Nebenwirkungen zuverlässig wirken (siehe Seite 23ff.).

Ob die so genannten knorpelschützenden bzw. knorpelaufbauenden Mittel, die eingenom-

Erkrankungen des Bewegungsapparats

men oder in das betroffene Gelenk gespritzt werden, den Abnutzungsprozess aufhalten, ist bis heute nicht eindeutig belegt.

Fragen an den Arzt

● **Kann ich mir bei meiner schmerzhaften Arthrose zusätzlich Linderung verschaffen?**
Da die Schmerzen zum großen Teil auf Verspannungen der gelenknahen Muskulatur beruhen, können Entspannungsübungen wie Autogenes Training und progressive Muskelentspannung helfen. Sie verschaffen gleichzeitig ein wenig Distanz zu dem Stressfaktor Schmerz. Auch Methoden, die den Bewegungsspielraum vergrößern und Fehlhaltungen auflösen, wie z.B. Feldenkrais und Osteopathie, können die Behandlung sinnvoll ergänzen.

● **Wie kann ich schon in jungen Jahren einer Arthrose vorbeugen?**
Neben viel Bewegung, Vermeiden von Überlastungen und einer gesunden Lebensweise sollten Menschen mit Fehlstellungen, wie z.B. O- und X-Beinen, aber auch mit einer unterschiedlichen Beinlänge Veränderungen, die einer Arthrose Vorschub leisten, diese frühzeitig ausgleichen. Bei einer Beinlängendifferenz hilft oft schon die Erhöhung eines Schuhs. Bei anderen Fehlstellungen kann ein operativer Eingriff vor der sonst unvermeidlichen Arthrose schützen.

Nichtsteroidale Antirheumatika

Wirkstoffe	Medikamente
Phenylessigsäure-Abkömmlinge Aceclofenac	Beofenac (D)
Acemetacin	Acemetacin Stada (D), Rantudil (D), Rheutrop (A), Tilur (CH)
Diclofenac	Agofenac (CH), Diclofenac-ratiopharm (D), Diclac (A, D), Diclophlogont (D), Rewodina (D), Voltaren (A, CH, D)

Wirkstoffe	Medikamente
Phenylessigsäure-Abkömmlinge Indometacin	Amuno (D), Bonidon (CH), Helvecin (CH), Indocid (A, CH), Indohexal (A), Indometacin Berlin-Chemie (D), Indomet-ratiopharm (D), Indo-Phlogont (D), Ralicid (A)
Proglumetacin	Protaxon (D)
Propionsäure-Abkömmlinge Ibuprofen	Brufen (A, CH), Dismenol neu (A), Dismenol N (CH, D), Dolgit (A, CH, D), Ibuhexal (D), Ibuprofen Klinge (D), Ibuprofen Stada (D), ibuprof von ct (D), IbuTAD (D)
Ketoprofen	Gabrilen (D), Keprodol (A), Orudis (CH)
Naproxen	Apranax (CH), Dysmenalgit (D), Proxen (A, CH, D)
Tiaprofen	Surgam (D)
Oxicame Meloxicam	Mobec (D), Mobicox (CH), Movalis (A)
Piroxicam	Felden (A, CH, D), Flexase (D), Pirocam (A, CH), Pirorheum (D), Piroxicam Arcana (A), Piroxicam Cophar (CH), Piroxicam Stada (D), Piroxicam-ratiopharm (D)
Pyrazole Phenylbutazon	Ambene (D), Butadion (CH)

Wirkungsweise

Nichtsteroidale Antirheumatika (NSAR) hemmen die Bildung entzündungsfördernder und schmerzerzeugender Stoffe und wirken so der Entzündung entgegen. Sie werden bei der entzündlich bedingten aktivierten Arthrose eingesetzt.

Anwendung

Bei einer aktivierten Arthrose werden die Mittel bis zum Abklingen der Entzündung regelmäßig eingenommen. Treten Schmerzen nur zeitweilig auf, z. B. nach einer stärkeren Belastung, dann reicht die einmalige Einnahme bei Schmerzen vielfach aus. Ein Schmerzmittel kann auch »vorbeugend« eingesetzt werden, wenn eine unvermeidbare größere Belastung bevorsteht.

Von den kurz wirksamen Präparaten wie Diclofenac, Ibuprofen und Indometacin wird zwei- bis dreimal täglich eine Dosis eingenommen, wobei die Höchstdosis von 150 mg bei Diclofenac und Indometacin und 2400 mg bei Ibuprofen nicht überschritten werden sollte. Länger wirkende Substanzen, wie z. B. Naproxen, können, am Abend verabreicht, die morgendliche Steifigkeit der Gelenke vermindern.

Nebenwirkungen, Kombination mit anderen Mitteln, Achtung, Schwangerschaft und Stillzeit

Siehe Seite 278ff.

> ## Daher unsere Bewertung !
>
> **Nichtsteroidale Antirheumatika (NSAR) gelten als Mittel der Wahl zur kurzfristigen Behandlung der aktivierten Arthrose sowie zur Linderung ab und zu auftretender Gelenkschmerzen. Sie rufen bei zeitlich begrenzter Einnahme nur selten schwere Nebenwirkungen, wie z. B. Magen-Darm-Blutungen, hervor. Bei chronischen Schmerzen sollten andere Behandlungsmaßnahmen in den Vordergrund gestellt werden, da die Dauertherapie mit NSAR gerade bei älteren Patienten jenseits des 70. Lebensjahrs häufig zu Komplikationen führt.**
>
> **Kurz wirksame NSAR, wie z. B. Diclofenac und Ibuprofen, sollten bevorzugt eingesetzt werden, weil sie – besonders bei älteren Menschen mit eingeschränkter Nieren- und Leberfunktion – besser steuerbar sind.**
>
> **Dagegen raten wir von Wirkstoffen mit besonders hohen Risiken wie Tiaprofensäure (Blasenschäden) und Phenylbutazon (Blutbildungsstörungen) ab.**

Knorpelschützende Mittel (Chondroprotektiva)

Wirkstoffe	Medikamente
Oxaceprol	AHP 200 (D)
D-Glucosaminsulfat	DONA 220-S (D)

Wirkungsweise

Oxaceprol ist ähnlich aufgebaut wie der Eiweißbaustein Hydroxyprolin, der in kollagenen Bindegewebsfasern vorkommt. Aufgrund dieser Ähnlichkeit soll Oxaceprol den Abnutzungserscheinungen im Gelenk entgegenwirken, was aber bisher nicht nachgewiesen werden konnte. Heute betont die Herstellerfirma mehr die entzündungshemmende Wirkung dieser Substanz, die jedoch nur in experimentellen bzw. Tierversuchen belegt wurde.

Glucosaminsulfat ist ein Baustein des Knorpelgewebes. Die Einnahme dieser Substanz soll den erkrankten Knorpel wieder aufbauen, die Schmerzen im Gelenk lindern und die Gelenkfunktion verbessern.

Anwendung

Von Oxaceprol werden dreimal täglich 200 bis 400 mg eingenommen, Glukosaminsulfat wird dreimal täglich in einer Dosis von 250 bis 500 mg zu den Mahlzeiten genommen.

Nebenwirkungen

→ Allergische Reaktionen

Oxaceprol und Glucosaminsulfat können zu allergischen Reaktionen, insbesondere Hautausschlägen und auch Nesselsucht, führen. Daneben wurde unter beiden Substanzen Haarausfall beobachtet. Oxaceprol kann außerdem Schüttelfrost und ein allgemeines Unwohlsein verursachen.

→ Übelkeit, Magen-Darm-Störungen

Die Einnahme von Oxaceprol und Glucosaminsulfat kann Übelkeit hervorrufen, unter Oxace-

> ### Hyaluronsäure-Injektionen
>
> Hyaluronsäurepräparate (zugelassen nur für Kniegelenksarthrose) werden nicht eingenommen, sondern ins Gelenk gespritzt.
> Hyaluronsäure steigert als Bestandteil der Gelenkflüssigkeit deren Viskosität. Allerdings ist nicht nachgewiesen, ob die injizierte Hyaluronsäure die Funktion der Gelenkflüssigkeit im arthrotischen Gelenk tatsächlich verbessert. Es gibt zwar Hinweise darauf, dass diese Behandlung – insbesondere in frühen Krankheitsstadien – zu einer länger anhaltenden Linderung der Schmerzen führen kann. Jedoch besteht bei jeder Spritze ins Gelenk die Gefahr, dass Bakterien in das Gelenk gelangen und eine schwere Entzündung verursachen. Zudem ruft Hyaluronsäure nicht selten allergische Reaktionen bis hin zum allergischen Schock hervor. Aufgrund dieses eher schlechten Nutzen-Risiko-Verhältnisses raten wir von der Substanz ab.

prol kann es auch zu Durchfällen und weiteren Magen-Darm-Störungen kommen.

→ **Kopfschmerzen**

Oxaceprol kann Kopfschmerzen, Schwindel, Sehstörungen, Gelenkbeschwerden und eine Entzündung der Blutgefäße hervorrufen.

→ **Blutbildungsstörungen**

Glukosaminsulfat verursacht in seltenen Fällen Blutbildungsstörungen.

Kombination mit anderen Mitteln

● Glucosaminsulfat sollte nicht mit den Antibiotika Chloramphenicol, Penicillin-V-Kalium und Tetracyclinen eingesetzt werden, da es die Konzentration der ersten beiden Mittel im Blut erniedrigen und die Konzentration der Tetracycline erhöhen kann.
● Oxaceprol sollte nicht zusammen mit gerinnungshemmenden Cumarinen eingenommen werden, da es deren Wirkung steigern oder verringern kann.

Achtung

● Bei Überempfindlichkeit gegenüber dem Wirkstoff sollten Glucosaminsulfat und Oxaceprol nicht eingenommen werden.
● Auf eine Behandlung mit Oxaceprol sollte bei schweren Störungen der Leber- und Nierenfunktion sowie bei angeborenen Störungen des Eiweißstoffwechsels verzichtet werden.

Schwangerschaft und Stillzeit

Aufgrund mangelnder Erfahrungen sollten beide Substanzen während der Schwangerschaft und Stillzeit nicht eingenommen werden.

> ### Daher unsere Bewertung
>
> Da bis zum jetzigen Zeitpunkt weder für Glucosaminsulfat noch für Oxaceprol ein eindeutiger Wirkungsnachweis erbracht ist, raten wir von einer Einnahme dieser Präparate zur Therapie der Arthrose ab.

Chronische Polyarthritis

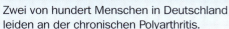

Polyarthritis in Deutschland

Zwei von hundert Menschen in Deutschland leiden an der chronischen Polyarthritis.

Am häufigsten tritt diese entzündliche Erkrankung der Gelenke bei Frauen zwischen dem 20. und 40. Lebensjahr auf.

Männer sind drei- bis fünfmal seltener von einer chronischen Polyarthritis betroffen, die darüber hinaus auch schon im Kindesalter vorkommen kann.

Was ist chronische Polyarthritis?

Die chronische Polyarthritis – oder rheumatoide Arthritis – ist eine entzündlich bedingte, rheumatische Gelenkerkrankung. Sie befällt und zerstört vor allem, aber nicht nur die kleinen Grund- und Mittelgelenke der Hände und Füße. Sie verläuft meist in Schüben, die mit starken Entzündungen und Schmerzen einhergehen und häufig Bewegungseinschränkungen hinterlassen.

Bei einem Viertel der Patienten nimmt die Krankheit einen milden Verlauf, in bis zu zehn Prozent führt sie dagegen in raschem Tempo zu Behinderungen.

Ursachen

Bei der chronischen Polyarthritis ist es das eigene Immunsystem, das zur Entzündung und letztlich zur Zerstörung der Gelenke führt. Warum es das tut, ist nach wie vor unbekannt. Man vermutet, dass, bei entsprechender erblicher Veranlagung, eine Infektion mit Viren oder Bakterien am Anfang der Erkrankung steht, in deren Folge der Körper bestimmte Strukturen in den Gelenken angreift, in der Annahme, es handele sich um jene Krankheitserreger.

Im Mittelpunkt dieses Entzündungsgeschehens steht die innere Haut der Gelenkkapsel, die so genannte Synovialmembran oder Synovialis. Die Entzündung bewirkt die Freisetzung von knorpelzerstörenden Stoffen und lässt die Synovialmembran dicker werden. Diese verdickte Haut überwuchert den Knorpel und zerstört ihn unaufhaltsam – zusammen mit den darin und in der Gelenkflüssigkeit befindlichen Entzündungsstoffen.

Symptome

Häufig beginnt die Krankheit mit uncharakteristischen Beschwerden, wie Müdigkeit, Abgeschlagenheit, nächtlichem Schwitzen, Gewichtsabnahme, leichtem Fieber sowie Durchblutungsstörungen und Missempfindungen an den Händen. Mancher hat den Eindruck, als seien Hände und Füße geschwollen.

Morgendliches Steifigkeitsgefühl und Bewegungsschmerzen in einigen Fingern sind ebenfalls Frühsymptome. Typischerweise bereitet zudem auch ein kräftiger Händedruck Schmerzen. Dazu kommen Schwellungen der betroffenen Gelenke.

Typischerweise beginnt die Krankheit symmetrisch in den Grund- und Mittelgelenken von Händen und Füßen. Sie kann aber auch mit Entzündungen großer Gelenke oder mit Schleim-

Erkrankungen des Bewegungsapparats

beutel- bzw. Sehnenscheidenentzündungen beginnen. Besonders an den Händen werden die Muskeln schwächer und schmächtiger.

Von der Polyarthritis ausgespart werden – im Gegensatz zur Arthrose – die Endgelenke der Finger sowie die Lenden- und Brustwirbelsäule. Dagegen ist die Halswirbelsäure in bis zu 40 Prozent der Fälle betroffen.

Spätfolgen und Komplikationen

Je länger die Krankheit besteht, desto stärker zerstört sie die Gelenke, führt zu Deformationen und Behinderungen. Die Finger weichen in den Grundgelenken nach außen ab, dagegen verschiebt sich die Handwurzel nach unten und innen. Die Finger werden in ihren kleinen Gelenken übermäßig gebeugt oder gestreckt, sodass bizarre Formen entstehen, die an einen Schwanenhals erinnern können. An den Füßen führen die rheumatischen Gelenkveränderungen zu Spreiz- und Knickfüßen, Krallenzehen, zum Abweichen der Zehen nach außen und zum Verlust des natürlichen Fußgewölbes.

Durch diese Fehlstellungen der Gelenke büßen vor allem die Hände ihre Funktion immer stärker ein. Bei schweren Verlaufsformen kann die chronische Polyarthritis innerhalb von wenigen Jahren zur Invalidität führen. Gefährlich ist auch die Beteiligung von Gelenken der Halswirbelsäule, da es hier zu einer Querschnittslähmung kommen kann.

Außerdem kommt es nach längerem Krankheitsverlauf bei etwa fünf Prozent der Betroffenen zur Ablagerung von Eiweißstoffen (Amyloid) im Körper, die aufgrund der chronischen Entzündung im Übermaß gebildet werden. Sie werden vor allem in Niere, Leber, Milz, Nebenniere, Magen und Darm eingelagert und führen zu Funktionseinbußen dieser Organe.

Greift die Entzündung auch auf Blutgefäße in der Haut und auf innere Organe über, bilden sich Rheumaknoten und (selten) Entzündungen an Auge, Herz, Lunge und Nerven.

Das kann man selbst tun

→ Bewegung

Einer der Grundsätze der Behandlung der chronischen Polyarthritis lautet: »Keine Tablette ohne Gymnastik«. Daher gehört ein täglich (!) durchgeführtes individuelles und immer wieder neu an das Befinden angepasstes Bewegungsprogramm zu den wichtigsten Behandlungsmaßnahmen. Selbst während eines akuten Schubes dürfen die Gelenke höchstens kurze Zeit ruhig gestellt werden. Besser ist auch in diesen Phasen eine passive Bewegung durch einen Krankengymnasten bzw. Physiotherapeuten. Hindern Schmerzen an der Bewegung, müssen sie zuvor mit Medikamenten gelindert werden.

→ Wärme und Kälte

Im akut entzündlichen Schub können Schmerzen und Schwellung durch Kälte gelindert werden. Dazu eignen sich kalte Umschläge, die mehrmals erneuert werden, zerkleinerte Eiswürfel oder auch tiefgekühlte Erbsen in einem Beutel, weiterhin Kältegel, Kaltluft und eventuell auch eine Ganzkörperbehandlung in einer Kältekammer. Wichtig ist, dass man die Haut, auf die man die Kühlpackungen auflegen, durch fettende Cremes und Salben vor dem Austrocknen schützt.

Im weniger akuten Zustand ist dagegen Wärme hilfreich. Je nach individueller Vorliebe wählt man wärmende Bekleidung, warme Temperatur in der Wohnung, regelmäßige warme Bäder, warme Umschläge bzw. Auflagen und Wärmflaschen bis hin zu Rotlichtbestrahlungen und Fangopackungen, die man in der Apotheke erhält und zu Hause erwärmen kann.

→ Hilfsmittel nutzen

Wenn die Verformungen einiger Gelenke verschiedene Bewegungen oder Tätigkeiten schwierig machen, sollte man frühzeitig die vielfältigen

Chronische Polyarthritis

technischen Hilfsmittel nutzen: spezielles Essbesteck, Strumpfanzieher, einen Kamm mit langem Griff, besser zu greifende Kugelschreiber oder eine Toilettensitzerhöhung etc. Schwere Gegenstände sollte man mit beiden Händen, aber nicht zu lange tragen.

→ Gesunde Ernährung

Die beste Ernährung für Menschen mit chronischer Polyarthritis ist eine ausgewogene, möglichst vielseitige und schmackhafte Ernährung. Allerdings gibt es viele Menschen, die eine Verbesserung der Beschwerden erfahren, wenn sie auf Fleisch verzichten.

Auch Fastenkuren können zu einer erheblichen Verbesserung der Symptome führen, allerdings treten diese nach dem Ende des Fastens wieder auf. Auch Fisch, der reich an ungesättigten omega-3-Fettsäuren ist, wie z.B. Makrele, Hering und Lachs, kann einigen Studien zufolge die Beschwerden lindern.

Medikamente: Nutzen und Risiken

Eine Heilung der chronischen Polyarthritis ist mit Medikamenten nicht zu erreichen. Allerdings bewahrt der frühzeitige Einsatz von Wirkstoffen, die in das Krankheitsgeschehen eingreifen (»Basistherapeutika«), die meisten Patienten für lange Zeit vor einer Verformung und Zerstörung der Gelenke.

Diese Basistherapeutika müssen in den allermeisten Fällen dauerhaft eingenommen werden, auch wenn die Dosis mit dem jeweiligen Krankheitszustand variiert werden kann. Manchmal gelingt es sogar, mit Hilfe dieser Behandlung dem Krankheitsverlauf viele Jahre Einhalt zu gebieten. Erkauft wird dieser Vorteil mit zahlreichen Nebenwirkungen und Risiken.

Neben der Verlangsamung des Krankheitsverlaufs spricht auch die Verbesserung der Lebensqualität eindeutig für den frühen Einsatz von Basis- und Schmerztherapie, trotz aller Neben-wirkungen. Besonders Patienten, die aufgrund einer schweren Verlaufsform ständig unter Schmerzen leiden, brauchen eine angemessene Schmerzbehandlung, unter Umständen auch mit starken Schmerzmitteln, wie z.B. Opiaten (siehe Seite 24ff.).

Heute werden als Basistherapeutika bei leichteren Formen vor allem Sulfasalazin und bei schweren Formen Methotrexat verabreicht. Sie sind genauso oder sogar besser wirksam und verträglich als die früher häufig angewandten Goldpräparate und das Malariamittel Chloroquin.

Zur Schmerztherapie am häufigsten eingesetzt werden nichtsteroidale Antirheumatika. Diese Mittel lindern Schmerzen und Entzündung, ohne Einfluss auf den Krankheitsverlauf zu nehmen. Auch Acetylsalicylsäure (siehe Seite 12f.) gehört zu dieser Gruppe. Allerdings ist sie bei der chronischen Polyarthritis erst in einer relativ hohen Dosis wirksam, die häufig mit Nebenwirkungen einhergeht, weshalb diese Substanz hier nur noch sehr selten eingesetzt wird.

Auch Cortisonpräparate müssen bei einigen Patienten zumindest kurzfristig eingesetzt werden, vor allem bei stark entzündlichen Formen. Sie dämmen die Entzündung schnell ein, bis die Wirkung der Basistherapeutika greift, was einige Wochen bis Monate dauern kann. Eine längerfristige Behandlung mit Kortisonpräparaten ist nur selten erforderlich. Auch das Einspritzen von Kortisonpräparaten in stark entzündete Gelenke kann rasche Besserung herbeiführen, ist aber aufgrund der Risiken nur in Ausnahmefällen gerechtfertigt.

Für Medikamente wie Enzympräparate und Bakterienlysate fehlt jedoch nicht nur der wissenschaftliche Wirkungsnachweis, sie können darüber hinaus sogar schwere allergische Reaktionen hervorrufen.

Nichtsteroidale Antirheumatika in Salben- oder Gelform zur örtlichen Behandlung werden zwar sehr häufig eingesetzt, ihr Einsatz ist jedoch nur mäßig sinnvoll. Da sie wie die geschluckten Mittel ins Blut gelangen und dort ähnliche Spiegel erreichen, rufen sie die gleichen Nebenwirkungen hervor und verursachen darüber hinaus häufig allergische Reaktionen.

Erkrankungen des Bewegungsapparats

Fragen an den Arzt

● **Was sind Rheumafaktoren?**
Als Rheumafaktoren bezeichnet man bestimmte Abwehrstoffe (Antikörper), die gegen andere Antikörper im gleichen Körper gerichtet und an der Entzündung im Gelenk beteiligt sind. Diese Rheumafaktoren sind bei 70 bis 80 Prozent aller Patienten mit chronischer Polyarthritis nachweisbar. Sie finden sich aber auch im Blut von etwa fünf Prozent der gesunden Menschen. Weil Rheumafaktoren also kein eindeutiges Ein- oder Ausschlusskriterium sind, ist ihre Anwesenheit nur einer von mehreren Aspekten, die für die Diagnose einer chronischen Polyarthritis gegeben sein müssen.

● **Warum entfernt man bei manchen Patienten die innere Haut der Gelenkkapsel?**
Da die Entzündung von der Synovialmembran ausgeht, hofft man, durch die operative oder mit Hilfe von radioaktiven Stoffen durchgeführte Entfernung dieser Haut den Entzündungsherd zu entfernen. Die Behandlung wird vor allem in frühen Stadien einer chronischen Polyarthritis vorgenommen, solange das Gelenk noch nicht zerstört ist. Das Verfahren erzielt recht gute Erfolge beim Aufhalten der Entzündung. Dabei treten keine Nebenwirkungen an anderen Organen auf, wie es bei der medikamentösen Behandlung der Fall ist.

Basistherapeutikum Sulfasalazin

Wirkstoff	Medikamente
Sulfasalazin	Azulfidine RA (D), Salazopyrin (A, CH)

Wirkungsweise

Sulfasalazin greift in den Entzündungsprozess ein, indem es die Bildung entzündungsfördernder Stoffe hemmt. Der genaue Wirkmechanismus ist noch nicht bekannt.

Anwendung

Die Behandlung wird mit einer niedrigen Dosis begonnen und langsam auf eine wirksame Dosis von 500 bis 3000 mg pro Tag gesteigert. Die Wirkung setzt nach zwei bis drei Monaten ein.

Nebenwirkungen

Siehe Seite 183f.

Kombination mit anderen Mitteln

Siehe Seite 184

Achtung

Siehe Seite 184

Schwangerschaft und Stillzeit

Siehe Seite 184

Daher unsere Bewertung

Sulfasalazin gilt als Basistherapeutikum bei leichteren Formen der chronischen Polyarthritis. Da im ersten Behandlungsjahr das Risiko gefährlicher Nebenwirkungen wie Blutbildveränderungen, Nierenschäden und Leberentzündung am größten ist, sollten die Blutwerte zu Beginn der Behandlung, zwei Wochen danach, drei Monate lang alle vier Wochen und später alle drei Monate kontrolliert werden.

Basistherapeutikum Methotrexat

Wirkstoff	Medikamente
Methotrexat	Lantarel (D), Methotrexat Bigmar (CH), Methotrexat Lederle (A, CH, D), MTX Hexal (D)

Wirkungsweise

Methotrexat unterdrückt den Entzündungsprozess bei der chronischen Polyarthritis und soll Gelenkzerstörungen vorbeugen, allerdings kennt man den genauen Wirkmechanismus bis zum jetzigen Zeitpunkt noch nicht.

Die Wirkung von Methotrexat setzt erst nach vier bis sechs Wochen ein.

Anwendung

Methotrexat wird in niedriger Dosierung von 7,5 bis 20 mg einmal pro Woche eingenommen. Die Dosis kann auch in den Muskel, unter die Haut oder in die Vene gespritzt werden, wenn das Schlucken nicht möglich ist. Am Tag nach der Gabe von Methotrexat werden 5 mg Folsäure eingenommen, um Nebenwirkungen zu mildern.

Nebenwirkungen

→ Magen-Darm-Beschwerden

Methotrexat verursacht bei fast jedem zweiten Patienten Übelkeit, Erbrechen, Durchfall und Entzündungen der Mundschleimhaut. Allerdings kann man diesen Nebenwirkungen erfolgreich vorbeugen, indem man zwölf bis 24 Stunden nach der Einnahme von Methotrexat 5 bis 10 mg Folsäure schluckt. Auch Magen-Darm-Geschwüre und Blutungen im Verdauungstrakt kommen vor.

→ Leberschäden

Zu den schweren Nebenwirkungen gehören Leberschäden, selten bis hin zur Leberzirrhose, deshalb müssen die Leberwerte regelmäßig kontrolliert werden.

→ Störungen der Blutbildung

Eine häufige und gefährliche Nebenwirkung von Methotrexat ist die Unterdrückung der Blutbildung im Knochenmark. Die verringerte Zahl von weißen Blutkörperchen begünstigt die Ausbreitung von Infektionen. Der Mangel an Blutplättchen führt zu Blutungen. Eine regelmäßige Kontrolle des Blutbildes ist deshalb unerlässlich.

→ Husten, Atemnot, Fieber

Eine allergisch bedingte Lungenentzündung (interstitielle Pneumonitis) kommt bei zwei bis sechs Prozent der Langzeitanwender vor. Sie macht sich durch trockenen Husten, Atemnot und Fieber bemerkbar und zwingt zum sofortigen Absetzen von Methotrexat. Bei solchen Symptomen sollte man umgehend den Arzt aufsuchen.

→ Allergische Reaktionen

Gelegentlich führt die Dauerbehandlung mit Methotrexat zu Fieber, Haarausfall, seltener zu allergischen Reaktionen.

→ Gelenk- und Muskelbeschwerden

Gelenkbeschwerden und Muskelschmerzen können innerhalb von 24 Stunden nach der Einnahme von Methotrexat auftreten.

Kombination mit anderen Mitteln

● Bei Kombination mit anderen Mitteln, die ebenfalls zu Blutbildungsstörungen führen, sind häufige Blutbildkontrollen erforderlich. Solche Mittel sind z.B. nichtsteroidale Antirheumatika (siehe unten), harntreibende Substanzen (siehe Seite 320f.), Mittel gegen Krebserkrankungen und Sulfonamide (siehe Seite 103ff. und 183f.).
● Auch alle Medikamente, die die Giftigkeit von Methotrexat steigern, sollten nicht damit kombiniert werden. Dazu gehören u.a. Schlafmittel wie Barbiturate (siehe Seite 503f.), das Antibiotikum Chloramphenicol, das Krebsmittel Cisplatin, die Schmerzmittel Acetylsalicylsäure und Metamizol (siehe Seite 12f. und 16f.).
● Vermieden werden sollte die Kombination von Methotrexat und anderen Mitteln, die Leberschäden hervorrufen, insbesondere Alkohol und Vitamin-A-Abkömmlinge, die zur Behandlung von schweren Formen der Schuppenflechte eingesetzt werden (siehe Seite 443f.).

Achtung

Methotrexat darf nicht angewandt werden bei
● Alkoholabhängigkeit
● schweren Störungen der Blutbildung

Erkrankungen des Bewegungsapparats

- Magen-Darm-Geschwüren
- schweren Leber- und Nierenschäden
- akuten Infektionen
- Überempfindlichkeit gegen den Wirkstoff

Außerdem sollte man während der Behandlung längere Aufenthalte in der Sonne meiden, da diese zu Hautschäden führen können.

Schwangerschaft und Stillzeit

Methotrexat darf auf keinen Fall in der Schwangerschaft angewandt werden, da es beim Kind schwere Schäden verursachen oder zum Absterben der Frucht führen kann. Deshalb sollten Frauen während und drei Monate nach der Behandlung eine Schwangerschaft sicher verhüten. Auch Männer sollten während und drei Monate nach der Therapie kein Kind zeugen.

In der Stillzeit darf Methotrexat ebenfalls nicht eingesetzt werden, da es in die Muttermilch übergeht und das Kind schädigen kann.

Daher unsere Bewertung

Methotrexat gilt als Mittel der Wahl bei mittelschwerer bis schwerer chronischer Polyarthritis. Es wird einmal pro Woche eingenommen. Methotrexat sollte grundsätzlich mit einem Folsäurepräparat (5 mg) kombiniert werden, das zwölf bis 24 Stunden nach der Anwendung von Methotrexat eingenommen wird und Nebenwirkungen wie Übelkeit und Mundschleimhautentzündungen entgegenwirkt. Wichtig ist auch, dass die Behandlung durch regelmäßige Untersuchungen und Blutkontrollen überwacht wird.

Nichtsteroidale Antirheumatika

Wirkstoffe	Medikamente
Phenylessigsäure-Abkömmlinge	
Aceclofenac	Beofenac (D)

Wirkstoffe	Medikamente
Phenylessigsäure-Abkömmlinge	
Acemetacin	Acemetacin Stada (D), Rantudil (D), Rheutrop (A), Tilur (CH)
Diclofenac	Agofenac (CH), Diclofenac-ratiopharm (D), Diclac (A, D), Diclophlogont (D), Rewodina (D), Voltaren (A, CH, D)
Diclofenac + Misoprostol	Arthotec (D)
Indometacin	Amuno (D), Bonidon (CH), Helvecin (CH), Indocid (A, CH), Indohexal (A), Indometacin Berlin-Chemie (D), Indomet-ratiopharm (D), Indo-Phlogont (D), Ralicid (A)
Proglumetacin	Protaxon (D)
Propionsäure-Abkömmlinge	
Ibuprofen	Brufen (A, CH), Dismenol neu (A), Dismenol N (CH, D), Dolgit (A, CH, D), Ibuhexal (D), Ibuprofen Klinge (D), Ibuprofen Stada (D), ibuprof von ct (D), IbuTAD (D)
Ketoprofen	Gabrilen (D), Keprodol (A), Orudis (CH)
Naproxen	Apranax (CH), Dysmenalgit (D), Proxen (A, CH, D)
Tiaprofen	Surgam (D)
Oxicame	
Meloxicam	Mobec (D), Mobicox (CH), Movalis (A)
Piroxicam	Felden (A, CH, D), Flexase (D), Pirocam (A, CH), Pirorheum (D), Piroxicam Arcana (A), Piroxicam Cophar (CH), Piroxicam Stada (D), Piroxicam-ratiopharm (D)
Pyrazole	
Phenylbutazon	Ambene (D), Butadion (CH)

Wirkungsweise

Alle nichtsteroidalen Antirheumatika (NSAR) greifen in den Entzündungsprozess ein, indem sie die Bildung entzündungsfördernder und schmerzerzeugender Stoffe (Prostaglandine) hemmen. Da diese Prostaglandine aber nicht nur bei Entzündungen gebildet werden, sondern auch wichtige Funktionen im Körper ausüben, wie z. B. Bildung des Magenschleims, Regelung des Blutdrucks, Durchblutung der Niere u. v. m., wird verständlich, dass diese Mittel zahlreiche unerwünschte Wirkungen mit sich bringen. Nebenwirkungen treten vor allem bei längerer Anwendung in höherer Dosis auf.

Anwendung

Von den kurz wirksamen Präparaten wie Diclofenac, Ibuprofen und Indometacin wird zwei- bis dreimal täglich eine Dosis eingenommen, wobei die Höchstdosis von Diclofenac oder Indometacin bei 150 mg und von Ibuprofen bei 2400 mg liegt. Länger wirkende Substanzen, wie beispielsweise Naproxen, können, am Abend verabreicht, die morgendliche Steifigkeit der Gelenke vermindern. Die vom Arzt verordneten Dosen sollten keinesfalls eigenmächtig erhöht werden, da sonst die Gefahr von Nebenwirkungen steigt.

Nebenwirkungen

→ Magen-Darm-Beschwerden

Bei etwa 30 Prozent aller Patienten, die NSAR längere Zeit anwenden, treten Magenschmerzen, Sodbrennen, Verdauungsbeschwerden, Entzündungen sowie Geschwüre in Magen und Darm auf, die zu Blutverlust oder schlimmstenfalls zum Magen- oder Darmdurchbruch führen können. Vor allem ältere Menschen sind durch diese Risiken bedroht. Bereits bei leichten Magenbeschwerden sollte man daher den Arzt aufsuchen.

→ Leberschädigung

Ein Anstieg der Leberwerte wird bei 15 Prozent der Patienten beobachtet, sehr selten kommt es zu schweren Leberschäden.

→ Niere und Blase

Häufig verursachen NSAR Nierenschmerzen, sowie Blasenentzündungen, auch schwere Nierenschäden kommen vor.

→ Allergische Reaktionen

An der Haut können NSAR Ausschläge und Juckreiz verursachen, in seltenen Fällen können auch schwere allergische Reaktionen bis hin zum Schock auftreten. Bei Hautveränderungen sollte man das Mittel absetzen und den Arzt aufsuchen.

→ Atemnot

NSAR können Atemnot, asthmaartige Beschwerden und auch Nasenbluten verursachen.

→ Blutdruckstörungen

NSAR können einerseits den Blutdruck senken, andererseits steigt der Blutdruck unter Behandlung mit diesen Mitteln relativ häufig an. Ferner kommt es zu Störungen der Blutbildung, Blutungen und Wassereinlagerungen ins Gewebe. Deshalb sollte zumindest zu Beginn der Behandlung der Blutdruck häufig kontrolliert werden.

→ Gewichtszunahme, Herzrhythmusstörungen

Das Körpergewicht kann unter der Behandlung mit NSAR zunehmen. Nicht selten kommt es auch zu einem Anstieg von Kalium im Blut, was wiederum gefährliche Herzrhythmusstörungen auslösen kann. Der Kaliumspiegel im Blut sollte daher ebenso wie Blutbild und Leberwerte regelmäßig kontrolliert werden.

→ Kopfschmerzen, Sinnesstörungen

Kopfschmerzen, Schwindel, Krampfanfälle, Verwirrtheit, Hör- und Sehstörungen können auftreten und zum Absetzen des Präparats zwingen.

> **Vorsicht Missbrauch**
>
> Bei der längerfristigen Therapie von Schmerzen empfiehlt sich ein festes Behandlungsschema, damit die Einnahme »bei Bedarf« nicht in einer Abhängigkeit mündet.

Kombination mit anderen Mitteln

- Verschiedene NSAR sollten nicht gleichzeitig eingesetzt werden, da hier das Risiko von Nebenwirkungen, insbesondere im Magen-Darm-Trakt, deutlich ansteigt.
- Auch zusammen mit Alkohol steigen die Nebenwirkungen von NSAR auf Magen und Darm.
- Das Risiko von Nebenwirkungen auf Magen und Darm ist besonders hoch, wenn NSAR zusammen mit Kortisonpräparaten eingesetzt werden.
- Bei der gleichzeitigen Einnahme von NSAR und gerinnungshemmenden Medikamenten wie Cumarin, Heparin, Acetylsalicylsäure, Clopidogrel und Tyclopidin nimmt die Gefahr von Blutungen deutlich zu.
- Da NSAR die Ausscheidung von Kalium beeinträchtigen können, sollten sie nur unter regelmäßiger Kontrolle des Kaliumspiegels im Blut zusammen mit Substanzen eingenommen werden, die ebenfalls zu einem Anstieg des Kaliumspiegels führen können, wie z. B. Kaliumpräparate, harntreibende Mittel (siehe Seite 320ff.) und ACE-Hemmer (siehe Seite 324ff).
- NSAR können die Wirkung von blutdrucksenkenden Medikamenten (siehe Seite 331ff.) vermindern.
- Zusammen mit Antibiotika, wie Ciprofloxacin und Ofloxazin (siehe Seite 99f.), können NSAR in verstärktem Maße Halluzinationen, Schwindel und Verwirrtheitszustände hervorrufen.
- Auch mit den Basistherapeutika Methotrexat (siehe oben) und Gold müssen NSAR möglichst vorsichtig kombiniert werden, da es zu einer Steigerung der Giftigkeit beider Substanzen kommt und Blutbildungsstörungen gehäuft auftreten.
- Die Gabe von NSAR kann den Empfängnisschutz eines Intrauterinpessars beeinträchtigen.

Achtung

- Besteht gegenüber einem NSAR eine Überempfindlichkeit, darf weder dieses noch ein anderes NSAR verabreicht werden.
- Bei schweren Störungen der Leber- und Nierenfunktion dürfen NSAR nicht eingesetzt werden, weil sie dann in geringerem Maße ausgeschieden werden, länger im Körper verbleiben und dort vermehrt Schäden anrichten können.

Daher unsere Bewertung

Nichtsteroidale Antirheumatika (NSAR) sind sinnvolle Mittel zur Behandlung von Schmerzen, die wie bei der chronischen Polyarthritis durch eine Entzündung bedingt sind.

Allerdings steigen die Nebenwirkungen dieser Mittel, je länger sie angewandt und je höher sie dosiert werden. Da bei jedem dritten Langzeitanwender Entzündungen, Geschwüre und Blutungen an Magen und Darm auftreten, die potenziell lebensbedrohlich verlaufen, sollten NSAR bei der chronischen Polyarthritis (wie auch bei anderen chronischen Schmerzzuständen) zurückhaltend eingesetzt werden.

Die chronische Polyarthritis sollte vorrangig mit Basistherapeutika (siehe oben) behandelt werden, wobei die Zeit bis zum Wirkungseintritt dieser Mittel häufig durch NSAR überbrückt werden muss. Auch bei einem akut entzündlichen Schub müssen in häufigen Fällen zusätzlich NSAR gegeben werden.

Bevorzugt werden sollten Mittel mit kurzer Wirkdauer, wie Diclofenac und Ibuprofen. Mittel, die länger wirken, können sich im Organismus anreichern und in verstärktem Maße unerwünschte Wirkungen hervorrufen.

Einige NSAR weisen gegenüber Diclofenac und Ibuprofen keinen Vorteil auf, führen aber in höherem Prozentsatz zu Nebenwirkungen. Auf sie sollte deshalb verzichtet werden. Dazu zählen vor allem:
- Tiaprofensäure, die die Blase schwer schädigen kann
- Oxicame, die durch Anreicherung im Körper ein größeres Nebenwirkungsrisiko darstellen
- Phenylbutazon, das häufig gefährliche Blutbildungsstörungen auslöst

Chronische Polyarthritis

● Eine Behandlung mit NSAR verbietet sich bei akutem Magen- oder Darmgeschwür sowie bei akuter Magen-Darm-Blutung, da sie die Erkrankung verstärken können. Bei früheren Magen-Darm-Erkrankungen dürfen NSAR nur mit Vorsicht und möglichst unter medikamentösem Magenschutz (siehe Seite 161f.) angewandt werden. Auch bei chronisch entzündlichen Darmerkrankungen sollte auf diese Substanzen weitgehend verzichtet werden.

● Nur mit Vorsicht sollten NSAR bei Asthma bronchiale, Blutbildungsstörungen und Bluthochdruck eingesetzt werden, da sie die Beschwerden verstärken können.

Schwangerschaft und Stillzeit

In Schwangerschaft und Stillzeit sollte auf eine Behandlung mit NSAR verzichtet werden. Insbesondere im letzten Schwangerschaftsdrittel können NSAR schwere Schädigungen beim Kind hervorrufen.

Glukokortikoide

Wirkstoffe	Medikamente
Nicht fluorierte Glukokortikoide Cloprednol	Syntestan (D)
Methylprednisolon	Urbason (D), Metypred (D), Predni M Tablinen (D), Methylprednisolon Jenapharm (D)
Prednisolon	Decortin H (D), Prednisolon-ratiopharm (D), Predni-H Tablinen (D), Prednisolon Jenapharm (D), Decaprednil (D)
Prednisolon-hydrogensuccinat	Solu-Decortin H (D)
Prednison	Decortin (D), Prednison Dorsch (D)
Fluorierte Glukokortikoide Betamethason	Celestamine (D)
Dexamethason	Fortecortin (D)
Fluocortolon	Ultralan (D)

Wirkungsweise

Körpereigene Kortikoide (oder Kortikosteroide) werden in der Nebenniere gebildet und nach ihren Hauptwirkungen in Mineralokortikoide und Glukokortikoide eingeteilt. Die ersteren beeinflussen vor allem den Mineral-, die letzteren den Zuckerstoffwechsel. Daneben unterdrücken Glukokortikoide Entzündungen und immunologische Reaktionen für die Zeit, in der sie genommen werden. Sie drängen die Symptome zurück, nehmen aber keinen Einfluss auf die Ursache.

Im Gegensatz zum natürlichen Hydrocortisol oder Cortison aus der Nebenniere sind die zu therapeutischen Zwecken hergestellten Substanzen stärker wirksam und haben kaum oder keine Wirkungen auf den Mineralstoffwechsel.

Anwendung

Man beginnt die Behandlung mit einer relativ hohen Dosis, die sich nach der Schwere und Akutität der chronischen Poylarthritis richtet (zwischen 20 und 60 mg Prednisolon täglich oder die entsprechende Dosis einer anderen Substanz). Danach wird die Dosis innerhalb von Tagen bis Wochen schrittweise gesenkt, bis eine Dosis erreicht ist, die noch eine ausreichende Wirkung zeigt. Auf Dauer sollten pro Tag nicht mehr als 5 bis höchstens 7,5 mg Prednisolon eingenommen werden. Noch besser ist die alternierende Therapie, bei der nur jeden zweiten Tag eine Dosis verabreicht wird. Diese Dosis sollte jeden Morgen zwischen sechs und acht Uhr früh eingenommen werden. Dadurch wird vermieden, dass die Nebenniere ihre Eigenproduktion von natürlichem Cortison ganz einstellt.

Da die Nebennierenfunktion bei jeder längeren Behandlung (über vier Wochen) beeinträchtigt sein kann, muss man das Medikament, wenn es nicht mehr benötigt wird, in sehr kleinen Schritten absetzen.

Nebenwirkungen

Da das natürliche Hormon Cortison zahlreiche Wirkungen auf verschiedene Organe und Gewe-

Erkrankungen des Bewegungsapparats

be ausübt, ist es verständlich, dass eine Langzeittherapie mit höher dosierten und stärker wirksamen synthetischen Glukokortikoiden eine Vielzahl von Nebenwirkungen hervorrufen kann. Die kurzfristige Einnahme ist meist ohne Probleme.

→ Abbau von Muskeln und Knochen

Unter einer Langzeitbehandlung mit Glukokortikoiden kommt es zum Abbau von Knochen- und Muskelgewebe. Die gefürchtete Osteoporose kann bereits unter einer niedrig dosierten Dauertherapie auftreten und zu Knochenschmerzen bis hin zu Knochenbrüchen auch ohne größere Gewalteinwirkung führen. Der Muskelschwund tritt vor allem am Schulter- und Beckengürtel und rumpfnah an Armen und Beinen auf.

Bei Kindern können Glukokortikoide das Wachstum beeinträchtigen.

→ Zuckerkrankheit, Stoffwechselstörungen

Glukokortikoide können bei erblich vorbelasteten Menschen eine Zuckerkrankheit auslösen oder eine bestehende verschlechtern. Außerdem erhöhen sie die Blutfette und führen zur Umverteilung des Körperfettes, dem so genannten Cushing-Syndrom: Dabei wird Fett an Armen und Beinen abgebaut, während im Gesicht, Nacken und am Rumpf vermehrt Fett eingelagert wird. Glukokortikoide steigern den Appetit, bewirken häufig eine Gewichtszunahme und eine vermehrte Einlagerung von Wasser ins Gewebe.

→ Blutdruckerhöhung, Herzrhythmusstörungen

Bei bis zu 85 Prozent der Patienten führt eine längere Behandlung mit Glukokortikoiden zur Blutdruckerhöhung. Da die Präparate bewirken, dass die Nieren vermehrt Kalium ausscheiden, kann es zu einer Erniedrigung des Kaliumspiegels im Blut und in der Folge zu Herzrhythmusstörungen kommen. Bei Langzeitanwendung müssen daher der Blutdruck und das Blutbild regelmäßig untersucht werden.

→ Blutergüsse, Thrombosen

Die Anzahl der roten und weißen Blutkörperchen sowie der Blutplättchen im Blut nimmt zu,

ebenso die Verletzlichkeit von kleinen Blutgefäßen in der Haut, weshalb Blutergüsse häufig sind. Auch die Neigung zu Thrombosen und Embolien steigt unter Glukokortikoiden an.

→ Magen-Darm-Geschwür

Glukokortikoide allein setzen das Risiko eines Magen-Darm-Geschwürs entgegen landläufiger Meinung nicht herauf, zusammen mit nichtsteroidalen Antirheumatika ist es jedoch 15-fach erhöht. Eine gleichzeitige Magenschutztherapie ist aber nur bei Menschen notwendig, die schon einmal ein Magen-Darm-Geschwür hatten oder besonders gefährdet sind.

→ Psychische Störungen

Glukokortikoide rufen – vor allem in hohen Dosen – häufig psychische Veränderungen, Unruhe, Schlafstörungen, Albträume, Schwindel, Kopfschmerzen und Depressionen hervor. In diesem Fall muss das Mittel sofort abgesetzt und ein Arzt aufgesucht werden.

→ Hautveränderungen

Das Unterhautfettgewebe wird bei einer längeren Behandlung mit Glukokortikoiden mehr und mehr abgebaut und die Haut wird dünn wie Pergamentpapier. Außerdem verursachen die Präparate häufig Akne, rote Dehnungsstreifen in der Haut, eine Zunahme der Körperbehaarung und eine vermehrte Schweißbildung. Auch begünstigen die Substanzen Pilzinfektionen und führen nicht selten zum Aufflackern einer Schuppenflechte. Wunden heilen unter der Behandlung mit Glukokortikoiden schlechter ab.

→ Glaukomanfall, grauer Star

Bei längerer Anwendung erhöhen Glukokortikoide bei disponierten Patienten den Augeninnendruck und können einen Glaukomanfall provozieren. Relativ häufig verursachen sie auch einen grauen Star. Daher sind bei Langzeitbehandlung regelmäßige augenärztliche Kontrollen nötig.

→ Infektionen

Die durch Glukokortikoide herabgesetzte körpereigene Abwehr kann Infektionen Vorschub

Chronische Polyarthritis

leisten. Bestehende Infektionen können verschlechtert oder verschleiert werden.

→ **Zyklusstörungen**

Bei Frauen kann es unter einer Behandlung mit Glukokortikoiden zu Zyklusstörungen kommen.

→ **Allergien**

Glukokortikoide können auch einmal auslösen, was sie eigentlich bekämpfen sollen: eine überschießende Abwehrreaktion in Form einer Allergie. Dies kann sich in einer Verschlechterung der zu behandelnden Krankheit zeigen, aber auch bis zum allergischen Schock führen.

Kombination mit anderen Mitteln

● Glukokortikoide müssen vorsichtig zusammen mit nichtsteroidalen Antirheumatika eingesetzt werden, da das Risiko von Magen-Darm-Geschwüren und Magen-Darm-Blutungen um den Faktor 15 steigt. Auch zusammen mit Alkohol erhöhen Glukokortikoide das Risiko von Magen-Darm-Blutungen.
● Glukokortikoide können die Wirkung von Insulin (siehe Seite 470ff.) und oralen Antidiabetika (siehe Seite 472ff.) herabsetzen, weshalb der Zuckerspiegel häufig kontrolliert und die Therapie entsprechend angepasst werden muss.
● Zusammen mit Mitteln gegen Depressionen (siehe Seite 563ff.), Anticholinergika, die u. a. bei der Parkinson-Krankheit eingesetzt werden (siehe Seite 509ff.), und mit Antihistaminika zur Bekämpfung von allergischen Symptomen (siehe Seite 455ff.) nimmt die Erhöhung des Augeninnendrucks von Glukokortikoiden weiter zu.
● Zu vermeiden ist nach Möglichkeit die gleichzeitige Behandlung mit Glukokortikoiden und Mitteln, die den Kaliumspiegel im Blut ebenfalls senken, wie beispielsweise harntreibende Medikamente (siehe Seite 320ff.), Abführmittel (siehe Seite 168ff.), einige Asthmasprays (siehe Seite 137ff.) sowie Amphotericin B gegen Pilzinfektionen.

Wenn die Behandlung mit Glukokortikoiden den Kaliumspiegel gesenkt hat, treten unter der gleichzeitigen Einnahme von Digitalispräparaten (siehe Seite 368ff.) und den Mitteln Amiodaron (siehe Seite 342f.) sowie Disopyramid gegen Herzrhythmusstörungen (siehe Seite 342f.) häufiger Nebenwirkungen auf.
● Die Kombination mit dem Schlafmittel Phenobarbital (siehe Seite 503f.) oder dem Mittel Phenytoin gegen Krampfanfälle (siehe Seite 505f.) kann die Glukokortikoidwirkung verringern.
● ACE-Hemmer (siehe Seite 324ff.) können eine durch Glukokortikoide verursachte Blutbildungsstörung verschlimmern.
● Zusammen mit den Malariamitteln Mefloquin und Chloroquin (siehe Seite 133ff.) – letzteres wird auch zur Basistherapie der chronischen Polyarthritis eingesetzt – können Glukokortikoide das Risiko für Muskelerkrankungen, die auch den Herzmuskel betreffen können, heraufsetzen.

Achtung

Glukokortikoide sollten nicht über einen längeren Zeitraum eingenommen werden bei
● schwerer Osteoporose,
● sehr schweren innerlichen Infektionserkrankungen, z. B. Windpocken, Kinderlähmung, Herpesinfektionen, Gürtelrose und Tuberkulose,
● grünem Star,
● häufig wiederkehrenden Thrombosen und Embolien.
Während der Behandlung mit Glukokortikoiden sowie acht Wochen davor und bis zwei Wochen danach sollten keine Impfungen durchgeführt werden, da die Gefahr der Infektion durch den

Glukokortikoide absetzen

Eine Dauerbehandlung mit Glukokortikoiden darf nie abrupt beendet werden, da die Nebennieren sich an die Zufuhr des Cortisons von außen gewöhnt und dessen Eigenproduktion stark gedrosselt haben. Bei zu raschem Absetzen droht eine Nebennierenschwäche (Morbus Addison) mit Schwäche, rascher Ermüdbarkeit, niedrigem Blutdruck, Bauchbeschwerden und der Gefahr einer eventuell tödlich verlaufenden krisenhaften Verschlechterung des Zustands.

Impfstoff gesteigert ist bzw. ein Impfschutz ausbleiben kann.

Glukokortikoide dürfen nicht eingesetzt werden bei
- Überempfindlichkeit gegenüber dem Wirkstoff oder im Präparat enthaltenen Hilfsstoffen,
- psychiatrischen Erkrankungen in der Vorgeschichte (wegen der Gefahr des Wiederaufflammens der Erkrankung),
- kürzlich abgelaufenem Herzinfarkt, da sie die Gefahr eines Herzmuskelrisses erhöhen.

Schwangerschaft und Stillzeit

In der Schwangerschaft und Stillzeit sind beim Menschen bisher keine schädigenden Auswirkungen bekannt geworden. Wegen des theoretischen Risikos für Missbildungen sollte man aber in der Schwangerschaft keine höheren Dosen als 10 mg pro Tag einnehmen.

In der Stillzeit können Steroide ebenfalls in niedrigen Dosen eingenommen werden. Bei höheren Dosen wird Abstillen empfohlen.

Daher unsere Bewertung

Glukokortikoide gelten als Mittel der Wahl, um bei einer hochakuten chronischen Polyarthritis die Zeit bis zum Wirkungseintritt der Basistherapeutika zu überbrücken.

Sie werden in einigen Fällen auch zur Dauerbehandlung von stark aktiven Formen der chronischen Polyarthtritis in niedriger Dosierung eingesetzt. Abgesehen von diesen Fällen gilt jedoch, dass Glukokortikoide aufgrund ihrer zum Teil äußerst schweren Nebenwirkungen nicht zur Dauerbehandlung der chronischen Polyarthritis geeignet sind.

Muskelkrämpfe

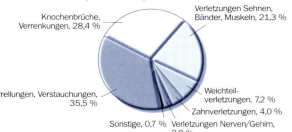

Muskelkrämpfe beim Sport
- Knochenbrüche, Verrenkungen, 28,4 %
- Verletzungen Sehnen, Bänder, Muskeln, 21,3 %
- Prellungen, Verstauchungen, 35,5 %
- Weichteilverletzungen, 7,2 %
- Zahnverletzungen, 4,0 %
- Sonstige, 0,7 %
- Verletzungen Nerven/Gehirn, 2,9 %

Muskelkrämpfe gehören zu den häufigsten, aber auch zu den harmloseren Sportverletzungen.

Was sind Muskelkrämpfe?

Unter Muskelkrämpfen versteht man ganz unterschiedliche Formen einer erhöhten Muskelanspannung, wie z. B.
- eine schmerzhafte Muskelkontraktion, die auf eine starke Belastung hin oder nachts im Schlaf, vor allem in der Wadenmuskulatur, auftritt,
- die Anspannung der Muskulatur um eine schmerzhafte Region, vor allem im Bereich des Rückens oder um ein schmerzhaftes Gelenk,
- eine dauerhaft erhöhte Anspannung bestimmter Muskeln bei Erkrankungen des Nervensystems, wie z. B. der Multiplen Sklerose.

Ursachen

Muskelkrämpfe, die durch eine ungewohnte oder ausgedehnte körperliche Belastung hervorgerufen werden, sind oft durch Muskelzerrungen, Mangel an Flüssigkeit, Störungen im Mineralstoffhaushalt oder Durchblutungsstörungen verursacht. Auch hinter nächtlichen Muskelkrämpfen können Muskelzerrungen im Schlaf oder Störungen im Mineralstoffhaushalt stehen, allerdings lässt sich die Ursache nächtlicher Krämpfe nicht immer eindeutig aufklären. Störungen der Mineralstoffspiegel im Gewebe sind nicht selten Folge einer Behandlung mit harntreibenden Mitteln.

Muskelverspannungen im Bereich der Gelenke oder des Rückens sind Schutzreflexe, die die schmerzhafte Stelle vor weiteren bewegungsbedingten Schmerzen schützen sollen. Bei dauerhafter Muskelanspannung ruft der Reflex durch die Verspannung aber selbst Schmerzen hervor.

Erkrankungen des Nervensystems, insbesondere die Multiple Sklerose oder Veränderungen nach einem Schlaganfall, können zu einer dauerhaft vermehrten Anspannung der Muskulatur, einer so genannten Spastik führen.

Symptome

Die meisten Menschen kennen die Schmerzen, die ein Muskelkrampf nach körperlicher Belastung oder mitten in der Nacht verursacht. Auch das Gefühl, dass sich die Rückenmuskulatur bei einer »falschen« Bewegung stärker anspannt oder verkrampft, ist vielen nicht fremd.

Erhöhte Muskelanspannnung bei neurologischen Erkrankungen erschwert verschiedene Bewegungen oder macht sie völlig unmöglich. Sie kann ebenfalls sehr schmerzhaft sein.

Spätfolgen und Komplikationen

Bei der Multiplen Sklerose kann die Spastik so stark zunehmen, dass die Gliedmaßen ohne Medikamente oder vorsichtige Bewegungstherapie gar nicht mehr bewegt werden können.

Das kann man selbst tun

→ Angespannte Muskeln dehnen

Bei einem akuten Muskelkrampf, z.B. in der Wade, sollte man versuchen, den verkrampften Muskel passiv zu dehnen, indem man den Fuß umfasst und ihn in Richtung Knie zieht. Besser noch ist es, den Fuß aktiv mit den Gegenspielern der Wadenmuskulatur in Richtung Knie zu bewegen. Dabei sollte man ruhig und tief in den verspannten Muskelbereich hineinatmen. Auch Abreibungen mit Eis und eine leichte Massage können helfen, den Krampf zu lösen.

→ Richtig Sport treiben

Mit Aufwärmübungen vor dem Sport kann man Muskelkrämpfen vorbeugen. Darüber hinaus sollte man darauf achten, untrainierte Muskeln nicht zu überlasten. Auch nach dem Sport sollte die beanspruchte Muskulatur gedehnt und gelockert werden, damit sie sich nicht zusammenzieht und bei der nächsten Belastung wieder einen Muskelkrampf erleidet.

Um einem Muskelkrampf vorzubeugen, sollte man vor allem im Sommer vor, während und nach körperlicher Aktivität genügend trinken.

Bewegung ist die beste Behandlung bei schmerzhaften Verspannungen der Rückenmuskulatur, aber auch bei Gelenkbeschwerden, bei denen die Schmerzen durch Verspannungen der umgebenden Muskulatur hervorgerufen oder verstärkt werden. Ein langsam aufbauendes Muskeltraining entlastet Wirbelsäule und Gelenke, unterstützt die Haltefunktion und fördert die Beweglichkeit.

Auch die Muskulatur von Patienten mit Multipler Sklerose oder anderen Erkrankungen des Nervensystems neigt weniger zu schmerzhafter Spastik, wenn sie durch regelmäßige Bewegung elastisch gehalten wird. In fortgeschrittenen Stadien muss die Beweglichkeit dann allerdings durch spezielle krankengymnastische Übungen gefördert werden.

→ Entspannung

Eine deutliche Linderung von schmerzhaften Muskelverspannungen bewirken verschiedene Entspannungsverfahren, wie z.B. die progressive Muskelentspannung nach Jacobsen, aber auch Atemübungen und das Autogene Training. Diese Verfahren können auch die schmerzhafte Spastik bei der Multiplen Sklerose verbessern.

Medikamente: Nutzen und Risiken

Ob und wie viel eine medikamentöse Behandlung von Muskelkrämpfen oder -verspannungen bewirken kann, hängt von der Ursache ab. Werden für nächtliche Krämpfe der Beinmuskulatur keine anders anzugehenden Ursachen gefunden, greifen die Betroffenen häufig zu Magnesium, Vitamin E (siehe Kasten) oder Chinin-haltigen Präparaten, ohne dass für diese Mittel ein überzeugender Wirkungsnachweis vorliegt.

Bei Muskelverspannungen infolge von Entzündungen, Verletzungen oder Abnutzungser-

---

Magnesium und Vitamin E

Die therapeutische Wirksamkeit von Magnesium bei Muskelkrämpfen ist nur bei einem echten Magnesiummangel nachgewiesen. Bei normalem oder weniger als 30 Prozent darunter liegendem Magnesiumspiegel im Blut gilt eine Behandlung mit Magnesium nicht als sinnvoll.

Auch Vitamin E wird – oft in Kombination mit Magnesium – bei Muskelkrämpfen eingenommen, ohne dass seine Wirksamkeit hier bewiesen wäre. Bisher gibt es auch keinen Hinweis darauf, dass der Mensch an einem Vitamin-E-Mangel leiden könnte.

scheinungen in Gelenken und Wirbelsäule werden außer Schmerzmitteln häufig auch zentral wirkende muskelentspannende Mittel (Muskelrelaxanzien), wie z. B. Diazepam, über einen kurzen Zeitraum eingesetzt. Meist reichen in diesem Fall jedoch Schmerzmittel aus, da sich bei rückläufigem Schmerz auch die Verspannungen rasch lösen. Wärme und bestimmte Lagerungen tragen ebenfalls mit dazu bei, Schmerzen und Muskelverspannungen zu vertreiben. Sobald die akuten Beschwerden sich gelegt haben, sollte man mit einem entsprechenden Trainingsprogramm (z. B. Wirbelsäulengymnastik, Rückenschule) weiteren Verspannungen vorbeugen.

Günstiger werden zentral wirkende Muskelrelaxanzien zur Behandlung der Spastik bei Erkrankungen des Nervensystems beurteilt. Dabei hat Baclofen die stärkste therapeutische Wirksamkeit. Zwar steht auch hier die Bewegungstherapie im Vordergrund, doch kann sie oft besser durchgeführt werden, wenn die Muskeln im Vorfeld medikamentös »weicher« gemacht wurden. Dabei sollten möglichst keine Mittel eingesetzt werden, die zu einer Abhängigkeit führen können. Die therapeutische Wirksamkeit zur Behandlung von Muskelkrämpfen ist bisher nur für Benzodiazepine und Baclofen ausreichend dokumentiert.

> ### Fragen an den Arzt
>
> ● **Kriege ich von meinen Krampfadern Wadenkrämpfe?**
> Krampfadern können eine Vielzahl von Beschwerden hervorrufen, zu denen auch (nächtliche) Fuß- und Wadenkrämpfe gehören. Häufiger verursachen Krampfadern jedoch ein Schwere- und Spannungsgefühl in den Beinen, besonders gegen Abend, nach längerem Stehen und Sitzen und bei warmem Wetter.
>
> ● **Ich habe immer wieder Krämpfe. Muss ich deswegen einen Arzt aufsuchen?**
> Treten Krämpfe – in Ruhe oder bei Belastung – immer wieder auf, muss die Ursache durch den Arzt geklärt werden.

Chinin

Wirkstoff	Medikament
Chininsulfat	Limptar (D)

Wirkungsweise

Chinin verringert die Ansprechbarkeit der Muskulatur auf Nervenreize, die eine Anspannung der Muskeln bewirken. So verringert die Substanz die Anspannung in der Muskulatur.

Anwendung

Um nächtliche Wadenkrämpfe zu verhindern, werden von dem Mittel, das hauptsächlich zur Behandlung der Malaria eingesetzt wird, je 250 mg nach dem Abendessen und 250 mg beim Zubettgehen eingenommen.

Nebenwirkungen

In der Regel ist Chinin, wenn es nur sporadisch zur Behandlung von Muskelkrämpfen eingenommen wird, gut verträglich. In höheren Dosen und über längere Zeit verabreicht, kann es jedoch zahlreiche Nebenwirkungen hervorrufen, die als Chininismus bekannt sind. Sie umfassen vor allem Seh- und Hörstörungen sowie Schwindel. Diese Nebenwirkungen können jedoch bei Menschen, die sehr empfindlich auf Chinin reagieren, auch bei niedrigen Dosen auftreten.

→ **Hör- und Sehstörungen**

Unter der Behandlung mit Chinidin, insbesondere bei höheren Dosen und längerer Behandlungsdauer, kann es zu Hörstörungen, Ohrgeräuschen und sogar zur Ertaubung kommen. Auch Sehstörungen kommen vor, wie Doppelbilder, Nachtblindheit und gestörtes Farbensehen. In diesen Fällen muss das Mittel abgesetzt werden.

→ **Blutarmut**

Blutarmut aufgrund von Blutbildungsstörungen oder vermehrtem Zerfall von roten Blutkörperchen kommt vor, auch die Zahl der weißen Blut-

Erkrankungen des Bewegungsapparats

körperchen und der Blutplättchen kann abnehmen. Deshalb muss das Blutbild unter einer längerfristigen Behandlung mit Chinin regelmäßig kontrolliert werden.

→ Kopfschmerzen, Schwindel

Kopfschmerzen und Schwindel sind häufige Nebenwirkungen, die vor allem unter hohen Dosen Chinin auftreten und sich nach einer Dosissenkung oft bessern. Ist dies nicht der Fall oder treten zusätzlich Krämpfe und Verwirrtheit auf, muss das Mittel abgesetzt werden.

→ Allergische Reaktionen

Allergische Hautausschläge, Hautschwellungen und -rötungen sowie vermehrtes Schwitzen werden ebenfalls unter der Behandlung mit Chinin beobachtet. Dann muss die Dosis reduziert oder das Mittel ganz abgesetzt werden.

→ Übelkeit

Bauchschmerzen, Übelkeit und Durchfall weisen auf einen Chininismus hin und zwingen zum Herabsetzen der Dosis oder, wenn die Beschwerden anhalten, zum Absetzen des Medikaments.

→ Unterzucker

Bereits in üblichen Dosen kann der Blutzucker stark sinken und zu Symptomen einer Unterzuckerung führen. In diesem Fall muss das Medikament sofort abgesetzt werden.

→ Herzrhythmusstörungen

Vor allem bei einer Überdosierung kann Chinin den Blutdruck stark senken oder gefährliche Herzrhythmusstörungen auslösen.

Kombination mit anderen Mitteln

● Da Chinin die Wirkung von muskelentspannenden Mitteln verstärken kann, ist bei gleichzeitiger Einnahme Vorsicht geboten.
● Chinin steigert die Blutspiegel von Digitalispräparaten zur Behandlung von Herzschwäche (siehe Seite 368ff.), was zu Vergiftungserscheinungen wie Rhythmusstörungen und Sehstörungen führen kann.

● Zusammen mit Chinin nimmt die Wirkung von gerinnungshemmenden Substanzen wie Cumarin zu, sodass die Blutungsneigung steigt. Bei einer gleichzeitigen Behandlung sollte daher die Blutgerinnung (Quick-Wert) häufig überprüft werden.
● Bei gleichzeitiger Gabe von Chinin und bestimmten oralen Antidiabetika (siehe Seite 472ff.) muss der Blutzuckerspiegel häufig gemessen werden, da Chinin die Wirkung dieser Mittel steigert.
● Chinin sollte nicht zusammen mit dem antiallergischen Mittel Astemizol (siehe Seite 463ff.) eingenommen werden, da diese Kombination gefährliche Herzrhythmusstörungen auslösen kann.

Achtung

● Menschen mit Glukose-6-Phosphat-Dehydrogenase-Mangel sollten kein Chinin einnehmen, da es zu einer Blutarmut aufgrund des vermehrten Zerfalls von roten Blutkörperchen kommen kann.
● Bei Entzündungen oder Schäden der Sehnerven sollte auf die Therapie mit Chinin verzichtet werden, da es die Sehstörungen verstärken kann.
● Da Chinin selbst Hörstörungen und Ohrensausen hervorrufen kann, dürfen Patienten mit Ohrgeräuschen kein Chinin einnehmen.
● Bei Überempfindlichkeit gegen den Wirkstoff oder dem Herzmittel Chinidin (siehe Seite 342ff.) verbietet sich die Behandlung mit Chinin.
● Bei der Muskelerkrankung Myasthenia gravis ist die Einnahme von Chinin nicht erlaubt.
● Vorsicht ist geboten bei Patienten mit Herzrhythmusstörungen, da Chinin diese verstärken kann.

Schwangerschaft und Stillzeit

Da Chinin Hör- und Sehstörungen beim Kind hervorrufen kann und außerdem die Wehentätigkeit fördert, darf es in der Schwangerschaft nicht eingesetzt werden.

Chinin geht in die Muttermilch über und sollte daher auch während der Stillzeit nicht eingenommen werden.

Muskelkrämpfe

Daher unsere Bewertung

Obwohl Chinin seit längerer Zeit zur Behandlung nächtlicher Wadenkrämpfe empfohlen wird, ist seine Wirkung nicht eindeutig belegt. Da es viele Nebenwirkungen, insbesondere Ohrgeräusche, Sehstörungen und Schwindel hervorruft, kann es nicht grundsätzlich zur Vorbeugung bzw. zur Behandlung von Wadenkrämpfen empfohlen werden. Nur wenn alle anderen Maßnahmen (physikalische Therapie, Ausgleich von Elektrolytstörungen) nicht helfen, kann man einen Behandlungsversuch in Betracht ziehen, wobei die empfohlene Dosis nie überschritten werden sollte.

Muskelentspannende Mittel (Muskelrelaxanzien)

Benzodiazepine

Wirkstoffe	Medikamente
Diazepam	Diazepam-ratiopharm (D), Diazepam Stada (D), Faustan (D), Psychopax (A, CH), Tranquase (D), Valocordin-Diazepam (D), Valium (A, CH, D)
Tetrazepam	Musaril (D), Myospasmal (D), Tethexal (D), Tetramdura (D), Tetrazepam-ratiopharm (D)

Wirkungsweise

Benzodiazepine verhindern, dass der Impuls zur Anspannung der Muskulatur von einem Nerv zum anderen Nerv weitergeleitet wird. Auf diese Art und Weise entspannt sich die verkrampfte Muskulatur.

Anwendung

Zur Linderung von Muskelkrämpfen werden drei- bis viermal täglich 2 bis 10 mg Diazepam eingenommen.

Tetrazepam wird anfangs nur abends in der niedrigen Dosis von 25 mg gegeben. Danach wird die Dosis langsam bis zum gewünschten Erfolg gesteigert, wobei 200 mg pro Tag nicht überschritten werden sollten. Dabei wird die gesamte Tagesmenge auf drei Dosen verteilt und die höchste Dosis am Abend eingenommen.

Diazepam und Tetrazepam sollten nicht länger als ein bis zwei Wochen angewandt werden, da sie zu Abhängigkeit führen können.

Nebenwirkungen, Kombination mit anderen Mitteln, Achtung, Schwangerschaft und Stillzeit

Siehe Seite 587ff.

Daher unsere Bewertung

Diazepam gilt als Mittel der Wahl zur Spannungsminderung von muskulärer Spastik, allerdings nur als zusätzliche Maßnahme zu Bewegungstherapie und anderen Behandlungsmaßnahmen. Zur Behandlung von Wadenkrämpfen und verspannter Rückenmuskulatur ist Diazepam nicht bestimmt.

Diazepam ist besser untersucht als das weitaus teurere Tetrazepam und unterscheidet sich auch in seiner Wirkung und den Nebenwirkungen nicht von diesem. Deshalb sollte Diazepam bevorzugt eingesetzt werden.

Beide Wirkstoffe können rasch und oft unmerklich zur Abhängigkeit führen, weshalb die Anwendung auf ein bis zwei Wochen begrenzt werden sollte.

Erkrankungen des Bewegungsapparats

Weitere zentral wirksame Muskelrelaxanzien

Wirkstoffe	Medikamente
Baclofen	Baclofen-ratiopharm (D), Lioresal (D)
Tolperison	Mydocalm (CH, D)
Tizanidin	Sirdalud (A, CH, D)
Mephenesin	Dolo Visano M (D)
Methocarbamol	Ortoton (D)

Wirkungsweise

Diese Substanzen verhindern, dass der Impuls zur Anspannung der Muskulatur von einem Nerv zum anderen weitergeleitet wird. Dadurch entspannt sich die verkrampfte Muskulatur.

Anwendung

Baclofen muss einschleichend dosiert werden, d. h. man beginnt mit dreimal täglich 5 mg und steigert die Dosis langsam, bis die gewünschte Wirkung erreicht ist. Vor allem bei der Multiplen Sklerose kann das Mittel recht gut dem wechselnden Grad der Spastik angepasst werden. In guten Phasen kann die Dosis in Absprache mit dem Arzt reduziert werden. Wichtig ist, dass es ebenso langsam abgesetzt wird wie es anfangs aufgebaut wird, da bei plötzlichem Abbruch der Behandlung Entzugserscheinungen mit Angst, Zittern, Frösteln bis hin zu Halluzinationen und Krampfanfällen auftreten können.

Von den anderen Mitteln wird zwei- bis viermal täglich eine Dosis eingenommen, wobei Tizanidin wie Baclofen einschleichend dosiert werden muss. Da alle Substanzen müde machen, auch Baclofen, sollte man die höchste Dosis am Abend einnehmen.

Nebenwirkungen

Unter allen zentral wirksamen Muskelrelaxanzien kommt es relativ häufig zu Nebenwirkungen, insbesondere zu Müdigkeit und Blutdrucksenkung.

→ Müdigkeit, Kopfschmerzen, Schwindel

Alle Muskelrelaxanzien machen mehr oder weniger müde, verursachen Schwächezustände und schränken das Reaktionsvermögen ein. Auch Kopfschmerzen und Schwindel kommen unter vielen dieser Mittel häufig vor. Diese unangenehmen Nebenwirkungen lassen sich z. T. umgehen, indem man die größte Dosis am Abend einnimmt.

→ Psychische Störungen

Vor allem Baclofen kann Albträume, Depressionen, Erregungszustände und sogar Psychosen hervorrufen, was zur Erniedrigung der Dosis und in einigen Fällen auch zum Absetzen des Präparats zwingen kann.

→ Niedriger Blutdruck

Der Blutdruck kann unter der Behandlung mit muskelentspannenden Mitteln stark abfallen und schlimmstenfalls zur Ohnmacht führen – das gilt in besonderem Maße für Tizanidin. In diesem Fall muss die Dosis reduziert oder das Mittel ganz abgesetzt werden. Auch wegen der Blutdrucksenkung sollte man die größte Dosis am Abend einnehmen.

→ Bewegungsstörungen

Unter Muskelrelaxanzien kommt es häufig zu Gangstörungen und Muskelschwäche, aber auch Muskelkrämpfe oder eine Zunahme der Spastik können auftreten. Diese Nebenwirkungen können durch Senkung der Dosis verringert werden.

→ Seh- und Geschmacksstörungen

Die muskelentspannenden Mittel können zu Sehstörungen, einige auch zu Störungen des Geschmacks führen.

→ Zysten in den Eierstöcken

Bis zu vier Prozent aller Patientinnen mit Multipler Sklerose, die über ein Jahr Baclofen einnahmen, entwickelten Eierstockzysten, die sich aber nach Absetzen des Präparats zurückbildeten.

→ Allergische Reaktionen

Hautausschläge und allergische Reaktionen können unter allen Muskelrelaxanzien auftreten.

Muskelkrämpfe

→ Störungen beim Wasserlassen, Urinverfärbung

Die meisten Muskelrelaxanzien können zu Störungen beim Wasserlassen führen.

Unter Methocarbamol kann sich der Urin braun, schwarz oder grün verfärben, was jedoch harmlos ist.

→ Verdauungsprobleme

Baclofen führt häufig zu Verstopfung und Übelkeit. Bauchschmerzen, Appetitlosigkeit, Mundtrockenheit, Erbrechen und Durchfall kommen unter den meisten Muskelrelaxanzien vor.

→ Störungen der Leberfunktion

Baclofen kann die Leberfunktion beeinträchtigen, weshalb die Leberwerte unter der Behandlung mit Baclofen regelmäßig kontrolliert werden sollten.

→ Veränderte Haarfarbe

Unter hohen Dosierungen kann Mephenesin Farbveränderungen der Haare hervorrufen.

Kombination mit anderen Mitteln

● Zentral wirksame Muskelrelaxanzien sollten nicht zusammen mit Alkohol, Benzodiazepinen (siehe Seite 587ff.) sowie anderen Schlaf- und Beruhigungsmitteln eingenommen werden, da die dämpfende Wirkung auf das zentrale Nervensystem dadurch zunimmt.
● In Kombination mit trizyklischen Antidepressiva (siehe Seite 563ff.) bewirkt Baclofen eine starke Muskelschwäche.
● Parkinsonmittel, die eine feste Kombination von Levodopa und Carbidopa enthalten (siehe Seite 511ff.), sollten nicht mit Baclofen kombiniert werden, da die Nebenwirkungsrate aller Substanzen zunimmt.
● Baclofen und Tizanidin sollten nicht zusammen mit blutdrucksenkenden Mitteln (siehe Seite 322ff.) eingenommen werden, um einen starken Blutdruckabfall zu vermeiden. Vor allem bei der Kombination von Tizanidin mit harntreibenden Mitteln (siehe Seite 317ff.) können Blutdruck und Puls stark absinken.

● Die gleichzeitige Einnahme der Anti-Baby-Pille (siehe Seite 252ff.) führt zu einem erhöhten Spiegel von Tizanidin.

Achtung

● Baclofen kann eine bestehende Epilepsie verschlechtern, weshalb Patienten mit Epilepsie von einer Behandlung mit Baclofen absehen sollten. Auch Tizanidin sollten Epilepsie-Kranke nur mit Vorsicht einnehmen.
● Bei Nierenversagen und stark eingeschränkter Nierenfunktion verbietet sich die Behandlung mit Baclofen. Tizanidin sollte bei Nierenschwäche nur mit Vorsicht eingesetzt werden.
● Bei Durchblutungsstörungen im Gehirn, abgelaufenem Schlaganfall, Verwirrtheitszuständen, Psychosen, Vergiftungen mit Medikamenten und Alkohol sowie weiterer Erkrankungen des zentralen Nervensystems darf Baclofen nur mit Vorsicht eingesetzt werden. In diesem Fall wächst die Gefahr von Nebenwirkungen am Nervensystem, wie z. B. Erregungszustände, Benommenheit oder Verwirrtheit.
● Bei Magen-Darm-Geschwüren und eingeschränkter Leberfunktion sollte Baclofen nur mit Vorsicht eingenommen werden, da es die Leberfunktion weiter beeinträchtigen kann. Vorsicht ist auch geboten, wenn Patienten mit Leberschwäche Tizanidin erhalten. Eine Behandlung mit Mephenesin verbietet sich bei schweren Lebererkrankungen.
● Bei der Muskelerkrankung Myasthenia gravis, die zur Lähmung der Atemmuskulatur führen kann, dürfen Mephenesin, Methocarbamol, Tizanidin und Tolperison nicht eingesetzt werden, da die Atemmuskulatur dann möglicherweise versagt. Baclofen sollten Patienten mit Atemschwäche nur sehr niedrig dosiert einnehmen.
● Wegen mangelnder Erfahrungen dürfen Säuglinge unter drei Monaten nicht mit Tolperison behandelt werden, Kinder unter zwölf Jahren dürfen kein Methocarbamol und Tizanidin erhalten.
● Bei schweren Bewusstseinsstörungen sowie bei Vergiftungen durch Alkohol oder Medikamente verbietet sich die Behandlung mit Methocarbamol.

Erkrankungen des Bewegungsapparats

● Bei Durchblutungsstörungen des Herzens und Herzschwäche darf Tizanidin nur mit Vorsicht eingesetzt werden, weil es zu Blutdruckschwankungen und Rhythmusstörungen führen und dadurch eine bereits bestehende Herzkrankheit verschlechtern kann.

Schwangerschaft und Stillzeit

In der Schwangerschaft sollte Baclofen unter keinerlei Umständen gegeben werden, da es im Tierexperiment zu Schäden beim Ungeborenen geführt hat. Da Baclofen in die Muttermilch übergeht, darf es auch in der Stillzeit nicht eingenommen werden.

Wegen mangelnder Erfahrungen sollten Mephenesin, Methocarbamol, Tizanidin und Tolperison in Schwangerschaft und Stillzeit nicht eingenommen werden.

Daher unsere Bewertung

Baclofen gilt als Mittel der Wahl zur Behandlung von muskulärer Spastik, insofern eine Erkrankung des Nervensystems zugrunde liegt, wie Multiple Sklerose oder spastische Lähmungen nach einem Schlaganfall. Die richtige Dosis von Baclofen muss sorgfältig ermittelt werden, da es das am stärksten wirksame Mittel ist und viele gefährliche Nebenwirkungen hervorrufen kann. Tizanidin wirkt ähnlich, ist jedoch nicht so gut untersucht. Außerdem kann es den Blutdruck sehr stark senken. Es gilt deshalb als weniger empfehlenswert. Die therapeutische Wirksamkeit von Mephenesin, Methocarbamol und Tolperison bei Muskelkrämpfen ist nicht ausreichend belegt. Da die Substanzen starke Nebenwirkungen hervorrufen können, raten wir von ihrem Einsatz ab.

Osteoporose

Osteoporose in Deutschland

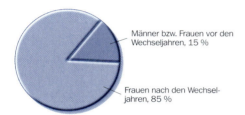

Die Osteoporose ist die häufigste Knochenerkrankung im höheren Lebensalter. Etwa ein Viertel aller Frauen nach den Wechseljahren leidet daran.

Was ist Osteoporose?

Osteoporose ist eine Erkrankung des gesamten Skeletts, die durch eine Verminderung der Knochenmasse mit erhöhter Brüchigkeit der Knochen gekennzeichnet ist.

Mit 95 Prozent ist die Altersosteoporose am häufigsten, nur fünf Prozent sind durch eine Krankheit oder die Einnahme von Medikamenten bedingt. Die Altersosteoporose wird in zwei Formen eingeteilt: in die postmenopausale, die nach den Wechseljahren auftritt, und in die senile Osteoporose. Die postmenopausale Osteoporose tritt bei jeder dritten Frau in den Wechseljahren auf. Die senile Osteoporose betrifft Männer und Frauen im Alter von über 70 Jahren im Verhältnis 1:2.

Ursachen

Im Kindes- und Jugendalter baut sich die Knochenmasse unter dem Einfluss der Sexualhormone langsam auf und erreicht mit etwa 30 Jahren ihr Maximum. Die weibliche Knochendichte liegt dabei 30 Prozent unter der männlichen. Danach halten sich Abbau und Aufbau des Knochens einige Zeit lang die Waage, bis der Knochenabbau nach dem 40. Lebensjahr überwiegt. Von nun an verringert sich die Knochenmasse bei allen Menschen um durchschnittlich 0,5 Prozent pro Jahr, bei Frauen in den ersten zehn Jahren nach dem Eintritt der Wechseljahre sogar um jährlich zwei Prozent und mehr. Warum aber nun bei den einen eine Osteoporose entsteht, bei anderen jedoch nicht, ist nicht genau geklärt.

Abgesehen vom Geschlecht gibt es spezielle Risikofaktoren, die die Entwicklung einer Osteoporose begünstigen, wie z. B. Osteoporose in der Familie, Mangel an Geschlechtshormonen, geringe körperliche Aktivität, Untergewicht, mangelnde Versorgung des Körpers mit Calcium und Vitamin D, Rauchen und übermäßiger Alkoholkonsum. Auch einige Krankheiten gehen häufig mit einer Osteoporose einher:

- eine erhöhte Kortisonproduktion in der Nebenniere
- eine verminderte Produktion von Geschlechtshormonen
- Schilddrüsenüberfunktion
- Darmerkrankungen mit verminderter Aufnahme von Calcium und/oder Vitamin D

Auch eine Langzeitbehandlung mit Glukokortikoiden und Heparin erhöht das Risiko für eine Osteoporose.

Symptome

Eine verringerte Knochendichte allein verursacht keine Beschwerden. Erst wenn die Osteoporose zu Knochenbrüchen führt, treten Schmerzen auf, die einerseits durch den Knochenbruch selbst,

Erkrankungen des Bewegungsapparats

andererseits auch durch die daraus entstehenden Fehlhaltungen bedingt sein können. Dies gilt vor allem für die Wirbelsäule, wo es zu schmerzhaften, aber auch zu unbemerkten schmerzlosen Einbrüchen von Wirbelkörpern kommen kann. Diese verursachen eine deutliche Abnahme der Körpergröße und führen nicht selten zu dem als Witwenbuckel bekannten Rundrücken und weiteren, bisweilen bizarren Verformungen der Wirbelsäule. Knochenbrüche können aber auch an allen anderen Stellen des Skeletts auftreten, wobei oft nur eine geringe Gewalteinwirkung nötig ist.

Spätfolgen und Komplikationen

Die Veränderung der Haltung durch Wirbelkörperbrüche kann, muss aber nicht hartnäckige Rückenschmerzen verursachen.

Besonders gefürchtet sind Schenkelhalsbrüche, da jeder fünfte bis zehnte Betroffene innerhalb eines Jahres an deren Folgen verstirbt. In höherem Alter führen Knochenbrüche des Schenkelhalses, aber auch des Vorderarms sehr schnell zu Invalidität und Pflegebedürftigkeit. Aber auch Menschen, die sich nach einem weitgehend ausgeheilten Knochenbruch wieder selbst zu Hause versorgen, werden ängstlicher und unbeweglicher, weil sie sich vor weiteren Stürzen und Brüchen fürchten.

Das kann man selbst tun

Da die Behandlung der Osteoporose schwierig und wenig aussichtsreich ist, sollte man wirklich alles tun, um das Auftreten einer Osteoporose zu verhindern.

→ Bewegung

Regelmäßige körperliche Aktivität von Kindesbeinen an hilft, möglichst viel Knochensubstanz aufzubauen, und schützt vor übermäßigem Knochenabbau. Regelmäßiges Training (dreimal pro Woche für 30 bis 60 Minuten) ist sicherlich optimal, aber auch Gartenarbeit und Spaziergänge (mindestens eine Stunde pro Woche) haben günstige Auswirkungen auf die Knochenmasse.

→ Ausgewogene, calciumreiche Ernährung

Mit einer normalen Mischkost nimmt man normalerweise genügend Calcium zu sich. Viel Calcium enthalten vor allem Milch und Milchprodukte, aber auch einige Mineralwässer und Gemüsesorten wie z. B. Grünkohl, Brunnenkresse und weiße Bohnen. Einseitige Ernährungsformen, wie z. B. strenger Vegetarismus, häufige Diäten oder die wenig abwechslungsreiche Ernährung vieler älterer Menschen können ebenfalls mit Calciummangel einhergehen.

→ Rauchen aufgeben, Alkohol und Kaffee einschränken

Rauchen beschleunigt den Knochenverlust. Es erhöht die Gefahr, sich den Schenkelhals zu brechen, um 40 Prozent und verdreifacht das Risiko eines Wirbelkörperbruches. Auch deshalb sollte man diese Angewohnheit so schnell wie möglich aufgeben. Auch Alkohol und Kaffee in großen Mengen können zu einem stärkeren Abbau des Knochens führen, weshalb man diese Genussmittel nur in kleinen Mengen zu sich nehmen sollte.

→ Aktiv gegen Stürze

Ältere Menschen leiden häufig an Gleichgewichtsstörungen und Schwindel (siehe Seite 540ff.), was ein Grund für Stürze sein kann. Diese Symptome können durch gezielte Bewegungsübungen und ein Schwindeltraining verringert werden. Aber auch Stolperfallen in der Wohnung sind vielfach Ursache von Stürzen. Deshalb sollte man Teppiche durch fest verlegte Teppichböden ersetzen, herumliegende Elektrokabel entfernen, ein schnurloses Telefon anschaffen und für ausreichende Beleuchtung sorgen.

Ein weiteres Sturzrisiko sind Schlaf- und Beruhigungsmittel, die die Gangunsicherheit älterer

Menschen weiter verstärken. Einen guten Schutz vor Oberschenkelhalsbrüchen bietet eine Baumwollhose, in die seitlich über den Hüftgelenken elastische Kunststoffschalen eingearbeitet sind.

Medikamente: Nutzen und Risiken

Die Erfolge einer medikamentösen Vorbeugung bzw. einer Behandlung von Osteoporose müssen äußerst kritisch beurteilt werden. Nur bei einem echten Mangel an Calcium und Vitamin D konnte die vorbeugende Wirksamkeit einer Gabe dieser Substanzen bisher eindeutig belegt werden.

Als die besten vorbeugenden Maßnahmen gelten nach wie vor regelmäßige Bewegung, eine ausgewogene calciumreiche Ernährung, ein weitgehend normales Gewicht sowie Verzicht aufs Rauchen, auf große Mengen Alkohol und auf Medikamente, die eine Osteoporose verursachen. Im Alter sollte man sich darüber hinaus vor allem vor Stürzen schützen.

Sämtliche zur Behandlung der Osteoporose eingesetzten Medikamente haben, im Verhältnis zu den begleitenden Risiken, bisher noch keine sichere Wirksamkeit belegen können. Trotzdem wird Frauen mit einer Osteoporose geraten, täglich 1 bis 1,5 Gramm Calcium zu sich zu nehmen, auch wenn sich aufgrund der vorliegenden Daten nicht sicher sagen lässt, ob diese Maßnahme tatsächlich vor Knochenbrüchen schützt.

Älteren Menschen, die ans Haus gebunden sind oder in Heimen leben und deren körpereigene Produktion von Vitamin D aufgrund des Lichtmangels reduziert ist, sollten außer Calcium auch noch Vitamin D einnehmen.

Obwohl Östrogene in den Wechseljahren häufig mit dem Ziel eingesetzt werden, Knochenbrüche zu vermeiden, ist diese Wirkung kaum durch fundierte Studien belegt. Zwar kann die Gabe von Östrogenen einem Abbau der Knochenmasse entgegenwirken. Nach Absetzen dieser Medikamente gleicht sich die Knochendichte jedoch rasch derjenigen von Frauen an, die keine Hormone erhalten hatten.

Unter den Medikamenten, die den Knochenabbau bremsen oder die Knochendichte erhöhen sollen, können aufgrund der vorliegenden wissenschaftlichen Daten nur Bisphosphonate empfohlen werden. Aber auch diese nur in Einzelfällen und zeitlich befristetet. Wenn, dann profitieren von diesen Mitteln in erster Linie Frauen mit einem hohem Risiko, weitere Wirbelkörperbrüche zu erleiden. Die Wirksamkeit von Fluoriden ist nicht ausreichend gut belegt, als dass man ihre Anwendung empfehlen könnte.

Ähnliches gilt für Calcitonin, das höchstens zur Linderung von osteoporotischen Knochenschmerzen dienen sollte. Ansonsten können bei Schmerzen, die durch Knochenbrüche oder Fehlhaltungen bedingt sind, kurzfristig Schmerz- und Rheumamittel (siehe Seite 72ff. und 278ff.) eingesetzt werden.

Zur Dauerbehandlung schwerer chronischer Schmerzen sind starke Schmerzmittel, wie z.B. die Kombination aus Paracetamol und Codein oder auch stark wirksame Opiate (siehe auch Seite 24ff.), besser geeignet.

Fragen an den Arzt

● **Soll ich vorsichtshalber meine Knochendichte messen lassen?**
Nein, denn die Knochendichtemessung ist nicht dazu geeignet, ein besonders hohes Risiko für Knochenbrüche nachzuweisen, da die Ergebnisse stark schwanken und keine Vorhersage erlauben. Auch sagt diese Untersuchung nichts über das Risiko eines Knochenbruches aus. Eine Knochendichtemessung ist allenfalls dann sinnvoll, wenn man hinter einem Knochenbruch eine Osteoporose vermutet und eine entsprechende Behandlung eingeleitet werden soll.

● **Wo finde ich spezielle Osteoporose-Gymnastikkurse?**
In größeren Städten bieten Volkshochschulen sehr häufig Gymnastikprogramme zur Vorbeugung beziehungsweise zur Linderung für Osteoporose-Patienten an. Auch Selbsthilfegruppen vermitteln entsprechende Adressen oder organisieren solche Kurse.

Erkrankungen des Bewegungsapparats

Calcium

Wirkstoff/gruppe	Medikamente
Calciumcarbonat	Calcium-dura (D), Calcium Hexal (D)
Calciumlactogluconat + Calciumcarbonat	Calcium Sandoz (D)

Wirkungsweise

Dass Calcium in ausreichender Menge zur Verfügung steht, ist Grundvoraussetzung für einen normalen Knochenstoffwechsel. Calciumpräparate sollen einen Calciummangel in der Nahrung ausgleichen.

Anwendung

Es gibt Empfehlungen, dass alle Frauen in den Wechseljahren und alle Männer, die das 65. Lebensjahr überschritten haben, täglich 1500 mg Calcium zu sich nehmen sollen. Falls dies nicht allein über die Ernährung gelingt, kann das Calcium durch Tabletten ersetzt werden.

Nebenwirkungen

→ Magen-Darm-Beschwerden

Calciumpräparate können Bauchschmerzen, Appetitlosigkeit, Übelkeit und Erbrechen sowie Verstopfung verursachen.

→ Erhöhter Calciumspiegel im Blut

Vor allem bei Menschen mit der Neigung zu Nierensteinen oder bei bettlägrigen Personen können hohe Dosen (1800 mg pro Tag) von Calcium den Calciumspiegel im Blut stark erhöhen. Zeichen einer »Calciumvergiftung« sind Austrocknung, Muskelschwäche, Bewusstseinsstörungen, Übelkeit und Erbrechen. Bei Auftreten dieser Symptome muss das Präparat sofort abgesetzt werden.

→ Herz- und Kreislaufstörungen

Calciumpräparate können gegebenenfalls Blutdruck und Puls senken sowie Veränderungen im EKG hervorrufen.

→ Durst

Durst und vermehrte Harnflut werden unter der Behandlung mit Calciumpräparaten beobachtet.

Kombination mit anderen Mitteln

● Calciumpräparate sollten nicht zusammen mit Digitalis (siehe Seite 368ff.) eingenommen werden, da die Giftigkeit des Herzmittels zunehmen kann.
● Calciumpräparate können die Blutspiegel und damit die Wirkung der ebenfalls bei der Osteoporose eingesetzten Bisphosphonate (siehe unten) und Natriumfluoride (siehe unten) sowie von Calciumantagonisten zur Behandlung des Bluthochdrucks (siehe Seite 329ff.) und des Antibiotikums Tetrazyklin (siehe Seite 97ff.) herabsetzen.
● Zusammen mit harntreibenden Mitteln (Thiazide, siehe Seite 317ff.) nimmt die Gefahr eines erhöhten Calciumspiegels im Blut zu.

Achtung

● Calciumpräparate dürfen nicht eingenommen werden, wenn der Calciumspiegel im Blut oder die Calciumausscheidung im Urin erhöht ist.
● Bei Knochenmetastasen sollte auf die Einnahme von Calciumpräparaten verzichtet werden, da hier sehr häufig ein bereits erhöhter Calciumspiegel im Blut zu finden ist.
● Bei stark eingeschränkter Nierenfunktion, Versiegen der Urinproduktion, starker Austrocknung und bei Nierensteinen bzw. Calciumablagerungen in der Niere dürfen Calciumpräparate nicht eingesetzt werden, da das zugeführte Calcium dann nicht oder nur sehr langsam ausgeschieden wird. Dadurch steigt seine Konzentration im Blut stark an und kann die Niere sowie weitere Organe stark schädigen.
● Weiterhin verbietet sich die Einnahme von Calciumpräparaten bei einer Überdosierung von Digitalispräparaten (siehe Seite 368ff.), da die Giftigkeit dieser Herzmittel dann noch erhöht wird.

Schwangerschaft und Stillzeit

Es spricht nichts gegen die Einnahme von Calciumpräparaten in Schwangerschaft und Stillzeit.

Osteoporose

Daher unsere Bewertung

Calciumpräparate gelten als Mittel der Wahl zur Vorbeugung und Behandlung einer Osteoporose, auch wenn bisher nicht eindeutig belegt ist, dass ihre Einnahme vor Knochenbrüchen schützt.

Vitamin D (Colecalciferol)

Wirkstoff/gruppen	Medikamente
Colecalciferol (Vitamin D3)	Laevovit D3 (A), Ospur D3 (D), Vigantoletten (D), Vitamin D3 Streuli (CH)
Kombinationspräparate mit Calcium Calciumcarbonat + Colecalciferol	Calcium D3 Stada (D), Ideos (D), Ossofortin forte (D), Sandocal (D)
Calciumphosphat + Colecalciferol	Osspulvit S (D)
Calciumphosphat + Calciumgluconat + Colecalciferol	Ossofortin (D)
Calciumgluconat + Calciumlactat + Ergocalciferol	Frubiase Calcium forte (D)

Wirkungsweise

Vitamin D erhöht die Verfügbarkeit von Calcium für den Körper, indem es die Aufnahme aus dem Darm fördert, die Ausscheidung über die Niere senkt und den Einbau in das Knochengewebe steigert. Ob das in der Praxis auch gut funktioniert, ist durch entsprechende Studien leider nur schlecht untersucht.

Anwendung

Zur Vorbeugung und Behandlung der Osteoporose werden täglich 400 bis 800 IE Vitamin D – meist zusammen mit Calcium – eingenommen.

Nebenwirkungen

Vitamin D ist gut verträglich, jedoch kann es bei zu hohen Dosen leicht zur Vergiftungserscheinungen kommen. Diese gehen mit verschiedenen unerwünschten Wirkungen einher. Dann muss die Behandlung abgesetzt werden.

→ **Magen-Darm-Beschwerden**

Appetitlosigkeit, Übelkeit, Erbrechen und Verstopfung können bei Überdosierung auftreten.

→ **Erhöhter Calciumspiegel**

Hohe Dosen von Vitamin D können zu einem Anstieg des Calciumspiegels im Blut führen. Bleibt der Calciumspiegel längere Zeit erhöht, kann dies zu Herzrhythmusstörungen, Bluthochdruck, Herzinfarkt sowie Kalkeinlagerungen in Blutgefäßen, Lunge, Niere, Binde- und Hornhaut der Augen führen.

→ **Psychische Störungen**

Eine allgemeine Schwäche, Müdigkeit, Kopfschmerzen sowie Reizbarkeit weisen auf eine Überdosierung von Vitamin D hin. In schweren Fällen können Bewusstseinsstörungen und Psychosen auftreten.

→ **Nierenschäden**

Überdosierung von Vitamin D kann zu Nierensteinen und Nierenschäden führen.

→ **Knochen- und Muskelschmerzen**

Hohe Dosen Vitamin D können Knochen- und Muskelschmerzen verursachen.

Kombination mit anderen Mitteln

● Die gleichzeitige Gabe von Anionenaustauscherharzen (z. B. Colestyramin, Colestipol) zur Behandlung von erhöhten Cholesterinspiegeln kann zu einer Herabsetzung des Vitamin-D-Spiegels im Blut führen.
● Barbiturate zur Förderung des Schlafs (siehe Seite 503f.) sowie das Mittel Phenytoin zur Behandlung der Epilepsie (siehe Seite 505ff.) können die Wirkung von Vitamin D herabsetzen.

Erkrankungen des Bewegungsapparats

- Vitamin-D-Präparate dürfen nicht mit dem ähnlich wirksamen Dihydrotachysterol gegeben werden, da die Gefahr der Vergiftung steigt.
- Bei erhöhten Calciumspiegeln aufgrund der Einnahme von Vitamin D können die Nebenwirkungen bei gleichzeitiger Gabe von Digitalispräparaten (siehe Seite 368ff.) zunehmen.
- Die Wirkung des Calciumantagonisten Verapamil (siehe Seite 357f.) kann durch Vitamin D und Calcium vermindert werden.
- Da zu hohe Dosen Vitamin D zu Vergiftungserscheinungen führen können, ist Vorsicht bei der gleichzeitigen Einnahme von Multivitaminpräparaten geboten.

Achtung

- Bei Überempfindlichkeit gegen den Wirkstoff darf Vitamin D nicht angewandt werden.
- Vitamin D darf nicht eingesetzt werden, wenn der Calciumspiegel im Blut oder die Calciumausscheidung im Urin erhöht ist.
- Bei Sarkoidose, einer seltenen Erkrankung des Lymphgewebes, die sich oft an der Lunge manifestiert, und Nierensteinen in der Vorgeschichte sollte Vitamin D nicht genommen werden.

Schwangerschaft und Stillzeit

In der Schwangerschaft sollte Vitamin D nicht in Dosen über 400 IE pro Tag genommen werden, da bei zu hohen Dosen, einhergehend mit erhöhten Calciumspiegeln, Fehlbildungen der Hauptschlagader befürchtet werden. Vitamin D geht in die Muttermilch über, aber es wurde bisher keine Überdosierung beim Säugling beobachtet.

> **Daher unsere Bewertung**
>
> Ältere, ans Haus gebundene Menschen profitieren aufgrund des oft vorhandenen Vitamin-D-Mangels wahrscheinlich von der täglichen Einnahme von 400 bis 800 IE Vitamin D zusammen mit Calcium. In Heimen lebenden älteren Menschen wird deshalb generell die Einnahme von Vitamin D empfohlen.

Östrogene

Wirkstoffe/gruppen	Medikamente
Östrogene zum Einnehmen Estradiol	Estrifam Tabl.(D)
Estradiolvalerat	Estradiol Jenapharm (D), Gynokadin (D), Progynova (D)
Estriol	Ovestin (A, CH, D)
Konjugierte Östrogene	Climarest (D), Oestrofeminal (D), Premarin (A, CH), Presomen (D)
Östrogen-Pflaster Estradiol	Cutanum (D), Estraderm (A, CH, D), Estramon (D), Menorest Pflaster (A, CH, D), Tradelia (D)
Östrogen-Gestagen-Kombinationen Estradiol + Norethisteronacetat	Estracomb (D), Kliogest N (D), Trisequens (D)
Estradiolvalerat + Cyproteronacetat	Climen (D)

Wirkungsweise

Östrogene wirken dem Abbau der Knochensubstanz entgegen und verlangsamen so den Knochenverlust nach den Wechseljahren. Sie sind nur zur Vorbeugung geeignet, einen Knochenwiederaufbau bewirken sie nicht. Obgleich sie vielerorts propagiert werden, ist der Nachweis ihres therapeutischen Nutzens bisher dürftig.

Zwar ist relativ gut nachgewiesen, dass Östrogene den Knochenabbau im Alter hemmen, ob sie jedoch auch wirklich die Rate an Knochenbrüchen vermindern, ist deutlich schlechter belegt. Was erschwerend hinzukommt, ist die Tatsache, dass sich ein anhaltender Schutz nur durch eine lebenslange Einnahme der Hormone erreichen lässt – mit der Dauer der Behandlung steigt aber auch das Risiko, dass durch die Hor-

Osteoporose

mone eine Brustkrebserkrankung ausgelöst wird. Nach mehr als zehn Jahren Anwendungsdauer der Östrogene steigt das Risiko für diese Krebsart um 30 Prozent. Anders ausgedrückt: Jeder durch die Hormone verhinderte Knochenbruch wird durch das zusätzliche Auftreten eines Brustkrebses erkauft.

Anwendung

Östrogene in Tablettenform werden täglich einmal eingenommen, Pflaster werden ein- bis zweimal wöchentlich auf die Haut geklebt. Alle drei Wochen wird die Behandlung durch eine einwöchige Pause unterbrochen.

Die Östrogentherapie muss bei allen Frauen, deren Gebärmutter nicht operativ entfernt wurde, mit Gestagenen kombiniert werden, um das Risiko eines Gebärmutterkrebses zu vermindern. Gestagenpräparate werden entweder für mindestens zehn Tage oder während des gesamten Zeitraums mit den Östrogenen zusammen eingenommen.

Nebenwirkungen, Kombination mit anderen Mitteln, Achtung, Schwangerschaft und Stillzeit

Siehe Seite 230ff.

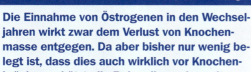

Daher unsere Bewertung

Die Einnahme von Östrogenen in den Wechseljahren wirkt zwar dem Verlust von Knochenmasse entgegen. Da aber bisher nur wenig belegt ist, dass dies auch wirklich vor Knochenbrüchen schützt, die Behandlung aber mit einem erhöhten Brustkrebsrisiko einhergeht, raten wir von Östrogenen zur Vorbeugung bzw. Behandlung der Osteoporose ab.

Bisphosphonate

Wirkstoffe	Medikamente
Etidronsäure	Didronel (A, CH, D)
Alendronsäure	Fosamax (A, CH, D)

Wirkungsweise

Bisphosphonate wirken dem Knochenverlust entgegen, indem sie die Aktivität der knochenabbauenden Zellen (Osteoklasten) hemmen. Gleichzeitig kann Etridonat leider auch der Mineralisation des Knochens entgegenwirken und darf jeweils nur über einen kurzen Zeitraum eingenommen werden: In den Etridonat-Pausen wird dann Calcium eingenommen, das wieder abgesetzt wird, wenn die Etridonat-Einnahme erfolgt, da es dann nicht im Knochen ankommt. Alendronat soll den Knochenaufbau erst in höheren Dosierungen stören und kann deshalb kontinuierlich genommen werden.

Anwendung

Etidronsäure wird zyklisch angewandt, d.h., der zweiwöchigen Einnahme von 400 mg Etidronsäure pro Tag folgt die elfwöchige Einnahme von täglich 500 mg Calcium. Danach kann dieser Zyklus wiederholt werden. Etidronat darf nicht zusammen mit Calcium oder Milch eingenommen werden.

Alendronsäure wird täglich in einer Dosis von 10 mg kontinuierlich eingenommen, und zwar im Stehen morgens auf nüchternen Magen mindestens 30 Minuten vor dem Essen mit einem Glas Wasser. Nach der Einnahme darf man sich 30 Minuten nicht hinlegen, damit das Mittel nicht in der Speiseröhre zurückbleibt und diese schädigt.

Nebenwirkungen

Unter der Behandlung mit Bisphosphonaten treten relativ häufig Nebenwirkungen auf, die jedoch nicht immer gefährlich sind und zum Absetzen des Mittels zwingen. Stellen sich uner-

Erkrankungen des Bewegungsapparats

wünschte Nebenwirkungen ein, muss man mit dem Arzt besprechen, ob man die Behandlung fortsetzen soll oder nicht.

→ Magen-Darm-Beschwerden

Alendronsäure verursacht häufig Bauchschmerzen, Blähungen, Übelkeit und Erbrechen, Durchfall, aber auch Verstopfung, Sodbrennen und Verdauungsstörungen. Da es an der Speiseröhre Geschwüre hervorrufen kann, darf es nur im Stehen oder Sitzen mit einem vollen Glas Wasser eingenommen werden.

Übelkeit ist auch eine häufige Nebenwirkung von Etidronsäure.

→ Schmerzen

Sehr häufig rufen Alendronsäure und Etidronsäure Schmerzen an erkrankten, aber auch an bisher schmerzfreien Knochen hervor, häufig kommt es zu Muskel- und Rückenschmerzen, Gelenkbeschwerden und Kopfschmerzen.

→ Psychische und neurologische Störungen

Etidronsäure kann selten Depressionen, Gedächtnisstörungen, Halluzinationen, Krampfanfälle, Empfindungsstörungen und Verwirrtheit hervorrufen. In Einzelfällen sind unter beiden Substanzen Gangstörungen beobachtet worden. In diesem Fall sollte das Mittel abgesetzt und der Arzt aufgesucht werden.

→ Geschmacksstörungen

In bis zu fünf Prozent der Fälle kommt es unter der Behandlung mit Etidronsäure zu einem metallischen oder anders veränderten Geschmack bzw. zum Geschmacksverlust. Unter Alendronsäure sind solche Störungen des Geschmackssinns seltener.

→ Herzbeschwerden

Unter Alendronsäure treten häufig Brustschmerzen sowie Wassereinlagerungen im Gewebe auf. Sehr wahrscheinlich werden die Schmerzen in der Brust, die bei bis zu drei Prozent der Patienten auftreten, durch Reizungen der Speiseröhre ausgelöst und gehen nicht auf eine Durchblutungsstörung am Herzen (Angina pectoris) zu-

rück. Dennoch sollte beim Auftreten solcher Beschwerden ein EKG angefertigt werden.

→ Hautveränderungen

Alendronsäure und Etidronsäure verursachen manchmal Hautrötungen, Nesselsucht und allergische Hautausschläge, selten bis hin zum allergischen Schock. Unter Etidronsäure kann es auch zu Haarausfall kommen.

→ Grippeartige Beschwerden, Atemnot

Alendronsäure ruft bei bis zu vier Prozent der Patienten grippeähnliche Beschwerden hervor. Atemnot tritt häufig unter Etidronsäure auf.

→ Blutbildveränderungen

Unter der Behandlung mit Etidronsäure kann es zu Störungen der Blutbildung mit Blutarmut, verminderter Zahl der weißen Blutkörperchen und zu Gerinnungsstörungen kommen. Deshalb muss das Blutbild regelmäßig kontrolliert werden.

→ Mangel an Mineralstoffen

Beide Substanzen rufen häufig einen Phosphatmangel hervor. Alendronat führt darüber hinaus oft zu einem Calciummangel und Etidronat zu einem Mangel an Magnesium. Daher müssen die Spiegel dieser Mineralstoffe im Blut gelegentlich kontrolliert werden.

→ Fieber, Gewichtszunahme, Niere

Unter Etidronsäure kommt es relativ häufig zu Fieber. Alendronsäure kann eine Gewichtszunahme provozieren. Beide Substanzen können eine bestehende Nierenschwäche verschlimmern.

Kombination mit anderen Mitteln

● Alendronsäure muss in mindestens 30-minütigem Zeitabstand zu Essen und Trinken mit einem Glas Wasser eingenommen werden, da Nahrung die Aufnahme von Alendronsäure behindert.
● Calciumhaltige Mittel, säurebindende Magenmittel (siehe Seite 159ff.) und Eisenpräparate können die Spiegel von Alendronsäure und Etidronsäure herabsetzen, deshalb sollten sie nicht zusammen eingenommen werden.

Osteoporose

● Etidronsäure verstärkt die Wirkung des gerinnungshemmenden Mittels Warfarin (siehe Seite 406f.) und kann so Blutungen verursachen.
● Bei gleichzeitiger Einnahme des Magenmittels Ranitidin (siehe Seite 157ff.) kann der Spiegel von Alendronsäure ansteigen.
● Die Kombination des Schmerzmittels Acetylsalicylsäure (siehe Seite 12f.) mit Alendronat kann die Nebenwirkungen auf den Magen-Darm-Trakt verschlimmern.

Achtung

● Bei Überempfindlichkeit gegen den Wirkstoff oder andere Bisphosphonate dürfen Alendron- und Etidronsäure nicht eingesetzt werden.
● Kinder und Jugendliche unter 16 Jahren dürfen wegen mangelnder Erfahrungen nicht mit Alendron- oder Etidronsäure behandelt werden.
● Bei eingeschränkter Nierenfunktion verbietet sich die Behandlung mit Bisphosphonaten, da sie die Nierenschwäche verschlimmern können. Ausnahme: Die Nierenfunktion ist vorübergehend durch Calciumanstieg im Blut eingeschränkt.
● Bei Calciummangel dürfen beide Substanzen nicht eingesetzt werden, da sie den Calciumspiegel weiter senken können.
● Die Behandlung mit Alendronsäure verbietet sich bei Schluckstörungen und Erkrankungen der Speiseröhre, die den Transport in den Magen verzögern, da sonst die Gefahr der Schädigung der Speiseröhre groß ist.
● Bei einer bestehenden Schleimhautentzündung von Magen oder Zwölffingerdarm kann Alendronsäure die Schleimhaut zusätzlich reizen.
● Bei Vitamin-D-Mangel und/oder Osteomalazie (starke Knochenverbieglichkeit aufgrund eines Vitamin-D-Mangels) darf Etidronsäure nicht eingenommen werden, weil Etidronat als Mineralisationshemmer die Osteomalazie verschlimmern kann.
● Bei einem Knochenbruch muss Etidronsäure sofort abgesetzt werden, weil Etidronsäure den Einbau von Calcium in den Knochen und damit die Heilung des Knochenbruchs hemmt. Es darf erst wieder eingenommen werden, wenn der Bruch völlig verheilt ist.

Schwangerschaft und Stillzeit

Wegen bis zum jetzigen Zeitpunkt noch mangelnden Erfahrungen sollten Alendronsäure und Etidronsäure in der Schwangerschaft und in der Stillzeit nicht eingenommen werden.

Eine versehentliche Einnahme dieser Präparate begründet jedoch keinen Schwangerschaftsabbruch.

Daher unsere Bewertung

Zwar nimmt die Knochendichte durch die Einnahme von Bisphosphonaten in den ersten Jahren um fünf bis zehn Prozent zu, Belege für den Schutz vor Knochenbrüchen gibt es jedoch wenig. Auch ist bisher nicht bekannt, wie sich die Knochenstruktur unter längerer Behandlung mit Bisphosphonaten verändert, ob der anfängliche Nutzen aufrechterhalten bleibt oder ob sich die Langzeittherapie sogar ungünstig auswirkt bzw. wie der Knochen sich nach Absetzen der Mittel verändert. Deshalb sollten Alendronsäure und Etidronsäure nur in Einzelfällen und zeitlich begrenzt genommen werden. Laut vorliegenden Studien profitieren vor allem Frauen mit hohem Risiko, weitere Wirbelbrüche zu erleiden, von der Behandlung.

Da Alendronsäure schwere Entzündungen und Geschwüre der Speiseröhre hervorrufen kann, raten wir zum bevorzugten Einsatz von Etidronsäure.

Fluoride

Wirkstoff/gruppen	Medikamente
Natriumfluorid	Natriumfluorid Baer (A, D), Ossin (D), Ossofluor (CH)
Natriumfluorophosphat + Calciumgluconat + Calciumcitrat	Tridin (D)
Natriumfluorid + Ascorbinsäure	Ossiplex retard (D)

301

Erkrankungen des Bewegungsapparats

Wirkungsweise

Fluoride stimulieren diejenigen Zellen im Knochen (Osteoblasten), die neue Knochengrundsubstanz bilden. Da sich an diese Grundsubstanz Calcium binden muss, um einen festen Knochen zu erzeugen, wird die Kombination von Fluoriden mit Calcium empfohlen. In einigen Präparaten ist das Fluorid bereits mit Calciumsalzen kombiniert. Dass die Kombination mit Ascorbinsäure (Vitamin C), das als Kochensubstanz benötigt wird, tatsächlich vor Knochenbrüchen schützt, ist bisher nicht belegt.

Anwendung

Fluoride sollen zwei bis vier Jahre lang in einer Dosis von 20 bis 25 mg ein- bis dreimal täglich bzw. in einer Dosis von 40 mg ein- bis zweimal täglich eingenommen werden.

Nebenwirkungen

→ Magen-Darm-Beschwerden

Relativ häufig kommt es unter Fluoriden – insbesondere unter Medikamenten, die den Wirkstoff schnell freisetzen – zu Magenbeschwerden und Übelkeit, in Einzelfällen sogar zu Geschwüren und Blutungen. Länger anhaltende Magenbeschwerden sollten vom Arzt abgeklärt werden.

→ Zahnverfärbungen

Die Einnahme von Fluoriden kann zu dauerhaften weißlich-gelblichen bis bräunlichen Verfärbungen des Zahnschmelzes führen, die zwar harmlos, aber kosmetisch störend sind.

→ Allergische Reaktionen

Selten treten unter der Behandlung mit Fluoriden allergische Hautveränderungen, Ekzeme und Nesselsucht auf, auch allgemeine allergische Reaktionen kommen vor. In diesem Fall muss das Präparat abgesetzt werden.

→ Knochen- und Gelenkbeschwerden

Fluoride können Gliederschmerzen sowie Gelenkbeschwerden und -schwellungen hervorrufen und außerdem einen akuten Schub bei chronischer Polyarthritis auslösen.

→ Kopfschmerzen, Schwächezustände

Unter der Behandlung mit Fluoriden kann es zu Kopfschmerzen und ebenso zu Schwächezuständen kommen.

Kombination mit anderen Mitteln

Fluoride sollten nicht gleichzeitig, sondern in großem zeitlichen Abstand zu calciumhaltigen Medikamenten und Lebensmitteln, wie z. B. Milch und Milchprodukten, aber auch Magnesium, säurebindenden Magenmitteln und Wismutpräparaten, eingenommen werden. Sonst sinkt der Fluoridspiegel im Blut und die Wirkung auf die Osteoporose lässt nach.

Achtung

● Bei akuten Gelenkerkrankungen und -entzündungen sollten Fluoride nicht eingenommen werden, da sie die Beschwerden verstärken bzw. bei einer chronischen Polyarthritis sogar einen akuten Schub auslösen können.
● Bei schwer eingeschränkter Funktion von Leber und Niere ist von einer Behandlung mit Fluoriden abzusehen, weil sie langsamer abgebaut werden, ihre Konzentration im Körper steigt und die Gefahr von Nebenwirkungen zunimmt.
● Fluoride sollten nicht bei Osteomalazie (starke Knochenverbieglichkeit aufgrund eines Vitamin-D-Mangels) eingenommen werden, weil sie diese Mineralisationsstörung des Knochens verstärken können.
● Nur mit Vorsicht sollten Fluoride bei Magen- und Darmgeschwüren eingesetzt werden, da sie diese selbst auslösen können.
● Kinder und Jugendliche unter 18 Jahren sollten nicht mit Fluoriden behandelt werden, da hierzu nicht genügend Erfahrungen vorliegen.

Schwangerschaft und Stillzeit

Während der Schwangerschaft sollten Fluoride nicht eingenommen werden, insbesondere nicht in den ersten drei Monaten, da diese Mittel das Kind schädigen können. Frauen im gebärfähigen Alter sollten auf eine Behandlung mit Fluoriden verzichten oder während der Zeit der Einnahme eine Schwangerschaft sicher verhüten.

Auch in der Stillzeit sollten Fluoride nicht eingenommen werden, da die Substanzen in die Muttermilch übergehen.

> **Daher unsere Bewertung**
>
> Auch wenn die Knochendichte unter der Fluoridtherapie zunimmt, bleibt unklar, wie hoch die Qualität des neu gebildeten Knochens ist. Fluoride werden zwar schon seit vielen Jahren zur Behandlung der Osteoporose eingesetzt, jedoch haben die klinischen Studien zum Schutz vor Knochenbrüchen widersprüchliche Ergebnisse erbracht. Bevor die Wirksamkeit nicht besser belegt ist, raten wir von einer Behandlung der Osteoporose mit Fluoriden ab.

Calcitonin

Wirkstoff	Medikamente
Calcitonin vom Lachs	Karil (D), Miacalcic (A, CH), Ucecal (A)

Wirkungsweise

Calcitonin ist ein Hormon, das beim Menschen in bestimmten Zellen der Schilddrüse gebildet wird. Seine Hauptwirkungen sind die vermehrte Ausscheidung von Calcium und Phosphat über die Niere, die Hemmung des Knochenabbaus durch Osteoklasten, der vermehrte Einbau von Calcium in den Knochen und eine Schmerzlinderung, die wohl von der Hemmung der Osteoklasten herrührt.

Nachgewiesenermaßen steigert es die Knochendichte an der Wirbelsäule. Dass es damit auch vor Knochenbrüchen schützt, ist dagegen nicht bewiesen. Während der Behandlung kommt es bei vielen der Patienten (bis zu 44 Prozent) zur Entwicklung von Antikörpern, die den Wirkstoff »abfangen« und somit seine Wirksamkeit abschwächen. Zur Behandlung der Osteoporose wird vornehmlich aus Lachs gewonnenes Calcitonin verwendet.

Anwendung

Zur Behandlung von Knochenschmerzen, die durch osteoporotische Knochenbrüche bedingt sind, werden vier bis acht Wochen lang täglich 50 bis 100 I.E. unter die Haut oder in den Muskel gespritzt. Gleichzeitig muss für eine ausreichende Calciumzufuhr gesorgt werden.

Zur Vorbeugung einer Osteoporose bei gesunden Frauen in den Wechseljahren, die ein hohes Risiko für die Entwicklung einer Osteoporose haben, werden an fünf Tagen in der Woche täglich 200 I.E. als Nasenspray verabreicht.

Nebenwirkungen

Unter der Behandlung mit Calcitonin treten häufig Nebenwirkungen auf, die in der Mehrzahl der Fälle zwar harmlos, aber unangenehm sind.

→ **Schmerzhafte Spritze**

Bei vielen Patienten verursacht die Injektion von Calcitonin Schmerzen an der Einstichstelle. Lokale Reizungen und Entzündungen kommen vor.

→ **Allergische Reaktionen**

Allergische Hautausschläge, Juckreiz und Nesselsucht, in sehr seltenen Fällen bis hin zum lebensbedrohlichen allergischen Schock, können durch Calcitonin verursacht werden. Dann muss die Behandlung sofort abgebrochen werden.

→ **Magen-Darm-Beschwerden**

Calcitonin verursacht vor allem zu Beginn der Behandlung häufig Übelkeit, Brechreiz und Erbrechen, seltener Bauchschmerzen, Appetitlosigkeit und Durchfall.

→ **Hitzegefühl**

Oft kommt es nach der Anwendung von Calcitonin zu Hitzegefühl und einer Rötung der Haut.

Erkrankungen des Bewegungsapparats

Auch Fieber, Schüttelfrost und schlechtes Befinden können durch Calcitonin verursacht werden.

→ **Kopfschmerzen**

Vor allem nach dem Sprühen des Mittels in die Nase treten in bis zu drei Prozent der Fälle Kopfschmerzen, seltener auch Schwindel auf.

→ **Blutdruckstörungen**

Unter Calcitonin kann es zu einem Anstieg, aber auch zu einem Abfall des Blutdrucks, Kollaps, Wassereinlagerungen und einem schnellen Puls kommen. Bei Auftreten dieser Symptome sollte das Mittel abgesetzt werden.

→ **Geschmacksstörungen**

Calcitonin kann einen salzigen oder metallischen Geschmack hervorrufen.

→ **Schnupfenartige Symptome**

Nach Anwendung von Calcitonin als Nasenspray kann es zu Nasenlaufen oder einer verstopften Nase, Niesen und Nasenbluten kommen.

Kombination mit anderen Mitteln

Wechselwirkungen mit anderen Substanzen sind nicht bekannt.

Achtung

● Bei Überempfindlichkeit gegenüber dem Wirkstoff verbietet sich die Behandlung mit Calcitonin.

● Calcitonin darf nicht bei einem bestehenden Calciummangel verabreicht werden, da es die Calciumausscheidung über die Niere verstärkt und den Calciummangel auf diese Art und Weise verschlimmern kann.

● Kinder und Jugendliche sollten – wenn überhaupt – möglichst nur wenige Wochen lang mit Calcitonin behandelt werden, da die Substanz das Knochenwachstum beeinträchtigen kann.

● Bei bettlägerigen Patienten, die über längere Zeit mit Calcitonin behandelt werden, sollte regelmäßig der Urin untersucht werden.

Schwangerschaft und Stillzeit

Wegen der mangelnden Erfahrungen sollte Calcitonin in der Schwangerschaft nicht angewandt werden.

Da Calcitonin im Tierversuch die Milchproduktion unterdrückt, sollte eine derartige Behandlung während der Stillzeit unterbleiben.

Daher unsere Bewertung

Calcitonin steigert laut einigen Studienergebnissen die Knochendichte in der Wirbelsäule. Dass es damit auch vor Knochenbrüchen schützt, ist dagegen nicht bewiesen. In den meisten Fällen wird Calcitonin zur Linderung von Knochenschmerzen eingesetzt, die durch osteoporotische Knochenbrüche bedingt sind. Nach den Ergebnissen kleiner Studien lindert Calcitonin diese Schmerzen in vielen Fällen. Allerdings wurde bisher nicht untersucht, ob diese Wirkung diejenige von üblichen Schmerzmitteln übersteigt.

Aufgrund der fehlenden Wirkungsnachweise zum Schutz vor Knochenbrüchen und den gleichzeitig häufigen und unter Umständen bedrohlichen Nebenwirkungen können wir Calcitonin nicht zur Vorbeugung und Behandlung der Osteoporose, sondern nur zur Behandlung von Schmerzen durch osteoporotische Knochenschmerzen empfehlen.

Gicht

Gicht in Deutschland

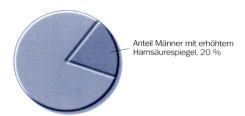

Anteil Männer mit erhöhtem Harnsäurespiegel, 20 %

Jeder fünfte deutsche Mann hat einen erhöhten Harnsäurespiegel, bei Frauen steigt die Harnsäure im Blut erst in den Wechseljahren an, wenn die Östrogenproduktion nachlässt. Vorher fördern die Östrogene die Ausscheidung der Harnsäure durch die Niere.

Was ist Gicht?

Der Stoffwechselkrankheit Gicht liegt ein erhöhter Harnsäuregehalt in Blut und Geweben zugrunde. Harnsäure entsteht als Endprodukt beim Abbau von Purin, einem wichtigen Bauteil pflanzlicher, tierischer und menschlicher Zellkerne. Liegt der Harnsäurespiegel über 6,4 mg pro Deziliter Blut, nennt man das Hyperurikämie. Als Gicht wird diese Störung erst bezeichnet, wenn sie Beschwerden verursacht. Beim akuten Gichtanfall steigt die Harnsäure in der Gelenkflüssigkeit zeitweilig stark an und fällt in Form von Kristallen aus. Bei der (heute selten gewordenen) chronischen Gicht lagert sich die Harnsäure auch in Sehnen, Haut, Knochen und Niere ab und bildet in den Harnwegen Steine.

Ursachen

Hyperurikämie und Gicht beruhen in der Mehrzahl der Fälle auf einer erblich bedingten Störung der Harnsäureausscheidung. Sie führt aber erst dann zur Erhöhung der Harnsäure im Körper, wenn durch üppige Nahrung zu viel Harnsäure zugeführt und/oder deren Ausscheidung durch zu viel Alkohol blockiert wird. Sehr selten ist eine genetisch bedingte Überproduktion von Harnsäure die Ursache.

Daneben gibt es noch einige andere Umstände oder Erkrankungen, die zu erhöhten Harnsäurespiegeln führen können. So kann bei Nierenerkrankungen, Fasten, entgleister Zuckerkrankheit sowie der Einnahme harntreibender (Diuretika) oder schmerzstillender Mittel (Acetylsalicylsäure) die Ausscheidung von Harnsäure vermindert sein. Ein vermehrter Anfall von Harnsäure kann auch durch den Zerfall von Zellen bedingt sein, z. B. bei Leukämie, durch bestimmte Formen von Blutarmut (hämolytischen Anämien) sowie durch medikamentöse Therapie oder Bestrahlung von Tumoren.

Symptome

Eine symptomlose Erhöhung der Harnsäure wird oft zufällig bei Blutuntersuchungen entdeckt. Sonst äußert sich die Hyperurikämie mit einem plötzlichen Gichtanfall, der den Betroffenen meist nachts aus dem Schlaf reißt. Der Gichtanfall spielt sich oft nur an einem Gelenk ab, in 80 Prozent der Fälle am Grundgelenk der großen Zehe. Das Gelenk ist gerötet und geschwollen und sehr schmerzhaft.

Wird der erhöhte Harnsäurespiegel nicht gesenkt, kommt es höchstwahrscheinlich nach einiger Zeit zu weiteren Anfällen. Neben dem Großzehengrundgelenk können Sprunggelenk, Kniegelenk und Daumengrundgelenk betroffen

Erkrankungen des Bewegungsapparats

sein. Bei älteren Menschen sind bei einem Gichtanfall oft mehrere Gelenke gleichzeitig beteiligt.

Spätfolgen und Komplikationen

In den ableitenden Harnwegen und in der Niere können sich Harnsäuresteine bilden. Harnsäuresteine begünstigen Harnwegsinfekte und können über wiederkehrende Nierenbeckenentzündungen die Nierenfunktion beeinträchtigen. Harnsäurekristalle, die sich im Nierengewebe ablagern, können zu Bluthochdruck und seltener zum chronischen Nierenversagen führen (vgl. auch Seite 220ff.).

Bei lang andauernder Harnsäureerhöhung entstehen Ablagerungen von Harnsäurekristallen in Weichteilgewebe (Tophi) wie z.B. den Ohren, Händen und Füßen, der Ferse, dem Ellenbogen sowie in Sehnenscheiden, Schleimbeuteln und Knochen. Liegen diese Tophi unter der Haut, erscheinen sie als kleine harte und manchmal leicht gelblich durchscheinende Knötchen. Sie können bei mechanischer Reizung schmerzhaft werden und als Geschwür aufbrechen. Harnsäurekristalle im Knochen, die sich meist in der Nähe von Gelenken ablagern, können Entzündungen und frühzeitige Gelenkabnutzungen verursachen. Die dabei auftretenden Schmerzen führen dazu, dass die Gelenke kaum noch bewegt werden, und es kommt zu Gelenkversteifungen.

Das kann man selbst tun

→ Ernährung umstellen

Wichtig ist, dass übergewichtige Menschen mit Hyperurikämie Normalgewicht anstreben und halten, indem sie sich auf eine fett- und purinarme, aber vielseitige Kost einstellen. Auf keinen Fall sollte man eine extreme Diät einhalten oder gar fasten, da dies die Harnsäure weiter erhöht. Ganz abgesehen davon, dass das Gewicht ab dem Zeitpunkt, da man wieder wie zuvor zu essen beginnt, erneut ansteigt.

Da Harnsäure beim Menschen das Endprodukt des Purinabbaus ist, sollte man auf purinreiche Nahrungsmittel (z.B. Innereien, Ölsardinen, Heringe, Hülsenfrüchte) weitgehend verzichten.

Man sollte mindestens zwei bis drei Liter pro Tag trinken, sofern keine weiteren Krankheiten eine hohe Flüssigkeitszufuhr verbieten. Auf Alkohol dagegen sollte man weitgehend verzichten, da er die Ausscheidung von Harnsäure durch die Niere hemmt. Vor allem Bier ist ungünstig, da es große Mengen Purin enthält.

→ Vorsicht bei Medikamenten

Da viele harntreibende Medikamente (Diuretika, siehe Seite 317ff.) und das Schmerzmittel Acetylsalicylsäure die Ausscheidung von Harnsäure behindern, sollte man solche Mittel nur auf Verordnung seines Arztes hin einnehmen.

Medikamente: Nutzen und Risiken

Die wichtigste Maßnahme zur Behandlung eines erhöhten Harnsäurespiegels ist die gesunde fett- und purinarme Ernährung sowie die Vermeidung bzw. der Abbau von Übergewicht. Medikamente sollten nur eingesetzt werden, um die Schmerzen bei einem akuten Gichtanfall rasch zu lindern oder um Menschen, die an einer chronischen Gicht leiden oder deren Harnsäurespiegel trotz aller Ernährungsmaßnahmen 9 mg pro Deziliter übersteigt, vor wiederkehrenden Gichtanfällen und Spätfolgen zu schützen. Ein leicht erhöhter Harnsäurespiegel ohne Beschwerden muss nicht medikamentös behandelt werden!

Die Schmerzen beim akuten Gichtanfall werden mit Colchicin, einem Gift aus der Herbstzeitlosen, oder alternativ mit nichtsteroidalen Antirheumatika gelindert. Unter einer solchen Behandlung bessern sich die Beschwerden innerhalb von zwei Tagen, ohne Behandlung klingen sie spätestens nach zwei Wochen wieder ab. Nur wenn diese Mittel nicht wirken, darf Prednisolon zur Entzündungshemmung eingesetzt werden.

Gicht

Zur Behandlung der chronischen Gicht oder einem ständig über 9 mg pro Deziliter erhöhten Harnsäurespiegel im Blut wird in erster Linie Allopurinol eingesetzt, das den Abbau von Purin zu Harnsäure hemmt und ein Fortschreiten der Krankheit verhindert. Nur wenn Allopurinol nicht eingenommen werden darf, sollte man auf Benzbromaron ausweichen, das die Ausscheidung von Harnsäure über die Niere fördert, aber nur bei normaler Nierenfunktion wirksam ist. Eine lebenslange Medikation ist nur selten nötig. In der Regel ist eine angepasste Ernährung bzw. ein gedrosselter Alkoholkonsum ausreichend.

> **Frage an den Arzt**
>
> ● **Was kann ich zusätzlich tun, um die Schmerzen beim akuten Gichtanfall zu lindern?**
> Den Schmerzen im Rahmen der akuten Entzündung können Sie – neben der medikamentösen Behandlung – durch kalte Umschläge entgegenwirken, die Sie mehrmals täglich auf das schmerzende Gelenk aufbringen. Trinken Sie während eines akuten Gichtanfalls keinen Tropfen Alkohol, dafür aber viel andere Flüssigkeit. Verzichten Sie auch auf Kaffee.

Mittel zur Behandlung des akuten Gichtanfalls

Zur Hemmung der Entzündung und Schmerzlinderung wird beim akuten Gichtanfall Colchicin eingesetzt, das in unklaren Fällen auch die Diagnose sichert, nämlich, wenn die Schmerzen rasch darauf ansprechen. Eine Alternative sind kurz wirksame nichtsteroidale Antirheumatika.

Colchicin

Wirkstoff	Medikamente
Colchicin	Colchicum-Dispert (D), Colchysat (D)

Wirkungsweise

Der Stoff aus der Herbstzeitlosen hemmt die Vermehrung bestimmter Abwehrzellen, die die Harnsäurekristalle aufnehmen und entzündungsfördernde Stoffe freisetzen. So wird die Entzündung zurückgedrängt, die Schmerzen werden gelindert.

Anwendung

Da Colchicin nebenwirkungsreich ist, muss man sich streng an das Einnahmeschema halten und darf die Höchstdosis von 6 (bis 8) mg pro Tag bzw. 12 mg pro Anfall keinesfalls überschreiten. In den ersten vier Stunden nimmt man stündlich 1 mg, danach alle zwei Stunden 0,5 bis 1 mg bis zu einer Höchstdosis von 6 mg pro Tag ein. Ältere Menschen mit einem Körpergewicht von unter 50 kg und eingeschränkter Nieren- oder Leberfunktion müssen diese Dosen halbieren und dürfen nicht mehr als 3 mg pro Tag einnehmen.

Wenn die Beschwerden nachlassen oder Nebenwirkungen auftreten, sollte die Behandlung beendet werden.

Nebenwirkungen

→ **Magen-Darm-Beschwerden**

Übelkeit, Erbrechen, Durchfälle und Bauchkrämpfe treten relativ häufig auf und zwingen zur Beendigung der Behandlung.

→ **Blutbildveränderungen**

Vor allem bei längerer Anwendung kann es zu Blutbildungsstörungen mit Blutarmut, Infektionen und/oder Blutungen kommen. Im seltenen Fall, dass Colchicin länger eingenommen wird, sollten Blutbildkontrollen durchgeführt werden.

→ **Störungen der Fruchtbarkeit**

Cochicin hemmt die Zellteilung – auch die von Spermien, weshalb die Fruchtbarkeit beeinträchtigt sein kann.

→ **Nierenschäden**

Vor allem in hohen Dosen kann Colchicin Nierenschäden bis hin zum akuten Nierenversagen verursachen. Deshalb sollte es nur in der empfohlenen Dosis eingenommen werden.

→ **Benommenheit, Sehstörungen**

Treten Benommenheit, Einschränkungen des Reaktionsvermögens, Störungen der Nervenfunktionen und Sehstörungen auf, sollte die Behandlung mit Colchicin beendet werden.

→ **Hautreaktionen**

Hautausschläge, Juckreiz, Hautbrennen, Störungen des Nagelwachstums und Haarausfall kommen vor.

→ **Muskelschwäche**

Muskelschwäche bis hin zu schweren Muskelschäden können vor allem bei wiederholter Anwendung auftreten. Dann sollte das Mittel abgesetzt werden.

Kombination mit anderen Mitteln

● Die Kombination von Colchicin und Ciclosporin A erhöht das Risiko einer Muskel- und Nierenschädigung.
● Da Colchicin die Wirkung von Sympathomimetika, wie sie beispielsweise bei niedrigem Blutdruck oder zur Behandlung des Asthma bronchiale eingesetzt werden, erhöhen kann, sollte die gleichzeitige Gabe dieser Substanzen vermieden werden.

Achtung

● Bei Überempfindlichkeit gegen den Wirkstoff darf Colchicin nicht eingenommen werden.
● Bei Blutarmut und Störungen der Blutbildung verbietet sich die Anwendung von Colchicin aufgrund der Verstärkung dieser Störungen.
● Menschen mit schweren Störungen der Leber- oder Nierenfunktion sollten Colchicin nicht einnehmen, weil dies die Ausscheidung von Colchicin verzögern und seine Nebenwirkungen erhöhen kann.
● Bei schweren Herzkrankheiten oder Kreislaufstörungen ist von einer Behandlung mit Colchicin abzusehen.

Schwangerschaft und Stillzeit

Da Colchicin die Zellteilung hemmt, kann es theoretisch auch Schäden beim ungeborenen Kind verursachen und darf während der Schwangerschaft nicht eingenommen werden. Allerdings sind bisher keine derartigen Effekte beobachtet worden. Frauen im gebärfähigen Alter müssen eine Schwangerschaft noch bis drei Monate nach der Behandlung zuverlässig verhüten. Eine versehentliche Einnahme während der Schwangerschaft hat keine Konsequenzen.

Da Colchicin in die Muttermilch übergeht, sollte es auch während der Stillzeit nicht eingesetzt werden. Allerdings ist bei einmaliger Einnahme kein Abstillen notwendig.

Daher unsere Bewertung

Colchicin gilt als Mittel der ersten Wahl zur Behandlung des akuten Gichtanfalls, vorausgesetzt man hält sich streng an die Dosisbegrenzung und beachtet die Gegenanzeigen.

Nichtsteroidale Antirheumatika

Wirkstoffe	Medikamente
Diclofenac	Agofenac (CH), Diclofenac-ratiopharm (D), Diclac (A, D), Diclophlogont (D), Rewodina (D), Voltaren (A, CH, D)
Indometacin	Amuno (D), Bonidon (CH), Helvecin (CH), Indocid (A, CH), Indohexal (A), Indometacin Berlin-Chemie (D), Indomet-ratiopharm (D), Indo-Phlogont (D), Ralicid (A)

Wirkungsweise

Nichtsteroidale Antirheumatika (NSAR) wirken der Entzündung entgegen, die durch die ausfallenden Harnsäurekristalle im Gelenk verursacht wird, und lindern so die Schmerzen.

Gicht

Anwendung

Von Diclofenac oder Indometacin werden bis zum Abklingen der Schmerzen und der Entzündung dreimal täglich 50 mg eingenommen. Um den Wirkungseintritt zu beschleunigen, kann die erste Dosis ausnahmsweise verdoppelt werden (100 mg Diclofenac oder Indometacin). Oft werden diese Mittel beim ersten Anfall auch vom (Not-)Arzt gespritzt.

Nebenwirkungen

Siehe Seite 279

Kombination mit anderen Mitteln

Siehe Seite 280

Achtung

Siehe Seite 280

Schwangerschaft und Stillzeit

Siehe Seite 281

Daher unsere Bewertung

Nichtsteroidale Antirheumatika gelten ebenso wie Colchicin als Mittel der Wahl zur Linderung der Schmerzen beim akuten Gichtanfall. Da die Substanzen hier nur kurzfristig eingenommen werden, verursachen sie nur selten schwere Nebenwirkungen wie Magen-Darm-Blutungen.
Da Indometacin häufiger Kopfschmerzen, Schwindel und Sehstörungen hervorruft, sollte bevorzugt Diclofenac eingesetzt werden. Bei Unverträglichkeit gegen beide Mittel und gegen Colchicin kann man auf andere nichtsteroidale Antirheumatika zurückgreifen.

Prednisolon

Wirkstoff	Medikamente
Prednisolon	Decaprednil (D), Decortin H (D), Prednisolon-ratiopharm (D), Predni-H-Tablinen (D), Prednisolon Jenapharm (D)

Wirkungsweise

Prednisolon drängt die Entzündung beim Gichtanfall zurück und wirkt gegen den Schmerz.

Anwendung

Beginnend mit 40 bis 50 mg (erste Dosis auch intravenös möglich) wird Prednisolon nur wenige Tage lang in absteigender Dosierung eingesetzt.

Nebenwirkungen

Siehe Seite 281ff.

Kombination mit anderen Mitteln

Siehe Seite 283

Achtung

Siehe Seite 283

Schwangerschaft und Stillzeit

Siehe Seite 284

Daher unsere Bewertung

Prednisolon darf wegen seiner zahlreichen Nebenwirkungen beim akuten Gichtanfall nur eingesetzt werden, wenn Colchicin und nichtsteroidale Antirheumatika mehrere Tage lang ohne Wirkung geblieben sind und die Diagnose einer Überprüfung standgehalten hat. Auch wenn NSAR und Colchicin nicht eingesetzt werden dürfen, kann man darauf ausweichen.

Erkrankungen des Bewegungsapparats

Medikamente zur Behandlung der chronischen Gicht

Allopurinol

Wirkstoff/gruppe	Medikamente
Allopurinol	allo von ct (D), Alloferin (A, CH), Allopur (CH), Allopurinol AL (D), Allopurinol Cophar (CH), Allopurinol-ratiopharm (D), Uripurinol (D), Zyloric (A, CH, D)
Allopurinol + Benzbromaron	Allomaron (D)

Wirkungsweise

Allopurinol hemmt die letzte Stufe im Abbau von Purin zu Harnsäure und senkt so den Harnsäurespiegel im Blut und in den Geweben. Auch bestehende Harnsäureablagerungen im Gewebe können durch Allopurinol aufgelöst werden.

Anwendung

Anfangs werden täglich 300 mg eingenommen. Auf Dauer ist bei den meisten Patienten eine Dosis von 100 bis 150 mg ausreichend, um den Harnsäurespiegel im Blut auf Werte zwischen 5,0 und 6,0 mg zu senken. Bei eingeschränkter Nierenfunktion muss die Dosis um ein bis zwei Drittel gesenkt werden.

Da auch die Vorstufe der Harnsäure im Urin Steine bilden kann, sollte man – sofern Begleiterkrankungen dies nicht verbieten – mindestens zwei bis drei Liter täglich trinken.

Nebenwirkungen

→ Allergische Reaktionen

Allergische Hautveränderungen treten relativ häufig auf. In seltenen Fällen (gewöhnlich erst nach einer sechswöchigen Behandlung) kommt es zu lebensbedrohlichen Allergien an Haut, Schleimhäuten und inneren Organen. Bei allergischen Reaktionen muss Allopurinol sofort abgesetzt werden.

→ Störungen der Blutbildung

Allopurinol kann die Bildung von weißen und roten Blutkörperchen sowie von Blutplättchen beeinträchtigen. Als Folge davon können schwere Infektionen, Blutarmut und Blutungen auftreten. Aus diesem Grund muss das Blutbild unter der Behandlung mit Allopurinol regelmäßig kontrolliert werden.

→ Verdauungsstörungen

Nicht selten verursacht die Einnahme von Allopurinol Übelkeit und Erbrechen, Durchfall und Verdauungsstörungen.

→ Leberschaden

Beim Auftreten von schweren Leberschäden muss Allopurinol sofort abgesetzt werden. Um eine Leberschädigung frühzeitig zu erkennen, müssen die Leberwerte regelmäßig kontrolliert werden.

→ Nierenschaden

Bei zu geringer Flüssigkeitszufuhr können sich unter der Behandlung mit Allopurinol Nierensteine bilden, ebenso kann es zu Störungen der Sexualfunktion beim Mann kommen. Beim Auftreten schwerer Nierenschäden muss das Mittel sofort abgesetzt werden.

→ Müdigkeit, Sinnesstörungen

Müdigkeit, Benommenheit, Kopfschmerzen, Depressionen, Schwindel, Einschränkungen des Reaktionsvermögens und Störungen der Nervenfunktion können auftreten. Auch Sehstörungen, Ohrgeräusche und Beeinträchtigungen des Geschmackssinns kommen vor.

→ Herz und Blutgefäße

Herzrhythmusstörungen, Entzündungen des Herzbeutels und Venenentzündungen wurden selten unter der Behandlung mit Allopurinol beobachtet.

Kombination mit anderen Mitteln

- Vermeiden sollte man die Kombination von Allopurinol mit Substanzen, die ebenfalls Blutbildungsstörungen hervorrufen, z. B. Mittel zur Unterdrückung des Abwehrsystems (Azathioprin, Ciclosporin A), sowie Clozapin zur Behandlung von Psychosen (siehe Seite 579ff.).
- Allopurinol sollte nicht mit den Herzmitteln ACE-Hemmern (siehe Seite 324ff.) eingesetzt werden, da die Kombination gehäuft zu allergischen Reaktionen und Blutbildungsstörungen führt. Die Kombination von Allopurinol mit Penicillin-Abkömmlingen wie Ampicillin und Sultamicillin (siehe Seite 91ff.) sollte man meiden, da sie gehäuft Hautausschläge hervorruft.
- Aluminiumhaltige Mittel zur Bindung der Magensäure (siehe Seite 159ff.) können die Wirkung von Allpurinol herabsetzen und sollten in mindestens dreistündigem Abstand eingenommen werden.
- Allopurinol steigert die Wirkung von gerinnungshemmenden Cumarinen, was zu Blutungen führen kann. Kontrollen der Gerinnungswerte sind erforderlich.
- Die Wirkung von Allopurinol kann durch harntreibende Mittel (siehe Seite 320ff.) verringert werden.
- Allopurinol kann die Wirkung von oralen Antidiabetika (siehe Seite 372ff.) steigern, deshalb müssen der Blutzucker unter der Kombination häufiger kontrolliert und die Dosis angepasst werden.
- Die Wirkung von Allopurinol wird durch Benzbromaron (siehe unten) herabgesetzt.

Achtung

- Bei Überempfindlichkeit gegen den Wirkstoff darf Allopurinol nicht eingenommen werden.
- Bei vorbestehenden Blutbildungsstörungen sollte Allopurinol nur unter häufigen Blutbildkontrollen eingesetzt werden.
- Bei Kindern und Jugendlichen unter 16 Jahren sowie bei Menschen mit eingeschränkter Nierenfunktion muss die Dosis von Allopurinol gesenkt werden.

Schwangerschaft und Stillzeit

Da Allopurinol in Tierversuchen Schäden beim Ungeborenen ausgelöst hat, darf die Substanz nicht in der Schwangerschaft eingesetzt werden.

Auch in der Stillzeit sollte man auf eine Behandlung mit Allopurinol verzichten, da es in die Muttermilch übergeht.

Daher unsere Bewertung

Allopurinol ist das Mittel der Wahl zur Behandlung der chronischen Gicht mit wiederholten Gichtanfällen sowie bei einem ständig über 9 mg pro Deziliter Blut erhöhten Harnsäurespiegel, sofern andere Maßnahmen, wie Gewichtsabnahme, viel Flüssigkeit und purinarme Kost nicht zum Erfolg geführt haben. Um die Bildung von Xanthin-Steinen zu vermeiden, sollte – wenn keine Begleiterkrankungen dies verbieten – unter der Behandlung mit Allopurinol sehr viel getrunken werden, sodass täglich etwa zwei Liter Urin gebildet werden. Bei eingeschränkter Nierenfunktion muss die Tagesdosis um ein bis zwei Drittel gesenkt werden. Nicht sinnvoll ist die feste Kombination von Allopurinol und Benzbromaron, da Benzbromaron die Wirkung von Allopurinol verringert und das Risiko von Nebenwirkungen wächst.

Benzbromaron

Wirkstoff/gruppe	Medikamente
Benzbromaron	Benzbromaron-ratiopharm (D), Desuric (CH), Narcaricin (D), Uricovac (A)
Allopurinol + Benzbromaron	Allomaron (D)

Wirkungsweise

Benzbromaron senkt den Harnsäurespiegel im Körper, indem es die Ausscheidung der Harnsäure über die Niere erhöht.

Anwendung

Täglich wird eine Tablette mit 50 bis 100 mg Benzbromaron zu oder nach einer Mahlzeit eingenommen. Wichtig ist, dass man während der Behandlung mit Benzbromaron genügend Flüssigkeit zu sich nimmt, da gerade zu Behandlungsbeginn große Mengen Harnsäure in die Harnwege gelangen, sodass die Gefahr der Harnsteinbildung besteht. Es wird auch empfohlen, den Säuregehalt des Urins zu Behandlungsbeginn zu prüfen und eventuell mit Natrium-Kalium-Citrat zu senken oder kurz Allopurinol einzunehmen, um einer Harnsteinbildung entgegenzuwirken.

Nebenwirkungen

→ **Nierensteine**

Besonders zu Beginn der Behandlung, aber auch unter Dauertherapie kann es zur Bildung von Harnsäuresteinen und Nierenkoliken kommen, was sich durch größere Trinkmengen weitgehend vermeiden lässt.

→ **Impotenz**

Selten kann Benzbromaron zu Impotenz führen.

→ **Durchfall**

In drei bis vier Prozent der Fälle kommt es zu Durchfall – Übelkeit, Magenschmerzen und Völlegefühl treten seltener auf.

→ **Allergische Reaktionen**

Benzbromaron kann allergische Hautausschläge und Nesselsucht auslösen. Dann muss das Mittel abgesetzt werden.

Kombination mit anderen Mitteln

● Benzbromaron vermindert die Wirkung von Allopurinol (siehe oben), deshalb sollten beide Substanzen nicht kombiniert werden.
● Die Wirkung von Benzbromaron kann durch harntreibende Mittel verringert werden.
● Das Schmerzmittel Acetylsalicylsäure (siehe Seite 12f.) und das Glaukommittel Azetazolamid setzen die Wirkung von Benzbromaron herab.

● Benzbromaron steigert die Wirkung von gerinnungshemmenden Cumarinen, was zu Blutungen führen kann. Deshalb sollte bei Kombination beider Mittel der Quickwert im Blut häufiger bestimmt werden.

Achtung

● Bei einer Überempfindlichkeit gegenüber dem Wirkstoff darf Benbromaron nicht eingenommen werden.
● Bei eingeschränkter Nierenfunktion ist Benzbromaron wirkungslos, außerdem besteht die Gefahr einer Nierenschädigung. Deshalb sollte es nicht bei Nierenschwäche eingesetzt werden.
● Wer früher einmal an Nierensteinen gelitten hat, sollte kein Benzbromaron einnehmen.

Schwangerschaft und Stillzeit

Wegen mangelnder Erfahrungen und da Benzbromaron bei einigen Tieren zu Schädigungen des Ungeborenen geführt hat, darf es in der Schwangerschaft nicht eingesetzt werden. Da Benzbromaron in die Muttermilch übergeht, sollte in der Stillzeit darauf verzichtet werden.

Daher unsere Bewertung

Benzbromaron gilt als Mittel der Reserve, wenn Allopurinol z. B. wegen einer Überempfindlichkeit nicht eingenommen werden darf. Bei eingeschränkter Nierenfunktion ist es aber nicht geeignet, da es in diesem Fall nicht wirksam ist und die Niere weiter schädigen kann. Damit sich unter der Therapie mit Benzbromaron keine Nierensteine bilden, muss man mindestens 1,5 bis zwei Liter pro Tag trinken.

Nicht sinnvoll ist die feste Kombination von Allopurinol und Benzbromaron, da Benzbromaron die Wirkung von Allopurinol verringert. Außerdem wächst hierbei das Risiko von Nebenwirkungen.

Herz-Kreislauf-Erkrankungen

Bluthochdruck

Was ist Bluthochdruck?

Wenn das Herz Blut durch den Körper pumpt, muss es einen bestimmten Druck aufbauen, damit alle Organe mit Blut und dadurch mit Sauerstoff versorgt werden können. Dieser Blutdruck lässt sich mit einem speziell dafür entwickelten Gerät messen. Das Messgerät besteht aus einer Manschette, die um den Oberarm gelegt und aufgepumpt wird, dem Druckmesser (Manometer),

Bluthochdruck in Deutschland

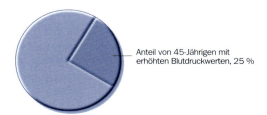

Anteil von 45-Jährigen mit erhöhten Blutdruckwerten, 25 %

12 Prozent der deutschen Bevölkerung haben zu hohe Blutdruckwerte, die mit steigendem Alter immer häufiger vorkommen.

Blutdruck messen

Der Blutdruck wird in »Millimeter Quecksilbersäule« angegeben (abgekürzt: mm Hg). Der obere (systolische) Wert ist ein Maß für die Arbeit unseres Herzens: der untere (diastolische) Wert spiegelt den Widerstand der Blutgefäße wider.

Normaler Blutdruck*
oberer Wert bis 120 bis 140 mm Hg
unterer Wert bis 80 bis 90 mm Hg
Milder Bluthochdruck
oberer Wert 140 bis 160 mm Hg
unterer Wert 90 bis 100 mm Hg
Mittelschwerer Bluthochdruck
oberer Wert 160 bis 180 mm Hg
unterer Wert 100 bis 110 mm Hg

Schwerer Bluthochdruck
oberer Wert über 180 mm Hg
unterer Wert über 110 mm Hg
Einmal ist keinmal
Ein nur einmalig erhöhter Druck muss kontrolliert werden. Erhöhter Blutdruck kann z. B. auf Aufregung o. ä. zurückzuführen sein. Um eine eindeutige Diagnose zu stellen, sind innerhalb von vier Wochen drei Messungen nötig. Ein genaueres Bild gewinnt man mit einer Langzeitmessung, bei der der Blutdruck 24 Stunden beobachtet wird. Oft wird ein Belastungstest durchgeführt. Bei schweren Formen des Bluthochdrucks sollte man nicht auf ein durchschnittliches Messergebnis warten, sondern gleich mit einer Behandlung beginnen.

* Werte von 130 bis 140 bzw. untere Werte von 80 bis 90 mm Hg werden als noch normal bezeichnet und sollten unter bestimmten Voraussetzungen (Begleiterkrankungen wie Diabetes oder Herzschwäche) behandelt werden.

Herz-Kreislauf-Erkrankungen

auf dem man den jeweiligen Blutdruckwert ablesen kann, und aus einem Stethoskop. Mit letzterem lassen sich beim Ablassen der Luft aus der Manschette Pulsgeräusche in der Ellenbeuge abhören. Die zunächst zu vernehmenden Pulsgeräusche markieren den oberen Wert, der als »systolischer« Wert bezeichnet wird. Beim weiteren Ablassen der Luft werden die Pulsgeräusche leiser. Das Verschwinden der Pulsgeräusche bezeichnet den unteren oder »diastolischen« Wert.

Was bedeuten diese Werte? Vereinfacht ausgedrückt ist der obere Wert ein Maß für die Arbeit des Herzens, der untere Wert gibt den Widerstand der Blutgefäße an. Liegen die gemessenen Werte über den Normalwerten, spricht man von einem Bluthochdruck (Hypertonie), liegen sie darunter, von niedrigem Blutdruck (Hypotonie, siehe Seite 377ff.).

Ursachen

Etwa 20 Prozent aller Hypertonien sind Folgeerscheinungen von Nierenerkrankungen, von Geschwülsten der Nebenniere oder von Gefäßanomalien. Darüber hinaus kann Bluthochdruck auch durch Nebenwirkungen von Medikamenten verursacht werden. Dann spricht man von »sekundärem« Hochdruck.

Bei 80 Prozent der Fälle lässt sich jedoch auch nach ausgiebigen Untersuchungen keine organische Ursache ermitteln. Dann spricht man von einem »primären« Hochdruck.

Trotzdem sollte man sich gründlich untersuchen lassen. Liegt dem Hochdruck tatsächlich eine andere Erkrankung zugrunde, muss diese behandelt werden. Einfache Urin- und Blutuntersuchungen sowie eine Ultraschalluntersuchung der Nieren reichen meist aus, um Klarheit zu gewinnen. Der Arzt kann sich so ein genaueres Bild von seinem Patienten machen und bestehende Risikofaktoren oder Spätfolgen des Bluthochdrucks erkennen und behandeln.

Symptome

Die meisten Menschen merken zunächst gar nichts von ihrem erhöhten Blutdruck. Erst bei stark erhöhten Werten, beispielsweise ab einem Bluthochdruck von 230/120 mm Hg treten akute Symptome auf.

Steigt der Blutdruck sehr schnell in derartige Höhen, sind starke Beschwerden damit verbunden: Kopfschmerzen, Sehstörungen, Übelkeit, Brechreiz. In diesem Fall können rasch Schäden auftreten, die nicht mehr rückgängig zu machen sind. Die Behandlung solcher »Blutdruckkrisen« muss daher rasch und nach Möglichkeit im Krankenhaus erfolgen – insgesamt gesehen kommen sie jedoch äußerst selten vor.

Spätfolgen und Komplikationen

Wie kann ein erhöhter Blutdruck die Organe schädigen? Zunächst leidet das Herz, das eine vermehrte Pumpleistung verrichten muss. Eine solch permanente Anstrengung kann auf Dauer zu einer Herzschwäche führen.

Auch auf die Blutgefäße wird ein verstärkter Druck ausgeübt, was wiederum zu einer rascheren Verkalkung (Arteriosklerose) führt. Im Extremfall sind ein Schlaganfall oder Herzinfarkt die Folge. Ein erhöhter Blutdruck ist in jedem Fall ein so genannter Risikofaktor, da er die Entstehung von Herz- und Gefäßerkrankungen begünstigt oder beschleunigt.

Bluthochdruck ist nicht nur ein Risikofaktor für Herz- und Kreislauferkrankungen, sondern auch andere Organe können dadurch geschädigt werden. So kann es zur Beeinträchtigung der Nierenfunktionen und zu Sehstörungen durch Netzhautschäden kommen, die im schlimmsten Fall bis zur Erblindung führen können.

Das kann man selbst tun

Nur Patienten, die an schwerem Hochdruck oder aber gleichzeitig an Zuckerkrankheit, Nierenerkrankungen oder Herzschwäche leiden, müssen sofort medikamentös behandelt werden. Häufig ist der Blutdruck auch auf falsche Lebens- und Ernährungsgewohnheiten zurückzuführen.

Daher sollte man drei Monate lang erst einmal zu folgenden Maßnahmen greifen:

→ Gewichtsreduktion

Wer abnimmt, reduziert nicht nur seine Leibesfülle, sondern kann auch erhöhte Blutdruckwerte senken. Dieser Effekt tritt ein, sobald die ersten Pfunde purzeln. Schon bei einer Gewichtsabnahme von 4 kg kommt es zu einer merklichen Senkung des Blutdrucks.

→ Alkohol einschränken

Man weiß mittlerweile genau, dass ein Zusammenhang zwischen erhöhten Blutdruckwerten und Alkoholkonsum besteht, und zwar ab einer täglichen Alkoholmenge von etwa 0,3 Litern Wein oder 0,5 bis 1 Liter Bier.

Reduziert man seinen Alkoholkonsum, kann man auf diese Weise auch den Blutdruck absenken. Frauen bauen Alkohol zudem schlechter ab als Männer; deshalb gilt für sie: Mehr als ein Glas Wein oder Bier pro Tag sollte frau nicht trinken. Für Männer liegt die den Blutdruck beeinflussende Menge bei zwei Gläsern Wein und bei zwei bis drei Gläsern Bier.

→ Salzkonsum einschränken

Der Zusammenhang zwischen übermäßigem Salzgebrauch und Bluthochdruck ist seit vielen Jahrtausenden bekannt. Der hierzulande normalerweise übliche Salzkonsum überschreitet mit durchschnittlich zehn Gramm pro Tag bei weitem das für den menschlichen Körper notwendige Maß: Vier bis fünf Gramm täglich sind genug.

Das klingt jedoch einfacher einzuhalten als es tatsächlich ist, denn etwa sieben Gramm Salz sind bereits in den Nahrungsmitteln enthalten, die wir täglich zu uns nehmen.

Selbst eine deutliche Verringerung des Salzkonsums führt nicht bei jedem Patienten zu einer Blutdrucksenkung. Trotzdem sollte man es auf einen Versuch ankommen lassen, denn unter Umständen lässt sich so auf eine medikamentöse Therapie verzichten.

→ Viel Obst und Gemüse

Wer seine Ernährung umstellt, kann ebenfalls zu einer Normalisierung des Blutdrucks beitragen. Der Speiseplan sollte viel Obst und Gemüse enthalten. Wenig gesättigte Fettsäuren (Butter, tierische Fette) sind durch ungesättigte Fettsäuren (Olivenöl) zu ersetzen.

→ Für Entspannung sorgen

Yoga oder Autogenes Training können eine Therapieergänzung darstellen. Dass ein Zusammenhang zwischen Stress und Blutdruckwerten besteht, wird allgemein angenommen. Eine wesentliche Senkung der Blutdruckwerte allein durch Entspannungstechniken konnte allerdings noch nicht nachgewiesen werden.

→ Fitnesstraining

Ausdauersportarten wie Joggen, Rad fahren oder Schwimmen sind besonders zu empfehlen. Etwa zwanzig Minuten Bewegung pro Tag sind ideal, um das Herz-Kreislauf-System in Schwung zu halten.

→ Vorsicht Lakritze!

Lakritze kann den Blutdruck erheblich erhöhen. Sie enthält einen Stoff, der dem körpereigenen Hormon Aldosteron ähnelt. Dieses bewirkt eine Zunahme der Körperflüssigkeit und erhöht indirekt auch den Gefäßtonus.

Medikamente: Nutzen und Risiken

Soll jeder Mensch mit Bluthochdruck behandelt werden? Die Frage ist nicht so banal, wie sie auf den ersten Blick klingt. Nicht alle Menschen mit erhöhtem Blutdruck profitieren gleichermaßen von einer Therapie. Ist der Blutdruck nur geringfügig erhöht, ist der Behandlungseffekt wenig eindrucksvoll.

Herz-Kreislauf-Erkrankungen

Hochdrucktherapie ist immer auch eine Langzeittherapie, die möglicherweise ein Leben lang fortgeführt werden muss. Man sollte also nicht leichtfertig zur Tablette greifen. Deshalb gilt: Fragen Sie bei Ihrem Arzt gezielt nach, was man sich von einer Behandlung verspricht. Es wird empfohlen, das Mittel nach einem Jahr abzusetzen: Bei vielen Patienten bleibt der Blutdruck danach normal, obwohl keine Medikamente mehr genommen werden.

Wenig Diskussion gibt es bei schweren Formen des Bluthochdrucks. Um Folgeschäden zu vermeiden, wird man hier immer zu einer Behandlung raten müssen. In diesen Fällen stehen eine ganze Reihe von Arzneimitteln zur Auswahl. Mit einigen davon hat man jahrzehntelange Erfahrungen gemacht und kann ihren Nutzen genau einschätzen. Man weiß also, ob die Medikamente in der Lage sind, Folgeschäden wie Herzinfarkte und Schlaganfälle zu verhüten oder der Verschlechterungen der Sehkraft und der Nierenfunktion vorzubeugen. Für viele Medikamente gibt es derartige Untersuchungen noch nicht, da diese noch nicht lang genug auf dem Markt sind. Oft treten die Folgen des Hochdrucks erst nach zehn bis 15 Jahren auf. Neuere Mittel werden oft beworben, ohne dass ihr Nutzen ausreichend dokumentiert wäre: Das Neueste muß nicht immer das Beste sein. Die besten Untersuchungen gibt es für wasserausschwemmende Mittel (Diuretika, siehe Seite 317ff.) und für Betablocker (siehe Seite 322ff.).

Bei der Bewertung spielt natürlich auch die Verträglichkeit eine große Rolle: Eine Therapie mit Mitteln, die starke oder häufig auftretende Nebenwirkungen verursachen, scheidet also aus.

Auch wenn es Mittel gibt, die stärkere Nebenwirkungen haben als andere, ist die Verträglichkeit individuell verschieden. So richtet sich die Auswahl eines geeigneten Mittels gegen Bluthochdruck auch nach den Begleiterkrankungen.

Betablocker sind für Menschen, die gleichzeitig unter Asthma leiden, nicht zu empfehlen, da sie die Atembeschwerden verschlechtern können. Umgekehrt sind sie ideal für Patienten, die mit Herzrasen und anderen Herzrhythmusstörungen zu tun haben, da Betablocker auch den Herzschlag bremsen.

Viele Hochdruckmittel entfalten ihre Wirkung innerhalb weniger Tage. Bis sie jedoch ihre maximale Wirkung erreicht haben, vergehen nicht selten mehrere Wochen. Deshalb sollte man die Dosis nie vorschnell erhöhen, sondern zwei bis vier Wochen damit warten und erst nach diesem Zeitraum auf ein anderes Mittel umstellen.

Leider kommt es bei erfolgreichen Therapien häufig vor, dass Patienten, die bislang gar nichts von ihren erhöhten Blutdruckwerten gemerkt

Fragen an den Arzt

● **Sind die Messergebnisse wirklich verbindlich?**
Fachleute schätzen, daß etwa 25 Prozent der Patienten aufgrund falscher Messergebnisse blutdrucksenkende Mittel einnehmen, obwohl sie überhaupt keinen hohen Blutdruck haben! Lassen Sie Ihre Blutdruckwerte also regelmäßig vom Hausarzt überprüfen.

● **Was versprechen Sie sich in meinem Fall von einer medikamentösen Therapie?**
Eine Behandlung mit Medikamenten macht nicht in jedem Fall Sinn. Erst wenn der Blutdruck so hoch ist, dass Folgeschäden zu befürchten sind, muss behandelt werden.

Andernfalls ist das Risiko der Nebenwirkungen höher einzuschätzen als der tatsächliche Therapienutzen.

● **Wie sieht die Therapie konkret aus?**
Bei der Bekämpfung von Bluthochdruck wird häufig ein Stufenschema angewandt: Erst wenn ein Medikament allein nicht wirkt, kombiniert man es mit anderen Mitteln. Die volle Wirkung tritt erst zwei bis vier Wochen nach der Einnahme ein.

Informieren Sie Ihren Arzt unbedingt über Krankheiten sowie über andere Medikamente, die Sie einnehmen. Nur so können Sie optimal therapiert werden.

Bluthochdruck

haben, zunächst eine Verschlechterung ihres Allgemeinbefindens feststellen: Schlappheit, Müdigkeit und Schwindel treten zu Beginn einer Behandlung relativ häufig auf. Warum ist das so?

Jahrelang hatte der Organismus Zeit, sich an erhöhte Blutdruckwerte zu gewöhnen. Da fällt ihm die durch die Medikamente erreichte Umstellung auf normale Werte schwer. Doch keine Angst: In den meisten Fällen verschwinden diese Reaktionen nach einigen Wochen wieder. Man sollte die Therapie deshalb keinesfalls abbrechen.

Andere Beschwerden bleiben jedoch während der gesamten Tablettentherapie erhalten: Vielen wird leicht schwindlig oder ganz schwarz vor den Augen, wenn sie aus einer liegenden oder sitzenden Position zu schnell aufstehen. Besonders ältere Menschen sollten darauf achten, langsam aufzustehen, damit der Kreislauf Zeit hat, »auf Touren zu kommen«, denn sonst besteht die Gefahr, dass sie stürzen können. Lediglich bei der medikamentösen Therapie mit Betablockern kommen solche Kreislaufreaktionen seltener vor.

Wasserausschwemmende Medikamente: Diuretika

Wasserausschwemmende Medikamente werden bereits seit vielen Jahren zur Behandlung von Bluthochdruck eingesetzt. Sie gehören zu den am besten untersuchten Mitteln. Man unterscheidet:

● schwach wirksame Diuretika (Thiazide)
Diese Mittel wirken leicht harntreibend und gehören zu den am meisten verschriebenen Mitteln gegen Bluthochdruck.

● stark wirksame Diuretika (Schleifendiuretika)
Diese Medikamente sind stark harntreibend und werden meist dann verschrieben, wenn die Nierenleistung des Patienten schlecht ist.

● kaliumsparende Diuretika
Diese werden in der Therapie nur als Zusatzmittel benötigt, um den Salzhaushalt und damit die Kaliumwerte im Blut zu kontrollieren. Für sich genommen haben diese Medikamente so gut wie keine blutdrucksenkende Wirkung und sind auch kaum harntreibend.

Schwach wirksame Diuretika (Thiazide)

Wirkstoffe	Medikamente
Chlortalidon	Hydro-long Tablinen (D), Hygroton (A, CH, D)
Clopamid	Brinaldix (D)
Hydrochloro-thiazid	Disalunil (D), diu-melusin (D), Esidrix (D), Esidrex (A, CH) HCT von ct (D), HCT Hexal (D)
Indapamid	Fludex (A, CH), Indapamid von ct (D), Natrilix (D), Sicco (D)
Metolazon	Zaroxolyn (CH, D)
Xipamid	Aquaphor (D), Aquaphoril (A)

Wirkungsweise

Thiazide führen zu einer vermehrten Wasser- und Kochsalzausscheidung über die Nieren – nach Einnahme dieser Mittel muss man also öfter und mehr Wasser lassen. Wird vermehrt Wasser ausgeschieden, vermindert sich die Blutmenge, die durch die Adern gepumpt werden muss und damit auch der Widerstand, den das Herz mit seiner Pumpleistung zu überwinden hat.

Werden diese Mittel über längere Zeit hin angewendet, spielt der mit dem vermehrten Harndrang verbundene Flüssigkeitsverlust keine wesentliche Rolle mehr. Über andere Mechanismen kommt es zu einer Gefäßerweiterung, und die blutdrucksenkende Wirkung bleibt erhalten.

Anwendung

Thiazide wirken schon in sehr geringen Dosen auf den Blutdruck ein. Auf keinen Fall sollte man zuviel Thiazide einnehmen: Die blutdrucksenkende Wirkung wird dadurch nämlich in keiner Weise gesteigert, einzig die Nebenwirkungen nehmen zu. Eine einmalige Einnahme in der

Herz-Kreislauf-Erkrankungen

niedrigsten auf dem Beipackzettel angegebenen Dosis ist ausreichend.

Eine morgendliche Einnahme ist aufgrund der wasserausschwemmenden Wirkung zu empfehlen: Nimmt man die Tabletten abends ein, muss man (zumindest anfangs) wegen des vermehrten Harndrangs sehr wahrscheinlich nachts die Toilette aufsuchen – und die Nachtruhe ist gestört.

Die blutdrucksenkende Wirkung tritt nicht sofort, sondern erst nach etwa zwei Wochen ein. Bis die optimale Wirksamkeit erreicht ist, vergehen vier bis sechs Wochen. Erst dann lässt sich beurteilen, ob die Behandlung anschlägt.

Nebenwirkungen

Thiazide sind insgesamt gut verträgliche und zur Behandlung von Bluthochdruck durchaus zu empfehlende Mittel. Doch auch sie sind nicht völlig harmlos, insbesondere wenn ältere Menschen sie einnehmen.

→ Nierenversagen

Der Flüssigkeitsverlust, den die Thiazide erzeugen können, wird oftmals nicht genügend ausgeglichen. Bei älteren Menschen ist das Durstempfinden in den meisten Fällen nicht mehr so stark ausgeprägt, sodass es bei höheren Thiazid-Dosierungen zu bedrohlichen Austrocknungserscheinungen kommen kann. Das ist vor allem dann der Fall, wenn der Körper stark schwitzt (bei Fieber oder auch bei hohen Außentemperaturen) und ohnehin schon viel Flüssigkeit verliert. Im Fall einer erheblichen Austrocknung können die Nieren versagen: Die Patienten werden schwach, schläfrig, straucheln und stürzen häufig. Auch schwere Infektionen können die Folge sein. Das Mittel also in möglichst kleinen Dosen einnehmen!

→ Herzrhythmusstörungen

Eine andere äußerst wichtige Nebenwirkung betrifft den Kaliumhaushalt. Durch die Einnahme von Diuretika wird vermehrt Kalium mit dem Urin ausgeschieden. Dies kann zu einem Absinken des Kaliumspiegels im Blut führen. Schwere Herzrhythmusstörungen können die Folge sein,

insbesondere dann, wenn zu diesem Zeitpunkt bereits andere Herzerkrankungen vorliegen wie beispielsweise Durchblutungsstörungen oder eine Herzschwäche.

Da man das Absinken der Kaliumwerte im Blut selbst nicht spüren kann, sind regelmäßige Blutuntersuchungen beim Hausarzt erforderlich. Niedrig dosiert führen Thiazide selten zu erheblichen Störungen im Kaliumhaushalt. Sollten sie dennoch auftreten, kann man zusätzlich ein kaliumsparendes Diuretikum einnehmen oder auf Kaliumtabletten zurückgreifen. Wenn die Nieren gut funktionieren, empfiehlt es sich, bereits über die Nahrung ausreichend Kalium aufzunehmen und eine Banane pro Tag oder Trockenobst zu essen.

→ Sonnenempfindlichkeit

Manche Menschen sind unter einer Therapie mit wasserausschwemmenden Medikamenten besonders sonnenempfindlich. Der Besuch von Solarien sowie das Sonnenbaden sind zu vermeiden. Im Sommer sollte man immer ausreichend Sonnenschutz auftragen, mindestens mit Lichtschutzfaktor 16.

→ Allergische Reaktionen

Aufgrund von allergischen Unverträglichkeitsreaktionen können Hautausschläge auftreten. Diese Nebenwirkung ist unabhängig von der Dosis; man kann ihr also nur begegnen, indem man das Mittel völlig absetzt.

→ Impotenz

Dies ist ein Problem, das mit ganz unterschiedlicher Häufigkeit auftreten kann. Über Impotenz wird nur ungern gesprochen, sodass das Mittel oft ohne Rücksprache mit dem Arzt abgesetzt wird. Danach treten die Beschwerden meist nicht mehr auf.

→ Gichtanfälle

Bei Gicht sollte man vorzugsweise auf einen anderen Wirkstoff zurückgreifen, da Thiazid-Diuretika den Harnsäurespiegel erhöhen und dadurch einen Gichtanfall auslösen können. In diesem Fall sind die Diuretika sofort abzusetzen.

Bluthochdruck

→ Sonstiges

In Untersuchungen wurde nachgewiesen, dass Diuretika die Fett- und Blutzuckerwerte erhöhen. Bei den niedrigen Dosierungen, die in der Hochdrucktherapie angewandt werden, spielen diese Auswirkungen jedoch keine Rolle. Aus diesem Grund sollte man das jeweilige Präparat auf keinen Fall absetzen!

Auch wenn die Liste der Nebenwirkungen erschreckend lang aussieht: Im Großen und Ganzen werden Thiazide gut vertragen. Nur bei einem kleinen Teil der Behandelten treten unangenehme Begleiterscheinungen auf. Unter den Mitteln gegen Bluthochdruck zählen Diuretika zu den verträglichsten. Welche Thiazide soll man wählen? Im Prinzip wirken alle Thiazide gleich. Die besten Erfahrungen hat man mit eingeführten Wirkstoffen wie Hydrochlorothiazid und Chlortalidon gemacht. Neuere Substanzen, von denen zum Teil angegeben wird, dass sie weniger Nebenwirkungen haben, bieten, genauer betrachtet, keinerlei Vorteile.

Kombination mit anderen Mitteln

Eigentlich gibt es keine Mittel, die mit Thiaziden nicht kombiniert werden dürfen. Folgendes sollte man jedoch bedenken:

● Wer andere blutdrucksenkende Medikamente wie ACE-Hemmer (siehe Seite 324ff.), einnimmt, verstärkt die Wirkung. Wird der Blutdruck zu rasch gesenkt, kann es gefährlich werden: Dem Betreffenden wird schwindlig, schwarz vor den Augen, sogar Kollapszustände kommen vor.

Werden Diuretika also mit anderen Hochdrucksenkern kombiniert, muss das zweite Medikament niedrig dosiert werden, um solche Komplikationen zu verhindern.

● Während der Einnahme von Thiaziden sollte man sich beim Lakritzkonsum zurückhalten. Lakritzsüchtige, die zwei bis drei Tüten pro Tag konsumieren, müssen sich drastisch einschränken. Genau wie die Thiazide führt auch Lakritze zu einem Kaliumverlust im Blut. Sinkt der Kaliumspiegel unter ein Minimum, kann das schwere Herzrhythmusstörungen auslösen. Normale Lakritzmengen sind jedoch unbedenklich.

Achtung

● Ist bereits eine Allergie gegen Thiazide bekannt, ist von deren Einnahme abzuraten.
● Patienten mit Gicht sollten ebenfalls andere Mittel bevorzugen, da Thiazide Gichtanfälle auslösen können.
● Patienten mit schlechter Nierenleistung nutzen Thiazide nicht viel. In diesem Fall muss auf stärkere Diuretika umgestellt werden.

Schwangerschaft und Stillzeit

Für viele Thiazide liegen noch keine ausreichenden Erfahrungen über die Einnahme während der Schwangerschaft vor. Diuretika werden aufgrund ihrer wassertreibenden Wirkung auch gern bei der Behandlung von Ödemen eingesetzt. Obwohl diese während der Schwangerschaft besonders häufig auftreten, ist von einer Einnahme dringend abzuraten. Untersuchungen berichten über ungünstige Auswirkungen auf das Neugeborene wie eine Verminderung der weißen Blutkörperchen oder Gelbsucht. Während der Schwangerschaft ist von Thiaziden also abzuraten.

Während der Stillzeit kann es aufgrund der Einnahme von Thiaziden zu einer Verminderung des Milchflusses kommen. Auch hier ist zu überlegen, ob man in dieser Zeit auf ein anderes Hochdruckmittel umstellt.

Daher unsere Bewertung

Schwach wirksame Diuretika (Thiazide) gehören zu den erprobtesten Mitteln gegen Bluthochdruck. In ausgedehnten Untersuchungen konnte nachgewiesen werden, dass durch ihre Einnahme Spätfolgen erhöhten Blutdrucks wie Herzinfarkten und Schlaganfällen vorgebeugt werden kann. Sie stellen bei der Behandlung von Bluthochdruck die Mittel der ersten Wahl dar.

Herz-Kreislauf-Erkrankungen

Stark wirksame Diuretika (Schleifendiuretika)

Wirkstoffe	Medikamente
Etozolin	Elkapin (A)
Furosemid	Diurix (CH), furo von ct (D), Furodrix (CH), Furorese (D), Furosemid Genericon (A), Furosemid Stada (D), Lasix (A, CH, D)
Piretanid	Arelix (A, CH, D)
Torasemid	Torem (CH, D), Unat (A, D)

Wirkungsweise

Wie Thiazide sind Schleifendiuretika wasserausschwemmend und harntreibend, jedoch wesentlich ausgeprägter.

Anwendung

Die Dosis richtet sich nach den Begleiterkrankungen. Je schlechter die Nieren arbeiten, umso höher ist die erforderliche Dosis. Durch allmähliche Dosissteigerungen wird der Arzt die optimal wirksame Dosis ermitteln.

Nebenwirkungen

Diuretika sind gut verträglich. Stark wirksame Schleifendiuretika haben jedoch mehr Nebenwirkungen auf den Wasserhaushalt als die schwach wirksamen Diuretika, die Thiazide.

→ **Austrocknung**

Die Gefahr der Austrocknung ist bei den stark wirksamen Schleifendiuretika höher als bei den schwach wirksamen Diuretika (Thiazide, siehe Seite 317ff.).

Ältere Patienten ohne Herzschwäche müssen darauf achten, ausreichend Flüssigkeit (d.h. zwei Liter pro Tag) zu sich zu nehmen.

→ **Herzrhythmusstörungen**

Durch die Einnahme von Schleifendiuretika wird vermehrt Kalium ausgeschieden. Bei zu viel oder zu wenig Kalium im Blut drohen Herzrhythmusstörungen. Durch regelmäßige Blutuntersuchungen kann festgestellt werden, ob Kalium ersetzt werden muß.

→ **Übelkeit und Magenschmerzen**

Die Einnahme von Schleifendiuretika kann Übelkeit verursachen. Die Beschwerden verschwinden jedoch nach Absetzen des Präparats.

→ **Bettnässen**

Vor allem ältere Menschen nässen aufgrund der starken Wirkung dieser Mittel häufig nachts ein.

→ **Allergische Reaktionen**

Allergien äußern sich meist als Hautausschläge. Sie sind nicht selten und treten dosisunabhängig auf: Dann ist ein sofortiges Absetzen erforderlich.

Kombination mit anderen Mitteln

In Kombination mit anderen Bluthochdruckmitteln kommt es zu einer stärkeren Senkung des Blutdrucks. Insbesondere zusammen mit ACE-Hemmern kann es zu drastischen Blutdruckabfällen kommen. In diesem Fall ist eine vorsichtige Dosierung erforderlich, um Kreislaufreaktionen zu vermeiden!

Achtung

● Schleifendiuretika sind keine geeigneten Mittel gegen Bluthochdruck für Menschen, die eine normale Nierenfunktion haben. Hier sind Thiazide die Mittel der Wahl.
● Bei schweren Leberschäden sind Schleifendiuretika problematisch, da sie ein Leberkoma be-

Vorsicht Missbrauch

Häufig werden Schleifendiuretika als Schlankheitsmittel missbraucht. Das Gewicht wird jedoch nur um das Körperwasser reduziert. In der Folge kommt es zu Störungen des Salzhaushalts, zu schweren Kreislaufreaktionen sowie zu Ödemen.

günstigen können. Engmaschige ärztliche Kontrollen sind dann erforderlich.

Schwangerschaft und Stillzeit

Wie auch bei den Thiaziden (siehe Seite 317ff.) sollte während einer Schwangerschaft auf andere Hochdruckmittel umgestellt werden.

Daher unsere Bewertung

Schleifendiuretika sind bei der Hochdruckbehandlung nie die erste Wahl. Sie sollten nur bei Patienten eingesetzt werden, deren Nieren nicht mehr gut arbeiten oder die auf Grund einer Herzschwäche ohnehin stark wirksame Diuretika benötigen.

Kaliumsparende Diuretika

Wirkstoffgruppen	Medikamente
Amilorid + Hydrochlorothiazid	Aquaretic (D), Diursan (D), Moduretik (A, CH, D)
Triamteren + Hydrochlorothiazid	Diuretikum Verla (D), Diutensat (D), Dyazide (CH), Dytide H (A, D), Tri Thiazid Stada (D)

Wirkungsweise

Amilorid und Triamteren sind Diuretika, die Kalium im Körper zurückhalten. So soll der Kaliumhaushalt ausgewogen bleiben, wenn Mittel eingenommen werden, die zu einem Kaliumverlust führen. Alleine haben kaliumsparende Diuretika keinen Einfluss auf Bluthochdruck. Kaliumsparende Diuretika werden daher fast nur in Fixkombinationen mit Thiaziden oder Schleifendiuretika angeboten.

Anwendung

Diese Mittel sind nur dann sinnvoll, wenn ein Kaliummangel besteht. Werden »Kaliumsparer« verordnet, werden sie in aller Regel als Fixkombination zusammen mit den Thiaziden in einer Tablette verabreicht. Eine einmalige Einnahme, vorzugsweise morgens, in möglichst niedriger Dosierung ist ausreichend. Dosissteigerungen führen nur zu mehr Nebenwirkungen.

Die maximale Wirkung von kaliumsparenden Diuretika ist nach vier bis sechs Wochen erreicht. Vorher sollte die Dosis niemals erhöht werden.

Nebenwirkungen

→ Herzrhythmusstörungen

Da das Kalium im Körper zurückgehalten wird, kann es zum Kaliumüberschuss im Blut kommen. Dies kann eine Verlangsamung des Herzschlags und Herzrhythmusstörungen bewirken. In Folge kann es zu bedrohlichem Schwindel, zu einem Kollaps, ja sogar zur Bewusstlosigkeit kommen. Besonders Menschen mit schlechter Nierenleistung sind gefährdet. Aus diesem Grund sind regelmäßige Blutuntersuchungen erforderlich.

Kombination mit anderen Mitteln

Bei der gleichzeitigen Einnahme von ACE-Hemmern, Angiotensin-II-Antagonisten und Kaliumtabletten, die den Kaliumwert im Blut ebenfalls erhöhen, ist Vorsicht geboten: Durch eine derartige Kombination kann es im Blut zu einem gefährlichen Kaliumanstieg kommen.

Achtung

Bei Erhöhung der Kaliumwerte im Blut dürfen keine Kaliumsparer eingenommen werden.

Daher unsere Bewertung

Kaliumsparende Diuretika entfalten kaum eine eigene Wirkung auf den Wasserhaushalt oder den Blutdruck. Sie dienen lediglich dem Ausgleich der Kaliumwerte im Blut und werden zu diesem Zweck mit anderen Diuretika kombiniert. Sie sollten nur dann eingesetzt werden, wenn tatsächlich ein Kaliummangel besteht.

Herz-Kreislauf-Erkrankungen

Betablocker

Wirkstoffe	Medikamente
Acebutolol	Acebutolol Heumann (D), Prent (CH, D), Sectral (CH)
Alprenolol	Aptin (D)
Atenolol	Atehexal (A, D), Atenil (CH), Ateno-Basan (CH), Atenobene (A), atenolol von ct (D), Betasyn (A), Duratenol (D), Tenat N (CH), Tenormin (A, CH, D)
Betaxolol	Kerlone (D), Kerlon (CH)
Bisoprolol	bisoprolol von ct (D), Concor (A, CH, D), Fondril (D)
Carteolol	Endak (D)
Carvedilol	Dilatrend (D), Querto (D)
Celiprolol	Celipro Lich (D), Selectol (A, CH, D)
Mepindolol	Corindolan (A, D)
Metoprolol	Beloc (A, CH, D), Lanoc (A), Lopresor (A, CH, D), Metoprolol (D), Metoprolol Wolff (D) u.a.
Nadolol	Corgard (CH), Solgol (A, D)
Nevibolol	Nebilet (D)
Oxprenolol	Slow-Trasicor (CH), Trasicor (A, D)
Pindolol	Betapindol (CH), Visken (A, D)
Propranolol	Betaprol (CH), Dociton (D), Inderal (A, CH), Obsidan (D) Propra-ratiopharm (D)
Talinolol	Cordanum (D)

Wirkungsweise

Betablocker greifen in die Funktionen des unwillkürlichen Nervensystems ein, die wir nicht bewusst steuern können. Dieses autonome Nervensystem reguliert z. B. die Funktion der Organe, des Herzschlags und der Darmtätigkeit.

Über so genannte Betarezeptoren, die wie Antennen auf den Körperzellen sitzen, sendet dieses Nervensystem Signale an das Herz. Dadurch kommt es zu einer Steigerung der Herzkraft und zu einer Beschleunigung des Pulses.

Betablocker verhindern diesen Kommunikationsprozess des autonomen Nervensystems mit den Betarezeptoren. Sie bewirken, dass das Herz langsamer und nicht mehr so kräftig schlägt.

Darüber hinaus wirken Betablocker auch auf bestimmte Hormone ein, die in der Niere gebildet werden. Als Folge davon wird das »Blutdruckzentrum« im Gehirn gebremst.

Beide Wirkungen zusammen führen zu einer Senkung des Blutdrucks.

Anwendung

Betablocker müssen anfangs so niedrig wie möglich dosiert werden. Eine Dosissteigerung sollte frühestens nach zwei Wochen erwogen werden. So lange dauert es, bis die Medikamente ihre maximale Wirkung erreicht haben.

Besonders vorsichtig müssen Menschen mit einer Herzschwäche behandelt werden: Bei ihnen besteht ein nicht geringes Risiko, dass sich ihr Zustand aufgrund einer zu hohen Dosis von Betablockern verschlechtert. Bei diesen Patienten wird mit sehr niedrigen Dosierungen begonnen, Dosissteigerungen müssen sehr behutsam vorgenommen werden und zwar frühestens nach sieben Tagen.

Will man die Betablocker absetzen, ist darauf zu achten, dass die Medikamente nach Möglichkeit nicht auf einen Schlag weglassen, sondern allmählich »ausgeschlichen« werden, das heißt, die Dosis wird über mehrere Tage hinweg schrittweise immer weiter verringert. Wird dies übersehen, kann es zu einem krisenhaften Ansteigen des Blutdrucks kommen, dem so genannten »rebound«-Effekt. Bei herzkranken Menschen kann das lebensgefährlich werden.

Nebenwirkungen

→ Verengung der Blutgefäße

Häufig kommt es aufgrund der Einnahme von Betablockern zu einer Engstellung der Blutgefäße. Die betroffenen Patienten klagen dann über kalte Hände und Füße. Oft bessern sich die Be-

Bluthochdruck

schwerden im Verlauf der Behandlung – ein umgehendes Absetzen des Medikaments ist nicht erforderlich.

Durch die Gefäßverengung kann es aber auch zu dem so genannten Raynaud-Phänomen kommen: Sinken die Temperaturen Richtung Gefrierpunkt werden die Finger weiß und schmerzen stark. Außerdem kann es bei Menschen, die bereits unter arteriellen Durchblutungsstörungen (Raucherbein) leiden, zu einer Verschlechterung kommen. In beiden Fällen hilft nur ein Absetzen der Mittel.

→ **Schlafstörungen**

Manche Menschen klagen unter Einnahme von Betablockern über Schlafstörungen, Alpträume und Stimmungsschwankungen. Wie stark diese Nebenwirkungen auftreten, hängt nicht zuletzt davon ab, wie viel von dem Mittel in das Gehirn eindringen kann. Diesbezüglich gibt es zwischen den verschiedenen Betablockern beachtliche Unterschiede, sodass sich diese Nebenwirkungen durch das Umstellen auf ein Präparat, das nur in geringer Menge in das Gehirn gelangt, durchaus beseitigen lassen.

→ **Allergische Reaktionen**

Hautausschläge gehören zu den selteneren Nebenwirkungen. Manchmal kommt es zu einer Schuppenflechte, eine bereits bestehende Schuppenflechte kann sich verschlechtern. Je nach Ausmaß der Hautveränderungen muss das Mittel abgesetzt werden.

→ **Impotenz**

Eine Verminderung des Sexualtriebs sowie Potenzstörungen sind bei Einnahme von Betablockern nicht selten. Auch hier hilft nur ein Absetzen der Betablocker.

Kombination mit anderen Mitteln

● Eine Kombination mit anderen blutdrucksenkenden Mitteln führt natürlich zu einer stärkeren Senkung des Blutdrucks. Sofern man mit einem Mittel allein keinen Erfolg erzielt, kann dies im Einzelfall erwünscht sein.

● Die Calciumantagonisten Verapamil und Diltiazem senken die Herzfrequenz. Werden sie gleichzeitig mit Betablockern eingenommen, kann es zu einem drastischen Abfall der Pulsfrequenz kommen. Schwindel bis hin zur Bewusstlosigkeit ist die Folge.

Achtung

● Menschen mit einem krankhaft langsamen Herzschlag (weniger als 50 Schläge pro Minute) sollten auf Betablocker verzichten, da diese den Puls noch langsamer schlagen lassen, was im schlimmsten Fall bis zur Bewusstlosigkeit führt.

● Patienten mit Herzschwäche müssen äußerst vorsichtig behandelt werden. Während man aber früher dachte, dass Menschen mit einer Herzschwäche auf keinen Fall Betablocker erhalten dürfen, haben neuere Untersuchungen ergeben, dass sie bei vorsichtiger Dosierung sogar einen günstigen Einfluss auf den Verlauf einer Herzschwäche haben können (siehe Herzschwäche, Seite 362ff.).

● Für Asthmatiker sind Betablocker nicht geeignet, da sie die Bronchien verengen. Kommt es zu einer Verschlechterung des Asthmas, müssen sie meist abgesetzt werden.

● Eine Schuppenflechte kann sich durch die Einnahme von Betablockern verschlechtern.

Vorsicht Missbrauch

Die Nebenwirkungen auf das Gehirn werden teilweise missbräuchlich ausgenutzt. Da es durch die Betablocker zu einer gewissen Beruhigung kommt, werden sie von Rednern, vor Prüfungen und von Musikern zur Bekämpfung des Lampenfiebers eingesetzt. Man mag sich darüber streiten, ob dies den Vorstellungen gut tut oder eher zu langweiligen Vorträgen führt.

Herz-Kreislauf-Erkrankungen

Schwangerschaft und Stillzeit

Metoprolol, Atenolol und Acebutolol gelten als sicher. Die anderen Betablocker sind in Bezug auf Schwangerschaft und Stillzeit noch zu wenig untersucht. Wenige Tage vor dem Geburtstermin sollten Betablocker jedoch generell abgesetzt werden, da es sonst beim Neugeborenen zu einem langsameren Herzschlag kommen kann.

> **Daher unsere Bewertung**
>
> Betablocker gelten bei der Behandlung von Bluthochdruck neben Diuretika als Mittel der ersten Wahl. Sie sind sichere und gut verträgliche Mittel, für die nachgewiesen werden konnte, dass sie die Spätfolgen und Komplikationen von Bluthochdruck positiv beeinflussen.

ACE-Hemmer

Wirkstoffe	Medikamente
Benazepril	Cibacen (A, CH, D)
Captopril	Acecard (CH), ACE-Hemmer-ratiopharm (D), Captobeta (D), Captohexal (D), Debax (A), Lopirin (A, CH, D), Tensobon (CH, D)
Cilazapril	Dynorm (D), Inhibace (A, CH)
Enalapril	Enalapril MSD (A), Enalapril-ratiopharm (D), Ena Puren (D), Pres (D), Renitec (A), Reniten (CH), Xanef (D)
Fosinopril	Dynacil (D), Fosinorm (D), Fositen (CH), Fositens (A)
Lisinopril	Acemin (A), Acerbon (D), Coric (D), Lisinopril-ratiopharm (D), Lisinopril Stada (D), Prinil (CH), Zestril (CH)
Quinapril	Accupro (A, CH, D)
Ramipril	Delix (D), Hypren (A), Triatec (CH), Tritace (A), Vesdil (CH, D)
Spirapril	Cardiopril (CH), Quadropril (D)
Trandolapril	Gopten (A, CH, D), Udrik (D)

Wirkungsweise

ACE-Hemmer verhindern die Umwandlung des in der Lunge gebildeten Hormons Angiotensin I in die wirksame Form Angiotensin II. Dieses Hormon reguliert den Kreislauf und führt zu einer starken gefäßverengenden Wirkung. Hierdurch wird der Blutdruck angehoben. Wenn weniger Angiotensin II gebildet wird, erweitern sich die Blutgefäße und der Blutdruck fällt. Diese Wirkung der ACE-Hemmer ist ausreichend nachgewiesen. Es gibt zahlreiche ACE-Hemmer auf dem Markt, die sich nicht wesentlich voneinander unterscheiden. Die meisten Erfahrungen liegen für Captopril und Enalapril vor.

Anwendung

Wie bei den anderen Wirkstoffgruppen gibt es auch hier eine Vielzahl von Präparaten, die sich in ihrer Wirkung gleichen. Der einzige relevante Unterschied zwischen den verschiedenen Medikamenten besteht in der Dosis und in der Häufigkeit der Einnahme.

Das kurz wirkende Captopril muss zwei- bis dreimal täglich eingenommen werden, bei den anderen Mitteln in dieser Gruppe reicht eine Einnahme ein- bis zweimal täglich aus. Länger wirkende ACE-Hemmer haben den Vorteil, dass man weniger Tabletten einnehmen muss. Der Nachteil besteht in der schlechten Regulierbarkeit: Sind erst einmal Nebenwirkungen aufgetreten, halten sie wesentlich länger an, nachdem man die Medikamente bereits abgesetzt hat.

Es sollte mit einer niedrigen Dosis begonnen werden; eine Dosissteigerung ist erst nach drei bis vier Wochen sinnvoll, da erst dann die optimale Wirkung erzielt ist.

Nebenwirkungen

Während der Einnahme von ACE-Hemmern können folgende Nebenwirkungen auftreten:

→ **Kreislaufreaktionen**

Besonders bei älteren Patienten oder nach größeren Flüssigkeitsverlusten aufgrund von Fieber,

Durchfall oder Erbrechen muss mit niedrigen Dosierungen begonnen werden, da die Einnahme sonst zu schweren Kreislaufreaktionen bis zum Kollaps führen kann.

→ Reizhusten

Viele Patienten entwickeln unter ACE-Hemmern einen anhaltenden Reizhusten. Bei bis zu 15 Prozent der Patienten, die ACE-Hemmer einnehmen, muss das Mittel deshalb abgesetzt werden. Glücklicherweise verschwindet diese Nebenwirkung, die häufig mit einer Bronchitis verwechselt wird, nach Beendigung der Einnahme.

→ Geschmacksverlust

Seltener ist ein anhaltender Geschmacksverlust – alles, was der Patient zu sich nimmt, schmeckt dann salzig oder pappig. Auch diese Nebenwirkungen klingen glücklicherweise nach Absetzen des ACE-Hemmers wieder ab. Bis die Beschwerden endgültig verschwunden sind, kann es jedoch relativ lange dauern.

→ Anschwellen der Schleimhäute

Selten, aber sehr bedrohlich ist ein Anschwellen der Schleimhäute im Rachenraum. Das kann zum Zuschwellen der Atemwege führen – es droht Erstickungsgefahr.

Diese Nebenwirkung wird auch als »Angioneurotisches Ödem« bezeichnet. Sie tritt allerdings nur bei etwa 0,1 bis 0,5 Prozent der Patienten auf, und zwar innerhalb der ersten sechs Wochen der Behandlung. Kommt es zu Schwellungen im Bereich des Gesichts, an Lippen oder Zunge, muss augenblicklich ein Notarzt verständigt werden.

→ Verschlechterung der Nierenfunktion

Ebenfalls sehr selten, aber gefährlich ist eine Verschlechterung der Nierenfunktion. Dies betrifft vor allem Patienten, die unter einer Verengung der Nierengefäße leiden. Während der medikamentösen Therapie mit ACE-Hemmern müssen die Nierenwerte daher regelmäßig durch Blutentnahmen kontrolliert werden. Kommt es zu einer deutlichen Verschlechterung, sollte ein anderes Medikament angewandt werden.

Kombination mit anderen Mitteln

● Nimmt man ACE-Hemmer gleichzeitig mit anderen blutdrucksenkenden Medikamenten ein, verstärkt sich die Wirkung, insbesondere bei gleichzeitiger Gabe von wasserausschwemmenden Mitteln (Diuretika). Sind Patienten mit Diuretika vorbehandelt, müssen ACE-Hemmer ganz niedrig dosiert oder die Diuretika für einen oder zwei Tage abgesetzt werden.

● Eine Kombination mit Mitteln, die den Kaliumgehalt im Blut erhöhen (Kaliumtabletten oder kaliumsparende Diuretika) ist problematisch, da auch ACE-Hemmer den Kaliumspiegel ansteigen lassen. Dies kann zu Herzrhythmusstörungen führen.

● ACE-Hemmer haben eine leicht blutzuckersenkende Wirkung. Dies ist bei Diabetikern, die bereits blutzuckersenkende Medikamente erhalten, zu beachten, da Unterzuckerungen auftreten können. Häufigere Blutzuckerkontrollen sind notwendig.

Achtung

● Patienten mit einer Verengung der Nierenarterien dürfen keine ACE-Hemmer einnehmen, da dies zu einer Verschlechterung der Nierenfunktion führen kann.

● Bei Patienten mit einer seltenen angeborenen Fettstoffwechselstörung, bei denen das Fett aus dem Blut herausgefiltert wird (LDL-Apherese), ist das Risiko für eine allergische Reaktion extrem hoch. Sie sollten auf die Einnahme von ACE-Hemmern verzichten.

● Dasselbe gilt für Patienten, bei denen eine Desensibilisierung gegen Insektengiftallergien (Wespen- oder Bienengifte) durchgeführt wird. Sie müssen auf eine Einnahme verzichten, da das Risiko extrem hoch ist, dass sie mit einer Allergie auf ACE-Hemmer reagieren.

Schwangerschaft und Stillzeit

In Schwangerschaft und Stillzeit darf kein ACE-Hemmer eingenommen werden! Während der Einnahme im 4. bis 9. Monat kam es zur Bildung

Herz-Kreislauf-Erkrankungen

von zu geringen Mengen von Fruchtwasser. Die Kinder weisen Fehlbildungen der Schädelknochen sowie schwere Nierenschäden auf. Daher sollen Frauen bzw. ihre Partner während der Einnahme eines ACE-Hemmers sicher verhüten.

> **Daher unsere Bewertung**
>
> **ACE-Hemmer sind gefäßerweiternde Mittel, die zuverlässig den Blutdruck senken. Ob sie jedoch auch die Spätschäden des hohen Blutdrucks verhindern, ist noch nicht ausreichend untersucht.**
>
> **Sie sind gut geeignet für Patienten, die an Herzschwäche leiden, da sie auf diese Erkrankung ebenfalls günstig einwirken. Auch für Zuckerkranke werden sie propagiert, da sie vor Spätfolgen von Diabetes (Schäden an der Niere) schützen sollen. Ob sie dies besser als andere Hochdruck-Mittel können, ist auch nach einer großen Studie fraglich.**
>
> **ACE-Hemmer wirken keineswegs stärker als andere Mittel und sind auch nicht besser verträglich. Das Ausmaß der Blutdrucksenkung entspricht dem der anderen blutdrucksenkenden Mittel. ACE-Hemmer sollten jedoch erst nach Diuretika oder Betablockern angewandt werden, da für diese mehr positive Daten vorliegen. Besteht gleichzeitig eine Herzschwäche, sind sie Mittel der ersten Wahl.**

Angiotensin-II-Rezeptorenblocker

Wirkstoffe	Medikamente
Candesartan	Atacand (CH, D), Blopress (A, CH, D)
Eprosartan	Teveten (A, CH, D)
Irbesartan	Aprovel (CH, D), Karvea (D)
Losartan	Lorzaar (D)
Telmisartan	Micardis (CH, D)
Valsartan	Diovan (A, D), Provas (D)

Wirkungsweise

Angiotensin-II-Rezeptorenblocker ähneln in ihrer Wirkungsweise sehr den ACE-Hemmern. Während jedoch bei den ACE-Hemmern die Produktion des Hormons Angiotensin II gehemmt wird, verhindern die hier besprochenen Substanzen die Wirkung des Hormons, indem sie die Rezeptoren für das Hormon an den Gefäßwänden besetzen. So kann das echte Hormon nicht mehr »andocken« und seine Wirkung nicht mehr entfalten: Die Gefäße erweitern sich, der Blutdruck sinkt.

Nebenwirkungen

Die meisten Nebenwirkungen entsprechen denen der ACE-Hemmer (siehe Seite 324ff.).

Es gibt jedoch folgende Unterschiede, auf die an dieser Stelle in besonderem Maße hingewiesen werden soll:

→ **Reizhusten**

Im Gegensatz zu den ACE-Hemmern kommt es während der Einnahme von Angiotensin-II-Rezeptorenblockern nur sehr selten zum Auftreten von Reizhusten – eine Nebenwirkung, die sehr oft zum Absetzen eines ACE-Hemmer führt.

→ **Anschwellen der Schleimhäute**

Auch diese Nebenwirkung kann auftreten, jedoch wesentlich seltener als bei den ACE-Hemmern.

Kombination mit anderen Mitteln

● Eine Kombination mit Medikamenten, die den Kaliumwert im Blut anheben (Kaliumtabletten oder kaliumsparende Diuretika) sollte vermieden werden.
● Die gleichzeitige Einnahme anderer blutdrucksenkender Mittel verstärkt den drucksenkenden Effekt. Das steigert jedoch auch die negativen Kreislaufreaktionen, insbesondere in Kombination mit Diuretika und Vasodilatatoren. Die Dosis muss aus diesem Grunde anfangs sehr niedrig gewählt werden.

Bluthochdruck

Achtung

- Bei Flüssigkeitsmangel (Fieber, Durchfall, Diuretikatherapie) ist der Abfall des Blutdrucks sehr ausgeprägt, sodass es dann zu Taumeligkeit bis hin zum Kollaps kommen kann. Man muss daher mit einer geringen Dosis beginnen und diese langsam steigern.
- Dasselbe gilt für Patienten, die zusätzlich unter einer Herzschwäche leiden. Auch hier kann es zu einem erheblichen Blutdruckabfall verbunden mit starkem Schwindel bis hin zur Bewusstlosigkeit kommen. Die Behandlung muss mit einer kleinen Dosis beginnen, die dann langsam gesteigert wird.

Schwangerschaft und Stillzeit

Während der Schwangerschaft dürfen keine Angiotensin-II-Rezeptorenblocker eingenommen werden. Vor allem während des 2. und 3. Drittels der Schwangerschaft sind schwere Missbildungen zu befürchten.

Während der Behandlung mit Angiotensin-II-Rezeptorenblockern sollte man strikt auf eine sichere Verhütungsmethode achten. Plant man eine Schwangerschaft oder ist diese bereits eingetreten, muss auf ein anderes Mittel umgestiegen werden.

Daher unsere Bewertung !

Angiotensin-II-Rezeptorenblocker sind offenbar gut verträgliche Mittel gegen Bluthochdruck. Da die Medikamente dieser Wirkstoffgruppe erst seit kurzer Zeit auf dem Markt sind, liegen jedoch noch keine ausreichenden Erfahrungen zum therapeutischen Nutzen vor.

Möglicherweise haben diese Mittel ähnlich wie ACE-Hemmer auch einen positiven Einfluss auf Patienten, die gleichzeitig an einer Herzschwäche leiden. Zur Zeit stellen sie nur Reservemittel dar, für den Fall, dass ACE-Hemmer nicht vertragen werden.

Alpha-1-Rezeptorenblocker

Wirkstoffe	Medikamente
Bunazosin	Andante (D)
Doxazosin	Cardular (D), Diblocin (D), Doxa Puren (D), doxazosin von ct (D), Prostadilat (A), Supressin (A)
Indoramin	Wydora (CH, D), Wypresin (A)
Prazosin	Adversuten (D), Duramipress (D), Eurex (D), Minipress (A, CH, D), Prazosin Heumann (D)
Terazosin	Heitrin (D)
Urapidil	Ebrantil (A, CH, D)

Wirkungsweise

Unser autonomes Nervensystem steuert den Blutdruck unter anderem über die Eng- und Weitstellung der Blutgefäße; an der Engstellung sind die so genannten Alpha-Rezeptoren in den Gefäßwänden beteiligt. Alpha-1-Rezeptorenblocker sind Medikamente, die diese Alpharezeptoren besetzen, ohne eine Engstellung der Blutgefäße zu verursachen. Das autonome Nervensystem kann dort nicht mehr einwirken und die Blutgefäße bleiben somit weit geöffnet: Der Blutdruck fällt.

Anwendung

Gerade zu Beginn der Behandlung können häufig Kreislaufreaktionen vorkommen: Durch den Blutdruckabfall wird den Patienten schnell schwarz vor den Augen, beim Aufstehen kann es zu Schwindel und Ohnmacht kommen. Daher ist es sinnvoll, die Behandlung abends zu beginnen und sich danach hinzulegen. Die Dosierung ist »einschleichend« durchzuführen, also anfangs gering zu halten und langsam zu steigern. So kann sich der Körper langsam aber sicher an den Wirkstoff gewöhnen und die Nebenwirkungen halten sich in Grenzen. Erst nach Ablauf von drei bis sieben Tagen sollte eine Dosissteigerung erwogen werden.

Herz-Kreislauf-Erkrankungen

Untersuchungen haben ergeben, dass sich Alpha-1-Rezeptorenblocker positiv auf den Fett- und auf den Zuckerstoffwechsel auswirken. Inwieweit das relevant ist, konnte bislang noch nicht geklärt werden. Von eindeutigem Vorteil sind Alpha-1-Rezeptorenblocker jedoch bei Männern mit einer vergrößerten Vorsteherdrüse (Prostata), die Schwierigkeiten beim Wasserlassen haben. Das Wasserlassen wird durch die Einnahme von Alpha-1-Rezeptorenblockern erleichtert. Männer mit einer Prostatavergrößerung können mit diesem Mittel sehr gut behandelt werden. Einige Präparate sind für das Prostataleiden zugelassen.

Nebenwirkungen

Generell treten Nebenwirkungen unter Alpha-1-Rezeptorenblockern häufiger auf als bei anderen Mitteln der Bluthochdruckbehandlung wie Diuretika oder Betablocker.

→ Kreislaufreaktionen

Kreislaufreaktionen wie Schwindel oder Schwarzwerden vor den Augen treten häufig auf, vor allem bei älteren Patienten oder wenn gleichzeitig eine Herzschwäche vorliegt.

In diesem Fall sollte man Alpha-1-Rezeptorenblocker wie Prazosin, deren Wirkung sehr schnell einsetzt, aber ebenso schnell wieder abklingt, vermeiden: Sie führen zu besonders heftigen Kreislaufreaktionen. Man kann Alpha-1-Rezeptorenblocker auch in einer retardierten Form einnehmen: Die Wirkstoffe werden von der Tablette nur langsam freigegeben. Die Wirkung setzt daher langsamer ein, hält aber dafür auch länger an. So lassen sich Kreislaufreaktionen verringern. Aufgrund der starken Kreislaufreaktion sollte man nach der ersten Dosis und nach jeder Dosissteigerung 24 Stunden lang nicht Auto fahren.

→ Übelkeit und Kopfschmerzen

Durch Alpha-1-Rezeptorenblocker kann es zu Übelkeit und Kopfschmerzen kommen.

→ Erbrechen und Durchfall

Seltener kommt es zu Durchfall und Erbrechen.

→ Sehstörungen

Auch die Sehstörungen gehören zu den eher selteneren Nebenwirkungen: In diesem Fall sieht der Patient alles ganz verschwommen. Bessern sich die Nebenwirkungen nicht im Laufe der Behandlung, müssen die Mittel abgesetzt werden.

Kombination mit anderen Mitteln

● Durch Kombination mit wasserausschwemmenden Mitteln oder anderen gefäßerweiternden Hochdruckmitteln wie ACE-Hemmern wird die Kreislaufreaktion noch verstärkt.
● Die Wirkung von Rheumamitteln (»nichtsteroidale Antirheumatika«, siehe Seite 278ff.) wird abgeschwächt.

Achtung

● Wenn die Nieren nur noch sehr schlecht arbeiten, muss auf Alphablocker verzichtet werden. Daher sollten regelmäßig Blutuntersuchungen der Nierenwerte stattfinden.
● Auch bei verengten Herzklappen sind sie verboten. Sprechen Sie mit Ihrem Arzt darüber.

Schwangerschaft und Stillzeit

Im Tierversuch hat man Schäden an Neugeborenen beobachtet. Auch wenn bisher über solche Nebenwirkungen beim Menschen nicht berichtet wurde, ist von diesen Mitteln dann abzuraten.

Daher unsere Bewertung

Alpha-1-Rezeptorenblocker sind bei der Behandlung des Bluthochdrucks nur Mittel der zweiten Wahl, auch wenn die blutdrucksenkende Wirkung zuverlässig ist. Es fehlen aber Untersuchungen, die zeigen, dass Spätfolgen des Bluthochdrucks verhindert werden können.

Hinzu kommt, dass Alpha-1-Rezeptorenblocker mehr unerwünschte Nebenwirkungen aufweisen als die bewährten Diuretika und Betablocker. Für Männer, die eine vergrößerte Prostata haben, sind sie jedoch gut geeignet, da sie dieses Symptom günstig beeinflussen.

Bluthochdruck

Calciumantagonisten

Calciumantagonisten ohne direkten Einfluss auf den Herzrhythmus

Wirkstoffe	Medikamente
Amlodipin	Norvasc (A, CH, D)
Felodipin	Modip (D), Munobal (A, CH, D), Plendil (A, CH)
Isradipin	Lomir (A, CH, D), Vascal (D)
Nicardipin	Antagonil (D), Karden (A)
Nifedipin	Adalat (A, CH, D), Aldipin (CH), Ecodipin (CH), Fedip (A, CH), Nifehexal (A, D), Pidilat (D)
Nilvadipin	Escor (A, D), Nivadil (CH, D), Tensan (A)
Nisoldipin	Baymycard (D), Syscor (CH)
Nitrendipin	Bayotensin (D), Baypress (A, CH), Nitrendipin Heumann (D), Nitrendipin-ratiopharm (D), Nitrepress (D)

Calciumantagonisten mit direktem Einfluss auf den Herzrhythmus

Wirkstoffe	Medikamente
Diltiazem	Altiazem (CH), Corazem (A), Coridil (CH), Diltia ABZ (D), Diltiazem Genericon (A), Dilzem (A, CH, D)
Gallopamil	Procorum (A, D)
Verapamil	Corpamil (CH), Flamon (CH), Isoptin (A, CH, D), Veramex (D), Veranorm Isis (D), Verapabene (A), Verapamil Ebewe (A)

Wirkungsweise

Beide Gruppen wirken gefäßerweiternd, wodurch der Blutdruck sinkt. Die zweite Gruppe wird auch bei Herzrhythmusstörungen eingesetzt, da sie den Herzschlag verlangsamt. Calcium ist nicht nur ein wichtiger Baustein unserer Knochen, sondern auch für die Kontraktion der Muskulatur notwendig. Calciumantagonisten verhindern das Zusammenziehen der Gefäßmuskeln, indem sie den Einstrom des Calciums in die Muskelzellen stören. Dadurch können sich die Gefäßmuskeln nicht mehr zusammenziehen, die Blutgefäße erweitern sich und der Blutdruck sinkt.

Anwendung

Wie bei allen Mitteln gegen Bluthochdruck sollte zunächst eine niedrige Dosis gewählt werden, um Kreislaufreaktionen gering zu halten. Die Wirkung tritt zwar sofort ein, erreicht ihr Maximum aber erst nach zwei bis vier Wochen. Erst dann sollte an Dosiserhöhungen gedacht werden.

Um Nebenwirkungen am Herzen zu vermeiden, sollten bevorzugt lang wirksame Calciumantagonisten eingesetzt werden, die 12 bis 24 Stunden wirksam sind.

Kurz wirksame Calciumantagonisten wie Nifedipin (Handelsname Adalat u.a.), deren Wirkung nur vier bis sechs Stunden anhält, können in einer so genannten retardierten Form gegeben werden: Der Wirkstoff wird dann langsam aus dem Darm aufgenommen, die Wirkung beginnt langsamer und hält entsprechend länger an.

Nebenwirkungen

→ Gesichtsrötung

Zu Beginn der Behandlung kommt es oft durch die Gefäßerweiterung zu einer Gesichtsrötung, »Flush« genannt. Die Beschwerden lassen meist nach einigen Tagen nach, ansonsten muss das Mittel abgesetzt werden.

→ Anschwellen der Beine

Ebenfalls durch die Gefäßerweiterung bedingt ist eine Anschwellung der Beine, was zu einem un-

329

Herz-Kreislauf-Erkrankungen

angenehmen Spannungsgefühl führt. Diese Nebenwirkung tritt besonders häufig bei warmem Wetter auf.

→ Verstopfung

Verstopfung zählt zu den häufig auftretenden Nebenwirkungen. Bessert sich das Problem im Laufe der Behandlung nicht, muss das Mittel abgesetzt werden.

→ Anschwellen des Zahnfleischs

Selten kann es zum Anschwellen des Zahnfleischs kommen. Dies ist unangenehm und kann nur durch Absetzen beseitigt werden.

→ Anschwellen der Brust

Ebenfalls sehr selten ist ein schmerzhaftes Anschwellen der Brust, das auch bei Männern auftritt. In diesem Fall hilft nur das Absetzen des Medikaments.

→ Erhöhung der Pulsfrequenz

Auf die Medikamente der ersten Gruppe (Calciumantagonisten ohne Einfluss auf den Herzrhythmus), die selber keinen direkten Einfluss auf den Herzrhythmus haben, reagiert das Herz trotzdem mit einer Erhöhung der Pulsfrequenz. Auf diese Weise versucht es, der Gefäßerweiterung entgegenzuwirken. Eine erhöhte Pulsfrequenz kann bei Menschen mit Durchblutungsstörungen am Herzen, also mit einer koronaren Herzerkrankung, gefährlich werden.

Untersuchungen haben ergeben, dass es dadurch vermehrt zu Angina pectoris kommen kann. Patienten mit bekannten Angina-pectoris-Beschwerden sollten daher auf Calciumantagonisten aus dieser Gruppe möglichst verzichten.

→ Senken der Pulsfrequenz

Die Calciumantagonisten der zweiten Gruppe (Calciumantagonisten mit Einfluss auf den Herzrhythmus) dagegen führen zu einer Verlangsamung des Herzschlags. Dies kann im Einzelfall Beschwerden verursachen, wenn der Pulsabfall zu stark wird. Besonders herzkranke Menschen, die bereits einen sehr langsamen Puls haben, der unter 50 Schläge pro Minute liegt, sind gefährdet.

Auch die Herzkraft wird vermindert, was wiederum zur Verschlechterung einer Herzschwäche führen kann.

Kombination mit anderen Mitteln

● Vorsicht beim Genuss von Grapefruitsaft: Schon ein Glas reicht aus, den Spiegel der Calciumantagonisten im Blut zu erhöhen, was zu einer verstärkten Wirkung und Nebenwirkung führen kann.
● Die Wirkung folgender Medikamente wird durch Calciumantagonisten verstärkt:
– Digitalis (Mittel bei Herzschwäche, siehe auch Seite 368ff.)
– Theophyllin (Asthmamittel, siehe Seite 145ff.)
● Die Calciumantagonisten aus der zweiten Gruppe, die den Herzschlag verlangsamen, sollten nicht mit anderen Mitteln kombiniert werden, die ebenfalls die Pulsfrequenz senken. Hierzu gehören in erster Linie Betablocker (siehe auch Seite 322ff.). Ein bedrohlicher Pulsabfall kann die Folge sein!

Achtung

● Menschen mit einem sehr langsamen Herzschlag und
● Menschen mit einer Herzschwäche sollten keine Calciumantagonisten einnehmen, die den Herzrhythmus bremsen.
● Bei bekannten Angina-pectoris-Beschwerden sollten keine Calciumantagonisten der ersten Gruppe (ohne Einfluss auf den Herzrhythmus) eingenommen werden.

Schwangerschaft und Stillzeit

Der Wirkstoff Verapamil ist am besten untersucht und gilt als sicher für das Kind. Nifedipin ist ab dem 4. Schwangerschaftsmonat sicher. Bis dahin sollte aber auf andere Mittel zurückgegriffen werden.

Insgesamt sind Calciumantagonisten keine Mittel der ersten Wahl in der Schwangerschaft. Nach Möglichkeit sollte auf Methyldopa oder einen Betablocker umgestellt werden.

Daher unsere Bewertung

Calciumantagonisten sind bei der Behandlung von Bluthochdruck Mittel der zweiten Wahl. Sie senken zwar zuverlässig den Blutdruck, doch wie sicher und wirksam sie auch Spätfolgen des Hochdrucks verhindern können, ist noch unzureichend untersucht.

In mehreren Studien konnte nachgewiesen werden, dass die Anzahl der Herzinfarkte und Todesfälle unter Calciumantagonisten der ersten Gruppe sogar zunahm. Patienten, die gleichzeitig unter Angina pectoris oder Diabetes leiden, ist von diesen Calciumantagonisten abzuraten, da bei ihnen die Ergebnisse besonders entmutigend waren.

Zentral wirkende Mittel gegen Bluthochdruck

Wirkstoffe	Medikamente
Clonidin	Catanidin (A), Catapresan (A, CH, D), Clonidin-ratiopharm (D), Clonistada (D), Haemiton (D)
Guanethidin	Ismelin (A)
Methyldopa	Aldomet (CH), Aldometil (A), Dopamet (CH), Dopegyt (D), Methyldopa Stada (D), Presinol (A)
Moxonidin	Cynt (D), Normoxin (A), Physiotens (CH, D)

Wirkungsweise

Zentral wirkende Hochdruckmittel beeinflussen Überträgerstoffe im Gehirn, die an der Blutdruckregulation beteiligt sind. Als Folge dieser Wirkung wird der Herzschlag schwächer und langsamer und die Blutgefäße erweitern sich. Beide Mechanismen führen zu einer Senkung des Blutdrucks.

Anwendung

Da alle Mittel dieser Gruppe sehr müde machen, empfiehlt es sich, zentral wirkende Mittel gegen Bluthochdruck abends vor dem Schlafen einzunehmen. Vor allem zu Beginn der Behandlung ist dadurch die Verkehrstüchtigkeit eingeschränkt.

Dosissteigerungen sollten frühestens nach zwei Wochen durchgeführt werden. Erst dann konnte sich die volle Wirkung entfalten.

Müssen diese Mittel abgesetzt werden, darf dies nicht auf einen Schlag erfolgen, da die Blutdruckwerte sonst krisenhaft ansteigen können. Schwitzen, Herzrasen und erhebliche Unruhe sind die Folge. Diese Entzugserscheinungen machen sich bereits innerhalb der ersten drei Tage nach Absetzen des Medikaments bemerkbar. Sie lassen sich vermeiden, indem man die Dosis langsam immer weiter reduziert, bis das Mittel ganz abgesetzt ist. Allein der Wirkstoff Moxonidin hat gegenüber den anderen zentral wirkenden Hochdruckmitteln einige Vorteile, da er auf andere Rezeptoren einwirkt und dadurch weniger zentrale Nebenwirkungen verursacht.

Nebenwirkungen

→ **Müdigkeit, Schwindel, Schlappheit**

All diese Mittel haben starke Nebenwirkungen auf das zentrale Nervensystem. Die Hälfte der Patienten fühlt sich nach der Einnahme müde, schwindelig und schlapp. Im Verlauf der Therapie bessern sich diese Symptome zwar; 10 Prozent der Patienten brechen die Therapie jedoch aufgrund dieser Nebenwirkungen ab.

→ **Alpträume, Depressionen**

Eher selten kommt es zu Alpträumen und schweren Depressionen. Treten derartige Symptome auf, können zentral wirkende Mittel gegen Bluthochdruck die Ursache sein. Werden diese Nebenwirkungen im Verlauf der Therapie nicht besser, müssen die Mittel abgesetzt werden.

→ **Kreislaufreaktionen**

Oft kommt es zu Kreislaufreaktionen: Den Patienten wird schwindelig und schwarz vor Augen.

Herz-Kreislauf-Erkrankungen

→ **Mundtrockenheit**

40 Prozent der Behandelten leiden unter einem trockenen Mund.

→ **Lupus erythematodes**

Der Wirkstoff Methyldopa kann darüber hinaus noch eine Autoimmunsystemerkrankung auslösen, den so genannten Lupus erythematodes.

Diese Erkrankung ist häufig mit einer Nierenentzündung verbunden, aber auch Leber und Nervensystem können betroffen sein.

Wer an Lupus erythematodes erkrankt, entwickelt auch häufig eine schmetterlingsförmige scharf umgrenzte Gesichtsrötung.

Bei alten Patienten kommt es in häufigen Fällen nur zu unspezifischen Allgemeinsymptomen (Gewichtsverlust, Magersucht, Schwächegefühl, Fieber etc.).

→ **Hämolytische Anämie**

Auch eine bestimmte Form der Blutarmut kann durch Methyldopa verursacht werden, bei der die roten Blutkörperchen in der Blutbahn zerstört werden.

→ **Herzbeutelentzündung**

Sehr selten kommt es zu einer Herzbeutelentzündung.

Alle aufgeführten Nebenwirkungen können durch ein Absetzen des Mittels beseitigt werden.

Kombination mit anderen Mitteln

● Bei gleichzeitiger Einnahme anderer Mittel, die ebenfalls dämpfend auf das zentrale Nervensystem wirken, wie Schlafmittel, Tranquilizer oder Antidepressiva, ist mit verstärkter Müdigkeit und Schlappheit zu rechnen.

● Die Wirkung von Antidepressiva kann durch die Einnahme von zentral wirkenden Hochdruckmitteln abgeschwächt werden.

● MAO-Hemmer (siehe Seite 567f.), die gegen Depressionen eingesetzt werden, dürfen auf keinen Fall mit Medikamenten dieser Gruppe kombiniert werden, da sonst die Gefahr schwerer Bluthochdruckkrisen besteht.

● Auch eine Kombination mit Betablockern ist problematisch: Beide Substanzen verlangsamen den Herzschlag, was bedrohliche Pulsabfälle hervorrufen kann. Soll die Therapie beendet werden, müssen als erstes immer die Betablocker »ausgeschlichen« werden, da der Blutdruck sonst bedrohlich ansteigen kann.

Achtung

Zentral wirkende Mittel gegen Bluthochdruck können
● Depressionen auslösen oder verstärken,
● einen krankhaft verlangsamten Herzschlag
● und eine bereits vorhandene Herzschwäche verstärken.

Schwangerschaft und Stillzeit

Der Wirkstoff Methyldopa gilt während der Schwangerschaft als Mittel der ersten Wahl.

Das wirkt auf den ersten Blick paradox, wenn man bedenkt, dass die Nebenwirkungen von Methyldopa besonders stark sind. Ausgedehnte Untersuchungen haben jedoch zeigen können, dass für das Neugeborene keine Schäden zu be-

Daher unsere Bewertung

Aufgrund der relativ schlechten Verträglichkeit der zentral wirkenden Mittel gegen Bluthochdruck sollte man zur Behandlung des Bluthochdrucks lieber auf andere Mittel zurückgreifen. Langzeituntersuchungen zum Nachweis der Verhinderung von Spätfolgen des Bluthochdrucks liegen nicht vor. Während der Einnahme von Moxonidin treten im Vergleich zu den anderen Wirkstoffen dieser Gruppe Nebenwirkungen wie Müdigkeit, Mundtrockenheit und Kreislaufreaktionen seltener auf.

Der Wirkstoff Methyldopa nimmt eine Sonderstellung ein, da er während der Schwangerschaft das Mittel der ersten Wahl ist.

Bluthochdruck

fürchten sind, vorausgesetzt die tägliche Dosis bleibt unter 2000 mg. Lediglich für einige Betablocker gibt es annähernd gleich gute Daten (siehe Seite 322ff.). Die anderen Wirkstoffe dieser Gruppe sind noch nicht ausreichend genug untersucht, um eindeutige Aussagen bezüglich einer Einnahme während der Schwangerschaft machen zu können, oder die Ergebnisse sind so widersprüchlich, dass man in der Schwangerschaft auf diese Medikamente verzichten und auf andere Mittel zurückgreifen sollte.

Reserpin

Wirkstoffgruppen	Medikamente
Reserpin + Butizid	Modenol (D)
Reserpin + Chlortalidon	Darebon (D)
Reserpin + Clopamid	Briserin (D)
Reserpin + Hydrochlorothiazid	Barotonal (D) Disalpin (D)
Reserpin + Hydrochlorothiazid + Dihydralazin	Triniton (D)
Reserpin + Hydrochlorothiazid + Triamteren	Tri-Thiazid Reserpin Stada (D)
Reserpin + Mefrusid	Bendigon (D)

Wirkungsweise

Reserpin greift im Gehirn in die Funktion des autonomen Nervensystems ein. Es führt zu einem Abfall von Noradrenalin, einem Botenstoff, der normalerweise eine Kräftigung des Herzschlags und zudem eine Gefäßverengung bewirkt.

Unter Reserpin werden der Herzschlag geschwächt und die Blutgefäße erweitert. Beides senkt die Blutdruckwerte.

Anwendung

Nebenwirkungen treten deutlich häufiger auf, wenn Reserpin hochdosiert gegeben wird. Eine Dosis über 500 µg pro Tag sollte unbedingt vermieden werden. Wie bei nahezu allen Mitteln gegen Bluthochdruck wird die optimale Wirkung erst nach mehreren Wochen Behandlung erreicht; erst dann sollte man die Dosierung ändern.

Ein abruptes Absetzen des Mittels kann zu regelrechten Entzugserscheinungen wie Schwitzen und Herzrasen sowie zu einem stark erhöhten Blutdruck führen.

Die Dosis des Reserpin muss daher über mehrere Tage reduziert (»ausgeschlichen«) werden, bis das Mittel ganz abgesetzt wird.

Aufgrund der Müdigkeit, die besonders zu Beginn der Behandlung auftritt, kann Reserpin die Verkehrstüchtigkeit beeinträchtigen.

Nebenwirkungen

→ Müdigkeit, Depressionen

Reserpin ist problematisch, da es das zentrale Nervensystem beeinträchtigt. Es kommt zu Depressionen oder zu einem Verlust der Merk- und Konzentrationsfähigkeit. Die meisten Patienten leiden unter Müdigkeit.

Vor allem bei älteren Menschen wird der Zusammenhang zwischen einer mentalen Verschlechterung und dem Medikament häufig nicht hergestellt und die Beschwerden als »altersbedingt« abgetan. Wenn das Medikament abgesetzt wird, bessert sich der Zustand wieder.

→ Magenbeschwerden

Reserpin führt oft zu einer vermehrten Magensäureproduktion und dadurch zu Magenbeschwerden, im Extremfall sogar zu Magen- oder Zwölffingerdarmgeschwüren.

→ Verstopfte Nase

Häufig leiden die Patienten unter einer verstopften Nase, die jedoch nicht auf eine Erkältung, sondern auf die Einnahme von Reserpin zurückzuführen ist.

→ Verlangsamung des Herzschlags

Häufig verlangsamt sich unter Reserpin der Herzschlag. Das kann für Menschen mit krankhaft verlangsamtem Herzschlag bedrohlich sein.

Herz-Kreislauf-Erkrankungen

Kombination mit anderen Mitteln

Eine Kombination mit MAO-Hemmern (siehe auch Seite 567f.), die gegen Depressionen eingesetzt werden, ist strikt zu unterlassen. Die gleichzeitige Einnahme kann nämlich schwere Blutdruckkrisen auslösen.

Achtung

- Bei bereits vorhandenen Magen- oder Zwölffingerdarmgeschwüren ist von einer Einnahme dringend abzuraten.
- Eine Parkinsonsche Erkrankung (siehe Seite 509ff.) kann sich verschlechtern, sodass auf ein anderes Mittel ausgewichen werden muss.
- Auch Patienten, die an Depressionen leiden, sollten kein Reserpin einnehmen, da dieser Wirkstoff selbst Depressionen hervorrufen kann.
- Bei älteren Patienten ist stets darauf zu achten, dass eine Verschlechterung des Allgemeinzustands auch auf eine Reserpinbehandlung zurückzuführen sein kann.

Schwangerschaft und Stillzeit

Nach bisherigen Erkenntnissen sind durch eine Einnahme keine Fehlbildungen des Neugeborenen zu befürchten. Allerdings haben manche Kinder nach der Geburt schlecht geatmet und getrunken, wenn die Mutter in den letzten Schwangerschaftswochen Reserpin eingenommen hatte. Andere Hochdruckmittel wie Betablocker oder Methyldopa sind daher in der Schwangerschaft vorzuziehen.

Daher unsere Bewertung

Reserpin ist seit langem als Wirkstoff gegen Bluthochdruck bekannt, jedoch aufgrund seiner starken Nebenwirkungen wenig empfehlenswert. Ältere Menschen sind besonders anfällig für Nebenwirkungen dieses Wirkstoffs. Aussagefähige Untersuchungen zur Langzeitwirkung fehlen. Es ist ein Mittel der »ferneren Wahl« beim Bluthochdruck.

Gefäßerweiternde Mittel (Vasodilatatoren)

Wirkstoffe	Medikamente
Dihydralazin	Depressan (D), Nepresol (A, D, CH)
Minoxidil	Lonolox (D)

Wirkungsweise

Vasodilatatoren erweitern die Gefäße. Im Unterschied zu den meisten anderen Mitteln gegen Bluthochdruck nehmen die Vasodilatatoren nicht den Umweg über Hormone oder Rezeptoren, sondern wirken direkt auf die Blutgefäße ein. Sie bewirken eine ausgeprägte Weitstellung der kleinen Arterien, was zu einem deutlichen Blutdruckabfall führt.

Anwendung

Vasodilatatoren gehören zu den stärksten Medikamenten bei der Behandlung des Bluthochdrucks. Die Mittel dieser Gruppe sollten wirklich nur dann gegeben werden, wenn es keine Alternativen mehr gibt, da sie eine Vielzahl schwerer Nebenwirkungen haben. In aller Regel müssen sie zwingend mit anderen Medikamenten kombiniert werden, um diese Nebenwirkungen wieder auszugleichen.

Wie bei den anderen Hochdruckmitteln muss auch hier mit ganz geringen Dosen begonnen werden, um Kreislaufreaktionen zu verringern.

Alle Vasodilatatoren führen zu einer deutlichen Beschleunigung des Pulsschlags. Daher werden sie immer mit einem den Puls verlangsamenden Betablocker kombiniert (Betablocker siehe Seite 322ff.).

Beim Wirkstoff Minoxidil ist sogar eine Dreierkombination nötig. Zusätzlich zu einem Betablocker muss auch noch ein wasserausschwemmendes Medikament (siehe Diuretika, Seite 317ff.) genommen werden, sonst kommt es zu einer starken Wasseransammlung im Gewebe, zu Ödemen.

Um die schweren Nebenwirkungen einzudämmen, muss mit der Gabe von Betablockern und Diuretika mindestens ein Tag vor der Einnahme von Minoxidil begonnen werden.

Nebenwirkungen

→ Kreislaufreaktionen

Unter Vasodilatatoren kommt es sehr häufig zu ausgeprägten Kreislaufreaktionen, die sich durch Schwindel, Schwarzwerden vor den Augen und Kollapsneigung bemerkbar machen. Daher sollte man sich angewöhnen, aus liegender oder sitzender Position ganz langsam aufzustehen.

→ Herzrasen

Alle Vasodilatatoren verursachen Herzrasen. Das ist nicht nur unangenehm, sondern bei Herzkranken auch sehr gefährlich, da das Herz somit überanstrengt wird. Kommt es dadurch zu Durchblutungsstörungen am Herzen, können Angina pectoris und sogar Herzinfarkte ausgelöst werden. Aus diesem Grund muss das Mittel immer mit einem Betablocker kombiniert werden, der den Herzschlag verlangsamt.

→ Wasseransammlungen im Gewebe

Minoxidil verursacht Wasseransammlungen im Gewebe und muss daher mit einem Diuretikum (siehe Seite 317ff.) kombiniert werden.

→ Unerwünschter Haarwuchs

Minoxidil führt bei fast allen Anwendern zu erheblichem Haarwuchs, vor allem im Gesicht. (Kein Wunder also, dass es im Handel längst Minoxidil-Lösungen gibt, die bei Haarausfall helfen sollen!)

→ Lupus erythematodes

Dihydralazin kann eine Autoimmunerkrankung verursachen, die sich in Hautausschlägen, Nierenentzündung und einer Beeinträchtigung des Nervensystems äußert. Die Erkrankung wird durch Antikörper verursacht, die sich gegen die eigenen Organe richten. Nach Absetzen von Dihydralazin verschwinden die Symptome jedoch wieder.

Kombination mit anderen Mitteln

Bei gleichzeitiger Einnahme von anderen Blutdrucksenkern kommt es zu einem noch deutlicheren Blutdruckabfall. Das ist meist erwünscht, werden Vasodilatatoren ja ohnehin nur Patienten mit schwerem Bluthochdruck verschrieben. Bei der Kombination mit anderen gefäßerweiternden Mitteln wie ACE-Hemmern oder Alpha-1-Rezeptorenblockern treten jedoch schwere unerwünschte Kreislaufreaktionen auf.

Achtung

● Patienten mit mildem Bluthochdruck sollten mit anderen, nebenwirkungsarmen Mitteln behandelt werden. Vasodilatatoren sind für sie nicht geeignet.
● Bei einer Herzklappenverengung darf kein Vasodilatator eingenommen werden, da der Blutdruck gefährlich tief absinken kann.
● Bei einer bestehenden Lupus-erythematodes-Immunsystemerkrankung darf kein Dihydralazin gegeben werden, da Dihydralazin selbst einen Lupus verursachen kann.

Schwangerschaft und Stillzeit

Für den Wirkstoff Dihydralazin liegen ausreichend Untersuchungen vor, er kann auch während der Schwangerschaft eingenommen werden, ohne dass Schäden für das Kind zu befürchten sind. Was Minoxidil anbelangt, liegen noch keine ausreichenden Erfahrungen vor, sodass während der Schwangerschaft von einer Einnahme abzuraten ist.

Daher unsere Bewertung

Vasodilatatoren sollten nur bei schwerstem Bluthochdruck genommen werden, wenn sich dieser mit anderen Mitteln nicht ausreichend behandeln lässt. Vasodilatatoren sind sehr wirksam, aber auch nebenwirkungsreich und daher für die Behandlung von mildem Bluthochdruck nicht zu empfehlen.

Fixkombinationen in der Bluthochdruckbehandlung

Besonderheiten der Kombinationspräparate

Bei einigen Patienten ist der Blutdruck so hoch, dass ein Medikament allein in seiner Wirkung nicht stark genug ist. In diesem Fall kann eine Kombinationsbehandlung mit einem zweiten Medikament, seltener sogar noch mit einem dritten sinnvoll sein.

Aus diesem Grund haben die Pharma-Hersteller so genannte Fixkombinationen auf den Markt gebracht. Im Gegensatz zu Monopräparaten, die nur aus einem einzigen Wirkstoff bestehen, sind Fixkombinationen Tabletten, die zwei oder mehr Wirkstoffe enthalten.

Für diese Kombinationspräparate spricht, dass sie unkompliziert sind. Vielen Patienten fällt es leichter, sich an die Behandlungsvorschriften zu halten, wenn sie nicht auf so viele unterschiedliche Pillen angewiesen sind. Vor allem ältere Menschen müssen nicht selten vier, fünf verschiedene Medikamente einnehmen und vergessen dann möglicherweise die eine oder andere Tablette.

Fixkombinationen haben jedoch auch einen entscheidenden Nachteil: Die Wirkstoffe lassen sich nicht individuell dosieren, da sie in jeder Tablette bereits in einem unveränderbaren Verhältnis vorliegen. Da jeder Mensch anders auf Arzneistoffe reagiert, ist eine individuelle Dosierung im Prinzip vorzuziehen.

Bevor man sich für ein Kombinationspräparat entscheidet, sollte man die Wirkstoffe zunächst so lange frei kombinieren, bis man die optimale Dosierung herausgefunden hat. Danach kann dann auf eine entsprechende Fixkombination umgestellt werden.

Die Wirkungsweise der Fixkombination entspricht den Wirkstoffen, aus denen sie sich zusammensetzt.

Dasselbe gilt für die Nebenwirkungen: Nur weil sich die Tablettenmenge verringert, sinkt dadurch nicht das Risiko für Nebenwirkungen.

Diese sind rein wirkstoffabhängig – ob man sie auf zwei Tabletten verteilt oder in eine Pille hineinpackt, spielt dabei keine Rolle. Eine detaillierte Beschreibung der einzelnen Wirkstoffe, die in den folgenden Kombinationspräparaten enthalten sind, finden Sie in den voranstehenden Kapiteln.

ACE-Hemmer + Thiazid-Diuretikum

Wirkstoffgruppen	Medikamente
Benazepril + Hydrochlorothiazid	Cibadrex (A, CH, D)
Captopril + Hydrochlorothiazid	Capozide (A, CH, D), Tensobon comp. (CH, D) Captobeta comp. (D), ACE-Hemmer-ratio-pharm comp. (D), Acenorm HCT (D), Capto ABZ comp. (D)
Enalapril + Hydrochlorothiazid	Pres plus (D), Co-Remitec (A), Co-Remiton (CH), Renacor (D)
Lisinopril + Hydrochlorothiazid	Acercomb (D), Coric plus (D), Prinzide (A)
Quinapril + Hydrochlorothiazid	Accuretic (CH), Accuzide (A, D)
Ramipiril + Hydrochlorothiazid	Delix plus (D), Vesdil plus (D)

Darstellung der einzelnen Wirkstoffe siehe ACE-Hemmer Seite 324ff., schwach wirksame Diuretika (Thiazide) Seite 317ff.

Bluthochdruck

Daher unsere Bewertung

Die Kombination aus ACE-Hemmer und Thiazid-Diuretikum kann durchaus sinnvoll sein. Beide Wirkstoffe zusammen gegeben führen zu einer deutlichen Senkung des Blutdrucks. Die Dosierungen der Kombinationen sind in den meisten Präparaten recht sinnvoll gewählt, sodass sie unter Umständen die freie Kombination der einzelnen Wirkstoffe ersetzen können.

Problematisch ist eine Kombination von Captopril mit einem Thiazid-Diuretikum. Captopril muss mehrfach am Tag gegeben werden (in aller Regel dreimal täglich), während bei Thiaziden eine einmalige, niedrige Dosierung unbedingt zu bevorzugen ist. Man kann dieses Problem allerdings umgehen, indem man morgens die Fixkombination und sowohl mittags als auch abends das Monopräparat Captopril einnimmt. In diesem Fall muss beachtet werden, dass beim Wirkstoff Hydrochlorothiazid die optimale Dosierung 12,5 bis 25 mg beträgt.

Betablocker + Thiazid-Diuretikum

Wirkstoffgruppen	Medikamente
Acebutolol + Mefrusid	Sali-Prent (D)
Atenolol + Chlortalidon	Atehexal comp. (D), Ateno comp-ISIS (D), Atenolol comp Heumann (D), Blocotenol comp. (D), Diu Atenolol Verla (D), Teneretic (D)
Mepindolol + Hydrochlorothiazid	Corindocomb (D)
Metoprolol + Hydrochlorothiazid	Beloc Zok comp (D), Metodura comp (D), Metohexal comp (D)
Nadolol + Bendroflumethiazid	Sotaziden (D)
Pindolol + Clopamid	Viskaldix (D)

Darstellung der einzelnen Wirkstoffe siehe Betablocker Seite 322ff., schwach wirksame Diuretika (Thiazide) Seite 317ff.

Daher unsere Bewertung

Betablocker und Thiazid-Diuretika sind in der Hochdruckbehandlung die Mittel der ersten Wahl. Aus diesem Grund war die Herstellung von Fixkombinationen naheliegend.

In den Fällen, in denen die Dosierung der Fixkombinationen mit der individuellen Einstellung übereinstimmt, kann die Fixkombination gewählt werden.

Herzrhythmusstörungen

Herzrhythmusstörungen in Deutschland

Das Gefährliche an Herzrhythmusstörungen ist, dass sie das Risiko eines plötzlichen Herztodes enorm steigern, wenn sie auf ein krankes Herz treffen. Etwa 100 000 Deutsche sterben jährlich an Herzrhythmusstörungen

Was sind Herzrhythmusstörungen?

Das Herz ist – anatomisch gesehen – ein muskulöses Hohlorgan, das durch rhythmisches Zusammenziehen Blut durch die Gefäße treibt. Ein herzeigenes Erregungsleitungssystem leitet bioelektrische Impulse an die Herzmuskelfasern weiter, die sich zusammenziehen und entspannen und so als Blut-Pumpe wirken. Werden diese bioelektrischen Vorgänge durch bestimmte Erkrankungen gestört, kommt es zu Unregelmäßigkeiten des Grundrhythmus: Das Herz schlägt zu schnell, zu langsam oder ganz ohne Regelmäßigkeit. Entsprechend verändert sich der Pulsschlag.

In den meisten Fällen sind Herzrhythmusstörungen harmloser Natur und bedürfen keiner medikamentösen Behandlung. Man spürt sie als Herzklopfen oder als Herzstolpern, manchmal sogar als Herzrasen. Solche Attacken hören von selbst wieder auf.

Bei schwerwiegenden Formen laufen die Herzaktionen allerdings völlig unkoordiniert ab – der Herzrhythmus ist nachhaltig gestört. Die bedrohlichste Erkrankung dieser Art ist das Kammerflimmern (siehe Infokasten »Verschiedene Formen von Herzrhythmusstörungen« auf Seite 339), das unbehandelt zum Tod führt.

Ursachen

Ernsthafte Herzrhythmusstörungen treten in den meisten Fällen im Zusammenhang mit anderen Erkrankungen auf.

Die häufigste ursächliche Erkrankung hierzulande ist der Herzinfarkt. In der ersten Zeit nach einem Herzinfarkt treten oft lebensbedrohliche Herzrhythmusstörungen auf.

Andere Erkrankungen, die Ursache für schwere Herzrhythmusstörungen sein können, sind Entzündung des Herzmuskels (Myokarditis), Herzschwäche (Herzinsuffizienz, siehe Seite 362ff.), Herzklappenerkrankungen, Angina pectoris (siehe Seite 349ff.) und Schilddrüsenüberfunktion (siehe Seite 477ff.). Selten kann auch eine Herzverletzung vorliegen.

Auch Nikotin- oder Alkoholvergiftungen können als Ursache für Herzrhythmusstörungen in Frage kommen.

Auslöser können auch schwere Störungen des Kaliumhaushalts sein: Sowohl zu viel als auch zu wenig Kalium im Blut sind für herzkranke Menschen gefährlich, denn das Kalium spielt eine wichtige Rolle bei der bioelektrischen Impulsweitergabe an den Herzmuskel. Der Kaliumhaushalt kann durch Nieren- oder Nebennierenerkrankungen, aber auch durch Medikamente (z. B. Diuretika, Cortison) gestört werden.

Manchmal, wenn auch nur selten, sind krankhafte Impulsleitungsbahnen schuld an den Herzrhythmusstörungen. Auch wenn es sich dabei um eine sehr schwer zu diagnostizierende Ursache handelt, kann sie von Spezialisten an den Aufzeichnungen des Elektrokardiogramms abgelesen werden.

Schließlich begünstigen auch die in bestimmten Medikamenten enthaltenen Wirkstoffe Herzrhythmusstörungen:

- Antibiotika: Makrolide wie Erythromycin (Mittel gegen bakterielle Infektionen, Seite 101ff.)
- Antidepressiva: trizyklische Antidepressiva (Mittel gegen Depressionen, siehe Seite 563ff.)
- Cisaprid (Wirkstoff in Magen-Darm-Mitteln, siehe Seite 162f., wurde vom Markt genommen),
- Digitalis (Mittel gegen Herzschwäche, siehe Seite 368ff.)
- Diuretika (Bluthochdruck und Ausschwemmung von Ödemen, siehe Seite 313ff.)
- Fibrate (Mittel gegen Fettstoffwechselstörungen, siehe Seite 487ff.)
- Halofantrin, Mefloquin (Wirkstoffe in Malariamitteln, siehe Seite 133f.)
- Levodopa (Wirkstoff in Mitteln gegen die Parkinsonsche Krankheit, siehe Seite 511ff.)
- Und – so paradox es klingen mag – können auch Mittel gegen Herzrhythmusstörungen selbst Herzrhythmusstörungen hervorrufen. Warum das so ist? Die Mittel wirken nicht nur auf die unregelmäßigen Schläge ein, sondern beeinflussen auch die bioelektrischen Abläufe des normalen

Verschiedene Formen von Herzrhythmusstörungen

Je nach Rhythmusveränderung lassen sich Herzrhythmusstörungen in verschiedene Formen einteilen. Je nachdem ob das Herz zu langsam, zu schnell, zu häufig oder zu selten schlägt, wird die Rhythmusstörung anders bezeichnet.

Welche Störungen harmlos sind und wann Vorsicht geboten ist, lässt sich der folgenden Aufstellung entnehmen. Denn aus der Geschwindigkeit des Herzschlags allein lässt sich die Bedrohlichkeit einer Rhythmusstörung nicht ableiten:

- Bei der **Bradykardie** verlangsamt sich der Pulsschlag auf unter 50 Schläge pro Minute. Junge, ansonsten gesunde Menschen können mit einer solchen Verlangsamung meist völlig beschwerdefrei leben. Kranke, ältere Patienten dagegen leiden oft an Schwindel und Atemnot.

- Bei der **Tachykardie** (Herzrasen, Herzjagen) steigt der Pulsschlag in Ruhe auf über 100 Schläge pro Minute – »das Herz schlägt bis zum Halse«. Auch die Tachykardie ist bei jungen Menschen ohne Herzfehler meist harmlos. Bei älteren Menschen dagegen kann sie auf Dauer zu einer Schwächung des Herzmuskels mit entsprechenden Symptomen der Herzschwäche führen.

- **Extrasystolen** (Extraschläge) sind Herzschläge, die sich außerhalb des normalen Herzrhythmus bemerkbar machen und oft als Herzstolpern wahrgenommen werden. Sie sind meist harmlos, bei herzkranken Menschen können sie jedoch bedrohlichere Rhythmusstörungen auslösen.

- Beim **Vorhofflimmern** bzw. -flattern verfallen nur die Vorhöfe in stark beschleunigte Bewegung. Das Vorhofflimmern ist sehr häufig und für gesunde Menschen ungefährlich, sie spüren es meist gar nicht. Herzkranke Patienten dagegen erfahren dadurch eine Einbuße ihrer Leistungsfähigkeit. Auch für sie ist die Rhythmusstörung nicht akut lebensbedrohlich, sie kann aber das Risiko eines Schlaganfalls erhöhen.

- Beim **Kammerflattern** ist die Bewegung des gesamten Herzmuskels sowohl stark beschleunigt als auch aus dem Takt geraten. Die Pulsfrequenz ist meist sehr hoch (120 bis 180 Schläge pro Minute), Symptome wie Schwindel, Atemnot und Bewusstlosigkeit treten auf. Noch wird das Blut gepumpt. Da das Kammerflattern auch in ein Kammerflimmern übergehen kann, besteht ein akuter Notfall.

- **Kammerflimmern** ist gekennzeichnet durch eine völlig ungeordnete bioelektrische Aktivität im Herzen. Der gesamte Herzmuskel zittert nur noch, statt sich zusammenzuziehen. Es wird praktisch kein Blut mehr gepumpt. Unbehandelt führt das Kammerflimmern innerhalb von Minuten zum Tod.

Herz-Kreislauf-Erkrankungen

Herzschlags. So werden wieder Herzrhythmusstörungen ausgelöst.

Symptome

Nur etwa die Hälfte der Menschen, bei denen Herzrhythmusstörungen auftreten, nehmen diese wahr. Wenn, werden diese subjektiv als verstärkte und beschleunigte Herzaktion (»Herzklopfen«) oder als Herzstolpern empfunden. Umgekehrt lassen sich bei etwa der Hälfte der Menschen, die Herzstolpern als Symptom angeben, gar keine Herzrhythmusstörungen feststellen!

Symptome bei schweren Herzrhythmusstörungen sind Schwindel, Atemnot bis hin zur Bewusstlosigkeit. Bei der bedrohlichsten Form der Herzrhythmusstörungen, dem so genannten Kammerflimmern, kommt es zum vollständigen Zusammenbruch des Kreislaufs. Der Betroffene verliert akut das Bewusstsein, hat keinen Puls mehr, die Atmung setzt aus.

Spätfolgen und Komplikationen

Bei den harmlosen Formen der Herzrhythmusstörungen kann ausgeschlossen werden, dass eine Herzerkrankung zugrunde liegt. Es ist in solchen Fällen auch nicht zu befürchten, dass es zu einer Verschlechterung kommt.

Gerät das Herz jedoch häufig aus dem Takt und sind die genannten Symptome stark ausgeprägt, kann die Prognose durchaus ernst sein. Durch die Herzrhythmusstörungen ist das Herz stärkeren Belastungen ausgesetzt als üblich. Als Folge kann sich eine bereits bestehende Herzschwäche verschlimmern.

Darüber hinaus besteht bei Herzrhythmusstörungen auch die Gefahr, dass es zum tödlichen Kammerflimmern kommt.

Das kann man selbst tun

Sind Herzrhythmusstörungen aufgetreten und dauern sie an, gibt es keinerlei Selbsthilfemaßnahmen, die sie verringern könnten. Da die meisten Herzrhythmusstörungen harmlos sind und keine Erkrankung darstellen, ist dies auch nicht unbedingt erforderlich.

Schwerwiegenden Herzrhythmusstörungen liegt in der Regel ohnehin eine Erkrankung zugrunde, die vom Arzt festgestellt werden muss. Nach dieser Grunderkrankung richten sich dann auch die Maßnahmen, die man selbst ergreifen kann, so z. B. bei Herzschwäche (siehe Seite 362ff.), Angina pectoris (siehe Seite 349ff.), Herzmuskelentzündung, Herzklappenerkrankungen, Bluthochdruck (siehe Seite 313ff.), Überfunktion der Schilddrüse (siehe Seite 477ff.) oder schweren Störungen des Salzhaushalts.

Elektrokardiographie (EKG)

Um einer Störung des Herzrhythmus auf die Spur zu kommen, misst man die bioelektrischen Stromschwankungen von einigen Millivolt (1 Volt = 1000 mV), die beim Zusammenziehen (Kontraktion) und Entspannen der Herzmuskeln entstehen.

An bestimmten Punkten der Brust, der Arme und Beine werden Elektroden angelegt, die die so genannten Herzströme »abhören« und an den Elektrokardiograph (EKG) weitergeben. Dieses Gerät zeichnet die Herzströme als Kurvenbild (Elektrokardiogramm) auf. Die Analyse dieser »Herzstromkurve« lässt Rückschlüsse auf die Art der Herzrhythmusstörung sowie auf Durchblutungsstörungen am Herzen zu.

Da Herzrhythmusstörungen nicht dauerhaft sein müssen, sondern häufig spontan auftreten können, kann zur Gewinnung weiterer Daten ein Langzeit-EKG notwendig sein. Dabei trägt der Patient die aufgeklebten Elektroden und ein Registriergerät 24 Stunden lang mit sich herum. Während dieser Zeit werden alle Herzströme aufgezeichnet und später ausgewertet.

Medikamente:
Nutzen und Risiken

Antiarrhythmika unterdrücken die Entstehung von Herzrhythmusstörungen, heilen können sie sie nicht. Dabei sind sie so nebenwirkungsreich, dass sie oft mehr schaden als nützen. Deshalb ist ihre Verordnung auch in Expertenkreisen umstritten. Nebenwirkungen und therapeutische Wirksamkeit müssen sorgfältig gegeneinander abgewogen werden. Außerdem können diese Medikamente aufgrund ihrer Wirkungsweise selbst auch Herzrhythmusstörungen auslösen, was die Entscheidung für eine medikamentöse Behandlung nicht gerade erleichtert. Herzrhythmusstörungen zu diagnostizieren ist nicht leicht. Daher sollte man sich bei entsprechenden Beschwerden an einen Arzt wenden, der über die nötige Erfahrung verfügt und über die Wirkmechanismen Bescheid weiß. Die Hinzuziehung eines Herzspezialisten ist anzuraten.

Mit Hilfe einer großen internationalen Studie sollte die Frage nach dem Nutzen einer Behandlung mit Medikamenten (in diesem Fall am Beispiel des Wirkstoffs Flecainid) beantwortet werden. Untersucht wurden Patienten, bei denen nach einem Infarkt häufig Herzrhythmusstörungen aufgetreten waren. Die eine Patientengruppe wurde mit Medikamenten gegen Herzrhythmusstörungen behandelt, einer zweiten Gruppe, der Kontrollgruppe, wurden wirkungslose Scheinmedikamente verabreicht. Noch vor ihrem Abschluss musste die Studie abgebrochen werden, da die Sterblichkeitsrate in der ersten Gruppe deutlich über derjenigen der Kontrollgruppe lag. Dieses niederschmetternde Ergebnis ist wahrscheinlich darauf zurückzuführen, dass die Mittel selbst Herzrhythmusstörungen bis hin zum Kammerflimmern ausgelöst hatten. Das Kammerflimmern konnte durch ständige EKG-Kontrollen nicht verhindert werden.

Allein der Wirkstoff Amiodaron scheint eine Alternative zu sein. Amiodaron unterscheidet sich von anderen Antiarrhythmika in der Art der Nebenwirkungen. Er ist für Menschen mit Herzschwäche besser verträglich, da er den Herzmuskel nicht zusätzlich schwächt. Auch Rhythmusstörungen werden seltener ausgelöst. Leider treten dafür eine Reihe anderer Nebenwirkungen auf, die häufig zum Absetzen zwingen und gefährlich sein können. Insbesondere auch deshalb, weil der Wirkstoff nach dem Absetzen noch sehr lange im Körper bleibt. Es kann Monate dauern, bis er vollständig aus dem Körper ausgeschieden ist!

Bestehen Herzrhythmusstörungen, die das Risiko eines Kammerflimmerns bergen, kann eine wirksame Behandlung lebensrettend sein. Da die Ergebnisse der medikamentösen Therapie enttäuschten, sind andere Behandlungsmöglichkeiten in den Mittelpunkt des Interesses getreten: Eine Möglichkeit ist die Einpflanzung eines kleinen Defibrillators. Dieses Gerät wird, wie ein Herzschrittmacher, unter der Haut implantiert. Es ist über eine Sonde mit dem Herz verbunden. Registriert diese Sonde gefährliche Herzrhythmusstörungen wie Kammerflattern oder -flimmern, sendet der Defibrillator starke Stromimpulse an das Herz. Dadurch werden die aus dem Takt geratenen bioelektrischen Impulse unterbrochen und der Herzschlag wieder in seinen gewohnten Rhythmus gebracht. Nach bisher vorliegenden Untersuchungsergebnissen ist die Behandlung mit einem Defibrillator erfolgreicher als mit Medikamenten. Nach Implantation eines solchen Geräts können Antiarrhythmika gefahrlos eingenommen werden, um den Herzrhythmus zusätzlich zu stabilisieren.

Werden Herzrhythmusstörungen dagegen von krankhaften Impulsleitungsbahnen verursacht, kann versucht werden, diese Leitungsbahnen im Rahmen einer Herz-Katheter-Untersuchung aufzuspüren und zu »verschmoren«. Sie können dann keine störenden Impulse mehr aussenden. Sowohl die Defibrillator-Implantation als auch die Herz-Katheter-Untersuchung sind jedoch sehr aufwendige Maßnahmen, die nur in spezialisierten Zentren durchgeführt werden.

Herzrhythmusstörungen, die mit einem hochgradig verlangsamten Puls einhergehen (Bradykardien), dürfen nicht auf Dauer mit Antiarrhythmika behandelt werden: In diesem Fall ist ein Herzschrittmacher einzusetzen!

Herz-Kreislauf-Erkrankungen

Ist ein so genanntes Kammerflimmern eingetreten, bricht der Kreislauf zusammen. In diesem Fall ist nur die Behandlung mit einem starken Stromstoß (Defibrillation) lebensrettend. Die Zeit bis zum Eintreffen des mit einem tragbaren Defibrillator ausgerüsteten Notarztes kann durch klassische Wiederbelebungsmaßnahmen (Atemwege freimachen, Mund-zu-Mund-Beatmung und Herzdruckmassage) überbrückt werden.

Fragen an den Arzt

- **Ich habe öfter starkes Herzklopfen oder Herzrasen. Muss ich mir Sorgen machen?**
Ein EKG kann nachweisen, ob den Beschwerden Herzrhythmusstörungen zugrunde liegen.

- **Sind meine im EKG festgestellten Herzrhythmusstörungen gefährlich?**
Aus dem Verlauf der Herzstromkurve im EKG lässt sich die Gefährlichkeit der vorliegenden Herzrhythmusstörung ablesen. Die meisten Herzrhythmusstörungen sind glücklicherweise harmlos. Sie bedürfen keiner Behandlung.

- **Haben die Symptome Herzrasen, Schwäche, Unwohlsein etwas mit den im EKG festgestellten Herzrhythmusstörungen zu tun?**
Der ein oder andere im EKG festgestellte Extraschlag kann, muss aber nicht für solche Beschwerden verantwortlich sein. Es sollte auch noch nach anderen Ursachen gesucht werden.

- **Meine Herzrhythmusstörungen sind als gefährlich eingestuft worden. Was nun?**
Nutzen und Risiko einer medikamentösen Therapie müssen gut gegeneinander abgewogen werden, ehe man sich zu einer Behandlung mit Antiarrhythmika entschließt. Alternativen wie Defibrillator oder eine Herz-Katheter-Behandlung müssen in Betracht gezogen werden.

- **Ich nehme Medikamente ein. Können sie meine Herzrhythmusstörungen auslösen?**
Es gibt eine Reihe von Wirkstoffen, die Herzrhythmusstörungen begünstigen. Wenn möglich, sollten sie abgesetzt, in der Dosis reduziert oder durch einen anderen Wirkstoff ersetzt werden.

Klassische Antiarrhythmika

Wirkstoffe	Medikamente
Ajmalin	Gilurytmal (A, D)
Amiodaron	Cordarex (D), Cordarone (CH), SedacorDon (A)
Chinidin	Chinidin duriles (A, D), Chinidin retard ISIS (D), Chinidi-norm (A), Kinidin-Duriles (CH), Longacor (CH)
Disopyramid	Norpace (CH, D), Rythmodan (A), Rythmodul (D)
Flecainid	Aristocor (A), Tambocor (CH, D)
Mexiletin	Mexitil (A, D)
Detajmium	Tachmalcar (D)
Prajmalium	Neo-Gilurytmal (D)
Procainamid	Pronestyl (CH)
Propafenon	Propafenon Genericon (A), Propafenon-ratiopharm (D), Rytmonorm (CH, D), Rytmonorma (A)
Sotalol	Sotacor (A), Sotahexal (D), Sotalol Arcana (A), Sotalex (CH, D), Soltalol-Mepha (CH)

Wirkungsweise

Über das herzeigene Leitungsnetz erhalten die Muskelzellen des Herzens in regelmäßigen Abständen bioelektrische Impulse, die das Zusammenziehen der Muskeln und damit den Herzschlag auslösen. Antiarrhythmika blockieren bestimmte »Kanäle« an den Zellen des Leitungsnetzes. Dadurch sollen die Bezirke im Herzen gebremst werden, die sich verselbstständigen, also für Schläge außerhalb des angestrebten Rhythmus verantwortlich sind. Leider wirken die Antiarrhythmika nicht nur auf diese Bereiche ein. Sie beeinflussen auch die bioelektrischen Abläufe des normalen Herzschlags. Daher lösen sie auch selbst Rhythmusstörungen aus.

Anwendung

Alle Antiarrhythmika haben, was ihre Dosierung betrifft, ihre Besonderheiten.

Bei einigen Medikamenten muss mit einer niedrigen Dosis begonnen werden, die langsam gesteigert wird (z. B. Mittel mit dem Wirkstoff Flecainid). Andere Antiarrhythmika müssen zunächst in einer sehr hohen Dosis eingenommen werden, um einen »Aufsättigungsgrad« zu erreichen; auf Dauer wird eine niedrigere Dosis eingenommen (beispielsweise Mittel mit dem Wirkstoff Amiodaron).

Einige Grundsätze bei allen Antiarrhythmika sollten jedoch beachtet werden:
● die Mittel in möglichst regelmäßigen Abständen einnehmen, damit der Wirkstoff-Spiegel im Blut während der Behandlung möglichst gleich hoch bleibt;
● die Dosis niemals eigenmächtig ändern;
● unter keinerlei Umständen eine vergessene Einnahme beim nächsten Mal durch die doppelte Dosis ausgleichen.
Ist die Ursache der Herzrhythmusstörungen eine vorübergehende Erkrankung (z. B. wenn eine Entzündung des Herzmuskels vorliegt), wird sich die Behandlung auf einige Wochen beschränken können. Meist liegen jedoch chronische Leiden zugrunde, sodass eine jahrelange medikamentöse Behandlung erforderlich ist. Bei Absetzen des Medikaments würden die Herzrhythmusstörungen sofort wieder auftreten.

Nebenwirkungen

Zwei Nebenwirkungen sind allen Antiarrhythmika gemeinsam und machen die Behandlung mit ihnen problematisch: die Schwächung des Herzmuskels und die Auslösung von Herzrhythmusstörungen. Hinzu kommen noch die spezifischen Nebenwirkungen einzelner Wirkstoffe. Auch diese können gefährlich, zumindest aber lästig sein.

Treten Nebenwirkungen auf, muss mit dem Arzt besprochen werden, ob eine Fortführung der Behandlung vertretbar ist – Nutzen und Risiken sind erneut abzuwägen. Manchmal lässt sich durch eine Dosisreduktion eine Besserung erreichen. In anderen Fällen (z. B. beim Auftreten von Lupus erythematodes unter Procainamid, Lungenentzündung unter Amiodaron, Blutbildschäden, vermehrten Rhythmusstörungen) muss das Mittel unbedingt abgesetzt werden.

→ ### Schwächung des Herzmuskels

Alle Antiarrhythmika (mit Ausnahme von Amiodaron) führen zu einer Schwächung des Herzmuskels. Da Herzrhythmusstörungen häufig bei Menschen mit bereits vorliegender Herzschwäche auftreten, können sich deren Beschwerden bei einer Einnahme noch verstärken (siehe Seite 362ff.).

→ ### Herzrhythmusstörungen

Noch bedenklicher als die Verstärkung der Herzschwäche sind die von Antiarrhythmika selbst ausgelösten Rhythmusstörungen. Diese Nebenwirkung erscheint paradox, man muss sich jedoch vor Augen halten, dass diese Mittel unspezifisch auf den natürlichen »Schrittmacher des Herzens« einwirken. Somit kann es auch zu einer unerwünschten Beeinflussung des regulären Herzrhythmus kommen.

Einige Faktoren begünstigen diese Nebenwirkung zusätzlich:
● akute Durchblutungsstörungen am Herzen (Angina pectoris, siehe Seite 349ff.)
● zu viel oder zu wenig Kalium im Blut (das kommt oft bei Menschen mit fortgeschrittenen Nierenerkrankungen vor)
● schwere Herzschwäche mit Luftnot und Wassereinlagerungen

Diese Grunderkrankungen müssen unbedingt im Vorfeld behandelt werden, bevor man eine Einnahme von Antiarrhythmika in Erwägung ziehen sollte.

→ ### Übelkeit, Erbrechen, Durchfall

Unter Chinidin kommt es häufig zu Übelkeit, Erbrechen und Durchfall. Oft ist der Wirkstoff besser verträglich, wenn die Einnahme zusammen mit dem Essen erfolgt. Mit einer Probegabe zu Beginn der Behandlung kann man die Verträglichkeit überprüfen.

Herz-Kreislauf-Erkrankungen

Auch unter Propafenon und Mexiletin kommt es häufiger zu Übelkeit und Erbrechen. Bei Propafenon können zusätzlich Geschmacksstörungen auftreten.

→ Ohrensausen, Schwindel, Lichtscheu

Werden versehentlich zu hohe Dosen Chinidin eingenommen, kommt es zu Ohrensausen, Kopfschmerzen, Schwindel und Lichtscheu.

Bei diesen Beschwerden sollte man unbedingt den Arzt verständigen.

→ Allergische Reaktionen

Procainamid führt nicht selten zu allergischen Reaktionen, die mit juckendem Hautausschlag einhergehen.

→ Lupus erythematodes

Bei vielen Menschen, die Procainamid auf Dauer einnehmen, entwickeln sich Autoantikörper, die eine Erkrankung des gesamten Organismus auslösen können, den Lupus erythematodes. Bei dieser Erkrankung kommt es zu Hautausschlag, Nierenentzündung und Störungen des zentralen Nervensystems. Nachgewiesen wird das Vorliegen eines Lupus erythematodes durch Blutuntersuchungen. Procainamid muss dann unbedingt abgesetzt werden!

→ Zu wenig weiße Blutkörperchen

Unter der Einnahme von Propafenon kommt es (selten) zum Rückgang der weißen Blutkörperchen. Es steigt das Risiko schwerer Infektionen.

→ Zittern, Nervosität, Sehstörungen

Mexiletin und Flecainid können zentralnervöse Störungen verursachen wie Schwindel, Zittern, Nervosität, Sehstörungen und Kopfschmerzen.

→ Lungenentzündung

Amiodaron kann zu Husten, Luftnot und unter Umständen auch zu Fieber führen. Daraus kann sich eine unwiderrufliche Vernarbung des Lungengewebes (Lungenfibrose) entwickeln. Derartige Atemwegssymptome unter Amiodarontherapie müssen dringend mit dem Arzt besprochen werden. Er wird mit Hilfe von Lungenfunktions-

prüfungen und Röntgenaufnahmen untersuchen, ob Amiodaron die Ursache ist. Wenn ja, muss das Mittel abgesetzt werden.

→ Störung der Schilddrüsenfunktion

Unter Amiodaron kann die Schilddrüse sowohl zu stark als auch zu schwach arbeiten.

Symptome einer Überfunktion sind Schwitzen, Gewichtsabnahme, Herzrasen und Haarausfall. Eine Unterfunktion führt zu Müdigkeit, Wasseransammlungen im Gewebe (Ödeme), brüchigen Haaren und rauer Stimme. Die Schilddrüsenfunktion wird bei solchen Beschwerden anhand von speziellen Laborwerten überprüft werden.

→ Sonnenempfindlichkeit

Mehr als die Hälfte der Patienten, die Amiodaron nehmen, werden sehr sonnenempfindlich. Starker Sonnenbrand auch bei geringer Sonneneinstrahlung ist die Folge. Die Patienten sollten die Sonne daher meiden (Vorsicht beim Sonnenbaden im Freien oder in Solarien!) und auch im Sommer lange, körperbedeckende Kleidung tragen.

→ Augenleiden

Amiodaron führt sehr häufig zu harmlosen Einlagerungen von Pigmenten in der Hornhaut. Da sie ohne Folgen bleiben, besteht kein Grund zur Besorgnis. Nur in sehr seltenen Fällen kann auch der Sehnerv geschädigt werden – Sehstörungen treten auf. Bei einer plötzlichen Verschlechterung des Sehens sollte der Arzt verständigt werden.

Kombination mit anderen Mitteln

● Die Kombination mehrerer Arzneimittel, die den Herzrhythmus beeinflussen, kann zu einer Zunahme unerwünschter Nebenwirkungen führen. Eine derartige Therapie gehört in die Hand von Herzspezialisten! Aber auch jede andere zusätzliche Tabletteneinnahme sollte mit dem behandelnden Arzt abgesprochen werden.
● Die gleichzeitige Gabe von Mexiletin oder Propafenon und Theophyllin (Asthmamittel, siehe Seite 145ff.) erhöht den Theophyllin-Spie-

gel im Blut. Dieser erhöhte Spiegel führt leicht zu Vergiftungserscheinungen, da Theophyllin nur innerhalb enger Konzentrationsgrenzen therapeutisch wirkt, darüber hinaus kommt es leicht zu Nebenwirkungen.
● Die Kombination von Cimetidin (Mittel bei Magenleiden, siehe Seite 157f.) mit Antiarrhythmika führt zu einer höheren Antiarrhythmika-Konzentration im Blut. Dosen, deren Einnahme ohne Cimetidin genau richtig waren, führen nun zum vermehrten Auftreten der antiarrhythmikaeigenen Nebenwirkungen. In diesem Fall sollten andere Mittel gegen Magengeschwüre zum Einsatz kommen (siehe Seite 151ff.).
● Phenobarbital, Phenytoin (beides Mittel gegen Epilepsie, siehe Seite 503f. und 505f.) führen zu einem schnelleren Abbau der Antiarrhythmika, deren Wirkung damit vermindert wird.
● Alle Medikamente, die den Kaliumgehalt im Blut verändern, können zu einer Zunahme von Herzrhythmusstörungen führen. Dies ist besonders bei der gleichzeitigen Einnahme von Antiarrhythmika der Fall. Zu diesen Wirkstoffen gehören:
– alle Diuretika (siehe Seite 317ff.)
– Cortison und seine Abkömmlinge (siehe Seite 61ff.)
– Betasympathomimetika (siehe Seite 141ff.)
– Abführmittel (siehe Seite 168ff.)
– von außen zugeführte männliche Hormone und Anabolika
– ACE-Hemmer (siehe Seite 324ff.)
– Kaliumtabletten

Sind diese Medikamente unverzichtbar, ist eine engmaschige Kontrolle der Kaliumwerte erforderlich.

Achtung

● Bei schweren Leber- und Nierenerkrankungen müssen die Medikamente gegen Herzrhythmusstörungen oft niedriger dosiert werden als das sonst der Fall wäre. Der Arzt entscheidet, wie hoch die Dosis gerade noch sein darf.
● Eine schwere Herzschwäche kann durch Antiarrhythmika zusätzlich verschlechtert werden! Alle in der Tabelle aufgeführten Wirkstoffe (mit Ausnahme von Amiodaron) dürfen deshalb nur mit größter Vorsicht eingenommen werden. Der behandelnde Arzt wird engmaschige Kontrollen durchführen und seinen Patienten regelmäßig gründlich untersuchen.
● Zu hohe oder zu niedrige Kaliumwerte im Blut müssen vor Beginn der Behandlung normalisiert werden – sonst besteht das Risiko vermehrter Rhythmusstörungen.

Schwangerschaft und Stillzeit

Für alle Antiarrhythmika gilt: Ihre Auswirkungen auf das ungeborene Kind sind noch zu wenig erforscht. Eine Einnahme während der Schwangerschaft ist deshalb nicht zu empfehlen. Antiarrhythmika sollten daher nur angewandt werden, wenn sie für die Mutter lebenswichtig sind!

Harmlose Herzrhythmusstörungen, wie sie auch während der Schwangerschaft auftreten können, bedürfen keiner Therapie.

Antiarrhythmika treten auch in die Muttermilch über. Wie sie auf Neugeborene und Säuglinge wirken, weiß man nicht. Ist eine antiarrhythmische Therapie für die Mutter unerlässlich, ist ein Abstillen anzuraten.

Daher unsere Bewertung

Wegen ihren erheblichen Nebenwirkungen werden Antiarrhythmika (zu Recht) immer seltener verordnet. Bei akuten, lebensgefährlichen Herzrhythmusstörungen leisten sie gute Dienste, vorausgesetzt, sie werden unter strenger Kontrolle direkt in die Vene verabreicht, bis sich der Rhythmus stabilisiert hat.

In der Dauerbehandlung ist der potenzielle Schaden in vielen Fällen größer als der eigentliche Nutzen. Die Schaden-Nutzen-Relation muss der Arzt in jedem Einzelfall prüfen. Wegen der gefährlichen Nebenwirkungen sollten Antiarrhythmika nur von in der Herztherapie erfahrenen Ärzten eingesetzt werden.

Amiodaron ist in vielen Fällen schwerer Herzrhythmusstörungen noch die beste Wahl – auf die Entwicklung von Nebenwirkungen muss aber geachtet werden.

Betablocker

Wirkstoffe	Medikamente
Acebutolol	Acebutolol Heumann (D), Prent (CH, D), Sectral (CH)
Alprenolol	Aptin (D)
Atenolol	Atehexal (A, D), Atenil (CH), Ateno-Basan (CH), Atenobene (A), atenolol von ct (D), Betasyn (A), Duratenol (D), Tenat N (CH), Tenormin (A, CH, D)
Betaxolol	Kerlone (D), Kerlon (CH)
Bisoprolol	bisoprolol von ct (D), Concor (A, CH, D), Fondril (D)
Carteolol	Endak (D)
Carvedilol	Dilatrend (D), Querto (D)
Celiprolol	Celipro Lich (D), Selectol (A, CH, D)
Mepindolol	Corindolan (A, D)
Metoprolol	Beloc (A, CH, D), Lanoc (A), Lopresor (A, CH, D), Metoprolol (D), Metoprolol Wolff (D) u.a.
Nadolol	Corgard (CH), Solgol (A, D)
Nevibolol	Nebilet (D)
Oxprenolol	Slow-Trasicor (CH), Trasicor (A, D)
Pindolol	Betapindol (CH), Visken (A, D)
Propranolol	Betaprol (CH), Dociton (D), Inderal (A, CH), Obsidan (D) Propra-ratiopharm (D)
Talinolol	Cordanum (D)

Wirkungsweise

Alle Betablocker verlangsamen den Herzschlag. Sie werden deshalb bei zu raschem Puls (Herzrasen) eingesetzt. Extraschläge (Extrasystolen) können sie im Gegensatz zu den klassischen Antiarrhythmika nicht gezielt unterdrücken. Für einige Betablocker (Atenolol, Propranolol, Metprolol) gibt es Untersuchungen, die zeigen, dass diese Mittel nach einem Herzinfarkt Angina-pectoris-Anfälle sowie weitere Infarkte verhindern. Allerdings haben nicht alle eine Wirksamkeit bei Herzrythmusstörungen in klinischen Studien bewiesen.

Anwendung

Bei der Einnahme sollte mit der niedrigsten wirksamen Dosis begonnen werden. Die Dosis wird dann innerhalb der nächsten Tage langsam gesteigert, bis der Puls auf die gewünschte Frequenz gesenkt ist.

Besteht neben den Herzrhythmusstörungen eine Herzschwäche, muss besonders vorsichtig dosiert werden. Die extrem niedrige Einstiegsdosis darf deshalb erst nach zehn bis 14 Tagen erhöht werden.

Nebenwirkungen

Siehe Seite 322f., Betablocker bei Bluthochdruck

Kombination mit anderen Mitteln

Siehe Seite 323, Betablocker bei Bluthochdruck

Achtung

Siehe Seite 323, Betablocker bei Bluthochdruck

Schwangerschaft und Stillzeit

Siehe Seite 324., Betablocker bei Bluthochdruck

Daher unsere Bewertung

Betablocker haben sich vor allem bei der Behandlung von zu schnellem Herzschlag, also bei Herzrasen, als hochwirksame Medikamente bewährt.

Besonders Patienten, die einen Herzinfarkt durchgemacht haben, profitieren von einer Behandlung mit Betablockern.

Nicht geeignet sind Betablocker jedoch zur Behandlung von Extraschlägen.

Calciumantagonisten mit direktem Einfluss auf den Herzrhythmus

Wirkstoffe	Medikamente
Diltiazem	Altiazem (CH), Corazem (A), Coridil (CH), Diltia ABZ (D), Diltiazem Genericon (A), Dilzem (A, CH, D)
Gallopamil	Procorum (A, D)
Verapamil	Corpamil (CH), Flamon (CH), Isoptin (A, CH, D), Veramex (D), Veranorm Isis (D), Verapabene (A), Verapamil Ebewe (A)

Wirkungsweise

Die Calciumantagonisten, die den Herzrhythmus direkt beeinflussen, führen wie die Betablocker zu einer Verlangsamung des Herzschlags und werden daher zur Behandlung von zu raschem Puls (Herzrasen) eingesetzt. Extraschläge werden durch Calciumantagonisten nicht unterdrückt.

Anwendung

Wie bei den Betablockern sollte auch bei den Calciumantagonisten mit der jeweils niedrigsten wirksamen Dosis begonnen werden. Die Dosis wird innerhalb der nächsten Tage gesteigert, bis der Puls auf die gewünschte Frequenz gesenkt ist. Bei gleichzeitiger Herzschwäche muss besonders vorsichtig dosiert werden.

Nebenwirkungen

Siehe Seite 329f., Calciumantagonisten bei Bluthochdruck.

Kombination mit anderen Mitteln

Siehe Seite 330, Calciumantagonisten bei Bluthochdruck.

Achtung

Siehe Seite 330, Calciumantagonisten bei Bluthochdruck.

Schwangerschaft und Stillzeit

Siehe Seite 330, Calciumantagonisten bei Bluthochdruck.

> **Daher unsere Bewertung**
>
> Calciumantagonisten, die den Herzrhythmus direkt beeinflussen, wirken günstig bei Herzrasen. Patienten, die gerade einen Herzinfarkt überstanden haben, sollten Betablocker bevorzugen – vorausgesetzt, es gibt keine anderen Gründe, die gegen eine Einnahme sprechen.

Fixkombinationen in der antiarrhythmischen Therapie

Besonderheiten der Kombinationspräparate

In der Therapie mit Medikamenten soll nicht selten der Teufel mit dem Beelzebub ausgetrieben werden: Zur Behandlung einer Erkrankung wird ein Mittel verschrieben, dessen Nebenwirkungen mit einem weiteren Mittel bekämpft werden sollen. So verhält es sich auch bei dem Kombinationspräparat Cordichin. Cordichin ist nur noch zur Bekämpfung der absoluten Arrhythmie zugelassen, einer Rhythmusstörung mit raschem und unregelmäßigem Herzschlag. Diese ist nicht direkt bedrohlich, solange die Herzfrequenz nicht zu stark ansteigt.

Man weiß aber seit einigen Jahren, dass das Risiko für Schlaganfälle erhöht ist, wenn zusätzlich eine weitere Herzerkrankung (Herzschwäche oder Angina pectoris) vorliegt. Daher kann es durchaus wünschenswert sein, diese Herzrhythmusstörungen zu beseitigen. Leider bringt die in Cordichin enthaltene Fixkombination Chinidin und Verapamil jedoch mehr Schaden als Nutzen.

Das klassische Antiarrhythmikum Chinidin soll die Herzrhythmusstörung beenden. Es führt jedoch zu Beginn der Behandlung zu einer deutlichen Beschleunigung der Pulsfrequenz. Diese kann bedrohliche Ausmaße annehmen (Schwindel, Atemnot, Kollaps). Chinidin wird deshalb mit einer Substanz kombiniert, die den Puls bremst: Verapamil.

Was auf den ersten Blick sinnvoll erscheint, ist auf den zweiten Blick problematisch. In der Praxis gibt es zahlreiche Hinweise darauf, dass durch die Fixkombination noch mehr schwerwiegende Arrhythmien auftreten als unter einer alleinigen Therapie mit Chinidin, das ja selbst Rhythmusstörungen auslösen kann. Eine Studie zur Wirksamkeit von Cordichin musste wegen häufiger Nebenwirkungen (Herzrhythmusstörungen) abgebrochen werden.

Die Ursachen für die dramatischen Nebenwirkungen sind nachvollziehbar: Wie bei den jeweiligen Monopräparaten angegeben, ist bereits die Behandlung mit Chinidin allein schwierig (nur ein geringer Unterschied zwischen wirksamer und giftiger Dosis, zahlreiche Wechselwirkungen, unberechenbares Verhalten des Wirkstoffs im Körper).

Auch Verapamil ist eine Substanz mit zahlreichen Wechselwirkungen. Hinzu kommt, dass es die Konzentration von Chinidin im Blut steigert, sodass die Kombination dieser beiden Wirkstoffe das Risiko von Nebenwirkungen stark erhöht.

Antiarrhythmikum + Calciumantagonist

Wirkstoffgruppe	Medikament
Chinidin + Verapamil	Cordichin (D)

Darstellung der einzelnen Wirkstoffe siehe Klassische Antiarrhythmika Seite 342ff., Calciumantagonisten Seite 329ff.

Daher unsere Bewertung

Cordichin ist als Fixkombination zur Behandlung von Herzrhythmusstörungen ungeeignet, da das Risiko für schwere Nebenwirkungen – insbesondere Auslösung gefährlicher Rhythmusstörungen – zu groß ist. Belege für einen therapeutischen Nutzen fehlen. Ist eine antiarrhythmische Therapie mit den beiden Wirkstoffen geplant, sollte eine frei dosierte Therapie mit Einzelpräparaten durchgeführt werden. So lassen sich diese besser dosieren. Wir raten von der Anwendung ab.

Angina pectoris und Herzinfarkt

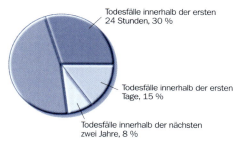

Herzinfarkte in Deutschland
- Todesfälle innerhalb der ersten 24 Stunden, 30 %
- Todesfälle innerhalb der ersten Tage, 15 %
- Todesfälle innerhalb der nächsten zwei Jahre, 8 %

Herzinfarkte gehören zu den häufigsten Todesursachen in Deutschland.

Was ist Angina pectoris?

Angina pectoris ist die Folge einer koronaren Herzkrankheit und steht im Krankheitsverlauf vor einem Herzinfarkt. Die koronare Herzkrankheit führt zu Verengungen der Herzkranzarterien, die das Herz mit Blut (und damit auch mit Nährstoffen und Sauerstoff) versorgen. Braucht das Herz bei größerer Anstrengung, also bei körperlicher oder seelischer Belastung, mehr Sauerstoff, wird dieser Mehrverbrauch normalerweise über eine vermehrte Durchblutung gedeckt. Sind die Herzkranzarterien allerdings nicht mehr in der Lage, sich durch Dehnung einer gesteigerten Blutversorgung anzupassen, wird das Herz unterversorgt. Schmerzen im Brustbereich signalisieren die Unterversorgung: Angina pectoris.

Wird in diesem Stadium nichts unternommen, schreitet die koronare Herzkrankheit und damit die Verengung der Herzkranzarterien weiter fort – bis hin zum völligen Verschluss einzelner Gefäße. Die Blutzufuhr wird unterbrochen, die nicht mehr versorgte Herzregion stirbt ab – ein Herzinfarkt ist eingetreten.

Ursachen

Zu über 90 Prozent liegt die Ursache für eine ungenügende Blutversorgung des Herzens darin, dass es zu Kalkablagerungen in den Herzkranzarterien – zur so genannten Arteriosklerose – gekommen ist. Arteriosklerose tritt in den meisten Fällen erst mit fortgeschrittenem Alter in Erscheinung. Ihren Beginn nimmt diese Erkrankung aber oft schon in jüngeren Jahren. Man kennt mittlerweile eine Reihe von Risikofaktoren, die die Entstehung begünstigen:

Neuer Therapieansatz?

Neben der »klassischen« Ursachentheorie von dem Zusammenwirken verschiedener Risikofaktoren gibt es neuerdings eine weitere Hypothese. Sie unterstellt, dass eine Gefäßverkalkung nicht ausschließlich passiv durch Kalkeinlagerungen entsteht. Voraussetzung seien chronische Entzündungen an den Gefäßwänden, die diesen Verkalkungsprozess »anheizten«. Spezielle Bakterienstämme (Chlamydien) sollen diese Entzündungen hervorrufen. Experimentelle Untersuchungen, aber auch Beobachtungsstudien bei vielen Patienten scheinen diese Hypothese zu stützen. Vielleicht werden diese Erkenntnisse in Zukunft die Therapie der Angina pectoris grundlegend verändern.

Herz-Kreislauf-Erkrankungen

- Nikotinkonsum
- Übergewicht
- Bluthochdruck (siehe Seite 313ff.)
- Erhöhung bestimmter Fette im Blut (Cholesterin)
- Zuckerkrankheit (Diabetes; siehe Seite 467ff.)
- Alter (als nicht beeinflussbarer Risikofaktor)

Nicht jeder Mensch, auf den einzelne oder einige der genannten Risikofaktoren zutreffen, erkrankt an Arteriosklerose; die Gefahr dafür steigt aber mit jedem einzelnen Risikofaktor erheblich an. Kommen mehrere davon zusammen, so vervielfacht sich das Risiko für die Entstehung der Arteriosklerose und deren Folgeerscheinungen.

Zum Glück ist für Schmerzen im Brustbereich nur selten eine Angina pectoris verantwortlich: Oft sind es Muskelverspannungen und Muskelverkrampfungen, die zwar unangenehm, aber harmlos sind. Auch Entzündungen der Speiseröhre und Verkrampfungen (Spasmen) der Herzkranzarterien rufen Beschwerden hervor, die denjenigen der Angina pectoris ähneln. Solche Beschwerden erfordern andere Therapiemaßnahmen als eine durch Gefäßverkalkungen verursachte Angina pectoris. Um die Ursachen der Beschwerden voneinander unterscheiden zu können, sollte man dem Arzt die Symptome möglichst genau beschreiben. Darüber hinaus ist die Messung der Herzströme mittels Elektrokardiographie (EKG, siehe Seite 340) erforderlich. Im EKG ist eine Angina pectoris meist eindeutig festzustellen. Oft ist es sinnvoll, die Herzströme während einer körperlichen Belastung (z.B. Fahrrad fahren auf einem Ergometer, Laufband) zu messen, da Angina-pectoris-Anfälle häufig bei Anstrengungen auftreten.

Besteht aufgrund des EKG-Ergebnisses der Verdacht auf Arteriosklerose und sind schwere Angina-pectoris-Symptome zu verzeichnen, kann noch die Untersuchung mit einem Herzkatheter sinnvoll sein. Dabei wird über eine Vene oder Arterie ein feiner Kunststoffschlauch in die Herzkranzarterien vorgeschoben und ein Kontrastmittel eingespritzt, das auf dem Röntgenbild zu sehen ist. So kann man die Blutgefäße und eine eventuell vorhandene Verengung (Verkalkung) sichtbar machen.

Symptome

Angina pectoris bedeutet übersetzt: Brustenge. Diese Bezeichnung beschreibt die Symptome während eines Angina-pectoris-Anfalls treffend. Patienten empfinden die Symptome als »eisernen Ring«, der sich um die Brust legt, zusammenzieht und einen starken Schmerz verursacht.

Ist die Krankheit noch nicht allzu weit fortgeschritten, kommt es bei körperlicher (weniger bei seelischer) Belastung anfallsartig zu Druckgefühl in der Brust. Manchmal strahlen die Schmerzen in den linken Arm, in den Unterkiefer, den Bauch oder in den Rücken aus. Charakteristische Begleitsymptome sind das Gefühl der Todesangst, Atemnot und Herzrasen oder -stolpern. Die Intensität dieser Beschwerden während eines Anfalls – er kann nur Sekunden dauern, aber auch minutenlang anhalten – reicht von kaum spürbarem Druck bis zu äußerst heftigen Schmerzen.

Schreitet die Erkrankung fort, kommt es nach immer kürzeren Abständen und unter immer geringerer Belastung zu Angina-pectoris-Anfällen. Häufig werden die damit verbundenen Schmerzen mit jedem Anfall stärker.

Spätfolgen und Komplikationen

Wird Angina pectoris nicht behandelt, kann es zum Fortschreiten der Verengungen bis hin zum völligen Verschluss einzelner Gefäße kommen. Ein Teil des Herzmuskels ist folglich von der Blut- und Sauerstoffversorgung abgeschnitten. Wird diesem Zustand nicht schnellstens Abhilfe geschaffen, stirbt der unversorgte Bezirk des Herzmuskels ab: Ein Herzinfarkt ist eingetreten. Je nach Größe des abgestorbenen Anteils bzw. je nach Ausprägung der nachfolgenden Herzrhythmusstörungen bleibt ein Herzinfarkt unerkannt oder verläuft mit starken Schmerzen und lebensbedrohlich. Die Beschwerden bei einem Herzinfarkt sind von denen eines Angina-pectoris-Anfalls oft nicht zu unterscheiden. Allein ihre meist noch heftigere Intensität und die ungewöhnliche Länge des »Anfalls« können Hinweise dafür sein, dass es zu der bedrohlichsten Folge der koronaren Herzkrankheit gekommen ist. Bei manchen Men-

Angina pectoris und Herzinfarkt

schen verläuft ein Herzinfarkt aber auch ohne spürbare Beschwerden (stummer Infarkt). Besonders häufig sind zuckerkranke Menschen davon betroffen: Ihre Schmerzwahrnehmung kann nämlich aufgrund von Nervenschäden durch den Zucker deutlich vermindert sein. Aber auch wenn die Schmerzen kaum wahrnehmbar sind: Ein Herzinfarkt ist immer ein lebensbedrohliches Ereignis. Besonders in den ersten Stunden des Infarkts kann es zu schweren, unter Umständen tödlichen Herzrhythmusstörungen kommen. Eine weitere Komplikation ist das Auftreten einer akuten Herzmuskelschwäche, die ebenfalls zum Tode führen kann. Ein Herzinfarkt ist eine Erkrankung, die unbedingt im Krankenhaus auf einer Intensivstation behandelt werden muss!

Das kann man selbst tun

Vorbeugen ist die wichtigste Devise! Folgende Maßnahmen können auch dann noch dazu beitragen, das Fortschreiten der Erkrankung zu verhindern, wenn es bereits zu Angina-pectoris-Beschwerden gekommen ist.

→ Rauchen einstellen

Rauchen gehört zu den wichtigsten Faktoren, die eine Gefäßverkalkung hervorrufen und begünstigen können. Ist es erst einmal zu Angina pectoris gekommen, wird es geradezu lebensnotwendig, ganz mit dem Rauchen aufzuhören.

→ Bluthochdruck senken

Um Blutdruckwerte zu senken, gibt es viele Möglichkeiten der Selbsthilfe: siehe Seite 314f.

→ Diabetiker-Schulung

Die Einhaltung einer Diät ist bei Diabetes-Patienten auch zur Vorbeugung von Angina pectoris unerlässlich (siehe Seite 349ff.). Eine Schulung hilft beim Umgang mit der Erkrankung.

→ Cholesterinarme Kost

Sie senkt den Anteil der »riskanten« Blutfette und mindert die Gefahr einer Arteriosklerose.

→ Kalorienreduzierte Ernährung

Durch den Abbau von Übergewicht lassen sich oft auch damit verbundene Risikofaktoren wie Bluthochdruck, Diabetes oder Blutfettwerte senken. Abzuraten ist allerdings von »Gewaltkuren« und Schlankheitspillen. Ausgewogene Mischkost allein führt meist »von ganz allein« zu der gewünschten Gewichtsreduktion.

Medikamente: Nutzen und Risiko

Sind Angina-pectoris-Beschwerden eingetreten, wird oftmals eine medikamentöse Therapie nicht zu umgehen sein. Folgende Medikamentengruppen werden bei Angina pectoris eingesetzt: Betablocker, Nitrate, Calciumantagonisten und als weitere Medikamente gerinnungshemmende Mittel. Manche Medikamente zeigen auch gute Wirkung bei Bluthochdruck (z. B. Betablocker); sie sind dann bei Angina-pectoris-Patienten in zweifacher Hinsicht nützlich.
Eine medikamentöse Behandlung verfolgt zwei Ziele:
● Verhinderung und Beseitigung der Schmerzattacken: Hier haben sich vor allem Nitrate und Betablocker bewährt.
● Verhütung eines Herzinfarkts mit seinen lebensbedrohlichen Folgen: Betablocker beugen nicht nur Schmerzen vor, sie schützen auch vor weiteren Komplikationen. Insbesondere Patienten, die bereits einen Herzinfarkt erlitten haben und bei denen erneut ein Herzinfarkt droht, profitieren außerordentlich von der Therapie mit Betablockern. Sie gelten daher als Standardmedikament für diese Patientengruppe.
Umstritten sind bestimmte Calciumantagonisten bei der Behandlung von Angina pectoris. Sie können zwar die Schmerzen bekämpfen, bei ei-

351

Herz-Kreislauf-Erkrankungen

nigen Mitteln gibt es aber Hinweise auf eine Steigerung der Herzinfarktrate. Sie sind lediglich die Mittel der letzten Wahl, wenn man mit anderen Therapiemaßnahmen keine Beschwerdefreiheit erreicht hat. Einzige Ausnahme: Sind Gefäßspasmen als Ursache der Angina-pectoris-Beschwerden erkannt worden, gelten Calciumantagonisten als wirksamste Mittel!

Bei der Behandlung haben sich auch gerinnungshemmende Mittel wie Acetylsalicylsäure (ASS), Ticlopidin und Clopidogrel bewährt, beugen sie doch Angina pectoris, Herzinfarkt und Schlaganfall vor.

Eines haben allerdings diese Medikamente gemeinsam: Sie können nur die Beschwerden lindern und die Zahl der Komplikationen mindern, sie ändern allerdings nichts an der Ursache: der Arteriosklerose. Diese lässt sich nur durch Verringerung der Risikofaktoren beseitigen!

Je nach Verlauf der Angina-pectoris-Erkrankung kommen noch weitere Maßnahmen in Frage. Während einer Herzkatheter-Untersuchung kann z. B. eine verengte Stelle mit einem aufblasbaren Ballon an der Spitze des Katheters aufgedehnt werden. Um eine erneute Verengung zu verhindern, kann an die Stelle ein Röhrchen (»Stent«) eingesetzt werden, das das Gefäßinnere offen hält. Es ist jedoch umstritten, ob diese Maßnahme immer einer Therapie mit Medikamenten vorzuziehen ist. Sie bietet sich aber sicherlich für Patienten an, die unter anderen Therapieformen nicht beschwerdefrei leben können.

In schweren Fällen wird in einer Operation ein »Bypass« am Herzen angelegt, d. h. ein Blutgefäß wird als Umleitung um die verengte Stelle der Herzkranzarterie verlegt, sodass die Bezirke jenseits der Verengung wieder mit Blut und Sauerstoff versorgt werden. Allerdings verschließen sich 20 Prozent der Bypässe innerhalb eines Jahres wieder. Ob eine solche Operation das Leben wirklich verlängert, ist umstritten.

Untersucht werden zur Zeit noch andere Therapieansätze, die sich aber noch nicht als Routinebehandlungen eignen. Aufgrund der Vermutung, dass auch bakterielle Entzündungen eine Rolle spielen könnten, wird die Behandlung mit Antibiotika geprüft. Möglicherweise ist für manche Patienten die prophylaktische Gabe von Folsäure, einem Vitamin (siehe Seite 411f.), sinnvoll. Es senkt den Spiegel von Homocystein, einer Aminosäure im Blut, die neuerdings bei zu hoher Konzentration als Risikofaktor für Arteriosklerose gilt. Ob diese Maßnahme sinnvoll ist, wird derzeit in umfangreichen Untersuchungen zu klären versucht.

Bei länger anhaltenden Angina-pectoris-Beschwerden, die trotz wiederholter Behandlung

Fragen an den Arzt ?

● **Welche körperlichen Belastungen darf ich mir noch zumuten?**
Körperliche Anstrengung gehören zu den wichtigsten Auslösern von Angina-pectoris-Anfällen. Andererseits werden einige Risikofaktoren durch Bewegungsmangel gefördert. Wie stark man sich noch belasten darf, hängt vom Ausmaß der Erkrankung ab. Fragen Sie Ihren Arzt gezielt nach den körperlichen Aktivitäten, die Sie ohne Gefahr ausüben können. Dazu gehören z. B. auch sexuelle Aktivität und Saunabesuche.

● **Ist eine Herzkatheter-Untersuchung für mich sinnvoll?**
Die Untersuchung ist aufwendig und meist nicht notwendig. Erst wenn man mit allgemeinen Maßnahmen und Medikamenten allein keine Besserung erreicht, kommt sie in Betracht.

● **Welche Bedeutung haben die Maßnahmen, die ich selbst übernehmen kann?**
Medikamente können zwar die Beschwerden und die Folgen lindern, die eigentliche Erkrankung kann man nur durch die Vermeidung der Risikofaktoren stoppen. Besprechen Sie mit Ihrem Arzt, welche Risikofaktoren bei Ihnen besonderes Augenmerk verlangen.

● **Wie kriegen wir meinen hohen Blutdruck in den Griff?**
Auch ein hoher Blutdruck zählt zu den Risikofaktoren für Arteriosklerose. Eine Senkung der Blutdruckwerte wirkt sich daher auch positiv auf Angina-pectoris-Beschwerden aus. Besprechen Sie dies mit Ihrem Arzt!

Angina pectoris und Herzinfarkt

mit Nitrospray oder -kapseln innerhalb von 20 bis 25 Minuten nicht besser werden, besteht immer der Verdacht, dass ein Herzinfarkt eingetreten ist. Dann muss sofort ein Notarzt verständigt werden. Erhärtet sich der Verdacht, ist eine sofortige Einweisung in ein Krankenhaus erforderlich. Die Aussicht auf eine erfolgreiche Behandlung ist um so größer, je früher sie einsetzt! Im Krankenhaus werden gerinnselauflösende Mittel (Thrombolytika) direkt in die Venen gespritzt. Hierdurch kann in vielen Fällen der Blutpfropf, der sich in einem Herzkranzgefäß festgesetzt hat, aufgelöst werden. Zeitgleich wird mit der Gabe von Acetylsalicylsäure begonnen. Durch diese kombinierte Behandlung lässt sich die Sterblichkeit an einem Herzinfarkt um die Hälfte reduzieren.

Betablocker

Wirkstoffe	Medikamente
Acebutolol	Acebutolol Heumann (D), Prent (CH, D), Sectral (CH)
Alprenolol	Aptin (D)
Atenolol	Atehexal (A, D), Atenil (CH), Ateno-Basan (CH), Atenobene (A), atenolol von ct (D), Betasyn (A), Duratenol (D), Tenat N (CH), Tenormin (A, CH, D)
Betaxolol	Kerlone (D), Kerlon (CH)
Bisoprolol	bisoprolol von ct (D), Concor (A, CH, D), Fondril (D)
Carteolol	Endak (D)
Carvedilol	Dilatrend (D), Querto (D)
Celiprolol	Celipro Lich (D), Selectol (A, CH, D)
Mepindolol	Corindolan (A, D)
Metoprolol	Beloc (A, CH, D), Lanoc (A), Lopresor (A, CH, D), Metoprolol (D), Metoprolol Wolff (D) u.a.
Nadolol	Corgard (CH), Solgol (A, D)
Nevibolol	Nebilet (D)

Wirkstoffe	Medikamente
Oxprenolol	Slow-Trasicor (CH), Trasicor (A, D)
Pindolol	Betapindol (CH), Visken (A, D)
Propranolol	Betaprol (CH), Dociton (D), Inderal (A, CH), Obsidan (D) Propra-ratiopharm (D)
Talinolol	Cordanum (D)

Wirkungsweise

Betarezeptoren sind im Herzen die »Empfangsstationen« für Reizimpulse zur Steigerung der Herzfrequenz. Betablocker besetzen diese Empfangsstationen, die Reizimpulse kommen nicht mehr an. So verlangsamen Betablocker den Herzschlag und führen zu einer »Entspannung« des Herzmuskels. Entspannt braucht der Herzmuskel weniger Sauerstoff zum Arbeiten. Es kommt also nicht so leicht zur einer Unterversorgung.

Gerade bei Menschen, die bereits einmal einen Herzinfarkt durchgemacht haben, wird ein erneuter Herzinfarkt dadurch verhindert. Offenbar werden nicht nur Angina-pectoris-Anfälle verhütet, sondern auch Herzrhythmusstörungen (siehe Seite 338f.), die bei einem Sauerstoffmangel im Herzmuskel auftreten.

Anwendung

Betablocker können nur bei vorbeugender Einnahme eine Angina pectoris verhindern; eine regelmäßige Einnahme ist daher erforderlich. Keinesfalls reicht es aus, diese Medikamente nur bei auftretenden Beschwerden einzunehmen.

Beim Absetzen von Betablockern sind die Regeln gerade bei Angina pectoris genau zu beachten. Man sollte sie immer langsam »ausschleichen«, d.h. die Dosis wird schrittweise reduziert, ehe man mit der Einnahme ganz aufhört. Andernfalls können starke Beschwerden, ja sogar Herzinfarkte ausgelöst werden.

Substanzen, die sich in der Praxis bewährt haben, sind Metoprolol und Atenolol.

Herz-Kreislauf-Erkrankungen

Nebenwirkungen

Siehe Seite 322f., Betablocker bei Bluthochdruck

Kombination mit anderen Mitteln

Calciumantagonisten senken ebenfalls die Herzfrequenz. Eine gleichzeitige Einnahme von Betablockern ist aus diesem Grunde problematisch, da es hierbei zu einer drastischen Senkung der Pulsfrequenz kommen kann. Dem Patienten wird schwindelig – im Ernstfall kann er sogar bewusstlos werden.

Achtung

Siehe Seite 323, Betablocker bei Bluthochdruck

Schwangerschaft und Stillzeit

Nach eingehenden Untersuchungen gelten Metoprolol, Atenolol und Acebutolol als unbedenklich. Die anderen Betablocker sind noch nicht ausreichend untersucht und sollten deshalb vorsichtshalber nicht eingenommen werden.

Wenige Tage vor dem Geburtstermin sollten jegliche Betablocker jedoch abgesetzt werden, da es ansonsten bei dem Neugeborenen zu einem langsameren Herzschlag kommen kann. Zur Überbrückung kann auf ein anderes Präparat (beispielsweise Dihydralazin, siehe Seite 334f.) ausgewichen werden.

In der Stillzeit sind wie in der Schwangerschaft Metoprolol, Atenolol und Acebutolol erlaubt.

> **Daher unsere Bewertung**
>
> Betablocker stellen in der Langzeittherapie der Angina pectoris wichtige und gut wirksame Medikamente dar. Sie können nicht nur das Auftreten von Angina-pectoris-Anfällen verhindern, sondern darüber hinaus auch die Rate der Herzinfarkte verringern.
>
> Ihre Wirkung ist rein vorbeugend; akute Angina-pectoris-Anfälle kann man mit Betablockern nicht beenden!

Nitrate

Wirkstoffe	Medikamente
Glyceroltrinitat	Corangin Nitro (D), Deponit (A, CH), MinitranS (D), Natispray (CH), Nitrangin ISIS (D), Nitroderm TTS (D), Nitro-Dur TTS (A), Nitroglycerin Lannacher (A), Nitroglycerin Streuli (CH), Nitro Mack (A, CH, D), Nitrolingual (D)
Isosorbiddinitrat	Acordin (A, CH), Cedocard (A), ISDN-ratiopharm (D), ISDN Stada (D), ISDN von ct (D), Iso Mack (D), Isoket (A, CH, D), Isosorbid-Dn-Cophar (CH), Isostenase (D) u. a.
Isosorbidmononitrat	Corangin (CH, D), Elantan (A, CH, D), Imdur (CH), IS 5 Mono ratiopharm (D), ISMN Genericon (A), ISMN Hexal (D), Ismo (D), Isomonat (A), Isomonit (D), Mono Mack (D)
Molsidomin	Corvaton (D), Molsicor (D), Molsidolat (A), Molsidomin-Cophar (CH), Molsidomin-Heumann (D), Molsidomin-Mepha (CH), Molsidomin von ct (D), Molsihexal (D)

Wirkungsweise

Bereits vor über hundert Jahren wurden Nitrate erstmals erfolgreich bei Herzbeschwerden eingesetzt, vor allem bei Angina pectoris. Aber erst seit wenigen Jahren kennt man die genauen Wirkmechanismen. Nitrate wirken durch die Freisetzung von Stickstoffmonoxid in verschiedenen Gefäßabschnitten erweiternd:

● an den Venen, die das Blut zum Herzen hin transportieren: Dadurch bleibt ein größerer Teil des Bluts in den Venen. Die kardiale Vorlast (der so genannte »preload«) wird vermindert; das bedeutet, dass die Blutmenge, die das Herz bewältigen muss, sinkt. Der Herzmuskel kann »sich entspannen«, die Durchblutung verbessert sich.

- an den Herzkranzarterien: Insbesondere die Stellen, die verengt sind, weiten sich, es kann daher mehr Blut zur Versorgung des Herzens einströmen.
- an den Arterien, die das Blut vom Herzen weg transportieren: Durch das Nitrat erweitert, muss das Herz weniger Druck aufbringen, um das Blut wieder auszuwerfen. Es wird dadurch entlastet und braucht für seine Arbeit weniger Sauerstoff.

Anwendung

Bei der Behandlung von Angina-pectoris-Beschwerden mit Nitraten sind zwei Situationen zu unterscheiden: die Beendigung einer akuten Schmerzattacke und die Dauerbehandlung zur Vorbeugung.

Akute Angina-pectoris-Anfälle können mit Kapseln oder Sprays wirksam beendet werden. Beide Anwendungsformen sind gleich wirksam. Die Nitrokapsel wird zerbissen und ihr Inhalt im Mund belassen. Die Mundschleimhaut nimmt den Wirkstoff schnell auf, er beginnt innerhalb von zwei bis fünf Minuten zu wirken. Auf ähnlichem Weg wirkt das Spray: Man sprüht einen bis zwei Hübe des Nitrosprays auf die Zunge und lässt die Flüssigkeit im Mund zergehen. Sowohl Kapseln als auch Spray sollte im Sitzen oder Liegen eingenommen werden, da es zu Blutdruckabfall mit Schwindel und Ohnmacht kommen kann. Im Stehen könnte das zum Sturz führen. Es ist wichtig, mit der Anwendung nicht zu lange zu warten. Angina-pectoris-Beschwerden sind ein Zeichen, dass die Durchblutungsstörung des Herzens bereits längere Zeit andauert.

In dieser Situation können immer Herzmuskelzellen absterben und Herzrhythmusstörungen auftreten. Deshalb sollte sofort nach dem Auftreten der ersten Beschwerden Abhilfe geschaffen werden. Bei schweren Attacken kann eine mehrfache Anwendung innerhalb weniger Minuten notwendig sein!

Hat man körperliche Aktivitäten vor, die erfahrungsgemäß zu Beschwerden führen (sexuelle Aktivität, Fahrrad fahren, Treppen steigen), kann man den Wirkstoff vorbeugend einnehmen: Die Belastbarkeit steigt.

Auch eine Dauerbehandlung mit Nitraten ist möglich und oft sinnvoll. Das Auftreten neuer Attacken kann verhindert werden. Man benutzt dann nicht Sprays oder Kapseln, sondern Tabletten oder Pflaster. Bei einer Dauerbehandlung kann jedoch folgendes Problem auftreten: Die Wirksamkeit der Nitrate nimmt bei langfristiger Anwendung ab. Man nennt dieses Phänomen auch Nitrattoleranz. Nitrate werden nämlich erst im Körper in das eigentlich wirksame Molekül umgewandelt. Bei Dauergabe wird dieser Umwandlungsprozess erschöpft. Zur »Auffrischung« muss er durch Pausen unterbrochen und dann wieder in Gang gesetzt werden. Sinnvollerweise gibt man Nitrate daher morgens und am Nachmittag (z.B. um 8 und um 16 Uhr), oder man nimmt einmal pro Tag ein Präparat mit verzögerter Freisetzung des Wirkstoffs ein, dessen Wirkung gegen Abend nachlässt. Die Wirkstoffmenge im Blut wird geringer, wodurch am nächsten Morgen das Nitrat wieder zuverlässig wirken kann.

Ähnlich ist das Prinzip bei der Anwendung der Nitratpflaster, die, auf die Haut aufgeklebt, aus einem Depot kontinuierlich kleine Mengen des Nitrats freisetzen, das dann über die Haut aufgenommen wird. Es muss nach zwölf Stunden abgenommen werden, um diese nitratfreie Pause zu gewährleisten.

Falls während der Nitrat-Pause Schmerzen auftreten, kann man auf die Nitroverbindung Molsidomin ausweichen. Molsidomin ist zwar nicht so gut untersucht wie die anderen Nitrate, hat aber den Vorteil, dass sich seine Wirkung nicht so rasch erschöpft. Es kann daher als Zusatz abends gegeben werden.

Nebenwirkungen

→ Kopfschmerzen

Viele Patienten klagen zu Beginn einer Behandlung mit Nitraten über Kopfschmerzen. Sie entstehen durch Gefäßerweiterungen, die auch die Blutgefäße im Kopf betreffen.

Kopfschmerzen treten derart häufig auf, dass sie schon fast als »Wirksamkeitsbeleg« gelten. Oft bessern sich die Beschwerden bei längerer Ein-

Herz-Kreislauf-Erkrankungen

nahme. Bei manchen Menschen sind sie allerdings so hartnäckig, dass eine Behandlung mit Nitraten nicht zumutbar ist. Dann ist ein Versuch mit Molsidomin gerechtfertigt, das seltener Kopfschmerzen verursacht.

→ **Sinken des Blutdrucks**

Der Blutdruck fällt leicht ab. Besonders bei der Akutbehandlung mit Kaukapseln oder Spray kann es zu Schwindelgefühl und Benommenheit kommen. Die Einnahme im Sitzen oder Liegen lässt diese Nebenwirkung nicht so stark spürbar werden.

→ **Herzklopfen**

Die Herzfrequenz steigt an, was als Herzklopfen wahrgenommen werden kann. Das ist aber kein bedrohliches Zeichen. Eine Verlangsamung des Herzschlags tritt selten auf.

→ **Hautreizung**

Bei Nitratpflastern kann es mitunter durch Hautreizungen zu Rötung und Jucken kommen, die nach Entfernen des Pflasters jedoch wieder verschwinden.

Kombination mit anderen Mitteln

● Zusammen mit allen anderen blutdrucksenkenden Medikamenten (siehe Bluthochdruck, Seite 313f.), Psychopharmaka und Alkohol kommt es zu starkem Blutdruckabfall! Deshalb sollte die Nitrattherapie in so einem Fall mit niedrigen Dosen begonnen und langsam (je nach Blutdruck) gesteigert werden.
● Nitrate verstärken die Wirkung bestimmter Mittel gegen niedrigen Blutdruck (Dihydroergotamin, siehe Seite 381f.). Dann kommt es zu starkem Blutdruckanstieg! Von einer gleichzeitigen Einnahme ist deshalb abzuraten.

Achtung

Wegen der unter Nitraten in häufigen Fällen auftretenden Kopfschmerzen müssen Migräne-Patienten auf andere Wirkstoffe, z.B. Molsidomin, ausweichen.

Schwangerschaft und Stillzeit

Es liegen keine Untersuchungen zur Anwendung von Nitraten in Schwangerschaft und Stillzeit vor. Es gibt zwar keine Hinweise auf schädliche Auswirkungen auf das Kind, dennoch sollten Nitrate nur eingenommen werden, wenn es dringend notwendig erscheint.

> **Daher unsere Bewertung**
>
> Nitrate sind gut wirksame Medikamente sowohl in der Akutbehandlung als auch in der Vorbeugung von Angina-pectoris-Schmerzen. Sie gelten mit den Betablockern als Mittel der ersten Wahl. Anders als bei Betablockern ist für sie allerdings nicht bewiesen, dass sie Herzinfarkten vorbeugen können. Deshalb sind bei den stark Herzinfarkt-gefährdeten Patienten für eine Dauerbehandlung die Betablocker zu bevorzugen.
> Molsidomin gilt wegen geringerer Erprobung als Reservewirkstoff, wenn Nitrate nicht gut vertragen werden oder deren Wirkung nicht ausreicht.

Calciumantagonisten

Calciumantagonisten ohne direkten Einfluss auf den Herzrhythmus

Wirkstoffe	Medikamente
Amlodipin	Norvasc (A, CH, D)
Felodipin	Modip (D), Munobal (A, CH, D), Plendil (A, CH)
Isradipin	Lomir (A, CH, D), Vascal (D)
Nicardipin	Antagonil (D), Karden (A)
Nifedipin	Adalat (A, CH, D), Aldipin (CH), Ecodipin (CH), Fedip (A, CH), Nifehexal (A, D), Pidilat (D)

356

Angina pectoris und Herzinfarkt

Wirkstoffe	Medikamente
Nilvadipin	Escor (A, D), Nivadil (CH, D), Tensan (A)
Nisoldipin	Baymycard (D), Syscor (CH)
Nitrendipin	Bayotensin (D), Baypress (A, CH), Nitrendipin Heumann (D) u. a.

Calciumantagonisten mit direktem Einfluss auf den Herzrhythmus

Wirkstoffe	Medikamente
Diltiazem	Altiazem (CH), Corazem (A), Coridil (CH), Diltia ABZ (D), Diltiazem Genericon (A), Dilzem (A, CH, D)
Gallopamil	Procorum (A, D)
Verapamil	Corpamil (CH), Flamon (CH), Isoptin (A, CH, D), Veramex (D), Veranorm Isis (D), Verapabene (A), Verapamil Ebewe (A)

Wirkungsweise

Calciumantagonisten führen zu einer Arterienerweiterung und vermindern dadurch den Kraftaufwand, den der Herzmuskel zum Bluttransport aufbringen muss. Er hat nun nur noch gegen einen geringeren Widerstand anzukämpfen, kann sich also »regenerieren«. Darüber hinaus spielt auch die Gefäßerweiterung der Herzkranzarterien selbst eine Rolle, die eine verbesserte Durchblutung des Herzmuskels zulässt.

Calciumantagonisten beginnen nach etwa einer halben Stunde zu wirken; die Wirkzeit beträgt ca. sechs Stunden. Sie können aber auch zu einer reflexartigen Überaktivität des unwillkürlichen Nervensystems und zu einer deutlichen Beschleunigung des Herzschlags führen. Beide Auswirkungen belasten das Herz, was langfristig zu schweren Schäden führen kann. Diese Wir-

kungen sind besonders bei denjenigen Mitteln ausgeprägt, die eine kurze Wirkzeit haben (hierzu gehört in erster Linie Nifedipin).

Anwendung

Calciumantagonisten sind aufgrund der oben geschilderten Gefahren nur »Ersatzspieler« gegenüber den Betablockern und Nitraten. Um die ungünstigen Auswirkungen abzumildern, sollten sie, besonders Nifedipin, in einer retardierten Form genommen werden. Retard-Präparate werden vom Körper langsamer aufgenommen, ihre Wirkung setzt entsprechend verzögert ein, hält dafür aber länger an.

Nebenwirkungen

→ Beschleunigung des Herzschlags

Calciumantagonisten ohne Einfluss auf den Herzrhythmus bewirken aufgrund der Gefäßerweiterung eine Beschleunigung des Herzschlags. Das kann sogar zu vermehrten Angina-pectoris-Beschwerden führen. Nach bisherigen Erkenntnissen sind vor allem Calciumantagonisten mit rascher und kurzer Wirkung gefährlich (hauptsächlich Nifedipin). Langsam wirkende oder retardierte Mittel sind zu bevorzugen, aber auch sie sind in dieser Hinsicht nicht absolut sicher.

→ Verlangsamung des Herzschlages

Calciumantagonisten mit Einfluss auf den Herzrhythmus verlangsamen den Herzschlag. Dies ist bei zu schnellem Herzschlag durchaus erwünscht. Verlangsamt sich der Herzschlag aber zu stark und sinkt die Pulsfrequenz unter 50 Schläge pro Minute, kann es zu Schwindel, Benommenheit und sogar Bewusstlosigkeit kommen. Das Mittel muss dann abgesetzt werden. Kommt es zur Bewusstlosigkeit, muss der Notarzt geholt werden.

→ Schwächung des Herzmuskels

Bei Patienten mit Herzschwäche kann sich die Erkrankung unter Calciumantagonisten mit Einfluss auf den Herzrhythmus verschlechtern. Daher sollten Calciumantagonisten bei diesen Patienten nur sehr vorsichtig eingesetzt werden.

357

Herz-Kreislauf-Erkrankungen

→ **Rötung und Hitzegefühl im Gesicht**

Zu diesem »Flush« kommt es unter Calciumantagonisten ohne Einfluss auf den Herzrhythmus häufig zu Beginn der Therapie. Der Effekt verschwindet meist nach einigen Tagen. Bei manchen Menschen hält er sich aber so hartnäckig, dass sie die Behandlung abbrechen müssen.

→ **Schwellung der Beine**

Offenbar ausgelöst durch die Gefäßerweiterung der Calciumantagonisten ohne Einfluss auf den Herzrhythmus, kommt es häufig zur Schwellung der Beine. Das Mittel muss in diesem Fall abgesetzt werden.

→ **Zahnfleischschwellung**

Alle Calciumantagonisten können zu Zahnfleischschwellungen führen. Diese sind harmlos und verschwinden nach dem Absetzen des Medikaments wieder.

→ **Anstieg der Leberwerte**

Verfärbt sich der Urin braun oder die Haut gelb, muss der Arzt dringend die Leberwerte kontrollieren, denn dies sind Hinweise auf eine Schädigung der Leber durch den Calciumantagonisten. Bei Gelbsucht muss das Mittel auf jeden Fall abgesetzt werden. Werden nur leicht erhöhte Leberwerte gemessen, die noch keine Gelbsucht auslösen, reicht es, die Leberwerte laufend weiter zu kontrollieren.

Kombination mit anderen Mitteln

Zu den Kombinationswirkungen der Calciumantagonisten mit
● Grapefruitsaft, Digitalispräparaten und Betablockern siehe Kapitel Bluthochdruck, Seite 313f.
● dem Asthmamittel Theophyllin siehe auch Seite 145ff.

Achtung

Die gleichzeitige Einnahme von Calciumantagonisten und Betablockern ist manchmal der letzte Ausweg bei Patienten, die mit anderen Mitteln nicht mehr ausreichend zu behandeln sind. Die Kombination Verapamil und Betablocker ist extrem problematisch, da beide den Pulsschlag verlangsamen. Das kann so ausgeprägt sein, dass es zum Herzstillstand kommt. Diese Kombination ist daher sehr gefährlich.

Schwangerschaft und Stillzeit

Verapamil ist am besten untersucht und gilt als sicher, auch für das Kind. Nifedipin ist ab dem 4. Schwangerschaftsmonat sicher. In der Frühschwangerschaft sollte aber auf andere Mittel zurückgegriffen werden.

> **Daher unsere Bewertung**
>
> Calciumantagonisten wirken zwar bei Angina pectoris lindernd, sie sind aber wegen bedenklicher Studienergebnisse (vermehrte Todesfälle und Herzinfarkte unter Calciumantagonisten ohne Einfluss auf den Herzrhythmus) sehr umstritten. Sie sollten als letzte Mittel gewählt werden, wenn man mit anderen Maßnahmen nicht ausreichend behandeln kann und weiterhin Beschwerden bestehen. In jedem Fall sollen dann lang wirkende oder retardierte Präparate gewählt werden. Die Kombination von Calciumantagonisten mit Einfluss auf den Herzrhythmus und Betablocker sollte nach Möglichkeit vermieden werden.
> Sind allerdings Gefäßspasmen Ursache der Angina-pectoris-Beschwerden, sind Calciumantagonisten empfehlenswerte Mittel.

Gerinnungshemmende Mittel (Thrombozytenaggregationshemmer)

Wirkstoffe	Medikamente
Acetylsalicylsäure	Alcacyl Instant (CH), Alka-Seltzer (A, CH, D), Asa-Tabs (CH), Aspegic (CH), Aspirin (A, CH, D), Aspirin protect (D), Aspro Roche (A)

Wirkstoffe	Medikamente
Acetylsalicyl-säure (Fortsetzung)	ASS Isis (D), Colfarit (A, CH, D), HerzASS-ratiopharm (D), Godamed (D), Miniasal (D)
Clopidogrel	Iscover (D), Plavix (D)
Ticlopidin	Ticlodone (A), Ticlid (CH), Tiklyd (D)

Wirkungsweise

Die Blutplättchen (Thrombozyten) sind im Blut für die Gerinnung, also die Verklumpung des Blutes zuständig. Diese Verklumpung bei Blutungen ist lebenswichtig, um den Blutverlust so gering zu halten. Blutklümpchen im fließenden Blut dagegen steigern die Gefahr von Gefäßverstopfungen, gerade bei verengten Gefäßen. Vermindert man die Neigung der Blutplättchen zu verklumpen, senkt man die Gefahr von Verstopfungen. Thrombozytenaggregationshemmer wirken deshalb dem Herzinfarkt, als Verschluss von Herzkranzgefäßen, entgegen. Sie vermindern die »Klebrigkeit« der Blutplättchen sowohl aneinander als auch an verengten Gefäßwänden.

Acetylsalicylsäure ist seit über hundert Jahren als Schmerzmittel bekannt. Seine gerinnungshemmende Wirkung setzt bereits bei sehr geringen Dosen ein. Die neueren Mittel Ticlopidin und Clopidogrel haben ausschließlich gerinnungshemmende Wirkung. Eine Kombinationsbehandlung mit Acetylsalicylsäure und Ticlopidin oder Clopidogrel verstärkt die Wirkung, da die Substanzen unterschiedliche Angriffspunkte an den Blutplättchen haben. Dies kommt zur Zeit aber nur im Rahmen einer Herzkatheter-Untersuchung mit gleichzeitiger Einlage eines Dehnungsröhrchens (»Stent«) in ein verengtes Gefäß vor.

Anwendung

Entscheidend für die richtige Behandlung mit Acetylsalicylsäure ist die geringe Dosierung! Während Schmerzen erst ab einer Dosis von 500 mg gelindert werden, setzt die Hemmung der Blutplättchen bei deutlich geringeren Dosen ein. Die Tagesdosis beträgt nur 100 bis 150 mg bei einer einmaligen Einnahme täglich.

Ticlopidin muss zweimal täglich in einer Dosierung von je 250 mg, Clopidogrel einmal täglich (75 mg) eingenommen werden. Die Kombinationsbehandlung mit Acetylsalicylsäure und Ticlopidin im Rahmen einer Herzkatheter-Untersuchung wird nach vier Wochen durch Absetzen des Ticlopidin beendet.

Nebenwirkungen

Durch die geringen Dosen der Acetylsalicylsäure bei dieser Anwendung kommt es zu wesentlich weniger Nebenwirkungen als bei dem Einsatz als Schmerzmittel (siehe Seite 12f.). Die genannten gerinnungshemmenden Mittel sind insgesamt recht gut verträglich.

→ Magenschmerzen, Übelkeit

Magenschmerzen und Übelkeit sind die häufigsten Nebenwirkungen von Acetylsalicylsäure. Selten (und vor allem unter höherer Dosierung) kann es zu Magengeschwüren kommen. Treten unter einer Behandlung mit Acetylsalicylsäure dauerhaft Magenschmerzen auf, muss der Arzt dies wissen. Er entscheidet dann über die weitere Einnahme. Schwarzfärbung des Stuhls ist ein Alarmzeichen für eine Blutung im Magen-Darm-Trakt. In diesem Fall muss man sofort Kontakt mit einem Arzt aufnehmen. Auch unter Clopidogrel und Ticlopidin kommt es häufig zu Oberbauchschmerzen und Übelkeit. Hier besteht aber nicht die Gefahr von Magengeschwüren.

→ Asthmaanfälle

Menschen, die unter Asthma leiden, reagieren manchmal mit Asthmaanfällen auf Acetylsalicylsäure. Dieses »Aspirin-Asthma« kann auch bei kleinen Dosierungen auftreten. In diesem Fall muss man auf andere Mittel ausweichen.

→ Verlängerte Blutungszeit

Unter allen gerinnungshemmenden Mitteln brauchen Blutungen länger, um zu versiegen. Die Wirkung ist unter normalen Umständen nicht so stark, dass Anlass zur Sorge besteht. Vor Operationen ist es allerdings unbedingt notwendig, gerinnungshemmende Mittel rechtzeitig abzusetzen. Der Arzt muss über die Einnahme solcher Medikamente unbedingt informiert sein.

→ Allergische Hautausschläge

Zu allergischen Reaktionen, vor allem Hautausschlag und Juckreiz, kommt es relativ häufig. Sie sind aber harmloser Natur.

→ Blutbildstörungen

Unter Ticlopidin kommt es manchmal zu schweren Blutbildstörungen. Deshalb muss das Blut anfangs sogar wöchentlich kontrolliert werden. Die Blutbildstörungen (Abfall der weißen Blutkörperchen) führen zu erhöhter Infektanfälligkeit. Bei Fieber mit Schüttelfrost und schwerem Krankheitsgefühl muss Ticlopidin auf jeden Fall abgesetzt werden, und zwar so lange bis eine Blutbildkontrolle eine Schädigung ausgeschlossen hat.

Clopidogrel verursacht nach bisherigen Erkenntnissen dieselben Blutbildstörungen, diese treten aber wesentlich seltener auf.

Kombination mit anderen Mitteln

● Werden gleichzeitig noch andere Mittel genommen, die die Blutgerinnung hemmen (z.B. Marcumar oder Heparin, siehe Seite 404ff.), steigt die Blutungsgefahr erheblich an.

● Die Wirkung von Digitalis (Mittel bei Herzschwäche, siehe Seite 368ff.) und Lithium (Mittel bei Depression, siehe Seite 568f.) werden bei gleichzeitiger Einnahme mit Acetylsalicylsäure gesteigert. Bei beiden Medikamenten sollte eine Dosisanpassung anhand der gemessenen Konzentration im Blut erfolgen.

● Wird neben Acetylsalicylsäure Cortison eingenommen (beispielsweise zur Behandlung von Rheuma, siehe Seite 278ff., oder für die Behandlung von entzündlichen Darmerkrankungen, siehe Seite 151ff.), steigt das Risiko für die Entwicklung eines Magengeschwürs deutlich an.

● Ticlopidin verstärkt die Wirkung von Theophyllin (Asthmamittel, siehe Seite 145ff.). Eventuell muss die Theophyllindosis reduziert werden.

● Cimetidin (Mittel bei Magengeschwüren, siehe Seite 157ff.) verstärkt die Wirkung von Ticlopidin, sodass es leichter zu Blutungen kommt.

Achtung

Auch nach dem Absetzen der gerinnungshemmenden Wirkstoffe bleibt die Blutgerinnung noch einige Tage gehemmt. Dies ist vor Operationen zu bedenken.

Insbesondere vor Eingriffen an den Blutgefäßen müssen diese Medikamente daher rechtzeitig – d.h. etwa sieben Tage vor der Operation – abgesetzt werden.

Schwangerschaft und Stillzeit

In den ersten zwei Dritteln der Schwangerschaft kann Acetylsalicylsäure eingenommen werden; Fehlbildungen beim Kind sind nicht zu erwarten. Im letzten Drittel der Schwangerschaft und insbesondere vor der Geburt sollte Acetylsalicylsäure jedoch abgesetzt werden, da es zu Blutungen im kindlichen Gehirn kommen kann.

Für Clopidogrel und Ticlopidin fehlen bisher noch Erfahrungen für die Anwendung in der Schwangerschaft und Stillzeit. Beide Wirkstoffe sollten daher generell in diesem Zeitraum nicht eingenommen werden.

Daher unsere Bewertung

Durch die Hemmung der Blutplättchen verhindern die Thrombozytenaggregationshemmer die Bildung von Blutgerinnseln in den Herzkranzgefäßen. Sie beugen daher Herzinfarkten vor. Der Nutzen ist besonders groß bei Menschen, die bereits einen Herzinfarkt durchgemacht haben. Aber auch bei Menschen mit gelegentlichen Angina-pectoris-Anfällen ist eine schützende Wirkung nachgewiesen.

Acetylsalicylsäure (ASS) ist nach wie vor das Standardmedikament. In der niedrigen Dosierung sind die Nebenwirkungen meist unerheblich.

Angina pectoris und Herzinfarkt

Fixkombinationen in der Angina-pectoris-Behandlung

Wirkstoffegruppe	Medikament
Acetylsalicylsäure + Dipyramidol	Asasantin (CH, D)

Darstellung Acetylsalicylsäure, Seite 12f.;

Daher unsere Bewertung

Die unterschiedlichen gerinnungshemmenden Wirkungen von Acetylsalicylsäure und Dipyramidol sollen sich eigentlich ergänzen. Tatsächlich haben sich in ausgiebigen Untersuchungen keinerlei Vorteile der Kombination gegenüber der alleinigen Behandlung mit Acetylsalicylsäure gezeigt.

Dipyramidol kann sogar als Nebenwirkung einen Raub-Effekt zeigen, d.h. statt krankhaft verengter Stellen werden gesunde Blutgefäßabschnitte erweitert. Das Blut wird also in die gesunden Regionen umverteilt. Daher birgt diese Kombination die Gefahr von Angina-pectoris-Anfällen. Wir raten von der Anwendung ab.

Herzschwäche (Herzinsuffizienz)

Herzschwäche in Deutschland

Etwa zwei Prozent der deutschen Gesamtbevölkerung leiden unter merklicher Herzschwäche, wobei der Anteil unter älteren Menschen wesentlich höher liegt.

Sie äußerst sich zuerst meist in einem schleichenden Leistungsabfall, Müdigkeit, verminderter Konzentrationsfähigkeit oder Schlappheit.

Was ist Herzschwäche?

Das Herz pumpt ein Leben lang Blut durch unseren Körper, um die Organe mit Sauerstoff und Nährstoffen zu versorgen; es schlägt ca. 70-mal in der Minute, 4200-mal pro Stunde, 37 Millionen Mal im Jahr. Es ist ein unermüdliches Organ, das sich bewundernswert den wechselnden Anforderungen anpasst. Manche Erkrankungen aber schwächen den Herzmuskel so sehr, dass er den Erfordernissen nicht mehr nachkommen kann und Beschwerden auftreten. Ist der Herzmuskel geschwächt, geschehen zwei Dinge: Zum einen kann er nicht mehr kräftig genug Blut pumpen, um die Organe ausreichend mit Blut zu versorgen. Dies führt zu anhaltender körperlicher Schwäche, Müdigkeit und zu einem Leistungsknick. Zum anderen staut sich das Blut vor dem Herzen, da es dort nicht zügig genug weitertransportiert wird. Durch den Rückstau des Blutes wird Körperwasser aus den Gefäßen in das Gewebe hinein gepresst, es entstehen Ödeme. Betrifft die Wassereinlagerung die Lunge, kommt es zu Atemnot.

Ursachen

Eine Herzschwäche ist immer die Folge einer anderen Erkrankung, die zu einer übermäßigen Belastung des Herzmuskels geführt hat. In etwa 80 Prozent der Fälle tritt sie im Zusammenhang mit Durchblutungsstörungen am Herzen auf, die sich als Angina-pectoris-Anfälle äußern und auch zum Herzinfarkt führen können. Weitere Ursachen für eine Herzschwäche sind Herzklappenerkrankungen, Bluthochdruck, Entzündungen des Herzmuskels, Alkoholmissbrauch oder familiäre Veranlagung.

Herzglykoside

Herzschwäche ist durchaus keine »moderne« Krankheit. Sie ist schon sehr lange bekannt und auch ihre medikamentöse Bekämpfung hat eine lange Tradition, deren Ursprünge bis in die Antike reicht. Herzwirksame Glykoside sind wohl die ältesten Wirkstoffe gegen Herzschwäche. Es sind Extrakte aus verschiedenen Pflanzen (u. a. Rosenlorbeer, Meerzwiebel, Fingerhut, Maiglöckchen). Die Wirkung der Meerzwiebeln auf das Herz wurde schon in einer alten medizinischen Schrift, dem Papyrus Ebers, 1500 vor Christus erwähnt.

Im Jahr 1785 arbeitete der englische Arzt William Withering in einer berühmt gewordenen Abhandlung ein Dosierungsschema für Auszüge des Digitalis purpurea (Roter Fingerhut) aus.

Die herzwirksamen Glykoside des Fingerhuts (Digitalis-Präparate) gelten heute noch als Standardmedikamente bei Herzschwäche. Sie werden bereits seit langem chemisch hergestellt und als Tabletten, in selteneren Fällen auch als Tropfen eingenommen.

Symptome

Erstes und häufigstes Symptom einer Herzschwäche ist ein schleichender Leistungsabfall, der über das normale Maß eines altersbedingten Abbaus hinausgeht. Zu diesen oft verkannten ersten Beschwerden gehören Müdigkeit, schlechte Konzentrationsfähigkeit und Schlappheit.

Durch den »Rückstau« des Blutes vor dem Herzen kommt es zu Wasseransammlungen im Körper. Normalerweise treten diese an den Beinen auf, bei bettlägerigen Menschen auch am Rücken. Ödeme sind daran zu erkennen, dass nach Druck mit dem Finger eine Vertiefung in der Haut zurück bleibt, die sich nur langsam zurückbildet. Atemnot ist ein sehr bedrohliches Symptom der Herzschwäche. Tritt sie zunächst nur bei starker Belastung auf, kann sie bei Fortschreiten der Erkrankung sogar in Ruhe entstehen.

Spätfolgen und Komplikationen

Die bedrohlichste akute Komplikation der Herzschwäche ist das Lungenödem. Durch einen massiven Stau des Blutes im Kreislauf der Lunge wird Körperwasser in das Lungengewebe gepresst. Beim Lungenödem kommt es zu hochgradiger Atemnot mit Erstickungsgefühl und Todesangst. Dies ist ein lebensbedrohlicher Notfall, der sofort im Krankenhaus behandelt werden muss. Auch die Prognose der Herzschwäche insgesamt ist bedrohlich. Bleibt die Erkrankung unbehandelt, schreitet sie meist fort. Bei schweren Formen ist die Lebenserwartung deutlich eingeschränkt. Nur die Hälfte der Patienten im schwersten Stadium lebt noch länger als ein Jahr. Somit ist die Herzschwäche im Prinzip eine »bösartige« Erkrankung.

Das kann man selbst tun

Zur Linderung der Symptome einer Herzschwäche gibt es einige Maßnahmen, die man selbst ergreifen kann. Das Fortschreiten der Erkrankung können sie jedoch nicht verhindern.

→ Gymnastik

Früher war man der Meinung, dass bei einer Herzschwäche weitgehendes Ruhen und Verzicht auf jede Belastung sinnvoll sei. Hiervon rückt man zunehmend ab. Es hat sich nämlich gezeigt, dass durch ein wohl dosiertes Training die Leistungsfähigkeit zumindest bei leichteren Formen der Herzschwäche durchaus gesteigert werden kann. Wieviel Training sinnvoll ist, ist von der Schwere der Herzschwäche abhängig. Empfehlenswerte Formen sind Gymnastik, Dehnübungen und sehr leichtes Ausdauertraining. Es gibt mittlerweile viele Sportvereine, die Herzsportgruppen eingerichtet haben, in denen man ärztlich überwacht trainieren kann.

→ Flüssigkeitsreduktion

Ein schwaches Herz kommt nicht mehr ohne weiteres mit den Flüssigkeitsmengen zurecht, die man zu sich nimmt. Bei Überlastung sammelt sich vermehrt Wasser in den Beinen und in den Lungen. Möglicherweise muss man die tägliche Trinkmenge reduzieren, wie stark, das ist von der Schwere der Erkrankung abhängig und mit dem Arzt zu besprechen. Als Faustregel kann gelten: 1,5 Liter pro Tag als maximale Trinkmenge; bei warmem Wetter, Fieber, Durchfall, Schwitzen entsprechend mehr.

→ Salzreduktion

Unsere Mahlzeiten enthalten mit durchschnittlich 10 bis 15 g pro Tag weitaus mehr Salz, als der Körper benötigt. Salz hält zudem Körperwasser zurück und begünstigt so die Entstehung von Ödemen. Eine Reduktion der Salzzufuhr auf vier bis fünf Gramm täglich ist bei der Herzschwäche eine wertvolle Maßnahme, die hilft, Wasseransammlungen zu reduzieren.

→ Gewichtskontrolle

Wenn Wasseransammlungen festgestellt wurden, gehört tägliches Wiegen zum Pflichtprogramm. Hierdurch lässt sich rasch erkennen, ob eine herzentlastende Therapie anschlägt, also das eingelagerte Wasser wieder ausgeschwemmt wird, oder ob es wieder zu vermehrten Wassereinlagerungen kommt. Steigt das Körpergewicht innerhalb weniger Tage um 2 bis 3 kg an, ist oft Körperwasser, das man möglicherweise noch nicht als solches erkennen kann, verantwortlich.

Medikamente: Nutzen und Risiken

Allgemeine Maßnahmen werden auf Dauer nicht ausreichen, die Beschwerden einer Herzschwäche in den Griff zu bekommen, sodass eine medikamentöse Therapie nicht zu umgehen ist. Man kann die Medikamente hinsichtlich ihrer Wirkungen in mehrere Gruppen einteilen:
- Medikamente, die das Herz kräftigen: Herzwirksame Glykoside (vor allem Digitalis-Präparate). Auch Weißdorn-Präparate sollen angeblich kräftigend wirken.
- Medikamente, die die Arbeit des Herzens erleichtern: Hierzu gehören wasserausschwemmende Mittel (Diuretika), ACE-Hemmer und Angiotensin-II-Rezeptorenblocker, alles Arzneimittel, die auch bei Bluthochdruck eingesetzt werden. Auch Nitrate sind hier von Nutzen.
- Seit kurzem haben sich auch Betablocker, die ebenfalls bei der Therapie gegen Bluthochdruck angewandt werden, als hilfreich erwiesen. Durch Bremsung des unwillkürlichen Nervensystems und Verringerung von Herzrhythmusstörungen sind die günstigen Einflüsse zu erklären.

Mit der Behandlung durch Medikamente werden zwei Ziele verfolgt: Erstens sollen die unangenehmen und gefährlichen Symptome einer Herzschwäche gemildert werden, zweitens soll das Fortschreiten der Erkrankung gebremst und damit die Lebenserwartung verlängert werden.

Dass die Therapie der Herzschwäche mit Medikamenten die Beschwerden lindern kann, ist bekannt und hat sich als ausgesprochen hilfreich erwiesen. Noch relativ neu ist die Erkenntnis, dass auch die Prognose durch medikamentöse Behandlung verbessert wird.

So konnte für die ACE-Hemmer und die Betablocker nachgewiesen werden, dass sie auch lebensverlängernd wirken. Die Anwendung von Betablockern bei Herzschwäche ist noch relativ neu, deshalb ist bisher nur ein Wirkstoff von amtlicher Seite zugelassen (Carvedilol). Die meisten Erfahrungen liegen aber für die Betablocker Metoprolol und Bisoprolol vor.

Der Stellenwert der herzwirksamen Glykoside bei der Behandlung der Herzschwäche lässt sich nach neueren Untersuchungen folgendermaßen einschätzen: Die Symptome werden deutlich verbessert. Patienten, die sie einnehmen, müssen seltener wegen einer Verschlechterung behandelt werden. Es kommt aber nicht zu einer Verlänge-

Fragen an den Arzt

● **Wie stark darf ich mich körperlich belasten?**
In Phasen mit ausgeprägter Atemnot ist Bettruhe hilfreich. Umgekehrt kann aber in einer stabilen Situation die Leistungsfähigkeit durch körperliches Training (z.B. einmal in der Woche in einer Herzsportgruppe) gesteigert werden. Besprechen Sie mit Ihrem Arzt, was für Sie angebracht ist.

● **Soll ich weniger trinken?**
Wird durch die Herzschwäche zu viel Wasser im Körper eingelagert (Ödeme), kann eine Reduktion der Trinkmenge (auf etwa 1,5 Liter pro Tag) sinnvoll sein. Weniger sollte es aber nicht sein, da die Nieren für ihre Arbeit einen gewissen Minimaldurchfluss brauchen.

● **Darf ich fliegen?**
Fliegen kann für schwerer Erkrankte problematisch sein. Der Druckabfall in der Kabine entspricht einem Aufstieg in Höhen von etwa 2000 Meter über dem Meeresspiegel. Der Sauerstoffgehalt der Luft ist dementsprechend geringer. Fragen Sie Ihren Arzt, ob Ihr Herz dieser Belastung gewachsen ist.

rung der Lebenserwartung. Daher sind herzwirksame Glykoside bei der Therapie der Herzschwäche nicht mehr die Mittel der ersten Wahl.

Weißdornextrakte werden von ihren Herstellern für die Herzschwäche und viele weitere Erkrankungen empfohlen. Darunter sind sogar Anwendungsbereiche, denen gar kein Krankheitsbild zugrunde liegt, wie beispielsweise dem Altersherz: Dies ist jedoch keine Erkrankung und bedarf daher auch keiner medikamentösen Therapie. Für keines der Anwendungsgebiete liegen Untersuchungen vor, die eine relevante positive Wirkung beweisen.

Auf dem Markt befinden sich auch einige häufig verschriebene Kombinationspräparate mit Weißdorn. Wie bei allen Fixkombinationen ist auch hierbei das Ziel, zwei wirksame Substanzen in einem Präparat zu vereinen, um die Einnahme zu vereinfachen. Allerdings bleibt in diesem speziellen Fall der Sinn der gewählten Kombinationen im Dunkeln.

ACE-Hemmer

Wirkstoffe	Medikamente
Benazepril	Cibacen (A, CH, D)
Captopril	Acecard (CH), ACE-Hemmer-ratiopharm (D), Captobeta (D), Captohexal (D), Debax (A), Lopirin (A, CH, D), Tensobon (CH, D)
Cilazapril	Dynorm (D), Inhibace (A, CH)
Enalapril	Enalapril MSD (A), Enalapril-ratiopharm (D), Ena Puren (D), Pres (D), Renitec (A), Reniten (CH), Xanef (D)
Fosinopril	Dynacil (D), Fosinorm (D), Fositen (CH), Fositens (A)
Lisinopril	Acemin (A), Acerbon (D), Coric (D), Lisinopril-ratiopharm (D), Lisinopril Stada (D), Prinil (CH), Zestril (CH)
Quinapril	Accupro (A, CH, D)
Ramipril	Delix (D), Hypren (A), Triatec (CH), Tritace (A), Vesdil (CH, D)
Spirapril	Cardiopril (CH), Quadropril (D)
Trandolapril	Gopten (A, CH, D), Udrik (D)

Wirkungsweise

Das Enzym ACE (Angiotensin Converting Enzyme) bewirkt die Bildung eines Gewebshormons, das die Blutgefäße enger stellt. ACE-Hemmer blockieren die Wirkung des Enzyms ACE. Die Gefäße bleiben (oder werden wieder) weiter. Auf diese Weise sinkt der Blutdruck, und das Herz kann deshalb seine Arbeitsleistung verringern, die es zum Pumpen des Bluts durch die Gefäße aufbringen muss.

Sämtliche Symptome einer Herzschwäche bessern sich unter einer Behandlung mit ACE-Hemmern: Die Leistungsfähigkeit steigt wieder, die Luftnot nimmt ab und die Ödeme werden verringert.

Es dauert allerdings mehrere Wochen, bis die ACE-Hemmer ihre volle Wirksamkeit erreicht haben.

Anwendung

Wichtig ist es, mit einer kleinen Dosis zu beginnen. Es kann ansonsten zu einem drastischen Blutdruckabfall mit der Folge von sehr schweren Kreislaufreaktionen kommen.

Während der nächsten Tage kann man die Dosis dann langsam steigern. In der Dauerbehandlung ist für den besten Effekt die »volle« Dosis anzustreben, die auch in der Therapie gegen Bluthochdruck angewandt wird.

Nebenwirkungen

Siehe Seite 324f., ACE-Hemmer bei Bluthochdruck

Kombination mit anderen Mitteln

Siehe Seite 325, ACE-Hemmer bei Bluthochdruck

Achtung

Siehe Seite 325, ACE-Hemmer bei Bluthochdruck

Schwangerschaft und Stillzeit

Siehe Seite 325f., ACE-Hemmer bei Bluthochdruck

Herz-Kreislauf-Erkrankungen

> **Daher unsere Bewertung**
>
> ACE-Hemmer sind derzeit die wichtigsten Medikamente zur Behandlung der Herzschwäche. Für sie ist belegt, dass sie nicht nur die Symptome der Herzschwäche zuverlässig bessern, sondern auch die Lebenserwartung verlängern können. Sie werden deshalb oft als erste Medikamente bei dieser Erkrankung verschrieben. Die meisten Erfahrungen liegen für die schon länger bekannten ACE-Hemmer Captopril und Enalapril vor. Die neueren Mittel haben keine relevanten Vorteile gegenüber diesen beiden Präparaten, sind aber oft teurer.

Angiotensin-II-Rezeptorenblocker

Wirkstoffe	Medikamente
Candesartan	Atacand (CH, D), Blopress (A, CH, D)
Eprosartan	Teveten (A, CH, D)
Irbesartan	Aprovel (CH, D), Karvea (D)
Losartan	Lorzaar (D)
Telmisartan	Micardis (CH, D)
Valsartan	Diovan (A, D), Provas (D)

Wirkungsweise

Das Hormon Angiotensin II veranlasst die Blutgefäße sich stark zu verengen und übt auf diese Weise eine blutdrucksteigernde Wirkung aus. Angiotensin-II-Rezeptorenblocker verhindern diese Wirkung. So vermindern diese Mittel ebenso wie die zuvor besprochenen ACE-Hemmer, wenn auch über einen anderen Wirkmechanismus, die Engstellung der Gefäße und entlasten auf diese Weise das Herz: Es kann seine Pumpleistung verringern.

Anwendung

Wie bei der Behandlung der Herzschwäche mit ACE-Hemmern ist es auch bei Angiotensin-II-Rezeptorenblockern wichtig, zunächst mit einer kleinen Dosis zu beginnen. Während der nächsten Tage kann man die Dosis langsam steigern.

Nebenwirkungen

Siehe auch Seite 326, Angiotensin-II-Rezeptorenblocker bei Bluthochdruck

Kombination mit anderen Mitteln

Siehe auch Seite 326f., Angiotensin-II-Rezeptorenblocker bei Bluthochdruck

Achtung

Siehe auch Seite 327, Angiotensin-II-Rezeptorenblocker bei Bluthochdruck

Schwangerschaft und Stillzeit

Siehe auch Seite 327, Angiotensin-II-Rezeptorenblocker bei Bluthochdruck

> **Daher unsere Bewertung**
>
> Angiotensin-II-Rezeptorenblocker sind sehr neue Medikamente. Sie kommen am ehesten für Menschen in Frage, die ACE-Hemmer nicht vertragen. Teilweise wurde eine verbesserte Lebenserwartung beobachtet, in einer anderen Untersuchung nahm die Sterblichkeitsrate zu. Daher lässt sich kein abschließendes Urteil über den Wert dieser Mittel fällen. Sie gelten deshalb nur als »Reserve«, wenn die Wirkung der ACE-Hemmer gewünscht, diese aber nicht vertragen werden.

Betablocker

Wirkstoffe	Medikamente
Acebutolol	Acebutolol Heumann (D), Prent (CH, D), Sectral (CH)
Alprenolol	Aptin (D)
Atenolol	Atehexal (A, D), Atenil (CH), Ateno-Basan (CH), Atenobene (A), atenolol von ct (D), Betasyn (A), Duratenol (D), Tenat N (CH), Tenormin (A, CH, D)
Betaxolol	Kerlone (D), Kerlon (CH)
Bisoprolol*	bisoprolol von ct (D), Concor (A, CH, D), Fondril (D)
Carteolol	Endak (D)
Carvedilol**	Dilatrend (D), Querto (D)
Celiprolol	Celipro Lich (D), Selectol (A, CH, D)
Mepindolol	Corindolan (A, D)
Metoprolol*	Beloc (A, CH, D), Lanoc (A), Lopresor (A, CH, D), Metoprolol (D), Metoprolol Wolff (D) u.a.
Nadolol	Corgard (CH), Solgol (A, D)
Nevibolol	Nebilet (D)
Oxprenolol	Slow-Trasicor (CH), Trasicor (A, D)
Pindolol	Betapindol (CH), Visken (A, D)
Propranolol	Betaprol (CH), Dociton (D), Inderal (A, CH), Obsidan (D) Propra-ratiopharm (D)
Talinolol	Cordanum (D)

* Es liegen große Untersuchungen zur Behandlung der Herzschwäche mit diesem Wirkstoff vor.

** Einziger bisher von amtlicher Seite zugelassener Wirkstoff für die Herzschwäche.

Wirkungsweise

Bis vor kurzem galten Betablocker bei Patienten mit einer Herzschwäche als absolut verboten, da sie den Herzmuskel schwächen und dadurch die Erkrankung verschlechtern könnten. Tatsächlich verschlechtert sich der Zustand von Patienten mit einer schweren Herzschwäche oft, wenn sie auf einen Schlag mit hohen Dosen eines Betablockers behandelt werden.

Es gibt aber eine Reihe von Wirkungen, die sich günstig auf eine Herzschwäche auswirken können, die richtige Anwendung vorausgesetzt:

● Betablocker verlangsamen den Herzschlag. Dadurch sinkt der Bedarf an Sauerstoff.

● Sie verbessern die Durchblutung des Herzmuskels.

● Sie verhindern Herzrhythmusstörungen.

● Sie wirken krankhaften Mechanismen des autonomen (unwillkürlichen) Nervensystems entgegen, die dauerhaft zu einer Verschlechterung des Krankheitsbildes führen.

Die ungünstigen Wirkungen auf den Herzmuskel lassen sich durch eine niedrige Anfangsdosis vermeiden. Neuere Untersuchungen konnten für einige Präparate zeigen, dass Betablocker nicht nur die Symptome einer Herzschwäche bessern, sondern auch einen positiven Einfluss auf die Lebenserwartung haben, der sogar zusätzlich zu den positiven Auswirkungen der etablierten Mittel wie z. B. ACE-Hemmern durchschlägt. Bei dem einzigen zur Zeit für Herzschwäche zugelassenen Betablocker Carvedilol machen die Hersteller geltend, dass noch andere Eigenschaften dieses Präparates (gefäßerweiternde Wirkung) günstig seien. Nach bisherigen Erkenntnissen spielen diese zusätzlichen Eigenschaften wahrscheinlich keine wesentliche Rolle.

Anwendung

Wenn Betablocker bei der Herzschwäche eingesetzt werden, ist es wichtig, dass zunächst ganz geringe Dosen eingenommen werden. Alle zwei Wochen wird die Dosis langsam gesteigert. Werden zu schnell hohe Dosen verabreicht, kann sich die Herzschwäche akut verschlechtern.

Soll die Therapie beendet werden, müssen Betablocker »ausgeschlichen« werden. Das bedeutet, dass die Dosis langsam über mehrere Tage reduziert wird, bevor dann das Präparat ganz weggelassen wird.

Herz-Kreislauf-Erkrankungen

Nebenwirkungen

Siehe Seite 322f., Betablocker bei Bluthochdruck

Kombination mit anderen Mitteln

Siehe Seite 323, Betablocker bei Bluthochdruck

Schwangerschaft und Stillzeit

Siehe Seite 324, Betablocker bei Bluthochdruck

Daher unsere Bewertung

Betablocker haben sich bei der Behandlung der Herzschwäche entgegen den Erwartungen als äußerst nützliche Medikamente erwiesen – niedrige Anfangsdosierung mit langsamer Steigerung vorausgesetzt. Sie bessern nicht nur die Symptome einer Herzschwäche, sondern haben darüber hinaus auch einen positiven Einfluss auf die Lebenserwartung.

Da die Erkenntnisse noch neu sind, ist bisher nur der Betablocker Carvedilol für die Anwendung bei Herzschwäche zugelassen.

In ihrer Wirksamkeit aber eigentlich besser belegt sind Metoprolol und Bisoprolol.

Herzwirksame Glykoside

Wirkstoffe	Medikamente
Acetyldigoxin	Beta-Acetyldigoxin-ratiopharm (D), Corotal (A), Digostada (D), Digotab (D), Lanatilin (A), Novodigal (D), Stillacor (D)
Digitoxin	Digimerck (A, D), Digitoxin Didier (D), Digitoxin Genericon (A), Digitoxin Streuli (CH), Ditaven (A)
Digoxin	Digacin (D), Digoxin Sandoz (CH), Dilanacin (D), Lanicor (A, D), Lanoxin (CH), Lenoxin (D)
Metildigoxin	Lanitop (A, CH, D)

Wirkungsweise

Alle Digitalispräparate wirken durch eine Anreicherung von Calcium in den Herzmuskelzellen kräftigend auf den Herzmuskel. Das Herz schlägt zudem langsamer und kann wirtschaftlicher arbeiten. Dieser Effekt ist besonders günstig bei Formen der Herzschwäche, die mit einem sehr raschen und möglicherweise unregelmäßigen Herzschlag einhergehen. Die Symptome bessern sich: Ödeme werden verringert, die Leistungsfähigkeit steigt und die Luftnot wird geringer.

Anwendung

Damit Herzglykoside wirken können, muss eine bestimmte Menge im Blut vorhanden sein (Wirkspiegel). Wenn starke Beschwerden vorliegen und man eine möglichst rasche Wirkung erreichen möchte, so werden in den ersten Tagen mehrere Tabletten täglich eingenommen, bis dieser Wirkspiegel erreicht ist. Man nennt diesen Vorgang Aufsättigung.

Danach wird mit einer niedrigeren Dosis, der Erhaltungsdosis, weiterbehandelt. Mit diesem Verfahren wird innerhalb weniger Tage eine Wirksamkeit erreicht. Allerdings birgt dieses Vorgehen die größere Gefahr von Nebenwirkungen durch versehentliche Überdosierung (siehe unten). Deshalb wird man bei weniger schweren Symptomen die Behandlung mit der niedrigeren Erhaltungsdosis beginnen. Bis die maximale Wirkung erreicht ist, vergehen zwei bis drei Wochen.

Nebenwirkungen

Bei herzwirksamen Glykosiden kann bereits eine kleine Überdosierung zu Vergiftungserscheinungen führen. Das Anwendungsspektrum der Herzglykoside zwischen therapeutisch erforderlicher Dosis und giftiger Dosis ist klein (geringe therapeutische Breite). Um dieses Problem in den Griff zu bekommen, kann man den Glykosidspiegel im Blut messen und die Dosierung entsprechend der gemessenen Werte anpassen. Trotzdem kann es jedoch zu unerwünschten Effekten kommen.

→ Übelkeit, Erbrechen, Durchfall

Übelkeit, Erbrechen und Durchfall sind die häufigsten Nebenwirkungen bzw. Vergiftungserscheinungen. Für ältere Menschen kann dies gefährlich sein, da es durch den Flüssigkeitsverlust beim Erbrechen rasch zur Austrocknung kommen kann.

Beim Auftreten von Erbrechen sollte das Mittel deshalb zunächst abgesetzt werden. Anhand der gleichzeitig entnommenen Blutprobe kann dann gemessen werden, ob tatsächlich eine zu hohe Glykosidkonzentration oder »nur« eine Magen-Darm-Grippe der Auslöser war.

→ Herzrhythmusstörungen

Alle herzwirksamen Glykoside können Herzrhythmusstörungen verursachen. In der Regel kommt es zu einer (oft erwünschten) Verlangsamung des Herzschlags. Dieser Effekt kann allerdings so stark sein, dass das Herz zu langsam schlägt, um ausreichend Blut zu fördern. Das äußert sich in Schwindel, Atemnot und Bewusstlosigkeit. Aber auch gefährliches Herzrasen kann durch herzwirksame Glykoside verursacht werden. Herzrhythmusstörungen treten dann besonders häufig auf, wenn ein Kaliummangel besteht und das Herz bereits vorher stark geschwächt ist.

→ Schlaflosigkeit, Depression, Verwirrtheitszustände

Neben Herzrhythmusstörungen und Magen-Darm-Beschwerden kann sich eine Vergiftung auch als Schlaflosigkeit, Depression oder Verwirrtheitszustand äußern. Die Symptome werden vor allem bei älteren Menschen oft als altersbedingt verkannt.

→ Veränderung des Farbensehens

Typisch für eine Glykosidvergiftung ist eine Veränderung des Farbensehens. Die Wahrnehmung bekommt einen Gelbstich.

Kombination mit anderen Mitteln

● Werden gleichzeitig Diuretika eingesetzt, kann es zu einem Kaliummangel kommen. Ein Kaliummangel steigert aber die Wirkung der Herzglykoside, was aufgrund der geringen therapeutischen Breite bedenklich werden kann (Vergiftungsgefahr; siehe auch Nebenwirkungen). Daher sollte der Kaliumspiegel regelmäßig kontrolliert werden.

● Chinidin (Mittel bei Herzrhythmusstörungen, siehe Seite 342f.), Theophyllin (Asthmamittel, siehe Seite 145ff.) und Coffein erhöhen die Digitaliskonzentration im Blut. Dadurch wächst die Gefahr der Vergiftung (siehe auch Nebenwirkungen).

● Betablocker (Mittel bei Bluthochdruck, siehe Seite 322f.) verlangsamen wie Herzglykoside den Herzschlag. Bei gleichzeitiger Einnahme kann die Herzfrequenz zu langsam werden.

● Calcium kann in Verbindung mit Digitalis schwere Herzrhythmusstörungen auslösen. Deshalb darf man sich Calcium unter Digitalistherapie auf keinen Fall intravenös spritzen lassen.

Achtung

● Bei vielen Menschen verschlechtert sich als Nebenerscheinung der Herzschwäche die Nierenfunktion. Dann muss die Dosis der Glykoside noch sorgfältiger bestimmt und niedriger angesetzt werden: Der Digitaliswirkstoff Digoxin wird nämlich durch die Niere ausgeschieden. Ist die Nierenfunktion eingeschränkt, so steigt – auch bei normaler Dosis – die Wirkstoffkonzentration im Blut an und es kommt zu starken Nebenwirkungen. Daher muss in diesem Fall die Dosis des Digoxin deutlich verringert werden (auf die Hälfte bis ein Viertel der normalen Dosis).

Der Wirkstoff Digitoxin kann hingegen wie üblich eingenommen werden, da er über die Leber ausgeschieden wird und auch bei eingeschränkter Leberfunktion nicht unangemessen ansteigt.

● Wenn Kaliummangel im Blut besteht, sollte dieser zunächst ausgeglichen werden, da es sonst sehr leicht zu Herzrhythmusstörungen kommen kann.

● Ist der Calciumspiegel im Blut erhöht (dies kann bei Erkrankungen der Nebenschilddrüse und bei Tumoren vorkommen), so ist die Gefahr von Herzrhythmusstörungen durch Digitalis besonders hoch.

Schwangerschaft und Stillzeit

Herzwirksame Glykoside erreichen über den Blutkreislauf den Organismus des ungeborenen Kindes. Schädliche Auswirkungen wurden bisher jedoch nicht beschrieben. Glykoside dürfen daher während der Schwangerschaft und auch in der Stillzeit eingenommen werden. Zu beachten ist nur, dass die Dosis nach der Geburt häufig reduziert werden muss.

> **Daher unsere Bewertung**
>
> Herzwirksame Glykoside sind wertvolle Medikamente zur Linderung einer Herzschwäche. Da sie den Herzschlag verlangsamen, haben sie eine besonders günstige Wirkung bei gleichzeitigem Herzrasen. Sie können jedoch das Fortschreiten der Erkrankung nicht verhindern und haben keinen Einfluss auf die Lebenserwartung. Sie gelten daher nach den ACE-Hemmern als Mittel der zweiten Wahl.

Wasserausschwemmende Medikamente: Diuretika

Diuretika sind wichtige und wirksame Medikamente zur Behandlung der Herzschwäche, vor allem wenn es zu Wasseransammlungen (Ödemen) z.B. in den Beinen gekommen ist. Beim Lungenödem (ein Notfall mit Wasseransammlungen in der Lunge) sind stark wirksame Diuretika neben Nitraten sogar die Mittel der ersten Wahl. Eine lebensverlängernde Wirkung der Diuretika in der Langzeittherapie ist jedoch bisher nicht nachgewiesen. Die verschiedenen Diuretika sind ausführlich im Abschnitt zur Hochdrucktherapie (siehe Seite 313ff.) besprochen. Alles dort Gesagte zu Nebenwirkungen, Kombination mit anderen Mitteln sowie zur Einnahme in Schwangerschaft und Stillzeit gilt auch für die Einnahme bei Herzschwäche. An dieser Stelle werden nur die Besonderheiten der Diuretikatherapie bei der Herzschwäche erörtert.

Schwach wirksame Diuretika (Thiazide)

Wirkstoffe	Medikamente
Chlortalidon	Hydro-long Tablinen (D), Hygroton (A, CH, D)
Clopamid	Brinaldix (D)
Hydrochlorothiazid	Disalunil (D), diu-melusin (D), Esidrix (D), Esidrex (A, CH), HCT von ct (D), HCT Hexal (D)
Indapamid	Fludex (A, CH), Indapamid von ct (D), Natrilix (D), Sicco (D)
Metolazon	Zaroxolyn (CH, D)
Xipamid	Aquaphor (D), Aquaphoril (A)

Wirkungsweise

Diuretika bewirken an der Niere eine Vermehrung der Kochsalz- und Wasserausscheidung. Das wird an vermehrtem Harndrang und einer insgesamt größeren Urinmenge deutlich. Durch die Ausschwemmung des Körperwassers nimmt die Blutmenge, die sich vor dem geschwächten Herzen »rückstaut«, ab. Dadurch wird die Luftnot verbessert, die von den vermehrten Wasseransammlungen in der Lunge herrührt. Gleichzeitig muss das Herz geringere Blutmengen pumpen und wird dadurch entlastet.

Anwendung

Bei leichten Formen der Herzschwäche mit geringen Wasseransammlungen sind schwach wirksame Diuretika meist ausreichend. Sie wirken allerdings nur bei weitgehend normaler Nierenfunktion. Anders als bei der Behandlung des Bluthochdrucks ist ein wasserausschwemmender Effekt erwünscht, daher werden hier höhere Dosen eingesetzt. Wegen dieser höheren Dosierung kommt es aber schneller zu Kaliumverlust. Wird bei der Kontrolle des Blutes ein zu geringer Kaliumgehalt festgestellt, kann dieser oft durch Kaliumtabletten oder durch kaliumreiche Kost (z. B. Pellkartoffeln, Avocados, Bananen, Spinat) ausgeglichen werden.

Als Alternative bietet sich die Kombination von Thiaziden mit kaliumsparenden Diuretika (siehe Seite 321ff.) an.

Bei milden Formen der Herzschwäche muss die Einnahme der schwach wirksamen Diuretika nur alle zwei Tage vorgenommen werden.

Nebenwirkungen

Siehe Seite 318f., schwach wirksame Diuretika bei Bluthochdruck

Kombination mit anderen Mitteln

Siehe Seite 319, schwach wirksame Diuretika bei Bluthochdruck

Achtung

Siehe Seite 319, schwach wirksame Diuretika bei Bluthochdruck

Schwangerschaft und Stillzeit

Siehe Seite 319, schwach wirksame Diuretika bei Bluthochdruck

Daher unsere Bewertung

Bei leichten und mittelschweren Formen der Herzschwäche, die mit Wasseransammlungen im Körper einhergehen, stellen Thiazide gut wirksame Medikamente dar. Eine lebensverlängernde Wirkung ist allerdings nicht nachgewiesen.

Stark wirksame Diuretika (Schleifendiuretika)

Wirkstoffe	Medikamente
Etozolin	Elkapin (A)
Furosemid	Diurix (CH), furo von ct (D), Furodrix (CH), Furorese (D), Furosemid Genericon (A), Furosemid Stada (D), Lasix (A, CH, D)
Piretanid	Arelix (A, CH, D)
Torasemid	Torem (CH, D), Unat (A, D)

Wirkungsweise

Stark wirksame Diuretika (Schleifendiuretika) sind stark wassertreibende Medikamente, da sie die Kochsalz- und Wasserausscheidung über die Nieren noch mehr anregen als die Thiazide. Nach Einnahme führen sie anfänglich zu häufigem und starkem Harndrang. Im Laufe der Behandlung pendelt sich ein neues Gleichgewicht des Wasserhaushalts ein, der Harndrang lässt nach.

Anwendung

Sinnvoll sind Schleifendiuretika insbesondere dann, wenn die Herzschwäche weit fortgeschritten ist und man mit milderen Mitteln (z. B. schwach wirksamen Diuretika) keine ausreichende Linderung mehr erreicht. Auch wenn die Nierenfunktion nachlässt, wirken Schleifendiuretika noch, während schwach wirksame Diuretika keinen Nutzen mehr bringen. Geradezu lebensrettend wirken starke Diuretika beim Lungenödem. Dieser akute Notfall geht mit stärkster Luftnot einher und kommt durch Wasseransammlungen in den Lungenbläschen zustande.

Die erforderliche Dosis ist abhängig von der Schwere der Erkrankung und vom Grad der Nierenfunktion. Je weiter fortgeschritten die Erkrankung ist, um so höher muss die Dosis gewählt werden. Normalerweise wird man mit niedrigen Dosen beginnen, die über die nächsten Tage bis zur besten Wirksamkeit gesteigert werden. Beim

Lungenödem wird das Schleifendiuretikum in hoher Dosis über die Vene verabreicht, um in kürzester Zeit den maximalen Effekt zu erzielen.

Die starke Wirkung der Schleifendiuretika bedingt auch eine Gratwanderung: Nimmt man zu viel, trocknet der Körper aus: Schlappheit, Kollaps und Verschlechterung der Nierenfunktion sind die Folge; nimmt man dagegen zu wenig, vermehren sich die Beschwerden durch die Herzschwäche wieder. Durch tägliches Wiegen kann man plötzliche Gewichtszu- bzw. -abnahmen als Zeichen von Wassereinlagerung bzw. -ausschwemmung feststellen. Regelmäßige Blutuntersuchungen überprüfen die Nierenfunktion.

Nebenwirkungen

Siehe Seite 320, stark wirksame Diuretika bei Bluthochdruck

Kombination mit anderen Mitteln

Siehe Seite 320, stark wirksame Diuretika bei Bluthochdruck

Achtung

Siehe Seite 320, stark wirksame Diuretika bei Bluthochdruck

Schwangerschaft und Stillzeit

Siehe Seite 321, stark wirksame Diuretika bei Bluthochdruck

> **Daher unsere Bewertung**
>
> Stark wirksame Diuretika sind besonders bei schwerem Krankheitsverlauf wichtige Medikamente bei der Behandlung der Herzschwäche. Durch ihre wassertreibende Wirkung können sie Wasseransammlungen im Körper (Ödeme) zuverlässig beseitigen. Beim Notfall des Lungenödems sind sie lebensrettende Medikamente. Ob sie in der Langzeitanwendung lebensverlängernd wirken, ist nicht untersucht.

Kaliumsparende Diuretika

Wirkstoffgruppen	Medikamente
Amilorid + Hydrochlorothiazid	Aquaretic (D), Diursan (D), Moduretik (A, CH, D)
Triamteren + Hydrochlorothiazid	Diuretikum Verla (D), Diutensat (D), Dyazide (CH), Dytide H (A, D), Tri Thiazid Stada (D)

Wirkungsweise

Die kaliumsparenden Diuretika entfalten selbst nahezu keine wasserausschwemmende Wirkung. Sie sind daher alleine nicht zur Behandlung der Herzschwäche geeignet. Sie werden nur in Kombination mit ausschwemmend wirksamen Diuretika eingesetzt, um den Kaliumhaushalt zu stabilisieren: Kaliumsparende Diuretika kompensieren die durch Thiazide bedingte Ausschwemmung von Kalium, indem sie Kalium zurückhalten. Das ist wichtig, da ein Zuwenig an Kalium (genau wie ein Zuviel) zu schweren Herzrhythmusstörungen führen kann. Gefährdet sind dabei besonders Menschen mit Herzerkrankungen.

Anwendung

Die Anwendung und Dosierung richtet sich nach dem enthaltenen schwach wirksamen Diuretikum (siehe Seite 321f.).

Nebenwirkungen

Siehe Seite 321, kaliumsparende Diuretika bei Bluthochdruck

Kombination mit anderen Mitteln

Siehe Seite 321 kaliumsparende Diuretika bei Bluthochdruck

Achtung

Siehe Seite 321, kaliumsparende Diuretika bei Bluthochdruck

Schwangerschaft und Stillzeit

Während der Schwangerschaft sollte wie bei den Thiaziden ein anderes Mittel eingesetzt werden.

> **Daher unsere Bewertung**
>
> Bei Kaliummangel ist die Einnahme eines kaliumsparenden Diuretikums mit einem wasserausschwemmend wirkenden sinnvoll, um Herzrhythmusstörungen vorzubeugen.

Nitrate

Wirkstoffe	Medikamente
Glycerol-trinitat	Corangin Nitro (D), Deponit (A, CH), MinitranS (D), Natispray (CH), Nitrangin ISIS (D), Nitroderm TTS (D), Nitro-Dur TTS (A), Nitroglycerin Lannacher (A), Nitroglycerin Streuli (CH), Nitro Mack (A, CH, D), Nitrolingual (D)
Isosorbid-dinitrat	Acordin (A, CH), Cedocard (A), ISDN-ratiopharm (D), ISDN Stada (D), ISDN von ct (D), Iso Mack (D), Isoket (A, CH, D), Isosorbid-Dn-Cophar (CH), Isostenase (D) u. a.
Isosorbid-mononitrat	Corangin (CH, D), Elantan (A, CH, D), Imdur (CH), IS 5 Mono ratiopharm (D), ISMN Genericon (A), ISMN Hexal (D), Ismo (D), Isomonat (A), Isomonit (D), Mono Mack (D)
Molsidomin	Corvaton (D), Molsicor (D), Molsidolat (A), Molsidomin-Cophar (CH), Molsidomin-Heumann (D), Molsidomin-Mepha (CH), Molsidomin von ct (D), Molsihexal (D)

Wirkungsweise

Über verschiedene Wirkmechanismen verringern die Nitrate die Arbeitsbelastung des Herzens:
- Sie erweitern die Venen, die das Blut zum Herzen hin transportieren: Dadurch bleibt ein größerer Teil des Bluts in den Venen. Die Blutmenge, die das Herz bewältigen muss, sinkt. Der Herzmuskel kann »sich entspannen«, die Durchblutung verbessert sich.
- Sie erweitern die Herzkranzarterien. Besonders die Stellen, die verengt sind, weiten sich; es kann mehr Blut zur Herzversorgung einströmen.
- Sie erweitern die Arterien, die das Blut vom Herzen weg transportieren: Das Herz muss weniger Druck aufbringen, um das Blut auszuwerfen. Dadurch wird es entlastet und braucht weniger Sauerstoff.

Anwendung

Im Gegensatz zu anderen Medikamenten, die bei der Herzschwäche zunächst in ganz kleinen Dosen genommen werden müssen, können Nitrate sofort in der endgültigen Dosis verabreicht werden. Probleme, die durch zu deutliches Absacken des Blutdrucks entstehen, sind nicht zu erwarten, da die blutdrucksenkende Wirkung der Nitrate nicht so ausgeprägt ist wie bei anderen Mitteln. Nitrate verlieren bei Daueranwendung ihre Wirkung, es muss täglich eine »Nitrat-Pause« eingelegt werden (siehe Seite 355). Deshalb sollte man auch bei Herzschwäche die letzte Nitrat-Tagesdosis am frühen Abend einnehmen.

Nebenwirkungen

Siehe Seite 355f., Nitrate bei Angina pectoris

Kombination mit anderen Mitteln

Siehe Seite 356, Nitrate bei Angina pectoris

Achtung

Besteht ein niedriger Blutdruck, ist auch bei Nitrattherapie anfangs Vorsicht angebracht. Zwar

Herz-Kreislauf-Erkrankungen

ist die blutdrucksenkende Wirkung der Nitrate nicht so ausgeprägt wie die der ACE-Hemmer oder Betablocker, jedoch vorhanden. Deshalb sollte man mit kleinen Dosen starten.

Schwangerschaft und Stillzeit

Siehe Seite 356, Nitrate bei Angina pectoris.

> **Daher unsere Bewertung**
>
> **Nitrate sind in der Behandlung der Herzschwäche durchaus wirksam. Sie können die Symptome einer Herzschwäche bessern.**
>
> **Kommt es bei schweren Erkrankungen zu einem akuten Herzversagen mit Lungenödem, so sind sie unverzichtbare Medikamente zur Entlastung des Herzens, werden dann aber in die Vene (intravenös) gegeben.**
>
> **In der Dauertherapie ist eine lebensverlängernde Wirkung nur nachgewiesen für die Kombination mit dem venenerweiternden Mittel Dihydralazin (siehe Seite 334f.). Diese Kombination ist allerdings sehr nebenwirkungsreich. Sie wird hierzulande kaum benutzt und ist, aufgrund der Vielzahl von besser verträglichen und wirksamen Mitteln, höchstens als Reservemedikation einzusetzen.**

Weißdornextrakte

Wirkstoff	Medikamente
Trockenextrakte aus Weißdornblättern und -blüten	Adenylocrat F (D), Crataegutt (D), Faros (D), Kytta-Cor (D), Orthangin N (D)

Wirkungsweise

Blätter und Blüten des Weißdorns enthalten Flavonoide. Das sind Substanzen, die in der Herzmuskelzelle angeblich Calcium vermehren, wodurch die Herzkraft gestärkt werden soll. Auch die Durchblutung der Herzkranzgefäße soll durch die Auszüge des Weißdorns verbessert werden.

Es gibt jedoch keine seriösen Untersuchungen, die einen Erfolg bei der Behandlung der Herzschwäche oder bei anderen Erkrankungen zeigen.

Anwendung

Die von den Herstellern empfohlene Tagesdosis entspricht 160 bis 900 mg des jeweiligen Auszuges. Die Tropfen, Dragees etc. enthalten ganz unterschiedliche Mengen von Weißdorn. Daraus resultieren ganz unterschiedliche Dosierungsregeln, die den Beipackzetteln der Hersteller zu entnehmen sind.

Nebenwirkungen

Nebenwirkungen sind bisher nicht beschrieben worden.

Kombination mit anderen Mitteln

Unverträglichkeiten mit anderen Medikamenten kommen nicht vor.

Achtung

Die Tropfen enthalten relativ hohe Mengen Alkohol. Dies spielt bei der üblichen Dosierung normalerweise keine Rolle. Alkoholkranke Menschen sollten Tropfen meiden.

Schwangerschaft und Stillzeit

Hinweise auf negative Auswirkungen während Schwangerschaft und Stillzeit liegen nicht vor.

> **Daher unsere Bewertung**
>
> **Extrakte aus Blättern und Blüten des Weißdorns besitzen nahezu keine Nebenwirkungen, aber es gibt keinen Nachweis, dass sie die Symptome einer Herzschwäche in relevantem Ausmaß bessern oder die Lebenserwartung günstig beeinflussen. Aus diesem Grund haben sie in der Therapie der Herzschwäche keinen Platz.**

Herzschwäche

Kombinationspräparate mit Weißdornextrakten

Wirkstoffgruppen	Medikamente
Weißdornextrakt + Kampfer	Korodin Herz-Kreislauf-Tropfen (D)
Weißdornextrakt + Kaliumhydrogenaspartat + Magnesiumhydrogenaspartat	Septacord (D)

Wirkungsweise

Zur Wirkungsweise von Weißdornextrakten siehe Seite 374. Der Kampfer in den Korodin Herz-Kreislauf-Tropfen hat keine positive Wirkung auf das Herz. Septacord enthält neben Weißdornblättern geringe Mengen an Kalium und Magnesium. Diese sollen Herz und Kreislauf stützen, also außer bei Herzschwäche auch bei stressbedingten Herz- und Kreislaufstörungen sowie bei leichten Formen von Herzrhythmusstörungen helfen.

Anwendung

Nach Angaben des Herstellers soll man von Korodin Herz-Kreislauf-Tropfen dreimal täglich 10 Tropfen, von Septacord dreimal täglich ein bis zwei Dragees einnehmen.

Nebenwirkungen

Nebenwirkungen sind bisher nicht beschrieben.

Kombination mit anderen Mitteln

Unverträglichkeiten mit anderen Medikamenten kommen nicht vor. Die geringen Mengen an Kalium in Septacord sind unbedenklich, sodass bei normaler Nierenfunktion keine Wechselwirkungen zu erwarten sind.

Achtung

● Kampfer kann in hohen Dosierungen bei Kindern Vergiftungserscheinungen mit Verwirrtheitszuständen, Krampfanfällen, Bewusstlosigkeit auslösen. Kampferpräparate unbedingt unerreichbar für Kinder aufbewahren.
● Bei Menschen mit schweren Nierenerkrankungen kann es zu einem Anstieg der Kaliumwerte im Blut kommen. Hierdurch können Herzrhythmusstörungen ausgelöst werden.

Schwangerschaft und Stillzeit

Auswirkungen auf das ungeborene oder gestillte Kind sind nicht bekannt.

Daher unsere Bewertung

Zu Weißdorn und Kampfer gibt es keine Nachweise für eine Wirkung auf die Herzschwäche. Da der Nutzen nicht belegt ist, raten wir von der Anwendung ab.

Septacord enthält neben Weißdornblättern geringe Mengen von Magnesium und Kalium. Ob die Gabe von Magnesium in der Dauerbehandlung positiv wirkt, ist umstritten. Die Gabe von Kalium ist nur bei Kaliummangel empfehlenswert. Wir raten wegen des fraglichen therapeutischen Nutzens von der Anwendung dieser Kombinationspräparate ab.

Weitere Kombinationspräparate

Wirkstoffgruppe	Medikament
Extrakte aus Adonidis herbae[1] + Convallariae herb.[2] + Scillae var. alb. bulbi extr. sicc.[3] + Oleandri fol.[4]	Miroton N forte (D)

[1]Adoniskraut, [2]Maiglöckchenkraut, [3]Meerzwiebel, [4]Oleanderblätter

Wirkungsweise

Die drei Inhaltsstoffe von Miroton N forte sind herzwirksame Glykoside. Wie auch bei Digitalis soll es durch Miroton N forte zu einer Anreicherung von Calcium in den Herzmuskelzellen kom-

375

men. Die Herzkraft wird gestärkt. Zudem soll das Herz ökonomischer arbeiten. Klinische Untersuchungen, die eine Wirksamkeit belegen, liegen jedoch nicht vor.

Anwendung

Laut Hersteller sind täglich zwei bis drei Dragees bzw. zwei- bis dreimal 20 bis 30 Tropfen einzunehmen.

Nebenwirkungen

● Siehe Seite 368f., herzwirksame Glykoside
● Miroton N forte beinhaltet das Konservierungsmittel Parabene. Hierauf können sich allergische Reaktionen entwickeln.

Kombination mit anderen Mitteln

Miroton N forte soll nicht zusammen mit anderen herzwirksamen Glykosiden eingenommen werden. Es kommt sonst leichter zu den typischen Nebenwirkungen.

Achtung

● Miroton N forte Tropfen enthalten 25 Prozent Alkohol. Alkoholkranke Menschen sollten diese Zubereitungsform meiden.
● In 1 Tablette bzw. 1 Tropfen Moroton N forte kann die Wirkstoffmenge schwanken. Das ist bei den Glykosiden gefährlich, da Fehldosierungen vorkommen können.

Schwangerschaft und Stillzeit

Die Einnahme in der Schwangerschaft ist nicht verboten.

Daher unsere Bewertung

Es ist aus therapeutischer Sicht nicht sinnvoll, mehrere Glykoside zu kombinieren.
Darüber hinaus fehlen zum jetzigen Zeitpunkt klinische Untersuchungen zur Wirksamkeit des Kombinationspräparats. Wir raten daher von der Anwendung ab.

Niedriger Blutdruck (Hypotonie)

Niedriger Blutdruck in Deutschland

Etwa 2,5 Millionen Deutsche leiden unter einem niedrigen Blutdruck. Es gibt hierzu viele Untersuchungen bei älteren Menschen. An einer orthostatischen Hypotonie mit Syptomen leiden je nach Definition der Erkrankung fünf bis 30 Prozent der über 65-Jährigen.

Auch wenn die Symptome unangenehm sind: Statistisch gesehen haben Menschen mit niedrigem Blutdruck eine hohe Lebenserwartung.

Was ist niedriger Blutdruck?

Das Herz pumpt das Blut mit einem gewissen Druck in die Arterien, damit es zu allen Organen gelangt und von dort über die Venen auch wieder zurück zum Herzen gedrückt wird. Um diesen Druck aufzubauen, benötigt das Herz eine bestimmte Mindestmenge an Blut. Bei niedrigem Blutdruck »versackt« das Blut in den Venen, d. h. eine zu große Blutmenge wird nicht zum Herzen zurückgeführt, es steht nur wenig Blut zum Pumpen zur Verfügung, das Herz kann nur einen niedrigeren Druck aufbauen.

Die »normalen« Blutdruckwerte liegen bei 120 mm Hg für den oberen Wert und bei 80 mm Hg für den unteren Wert (zur Blutdruckmessung siehe Seite 313). Niedrigere Werte sind weit verbreitet. Sehr häufig findet man sie bei groß gewachsenen, schlanken, aber auch bei älteren Menschen. Während Blutdruckwerte oberhalb der Norm auf Dauer zu Schäden führen (siehe Kapitel Bluthochdruck, Seite 313ff.), ist ein Blutdruck unterhalb der »Normalwerte« nicht gleichbedeutend mit Beschwerden oder Langzeitschäden. Viele wissen nicht einmal von ihren niedrigen Werten. Unangenehm kann jedoch die so genannte orthostatische Hypotonie (»Kreislaufreaktion«) sein. Dabei fällt der Blutdruck beim Aufstehen aus liegender oder sitzender Position stark ab und normalisiert sich erst nach einigen Minuten. Betroffen sind häufig Menschen mit chronischen Erkrankungen und Medikamenteneinnahme.

Niedrig ist nicht gleich krank

Blutdruckwerte unterhalb des Normbereichs von 120 mm Hg (oberer Wert) bzw. 80 mmHg (unterer Wert) sind keine Krankheitsanzeichen. Im Gegenteil: Statistiken amerikanischer Lebensversicherer zeigen, dass Menschen mit niedrigen Blutdruckwerten die längere Lebenserwartung haben. Selbst die Faustregel, dass ein Druck von 80/50 mm Hg und darunter zu niedrig ist, stimmt nicht generell: Derartige Werte können z. B. für junge sportliche Menschen, aber auch für Schwangere gegen Ende der Schwangerschaft völlig normal sein. Ob überhaupt Beschwerden durch diese Form des niedrigen Blutdrucks (»konstitutionelle Hypotonie«) entstehen, ist umstritten. Oft ist es so, dass Beschwerden, die man auf die niedrigen Blutdruckwerte zurückführt, durch Training, Wechselduschen etc. gebessert werden – ohne dass der Blutdruck ansteigt. Im angloamerikanischen Sprachraum wird der niedrige Blutdruck auch spöttisch »German Disease« genannt, weil er nur bei uns als eine Krankheit angesehen wird, die man behandeln muss.

Herz-Kreislauf-Erkrankungen

Die Diagnose kann durch einfache Maßnahmen gesichert werden: Der Blutdruck wird zunächst im Liegen, danach über mehrere Minuten im Stehen gemessen. Kommt es zu einem deutlichen Blutdruckabfall (Abfall des oberen Wertes um 20 mm Hg oder mehr) und entsprechenden Symptomen (siehe unten), muss man von einer derartigen orthostatischen Hypotonie ausgehen. Entscheidend ist dabei nicht nur der gemessene Blutdruckabfall, sondern das Auftreten von Beschwerden.

Ursachen

Während die Ursachen eines dauerhaft niedrigen Blutdrucks meist genetischer oder hormoneller Natur sind, kann eine orthostatische Hypotonie daneben auch verschiedenste andere Ursachen haben:

● Medikamenteneinnahme: Verschiedene Medikamentengruppen führen als Nebenwirkung zu plötzlichem Blutdruckabfall beim Stehen. Bei den Medikamenten mit Wirkung auf das zentrale Nervensystem sind die Antidepressiva die häufigsten Auslöser (siehe Seite 563ff.), aber auch Schlafmittel (siehe Seite 583ff.), stark wirkende Schmerzmittel (Opiate) (siehe Seite 24ff.) und Neuroleptika (siehe Seite 576ff.) kommen als Ursache in Frage. Unter den blutdrucksenkenden Medikamenten (siehe Seite 331ff.) haben besonders Alpha-1-Rezeptorenblocker, ACE-Hemmer, Diuretika (Flüssigkeitsmangel) und Vasodilatatoren diese Nebenwirkung. Parkinsonmittel, z. B. Levodopa (siehe Seite 511ff.), können ebenfalls solche Beschwerden verursachen. Allerdings kann auch die Parkinsonsche Erkrankung selbst zu orthostatischen Reaktionen führen.

● Flüssigkeitsmangel: Fieber, Durchfall, Erbrechen und Flüssigkeitsverluste durch wasserausschwemmende Medikamente (Diuretika) können den Körper austrocknen. Bei Flüssigkeitsmangel wird auch dem Blut Flüssigkeit entzogen. Dann steht nicht mehr ausreichend Volumen zum Pumpen zur Verfügung und es kommt zu Kreislaufstörungen.

● Hormonmangel: Kreislaufreaktionen können auch bei einer Unterfunktion der Schilddrüse und einem Mangel an Cortison im Körper (Morbus Addison) auftreten, da beide Hormone Einfluss auf die Regelung des Blutdrucks haben.

● Zuckerkrankheit: Langjährige Zuckerkrankheit kann das unwillkürliche Nervensystem, das auch für die Regelung des Blutdrucks zuständig ist, schädigen. Seine Fehlfunktionen können sich als orthostatische Hypotonie äußern.

● Herzerkrankungen: Sowohl Herzrhythmusstörungen als auch ausgeprägte Herzschwäche und Herzklappenfehler können zu einem niedrigen Blutdruck mit Beschwerden führen, wenn nicht mehr ausreichend Blut gepumpt werden kann.

Obwohl bei einer orthostatischen Hypotonie nicht immer eine greifbare Ursache identifiziert werden kann, ist die Suche danach trotzdem unbedingt sinnvoll. Ist die Ursache erst einmal erkannt, lassen sich Kreislaufreaktionen leichter ausschalten.

In der Schwangerschaft sind niedrige Blutdruckwerte häufig! Ob eine Behandlung notwendig ist, darüber sind sich die Experten nicht einig. Manche vermuten, dass durch zu niedrige Blutdruckwerte während der Schwangerschaft die Rate an Fehlgeburten steigt. Andere bewerten die niedrigen Blutdruckwerte als eine physiologische Umstellung des Körpers während der Schwangerschaft ohne Krankheitswert. In anderen Ländern jedenfalls werden niedrige Blutdruckwerte in der Schwangerschaft nicht als Problem angesehen.

Symptome

Beim Aufstehen aus liegender oder sitzender Position kommt es bei den Betroffenen zu Schwindel, Herzrasen, Schweißausbrüchen, Schwarzwerden vor den Augen und eventuell sogar zum Kollaps mit Bewusstlosigkeit.

Spätfolgen und Komplikationen

Niedriger Blutdruck an sich hat keine negativen Folgen; im Gegenteil, Menschen mit niedrigem Blutdruck leben länger. Zu Problemen können die Beschwerden führen, wenn ein Kollaps z. B.

zum Sturz führt. Vielleicht stellen schwere Formen der orthostatischen Hypotonie bei älteren Menschen auch einen Risikofaktor für das Auftreten von Schlaganfällen und Hörstörungen dar.

Das kann man selbst tun

Beschwerden durch niedrigen Blutdruck werden am besten selbst behandelt – vorausgesetzt, es liegt keine andere Ursache (z. B. Medikamenteneinnahme oder Erkrankung) zugrunde. Dann sollte man zunächst die Ursachen bekämpfen.

→ Körperliche Betätigung

Dauerlauf, Schwimmen oder Rad fahren (ca. 20 bis 30 Minuten pro Tag) sind ein gutes Training für Kondition und Kreislauf! Oft verschwinden die Beschwerden, auch wenn sich der Blutdruck selbst nicht verändert.

→ Langsame Lagewechsel

Gibt man dem Kreislauf Zeit, sich an die Veränderungen vom Liegen bzw. Sitzen zum Stehen zu gewöhnen, kann man die orthostatischen Beschwerden vermeiden. Man sollte also nach dem Liegen erst einige Minuten im Sitzen verweilen, bevor man aufsteht.

→ Keine Salzreduktion

Zu salzige Ernährung ist ein Risikofaktor für hohen Blutdruck. Manche Menschen reduzieren deshalb bewusst das Zusalzen ihrer Ernährung. Wer aber unter niedrigem Blutdruck leidet, sollte auf ein ganz normales Zusalzen nicht verzichten.

→ Morgendliches Koffein

Wer z. B. morgens schlecht aus den Startlöchern kommt, dem kann auch eine Tasse Kaffee oder schwarzer Tee aus dem Tief helfen. Ihre Inhaltsstoffe steigern den Blutdruck.

→ Wechseldusche

Der Heiß-Kalt-Wechsel beim Duschen erfordert zu Beginn sicherlich etwas Überwindung – er hilft jedoch bei täglicher Anwendung dem Kreislauf auf Dauer auf die Sprünge.

Medikamente: Nutzen und Risiken

Bei der Bekämpfung von Beschwerden aufgrund von niedrigem Blutdruck steht die Selbsthilfe und, wenn möglich, die Behandlung der Ursachen im Vordergrund.

Sind Medikamente die Übeltäter, muss versucht werden, durch eine Verminderung der Dosis, ein Absetzen oder die Gabe eines ähnlich wirkenden Mittels der Situation Herr zu werden. Das darf man nicht in Eigenregie, sondern nur in Absprache mit dem Arzt tun. Hat der Körper zu wenig Flüssigkeit, muss man mehr trinken oder in schlimmen Fällen in ärztlicher Obhut den Mangel durch Infusionen von Elektrolytlösungen ausgleichen. Hormonmangel-Erkrankungen müssen durch Hormonersatz behandelt werden.

Kommen diese Möglichkeiten nicht in Frage oder bringen keinen Erfolg und führen auch die Selbsthilfe-Maßnahmen nicht zu einer Besserung, stellt sich die Frage nach medikamentösen Behandlungsmöglichkeiten. Diese sind jedoch alle schlecht untersucht. Ihr Wert wird als gering eingeschätzt. Für die langfristige Behandlung sind die Medikamente allesamt nicht geeignet!

In der Schwangerschaft muss man jede Medikamenteneinnahme doppelt überdenken. Wir empfehlen eine Behandlung höchstens, wenn die Schwangere durch die niedrigen Blutdruckwerte massive Beschwerden erfährt.

Herz-Kreislauf-Erkrankungen

Fragen an den Arzt ?

● **Könnte ein Medikament oder eine Erkrankung die Ursache für meine Kreislaufprobleme sein?**
Gerade wenn die Beschwerden erst kurz bestehen, kann es durchaus eine solche (bekämpfbare) Ursache geben. Bringen Sie am besten alle Medikamente, die Sie regelmäßig einnehmen, mit in die Sprechstunde.

● **Welche Maßnahmen sollte ich selbst ergreifen?**
Beraten Sie mit Ihrem Arzt, welche der oben beschriebenen Selbsthilfemaßnahmen am ehesten für Sie in Frage kommen.

● **Ist eine vorübergehende Tabletteneinnahme gegen den niedrigen Blutdruck für mich sinnvoll?**
Bei starken Beschwerden kann eine (überbrückende) Einnahme von Sympathomimetika helfen. Auf längere Sicht schaffen jedoch nur Selbsthilfemaßnahmen, nicht Medikamente eine Besserung.

Sympathomimetika

Wirkstoffe	Medikamente
Etilefrin	Circupon (A, CH), Effortil (A, CH, D), Thomasin (D)
Midodrin	Gutron (A, CH, D)
Norfenefrin	Novadral (A, CH, D)
Oxilofrin	Carnigen (A, D)
Pholedrin	Pholedrin liquidum (D), Pholedrin-longo-Isis (D)

Wirkungsweise

Unser Kreislauf wird von dem Teil unseres Nervensystems gesteuert, der unserer willentlichen Beeinflussung nicht (direkt) zugänglich ist. Das sympathische Nervensystem als Teil dieses unwillkürlichen Nervensystems führt durch eine Verengung der Blutgefäße, Beschleunigung des Herzschlages und Kräftigung des Herzmuskels zu einer Erhöhung des Blutdrucks.

Die Wirkstoffgruppe der Sympathomimetika verstärken die Wirkungen des sympathischen Nervensystems oder »imitieren« sie, indem sie die gleichen Rezeptoren in den Blutgefäßen aktivieren. Sie führen somit ebenfalls zur Verengung der Blutgefäße, erhöhen die Pulsfrequenz des Herzens und damit auch den Blutdruck.

Niedriger Blutdruck lässt sich aber mit diesen Wirkstoffen schlecht behandeln, weil die Wirkung der verwendeten Substanzen in der Dauerbehandlung nachlässt. Die Effekte auf Kreislaufsymptome sind nach wenigen Tagen verflogen!

Anwendung

Besondere Vorschriften für die Einnahme gibt es nicht. Zu beachten ist allenfalls, dass es einige Präparate als »Retard-Tabletten« gibt, die länger wirken und daher nur ein- bis zweimal täglich genommen werden. Die anderen Zubereitungen müssen dreimal am Tag eingenommen werden.

Nebenwirkungen

→ Herzklopfen, Schwitzen

Viele Nebenwirkungen sind nur Ausdruck der Wirkung auf das sympathische Nervensystem: Es kommt häufig zu Herzklopfen, Schwitzen und Unruhe.

→ Schlafstörungen

Die abendliche Einnahme dieser Mittel kann zu Unruhe und Störungen des Schlafs führen.

→ Herzrhythmusstörungen

Herzrhythmusstörungen treten vor allem bei Menschen mit bereits bestehenden Herzerkrankungen auf (siehe auch Achtung). Sie können in solchen Fällen gefährliche Auswirkungen haben (siehe Kapitel Herzrhythmusstörungen, Seite 338).

Kombination mit anderen Mitteln

● Zusammen mit den Bluthochdruckmitteln Reserpin und Guanethidin kommt es zu einem zu

starken Anstieg des Blutdrucks. Allerdings ist die Einnahme blutdrucksenkender Mittel zusammen mit blutdrucksteigernden Mitteln ohnehin nicht sinnvoll!
● Auch bei der Einnahme der folgenden Medikamente ist ein sehr starker Blutdruckanstieg zu befürchten:
– Mittel bei Schilddrüsenkrankheiten (siehe auch Seite 477ff.)
– Antihistaminika (Mittel gegen Allergien, siehe auch Seite 542ff.)
– Antidepressiva (siehe auch Seite 563ff.)
● Herzrhythmusstörungen treten im Zusammenhang mit Digitalis häufiger auf.

Achtung

● Nicht eingenommen werden dürfen diese Medikamente bei Durchblutungsstörungen am Herzen: Es kann zu schweren Angina-pectoris-Anfällen kommen.
● Für Patienten mit Durchblutungsstörungen der Beine sind diese Medikamente ebenfalls ungeeignet. Sie verstärken nämlich die Schmerzen beim Laufen.
● Verboten sind die Mittel weiterhin bei Herzklappenverengungen, vergrößerter Prostata mit Schwierigkeiten beim Wasserlassen, Herzrhythmusstörungen und Grünem Star.

Schwangerschaft und Stillzeit

Niedrige Blutdruckwerte in der Schwangerschaft sollen nur in den Fällen behandelt werden, wenn auch wirklich eindeutige Beschwerden bei der Schwangeren vorliegen.

Sympathomimetika sind nach den vorliegenden Untersuchungen in der gesamten Schwangerschaft nicht nachteilig, auch wenn die Hersteller die Anwendung dieser Präparate aus Sicherheitsgründen erst ab dem vierten Schwangerschaftsmonat empfehlen. Wenn eine medikamentöse Behandlung begonnen wird, bietet sich Etilefrin als die erprobteste Substanz an. Aber auch in der Schwangerschaft ist eine Dauertherapie des niedrigen Blutdrucks nicht von anhaltendem Nutzen!

Daher unsere Bewertung

Sympathomimetika eignen sich bei akutem niedrigen Blutdruck allenfalls zur kurzfristigen Einnahme, maximal über wenige Tage. Von den zur Verfügung stehenden Mitteln ist Etilefrin das erprobteste. Die anderen Mittel haben Etilefrin gegenüber keine erkennbaren Vorteile. Von einer Dauertherapie mit all diesen Mitteln raten wir ab, da die Wirkung nach wenigen Tagen der Einnahme verschwindet.

Dihydroergotamin

Wirkstoff	Medikamente
Dihydro-ergotamin	Adhaegon (A), Angionorm (D), Detemes (A), DET MS (D), DHE-Puren (D), Dihydergot (A, CH, D), Ergont (A, CH), Ergotam von ct (D), Ergotonin (CH), Ikaran Retard (CH)

Wirkungsweise

Dihydroergotamin führt zu einer besseren Gewebespannung der Venen. Dadurch fließt mehr Blut zum Herz zurück, um wieder in die Arterien gepumpt zu werden. Die Folge ist ein Ansteigen des Blutdrucks.

Das Problem bei Dihydroergotamin ist, dass es bei jedem Menschen verschieden stark ins Blut übertritt. Das kann bei der Einnahme der gleichen Dosis bei dem einen zu einer zu hohen, bei dem anderen zu einer zu niedrigen Konzentration im Blut führen. Deshalb sind die Wirkungen von Dihydroergotamin im Einzelfall nicht vorhersehbar, was insbesondere aufgrund der möglichen Nebenwirkungen nicht akzeptabel ist.

Anwendung

Die Dosis für jeden Patienten muss individuell ermittelt werden, da die Aufnahme von Dihydroergotamin in das Blut sehr unterschiedlich ist.

Man sollte mit der niedrigsten Dosis beginnen und diese, je nach Effekt, über die folgenden Tage langsam steigern.

Nebenwirkungen

→ **Übelkeit, Brechreiz, Durchfälle**

Übelkeit, Brechreiz und Durchfälle sind die häufigsten Nebenwirkungen.

→ **Durchblutungsstörungen**

Die gefäßtonisierende Wirkung ist nicht auf die Venen beschränkt – auch die Arterien werden verengt. Bei bereits verkalkten Gefäßen können daher verstärkt Angina-pectoris-Beschwerden oder Durchblutungsstörungen an den Beinen auftreten. Insbesondere wenn nach Einnahme von Dihydroergotamin ein starkes Druckgefühl in der Brust auftritt, muss wegen der Gefahr eines Herzinfarkts ein Notarzt verständigt werden!

→ **Schwindel, Kopfschmerzen, Kribbeln in Händen und Füßen**

Bei längerem Gebrauch treten nicht selten solche neurologischen Symptome auf.

Kombination mit anderen Mitteln

● Die Wirkung von Dihydroergotamin (und dadurch auch die Nebenwirkungen) wird durch gleichzeitige Einnahme mancher Antibiotika verstärkt: hierzu gehören Erythromycin, Doxycyclin, Tetracyclin!
● Bei gleichzeitiger Einnahme von Nitraten (Mittel bei Angina pectoris, siehe Seite 354ff.) kann es zu starkem Blutdruckanstieg kommen.

Achtung

● Menschen mit Durchblutungsstörungen (»Schaufensterkrankheit«, Angina pectoris, überstandener Herzinfarkt) dürfen kein Dihydroergotamin einnehmen, da sich diese Erkrankungen verschlechtern können.
● Dihydroergotamin darf bei schweren Leber- und Nierenerkrankungen unter keinerlei Umständen eingenommen werden.

Schwangerschaft und Stillzeit

Dihydroergotamin darf während der Schwangerschaft nicht genommen werden. Zwar erlauben die Hersteller die Einnahme ab dem 4. Schwangerschaftsmonat, da aber Durchblutungsstörungen in der Gebärmutter auftreten können, raten wir von der Einnahme in der gesamten Schwangerschaft ab. Auch in der Stillzeit sollte Dihydroergotamin nicht genommen werden, es kann zur Unterdrückung der Milchproduktion kommen.

Daher unsere Bewertung

Dihydroergotamin hebt zwar den Blutdruck messbar an, ist jedoch aufgrund seiner schlecht voraussagbaren Wirkungen und Nebenwirkungen für die Behandlung von niedrigem Blutdruck nicht zu empfehlen. Wir raten daher von der Anwendung ab.

Fixkombinationen

Wirkstoffgruppe	Medikamente
Dihydroergotamin + Etilefrin	Dihydergot plus (D, CH), Effortil plus (D, CH)

Darstellung der einzelnen Wirkstoffe siehe Dihydroergotamin, Seite 381f., und Etilefrin, Seite 380f.

Daher unsere Bewertung

Die Kombination von Dihydroergotamin mit Etilefrin soll zu einer stärkeren Anhebung des Blutdrucks führen. Neben ihrer Einzelwirkung verstärkt Dihydroergotamin die Wirkung von Etilefrin. Allerdings wird auch hier Dihydroergotamin unterschiedlich in den Blutkreislauf aufgenommen. Daher ist nicht nur seine Wirkung schwer abzuschätzen, sondern auch sein Einfluss auf Wirkung und Nebenwirkungen des Etilefrin ist nicht voraussagbar. Wir raten daher von der Einnahme ab!

Durchblutungsstörungen der Beine

Schaufensterkrankheit in Deutschland

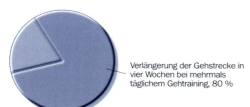

Verlängerung der Gehstrecke in vier Wochen bei mehrmals täglichem Gehtraining, 80 %

Elf Prozent der männlichen Bevölkerung leiden unter der Schaufensterkrankheit, die meisten davon Raucher. Durch Gehtraining lässt sich eine enorme Verlängerung der Gehstrecke von 15 bis 30 Prozent (einmal täglich) bis zu 80 Prozent (mehrmals täglich) erzielen.

Was sind Durchblutungsstörungen?

Kommt es durch Verkalkungen in den Blutgefäßen zu einer Minderdurchblutung von Gewebe, spricht man von Durchblutungsstörungen. Am häufigsten betroffen sind die Herzkranzgefäße (siehe Angina pectoris, Seite 349ff.), das Gehirn (siehe Demenz, Seite 532ff. bzw. siehe Schlaganfall, Seite 546ff.) und die Beine.

Durchblutungsstörungen der Beine äußern sich meist in der so genannten Schaufensterkrankheit (man sagt auch Raucherbein oder zeitweises Hinken). Der medizinische Fachbegriff lautet Claudicatio intermittens. Die Schaufensterkrankheit entsteht durch eine Unterversorgung der Beinmuskulatur mit Blut. In den leichteren Fällen macht sie sich nur bei Anstrengungen bemerkbar, wenn die Muskulatur aufgrund ihrer Arbeit stärker durchblutet werden muss.

In fortgeschritteneren Stadien werden die Muskeln schon in Ruhe unterversorgt. Diese Minderversorgung wird dann als starker Wadenschmerz wahrgenommen. Die Bezeichnung »Schaufensterkrankheit« ist abgeleitet von der Art, wie Betroffene sich fortbewegen: Die Wadenschmerzen zwingen sie in regelmäßigen Abständen zum Stehenbleiben, so als ob sie von Schaufenster zu Schaufenster bummelten.

Ursachen

Häufigste Ursache von Durchblutungsstörungen generell sind Gefäßverkalkungen, die Arteriosklerose. Diese Zivilisationskrankheit tritt vorwiegend bei älteren Menschen auf und wird durch eine ganze Reihe von Risikofaktoren begünstigt:
- Übergewicht (siehe Seite 490ff.)
- erhöhte Blutzuckerwerte
- Rauchen
- Bluthochdruck
- erhöhte Fettwerte im Blut

Durchblutungsstörungen

Weitere Körperregionen, die häufig von Durchblutungsstörungen betroffen sind:

Herz
Aufgrund von verengten Herzkranzgefäßen kommt es zu starkem Druckgefühl in der Brust, manchmal strahlen die Schmerzen auch in Arm, Bauch oder Rücken aus. Im schlimmsten Fall kommt es zum Herzinfarkt.

Zentrales Nervensystem
Sind die Gefäße verengt, die zum Kopf bzw. Gehirn führen, kann es zum Schlaganfall kommen.

Herz-Kreislauf-Erkrankungen

Daneben gibt es noch andere Ursachen für Durchblutungsstörungen, die aber weitaus seltener sind:
● Entzündliche Veränderungen an den Gefäßen, die bei Autoimmunerkrankungen auftreten können
● Verkrampfungen (Spasmen) der Blutgefäße, die sich auf extremen Kälteeinfluss oder aber auf psychischen Stress zurückführen lassen
● Medikamente: Bei der Einnahme bestimmter Medikamente kann es zum Auftreten bzw. zur Verschlechterung bereits bestehender Durchblutungsstörungen kommen, die sich durch ein Kribbeln oder durch Schmerzen in Händen und Armen, bzw. in Füßen und Beinen bemerkbar machen. Zu diesen Medikamenten gehören:
– Betablocker, die in der Behandlung von Bluthochdruck eingesetzt werden (siehe Seite 322ff.)
– die Wirkstoffe Ergotamin und Sumatriptan (in Migränemitteln, siehe Seite 525ff. und 527ff.).

Symptome

Während des Gehens treten nach einer gewissen Wegstrecke starke Wadenschmerzen auf, die zum Stehenbleiben zwingen. Im Stehen lässt der Schmerz nach einer gewissen Erholungspause nach, der Betroffene kann eine ähnlich lange Strecke weitergehen, bevor die Schmerzen erneut auftreten.

Sind die Durchblutungsstörungen schon weiter fortgeschritten, kann es auch schon in Ruhe zu Wadenschmerzen kommen, vor allem im Liegen. Lässt man die Beine herabbaumeln, fließt das Blut leichter nach unten und man erfährt eine kurzzeitige Linderung der Schmerzen.

Spätfolgen und Komplikationen

Werden über Monate und Jahre keine Gegenmaßnahmen getroffen, verschlimmert sich die Schaufensterkrankheit, sodass die Schmerzen in den Waden bereits nach immer kürzeren Gehstrecken auftreten.

Mit dem Fortschreiten der Gefäßverengungen wird das Gewebe immer schlechter mit Blut versorgt und dadurch auch viel anfälliger für Verletzungen. Vor allem an den Füßen entstehen schnell Druckstellen, die schlecht abheilen.

Im schlimmsten Fall bilden sich Nekrosen: Die Durchblutung der Beine kommt vollkommen zum Erliegen und die Gewebezellen sterben ab. Die Zehen werden schwarz, beim weiteren Fortschreiten sogar der ganze Fuß oder Teile des Beins. Eine Amputation ist dann oft nicht mehr zu vermeiden.

Das kann man selbst tun

Vorbeugen ist besser als Heilen – das gilt ganz besonders für die Arteriosklerose. Doch selbst wenn schon Beschwerden vorliegen, kann man mit folgenden Maßnahmen noch viel erreichen. Die Gefäßverkalkungen lassen sich dadurch zwar nicht mehr rückgängig machen, ihr Fortschreiten kann jedoch aufgehalten oder zumindest verlangsamt werden.

Die hier aufgeführten Maßnahmen sowie das Gefäßtraining haben sich als wesentlich wirkungsvoller erwiesen als jedes Medikament!

→ Gewichtsreduktion

Übergewicht belastet den gesamten Organismus und kann Durchblutungsstörungen enorm verschlimmern. Wer sich durch kalorienreduzierte Ernährung darum bemüht, sein Körpergewicht zu normalisieren, beeinflusst nicht nur seine Durchblutungsstörungen positiv, sondern tut auch seinem Körper insgesamt einen Gefallen.

→ Gesunde Ernährung

Achten Sie darauf, täglich
● mindestens drei Portionen Früchte und drei Portionen Gemüse (viel Vitamine, Mineralien, Kalium und Ballaststoffe),
● mindestens vier Portionen Brot und Getreideprodukte pro Tag (wenig Fett/Cholesterin, viel Ballaststoffe),

Durchblutungsstörungen der Beine

● mindestens zwei Portionen Milch oder Milch-produkte (Mineralstoffe, Vitamine und Eiweiß) zu sich zu nehmen. Es ist bereits viel gewonnen, wenn man
● fettes Fleisch oder Wurst durch mageres Fleisch, Fisch, Geflügel,
● tierische und gesättigte Pflanzenfette wie Ko-kosfett oder Palmsamenöl durch Margarine und Öle mit reichlich mehrfach ungesättigten Fetten (Olivenöl, Distelöl oder Sonnenblumenöl),
● Kuchen, Torten, Fettgebackenes durch fettar-me Obstkuchen aus Vollkornmehl
ersetzt.

→ Auf Zuckerwerte achten

Bleibt Diabetes über Jahre hinweg unbehandelt, kann das erheblich zur Entstehung von Durch-blutungsstörungen beitragen.

Ganz besonders jüngere Diabetiker können ihr Arterioseriserisiko erheblich senken, indem sie auf die gute Einstellung ihrer Zuckerwerte achten. Je mehr die Blutzuckerwerte denen eines gesunden Menschen entsprechen, desto geringer ist das Risiko, später unter Gefäßverkalkungen zu leiden. Disziplin beim Essen und bei der Be-handlung mit Medikamenten bzw. mit Insulin zahlen sich in diesem Fall wirklich aus.

→ Das Rauchen aufhören

Rauchen ist eine der häufigsten Ursachen der Schaufensterkrankheit. Jeder weiß, dass Nikotin ungesund ist. Spätestens die ersten Waden-schmerzen sowie die Angst vor Amputationen sollten jeden Raucher zum Aufhören motivieren.

→ Cholesterinspiegel senken

Ein Übermaß von gesättigten Fettsäuren, dem so genannten »schlechten« LDL-Cholesterin, erhöht das Risiko für Gefäßverengungen. Auch wenn hier das Herzinfarktrisiko im Vordergrund steht, gilt dies genauso für die Schaufensterkrankheit. Gegensteuern kann man durch die Reduktion tierischer Fette in der Ernährung und durch eine Steigerung der körperlichen Aktivität.

→ Gefäßtraining

Mit Gefäß- oder Gehtraining (Ergotherapie) lässt sich die Schaufensterkrankheit am besten bekämpfen – und das weitaus effektiver als mit Medikamenten. Das so genannte Intervalltrai-ning verläuft nach folgendem Prinzip: Auf zügi-ges Gehen (60 bis 80 Schritte pro Minute) bis zum Auftreten von leichtem Spannungsgefühl folgt eine Pause mit Lockerungsübungen bis zur völligen Beschwerdefreiheit. Wichtig: niemals in den Schmerz hineinlaufen oder ihn unter-drücken. Dieses Training sollte man täglich drei-mal 30 Minuten lang durchführen. Die schmerz-freie Gehstrecke lässt sich durch konsequentes Üben wieder deutlich steigern.

→ Die Füße pflegen

Die verminderte Durchblutung beeinträchtigt nicht nur die Muskeln, sondern auch die Nerven und die Haut der Beine und Füße. Druckstellen und Verletzungen können leicht zu einem schlei-chenden Absterben der Zehen führen. Deshalb gilt es auf bequemes Schuhwerk zu achten und bei der Nagelpflege vorsichtig zu sein, um Verlet-zungen an den Zehen zu verhindern.

Von der lokalen Wärmeanwendung mit Heiz-kissen etc. ist abzuraten: Aufgrund der Durch-blutungsstörungen kann das Hitzeempfinden ge-mindert sein – es besteht Verbrennungsgefahr.

Darüber hinaus sollte man sich vor Fußpilzin-fektionen schützen (siehe Seite 114ff.).

Medikamente: Nutzen und Risiken

Bei den Durchblutungsstörungen der Beine ste-hen zu Beginn jeder Behandlung die eben be-schriebenen allgemeinen Maßnahmen. Bei allen nicht gravierenden Fällen versprechen sie den besten Erfolg.

Die Ergebnisse der medikamentösen Therapie dagegen sind enttäuschend. Letztlich müssen sich die Medikamente an konkreten Erfolgen messen lassen: Vermindern sie wirklich die Schmerzen beim Laufen und verlängern sie darüber hinaus die beschwerdefreie Gehstrecke? Verhindern sie tatsächlich die Spätfolgen von Durchblutungsstörungen wie beispielsweise ein Absterben des Gewebes und die damit verbundene drohende Amputation?

Für einige der in Frage kommenden Präparate liegen dazu Untersuchungen vor: Tatsächlich sind diese Mittel etwas wirksamer als Scheinmedikamente (»Placebos«), dennoch sind die Untersuchungsergebnisse alles andere als eindrucksvoll: In häufigen Fällen wird die maximale Gehstrecke, die bis zum Auftreten von unerträglichen Schmerzen in den Beinen von den Patienten zurückgelegt werden kann, oft nur um zehn bis 50 Meter verlängert. Ein konsequentes Gehtraining dagegen führt zu einer Verlängerung um 200 bis 500 Meter!

Auch bei den teilweise ebenfalls zugelassenen Anwendungsbereichen wie Hörsturz, Tinnitus (siehe Seite 79ff.) oder Demenz (siehe Seite 532ff.) sind die vorliegenden Untersuchungsergebnisse keinesfalls vielversprechender.

Vorsicht ist also geboten, allein schon aufgrund der Nebenwirkungen (u.a. der gefährliche Raubeffekt, siehe Seite 387).

Sollten sich die Durchblutungsstörungen verschlimmern, obwohl das Reservoir der allgemeinen Vorbeugemaßnahmen bereits voll ausgeschöpft wurde, gibt es in einigen Fällen noch die Möglichkeit einer operativen Behandlung.

Eine »Bypassoperation«, bei der eine Umleitung um das verstopfte Blutgefäß gelegt wird, kann unter Umständen den Blutfluss in das unterversorgte Gebiet sicherstellen.

Eine andere Möglichkeit ist die so genannte »Ballondilatation«: Ein Katheter wird von der Leiste aus in die verengte Arterie eingeführt. Dort wird ein kleiner Ballon mit hohem Druck aufgeblasen, um das Gefäß zu weiten und dadurch den Blutfluss zu verbessern.

Ob eine Operation oder eine Ballondilatation für Sie in Frage kommen, muss der Arzt durch spezielle Untersuchungen klären. Hierzu gehören Ultraschalluntersuchungen und ein Sichtbarmachen der Blutgefäße mit Kontrastmittel.

Fragen an den Arzt

● **Stimmt die Diagnose?**
Bei Verdacht auf Schaufensterkrankheit kann die Diagnose meist schon durch die genaue Schilderung der Beschwerden gestellt werden. Durch einfache Funktionstests (Untersuchungen der Pulse), Ultraschalluntersuchungen oder Röntgenaufnahmen kann die Diagnose gesichert werden.

● **Was hat die Gefäßverkalkung ausgelöst?**
Je nachdem, ob Ihre Durchblutungsstörungen auf einen zu hohen Cholesterinspiegel, auf eine bestehende Zuckerkrankheit oder auf Bluthochdruck zurückzuführen sind, können Sie selbst einiges tun, um das Fortschreiten der Schaufensterkrankheit zu verhindern. Deshalb ist es wichtig, den Ursachen gemeinsam mit dem Arzt auf den Grund zu gehen.

● **Nehme ich gefährliche Medikamente ein?**
Gehen Sie mit Ihrem Arzt die Medikamente durch, die Sie regelmäßig einnehmen. Ist eines darunter, das zur Verschlechterung der Durchblutung beiträgt, sollte man versuchen, dafür eine Alternative zu finden.

● **Kann mir auch eine Operation helfen?**
Falls die Maßnahmen, die Sie selbst in Angriff nehmen können, keine ausreichende Besserung bringen und Medikamente nur bedingt erfolgreich sind, gibt es noch die Möglichkeit einer operativen Entfernung von Blutgerinnseln, einer Bypassoperation oder einer Ballondilatation, durch die verengte Gefäße gedehnt werden können.

● **Was bringt mir eigentlich Krankengymnastik?**
Das Gehtraining ist die wichtigste Maßnahme gegen das Fortschreiten der Schaufensterkrankheit. Die Anleitung durch eine Krankengymnastin oder in einer AVK-Trainingsgruppe eines Sportvereins (AVK = Arterielle Verschlusskrankheit) kann sehr hilfreich sein.

Durchblutungsstörungen der Beine

Durchblutungsfördernde Medikamente

Wirkstoffe	Medikamente
Buflomedil	Bufedil (D), Defluina peri (D), Loftyl (A, CH) u. a.
Cyclandelat	Cyclospasmol (A), Cyclandelat Tripharm (CH), Natil (D), Spasmocyclon (D)
Ginkgoblätter-extrakt	Ceremin (A), Gingium (D), Ginkobil (D), Kaveri (D), Rökan (D), Tebonin (A, D)
Moxaverin	Kollateral (D)
Naftidrofuryl	Dusodril (A, D), Naftilong (D), Nafti Ratiopharm (D), Naftodril (A), Praxilene (CH)
Pentoxifyllin	Claudicat (D), Dinostral (CH), Haemodyn (A), Pento-Puren (D), Pentoxyfyllin Ratiopharm (D), Rentylin (D), Trental (A, CH, D)

Wirkungsweise

Die Wirkung eines Teils der Durchblutungsförderer beruht in erster Linie auf einer Erweiterung der Blutgefäße: Die Medikamente lassen die Muskulatur in den Blutgefäßen erschlaffen. Ob diese Wirkung tatsächlich therapeutisch nutzbar ist, ist umstritten. Dagegen spricht, dass die Wände von bereits verkalkten Blutgefäßen starr und unbeweglich und auch durch muskelerschlaffende Medikamente nicht mehr erweiterbar sind. Durch körpereigene Mechanismen werden nämlich alle Dehnungsreserven schon im Vorfeld ausgeschöpft: Kommt es in den Blutgefäßen zu einer Verengung, wird das Gewebe mit Sauerstoff unterversorgt. Dadurch sammeln sich Stoffwechselprodukte wie Lactat an. Diese Stoffe bewirken eine Gefäßerweiterung. Im fortgeschrittenen Stadium der Krankheit sind die Arterien aufgrund dieses Schutzmechanismus schon ohne medikamentöse Einwirkung so größtmöglich erweitert.

Daneben sollen andere Wirkmechanismen zum Tragen kommen. So verbessern einige der Durchblutungsförderer durch eine bessere Verformbarkeit der roten Blutkörperchen sowie auch durch eine Hemmung der Blutplättchen die Fließeigenschaften des Blutes.

Ob diese im Labor nachweisbaren Effekte beim Einsatz in der Praxis wirklich eine Rolle spielen, ist umstritten.

Anwendung

Die Anwendungsvorschriften sind je nach Präparat sehr unterschiedlich. Deshalb können hier keine verbindlichen Regeln gegeben werden.

Man muss genau darauf achten, für welche Art von Durchblutungsstörungen das gewählte Präparat überhaupt zugelassen ist (im Beipackzettel ist dies angegeben). Das Bundesgesundheitsamt steckt die Anwendungsgebiete bei der Zulassung eines Präparats genau ab und nur dafür ist das Präparat auch geprüft.

Ein Arzt darf Medikamente in begründeten Fällen zwar auch außerhalb dieser Gebiete verschreiben, doch dann gibt es keine Sicherheitsgewähr von amtlicher Seite.

Bei den durchblutungsfördernden Medikamenten ist die Lage kaum überschaubar: Manche Präparate sind nur für die Behandlung der Schaufensterkrankheit zugelassen, andere beanspruchen auch für weitere Erkrankungen, bei denen man Durchblutungsstörungen als Ursache vermutet wie bei Hörstörungen, Demenz oder Schwindel, eine Wirksamkeit.

Selbst Präparate, die den gleichen Wirkstoff enthalten, können sich hinsichtlich der zugelassenen Anwendungsgebiete unterscheiden!

Nebenwirkungen

Die Nebenwirkungen von durchblutungsfördernden Mitteln sind nicht zu unterschätzen:

→ Raubeffekt

Durch die Einnahme von Durchblutungsförderern erweitern sich vor allem gesunde Blutgefäße. Statt in die Krisengebiete fließt das Blut also vermehrt in die Gewebe ohne Gefäßverengungen, die auf eine stärkere Blutversorgung gar nicht an-

Herz-Kreislauf-Erkrankungen

gewiesen sind. In den Krisengebieten kommt dann noch weniger an. Diese unerwünschte Umverteilung des Blutflusses nennt man Raubeffekt (»steal effect«).

→ **Übelkeit, Kopfschmerzen**

Diese Nebenwirkungen können bei allen Durchblutungsförderern auftreten. Sie dürfen jedoch nicht unterschätzt werden, da es sich dabei auch um Symptome eines Angina-pectoris-Anfalls handeln kann. Für derartige Anfälle ist das Risiko aufgrund des beschriebenen Raubeffekts deutlich erhöht!

→ **Herzrhythmusstörungen, Krampfanfälle**

Besonders der Wirkstoff Naftidrofuryl kann nicht nur zu schweren Herzrhythmusstörungen, sondern auch zu Krampfanfällen u. a. bei intravenöser Gabe führen.

Kombination mit anderen Mitteln

● Pentoxifyllin verstärkt die Wirkung von Marcumar, blutzuckersenkenden Mitteln und von Theophyllin. Die Dosierung dieser Medikamente muss erst in Absprache mit dem Arzt entsprechend gesenkt werden.
● Cyclandelat steigert bei gleichzeitiger Einnahme gerinnungshemmender Mittel (Marcumar, Aspirin, Heparin) die Blutungsneigung.

Achtung

Patienten mit schweren Angina-pectoris-Anfällen sollten diese Mittel nach Möglichkeit meiden, da sie aufgrund des oben beschriebenen Raubeffekts vermehrt Anfälle auslösen können.

Auch nach einem Schlaganfall oder Herzinfarkt sollten diese Medikamente nicht eingenommen werden.

Schwangerschaft und Stillzeit

Durchblutungsfördernde Mittel sollten in Schwangerschaft und Stillzeit nicht eingenommen werden. Für viele der Mittel fehlen dazu ausreichende Erfahrungen. Da zudem der Nutzen der Durchblutungsförderer sehr fragwürdig ist, raten wir generell von der Anwendung während der Schwangerschaft ab!

Daher unsere Bewertung

Ein relevanter therapeutischr Nutzen durchblutungsfördernder Mittel ist für kein Mittel überzeugend nachgewiesen! Die Wirkung der meisten Präparate beruht hauptsächlich auf der Gefäßerweiterung. Daher bergen sie die Gefahr des »Raubeffekts« (siehe Seite 387), wodurch die Symptome möglicherweise eher verschlechtert als gebessert werden. Wir raten daher von der Anwendung dieser Mittel ab.

Gerinnungshemmende Mittel

Wirkstoffe	Medikamente
Acetylsalicylsäure (ASS)	Aspirin 100 (D), ASS 100 von ct (D), ASS 100 Stada (D), Herz ASS ratiopharm (D), ASS Isis 100 (D)
Clopidogrel	Plavix (CH, D), Iscover (CH, D)
Ticlopidin	Desitic Lopidin (D), Tiklyd (D), Ticlid (A, CH), Ticlopidin Ratiopharm (D)

Wirkungsweise

Acetylsalicylsäure (ASS) ist als Schmerzmittel schon seit über 100 Jahren bekannt (siehe Seite 12f.). Dass sie auch Auswirkungen auf die Blutgerinnung hat, weiß man erst seit wenigen Jahren. Bereits in sehr niedrigen Dosen hemmt sie die für die Blutverklumpung verantwortlichen Blutplättchen (Thrombozyten), sodass sich keine Blutgerinnsel mehr ausbilden können. Die Gefahr einer Verstopfung der bereits verengten Gefäße durch Blutklümpchen wird so deutlich gemindert.

Durchblutungsstörungen der Beine

Ticlopidin und Clopidogrel sind neuere Mittel, die die Blutplättchen ebenfalls hemmen, dafür jedoch andere Nebenwirkungen aufweisen.

Anwendung

Anders als bei der Schmerzbekämpfung wird die Acetylsalicylsäure bei Durchblutungsstörungen in sehr geringen Dosen eingesetzt. Bekämpft man Kopfschmerzen mit 0,5 bis 1 g Acetylsalicylsäure (ASS), werden die Blutplättchen bereits durch 50 bis 100 mg täglich an der Blutverklumpung gehemmt. Untersuchungen haben ergeben, dass diese geringe Dosierung bei Angina-pectoris-Patienten tatsächlich ausreicht. Ob sie auch bei der Schaufensterkrankheit genügt, wird derzeit noch geprüft. In bisher durchgeführten Studien wurden meist höhere Dosen eingesetzt, die in der Praxis vorsichtshalber ebenfalls verschrieben werden (zwischen 300 und 1000 mg).

Könnte man die Dosis reduzieren, gingen dadurch ebenfalls die Nebenwirkungen zurück, insbesondere auch die, die den Magen-Darm-Trakt betreffen.

Wir empfehlen aus diesem Grunde eine Dosis von 300 mg täglich, da so ein guter Kompromiss zwischen Wirkungen und Nebenwirkungen erreicht wird.

Nebenwirkungen

Siehe Seite 359, gerinnungshemmende Mittel bei Angina pectoris

Kombination mit anderen Mitteln

Siehe Seite 360, gerinnungshemmende Mittel bei Angina pectoris

Achtung

Siehe Seite 360, gerinnungshemmende Mittel bei Angina pectoris

Schwangerschaft und Stillzeit

Siehe Seite 360, gerinnungshemmende Mittel bei Angina pectoris

---

Daher unsere Bewertung

Medikamente, die die Blutplättchen hemmen, können das Fortschreiten der Schaufensterkrankheit etwas aufhalten. Einen hundertprozentigen Schutz bieten sie nicht: Auch während der Behandlung können Verschlechterungen auftreten, da die gerinnungshemmenden Mittel die eigentliche Ursache – den krankhaften Prozess der Arterienverkalkung – nicht stoppen.

Acetylsalicylsäure (ASS) ist dabei das Mittel der ersten Wahl. Die neueren Mittel Ticlopidin und Clopidogrel haben gegenüber Acetylsalicylsäure keine entscheidend bessere therapeutische Wirksamkeit. Es treten zwar andere, aber nicht weniger Nebenwirkungen auf. Da für diese neuen Mittel deutlich weniger Erfahrungen vorliegen als für ASS, sollte man Ticlopidin und Clopidogrel lediglich ersatzweise einnehmen, wenn ASS (z. B. bei Magenunverträglichkeit) nicht toleriert wird.

Von einer Kombination von Ticlopidin bzw. Clopidogrel mit Acetylsalicylsäure (ASS) raten wir ab, da diese Behandlung nicht überprüft ist und vermehrt Nebenwirkungen wie Blutungen auftreten können!

Erkrankungen der Venen

Venenleiden

Was sind Venenleiden?

Spricht man von einem Venenleiden, so wird im medizinischen Sinn meist die »chronisch-venöse Insuffizienz« gemeint. Mit diesem Begriff werden zusammenfassend Krampfadern und alle Folgeerscheinungen einer Venenverstopfung (Thrombose und in Folge davon auch das »offene Bein«) bezeichnet. Gemeinsam ist diesen Krankheitsbildern, dass die Venen ihre Aufgabe, den Transport des Bluts zum Herzen, nicht mehr gut erfüllen. Je nachdem, wie ausgeprägt das Krankheitsbild ist, stehen kosmetische Probleme (Krampfadern) oder echte Beschwerden (schmerzhafte Unterschenkelgeschwüre) im Vordergrund.

Ursachen

Venenleiden entstehen durch das Zusammentreffen mehrerer Faktoren: Zu einer ererbten Veranlagung kommen hormonelle Einflüsse hinzu (Frauen sind häufiger betroffen als Männer). Übergewicht ist ein Risikofaktor. Auch langes Stehen und Bewegungsmangel scheinen die Entwicklung kranker Venen zu begünstigen.

Symptome

Sind die Venen der Beine mit dem Rücktransport des Bluts zum Herzen überfordert, wird Wasser aus dem Blut in das Gewebe der unteren Extremitäten gedrückt: Es entstehen Wassereinlagerungen (Ödeme) in der Knöchelregion und am Schienbein. Diese Ödeme spürt man als schwere Beine und Spannungsgefühl.

Ist die Wand der Venen zu »schwach«, dem Druck des Bluts standzuhalten, beginnen sich die Blutgefäße zu weiten und schlängeln – sie werden zu »Krampfadern«. Stellen sie im Frühstadium eher noch ein kosmetisches Problem dar, können sie, wenn sie ausgeprägt sind, auch Schmerzen in den Beinen verursachen. Zudem kommt es in Krampfadern gehäuft zu Venenentzündungen (Thrombophlebitis).

Schreitet das Venenleiden fort, färbt sich die Haut bräunlich, meist in der Region der Knöchel und oftmals auch am Unterschenkel. Diese Verfärbung kommt durch das Auspressen von roten

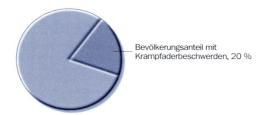

Venenleiden in Deutschland

Bevölkerungsanteil mit Krampfaderbeschwerden, 20 %

Venenleiden sind sehr häufig, wobei Frauen deutlich mehr betroffen sind. Leichtere Beschwerden wie Schmerzen und Schwellungen in den Beinen durch eine venöse Insuffizienz finden sich bei 50 Prozent der Frauen und bei etwa 25 Prozent der Männer.

Erkrankungen der Venen

Blutkörperchen in das Unterhautfettgewebe zustande. Dort werden die Blutkörperchen abgebaut. Als Abbauprodukt entsteht in der Folge Hämosiderin, das der Haut dann die bräunliche Farbe verleiht.

Spätfolgen und Komplikationen

Schmerzhaftes Endstadium des Venenleidens sind die Unterschenkelgeschwüre (»offenes Bein«). Solche Unterschenkelgeschwüre entstehen oft viele Jahre nach einer Thrombose in einer tiefen Beinvene. Sie finden sich meist in der Nähe der Knöchel, nässen und können extrem schmerzhaft sein. Die Behandlung des offenen Beins ist schwierig und langwierig.

Entgegen der landläufigen Meinung sind jedoch Krampfadern kein besonderer Risikofaktor für eine tiefe Beinvenenthrombose.

Das kann man selbst tun

Die Behandlung des Venenleidens ist in erster Linie eine Therapie ohne Medikamente. Bereits zur Vorbeugung sind zahlreiche Maßnahmen sinnvoll. Da die Vererbung eine Rolle bei der Entstehung spielt, kann man bei einem Blick auf die Beine der eigenen Eltern und Großeltern das persönliche Risiko einschätzen und sich dementsprechend verhalten. Die im folgenden aufgezählten Maßnahmen sind aber auch bei bereits bestehenden Venenleiden hilfreich, ja geradezu erforderlich.

→ Viel Bewegung

Venenleiden können durch bestimmte Sportarten günstig beeinflusst werden: Fahrrad fahren, Wandern und Schwimmen sind optimale Aktivitäten. Zusätzlich sollte man auch im Alltag auf ausreichende Bewegung achten, z. B. die Treppe benutzen statt den Fahrstuhl. Bei sitzenden Tätigkeiten sollte man sich zwischendurch immer wieder die Beine vertreten.

→ Beine hochlagern

Vor allem, wenn bereits Beschwerden (z. B. ein Schweregefühl in den Beinen) aufgetreten sind, sollte man jede Gelegenheit nutzen, die Beine hochzulegen. Dadurch wird der Abfluss des Bluts aus den Venen erleichtert, Wassereinlagerungen können reduziert werden.

→ Keine hohen Absätze

Bei hohen Absätzen wird die Funktion der Muskelpumpe in den Beinen, die beim Transport des Bluts in den Venen eine wichtige Rolle spielt, außer Kraft gesetzt. Eine Verschlechterung der Beschwerden ist die Folge.

→ Kneippsche Güsse

Wechselduschen der Beine (von unten nach oben) stellen ein einfaches »Gefäßtraining« dar, das man regelmäßig durchführen sollte.

→ Hitze vermeiden

Sonnenbäder und allzu heiße Wannenbäder sind ungünstig: Die Venen erweitern sich, der Blutstau nimmt zu und es drückt noch mehr Flüssigkeit in das Unterhautfettgewebe, mit der Folge, dass die Ödeme stärker werden. Saunieren ist hingegen erlaubt, wenn man an den kalten Guss nach dem Schwitzen denkt. In der Sauna sollte man die Beine hochlagern.

→ Kompressionsbehandlung

Die nicht immer beliebte Basistherapie von Venenleiden ist die Kompressionsbehandlung mit einem Verband (»Wickeln«) oder auch mit einem Strumpf. Diese pressen das Bein und damit die Venen gleichmäßig zusammen und beschleunigen auf diese Weise das Abfließen des Bluts aus den tiefen und oben liegenden Venen. Der Druck durch den Blutstau in den Beinvenen und im Gewebe wird gesenkt, auch der Abtransport der anderen Körperflüssigkeit, der Lymphe, wird beschleunigt.

Venenleiden

Die Kompressionsbehandlung ist, richtig angewandt, hochwirksam und für die Behandlung eines Venenleidens unerlässlich. Es werden jedoch oft Fehler gemacht. Man sollte sich genau in die Technik des Wickelns einweisen lassen und sie auch mehrfach unter Aufsicht üben. Bei älteren Menschen müssen unter Umständen Angehörige das Wickeln übernehmen. Auch der richtige Umgang mit Kompressionsstrümpfen will gelernt sein und man sollte bei Unsicherheiten lieber zweimal nachfragen als die Strümpfe nach kurzer Zeit in die Ecke zu werfen: Die Kompressionstherapie ist und bleibt die beste Behandlungsform gegen das Fortschreiten eines Venenleidens.

→ **Salben, Cremes, Gels und Kosmetika an den betroffenen Beinen vermeiden!**

Die Haut über den betroffenen Venen ist extrem anfällig für Allergien. Deshalb sollte man so wenig Substanzen auf die Beine auftragen wie möglich: Salben helfen beim Venenleiden nicht, sie können höchstens eine Allergie auslösen und das Krankheitsbild verschlimmern.

Medikamente: Nutzen und Risiken

Die Behandlung der Venenleiden basiert in erster Linie auf den genannten nichtmedikamentösen Maßnahmen. Arzneimittel werden zwar nach wie vor häufig verschrieben, ihr Nutzen ist aber, gelinde gesagt, umstritten. Beliebt sind vor allem Pflanzenextrakte, wie z. B. Samenextrakte der Rosskastanie und die so genannten Rutoside (halbsynthetisch hergestellte Pflanzenfarbstoffe, Flavonoide). Zwar wurde in einigen Untersuchungen gezeigt, dass man mit bestimmten Wirkstoffen Wassereinlagerungen in den Beinen verringern kann. Das Ausmaß dieses Effekts liegt jedoch in der Größenordnung, die man allein durch das Hochlegen der Beine erreichen kann. Schwere Nebenwirkungen sind zwar selten, fallen aber umso stärker ins Gewicht, je geringer der therapeutische Nutzen der Behandlung ist. Das gilt auch für die angebotenen Kombinationspräparate. Die Kombination mit wasserausschwemmenden Wirkstoffen (Diuretika) hat zwar einen messbaren Effekt, Diuretika sollten aber allenfalls kurzfristig zu Beginn einer Be-

---

Kleine Schule der Kompressionsbehandlung

● Zu Beginn einer Kompressionsbehandlung muss das Bein gewickelt werden (unbedingt zeigen lassen). Die Anpassung von Kompressionsstrümpfen macht erst dann Sinn, wenn die Schwellung der Beine mit Hilfe der Verbände beseitigt ist. Die Strümpfe passen sonst ganz schnell nicht mehr.

● Kompressionsstrümpfe müssen individuell angepasst werden und sehr straff sitzen. Dadurch ist das Anziehen oft nicht ganz einfach. Benutzt man dazu Haushaltsgummihandschuhe, geht es besser.

● Kompressionsstrümpfe sollten mit der Hand gewaschen werden, nur bei starker Verschmutzung in der Maschine. Allerdings muss in diesem Fall der Schleudergang ausgelassen werden. Kompressionsstrümpfe dürfen nicht in die chemische Reinigung.

● Kompressionsstrümpfe bleiben nur sechs Monate funktionstüchtig. Danach muss man sich ein neues Paar verordnen lassen.

● Druckstellen oder Schwellungen dürfen durch den Strumpf nicht auftreten.

● Bei offenen Beinen muss gewickelt werden, da die nässenden Unterschenkelgeschwüre einen Strumpf rasch zerstören. Gerade bei offenen Beinen ist aber die Wickeltechnik sehr schwierig. Eine gute Einweisung ist hier Voraussetzung für den Erfolg.

handlung und als Einzelpräparat eingenommen werden. Eine Dauerbehandlung mit wasserausschwemmenden Medikamenten (Diuretika), ist bedenklich, denn in diesem Fall wird der Teufel mit dem Beelzebub ausgetrieben: Durch den Flüssigkeitsentzug kann es zu einer »Eindickung« des Bluts kommen, was das Abfließen aus den Beinen erschwert.

Ganz und gar abzuraten ist von den lokalen Venenmitteln, die man als Salbe oder Gel auf das betroffene Bein aufträgt. Im besten Fall haben die Salben keinen Effekt, im schlimmsten jedoch erhebliche Nebenwirkungen. Bei derartigen Anwendungen ist die Allergierate extrem hoch (bis zu 80 Prozent), besonders, wenn es bereits zur Verfärbung der Unterschenkel gekommen ist. Die allergischen Reaktionen mit Hautausschlag und Juckreiz verschlimmern am Ende das Krankheitsbild.

Fragen an den Arzt

● **Gibt es noch andere Behandlungsmöglichkeiten?**
In ausgeprägten Fällen kann man Krampfadern operativ entfernen bzw. durch Spritzen eines Mittels veröden. Vor der Planung derartiger Eingriffe müssen die Venen allerdings genau untersucht werden (z. B. mit Hilfe von Ultraschall oder Röntgenuntersuchungen). Besprechen Sie das Vorgehen mit Ihrem Arzt und auch, ob diese Behandlungsformen für Sie geeignet sind.

● **Wie soll ich mit diesen unbequemen und hässlichen Stützstrümpfen zurechtkommen?!**
Die verordneten Stützstrümpfe werden oft nicht getragen, weil sie drücken und bei warmer Witterung unangenehm sind. Richtige Anpassung ist Voraussetzung für den Tragekomfort. Tauschen Sie die Strümpfe um, wenn sie drücken. Diese gibt es inzwischen auch in ästhetisch ansprechenderen Designs als früher – lassen Sie sich beraten. Geben Sie lieber für die Strümpfe etwas mehr aus anstatt für in ihrer Wirksamkeit umstrittene Venenmittel: Wenn die Strümpfe gut angepasst sind, sind sie bei fortgeschrittenen Venenleiden die wirksamste Behandlung.

Rosskastaniensamenextrakt

Wirkstoff	Medikamente
Rosskastaniensamenextrakt	Aescusan (D), Venoplant (D), Venopyronum (D), Venosin (A), Venostasin (D)

Wirkungsweise

Die Extrakte werden als »Ödemprotektiva« bezeichnet, also Schutzmittel gegen Wassereinlagerung. Ein in den Extrakten enthaltenes Stoffgemisch namens »Aescine« soll über verschiedene Mechanismen die Venen »abdichten« und dadurch einen Einstrom von Flüssigkeit in das Gewebe verhindern.

Tatsächlich ist eine gewisse abschwellende Wirkung auf die Beine festzustellen (ein bis fünf Prozent des Gesamtbeinvolumens). Der Effekt ist jedoch äußerst gering und wird allein durch das Hochlagern der Beine übertroffen (zehn Prozent des Gesamtbeinvolumens).

Als weitere Anwendungsgebiete werden von den Herstellern darüber hinaus auch nächtliche Wadenkrämpfe, Juckreiz und Schwellungen nach Verletzungen und Operationen angegeben. Wirksamkeitsbelege gibt es für diese Indikationen allerdings nicht.

Anwendung

Die Dosierung richtet sich nach dem Inhaltsstoff Aescin, wobei eine Tagesdosis von rund 100 mg wirksam sein soll. Wie lange behandelt werden muss, ist unklar. Im Prinzip müsste die Therapie lebenslang erfolgen, führen die Medikamente ja allenfalls zu einer Linderung, aber nicht zu einer Heilung des Venenleidens.

Nebenwirkungen

Der Wirkstoff wird nur in geringer Menge vom Darm in das Blut aufgenommen. Entsprechend gering fallen auch die Nebenwirkungen aus.

Venenleiden

→ **Übelkeit, Bauchschmerzen**

Gelegentlich kann es zu Störungen im Magen-Darm-Trakt kommen. Diese Beschwerden sind jedoch meist milder Natur.

→ **Nierenschäden**

Die Präparate können zu einer Beeinträchtigung der Nierenfunktion führen. Allerdings ist dies bisher lediglich bei Verabreichungen direkt in die Vene beobachtet worden. Deshalb sollte die Substanz nicht gespritzt werden.

Kombination mit anderen Mitteln

Bei der Einnahme zusammen mit anderen Wirkstoffen gibt es keine Probleme.

Schwangerschaft und Stillzeit

Für die Einnahme in der Schwangerschaft und in der Stillzeit fehlen ausreichende Erfahrungen. Es ist zwar nicht von einer wesentlichen Gefährdung auszugehen, aber da der Nutzen dieser Präparate denkbar gering ist, sollte man vorsichtshalber darauf verzichten.

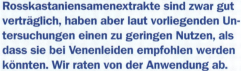

Daher unsere Bewertung

Rosskastaniensamenextrakte sind zwar gut verträglich, haben aber laut vorliegenden Untersuchungen einen zu geringen Nutzen, als dass sie bei Venenleiden empfohlen werden könnten. Wir raten von der Anwendung ab. Nichtmedikamentöse Maßnahmen sind wirkungsvoller und daher empfehlenswerter.

Rutoside

Wirkstoffe	Medikamente
Hydroxyethyl-rutoside	Venoruton (D)
Troxerutin	Pur-Rutin (CH), Troxerutin-ratiopharm (D), Veno SL (D)

Wirkungsweise

Rutoside sind halbsynthetisch hergestellte Pflanzenfarbstoffe (Flavonoide). Gegenüber den natürlich vorkommenden Stoffen gewährleistet diese halbsynthetische Herstellung angeblich eine bessere Aufnahme aus dem Darm in das Blut. Rutoside sollen über einen »membranstabilisierenden« Mechanismus vor Wasseransammlungen in den Beinen schützen, die Venen sollen »abgedichtet« werden. Diese nachgewiesenen Effekte sind jedoch, wenn sie überhaupt nachweisbar sind, nur sehr gering. Ob die Mittel einen Einfluss auf Spätfolgen der Venenleiden haben, ist nicht untersucht.

Ebenfalls nicht untersucht sind andere Einsatzgebiete dieser Wirkstoffe, für die sie zugelassen sind wie z. B. Gefäßschäden durch Diabetes mellitus und Hämorrhoiden.

Anwendung

Um überhaupt einen messbaren Effekt zu erzielen, müssen täglich 1000 mg des Wirkstoffs eingenommen werden. Dies ist bei der Dosierung zu beachten. Die Einnahme erfolgt in zwei bis drei Tagesdosen.

Wie lange behandelt werden muss, bleibt unklar. Berücksichtigt man jedoch die spezielle Natur der Erkrankung, müsste eine lebenslange Behandlung erfolgen, da keine Heilung, sondern lediglich eine Symptomlinderung erreicht wird.

Nebenwirkungen

Im Großen und Ganzen sind Rutoside gut verträgliche Wirkstoffe. Schwere Nebenwirkungen treten nur selten auf, fallen aufgrund des geringen Nutzens der Medikamente jedoch ins Gewicht.

→ **Störungen im Magen-Darm-Trakt**

Übelkeit, Bauchschmerzen und Appetitlosigkeit können gelegentlich unter Einnahme der Mittel auftreten, sind jedoch selten schwerer Natur, sodass ein Absetzen der Mittel meistens nicht erforderlich ist.

> Schwere allergische Reaktionen

Sehr selten kann es zu schweren Allergien kommen, die sich dann in Fieber, Gelenkschmerzen und einer drastischen Verschlechterung des Allgemeinbefindens äußern. Auch wenn diese Nebenwirkung extrem selten ist, sollte man bei plötzlicher Verschlechterung an einen Zusammenhang denken und das Mittel absetzen.

Kombination mit anderen Mitteln

Wechselwirkungen mit anderen Arzneimitteln sind nicht bekannt.

Achtung

Nur Menschen, bei denen eine Überempfindlichkeit auf die Wirkstoffe bekannt ist, dürfen diese nicht einnehmen.

Schwangerschaft und Stillzeit

Es gibt keinerlei Hinweise auf eine schädigende Wirkung für das Kind in der Schwangerschaft und während der Stillzeit.

Da in diesem Zeitraum aber generell von jeder unnötigen Medikation abzuraten ist, raten wir aufgrund der geringen Wirksamkeit von der Anwendung ab.

Bei einer versehentlichen Einnahme in der Schwangerschaft ist allerdings kein Abbruch erforderlich.

Daher unsere Bewertung

Rutoside haben allenfalls minimale Auswirkungen auf die Schwellung der Beine bei Venenleiden. Ob sie wirklich Spätfolgen (z. B. Unterschenkelgeschwüre) verhindern können, ist nicht überprüft. Wir raten daher von der Anwendung ab.

Physikalische Maßnahmen (Hochlagern und Wickeln der Beine) haben einen weitaus größeren therapeutischen Nutzen.

Kombinationspräparate zum Einnehmen

Wirkstoffgruppen	Medikamente
Cumarin + Troxerutin	Venalot-Depot (D)
Mäusedornwurzelstockextrakt + Trimethylhesperidinchalkon	Phlebodril (D)
Triamteren + Hydrochlorothiazid + Rosskastaniensamenextrakt	Diu Venostasin (D)
Troxerutin + Heptaminol + Ginkgo-biloba-Extrakt	Perivar forte (D)

Wirkungsweise

Von der Kombination verschiedener Wirkstoffe verspricht man sich eine gesteigerte Wirkung, da jedes Mittel einen eigenen Beitrag leisten soll. Einige Wirkstoffe (Troxerutin, Mäusedornwurzelstockextrakte, Rosskastaniensamen) sollen die Venen »abdichten« und Wasseransammlungen in den Beinen verhindern. Cumarin fördert den Abbau von Eiweißen in Wasseransammlungen, wodurch Ödeme schneller verschwinden sollen. Heptaminol imitiert die Wirkungen des sympathischen Nervensystems (Sympathomimetikum) und stärkt so die Venen. Für Gingko-biloba-Extrakte gibt es viele Theorien: So sollen u. a. die Fließeigenschaften des Bluts verbessert werden. Die angegebenen Wirkungen sind alle nur unzureichend belegt. Allein die wasserausschwemmenden Wirkstoffe Triamteren und Hydrochlorothiazid (Diuretika, siehe auch Seite 317ff.) in dem Präparat Diu-Venostasin können einen messbaren Effekt aufweisen. Ihre Wirkungen sind jedoch bei Venenleiden langfristig ungünstig, da sie zu einer Eindickung des Bluts führen, was die Gefahr von Thrombosen sogar steigert.

Anwendung

Bezüglich der Dosis sei auf die Angaben der Hersteller im Beipackzettel verwiesen. Allerdings sind die Dosierungsempfehlungen nicht immer nachvollziehbar: Beispielsweise enthält das Präparat Perivar Forte 300 mg Troxerutin. Die wirksame Dosis beträgt aber 1000 mg, sodass, folgt man den Angaben des Herstellers (Tagesdosis = 1 Kapsel), unterdosiert wird. Eine höhere Dosierung führt dagegen zu einer Überdosierung des Bestandteils Heptaminol mit entsprechend vermehrten Nebenwirkungen. Das macht auch die Schwierigkeit von Kombinationspräparaten im Allgemeinen deutlich.

Nebenwirkungen

Die Kombinationspräparate werden meist gut vertragen, können aber in seltenen Fällen schwerere Nebenwirkungen hervorrufen.

→ **Schwere Leberschäden**

Der Wirkstoff Cumarin (in Venalot) kann vereinzelt zu schweren Leberschäden führen. Diese können sich mit Gelbsucht, Bauchschmerzen und schwerem Krankheitsgefühl äussern. In Frankreich wurde die Substanz wegen dieser Nebenwirkung vom Markt genommen. Bei Verschlechterung des Allgemeinzustands, Gelbfärbung von Haut oder Augen und dunklem Urin, muss das Medikament sofort abgesetzt und der Arzt aufgesucht werden.

→ **Gesichtsrötung und Kopfschmerzen**

Der Wirkstoff Heptaminol (in Perivar) ist wahrscheinlich verantwortlich für diese Nebenwirkungen, die meist leichterer Natur sind.

→ **Allergische Reaktionen**

In Einzelfällen kann es zu schweren allergischen Reaktionen kommen (siehe Seite 395f., Rutoside). Fieber, eine Verschlechterung des Allgemeinbefindens und Gelenkschmerzen sind mögliche Symptome.

→ **Übelkeit, Appetitlosigkeit, Bauchschmerzen**

Übelkeit, Appetitlosigkeit und Bauchschmerzen können gelegentlich unter allen Kombinationspräparaten auftreten. Meistens sind diese Störungen aber geringer Natur.

Kombination mit anderen Mitteln

Das Mittel Perivar soll nicht zusammen mit bestimmten Antidepressiva (MAO-Hemmer) eingenommen werden. Es kann dann zu einer Steigerung des Blutdrucks kommen.

Achtung

Menschen mit schwerem Bluthochdruck oder mit stark beschleunigtem Herzschlag sollen das Mittel Perivar nicht einnehmen. Der Wirkstoff Heptaminol in dieser Kombination kann zu einer Verschlechterung führen.

Schwangerschaft und Stillzeit

Auch wenn die Gefahr für das Kind in Schwangerschaft und Stillzeit sehr gering ist, soll während dieses Zeitraums auf alle unnötigen Medikamente verzichtet werden. Da alle Kombinationspräparate keinen nachgewiesenen Nutzen haben, raten wir von der Einnahme ab. Eine versehentliche Einnahme in der Schwangerschaft macht einen Abbruch jedoch nicht erforderlich.

Daher unsere Bewertung

Ausreichende Belege, dass die Kombinationspräparate bei Venenleiden wirksam sind, gibt es nicht. Physikalische Selbsthilfemaßnahmen sind allemal wichtiger und wirksamer.

In seltenen Fällen können schwerwiegende Nebenwirkungen auftreten. Wir raten daher von der Anwendung dieser Mittel grundsätzlich ab.

Erkrankungen der Venen

Lokale Venenmittel

Wirkstoffe	Medikamente
Heparin	Demovarin (CH), Gelparin (CH), Hepa Gel (CH), Hepa Gel/Salbe Lichtenstein (D), Heparin AL (D), Heparin-ratiopharm Salbe/Gel (D), Heparin Riker Salbe/Gel (D), Hepathromb Creme (D)
Blutegelextrakt (Hirudin)	Exhirud (D)
Heparinoid	Hirudoid Gel/Salbe (D)

Es sprechen einige Fakten entschieden gegen die Anwendung lokaler Mittel bei Venenleiden. Besonders in fortgeschrittenen Fällen, z. B. wenn es bereits zu einer Verfärbung der Unterschenkel gekommen ist, treten äußerst leicht allergische Reaktionen mit Hautausschlag und Juckreiz auf. In diesem Fall wird das Krankheitsbild dann sogar schlechter statt besser.

Bei Heparin besteht ein weiteres Problem: Der Wirkstoff, der in den meisten lokalen Venenmitteln enthalten ist, dringt gar nicht durch die Haut und kann aus diesem Grund gar nichts an den Venen bewirken.

Wirkungsweise

Heparin, Heparinoide und der Wirkstoff des Blutegels Hirudin sind äußerst wirksame Arzneimittel, die die Blutgerinnung hemmen und zur Vorbeugung und Behandlung von Thrombosen sinnvoll eingesetzt werden. Um ihre Wirkung zu entfalten, müssen sie aber in die Vene oder Haut verabreicht werden, also in Spritzenform. Werden sie auf die Haut aufmassiert, wie dies bei den lokalen Venenmitteln der Fall ist, ist keine Wirkung zu erwarten, denn sie dringen nicht in ausreichendem Maß durch die oberen Hautschichten und somit gar nicht bis zu den erkrankten Venen vor.

Die verschiedenen Heparinsalben unterscheiden sich hinsichtlich der Konzentrationen des Wirkstoffs, die Unterschiede sind jedoch nebensächlich, da selbst bei einer hohen Konzentration keine relevanten Mengen aufgenommen werden.

Anwendung

Die Salben werden mehrmals täglich auf die erkrankten Stellen aufgetragen. Allerdings darf man sie unter keinerlei Umständen auf offene Wunden (beispielsweise auf Unterschenkelgeschwüre) aufbringen.

Nebenwirkungen

→ **Allergische Reaktionen**

Die Hauptgefahr lokaler Venenmittel ist die Allergisierung, die vor allem bei fortgeschritten Venenleiden auftritt. Sie kann eine Verschlechterung des Krankheitsbildes vortäuschen. Daran muss gedacht werden.

Kombination mit anderen Mitteln

Bei einer Kombination mit anderen Mitteln sind keine Probleme zu erwarten.

Heparinsalben

Heparinsalben werden für verschiedenste Anwendungsbereiche angepriesen: Nicht nur Venenleiden lassen sich angeblich damit behandeln, auch Sportverletzungen, Prellungen, Venenentzündungen und Blutergüsse sollen durch mehrmals tägliches Auftragen zu beseitigen sein. Tatsächlich sind die Behandlungen mit diesen Salben oft wohltuend. Allerdings trägt weniger der Inhaltsstoff zu diesem therapeutischen Effekt bei als vielmehr die Massage beim Auftragen lokaler Mittel. Manche Gels kühlen zusätzlich die Haut, was bei Sportverletzungen als angenehm empfunden wird. Hier tut die wohldosierte Anwendung von Eis die gleiche Wirkung.

Venenleiden

Achtung

Prinzipiell raten wir bei fortgeschrittenen Venenleiden (mit bräunlicher Verfärbung der Haut, Unterschenkelgeschwüren) von der Anwendung aller lokalen Venenmittel ab.

Schwangerschaft und Stillzeit

Schädliche Auswirkungen für das Kind sind in Schwangerschaft und Stillzeit nicht zu erwarten. Getreu dem Prinzip, keine unnützen Medikamente in Schwangerschaft und Stillzeit, raten wir von den Mitteln jedoch prinzipiell ab.

Daher unsere Bewertung

Lokale Venenmittel haben keine nachgewiesene therapeutische Wirksamkeit auf Erkrankungen der Venen. Auch für die anderen Anwendungsgebiete (Sportverletzungen usw.) gibt es keinen Wirksamkeitsbeleg. Bei fortgeschritten Venenleiden kann sogar eine Verschlechterung aufgrund einer Allergisierung die Folge sein. Wir raten daher von der Anwendung ab.

Kombinationen zur äußeren Anwendung

Wirkstoffgruppe	Medikament
Heparin + Arnikatinktur + Rosskastanientinktur	Heparin-ratiopharm comp. (D)

Wirkungsweise

Zur Wirkungsweise von Heparin in Salben siehe Seite 398f. Rosskastanienextrakt soll wie bei der Tablettenform zu einer Abdichtung der Blutgefäße führen und auf diese Weise Schwellungen verringern. Eine Vielzahl von Wirkstoffen in der Arnikatinktur soll antientzündlich und schmerzlindernd wirken.

Anwendung

Das Mittel soll mehrmals täglich auf die erkrankten Hautstellen appliziert werden. Zu vermeiden ist hierbei das Auftragen auf offene Wunden.

Nebenwirkungen

→ Allergien

Lokale Venenmittel können beim chronischen Venenleiden generell leicht zu einer Allergie führen. Die Gefahr steigt mit der Zahl der Inhaltsstoffe.

Kombination mit anderen Mitteln

Hierbei treten keine Probleme auf.

Achtung

Wir raten prinzipiell bei allen fortgeschrittenen Venenerkrankungen von der Anwendung lokaler Mittel ab.

Schwangerschaft und Stillzeit

Von einer Gefährdung für das Kind in Schwangerschaft oder Stillzeit ist nicht auszugehen. Dennoch raten wir mangels nachgewiesenen Nutzens von der Anwendung des Präparats ab.

Daher unsere Bewertung

Hinweise für eine relevante therapeutische Wirksamkeit gibt es für dieses Mittel nicht. Kombinationspräparate eignen sich insbesondere nicht für die Behandlung chronischer Venenerkrankungen, da sie leicht zu einer Allergie führen können. Von der Anwendung wird abgeraten.

Bluterkrankungen

Gerinnungsstörungen: Thrombosen und Embolien

Was sind Gerinnungsstörungen?

Eine beispielsweise durch einen Messerschnitt entstandene Blutung kommt normalerweise innerhalb von wenigen Minuten zum Stillstand: Das Blut gerinnt, d.h. es bildet sich an der verletzten Stelle ein kleiner Blutpfropf, der die Wunde verschließt. Bewerkstelligt wird dies durch die Blutgerinnung, einem komplexen System, an dem Blutgefäße, Blutplättchen und zahlreiche Eiweißkörper im Blut beteiligt sind. Gleichzeitig gibt es auch ein Gegensystem, das fehlerhaft gebildete Blutgerinnsel sofort wieder auflöst. Im Normalfall stehen diese beiden Mechanismen in einem Gleichgewicht.

Gefährlich wird es, wenn eines der beiden Systeme überwiegt:
- Gerinnt das Blut zu leicht, so entstehen Thrombosen (Blutgerinnsel, die die Gefäße verschließen). Löst sich ein solches Gerinnsel, wird es mit dem Blutstrom in andere Organe geschwemmt und verstopft dort eine Ader, spricht man von einer Embolie.
- Überwiegt das gerinnselauflösende System, treten leicht Blutungen auf. Bekanntestes Beispiel ist die Hämophilie (Bluter-Krankheit), die durch einen Mangel an einem Gerinnungsfaktor (Faktor VIII oder IX) zustande kommt.

Gerinnungsstörungen in Deutschland

Es gibt etwa 7000 Bluter in Deutschland, das entspricht dem Auftreten ungefähr eines Bluter-Falls pro 10 000 Einwohner. Thrombosen treten bei fünf bis 10 von 1000 Menschen pro Jahr auf (= 0,05 Prozent pro Jahr). Nach großen Gelenkoperationen (z.B. Hüftgelenkersatz) ist das Risiko viel höher: 40 bis 80 Prozent erleiden ohne Thromboseprophylaxe ein Blutgerinnsel in Bein- oder Beckenvenen.

Thrombosen treten vor allem an den Beinen auf, im Bereich des Armes sind sie selten. Oft kommt es zu einem Verschluss einer oder mehrerer Venen im Unter- oder Oberschenkelbereich, in ausgeprägtem Fällen können auch die großen Venen im Beckenbereich betroffen sein.

Ursachen

Es gibt eine Reihe von Situationen, in denen besonders häufig Thrombosen/Embolien auftreten:
- nach größeren Operationen, insbesondere nach dem Einsetzen von künstlichen Hüft- oder Kniegelenken
- nach Unfällen und größeren Verletzungen
- während einer Krebserkrankung

401

Bluterkrankungen

- im Zuge aller Erkrankungen, die mit einer längeren Bewegungseinschränkung verbunden sind
- nach einer mehrstündigen Flugreise bei thrombosegefährdeten Menschen
- durch die Einnahme von Medikamenten wie die »Pille«, die einen Einfluss auf das Gerinnungssystem haben, bzw. auch von wasserausschwemmenden Medikamenten (Diuretika) und Cortisonpräparaten

Bei einer ganzen Reihe von Menschen kommt es aber ohne erkennbaren Anlass zu einer Thrombose. Dann kann ein angeborener Defekt in dem Gerinnungssystem für die Erkrankung verantwortlich sein. Das lässt sich in manchen Fällen, aber leider nicht immer durch bestimmte Blutuntersuchungen herausfinden.

Symptome

Hauptsymptom einer Thrombose ist die Schwellung und bläuliche Verfärbung des betroffenen Beines oder Armes. Oftmals ist die Thrombose mit erheblichen Schmerzen verbunden, manche Patienten sind jedoch weitgehend schmerzfrei.

Spätfolgen und Komplikationen

Thrombosen im Bereich des Beins und besonders im Oberschenkel- und Beckenbereich sind gefürchtet, da sich das Gerinnsel lösen kann und dann mit dem Blutstrom zum Herzen und bis in die Lunge transportiert wird. Bleibt das Blutgerinnsel in einem der immer kleiner werdenden Lungengefäße stecken, ist eine Lungenembolie eingetreten. Sie äußert sich mit Schmerzen beim Atmen, Luftnot und Herzrasen. Sind wichtige Adern betroffen, kommt es rasch zum Kollaps – der Kreislauf bricht zusammen. Große Lungenembolien sind daher akut lebensbedrohlich. Glücklicherweise kommen solche Komplikationen recht selten vor.

Thrombosen können allerdings auch langfristig unangenehme Folgen haben: Da der Blutfluss durch die verstopften Venen nicht mehr normal funktioniert, bilden sich andere Venen aus, die den Transport des Blutes zum Herzen übernehmen. Sie erfüllen ihre Arbeit jedoch schlechter,

daher kommt es im Laufe von Jahren zu Beschwerden: zu Wasseransammlungen, Schmerzen, Verfärbungen in dem betroffenen Bein, ja in weit fortgeschrittenen Fällen sogar zum offenen Bein (Ulcus). Diese schmerzhafte Spätfolge wird »post-thrombotisches Syndrom« genannt und ist schwer zu behandeln.

Das kann man selbst tun

Ist erst einmal eine Thrombose eingetreten, sind Selbsthilfemaßnahmen kaum möglich. Alle Bestrebungen sind daher darauf ausgerichtet, eine Thrombose zu verhüten.

→ Gefährliche Medikamente meiden

Arzneimittel, die das Thromboserisiko steigern, sind beispielsweise Östrogene, die als Verhütungsmittel eingenommen werden (die »Pille«) und Cortison. So sollten Frauen, die thrombosegefährdet sind (wenn sie z. B. bereits eine Thrombose hatten, an einer schweren Krankheit leiden oder bettlägerig sind), andere Verhütungsmaßnahmen wählen und die Pille meiden. Cortisonpräparate sind jedoch häufig dringend erforderliche Arzneimittel. Das Für und Wider muss in diesen Fällen zusammen mit dem Arzt gegeneinander abgewogen werden.

→ Nach Operationen: möglichst bald aufstehen

Genauso wichtig wie Medikamente, die zur Thromboseprophylaxe gegeben werden, ist ein rasches »Auf-die-Beine-kommen«. Gerade bei gefährlichen Operationen (z. B. ein Hüftgelenkersatz) ist eine frühe Mobilisation von größter Bedeutung. Natürlich geht dies nicht ohne fremde Hilfe – eine regelmäßige krankengymnastische Behandlung ist hierfür erforderlich.

Gerinnungsstörungen: Thrombosen und Embolien

Medikamente:
Nutzen und Risiken

Medikamente, die die Blutgerinnung hemmen, sind wirksame Mittel und können das Risiko für eine Thrombose senken. Wird z.B. Heparin im Rahmen von Operationen vorbeugend eingesetzt, so sinkt das Thromboserisiko in den Beinen um siebzig Prozent.

Dies ist ein gutes Ergebnis, heißt aber auch, dass manche Patienten trotz Behandlung mit Heparin eine Thrombose erleiden. Ist eine Thrombose eingetreten, so kann sie mit Heparin nicht aufgelöst werden. Es wird lediglich verhindert, dass sich das Gerinnsel vergrößert und möglicherweise ablöst und eine Lungenembolie verursacht. Doch bereits das ist ein wichtiges Therapieziel, das tatsächlich mit Heparin erreicht werden kann – einen 100%-igen Schutz bietet das Mittel jedoch auch hierbei nicht.

Heparin ist seit vielen Jahren der Standardwirkstoff zur Vorbeugung und Therapie von Thrombosen. Die neueren niedermolekularen Heparine werden hergestellt, indem das Standard-Heparin chemisch zerstückelt wird. Da jede Firma ein eigenes Verfahren dafür entwickelt hat, unterscheiden sich diese niedermolekularen Heparine hinsichtlich Molekülgröße und Wirkung ein wenig voneinander.

Diese Unterschiede sind in der Praxis allerdings gering. Die niedermolekularen Heparine besitzen gegenüber dem eigentlichen Heparin einige Vorteile, sind aber auch teurer. In vielen Bereichen, wie z.B. zur Vorbeugung vor Operationen, ist das billigere Standard-Heparin gut und ausreichend wirksam.

Es gibt jedoch Ausnahmen: Bei Patienten, die eine künstliche Hüfte oder ein künstliches Kniegelenk erhalten, bieten niedermolekulare Heparine offensichtlich einen besseren Schutz als das Standard-Heparin.

Bei der Behandlung von bereits verstopften Gefäßen denkt man allmählich um: Bisher war eine Dauerinfusion mit Standard-Heparin in die Vene die bevorzugte Behandlung. Mehrere große Untersuchungen konnten jedoch belegen, dass niedermolekulares Heparin, zweimal täglich in die Haut gespritzt, mindestens genauso gut wirksam ist. Dies könnte die Behandlung erheblich vereinfachen, denn die Patienten müssen nicht mehr am Tropf liegen, die täglichen Blutkontrollen entfallen.

Andere Medikamente zur Behandlung von Thrombosen wirken als Gegenspieler des Vitamin K und hemmen dadurch das Gerinnungssystem. Sie können ein Wiederauftreten einer Thrombose verhüten.

In Deutschland spielt aus dieser Gruppe das Phenprocoumon die Hauptrolle. Die Mittel sind bei der Langzeittherapie wichtig, die auf eine durchgemachte Thrombose folgt und bei künstlichen Herzklappen.

Auch bei bestimmten Herzrhythmusstörungen, die mit einem sehr unregelmäßigen Herzschlag einhergehen, können diese Medikamente die Bildung von Blutgerinnseln im Herzen verhindern. Die bisher notwendigen regelmäßigen Kontrollen in der Arztpraxis lassen sich inzwischen durch ein Gerät zur Eigenkontrolle (Coaguchek) ersetzen.

Daneben gibt es Medikamente, die die Blutplättchen in ihrer zusammenballenden Funktion behindern (Acetylsalicylsäure, Ticlopidin, Clopidogrel). Sie sind jedoch bei der Behandlung und zur Vorbeugung von Thrombosen nicht sehr wirksam und werden aus diesem Grund hierbei nicht eingesetzt.

Die Kehrseite aller »blutverdünnenden« Medikamente ist das gesteigerte Blutungsrisiko. Im Einzelfall muss daher der Nutzen immer gegen das Risiko abgewogen werden.

Nicht bei jeder Operation ist eine Thrombosevorbeugung erforderlich: Kleinere Eingriffe (z.B. Blinddarmoperationen) bei jungen, ansonsten gesunden Menschen bergen ein so kleines Thromboserisiko, dass die Risiken durch eine Behandlung mit Heparin den Nutzen übersteigen. Dieses Thema sollte vor jedem operativen Eingriff mit dem Arzt besprochen werden.

Fragen an den Arzt

● **Wie wird eine Thrombose diagnostiziert?**
Beim Verdacht auf eine Thrombose wird nach einer gründlichen körperlichen Untersuchung eine Blutuntersuchung und Ultraschalluntersuchung der Beine (oder der Arme) durchgeführt. In manchen Fällen kann so bereits die Diagnose gestellt werden, weitere Untersuchungen erübrigen sich. Oftmals ist jedoch eine Röntgenuntersuchung mit Kontrastmittel erforderlich. Dabei wird das Kontrastmittel in eine Vene eingespritzt. Anschließend werden mehrere Röntgenaufnahmen der betroffenen Extremität durchgeführt. Reißt der sichtbar gemachte Blutstrom an einer Stelle ab, ist die Diagnose gesichert und die Thrombose lokalisiert.

● **Ich hatte eine Thrombose. Wie gründlich muss ich mich jetzt durchchecken lassen?**
Gibt es einen erkennbaren Anlass für die Thrombose (z.B. eine Operation, eine Verletzung), ist eine komplette Durchuntersuchung in der Regel nicht erforderlich. Kommt eine Thrombose jedoch aus heiterem Himmel, ist eine Ursachenforschung erforderlich. Hierfür gibt es jedoch keine verbindlichen Regeln. Besprechen Sie daher mit Ihrem Arzt, welche Untersuchungen (Bluttests, Ultraschall, Röntgenuntersuchungen usw.) in Ihrem Fall sinnvoll sind.

Heparin

Wirkstoffe	Medikamente
Standard-Heparin	
Heparin	Calciparin (D), Heparin Bichsel (CH), Heparin Immuno (A), Heparin natrium ratiopharm (D), Heparin-Calcium Braun (D), Liquemin (CH, D), Vetren (A)
Niedermolekulare Heparine	
Certoparin	Mono Embolex (D), Sandoparin (A, CH)

Wirkstoffe	Medikamente
Niedermolekulare Heparine (Forts.)	
Dalteparin	Fragmin (A, CH, D)
Enoxaparin	Clexane (CH, D), Lovenox (A, CH)
Nadroparin	Fraxiparin (A, D), Fraxiparine (CH)
Reviparin	Clivarin (D)
Tinzaparin	Innohep (A, D)

Wirkungsweise

Heparin greift an mehreren Stellen in das Gerinnungssystem ein. Es verhindert z.B. die Aktivierung bestimmter Eiweiße im Blut, die für die Bildung eines Blutgerinnsels nötig sind und schützt so vor Thrombosen. Aus dem gleichen Grund kommt es jedoch auch leichter zu Blutungen.

Anwendung

Alle Heparine müssen gespritzt werden, da sie über den Darm nicht in den Blutkreislauf aufgenommen werden. Bei der Thrombosevorbeugung spritzt man das Mittel in das Unterhautfettgewebe. Niedermolekulare Heparine wirken sehr lange, sodass eine Spritze pro Tag ausreicht. Das Standard-Heparin muss hingegen zwei- bis dreimal täglich verabreicht werden.

Bei der Therapie einer bestehenden Thrombose wird das Standard-Heparin als höher dosierte Dauerinfusion in eine Vene gegeben. Offenbar wirken aber die niedermolekularen Heparine, als Spritze in die Haut verabreicht, genauso gut wie intravenös gegebenes Standard-Heparin. Dies macht die Behandlung wesentlich einfacher, müssen doch die Patienten nicht tagelang »am Tropf liegen«. Vielleicht können Thrombosen so bald auch zu Hause therapiert werden.

Nebenwirkungen

→ **Blutungen**

Die wichtigste und häufigste Nebenwirkung aller Heparine ist die Blutung. Hierbei ist nicht so sehr entscheidend, welche Heparinsorte gewählt wird.

Gerinnungsstörungen: Thrombosen und Embolien

Wichtiger ist die Dosis: mit ihr steigt das Blutungsrisiko. So treten wesentlich häufiger Blutungen bei der Therapie als bei der Vorbeugung einer Thrombose auf. Kleinere Blutungen (z. B. blaue Flecken an der Einstichstelle) sind relativ häufig, aber harmlos. In seltenen Fällen können lebensbedrohliche Blutungen aus dem Darm oder in das Gehirn auftreten.

→ Thrombosen und Embolien

So paradox es klingt: Heparin kann selbst Thrombosen und Embolien auslösen. Diese Nebenwirkung kommt durch eine Immunreaktion des Körpers zustande: Manche Menschen bilden Antikörper gegen das Heparin, die dann über einen komplexen Mechanismus zu einer Verklumpung der Blutplättchen führen. Bleibt dieser Blutklumpen in einem Blutgefäß stecken, ist eine Thrombose eingetreten.

Immerhin drei Prozent der behandelten Patienten entwickeln Antikörper gegen Heparin, glücklicherweise erkrankt nur jeder zehnte dieser Patienten an einer solchen Komplikation.

Das Risiko für diese Nebenwirkung lässt sich durch eine regelmäßige Blutbildkontrolle mindern. Fällt im Blutbild die Zahl der Blutplättchen stark ab, so ist dies ein ernster Hinweis auf eine derartige Nebenwirkung. Dann muss das Heparin abgesetzt werden, weitere Laborkontrollen sind erforderlich. Bestätigt sich der Verdacht, so darf niemals wieder Heparin (weder Standard- noch niedermolekulares Heparin) gegeben werden. Es muss (insofern eine gerinnungshemmende Behandlung weiterhin notwendig ist) auf ein anderes Mittel umgestellt werden (z. B. auf Hirudin, der Wirkstoff des Blutegels).

→ Haarausfall

In seltenen Fällen führt Heparin zu erheblichem Haarausfall. Der Haarwuchs kehrt jedoch zurück, wenn das Mittel abgesetzt wird.

→ Schmerzen an der Einstichstelle

Das Spritzen des Heparins in die Haut ist nicht schmerzfrei und wird von manchen Patienten als sehr unangenehm erlebt. Dies ist keine gefährliche, aber eine recht häufige Nebenwirkung.

→ Osteoporose

Wird Heparin in hoher Dosis über einen längeren Zeitraum gespritzt, kann es (besonders bei bettlägerigen Patienten) zu einem raschen Abbau der Knochensubstanz kommen. Vor dieser Nebenwirkung des Heparins kann man sich nur durch regelmäßige krankengymnastische Übungen schützen.

→ Erhöhung der Leberwerte

Bei einigen Patienten führt eine Heparinbehandlung zu einem Anstieg der Leberwerte, die aber nur in sehr seltenen Fällen ein gefährliches Maß erreichen. In der Regel sind diese Laborveränderungen kein Grund, das Mittel abzusetzen.

→ Allergische Reaktionen

Nicht ganz selten sind allergische Reaktionen, die sich mit Hautausschlag äußern. Im Falle des Auftretens einer solchen Allergie sollte Heparin abgesetzt und durch andere gerinnungshemmende Mittel ersetzt werden.

Kombination mit anderen Mitteln

● Das Blutungsrisiko steigt natürlich, wenn gleichzeitig andere Mittel eingenommen werden, die die Blutgerinnung hemmen. Hierzu zählen u. a. auch Schmerzmittel, z. B. Acetylsalicylsäure (siehe Seite 12f.), aber auch Rheumamittel (siehe Seite 278ff.).

● Wer gleichzeitig den gerinnungshemmenden Wirkstoff Phenprocoumon (siehe unten) einnimmt, blutet leichter.

Achtung

● Wer bereits eine Thrombose aufgrund einer Heparinbehandlung erlitten hat (siehe oben), darf auf gar keinen Fall mehr Heparin (egal welche Sorte!) erhalten. Eine gerinnungshemmende Behandlung muss dann mit anderen Wirkstoffen erfolgen.

● Patienten, die aufgrund einer anderen Erkrankung blutungsgefährdet sind (auch Patienten mit Magengeschwüren) dürfen Heparin nur mit äußerster Vorsicht erhalten.

Schwangerschaft und Stillzeit

Für Standard-Heparin ist schon seit längerem bekannt, dass es in der Schwangerschaft gefahrlos gegeben werden kann – Schäden für das Kind sind nach allen Erfahrungen nicht zu erwarten.

Die neuen niedermolekularen Heparine sind noch nicht so lange im Gebrauch, allerdings mehren sich mit der Zeit die Belege dafür, dass auch diese Mittel in der Schwangerschaft sicher sind. Auch sie stellen für das Kind wahrscheinlich keine Gefahr dar.

Heparine können auch in der Stillzeit gespritzt werden.

Daher unsere Bewertung

Heparine (Standard-Heparin und niedermolekulare Heparine) sind wirksame Mittel zur Verhütung und zur Therapie von Thrombosen und Embolien. In vielen Fällen stellt das ältere und billigere Standard-Heparin das Mittel der Wahl dar, in einigen Bereichen sind die niedermolekularen Heparin nach mehreren großen Studien jedoch besser wirksam (z. B. zur Thrombosevorbeugung bei Patienten, die ein künstliches Hüft- oder Kniegelenk erhalten). Bei der Behandlung einer eingetretenen Thrombose ist in die Haut gespritztes niedermolekulares Heparin genauso gut wirksam wie Standard-Heparin, das als Dauerinfusion in die Vene verabreicht wird. Dies vereinfacht die Behandlung in Zukunft erheblich.

Gegenspieler von Vitamin K

Wirkstoffe	Medikamente
Phenprocoumon	Falithrom (D), Marcoumar (A, CH), Marcumar (D), Marcuphen von ct (D), Phenpro-ratiopharm (D)
Warfarin	Coumadin (D)

Wirkungsweise

Vitamin K ist notwendig für die Bildung verschiedener Eiweißkörper (Gerinnungsfaktoren), die eine wichtige Rolle in der Blutgerinnung spielen. Vitamin K wird mit der Nahrung zugeführt, aber auch durch Bakterien im Darm produziert.

Die Wirkstoffe Phenprocoumon und Warfarin hemmen die Auswirkungen des Vitamin K. Bestimmte Gerinnungsfaktoren werden nicht mehr ausreichend gebildet und die Gerinnung insgesamt gehemmt. Bis zum Wirkungseintritt dauert es allerdings zwölf bis 48 Stunden, je nach verabreichter Dosis. Erst nach ca. drei Tagen ist die volle Wirksamkeit erreicht.

Anwendung

Die Mittel können als Tabletten eingenommen werden, denn im Gegensatz zu Heparin werden die Wirkstoffe über den Darm aufgenommen. Die Dosis muss individuell ermittelt werden und wird anhand von Blutwerten gesteuert.

Anfangs müssen sehr regelmäßig und in engen Zeitabständen (zu Beginn der Behandlung sogar täglich) die Gerinnungswerte im Blut bestimmt werden. Sind die Werte weitgehend konstant, reicht eine wöchentliche bis zweiwöchentliche Kontrolle der Werte aus. Das Einhalten des Behandlungsplanes ist jedoch dringend erforderlich. Werden zu hohe Dosen eingenommen, steigt das Blutungsrisiko sehr stark an. Ist die Dosis zu niedrig, schützt das Medikament nicht mehr ausreichend vor Blutgerinnseln.

Welche »Gerinnungswerte« angestrebt werden, kommt auf die Erkrankung an: Bei künstlichen Herzklappen wird eine höhere Dosis gewählt als bei einer Therapie nach einer Lungenembolie oder Thrombose.

Nebenwirkungen

→ Blutungen

Die wichtigste und schwerste Nebenwirkung ist eine Blutung. Dabei ist das Risiko um so höher, je stärker die Blutgerinnung gehemmt wird. Kleinere Blutungen (Zahnfleisch- oder Nasenbluten) sind häufiger, aber meist harmlos. In seltenen Fällen können jedoch schwerwiegende große Blutverluste, z. B. aus dem Magen-Darm-Trakt auftreten. Gefürchtet sind Blutungen in das Gehirn, die die Symptome eines Schlaganfalls verursachen.

Tritt eine Blutung auf, so sollte man sofort den Arzt verständigen. Bei kleineren, harmlosen Blutungen reicht es aus, das Mittel niedriger zu dosieren. Bei großen Blutungen muss unter Umständen ein Gegenmittel gespritzt werden, das die Blutung wieder zum Stillstand bringt. Die Einnahme von Vitamin K benötigt zu lange bis zum Eintritt der Wirksamkeit, als dass sie bei gefährlichen Blutungen sinnvoll wäre.

Kombination mit anderen Mitteln

● Medikamente, die ebenfalls die Blutgerinnung hemmen (Heparin, Aspirin, Rheumamittel), verstärken die Blutungsgefahr. Die gleichzeitige Einnahme erfordert eine engmaschige Kontrolle.
● Bestimmte Lebensmittel enthalten große Mengen an Vitamin K (Kohlgemüse, Spinat, Lebergerichte). Sie verringern die Wirkung von Phenprocoumon und Warfarin. Diese Nahrungsmittel sollten deshalb nur in Maßen verzehrt werden.

Achtung

● Bei sehr hohen Blutdruckwerten (≥ 200 mm Hg) sollen diese Mittel nicht eingenommen werden, da das Risiko für eine Blutung in das Gehirn dann groß ist.
● Auch Patienten mit einem frischen Magen- oder Zwölffingerdarmgeschwür dürfen Phenprocoumon und Warfarin nicht einnehmen, da Blutungen aus dem Geschwür auftreten können.
● Bei Nierensteinen steigt das Risiko von Blutungen (aus dem Harnleiter), daher spricht auch ein Steinleiden gegen die Einnahme.

● Ganz wichtig: Solange man die Mittel einnimmt, darf man keine Spritze in einen Muskel erhalten. Es kann sonst zu erheblichen Blutungen in die Muskulatur mit nachfolgenden gefährlichen Infektionen kommen. Deshalb sollte man dem betreffenden Arzt bei jeder Behandlung mitteilen, dass man ein gerinnungshemmendes Mittel einnimmt.

Schwangerschaft und Stillzeit

Phenprocoumon geht auf das ungeborene Kind über. Entwicklungsstörungen, Herzfehler und andere angeborene Organschäden können die Folge sein. Daher darf Phenprocoumon in der Schwangerschaft nicht eingenommen werden. Das Risiko für eine Schädigung des Kindes beträgt etwa 30 Prozent. Wurde das Mittel versehentlich in der Frühschwangerschaft eingenommen, sollte man das weitere Vorgehen mit dem Arzt genau besprechen, da die Fehlbildungsgefahr für das Kind relativ hoch ist – auch die Frage nach einem Schwangerschaftsabbruch aus »medizinischer Indikation« ist hierbei zu diskutieren.

Phenprocoumon gelangt auch in die Muttermilch. Es sollte daher in der Stillzeit nicht eingenommen werden.

Daher unsere Bewertung

Phenprocoumon und Warfarin sind wirksame gerinnungshemmende Medikamente, die bei einer Reihe von Erkrankungen sinnvoll eingesetzt werden können. Sie gehen allerdings mit einem erheblichen Blutungsrisiko einher. Daher sind engmaschige ärztliche Kontrollen erforderlich, zudem muss man sich streng an den Verordnungsplan halten. Dosis und Dauer der Behandlung sind individuell festzulegen.

Blutarmut

Blutarmut in Europa

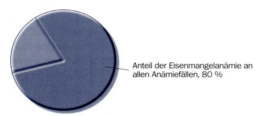

Anteil der Eisenmangelanämie an allen Anämiefällen, 80 %

Zehn Prozent aller Frauen im gebärfähigen Alter leiden an einer Eisenmangelanämie.

Was ist Blutarmut?

Die roten Blutkörperchen transportieren den über die Lunge aufgenommenen Sauerstoff zu den Organen. Wie alle anderen Blutzellen auch, werden sie im Knochenmark produziert. Kommt es zu einer Verminderung der roten Blutkörperchen, spricht man von Blutarmut. Messen lässt sich das über das Hämoglobin, ein Eiweiß, das den Blutkörperchen seine rote Farbe gibt und für den Sauerstofftransport zuständig ist. Ein verminderter Hämoglobinwert zeigt daher an, dass im Blut ein Mangel an Sauerstoffträgern herrscht.

Symptome

Ist die Zahl der sauerstofftragenden roten Blutkörperchen vermindert, verschlechtert sich die Sauerstoffversorgung des Körpers. Typische Symptome sind Müdigkeit, körperliche Schwäche, Atemnot bereits bei leichten Anstrengungen, ja sogar ein Kreislaufschock. Je ausgeprägter die Blutarmut, je schneller sie sich entwickelt, desto stärker die Symptome. Entwickelt sie sich schleichend über Wochen und Monate hinweg (z. B. bei Eisenmangel durch anhaltende, geringe Blutverluste), treten erst sehr spät Beschwerden wie brüchige Finger- und Zehennägel und ein Brennen der Zunge auf. Umgekehrt kann eine schwere Blutung (z. B. nach einem Unfall oder akut aus einem Magengeschwür) sehr schnell zu einem lebensbedrohlichen Kreislaufschock führen.

Ursachen

Es gibt verschiedene Ursachen für Blutarmut:
● Eisenmangel (häufigste Ursache): Eisen ist ein wichtiger Bestandteil des Hämoglobins. Fehlt er, ist die Bildung der roten Blutkörperchen gestört. Ein Eisenmangel entsteht fast ausnahmslos durch Blutverluste wie durch unerkannte Blutungen aus dem Magen-Darm-Trakt, z. B. bei Magengeschwüren, blutenden Hämorrhoiden oder entzündlichen Darmerkrankungen, oder durch starke Regelblutungen. Nur in Ausnahmefällen entsteht ein Mangel, weil über die Nahrung nicht ausreichend Eisen zugeführt wird.
● Mangel an Folsäure oder Vitamin B12: Beide Vitamine spielen eine zentrale Rolle bei der Bildung des roten Blutfarbstoffs. Bei Fehlernährung (häufig bei chronischen Alkoholikern) und ungenügender Aufnahme (z. B. aufgrund entzündlicher Darmerkrankungen, aber auch bei strengen Vegetariern oder in der Schwangerschaft) kann es zu einer Mangelsituation kommen. Die tägliche Folsäureaufnahme sollte 150 Milligramm betragen, liegt in Deutschland aber in häufigen Fällen darunter. An Vitamin B12 werden mit der Nahrung im Schnitt täglich 50 mg aufgenommen, von denen etwa 5 mg in den Blutkreislauf

Blutarmut

gelangen. Da der tägliche Bedarf nur bei etwa 1 bis 2 µg liegt, verfügt der Körper also in der Regel über ausreichende Speicher. Fehlt aber ein im Magen gebildeter Stoff, der »intrinsic factor«, kann das Vitamin B12 im Darm nicht aufgenommen werden. Dies ist die häufigste Ursache des Vitamin-B12-Mangels. Weitere Ursachen sind Magenoperationen, Fehlernährung und Wurmerkrankungen.

● Verschlechterung der Nierenfunktion: Das in der Niere gebildete Hormon Erythropoietin meldet dem Knochenmark normalerweise, wann eine beschleunigte Bildung der roten Blutkörperchen notwendig ist. Verschlechtert sich allerdings die Nierenfunktion, wird dieses Hormon nicht mehr ausreichend gebildet. Das führt auf Dauer zu einer verminderten Herstellung roter Blutkörperchen und schließlich zu einer Blutarmut.

● Knochenmarkstörung: Bei Menschen mit chronischen Entzündungen (z. B. Rheuma) und mit bösartigen Erkrankungen bildet das Knochenmark die roten Blutkörperchen nur noch sehr langsam.

● Platzen der roten Blutkörperchen: Diese Erkrankung wird hämolytische Anämie genannt. Sie kann durch Medikamente ausgelöst werden, tritt aber auch bei Krebserkrankungen auf.

Spätfolgen und Komplikationen

Bei einem sehr schnellen und drastischen Blutverlust kann ein Kreislaufschock eintreten, im Extremfall mit Todesfolge. In diesen akuten Notfällen sind Bluttransfusionen unumgänglich.

Das kann man selbst tun

→ Ausgewogene Ernährung

Sie haben es wirklich selbst in der Hand, mögliche Mangelsituationen zu vermeiden. Wer sich mit einer ausgewogenen Mischkost gesund ernährt, nimmt normalerweise genügend Spurenelemente und Vitamine auf. Eine vegetarische Kost muss allerdings durchdacht sein, da es ansonsten leicht zu einem Eisenmangel kommen kann.

Medikamente: Nutzen und Risiken

Die meisten Fälle von Blutarmut entstehen aufgrund eines Mangels. Diese Formen lassen sich mit Hilfe von Nährstoffergänzungen in der Regel recht gut behandeln.

Eisen und Folsäure können durch Tabletten ersetzt werden, Vitamin B12 muss meist, Erythropoietin immer gespritzt werden.

Die Behandlung mit diesen Stoffen wird gut vertragen, jedoch bei Erythropoietin kann es zu ernsthafteren Nebenwirkungen kommen. Auf Dauer ist dies natürlich auch keine Lösung: Es muss in jedem Fall versucht werden, die Ursache für die Blutarmut zu ermitteln und, wenn möglich, dauerhaft zu beseitigen.

»Gehaltvolle« Nahrungsmittel

Fleisch und Innereien sind die Hauptlieferanten für Eisen, aber auch eine vegetarische Ernährung muss nicht zu einem Eisenmangel führen, vorausgesetzt man achtet neben eisenhaltigem Gemüse auf eine ausreichende Vitamin-C-Zufuhr: Dieser Nährstoff verbessert nämlich die Aufnahme von Eisen aus Gemüse. Apropos Gemüse: Spinat steht völlig zu Unrecht im Ruf, besonders eisenhaltig zu sein. Diese Behauptung beruht auf einer Untersuchung, in der die Inhaltsstoffe des Spinats untersucht wurden und die vor über 100 Jahren durchgeführt wurde. Damals hatte sich ein Kommafehler eingeschlichen, der die Eisenwerte unzulässigerweise nach oben verfälschte.

Viel Folsäure ist in Hefe, Getreide und Nüssen enthalten, wenig dagegen in Fleisch.

Hauptquelle für Vitamin B12 ist Fleisch. Für Vegetarier ist es schwierig, den Bedarf zu decken.

Bluterkrankungen

Fragen an den Arzt

● **Was für Untersuchungen sind bei meiner Blutarmut notwendig?**
Um gezielt behandeln zu können, müssen die Ursachen einer Blutarmut festgestellt werden. Das Blutbild zeigt nicht nur die Schwere des Mangels, sondern gibt auch schon erste Hinweise: Stellt sich heraus, dass ein Eisenmangel vorliegt, reicht es nicht aus, einfach Eisen zu ersetzen. Es sollte nach den Gründen für den Eisenmangel geforscht werden, wozu z.B. eine Untersuchung des Magens gehören kann (Magengeschwüre führen häufig zu chronischen Blutungen). Welche Untersuchungen notwendig sind, lässt sich nur individuell festlegen – besprechen Sie dies mit Ihrem Arzt.

● **Soll ich vorbeugend Eisen und bestimmte Vitamine nehmen?**
Liegt kein Mangel vor, ist es neben der ausgewogenen Ernährung nicht erforderlich, zusätzlich Eisen- oder Vitaminpräparate zu schlucken. Nur in Ausnahmefällen, wo ein Mehrbedarf an Nährstoffen besteht wie z.B. in der Schwangerschaft, kann eine Nahrungsergänzung sinnvoll sein. Besprechen Sie mit Ihrem Arzt, ob und was bei Ihnen sinnvoll ist.

Eisen

Wirkstoffe	Medikamente
Zum Einnehmen	
Eisen-II-gluconat	Lösferron (D)
Eisen-II-glycinsulfat	ferro-sanol/duodenal (CH, D)
Eisen-II-Sulfat	Dreisafer (D), Eisendragees-ratiopharm (D), Eryfer 100 (D), Ferrograd C (A), Ferro-Gradumet (A, CH), Plastufer (D), Resoferon (CH), Vitaferro (D)
Eisen-III-hydroxid	Ferrum Haussmann Sirup (D)
Zum Injizieren	
Natrium-Eisen-III-gluconat	Ferrlecit Ampullen (D)

Wirkungsweise

Eisen ist ein unabdingbarer Bestandteil des Hämoglobins der roten Blutkörperchen. Das über Tabletten oder Spritzen zugeführte Eisen erfüllt die gleiche Funktion wie das über die Nahrung aufgenommene. Eisen wird im Magen-Darm-Trakt als so genanntes »zweiwertiges« Eisen (gekennzeichnet durch »II«) besser aufgenommen als das »dreiwertige« Eisen (»III«).

Anwendung

Die optimale Dosis liegt bei 50 bis 100 mg Eisen pro Tag. Höhere Dosen gleichen das Blutbild nicht schneller aus, haben aber mehr Nebenwirkungen auf den Magen-Darm-Trakt. Vorsicht: Manche Hersteller von Eisentabletten empfehlen zu hohe Dosen.

Am besten wirkt das Eisen, wenn es auf nüchternen Magen etwa eine Stunde vor den Mahlzeiten eingenommen wird. Bei Unverträglichkeit sollte die Einnahme zu den Mahlzeiten erfolgen. Es gelangt dann eine nicht ganz so große Menge in die Blutbahn, und die Behandlung muss über einen längeren Zeitraum erfolgen. Eisenpräparate sollen prinzipiell mit Wasser eingenommen werden, denn zahlreiche Getränke wie schwarzer Tee, Kaffee, Milch und Fruchtsäfte behindern die Aufnahme des Eisens. Bereits nach einer Woche der Behandlung kommt es zu einer Besserung des Blutbilds. Hat es sich vollständig normalisiert, so soll das Eisen noch etwa vier Wochen lang weiter eingenommen werden, um alle Speicher des Körpers aufzufüllen.

Nebenwirkungen

→ **Störungen im Magen-Darm-Trakt**
Je nach Dosis klagen bis zu fünfzig Prozent der Patienten über Bauchschmerzen, Übelkeit und Verstopfung. Man kann das Problem etwas lindern, indem man die Dosis reduziert und die Eisenpräparate zu den Mahlzeiten einnimmt. Der Wechsel auf ein anderes Präparat ist meist sinnlos, denn die Beschwerden werden direkt durch das Eisen verursacht.

Blutarmut

→ **Schwarzfärbung des Stuhlgangs**

Bei der Einnahme von Eisen kommt es zu einer Schwarzfärbung des Stuhls. Dieses Phänomen ist keine Nebenwirkung im engeren Sinne, sondern völlig normal und nicht gefährlich.

→ **Schwere allergische Reaktion**

Wird Eisen gespritzt, kann es zu schweren allergischen Reaktionen kommen.

→ **Eisenvergiftung**

Eisenvergiftungen sind für Kleinkinder extrem gefährlich. Todesfälle sind bei Kindern unter zwei Jahren bereits nach Einnahme von ein bis zwei Gramm Eisen aufgetreten. Die Tabletten müssen daher unbedingt kindersicher aufbewahrt werden

Kombination mit anderen Mitteln

Antazida (Mittel, die die Magensäure puffern, siehe Seite 159ff.) hemmen die Aufnahme von Eisen. Sie sollen daher nur mit einem zeitlichen Abstand von zwei bis drei Stunden eingenommen werden.

Achtung

Einnahmebeschränkungen gibt es nicht.

Schwangerschaft und Stillzeit

In der Schwangerschaft kommt es relativ häufig zu einem Eisenmangel, denn auch das heranwachsende Kind hat einen hohen Eisenbedarf. Daher wird regelmäßig der Hämoglobinwert geprüft und gegebenenfalls Eisen ersetzt. Dies ist mit den üblichen Eisenpräparaten gut möglich – eine Gefährdung des Ungeborenen ist nicht zu erwarten. Es muss jedoch bedacht werden, dass der rote Blutfarbstoff (Hämoglobin) bei Schwangeren häufig leicht abfällt, ohne dass eine echte Blutarmut vorliegt. Dieses Phänomen kommt durch eine Vermehrung des Blutvolumens zustande, ist also ein »Verdünnungseffekt« ohne krankhafte Bedeutung. Wann eine Eisentherapie notwendig ist, muss mit dem Arzt besprochen werden.

Daher unsere Bewertung

Eisenpräparate sind Standardmittel zur Behandlung einer Blutarmut durch Blutverluste. Bei der Einnahme ist auf die richtige Dosis (50 bis 100 Milligramm pro Tag) zu achten. Höhere Dosen sind auch nicht effektiver, werden dafür aber häufig nicht gut vertragen. Die verfügbaren Präparate mit zweiwertigem Eisen unterscheiden sich nicht wesentlich hinsichtlich Wirksamkeit und Verträglichkeit. Dreiwertiges Eisen wird schlechter aufgenommen und ist daher nicht empfehlenswert.

Eine Behandlung mit Eisenspritzen ist nur in Ausnahmefällen notwendig und mit mehr Nebenwirkungen verbunden.

Folsäure

Wirkstoff	Medikamente
Folsäure	Dreisafol (D), Folsäure Bürgerstein (CH), Folsan (A, D), Folvite (CH), Lafol (D)

Wirkungsweise

Das Vitamin Folsäure spielt bei der Bildung der roten Blutkörperchen eine wichtige Rolle. Das über Tabletten eingenommene Vitamin übernimmt dieselbe Funktion wie das über die Nahrung aufgenommene.

Anwendung

Liegt der Blutarmut ein Folsäuremangel zugrunde, so muss täglich ca. 1 Milligramm eingenommen werden. Höhere Dosierungen sind zwar nicht sinnvoll, aber unbedenklich.

Nebenwirkungen

Folsäure ist sehr gut verträglich, Nebenwirkungen treten selten und meist nur bei sehr hohen Dosen auf.

Bluterkrankungen

→ **Allergien**

In sehr seltenen Fällen kann es zu Hautausschlägen und Juckreiz kommen. Ein Absetzen ist nur selten erforderlich.

→ **Neurologische Störungen**

Wenn hohe Dosen Folsäure eingenommen werden (15 Milligramm täglich und mehr), können neurologische Nebenwirkungen auftreten: Stimmungsschwankungen, Albträume, Depressionen und Erregungszustände. In diesen Fällen sollte die Dosis reduziert werden.

Kombination mit anderen Mitteln

- Epileptiker, die Phenytoin einnehmen, müssen bei Einnahme von Folsäure besonders gut kontrolliert werden. Es kam bei dieser Kombination zu vermehrten Krampfanfällen. Wahrscheinlich fällt der Phenytoinspiegel im Blut durch die Folsäure ab.
- Manche Antibiotika vermindern die Folsäureaufnahme im Darm, hierzu gehören die Sulfonamide (z.B. in Cotrimoxazol, siehe Seite 103ff.).

Achtung

Ein Vitamin-B12-Mangel verändert das Blutbild in ganz ähnlicher Weise wie Folsäure. Wird er fälschlich mit Folsäure ausgeglichen, bessert sich zwar das Blutbild. Die begleitenden neurologischen Störungen schreiten jedoch möglicherweise weiter fort.

Schwangerschaft und Stillzeit

Wie weiter unten beschrieben, ist die Gabe von Folsäure gerade in der Frühschwangerschaft sehr sinnvoll.

Auch in der Stillzeit ist eine Einnahme möglich. Schäden für das Kind sind in diesem Zeitraum nicht zu erwarten.

Daher unsere Bewertung

Folsäure ist ein Vitamin, das bei Folsäuremangel in Tablettenform ergänzt werden kann. Auch in der Schwangerschaft ist eine Einnahme sinnvoll, da sie bestimmte Missbildungen verhüten kann, vorausgesetzt, sie erfolgt zu einem sehr frühen Zeitpunkt – bei Kinderwunsch am besten schon vor der Zeugung. Ob Folsäure in Zukunft auch bei der Verhinderung der Arteriosklerose eine Rolle spielt, muss durch Untersuchungen erst noch belegt werden.

Weitere Anwendungen der Folsäure

In Deutschland kommen jährlich ca. 800 Kinder zur Welt, die an Defekten im Bereich des so genannten Neuralrohrs leiden, z.B. einem unvollständigen Verschluss der Wirbelkörper (Spina bifida). Wird sehr früh in der Schwangerschaft (optimalerweise sogar vor der Zeugung) Folsäure gegeben, lassen sich etwa 50 Prozent dieser Fälle verhindern. Deshalb sollten bei Kinderwunsch mit dem Absetzen von Verhütungsmaßnahmen vorbeugend 0,4 mg Folsäure pro Tag eingenommen werden. Frauen, die bereits ein Kind mit einem solchen Geburtsdefekt geboren haben, sollten sogar 4 mg täglich zu sich nehmen. Dies ist nur innerhalb der ersten vier Wochen der Schwangerschaft sinnvoll. Danach ist die Entwicklung des Neuralrohrs abgeschlossen und durch Medikamente nicht mehr beeinflussbar.

Ein Anwendungsbereich, der möglicherweise in Zukunft eine Rolle spielen wird, ist die positive Beeinflussung der Arteriosklerose. Offenbar führt bei manchen Menschen ein Zuviel der Aminosäure Homocystein im Blut zu einer raschen Gefäßverkalkung. Herzinfarkt oder Schlaganfall können die Folge sein. Der Homocysteinspiegel lässt sich durch Folsäure senken. Ob diese Behandlung in der Praxis funktioniert, ist noch nicht gut überprüft. Hier werden zur Zeit Untersuchungen durchgeführt.

Wirkstoffe	Medikamente
Hydroxocobalamin (Fortsetzung)	Erycytol (A), Hepavit (A), Vitamin B12-Depot-Injektopas (D), Vitarubin Depot (CH)

Kombinationspräparate

Wirkstoffgruppe	Medikamente
Eisen-II-Sulfat + Folsäure	Ferro-Folsan Dragees (D), Hämatopan F (D), Plastulen N (D), Tardyferon-Fol Dragees (D)

Fehlernährung kann zu einem Mangel sowohl an Eisen als auch an Folsäure führen. In der Schwangerschaft entsteht ein Mehrbedarf, sodass eine Nahrungergänzung oft mit beiden Stoffen nötig ist. Daher gibt es Kombinationspräparate, die beide Nährstoffe enthalten, sodass man täglich nur eine Tablette einnehmen muss. Normalerweise stehen wir Kombinationspräparaten kritisch gegenüber, da die einzelnen Wirkstoffe nicht individuell dosiert werden können. Weil bei diesen Präparaten das Verhältnis von Eisen und Folsäure jedoch ausgewogen ist, sind sie akzeptabel.

Anwendung

Die von den Herstellern empfohlene Dosis ist oft zu hoch. Bei Eisenmangel reichen 100 mg Eisen täglich. Bei höheren Dosen besteht die Gefahr, dass der Magen schnell rebelliert. Eine Tablette des Kombinationspräparats reicht daher aus.

Nebenwirkungen, Achtung, Schwangerschaft und Stillzeit

Siehe Abschnitte Eisen bzw. Folsäure.

Vitamin B12

Wirkstoffe	Medikamente
Cyanocobalamin	Betolvex (CH), Vitamin B12 Amino (CH), Vitamin B12 Jenapharm (D), Vitamin B 12 Lannacher (A), Vitamin B12-ratiopharm (D), B12 Steigerwald (D)
Hydroxocobalamin	B 12-depot-Hevert (D)

Wirkungsweise

Das Vitamin B12 spielt bei der Bildung der roten Blutkörperchen eine wichtige Rolle. Als Tablette oder Spritze zugeführt, entfaltet es im Körper die gleichen Wirkungen wie das mit der Nahrung zugeführte Vitamin. Während sich das Blutbild bereits nach einer Woche wesentlich bessert, brauchen neurologische Störungen Wochen bis Monate, bis sie sich zurückbilden.

Anwendung

Vitamin B12 kann geschluckt oder gespritzt werden. Bei dem seltenen, ernährungsbedingten Mangel (ohne Fehlen des »intrinsic factor«) ist eine Gabe von Tabletten ausreichend. Bei schwerem, ernährungsbedingtem Mangel wird die Behandlung jedoch mit Spritzen begonnen. Es werden dann sechs bis sieben Tage lang 100 µg Cyanocobalamin intramuskulär verabreicht, danach täglich 10 µg als Tablette. Bei der viel häufigeren Aufnahmestörung im Magen (»intrinsic factor«) muss der Nährstoff ein Leben lang intramuskulär gespritzt werden und zwar je nach Dosis alle vier Wochen oder alle zwei bis drei Monate.

Nebenwirkungen

Vitamin B12 ist sehr gut verträglich – es kommt so gut wie nie zu Nebenwirkungen.

→ Allergische Reaktionen

Sehr selten kommt es zu schwachen allergischen Reaktionen mit Hautausschlag, ein Abbruch der Behandlung ist meist nicht notwendig.

Kombination mit anderen Mitteln

Probleme bei der Einnahme anderer Mittel treten nicht auf.

Weitere Anwendungen von Vitamin B12

Vitamin B12 wird gerne bei »Aufbaukuren« zur Behandlung diffuser Erschöpfungszustände und Müdigkeit angewandt. Auch bei Leber- sowie Nervenschäden und Entzündungen jeder Art soll es helfen. Mehr als ein Placeboeffekt ist von einer solchen Behandlung allerdings nicht zu erwarten. Zugute halten kann man ihr lediglich, dass sie kaum schadet: Nebenwirkungen treten fast nie auf. Ein Ersatz ist also nur bei nachgewiesenem Mangel wirklich sinnvoll.

Achtung

Es gibt keine Einnahmebeschränkungen.

Schwangerschaft und Stillzeit

Weder in der Schwangerschaft noch in der Stillzeit gibt es Probleme mit Vitamin B12.

Daher unsere Bewertung

Vitamin B12 lässt sich bei einem Mangel in Spritzenform (bei ernährungsbedingtem Mangel auch als Tabletten) sehr gut ergänzen und kann die mit dem Mangel verbundenen Blutbildschäden rasch bessern. Die eventuell mit einen Vitamin-B12-Mangel einhergehenden neurologischen Störungen brauchen jedoch oft Monate bis zur vollständigen Rückbildung. Liegt Lebererkrankungen und neurologischen Störungen jedoch kein Vitamin-B-12-Mangel zugrunde, wirkt sich eine Nährstoffergänzung nicht positiv aus.

Hydroxocobalamin hat gegenüber Cyanocobalamin den Vorteil, dass es seltener gespritzt werden kann.

Erythropoietin

Wirkstoff	Medikamente
Erythropoietin	Eprex (CH), Erypo (A, D), Neorecormon (A, D)

Wirkungsweise

Das gentechnisch hergestellte Erythropoietin entspricht dem im menschlichen Körper hergestellten Hormon und entfaltet die gleichen Wirkungen: Die Produktionsrate der roten Blutkörperchen im Knochenmark wird erhöht.

Die Behandlung bessert das Blutbild bei Menschen mit einer chronischen Nierenerkrankung bereits innerhalb weniger Wochen. Der Vorteil ist, dass viel seltener Bluttransfusionen gegeben werden müssen als früher.

Anwendung

Meist werden Patienten, die regelmäßig zu einer Blutwäsche (Dialyse) müssen, mit Erythropoietin behandelt. Sie erhalten dreimal in der Woche eine Injektion in die Vene oder in das Unterhautfettgewebe. Dabei scheint das Spritzen in die Haut etwas wirksamer zu sein als das in die Vene.

Zugleich ist meist die Gabe von Eisen nötig, da für die rasche Produktion der roten Blutkörperchen viel Eisen benötigt wird. Nur über die Ernährung kann der Bedarf nicht gedeckt werden.

Nebenwirkungen

→ Anstieg des Blutdrucks

Es kann zu dramatischen Blutdruckanstiegen kommen. Wenn bereits ein erhöhter Blutdruck vorliegt, muss mit niedrigeren Dosen begonnen werden. Eine engmaschige Kontrolle der Blutdruckwerte ist erforderlich.

→ Verschluss von Blutgefäßen

Gefährdet ist das Blutgefäß, über das bei Dialysepatienten die Blutwäsche durchgeführt wird. In

Weitere Anwendungen von Erythropoietin

In manchen Krankenhäusern wird Erythropoietin eingesetzt, um den Anstieg der roten Blutkörperchen nach einer Eigenblutspende zu beschleunigen. Eine Eigenblutspende wird z. B. vor großen Eingriffen an den Gelenken (Hüftgelenksersatz) durchgeführt, sodass man sich seine eigene »Blutbank« zulegt. Wird während des operativen Eingriffs eine Bluttransfusion benötigt, erhält man sein eigenes Blut. Ein Infektionsrisiko, das bei Transfusionen von Fremdblut nie hundertprozentig auszuschließen ist, wird so generell vermieden.

Ob Erythropoietin auch bei anderen Erkrankungen (Krebs, chronische Entzündungen) sinnvoll einsetzbar ist, wird derzeit untersucht.

---

einigen Untersuchungen kam es unter einer Behandlung mit Erythropoietin zu einem Verschluss dieses Blutgefäßes. Daher sollte bei gefährdeten Menschen eine Behandlung mit gerinnungshemmenden Mitteln erfolgen (z. B. mit Acetylsalicylsäure, siehe Seite 12f.). Einzelheiten müssen unbedingt mit dem Arzt besprochen werden.

→ **Krampfanfälle**

Selten kommt es zu Beginn der Behandlung zu Krampfanfällen. Dabei kann ein plötzlicher Anstieg des Blutdrucks eine Rolle gespielt haben, auch ein rascher Anstieg der roten Blutkörperchen wurde als Ursache diskutiert. Epileptiker dürfen daher nur niedrige Dosen bekommen.

Achtung

- Menschen mit hohem Bluthochdruck, der nicht oder nicht zufriedenstellend behandelt ist, dürfen Erythropoietin nicht erhalten, denn es besteht die Gefahr von Blutdruckkrisen.
- Patienten, die unter Gefäßerkrankungen leiden (akute Angina-pectoris-Anfälle, kürzlich durchgemachter Schlaganfall), sollten ebenfalls auf Erythropoietin verzichten.

Vorsicht Missbrauch

Erythropoietin wird von Leistungssportlern als Dopingmittel missbraucht. Hohe Dosen Erythropoietin sollen die Zahl der roten Blutkörperchen erhöhen und durch die große Zahl an Sauerstoffträgern die Leistungsfähigkeit verbessern. Dass dies kein harmloses Unterfangen ist, haben Todesfälle bei Radrennfahrern eindrucksvoll bewiesen.

Kombination mit anderen Mitteln

Die Einnahme mit anderen Medikamenten ist unproblematisch.

Schwangerschaft und Stillzeit

Bisherige Untersuchungen zeigen keine Gefährdung für Kind oder Mutter. Der Blutdruck muss gut kontrolliert werden, da ein unkontrollierter Anstieg auch für das Kind gefährlich sein kann.

Auch in der Stillzeit scheint die Anwendung von Erythropoietin vertretbar zu sein.

Daher unsere Bewertung

Erythropoietin ist ein wirksames Mittel zur Behandlung der Blutarmut bei chronischen Nierenerkrankungen. In der Hauptsache profitieren Menschen, die sich einer dauerhaften Blutwäsche unterziehen müssen, von dieser Therapie. Auch bei einer Eigenblutspende vor großen operativen Eingriffen kann Erythropoietin eingesetzt werden – allerdings nur bis zu dem Zeitpunkt, an dem sich das Blutbild wieder normalisiert hat.

Hauterkrankungen

Akne

Was ist Akne?

Akne ist eine Erkrankung der Haut, die mit vermehrter Talgproduktion und Verhornung der Talgdrüsenausgänge einhergeht. Dies führt zu »Mitessern« (Komedonen), die sich entzünden können.

Die Akne befällt die talgdrüsenreichen Hautbezirke im Gesicht, Nacken, Brust und Rücken. Sie setzt in der Pubertät ein, wenn männliche Geschlechtshormone die Talgdrüsen zu vermehrter Produktion anregen. Gleichzeitig nimmt die Verhornung und damit der Verschluss der Ausführungsgänge der Talgdrüsen zu.

Eine zähe Masse von Horn und Talg, die zusätzlich von einem Bakterium, dem Propionibacterium acnes, durchsetzt ist, kann nicht mehr nach außen abfließen. Es entsteht ein »Mitesser« (Komedo).

Die Mitesser können sich entzünden und die Entzündung auf das umliegende Gewebe übergreifen. Als Folge hiervon entstehen dann Pusteln, Knoten, Abszesse, Fisteln und schließlich Narben. Akne ist die häufigste Hautkrankheit bei Jugendlichen.

In den allermeisten Fällen nimmt sie bei Jungen einen wesentlich schwereren Verlauf als bei Mädchen. Mit dem Ausgang der Pubertät heilt die Akne jedoch zum Glück oft aus, in schweren Fällen kann sie allerdings auch im Erwachsenenalter fortbestehen.

Akne in Deutschland

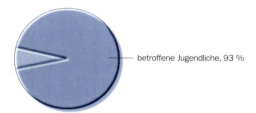

betroffene Jugendliche, 93 %

Akne ist die häufigste Hauterkrankung in der Pubertät. Sie trifft fast jeden Jugendlichen, dabei mehr Jungen als Mädchen.

Ursachen

Meist besteht eine ererbte Veranlagung zu einer vermehrten Talgproduktion (deshalb haben Menschen mit Akne fast immer eine fettige Haut). In Verbindung mit hormonellen Einflüssen, Verhornungsstörungen und bestimmten Bakterien wird dann das Krankheitsbild ausgelöst.

Aber auch äußere Einflüsse können Akne verursachen:
- Medikamente: Glukokortikoide, Anabolika, einige Schlafmittel, B-Vitamine, orale Empfängnisverhütungsmittel mit hohem Gestagenanteil (z. B. »Minipille«)
- Kontakt mit Umweltschadstoffen: Teer, Chlor, Öl, chlorierte Kohlenwasserstoffe
- Starke Sonneneinwirkung, meist in Verbindung mit Sonnenschutzmitteln und Kosmetika (»Mallorca-Akne«)

Symptome

Bei leichter Akne bilden sich vorwiegend Komedonen und nur wenige entzündete Pusteln. Befallen ist vor allem das Gesicht.

Bei schweren Formen sind die betroffenen Hautpartien gerötet und geschwollen und von Papeln und Pusteln übersät. Die entzündlichen Veränderungen greifen auf tiefere Gewebsabschnitte über und hinterlassen häufig Narben.

Spätfolgen und Komplikationen

Komplikationen entstehen durch Schmierinfektionen: Bei unsachgemäßer Behandlung, z. B. bei dem Versuch, die entzündeten Mitesser auszudrücken, breitet sich die Entzündung auf benachbartes Gewebe aus.

Starke Akne ist eine psychische Belastung. Sie kann sich auch auf die sozialen Kontakte auswirken und die Berufschancen des meist jungen Menschen beeinträchtigen.

Als Spätfolge ist vor allem die Entstehung bleibender Narben zu nennen, die ebenfalls eine psychische Belastung darstellen können.

Das kann man selbst tun

Die Behandlung erfordert ein großes Maß an Geduld und an Disziplin. In häufigen Fällen stellt sich ein Erfolg erst nach Wochen oder gar erst nach Monaten ein. Eine frühzeitig begonnene und im weiteren Verlauf konsequent durchgeführte Behandlung hilft, der Narbenbildung vorzubeugen.

→ Kosmetische Behandlung

Die Mitesser müssen, wenn überhaupt, vorsichtig ausgeleert (»ausgedrückt«) werden, da sonst die Gefahr besteht, dass die Entzündung auf das umliegende Gewebe übergreift und Narben zurückbleiben. Diese Behandlung gehört ausschließlich in die Hände einer Fachkosmetikerin.

→ Kein normales Make-up

Es ist ungünstig, die Haut mit einem Make-up abzudecken, weil dadurch die Poren noch mehr verstopfen.

→ Vorsichtige Reinigung

Um die Haut nicht zusätzlich zu reizen, sollte man sie am besten nur mit einem milden entfettenden Syndet oder einer alkoholischen Tinktur reinigen. Einige dieser Reinigungslösungen enthalten auch bakterienabtötende und schälende Substanzen.

→ Ernährung

Im Gegensatz zu früher geht man heute davon aus, dass die Ernährung bei der Entstehung von Akne kaum eine Rolle spielt. Diätvorschriften sind daher umstritten. Oft entwickelt man selbst ein gutes Gespür, welche Nahrungsmittel einem nicht gut bekommen.

Medikamente: Nutzen und Risiken

Bei allen Akneformen steht die örtliche Behandlung der betroffenen Hautpartien im Vordergrund, die geeignete Substanz richtet sich nach dem Schweregrad der Akne. Nur in sehr schweren Fällen ist eine innerliche Behandlung nötig.

Treten nur vereinzelt Pusteln auf, reicht eine gute Hauthygiene aus, um die Symptomatik in Schach zu halten.

Bei stärkeren Hauterscheinungen empfiehlt sich eine Schälbehandlung. Die Schälpräparate (Komedolytika) Vitamin-A-Säure (Tretinoin) oder Benzoylperoxid bekämpfen vor allem die übermäßige Verhornung der Haut, sodass der Talg besser abfließen kann und einer bakteriellen Besiedelung der Komedonen vorgebeugt wird. Bei vorrangig entzündlichen Veränderungen kommt das Antiseptikum Benzoylperoxid zur Anwendung. Studien haben gezeigt, dass 2,5- oder fünfprozentige Zubereitungen genauso wirksam sind wie zehnprozentige, die Haut jedoch wesentlich weniger belasten. Stehen Komedonen (Mitesser) im Vordergrund, empfiehlt sich Tretinoin, das auch die Bildung neuer Mitesser unterdrückt. Die Behandlung greift allerdings erst nach mehreren Wochen. Da Tretinoin die Haut stark strapaziert, sollte es am Anfang und nach Einsetzen der Besserung nur alle zwei Tage angewendet werden. Um die Wirkung zu verstärken, können Tretinoin und Benzoylperoxid abwechselnd – aber niemals gleichzeitig – aufgetragen werden.

Antibiotika kommen in Frage, wenn das Hautbild durch entzündete Pusteln bestimmt wird. Sie können entweder als Gel oder Lösung auf die Haut aufgetragen oder als Tabletten eingenommen werden. Allerdings sind Antibiotika zum Auftragen umstritten, da es zu Allergien und einer Resistenzentwicklung kommen kann. Das Antibiotikum büßt dann auch bei anderen Erkrankungen seine Wirkung ein.

Da ein Überwiegen männlicher Hormone die ungünstigen Hautveränderungen fördert, können Frauen von einer Hormontherapie in Form der Antibabypille profitieren. Die »Pille« kann die Akne zurückdrängen. Diese »Therapie« bietet sich vor allem dann an, wenn die Frau ohnehin eine Empfängnis verhüten will. Als günstig kann sich eine Kombination von Östrogenen mit dem Mittel Chlormadinonazetat erweisen, das dem männlichen Hormon entgegenwirkt. Allerdings

Fragen an den Arzt

● **Muss ich mit den Aknenarben leben?**
Nein, es gibt verschiedene Möglichkeiten der Korrektur von Aknenarben. Kleinere, eingesunkene Narben können durch so genannte »Punchbiopsien« angehoben und dem Umgebungsniveau der Haut angeglichen werden. Großflächige gemischte Narben werden mit einem Kältepeeling oder einem chemischen Peeling geglättet.

Manche Narbentypen werden auch chirurgisch behandelt, z. B. durch Abschleifen der obersten Hautschichten.

● **Welchen Einfluss hat die Psyche?**
Es gibt Hinweise, dass sich die Akne bei Stress verschlechtert.

Allerdings sind psychische Probleme meist eher die Folge der Erkrankung, die sich in sozialem Rückzug und Depressionen äußern und unter Umständen psychotherapeutisch behandelt werden sollten.

● **Was muss ich nach »überstandener« Akne tun?**
Wegen der Veranlagung zu »fettiger Haut« können immer wieder Komedonen entstehen, die sachgerecht behandelt werden müssen. Die Haut sollte täglich gut gereinigt werden.

Notbremse: Retinoide zum Einnehmen

In sehr schweren Fällen von Akne, in denen alle anderen Mittel versagt haben, kann das Retinoid Isotretinoin (Roaccutan) in Form von Kapseln eingenommen werden. Diese Behandlung kann schon innerhalb kurzer Zeit zur Besserung führen.

Sie hat allerdings eine Reihe unangenehmer bis gefährlicher Nebenwirkungen (z. B. trockene Haut und Schleimhäute, trockene Augen, Haarausfall, Gelenkbeschwerden, Anstieg der Blutfette und der Leberwerte, Depressionen und Psychosen bis hin zum Selbstmord).

Da dieses Mittel beim ungeborenen Kind in bis zu 30 Prozent der Fälle Missbildungen hervorruft, darf es Frauen im gebärfähigen Alter nur gegeben werden, wenn eine Schwangerschaft vor der Behandlung sicher ausgeschlossen und während der Therapie – und bis zu zwei Jahre danach! – durch eine sichere Verhütungsmethode verhindert wird. Auch während der Stillperiode und für Patienten mit Leber- und Nierenkrankheiten verbietet sich die Einnahme von Isotretinoin. Ebenfalls zu vermeiden ist die Kombination mit Tetrazyklinen (wie z. B. Doxycyclin und Minocyclin).

Hauterkrankungen

darf man nicht vergessen, dass auch eine Behandlung mit hoch dosierten Hormonpräparaten ein gewisses Risiko birgt. Von Cyproteronacetat (z. B. in Diane) raten wir ab, da es im Verdacht steht, Lebertumoren auszulösen. Aknemittel, die Hexachlorophen (wie Akne-fug simplex) enthalten, gelten als überholt und sollten nicht mehr angewandt werden. Bituminosulfathaltige Medikamente (z. B. Aknemycin Emulsion, Aknichtol N) stehen im Verdacht, selbst Akne auszulösen.

Benzoylperoxid

Wirkstoff	Medikamente
Benzoylperoxid	Aknefug BP (CH), Aknefugoxid mild Gel (D), Akneroxid(A, CH), Benzaknen (A, D), Cordes BPO Gel (D), PanOxyl (A, CH, D), Sanoxit/MT (D)

Wirkungsweise

Peroxide sind chemische Substanzen, die stark oxidierend wirken. Beim Auftragen auf die Haut wird die oberste Hautschicht entschuppt und der die Talgdrüsen verschließende Pfropf aufgelöst. Dadurch kann der Talg besser abfließen. Benzoylperoxid hat zusätzlich eine leicht antibakterielle Wirkung. Die Neigung zu vermehrter Talgbildung wird nicht beeinflusst.

Benzoylperoxid wird bei leichter bis mittelschwerer Akne empfohlen.

Anwendung

Das Mittel wird einmal täglich aufgetragen. Falls nach drei Tagen noch keine Hautschälung oder Hauttrockenheit eingetreten ist, kann die Anwendung zweimal täglich erfolgen.

Nebenwirkungen

Benzoylperoxid ist im Allgemeinen gut verträglich und gilt als eines der unproblematischsten Aknemittel.

→ Hautreizungen

Vereinzelt werden starke Hautreizungen und Unverträglichkeitsreaktionen beobachtet. Tritt eine sehr starke Hautreizung auf, sollte man ein Präparat mit einem niedrigeren Peroxidanteil wählen.

→ Sonnenempfindlichkeit

In der Zeit der Behandlung sollte man starke Sonneneinstrahlung (z. B. Sonnenbad, Solarium) meiden, da die Haut dadurch zusätzlich gereizt wird.

→ Allergische Reaktion

Auf die Substanz, aber auch auf Hilfsstoffe, die bei der Zubereitung verwendet werden, kann eine allergische Reaktion mit Hautrötung und Juckreiz folgen. Eine solche Hautreaktion wird bei bis zu drei Prozent der Anwender beobachtet.

→ Tumorbildung

Im Tierversuch mit Mäusen traten nach der Anwendung vereinzelt Hauttumoren auf; beim Menschen ist eine solche Komplikation jedoch bisher nicht beobachtet worden.

→ Verfärbungen

Da Benzoylperoxid ein Bleichmittel ist, hinterlässt es Flecken auf farbiger Wäsche. Es bleicht die Haare aus, auf der Haut können ebenfalls ausgebleichte Stellen entstehen.

Kombinationen mit anderen Mitteln

In schweren Fällen wird eine Kombination mit Tretinoin (siehe unten) empfohlen: Abends wird ein tretinoinhaltiges Präparat aufgetragen, das über Nacht einwirkt, und morgens Benzoylperoxid. Es wird aber davon abgeraten, beide Mittel zur gleichen Zeit aufzutragen, da sie sich in ihrer Wirkung gegenseitig aufheben können.

Achtung

● Benzoylperoxid darf nicht im Bereich von Hautverletzungen und von Wunden angewandt werden.

- Die Substanz soll nicht auf die empfindlichen Bereiche des Mundes, der Augen und der Nasenlöcher geraten. Sie darf nicht auf den Schleimhäuten angewandt werden.

Schwangerschaft und Stillzeit

Es ist noch nicht erforscht, ob die Substanz auf den Fötus oder in die Muttermilch übergeht – auch wenn dies als wenig wahrscheinlich gilt, sollten in der Schwangerschaft und Stillzeit benzoylperoxidhaltige Mittel nur sehr zurückhaltend angewandt werden. Insbesondere sollte man vermeiden, dass das Präparat an die empfindliche Haut von Säuglingen und Kleinkindern gerät.

> **Daher unsere Bewertung**
>
> Benzoylperoxid gilt als Mittel der Wahl zur Schälbehandlung bei Akne mit Komedonen und mäßigen entzündlichen Hautveränderungen. Es wirkt relativ schnell und ist im Allgemeinen gut verträglich.

Äußerliche Retinoide

Wirkstoffe	Medikamente
Tretinoin	Airol (A, CH), Cordes VAS (D), Eudyna (A, D), Retin-A (A, CH)
Isotretinoin	Isotrex Gel (A, D), Roaccutan Gel (A, CH)

Wirkungsweise

Retinoide (Abkömmlinge der Vitamin-A-Säure) zur äußerlichen Anwendung weichen die Hornschicht der Oberhaut auf, die verstopften Ausführungsgänge der Talgdrüsen öffnen sich. Dadurch kann der Talg besser entfernt und neuen Mitessern und Entzündungen vorgebeugt werden.

Retinoide gelten als die wirksamsten hautschälenden Mittel. Sie werden eingesetzt, wenn Benzoylperoxid nicht ausreicht, die Hautveränderungen zu bessern.

Anwendung

Das Mittel wird einmal (bis zweimal) täglich auf die betroffenen Hautpartien aufgetragen, wobei es über Nacht einwirken sollte.

Falls die Substanz die Haut stark reizt, sollte man das Mittel allerdings nur jeden zweiten Tag anwenden.

Bei der Therapie braucht man Geduld, denn die Wirkung tritt meist erst nach zwei bis drei Wochen ein, manchmal auch erst nach sechs Wochen.

Ist die Wirkung eingetreten, muss das Mittel nur noch jeden zweiten oder dritten Tag benutzt werden.

Nebenwirkungen

→ Hautveränderungen

Es können Rötungen der Haut auftreten, verbunden mit Schwellungen, Juckreiz und starkem Hautbrennen. Auch Hautverfärbungen sind nicht selten, bilden sich aber nach dem Absetzen zurück. Man muss abwägen, ob man bereit ist, diese Nebenwirkungen in Kauf zu nehmen. Andernfalls muss man das Mittel absetzen.

→ Sonnenempfindlichkeit

Die behandelten Stellen werden sehr lichtempfindlich – es besteht die Gefahr von Sonnenbrand, das Hautkrebsrisiko steigt. Man sollte deshalb gute Lichtschutzmittel verwenden oder die Hautpartien beim Sonnenbaden abdecken.

→ Allergische Reaktion

Auf den Wirkstoff oder die verwendeten Trägerstoffe sind allergische Reaktionen möglich, die zu Hautausschlägen führen. In diesem Fall muss das Präparat abgesetzt werden.

→ Trockene Augen

Wird Tretinoin in der Nähe der Augen aufgetragen, können Augentrockenheit, verminderte Tränenproduktion und Hornhautverletzungen auftreten. Eine Anwendung in diesem Bereich ist deshalb zu vermeiden.

Hauterkrankungen

Kombination mit anderen Mitteln

● Es hat sich bewährt, Tretinoin im Wechsel mit Benzoylperoxid zu verwenden. Dies sollte jedoch nie gleichzeitig erfolgen, da die Hautreizung dadurch stark zunimmt.
● Kombinationen mit Antibiotika erhöhen die Wirksamkeit, verstärken aber ebenfalls die Hautreizung; dies gilt auch für die Kombination mit Schwefel und Salicylsäure.

Achtung

● Tretinoin sollte nicht am Auge und auf den Schleimhäuten verwendet werden.
● Bei Hautentzündungen, akutem Ekzem und offenen Wunden darf Tretinoin nicht angewandt werden.

Schwangerschaft und Stillzeit

Tretinoin ist für das ungeborene Kind sehr gefährlich, weil es zu Missbildungen führen kann. Deshalb dürfen Tretinoin und andere Retinoide nicht in der Schwangerschaft angewandt werden. Dies gilt auch für die rein äußerliche Anwendung, da der Wirkstoff bis zu 50 Prozent in den Körper aufgenommen wird! Um sicher zu gehen, müssen Frauen im gebährfähigen Alter parallel zu retinoidhaltigen Aknemitteln – ja sogar zwei Jahre über das Absetzen hinaus – sorgfältig verhüten. Ob Retinoide auch in die Muttermilch übergehen, ist unsicher, vorsichtshalber sollten Stillende darauf verzichten.

> **Daher unsere Bewertung**
>
> Retinoide, insbesondere Tretinoin, sind Mittel der Wahl zur Schälbehandlung bei Akne, wenn Mitesser im Vordergrund stehen. Die Wirkung tritt meist nach zwei bis drei Wochen ein. Das Mittel ist gut verträglich. Allerdings muss vor und während der Anwendung eine Schwangerschaft sicher ausgeschlossen werden, da Retinoide in einem hohen Prozentsatz Fehlbildungen am ungeborenen Kind hervorrufen.

Antibiotika

Wirkstoffe	Medikamente
Antibiotika zur äußerlichen Behandlung Clindamycin	Basocin (D)
Erythromycin	Akne-mycin (CH), Aknemycin Lösung/Salbe (A, D), Aknilox (CH), Eryaknen (D), Eryderm (CH), Inderm (D), Meromycin (A), Staticin (CH)
Antibiotika zum Einnehmen Doxycyclin	Doxy-Basan (CH), Doxybene (A), Doxycyclin (CH), Doxyhexal (D), Doxy-ratiopharm (D), doxy von ct (D), Doxy-Wolff (D), Vibramycin (A, CH)
Erythromycin	Ericosol (CH), Eryhexal (D), Erythrocin (A, CH), Erythromycin Genericon (A), Erythromycin-ratiopharm (D), Erythromycin Wolff (D), Infectomycin (D), Monomycin (A, CH)
Minocyclin	Aknoral (CH), Lederderm (D), Minocin (A, CH), Minocyclin Heumann (D), Minocyclin Lederle (A), Skid (D)

Wirkungsweise

Die Antibiotika töten Bakterien ab – insbesondere das Propionibacterium acnes – und beseitigen damit eine der Ursachen der Akne. Die Entzündung wird eingedämmt und heilt schneller ab. Die übermäßige Verhornung und verstärkte Talgbildung bleiben davon unbeeinflusst.

Anwendung

Lokal wirksame Präparate werden ein- bis zweimal täglich auf die befallene Haut aufgetragen. Bei leicht austrocknender Haut empfiehlt sich ein Gel, bei fettiger Haut eine Lösung.

Bei schweren entzündlichen Formen werden Antibiotika als Tabletten eingesetzt. Bei Doxycyclin reicht die geringe Dosis von einmal täglich 50 mg aus, da sich das Mittel an den Talgdrüsen anreichert. Allerdings lässt sich der Erfolg erst nach drei Monaten beurteilen.

Nebenwirkungen

Siehe Kapitel Bakterielle Infektionen, Seite 87ff.

→ **Hautreizung**

Die lokal angewandten Antibiotika bergen vor allem die Gefahr einer Hautreizung bis hin zur allergischen Reaktion auf den Wirkstoff selbst oder die in der Zubereitung enthaltenen Zusatzstoffe.

→ **Resistenzbildung**

Da die Präparate – ob äußerlich oder intern – über einen längeren Zeitraum angewandt werden müssen, besteht die Gefahr, dass Bakterien gegen diese Mittel resistent werden. Sie versagen dann nicht nur bei der Aknebehandlung, sondern möglicherweise auch, wenn sie zur Therapie einer anderen Erkrankung eingesetzt werden.

Kombination mit anderen Mitteln, Achtung, Schwangerschaft und Stillzeit

Siehe Kapitel Bakterielle Infektionen, Seite 87ff.

Daher unsere Bewertung

Äußerliche Antibiotika werden bei der Behandlung der Akne nicht als sinnvoll erachtet, da sie zu Allergien führen und die Entwicklung von resistenten Bakterien fördern.

Bei schweren entzündlichen Formen der Akne kann die Einnahme von Antibiotika sinnvoll sein. Der Erfolg dieser Behandlung lässt sich aber erst nach drei Monaten beurteilen.

Auch hierbei nehmen Resistenzen zu. Auf keinen Fall sollten häufig verschiedene Antibiotika, sondern nur das Mittel eingesetzt werden, das sich bei einer vorangehenden Behandlung als wirksam erwiesen hat. Da die Behandlung mit Minocyclin öfter mit unerwünschten Nebenwirkungen einhergeht, sollte bevorzugt Doxycyclin eingesetzt werden.

Ekzem

Atopisches Ekzem in Deutschland

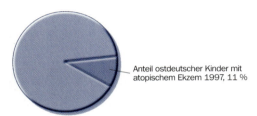

Anteil ostdeutscher Kinder mit atopischem Ekzem 1997, 11 %

Aus ungeklärten Gründen tritt das atopische Ekzem bei ostdeutschen Kindern häufiger auf als bei westdeutschen. Allerdings nähert sich die Zahl in Ostdeutschland langsam jener in Westdeutschland an.

Was ist ein Ekzem?

Unter dem Begriff Ekzem versteht man eine verschiedengestaltige Hauterkrankung. Man unterscheidet das allergische Kontaktekzem und das kumulativ-toxische Ekzem.

Ekzeme stellen mit 30 bis 40 Prozent den größten Anteil an Hauterkrankungen.

Ursachen

Für das Entstehen des **allergischen Ekzems** müssen zwei Umstände zusammentreffen: Es liegt zum einen eine ererbte Neigung zu Ekzemen vor und zum anderen wird die Haut einem allergieauslösenden Stoff ausgesetzt. In solch einer Situation reagiert das Immunsystem mit einer übermäßigen Abwehrreaktion – die Haut schwillt an, rötet sich und juckt. Begünstigt wird das Ekzem durch eine Vorschädigung des natürlichen Schutzmantels der Haut z. B. durch Säure oder Fett: Dann können die allergenen Substanzen tiefer eindringen.

Bei einem **toxisch bedingten Ekzem** hat eine bestimmte Substanz (z. B. scharfe Laugen oder Chemikalien, Putz- oder Scheuermittel, Kunststoffe oder Desinfektionsmittel) den Fett- und Säureschutzmantel der Haut direkt zerstört. Schädliche Stoffe können tief in die Oberhaut eindringen. Der Körper versucht diese Substanzen durch eine Entzündung abzuwehren, die als Hautausschlag sichtbar wird. Diese Form des Ekzems tritt bei bestimmten Berufen gehäuft auf, z. B. Friseuren, Chemielaboranten oder auch bei Hausfrauen.

Symptome

Das akute Ekzem bildet sich genau an den Stellen, die mit dem Allergen oder Schadstoff in Kontakt gekommen sind Es kommt zu einer juckenden Rötung, Knötchen- und Bläschenbildung, später können sich auch nässende Stellen entwickeln, die mit Krusten abheilen. Das chronische Ekzem äußert sich als Verdickung der

Nickelallergie

Nickel ist ein Metall, das in kleinsten Mengen im Körper vorhanden ist. Über seine genaue Funktion für den Organismus ist noch wenig bekannt.

Nickel ist häufig in Modeschmuck enthalten sowie in Metallknöpfen (Jeans), aber auch in Münzen, Besteck, Scheren oder Türklinken.

Die Überempfindlichkeit gegen Nickel ist sehr weit verbreitet. Man schätzt, dass jede achte Frau und jeder 20. Mann an einer Nickelallergie leidet und bei Kontakt mit dem Metall ein Ekzem entwickelt.

Haut, Vergröberung des Hautreliefs und durch vermehrte Schuppung. Typisch ist zudem ein starker Juckreiz.

Spätfolgen und Komplikationen

Ein allergisches Ekzem kann sich über den direkten Kontaktbereich hinaus in anderen Hautregionen ausbreiten. Oft leiden die Patienten unter diesen Streureaktionen mehr als unter dem ursprünglichen Krankheitsgeschehen.

Wird ein Ekzem nicht behandelt und beispielsweise immer wieder aufgekratzt, können Bakterien in die geschädigten Hautpartien einwandern und an diesen Stellen eitrige Infektionen verursachen.

Das kann man selbst tun

→ Auslöser meiden

Ist das Ekzem die Folge einer Allergie, muss man die auslösenden Substanzen konsequent meiden. Dies gilt natürlich auch für Giftstoffe und aggressive Substanzen. Hier hilft es oft, die Haut durch das Tragen von Schutzhandschuhen oder durch spezielle Salben zu schützen.

→ Richtiger Umgang mit empfindlicher Haut

Da die Haut von Menschen, die zu Ekzemen neigen, generell sehr empfindlich und eher trocken ist, sollte man alle stark reizenden Maßnahmen vermeiden, wie z.B. ausgedehnte Sonnenbäder, heiße Schaumbäder, Bürstenmassagen, Deodorants oder Enthaarungscremes. Wichtig ist eine gute Hautpflege, die die Haut mit genügend Fett und Feuchtigkeit versorgt. Wasch- und Pflegemittel sollten keine Konservierungs- oder Duftstoffe enthalten, auf die man empfindlich reagiert.

Die Kleidung sollte möglichst aus Baumwolle bestehen. Nicht geeignet sind Wolle, synthetische Gewebe und evtl. auch Seide.

→ Antijuckreizpflege

Um den Juckreiz und das Kratzen zu mildern, empfehlen sich Pflegesalben. Grundsätzlich gilt: Fett auf trocken – je trockener und rissiger die Haut ist, umso fetthaltiger muss die Salbe sein. Feucht auf feucht – nässende Ekzeme müssen feucht behandelt werden, entweder mit stärker wasserhaltigen Cremes, Lotionen oder feuchten Umschlägen.

→ Nickelarme Ernährung

Einige Personen reagieren überempfindlich auf Nickel in der Nahrung. Dann sollten Hülsenfrüchte, Kakaoprodukte (Schokolade) und Haferflocken gemieden werden, da in ihnen viel Nickel enthalten ist. In diesem Fall sollte man auch Metalltöpfe meiden und lieber in emailliertem Geschirr oder hitzebeständigen Glas- oder Keramikformen kochen.

Medikamente: Nutzen und Risiken

Leider genügt es auch bei kleinen Ekzemen nicht, den sie auslösenden Stoff zu entfernen. Um zu verhindern, dass das Ekzem größer wird oder streut, ist eine medikamentöse Behandlung mit äußerlich aufgetragenen Kortikosteroiden anzuraten. In den meisten Fällen heilen die Ekzeme dann innerhalb von wenigen Tagen ab. In dieser kurzen Anwendungszeit entfalten diese Präparate kaum Nebenwirkungen. Die weit verbreitete Angst vor einer Behandlung mit Kortison ist in diesem Fall nicht gerechtfertigt. Allerdings sollte damit keine längerfristige Behandlung durchgeführt werden. Man unterscheidet schwach wirksame, mittelstarke und stark wirksame Kortikoid-Externa, deren Wirkung, aber auch Nebenwirkungen mit dem Stärkegrad ansteigen. Bei einem Ekzem wird der Arzt schwach wirksame bis mittelstarke Präparate verordnen, nur in schweren Fällen kommen dann auch stark wirksame Mittel zum Einsatz.

Hauterkrankungen

Zur Behandlung des Juckreizes und der entzündlichen Hautreaktion gibt es eine ganze Reihe von äußerlich anzuwendenden Mitteln (die so genannten Antipruriginosa/Antiphlogistika). Es gibt sie als Cremes, Gele, Salben und Lotionen. Ihr Einsatz ist jedoch umstritten, zum Teil auch aufgrund ihrer möglichen Nebenwirkungen. Anerkannt in ihrer Wirkung sind nur Produkte, die – neben pflegenden Substanzen – Gerbstoffe oder Harnstoff enthalten.

Antihistaminika zum Einnehmen lindern insbesondere den starken Juckreiz beim allergischen Kontaktekzem. Die älteren Antihistaminika machen zusätzlich auch etwas müde. Die Antihistaminika der neuen Generation haben diese Nebenwirkung nur noch in höheren Dosen.

Antihistaminhaltige Salben und Gele gelten als weitgehend wirkungslos. Möglicherweise können sie sogar selbst einen Juckreiz auslösen.

Fragen an den Arzt

● **Wird eine Kontaktallergie als Berufskrankheit anerkannt?**
Bei etwa zehn Prozent der Erkrankten ist die Hauterkrankung beruflich bedingt. Wenn der Zusammenhang zwischen einem Schadstoff und der Hauterkrankung nachgewiesen werden kann, fördert das Arbeitsamt Umschulungsmaßnahmen.

● **Soll ich bestimmte Nahrungsmittel meiden?**
Hautausschlag als Folge einer Nahrungsmittelunverträglichkeit ist eher selten. In den meisten Fällen handelt es sich dann um Zusatzstoffe wie Farb- und Konservierungsmittel. Wenn Sie den Eindruck haben, dass zwischen dem Ekzem und bestimmten Nahrungsmitteln ein Zusammenhang besteht, sollten Sie dies durch eine Ausschlussdiät oder durch einen Hauttest bei Ihrem Arzt überprüfen.

Äußerlich aufgetragene Kortikosteroide

Wirkstoffe	Medikamente
Schwach wirksame Kortikoid-Externa	
Dexamethason	Dexa Loscon Mono (D), Dexamethason Creme/Salbe LAW (D)
Fluocortin	Vaspit (D)
Hydrocortison	Hydrocortison-Wolff (D), Hydroderm Aesca (CH), Schericur (CH), Soventol Hydrocortison (D)
Prednisolon	Hexacorton (CH), Linola-H N (D), Prednisolon Creme/Salbe LAW (D)
Mittelstark wirksame Kortikoid-Externa	
Clocortolon	Kaban Creme/Salbe (D), Kabanimat (D)
Flumetason	Cerson Salbe/Creme/Lösung (D), Locacorten (CH)
Hydrocortison-buteprad	Pandel (D)
Hydrocortison-butyrat	Alfason Creme/Salbe (D), Locoid (CH), Locoidon (A)
Methylprednisolon-aceponat	Advantan (D)
Prednicarbat	Dermatop (D), Prednitop (CH)
Triamcinolon-acetonid	Kenakort A (CH), Kortikoid-ratiopharm/F (D), Triam-galen (D), Triam Salbe/Creme Lichtenst. (D), Volon A (D), Triamcinolon Wolff (D)
Stark wirksame Kortikoid-Externa	
Amcinonid	Amciderm (D)
Betamethason	Betagalen (D), Beta-Lichtenstein (D), Betnesol-V Creme/Salbe (D), Betnovate (A, CH), Cordes Beta (D)
Desoximetason	Topisolon (A, CH, D)
Fluocinolon-acetonid	Jellin (D), Synalar (A, CH)

Wirkstoffe	Medikamente
Fluocinonid	Topsym/-F (A, CH, D)
Fluocortolon	Ultralan (D)
Mometason	Ecural (D), Elocom (CH), Elocon (A)

Wirkungsweise

Kortison und Hydrokortison sind Hormone, die in der Nebennierenrinde gebildet werden. Ihr Haupteffekt beruht auf einer Verminderung von Entzündungen, zudem wirken sie schmerzlindernd und antiallergen. Synthetisch hergestellte Kortikoide (wie Prednisolon oder Betamethason) übertreffen die Wirksamkeit der natürlichen Kortisone bei weitem.

Anwendung

Zur lokalen, äußerlichen Anwendung wird das Kortison Salben oder Cremes beigemischt. Meist genügt es, die Salbe oder Creme einige Tage lang ein- bis zweimal täglich dünn auf die betroffenen Areale aufzutragen.

Auf gar keinen Fall dürfen kortisonhaltige Präparate über einen längeren Zeitraum und in hoher Dosis auf die Haut aufgetragen werden, da die Haut dann Schaden leidet. Deshalb sollte man sich auch nach dem Auftragen der Salbe die Hände waschen.

Nebenwirkungen

Siehe Seite 434f.

Kombination mit anderen Mitteln

Siehe Seite 435.

Achtung

Siehe Seite 435.

Schwangerschaft und Stillzeit

Siehe Seite 435.

> **Daher unsere Bewertung**
>
> Externe Kortikoide sind die wirksamsten Mittel zur Behandlung eines akuten Ekzems. Die Wirkung setzt rasch ein und wird bei bestimmungsgemäßem und kurzfristigem Gebrauch nicht von Nebenwirkungen begleitet. Im Gesicht sollten Kortisonsalben allerdings nur auf ausdrückliche Anweisung des Arztes hin angewandt werden.

Antiphlogistika/ Antipruriginosa

Wirkstoffe	Medikamente
Bufexamac	Bufexamac-ratiopharm (D), duradermal (D), Flogocid (A, CH), Jomax (D), Parfenac (A, CH, D)
Gerbstoff (synthetisch)	Tannolact (D), Tannosynt (D)
Harnstoff	Basodexan (D), Elacutan (D), Nubral (D), Optiderm/-F Creme (D)

Wirkungsweise

Harnstoff wirkt juckreizstillend und scheint den Säureschutzmantel der Haut zu stabilisieren. Ähnliches wird auch für die Gerbstoffe vermutet, die beliebte Hausmittel sind. Dass sie auch bei Ekzemen wirken, ist allerdings bis zum jetzigen Zeitpunkt nicht hinreichend belegt.

Bufexamac ist ein nichtsteroidales Antiphlogistikum, das die Entzündung beim Ekzem lindert. Es ruft jedoch bei einigen Patienten eine starke allergische Hautreaktion hervor.

Anwendung

Die Salbe, Creme oder Lotion wird ein- bis dreimal täglich dünn auf die betroffenen Areale aufgetragen.

Hauterkrankungen

Nebenwirkungen

→ **Hautreaktionen**

Harn- und Gerbstoffe können zu Hautrötungen, Hautbrennen und Ausschlag führen. In diesen Fällen muss das Mittel abgesetzt oder auf eine niedrigere Wirkstoffkonzentration (beispielsweise unter zehn Prozent Harnstoffgehalt) ausgewichen werden.

Bufexamac verursacht häufig selbst ein Kontaktekzem, das auch auf andere Hautareale streuen kann. Beobachtet wurden zudem Hautrötungen, Brennen der Haut, Juckreiz, Quaddelbildung, Hautdefekte oder -schuppung.

→ **Allergische Reaktion**

Harnstoff und Bufexamac können auch eine allgemeine allergische Reaktion auslösen.

Kombination mit anderen Mitteln

Harnstoff erhöht die Aufnahme von Kortikoiden und anderen auf die Haut aufgebrachten Stoffen in den Körper.

Achtung

- Bufexamac, Gerbstoff und Harnstoff dürfen nicht am Auge angewandt werden.
- Bei einer Überempfindlichkeit gegen einen der Wirkstoffe oder Hilfsstoffe dürfen die Präparate nicht eingesetzt werden.
- Gerbstoff darf unter keinerlei Umständen in offene Wunden gelangen.

Schwangerschaft und Stillzeit

Bufexamac darf während der gesamten Schwangerschaft nicht auf größeren Hautarealen angewandt werden. In den letzten Wochen der Schwangerschaft darf Bufexamac überhaupt nicht eingesetzt werden.

In der Stillzeit darf es zumindest im Brustbereich nicht angewandt werden.

Für Gerbstoff und Harnstoff bestehen während der Schwangerschaft und Stillzeit keine Einschränkungen.

> **Daher unsere Bewertung**
>
> Harnstoffpräparate können beim Ekzem zur Linderung des Juckreizes eingesetzt werden. Sie gelten als sicher und effektiv, auch wenn ihr Wirkmechanismus noch nicht bekannt ist.
>
> Synthetische Gerbstoffe können ersatzweise zur Anwendung kommen, etwa wenn Harnstoff nicht vertragen wird. Sie gelten nur als Reservemittel, da ihre Wirksamkeit nicht ausreichend belegt ist.
>
> Von Bufexamac raten wir ab, weil es in häufigen Fällen allergische Reaktionen verursacht und das Krankheitsbild auf diese Weise verschlechtern kann.

Antihistaminika

Wirkstoffe	Medikamente
Müde machende Antihistaminika	
Clemastin	Tavegil (D), Tavegyl (A, CH)
Dimetinden	Fenistil/-retard (A, CH, D)
Hydroxyzin	Atarax (A, CH, D)
Wenig müde machende Antihistiminika	
Azelastin	Allergodil (A, D)
Cetirizin	Zyrtec (A, CH, D)
Fexofenadin	Telfast (A, CH, D)
Loratadin	Claritine (CH), Clarityn (A), Lisino (D), Loratyn (A)
Mizolastin	Mizollen (CH, D), Zolim (CH, D)
Terfenadin	Hisfedin (D), Terfenadin-ratiopharm (D), Triludan (A)

Wirkungsweise

Eine Einnahme von Antihistaminika verhindert die körpereigene Ausschüttung von Histamin, das für den Juckreiz und weitere allergische

Ekzem

Symptome verantwortlich ist. Ob die Antihistaminika in Salbenform wirksam sind, ist stark umstritten: Der Wirkstoff dringt wahrscheinlich nicht in nennenswerten Mengen in die Haut ein, sodass nur der kühlende Effekt der Gele besteht.

Anwendung

Antihistaminika können beim akuten allergischen Kontaktekzem, das mit starkem Juckreiz einhergeht, zusätzlich zur lokalen Behandlung genommen werden. Nach einigen Tagen klingen die Beschwerden meist ab. Es empfiehlt sich, tagsüber ein Präparat einzusetzen, das nicht müde macht. Stört der nächtliche Juckreiz den Schlaf oder führt er bei Kindern dazu, dass sie sich die Haut im Schlaf aufkratzen, sollte man abends ein leicht müde machendes Antihistaminikum nehmen.

Nebenwirkungen

Siehe Kapitel Heuschnupfen, Seite 463f.

Kombination mit anderen Mitteln

Siehe Kapitel Heuschnupfen, Seite 464.

Achtung

Siehe Kapitel Heuschnupfen, Seite 464.

Schwangerschaft und Stillzeit

Siehe Kapitel Heuschnupfen, Seite 464.

> **Daher unsere Bewertung**
>
> **Antihistaminika sind sehr wirksame Medikamente, die Menschen, die von Juckreiz gequält werden, sehr gut helfen.**
>
> **Die meisten Mittel sind gut verträglich. Allerdings können die Wirkstoffe Terfenadin, Loratadin und wahrscheinlich auch Fexofenadin unter Umständen gefährliche Herzrhythmusstörungen auslösen. Doch das geschieht nach dem jetzigen Wissensstand vor allem dann, wenn sie zu hoch dosiert oder zusammen mit anderen Medikamenten eingenommen werden, die ihren Abbau behindern.**
>
> **Da diese bedrohliche Nebenwirkung bei anderen Antihistaminika nicht beobachtet wurde, sollten diese bevorzugt werden.**

Neurodermitis

Neurodermitis in Deutschland

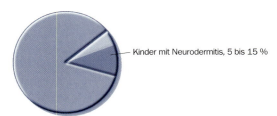

Kinder mit Neurodermitis, 5 bis 15 %

Die Erkrankungsrate nimmt in den letzten Jahren zu, ohne dass man bisher die Hintergründe kennt. Zudem gibt es bei Kindern im Verhältnis mehr Neurodermitiker (fünf bis 15 Prozent) als bei Erwachsenen (zwei Prozent).

Was ist Neurodermitis?

Neurodermitis ist eine der am weitesten verbreiteten chronischen Hauterkrankungen. Sie ist geprägt von sehr trockenen Hautpartien, mit Entzündung und starkem Juckreiz, der nachts besonders quälend auftritt. Die Erkrankung ist nicht ansteckend.

Eine Neurodermitis ist für den Betroffenen sehr belastend. Das Leiden kann sich Monate, aber auch Jahre und Jahrzehnte hinziehen, tritt aber typischerweise in Schüben auf mit nahezu beschwerdefreien Zeiträumen dazwischen.

In bis zu 80 Prozent der Fälle tritt Neurodermitis bereits im ersten Lebensjahr auf. Ersterkrankungen bei über Zwanzigjährigen waren bisher selten, werden aber häufiger.

Ursachen

Die Empfänglichkeit für Neurodermitis ist genetisch bedingt: Bei Kindern eines an Neurodermitis erkrankten Elternteils liegt das Erkrankungsrisiko bei ca. 30 Prozent, sind beide Eltern erkrankt, sogar bei 60 Prozent. Daneben werden Umwelteinflüsse (der zunehmende Kontakt mit Schadstoffen) als Ursache diskutiert.

Symptome

Die Haut des Neurodermitikers ist in der Regel zu trocken und hat einen niedrigen Wasser- und Harnstoffgehalt. Ihre Abwehr gegenüber Infektionen ist herabgesetzt, und sie ist mechanischen und chemischen Reizen gegenüber überempfindlich. Die Haut erscheint rau, es entstehen fleckige, stark juckende Rötungen, die mehr oder weniger ausgedehnt sind. Mit der Zeit wird die Haut durch das häufige Kratzen und Reiben rauer und dicker, die Hautlinien vergröbern sich.

Neurodermitis äußert sich je nach der Phase, in der sie auftritt, unterschiedlich: Bei Säuglingen überwiegen Verkrustungen an den Wangen und der Kopfhaut (»Milchschorf«), der Windelbereich bleibt meist ausgespart. Bei Kindern sind vor allem die Gelenkbeugen (Ellenbeugen, Kniekehlen) und das Gesäß, bei Erwachsenen neben den

Am falschen Platz

Die Neurodermitis gehört zu der Gruppe der so genannten atopischen Erkrankungen. Das griechische Wort »Atopie« (am falschen Platz) bezeichnet eine Überempfindlichkeit gegenüber Stoffen aus der Umwelt, die zu Überreaktionen des Organismus führt. Wer an Neurodermitis leidet, neigt deshalb auch oft zu anderen allergischen Erkrankungen wie Heuschnupfen, Asthma oder allergisch bedingter Bindehautentzündung.

Neurodermitis

Gelenkbeugen vor allem Hals, Gesicht, Schultern und Brust betroffen (oftmals auch in Form von kleinen juckenden Knötchen). Bei Heranwachsenden ist Neurodermitis oft am stärksten ausgeprägt. Bei etwa der Hälfte der betroffenen Säuglinge heilt die Erkrankung bis zum zweiten Lebensjahr aus; genauso verliert sich bei etwa der Hälfte der betroffenen Kinder das Leiden in der Jugendzeit. Mit zunehmendem Alter nimmt die Intensität der Beschwerden meist ab.

Spätfolgen und Komplikationen

In die aufgekratzten, entzündeten Hautbereiche können Bakterien oder Viren einwandern und schwere Infektionen auslösen. Ein direkter Hautkontakt mit einem allergieauslösenden Stoff (z.B. Hausstaub oder Nickel) kann zu einer akuten Verschlechterung der Symptomatik führen. Die Hautentzündungen selbst hinterlassen nur dann Narben, wenn sie tief aufgekratzt wurden.

Das kann man selbst tun

Die wichtigste Maßnahme überhaupt ist eine sorgfältige Hautpflege. Alle äußeren Einflüsse, die die Haut reizen könnten, sind von ihr fern zu halten. Fettende Cremes oder Salben sollten täglich mehrmals aufgetragen werden. In vielen Fällen heilt eine leichtere Neurodermtitis bereits unter diesen pflegenden Maßnahmen ab.

→ Die richtige Hautpflege

Auch in beschwerdefreien Phasen sollte die trockene Haut mindestens zweimal täglich mit einer fetten Creme oder Salbe eingecremt werden. Empfehlenswert sind Wasser-in-Öl-Emulsionen, d.h. Salben, die aus etwa 80 Prozent Fett und 20 Prozent Wasser zusammengesetzt sind (im Winter müssen meist fettere Pflegemittel eingesetzt werden als im Sommer). Die verträglichste Zubereitung sollte gemeinsam mit dem Hautarzt herausgefunden werden.

Durch das regelmäßige Eincremen wird das Austrocknen der Haut verhindert, die Haut kann sich besser gegen Reize von außen wehren. Auch die nicht betroffenen Areale sollten eingefettet werden. Die Creme dabei stets dünn auftragen und vor dem Ankleiden einige Minuten lang einziehen lassen. Als Faustregeln gelten:
● Fett auf trocken! Je trockener und rissiger die Haut, um so fetthaltiger muss die Salbe sein.
● Feucht auf feucht! Nässende Ekzeme müssen feucht behandelt werden, entweder mit wasserhaltigeren Cremes oder feuchten Umschlägen.

→ Hautreinigung

Eine sorgfältige Hauthygiene verhindert, dass sich Bakterien auf der lädierten Haut ansiedeln können. Allerdings sollte man auch nicht zu häufig duschen oder baden. Dabei wird empfohlen, nur reines, nicht zu heißes Wasser und seifenfreie Syndets zu verwenden sowie dem Badewasser medizinische Öle oder Kleieextrakte zuzusetzen. Schäumende Substanzen, wie sie in Shampoos und Duschgels zu finden sind, sollte man meiden, weil sie die Haut entfetten. Nach dem Duschen oder Baden sollte die Haut nur abgetupft (nicht abgerubbelt) und sofort eingecremt werden – auch nach Ölbädern.

→ Allergene vermeiden

Bei einer bekannten Allergie sollten die entsprechenden Stoffe möglichst konsequent gemieden werden. Am häufigsten lösen Pollen, Schimmelpilze, Tierhaare und Hausstaubmilben Allergien aus, viel seltener besteht eine Überempfindlichkeit gegenüber bestimmten Nahrungsmitteln.

→ Hautreizungen reduzieren

Auch nichtallergische Reize strapazieren die Haut: z.B. Tabakrauch und andere Reizgase, Reinigungsmittel oder bestimmte Kleidung. Man sollte den Kontakt damit meiden oder zumindest so gering wie möglich halten. Darüber hinaus empfiehlt es sich, die Haut vor extremer Hitze oder Kälte zu schützen.

Hauterkrankungen

→ Ernährung

Jeder Neurodermitiker sollte viel trinken (zwei bis drei Liter täglich), am besten Kräutertees, Mineralwasser oder verdünnte Säfte. Kaffee oder Schwarztee sind in Maßen erlaubt. Starke Gewürze und Alkohol fördern jedoch die Durchblutung der Haut und damit den Juckreiz.

Die Ernährung sollte aus einer ausgewogenen Mischkost bestehen und möglichst frisch zubereitet werden, da industrielle Fertigprodukte Zusatzstoffe enthalten können, die möglicherweise nicht vertragen werden. Pauschale Diäten sind nicht sinnvoll und manchmal sogar schädlich!

→ Für Entspannung sorgen

Anspannung und Stress können einen Schub auslösen oder die Beschwerden verschlimmern. Entspannungstechniken wie autogenes Training oder die progressive Muskelentspannung nach Jacobson können helfen.

Medikamente: Nutzen und Risiken

Eine leichtere Neurodermitis lässt sich mit den beschriebenen hautpflegenden Maßnahmen allein behandeln. Bei stärkeren akuten neurodermitischen Schüben kann es erforderlich sein, die Entzündung mit Hilfe von Medikamenten zu hemmen und den Juckreiz zu lindern. Heilen kann man eine Neurodermitis allerdings nicht.

Standardtherapie sind äußerlich (extern) angewandte Glukokortikoide (Kortison und seine Abkömmlinge). Sie führen in den meisten Fällen innerhalb von wenigen Tagen zur Abheilung der juckenden und nässenden Ausschläge. Man unterscheidet schwach wirksame, mittelstarke und stark wirksame Kortikoid-Externa, deren Wirkung, aber auch Nebenwirkungen dem Stärkegrad entsprechend ansteigen. Das individuell richtige Maß sollte sich nach der schwächsten gerade noch wirksamen Stärke richten. Bei einer sachgerechten äußerlichen Anwendung geraten

nur geringe Mengen in den Körper und verursachen kaum Nebenwirkungen. Das weit verbreitete Misstrauen gegenüber Kortison hat in diesem Fall keine Berechtigung. Allerdings ist zu beachten, dass Glukokortikoide nicht zur Langzeittherapie geeignet sind, sondern nur kurzfristig bis zum Abklingen der Beschwerden angewendet werden dürfen.

Ebenfalls bewährte Mittel mit sehr wenigen Nebenwirkungen sind die Antihistaminika. Sie unterdrücken gezielt den Juckreiz. Ältere Antihistaminika machen auch etwas müde (sedierende Antihistaminika), was bei Antihistaminika der neuen Generation geringer ausgeprägt ist (wenig sedierende Antihistaminika). Ursächlich können Medikamente aber nicht helfen.

Bei schweren und langwierigen Neurodermitisphasen können nichtmedikamentöse Verfahren in Frage kommen: Die Bestrahlung mit langwelligem UVA-Licht und in schweren Fällen mit UVB-Licht im Schmalspektrum-Bereich (Fototherapie) hat sich bei Neurodermitis mittlerweile gut bewährt, allerdings ist diese Therapie dermatologischen Kliniken vorbehalten. Bei Lichttherapien kann es anfangs zu einer Zunahme der Symptome kommen, ehe langfristig eine anhaltende Besserung einsetzt. Auch Sonnenlicht stärkt den natürlichen Schutzmantel der Haut. Ein sechs- bis achtwöchiger Aufenthalt im Hochgebirge über 1500 Metern, an der Nordsee oder am südlichen Mittelmeer führt bei vielen Neurodermitis-Patienten zur Besserung ihrer Beschwerden. Neben dem Erholungseffekt wird die günstige Wirkung einer solchen »Klimatherapie« vor allem der Sonnenstrahlung und einer geringen Konzentration von allergieauslösenden Stoffen zugeschrieben.

In schweren Fällen, die auf die übliche Behandlung nicht ausreichend ansprechen, hat man früher Glukokortikosteroide in Tablettenform eingesetzt, was natürlich mit stärkeren Nebenwirkungen einherging. Heute bevorzugt man in diesen Fällen das Mittel Cyclosporin A. Es lässt über eine Hemmung der übermäßigen Abwehr- und Entzündungsreaktionen die Ekzeme abheilen. Diese Substanz darf allerdings nur bei Erwachsenen eingesetzt werden. Auch die Behandlung mit

432

speziellem UV-Licht oder die Bestrahlung von aus dem Blut entnommenen Immunzellen, die anschließend wieder über eine Infusion in den Blutkreislauf gebracht werden (extrakorporale Photophorese), ist schwersten Fällen vorbehalten.

Einige so genannte alternative Behandlungsmethoden wecken Hoffnung auf Heilung. Sie sind aber mit großer Vorsicht zu betrachten. Viele Fälle von scheinbaren Heilungen sind nur auf den schubförmigen Verlauf der Krankheit zurückzuführen und nicht auf die Wunderwirkung eines Mittels. Bei vielen Betroffenen kehrt die Krankheit irgendwann zurück.

Fragen an den Arzt

● **Darf ich schwimmen gehen?**
Gechlortes Wasser sollte eher vermieden werden, da es die Haut reizt. Auf jeden Fall sollten Sie sich nach dem Schwimmen sofort gründlich mit chlorfreiem Wasser abduschen und die Haut fetten. Gut vertragen wird Süß- und Meerwasser.

● **Welche pflanzlichen Mittel können helfen?**
Verschiedene pflanzliche Stoffe wie Ringelblumenblüten, Hamamelis- und Kamillezubereitungen wirken leicht antientzündlich und juckreizlindernd, wobei die Hauptwirkung meist der Salbengrundlage zuzusprechen ist. Allerdings dürfen sie nur angewandt werden, wenn eine Überempfindlichkeit dagegen sicher ausgeschlossen ist. Eine Heilung lässt sich auch mit pflanzlichen Mitteln nicht erreichen.

Äußerlich angewandte Glukokortikosteroide

Wirkstoffe	Medikamente
Schwach wirksame	
Dexamethason	Dexa Loscon Mono (D), Dexamethason Salbe/Creme LAW (D)
Fluocortin	Vaspit (D)

Wirkstoffe	Medikamente
Schwach wirksame (Fortsetzung)	
Hydrocortison	Hydrocortison-Wolff (D), Hydroderm Aesca (CH), Schericur (CH), Soventol Hydrocortison (D)
Prednisolon	Hexacorton (CH), Linola-H N (D), Prednisolon Salbe/Creme LAW (D)
Mittelstark wirksame	
Clocortolon	Kaban Creme/Salbe (D), Kabanimat (D)
Flumetason	Cerson Salbe/Creme/Lösung (D), Locacorten (CH)
Hydrocortison-buteprad	Pandel (D)
Hydrocortison-butyrat	Alfason Salbe/Creme (D), Locoid (CH), Locoidon (A)
Methylprednisolon-aceponat	Advantan (D)
Prednicarbat	Dermatop (D), Prednitop (CH)
Triamcinolon-acetonid	Kenakort A (CH), Kortikoid-rationpharm (D), Triam Salbe/Creme Lichtenstein (D), Triamgalen (D), Volon A (D), Triamcinolon Wolff (D)
Stark wirksame	
Amcinonid	Amciderm (D)
Betamethason	Betagalen (D), Beta Salbe/Creme Lichtenstein (D), Betnesol-V (D), Betnovate (A, CH), Cordes Beta (D)
Clobetasol	Dermovate (A, CH), Dermoxin/Dermoxinale (D), Karison (D), Clobegalen (D)
Desoximetason	Topisolon (A, CH, D)
Fluocinolon-acetonid	Jellin (D), Synalar (A, CH)
Fluocinonid	Topsym/-F (A, CH, D)
Fluocortolon	Ultralan Creme (D)
Mometason	Ecural (D), Elocom (CH), Elocon (A)

Wirkungsweise

Die natürlichen Glukokortikoide Kortison und Hydrocortison sind Hormone, die in der Nebennierenrinde gebildet werden. Sie schützen den Körper vor übermäßigen Entzündungsreaktionen und helfen ihm, Stresssituationen zu meistern. Synthetisch hergestellte Glukokortikoide (wie Prednisolon, Betamethason oder Dexamethason) übertreffen die Wirksamkeit der natürlichen Kortisone. Ihr Haupteffekt bei Neurodermitis beruht auf der Verminderung von Entzündungen, zudem lindern sie die Schmerzen und dämpfen die allergische Reaktion.

Anwendung

Zur lokalen, äußerlichen Anwendung wird das Glukokortikoid Salben oder Cremes beigemischt. Hier empfiehlt sich die so genannte Intervalltherapie: An drei bis vier aufeinander folgenden Tagen wird das Glukokortikoidpräparat ein- bis zweimal täglich dünn auf die betroffenen Areale aufgetragen. Die folgenden drei bis vier Tage verwendet man nur die übliche fettende Basiscreme. In ähnlicher Weise wird die noch ausreichende Wirkstärke ermittelt: Es wird ein stärker wirkendes Präparat allmählich über ein schwächer wirkendes bis zur Basistherapie reduziert. Als Faustregel gilt, das schwächste Präparat zu verwenden, das eine gute Wirkung zeigt. Anfangs bedarf es einiger Geduld, bis man zusammen mit dem Hautarzt das richtige Präparat gefunden hat.

Um die Menge an Glukokortikoiden, die in den Körper gelangt, und die damit verbundenen Nebenwirkungen gering zu halten, sollten nie mehr als 20 Prozent der Hautoberfläche behandelt werden. Wie viel Salbe man jeweils aufträgt, hängt auch von der betroffenen Hautpartie ab, die mehr oder weniger aufnahmefähig ist:
- sehr niedrig an Handflächen, Fußsohlen, Rücken
- niedrig an Armen und Beinen
- hoch im Gesicht und Genitalbereich

Außerdem gilt: Je entzündeter und aufgekratzter die Haut, umso mehr Glukokortikoid wird aufgenommen.

Nebenwirkungen

Bei fachgerechter Anwendung treten so gut wie keine Nebenwirkungen auf. Den Dosierungsanweisungen des Arztes muss genau Folge geleistet werden. Wenn kortikoidhaltige Cremes zu lange oder in zu hohen Dosen aufgetragen werden, steigt die Gefahr der Nebenwirkungen stark an.

→ Dünnere Haut

Glukokortikoide greifen in den Eiweißstoffwechsel der Haut ein und bauen – neben dem entzündlichen Prozess – auch das gesunde Gewebe ab (Atrophie der Haut). Die Haut wird dünner und erhält ein pergamentartiges Aussehen.

→ »Geplatzte Äderchen«

Bei unsachgemäßer Anwendung können sich in der Haut kleine Blutgefäße bilden bzw. erweitern (Teleangiektasien). Diese schimmern rot durch und stellen vor allem im Gesicht ein kosmetisches Problem dar.

→ Vermehrte Behaarung

An den behandelten Hautpartien wird der Haarwuchs angeregt (Hypertrichose), Haare wachsen auch an untypischen Stellen. In der Regel bildet sich diese Nebenwirkung nach Absetzen des Präparats wieder zurück.

→ Hautverfärbungen

Eher selten kommt es zu Veränderungen der Pigmentproduktion (Hautfarbstoffe), die zu gelblichen oder bräunlichen Verfärbungen führen.

→ Akneähnliche Hautveränderungen um den Mund

Um den Mund herum können akneähnliche Hautveränderungen auftreten.

→ Allergische Reaktionen

Auf das synthetische Kortikoid selbst wie auch auf Hilfsstoffe in den Salben (Konservierungsmittel, Emulgatoren) kann eine allergische Reaktion erfolgen, die mit verstärkter Hautrötung und Juckreiz einhergeht. In diesem Fall muss auf ein anderes Präparat umgestiegen werden.

Kombination mit anderen Mitteln

Bei externen Kortikoiden sind die Wechselwirkungen mit anderen Medikamenten gering.
- Harnstoff wirkt abschwellend und juckreizlindernd und ist deshalb manchen Basiscremes beigefügt. Er erhöht allerdings auch die Kortisonwirksamkeit und damit die Gefahr von Nebenwirkungen.
- Idoxuridin (ein Mittel bei Herpesinfektionen der Haut, das meist in Salbenform aufgetragen wird) hat in Verbindung mit Glukokortikoiden eine verzögerte Wundheilung zur Folge.

Achtung

Vor der Anwendung müssen andere Hauterkrankungen wie Hauttuberkulose, Syphilis, Impfreaktionen oder Windeldermatitis ausgeschlossen werden.
- Bei viralen, pilzbedingten und bakteriellen Entzündungen sollten Glukokortikoide erst angewandt werden, wenn die Infektion nach einer entsprechenden Behandlung abgeklungen ist. Ansonsten kann sich das Krankheitsbild verschlimmern.
- Im Gesicht und im Genitalbereich müssen die Präparate höchst zurückhaltend, am besten gar nicht angewandt werden, auf jeden Fall aber vorsichtig dosiert werden, da sie dort von der Haut besonders gut aufgenommen werden.
- Bei Säuglingen und Kleinkindern sollten, wenn überhaupt, nur schwach oder mittelstark wirksame Kortikoid-Externa kurzfristig angewandt werden.

Schwangerschaft und Stillzeit

Im ersten Drittel der Schwangerschaft und in der Stillzeit sollte man die Anwendung auf größeren Hautflächen über längere Zeiträume vermeiden und die Therapie nur unter ärztlicher Aufsicht vornehmen.

Daher unsere Bewertung

Externe Kortikoide sind die wirksamsten Mittel zur Behandlung eines akuten Schubs der Neurodermitis. Die Wirkung setzt rasch ein und wird bei bestimmungsgemäßem Gebrauch nicht von Nebenwirkungen begleitet. Der erforderliche Stärkegrad muss individuell ermittelt werden. Für eine Langzeitbehandlung sind diese Mittel nicht geeignet.

Antihistaminika

Wirkstoffe	Medikamente
Wenig sedierende Antihistaminika	
Azelastin	Allergodil (A, D)
Cetirizin	Zyrtec (A, CH, D)
Fexofenadin	Telfast (A, CH, D)
Loratadin	Claritine (CH), Clarityn (A), Lisino (D), Loratyn (A)
Mizolastin	Mizollen (CH, D), Zolim (CH, D)
Terfenadin	Hisfedin (D), Terfenadin-ratiopharm (D), Triludan (A)
Sedierende Antihistaminika	
Clemastin	Tavegil (D), Tavegyl (A, CH)
Dimetinden	Fenistil/-retard (A, CH, D)
Hydroxyzin	Atarax (A, CH, D)

Wirkungsweise

Antihistaminika besetzen die Bindungsstellen ganz bestimmter Abwehrzellen des Immunsystems. Auf diese Weise verhindern sie die Ausschüttung von Histamin, das für den Juckreiz verantwortlich ist.

Antihistaminika werden als Tabletten, Tropfen oder Sirup eingenommen. Ob die auch in Salbenform verfügbaren Antihistaminika wirksam sind, ist umstritten: Der Wirkstoff dringt

Hauterkrankungen

wahrscheinlich gar nicht in ausreichenden Mengen in die Haut ein.

Anwendung

Um ihre Wirkung zu entfalten, sollten Antihistaminika bei einer mit starkem Juckreiz verbundenen Neurodermitis regelmäßig eingenommen werden und nicht nur dann, wenn es bereits stark juckt. Tagsüber sollte ein wenig müde machendes Präparat eingesetzt werden. Stört der nächtliche Juckreiz den Schlaf oder führt er bei Kindern dazu, dass sie sich auch im Schlaf die Haut aufkratzen, ist ein leicht müde machendes Antihistaminikum am Abend empfehlenswert.

Nebenwirkungen

Siehe Kapitel Heuschnupfen, Seite 463f.

Kombination mit anderen Mitteln

Siehe Kapitel Heuschnupfen, Seite 464.

Achtung

Siehe Kapitel Heuschnupfen, Seite 464.

Schwangerschaft und Stillzeit

Siehe Kapitel Heuschnupfen, Seite 464.

Daher unsere Bewertung

Antihistaminika sind sehr wirksam und für Menschen, die von Juckreiz gequält werden, hilfreiche Medikamente. Die meisten Mittel sind gut verträglich, vorausgesetzt sie werden nur kurze Zeit während des akuten Schubs eingenommen.

Allerdings können die Wirkstoffe Terfenadin, Loratadin und vermutlich auch Fexofenadin unter Umständen gefährliche Herzrhythmusstörungen auslösen. Die anderen Wirkstoffe sind gefahrloser und daher zu bevorzugen.

Schuppenflechte

Schuppenflechte in Europa

südliche Gefilde   nördliche Gefilde

In Europa leiden ein bis zwei Prozent der Bevölkerung an einer Schuppenflechte. Sie tritt in nördlichen Gefilden häufiger auf als in südlichen.

Was ist Schuppenflechte?

Bei der Schuppenflechte (Psoriasis) besteht in den betroffenen Hautarealen eine Wachstumsstörung der Haut, bei der die Zellteilung stark erhöht und die Verhornung gestört ist. Während normalerweise neu gebildete Hautzellen 28 Tage brauchen, um von der untersten Hautschicht in die obere Hornschicht zu wandern, geschieht dies bei Psoriasis-Patienten in vier Tagen. Dadurch kommt es zu einer stärkeren Verhornung der Oberhaut mit der typischen silbrigen Schuppung. Gleichzeitig entsteht in den betroffenen Hautbereichen eine Entzündung, die sich in einer Rötung der betroffenen Hautpartie äußert. Die Krankheit ist nicht ansteckend, beginnt in der Regel zwischen dem zehnten und 30. Lebensjahr und verläuft chronisch sowie häufig in Schüben.

Ursachen

Die Ursachen der Erkrankung sind bis zum heutigen Tag nicht geklärt. Man vermutet zum einen eine ererbte Veranlagung, die auch mehrere Generationen überspringen kann. Außerdem können bestimmte Faktoren zum Ausbruch der Krankheit beitragen: Oft bricht die Schuppenflechte nach einer Infektion wie Grippe, Angina oder einem Harnwegsinfekt aus. Mechanische Reize wie Verletzungen, Reibung und Druck scheinen die Erkrankung zu verschlimmern, ebenso Sonnenbrand oder häufiges Reinigen der Haut. Darüber hinaus können die Hautveränderungen durch Alkoholkonsum, verschiedene Medikamente und starke seelische Belastungen provoziert werden.

Symptome

Meist setzt die Erkrankung mit einem kräftigen Schub ein, bei dem sich am ganzen Körper kleine, leichte erhabene Flecken bilden. Sie sind stark gerötet und können jucken. Später bilden sich auf den befallenen Arealen die typischen silbrigen Schuppen, die sich beim Kratzen wie Kerzenwachs ablösen. Die Stellen können innerhalb von einigen Wochen oder Monaten von selbst abheilen; bei zwei Dritteln der Psoriatiker allerdings werden die Beschwerden chronisch.

Besonders häufig befällt die Schuppenflechte die Haut über Ellbogen, Kniescheiben und dem Kreuzbein-Bereich – nicht selten weitet sie sich auf den ganzen Körper aus. Manchmal manifestiert sich die Psoriasis auch an den Finger- und Fußnägeln mit kleinen Grübchen (»Tüpfelnägel«) oder gelblichen Verfärbungen (»Ölflecken«) und kann dann leicht mit einer Pilzerkrankung verwechselt werden.

Daneben gibt es verschiedene spezielle Formen der Schuppenflechte, die mit Fieber, Pusteln oder Schrunden einhergehen.

Spätfolgen und Komplikationen

Tritt die Schuppenflechte an für die Allgemeinheit sichtbaren Stellen auf, hat das soziale Auswirkungen: Viele schrecken vor Hautkontakt mit einem Psoriatiker zurück. Die Patienten selber leiden an Hemmungen und neigen dazu, sich zurückzuziehen. Der ständige Juckreiz führt darüber hinaus zu Nervosität und Reizbarkeit.

Bei fünf bis 20 Prozent der Schuppenflechte-Patienten kann nach längerem Krankheitsverlauf eine Gelenkbeteiligung auftreten. Sie äußert sich in heftigen Schmerzen. Betroffen sind vor allem die kleinen (End-)Gelenke an Händen und Füßen oder alle Gelenke an einem Finger bzw. Zeh. Bei solchen Anzeichen muss unverzüglich ein Spezialist aufgesucht werden (Rheumatologe), denn diese Form kann sehr schnell voranschreiten und die Gelenke bleibend schädigen.

Das kann man selbst tun

Die Haut von Patienten mit Schuppenflechte neigt zu Trockenheit und reagiert empfindlich auf mechanische Reize wie Reibung oder Druck. Wer dies im Alltag beachtet, kann selbst viel dazu beitragen, die Erkrankung einzudämmen.

→ Hautpflege, Bäder

Schäumende Badezusätze oder Duschlotionen trocknen die Haut stark aus. Besser sind rückfettende Ölbäder, die auch eine entspannende Wirkung haben (z. B. mit Melissen- oder Lavendelöl). Auch der Zusatz von Badesalz aus z. B. dem Toten Meer wirkt wohltuend. Nach der Reinigung muss die Haut gut mit einer fett- und feuchtigkeitsspendenden Pflegecreme eingecremt werden.

→ Gesunde Ernährung

Eine allgemein verbindliche Psoriasisdiät gibt es nicht. Dagegen ist eine gesunde, ballaststoffreiche und nicht zu üppige Ernährung empfehlenswert, zumal auch Übergewicht das Erkrankungsrisiko erhöht. Vermeiden sollte man übermäßigen Alkoholgenuss und alle Speisen, auf die man mit zunehmenden Beschwerden reagiert.

→ Gelassenheit und Entspannung

Negativen Stress sollte man meiden oder zumindest für ausreichende Ruhephasen sorgen. Entspannungstechniken wie Autogenes Training, progressive Muskelentspannung nach Jacobsen, Yoga oder Meditation, können dabei helfen. Auch der Austausch in Selbsthilfegruppen kann unterstützend wirken.

→ Immunsystem stärken

Infekte können einen Schub der Schuppenflechte auslösen. Deshalb sollte man sein Immunsystem stärken, z. B. durch vitaminreiche Ernährung, regelmäßige körperliche Aktivität, Kneippsche Anwendungen. Morgendliches kaltes Abduschen führt außerdem zur Freisetzung von körpereigenem Kortison aus den Nebennieren, was dazu beiträgt, die entzündlichen Hautveränderungen einzudämmen.

→ Sonnenlicht

Klimawechsel und insbesondere Wärme und Sonnenlicht führen bei vielen Psoriatikern zu einer Linderung der Hauterkrankung. Die Ferien sollten in sonnigen Regionen verbracht werden (dabei trotzdem auf einen ausreichenden Sonnenschutz achten!). Eine Bestrahlungstherapie, z. B. mit UVB-Licht (Fototherapie) darf hingegen nur in spezialisierten Praxen oder Kliniken durchgeführt werden.

→ Hautverträgliche Kleidung

Druck und Scheuereffekte z. B. durch einen eng anliegenden BH oder Hosenbund können zusammen mit dem Hautschweiß Hautveränderungen auslösen. Naturfasern, insbesondere Baumwolle, nehmen den Schweiß wesentlich besser auf als Kunstfasern.

Medikamente: Nutzen und Risiken

Die Schuppenflechte kann zwar nicht geheilt werden, allerdings lassen die modernen Behandlungsmethoden die Hauterscheinungen bei vielen Patienten – zumindest zeitweise – verschwinden.

Am Anfang steht die Entfernung der Schuppen, damit entzündungshemmende Wirkstoffe in die Haut eindringen können. Eine gute entschuppende Wirkung haben ein- bis dreiprozentige Kochsalzbäder (es macht keinen Unterschied, ob normales Salz oder Salz aus dem Toten Meer genommen wird) oder Ölbäder, aber auch Salben, Cremes oder Lotionen können dafür geeignete Wirkstoffe (Salicylsäure, Harnstoffe) enthalten.

Die eigentliche Therapie erfolgt meist mit dithranolhaltigen Cremes und Salben, die die übermäßige Schuppenbildung hemmen. Der Wirkstoff ist bereits seit 1916 auf dem Markt und gilt als »Standard-Anti-Psoriatikum«. Die früher häufiger verwendeten Teerpräparate werden heute allerdings nicht mehr oft angewandt, weil sie in Verdacht geraten sind, krebserregend zu sein.

Äußerliche Glukokortikoide (siehe auch Seite 433ff., Kapitel Neurodermitis) eignen sich nur bei akut entzündlichen Schüben, insbesondere im Bereich der Kopfhaare. Ihre Langzeiterfolge sind jedoch enttäuschend, die Nebenwirkungen groß.

Die Vitamin-D-Abkömmlinge Calcipotriol und Tacalcitol sowie das aus Vitamin A entwickelte Tazaroten sind relativ neue Medikamente. Sie sind ebenso gut wirksam wie Dithranol, haben aber stärkere Nebenwirkungen. Zudem stehen Langzeituntersuchungen noch aus. Sie gelten daher als Mittel der Reserve, wenn z. B. eine Allergie auf andere Wirkstoffe besteht. Erst wenn die Behandlung mit Salben, Cremes oder Lotionen nicht hilft, wird zusätzlich eine Bade- und/oder Lichttherapie durchgeführt. Bei schweren Formen der Schuppenflechte hat sich die Behandlung mit langwelligen ultravioletten Strahlen (UVA) bewährt. Nur bei hartnäckigen, schweren Fällen müssen Medikamente genommen werden. Zur Verfügung stehen Acitretin, Methotrexat und Cyclosporin A. Sie haben leider alle starke Nebenwirkungen. Das Retinoid Acitretin bewirkt zudem oft Missbildungen bei Föten, weshalb eine Schwangerschaft während der Behandlung zuverlässig ausgeschlossen werden muss.

Fragen an den Arzt

- **Wie kann ich befallene Nägel behandeln?**
Cremen Sie befallene Nägel mit dithranol- oder retionidhaltigen Salben ein. Baden Sie die Hände bzw. Füße täglich eine Stunde lang in kaltem Salzwasser oder tauchen Sie sie in ein Teerbad (z. B. eine erbsengroße Menge Bermiter Kopfhautgel auf 200 ml warmes Wasser geben, zweimal täglich zehn bis 15 Minuten eintauchen). Die Therapie ist leider sehr langwierig und nicht immer von Erfolg gekrönt. Von radikalen Eingriffen wie dem operativen Entfernen der Nägel, Unterspritzen mit Cortison oder Röntgenbestrahlung muss aber dringend abgeraten werden.

- **Was bedeutet PUVA-Therapie?**
Bei der PUVA-Therapie wird zusätzlich zur UVA-Bestrahlung der Wirkstoff Ammoidin eingenommen, der die Wirkung des Lichts erhöht. Diese Fotochemotherapie kommt nur bei älteren Patienten in Frage, bei denen die Hautkrebsgefahr aufgrund der Bestrahlung nicht mehr so groß ist.

Entschuppende Mittel

Wirkstoffe	Medikamente
Harnstoff	Basodexan (D), Elacutan (D), Nubral (D), Optiderm/-F Cr. (D)
Salicylsäure 10 %	Psorimed Lösung (D), Squamasol Gel / Lösung (D)
Salicylsäure 3 %	Lygal Kopfsalbe (D)

Wirkungsweise

Sowohl Harnstoff als auch Salicylsäure lösen die Verhornung der Haut auf. Harnstoff bindet außerdem Wasser, wodurch die Haut geschmeidiger wird, und lindert den Juckreiz.

Anwendung

Harnstoffhaltige Cremes oder Salben werden ein- bis zweimal täglich auf die erkrankten Hautpartien aufgetragen.

Salicylsäure wird in erster Linie bei Befall der Kopfhaut eingesetzt: Dabei wird die dreiprozentige Salbe jeden Abend auf die Kopfhaut aufgetragen und morgens wieder abgewaschen. Bei Kindern darf die Salbe nur zwei bis sechs Stunden einwirken. Die zehnprozentige Lösung wird nur zwei- bis dreimal wöchentlich in die Kopfhaut einmassiert und zehn bis 30 Minuten später wieder ausgespült.

Nebenwirkungen

→ **Hautreizungen, Rötungen, Brennen**

Bei Harnstoffzubereitungen mit Konzentrationen von mehr als zehn Prozent können Hautreizungen, Rötungen und Hautbrennen auftreten. Vereinzelt wurden auch allergische Reaktionen beobachtet. Selten rufen Salicylate Hautreizungen hervor.

→ **Nierenschäden**

Salicylate können auch bei der örtlichen (Langzeit-)Behandlung in hohen Konzentrationen (über drei Prozent) Nierenschäden verursachen.

→ **Allergische Reaktionen**

Salicylate können (selten) allergische Reaktionen auslösen.

Kombination mit anderen Mitteln

● Die äußerliche Anwendung von Harnsäurepräparaten erhöht die Wirkung von Dithranol (siehe unten), Fluorouracil und äußerlichen Glukokortikoiden (siehe Seite 433ff.).
● Örtlich eingesetzte Salicylate erhöhen die Wirkung von Dithranol (siehe unten) und von Sulfonylharnstoffen (Mittel zur Behandlung der Zuckerkrankheit, siehe Seite 472ff.).
● Salicylate dürfen nicht zusammen mit Calcipotriol (siehe Seite 442f.) angewandt werden, da sie sich in ihrer Wirkung gegenseitig behindern.

Achtung

● Bei bekannter Allergie gegen Harnstoff bzw. gegen Salicylsäure oder sonstige Bestandteile der Zubereitung dürfen die entsprechenden Salben oder Cremes nicht verwendet werden.
● Salicylsäure-Präparate zur äußerlichen Anwendung dürfen nie bei Säuglingen und auch nicht zur Behandlung großer Hautbereiche bei Kindern unter zwölf Jahren angewandt werden.

Schwangerschaft und Stillzeit

Salicylsäure sollte in den letzten Schwangerschaftswochen nicht eingesetzt werden, da sie die Wehentätigkeit hemmt und die Blutungsneigung fördert. Da Salicylsäure in die Muttermilch übergeht, sollte es während der Stillzeit möglichst nicht eingesetzt werden, auch wenn bis zum jetzigen Zeitpunkt keine Schädigung des Säuglings bekannt geworden ist.

> **Daher unsere Bewertung**
>
> Harnstoff und Salicylsäure gehören bei der Behandlung der Schuppenflechte zu den Mitteln der Wahl. Sie sorgen für eine Ablösung der Schuppen und verbessern damit die Wirksamkeit einer anschließenden zellwachstumshemmenden Behandlung. Sie werden zumeist gut vertragen. Aufgrund der geringeren Aufnahme in das Blut sollte Harnstoff bevorzugt eingesetzt werden.

Dithranol

Wirkstoff/gruppen	Medikamente
Dithranol	Micanol 1%/3% (D)
Dithranol + Salicylsäure	Psoralon MT Salbe 0,5%/1%/2%/3% (D), Warondo Psoriasissalbe (D)
Dithranol + Harnstoff	Psoradexan/ Psoradexan mite/ Psoradexan forte (D)

Wirkungsweise

Dithranol blockiert die vermehrte Zellteilung. Es normalisiert sich die übermäßige Verhornung, und die Bildung von Schuppen lässt nach.

Anwendung

Die Creme oder Salbe wird einmal (höchstens zweimal) täglich auf die betroffenen Stellen aufgetragen und nach einer Einwirkungszeit von zehn bis 20 Minuten gründlich abgewaschen, um eine Braunfärbung zu vermeiden. Es wird mit einer niedrigen Konzentration begonnen. In Absprache mit dem Arzt werden Stärke und Anwendungsdauer – je nach Verträglichkeit und Wirkung – nach einigen Tagen stufenweise gesteigert.

Nebenwirkungen

→ **Entzündliche Rötungen**

War die Dosis zu hoch und wurde die Haut zu stark gereizt, bilden sich entzündliche Rötungen – in diesem Fall muss die Konzentration reduziert oder das Mittel ganz abgesetzt werden.

→ **Lichtempfindlichkeit**

Durch die Behandlung wird die Haut lichtempfindlicher. Deshalb muss man starke Sonnenbestrahlung oder Besuche im Solarium vermeiden.

→ **Verfärbungen**

Dithranol führt zu einer unschönen, aber harmlosen Braunfärbung der Haut (und der Nägel), die sich jedoch wieder zurückbildet. Die Nebenwirkung lässt sich weitgehend vermeiden, wenn das Mittel in einer hohen Konzentration aufgetragen, nur für einige Minuten auf der Haut verbleibt und danach gründlich abgespült wird (Minutentherapie). Flecken in der Wäsche sind leider kaum zu beseitigen.

→ **Allergische Hautreizung**

Es kann zu einer allergischen Hautreaktion kommen, die mit Jucken, Brennen und vermehrter Rötung einhergeht. Sie kann sich auch auf nicht behandelte Hautareale erstrecken.

Kombination mit anderen Mitteln

● Harnstoff und Salicylsäure steigern die Wirkung und werden deshalb häufig mit Dithranol kombiniert.
● Teer und Zinkoxid setzen die Wirkung des Dithranols herab.

Achtung

● Dithranol darf nicht am Auge verwendet werden. Wenn versehentlich etwas von der Creme ins Auge gerät, muss sie sofort mit viel lauwarmem Wasser ausgewaschen werden, da sonst die Gefahr einer schweren Bindehautentzündung und Hornhauttrübung besteht.
● Die Substanz darf nicht auf offene Wunden, Geschwüre und Ekzeme aufgetragen werden.
● Säuglinge und Kinder unter zwei Jahren dürfen nicht mit Dithranol behandelt werden.
● Bei Nierenerkrankungen darf Dithranol nur unter strenger ärztlicher Kontrolle angewandt werden.

Schwangerschaft und Stillzeit

Es gibt zwar keine Hinweise, dass Dithranol das ungeborene Kind schädigen könnte, im ersten Drittel der Schwangerschaft sollte man jedoch vorsichtshalber darauf verzichten.

In der Stillzeit sollte das Mittel nicht im Bereich von Brust und -warze aufgetragen werden.

Daher unsere Bewertung

Dithranol ist bei der Psoriasbehandlung das Mittel der Wahl. Durch eine Kombination oder eine Vorbehandlung mit Salicylsäure oder Harnstoff wird der Wirkstoff besser aufgenommen.

Leichte Hautreizungen nach der Anwendung sind auch bei bestimmungsgemäßem Gebrauch meist nicht zu vermeiden, in der Regel jedoch harmlos.

Hauterkrankungen

Vitamin-D-Abkömmlinge

Wirkstoffe	Medikamente
Calcipotriol	Daivonex (CH, D), Psorcutan (A, D)
Tacalcitol	Curatoderm (A, CH, D)

Wirkungsweise

Calcipotriol und Tacalcitol verlangsamen die Zellteilung. So haben die Zellen mehr Zeit zum Heranreifen und bilden eine normale Hornschicht. Die Substanzen nehmen Einfluss auf die Immunreaktion des Körpers und damit auf die Entzündung: Sie hemmen z. B. die Produktion von Zytokinen – das sind Botenstoffe, die eine Immunreaktion anstoßen – und verringern die Zahl von aktivierten Immunzellen (T-Helferzellen).

Vitamin-D-Abkömmlinge sind bei leichter bis mittelschwerer Psoriasis vom so genannten Plaque-Typ wirksam. Das ist die häufigste Form der Schuppenflechte, bei der die Hautveränderungen in flächigen Herden über den Körper verteilt sind.

Anwendung

Diese Substanzen dürfen nicht im Gesicht, aber auch dann nicht angewandt werden, wenn mehr als 30 Prozent der Körperoberfläche von der Erkrankung betroffen sind. Nach dem Eincremen muss man sich gründlich die Hände waschen. All dies sind Vorsichtsmaßnahmen, damit nicht zu viel der Vitamin-D-Abkömmlinge durch die Haut in den Körper gelangt. Denn dort könnten sie ähnliche Wirkungen wie das natürliche Vitamin entfalten, nämlich den Calciumspiegel im Blut erhöhen und zu Kalkablagerungen im Gewebe führen (siehe Nebenwirkungen).

Calcipotriol und Tacalcitol werden nur einmal täglich aufgetragen. Pro Tag dürfen nicht mehr als 15 g Calcipotriol oder 5 g Tacalcitol angewandt werden.

Da die Mittel den Calciumgehalt im Blut gefährlich erhöhen können, wird die Behandlung nach sechs bis acht Wochen beendet.

Nebenwirkungen

→ Calciumerhöhung

Bereits unter der normalen Dosierung kann es zu einer erhöhten Konzentration von Calcium im Blut kommen: Herzrhythmusstörungen, Muskelschwäche, Bewusstseinsstörungen, Übelkeit und Erbrechen sowie ein vermehrter Flüssigkeitsverlust über die Niere können die Folge sein. Calcium kann sich auch ohne eine Erhöhung des Blutcalciumspiegels im Gewebe ablagern – insbesondere in den Nierengefäßen. Das kann zu einer Schädigung der Nierenfunktion führen. Deshalb muss während der Behandlung mit Vitamin-D-Abkömmlingen alle drei Wochen der Calciumspiegel im Blut oder die Calciumausscheidung im Urin überprüft werden.

→ Hautreizungen

Beobachtet werden Hautausschlag, insbesondere im Gesicht und um den Mund herum, Hautabschälung, Brennen und Hauttrockenheit. Vereinzelt kann es auch zu Pigmentveränderungen, Hautverdünnung und Entzündungen an den Haarwurzeln kommen. Diese Symptome verschwinden jedoch wieder nach dem Absetzen.

Kombination mit anderen Mitteln

● Ist eine gleichzeitige Behandlung mit Calcipotriol und Calciumpräparaten unumgänglich, muss der Calciumspiegel im Blut regelmäßig kontrolliert werden. Dies gilt auch für eine gleichzeitige Behandlung mit Vitamin D.
● Calcipotriol und Tacalcitol sollen nicht zusammen mit salicylhaltigen Externa angewandt werden, da diese deren Wirkung aufheben.

Achtung

● Wer bereits unter einer Störung des Calciumstoffwechsels leidet, darf keine Vitamin-D-Abkömmlinge verwenden.
● Kinder und Jugendliche unter 18 Jahren sollen diese Mittel nicht anwenden, weil hierzu bis zum jetzigen Zeitpunkt noch keine ausreichenden Erfahrungen vorliegen.

- Calcipotriol und Tacalcitol dürfen nicht bei schweren Leber- und Nierenerkrankungen eingesetzt werden.
- Bei den Sonderformen Psoriasis punctata und Psoriasis pustulosa dürfen Calcipotriol und Tacalcitol nicht angewandt werden.

Schwangerschaft und Stillzeit

Die Substanzen dürfen in der Schwangerschaft nicht verwendet werden, weil es hierzu noch keine gesicherten Erkenntnisse gibt. Das gilt auch für die Stillzeit.

Daher unsere Bewertung

Calcipotriol und Tacalcitol gelten als Mittel der Reserve zur Behandlung der leichten bis mittelschweren klassischen Psoriasis vom Plaque-Typ. Sie sind ähnlich gut wirksam wie Dithranol, bergen aber das Risiko eines gefährlichen Anstiegs des Calciumspiegels im Blut. Im Hinblick auf die Nebenwirkungen muss daher sorgfältig abgewogen werden, ob der Nutzen von Calcipotriol und Tacalcitol die Risiken überwiegt. Auf keinen Fall darf die empfohlene Dosierung überschritten werden. Die Kontrolle der Calciumwerte während der Behandlung muss regelmäßig durchgeführt werden.

Tazaroten

Wirkstoff	Medikament
Tazaroten	Zorac (A, CH, D)

Wirkungsweise

Tazaroten ist ein neu entwickeltes Retinoid (Vitamin-A-Abkömmling) zur örtlichen Behandlung der chronischen leichten bis mittelschweren Schuppenflechte vom Plaque-Typ. Es wirkt der vermehrten Verhornung und damit der Schuppenbildung entgegen, indem es das beschleunigte Zellwachstum bremst. Auf diese Weise kann es die Hautveränderungen der Psoriasis um bis zu 50 Prozent bessern.

Anwendung

Das Gel wird abends dünn auf die betroffenen Hautbereiche aufgetragen. Es dürfen jedoch nicht mehr als zehn Prozent der Körperoberfläche damit behandelt werden (entspricht ungefähr der Fläche eines Armes). Bei Austrocknung sollte die Haut mit einer fetthaltigen Creme gepflegt werden, gesunde Hautpartien werden mit Zinkpaste abgedeckt. Nach dem Auftragen muss man sich sorgfältig die Hände waschen. Die Substanz darf nicht in die Augen gelangen.

Nebenwirkungen

Das Mittel greift die Haut ziemlich aggressiv an:

→ **Hautreizungen**

Mögliche Folge sind Entzündungen, Rötungen und Hautausschlag. Hauttrockenheit und Hautbrüchigkeit mit Einrissen können nach längerer Anwendung entstehen.

→ **Lichtempfindlichkeit**

Die Lichtempfindlichkeit der Haut ist erhöht, aus diesem Grunde muss man Sonneneinstrahlung vermeiden.

→ **Verschlechtertes Allgemeinbefinden**

Auch das Allgemeinbefinden kann sich unter Tazaroten oftmals deutlich verschlechtern. Die Knöchel können anschwellen, darüber hinaus werden Schlafstörungen und auch Neurosen beobachtet.

→ **Neue Schuppenflechte**

Die Substanz kann selbst neue Psoriasis-Herde hervorrufen.

Kombination mit anderen Mitteln

Tazaroten sollte nicht zusammen mit anderen äußerlichen oder innerlichen Mitteln angewandt werden, die zum Austrocknen der Haut führen,

Hauterkrankungen

da die Trockenheit der Haut dadurch weiter zunimmt und unangenehme Hautreizungen und -entzündungen die Folge sein können.

Achtung

● Tazaroten darf nicht bei Ekzemen und Hautverletzungen verwendet werden.
● Da diese Substanz beim ungeborenen Kind Missbildungen hervorrufen kann, müssen gebärfähige Frauen während der Behandlung und darüber hinaus eine sichere Empfängnisverhütung betreiben.
● Sonnenstrahlen und künstliches UV-Licht müssen vermieden werden. Gemeinsam mit Tazaroten erhöhen sie das Hautkrebsrisiko.

● Kinder und Jugendliche bis zu 18 Jahren sollten – aufgrund mangelnder Erfahrungen – nicht mit dieser Substanz behandelt werden.

Schwangerschaft und Stillzeit

In der Schwangerschaft darf Tazaroten nicht angewandt werden, denn die Gefahr von Missbildungen des Ungeborenen ist sehr groß. Eine sichere Empfängnisverhütung muss gewährleistet sein. Vorsicht: Auch nach Absetzen des Präparats kann die Missbildungsgefahr einige Wochen lang weiter bestehen.

Tierversuche haben ergeben, dass Tazaroten in die Muttermilch übertritt. Daher darf dieser Wirkstoff auch in der Stillzeit nicht verwendet werden.

Daher unsere Bewertung

Wegen der erst sehr kurzen Erfahrung mit Tazaroten und seinen Nebenwirkungen kann es nur als Mittel der Reserve zur Behandlung der leichten bis mittelschweren Psoriasis vom Plaque-Typ gelten. Vergleiche mit den eingeführten Standardmitteln fehlen noch. Bei Kinderwunsch bzw. während der Schwangerschaft verbietet sich die Behandlung mit Tazaroten.

Herpesinfektionen

Gürtelrose in Deutschland

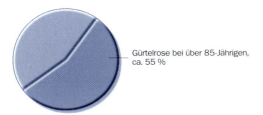

Gürtelrose bei über 85-Jährigen, ca. 55 %

In Deutschland leiden bis zu 350 000 Menschen an Gürtelrose. Dabei wächst die Erkrankungsrate mit steigendem Alter, sodass bei den unter 50-Jährigen nur 0,3 Prozent, jedoch bei den über 85-Jährigen etwa 55 Prozent davon betroffen sind. Mit dem Auslöser, dem Herpes-Virus Typ 1, sind 90 Prozent der Weltbevölkerung infiziert.

Was sind Herpesinfektionen?

Als Herpesinfektionen werden mehrere Krankheitsbilder bezeichnet, die durch unterschiedliche Viren verursacht werden. Weit verbreitet ist der so genannte Lippenherpes (Herpes labialis), auch als Fieberbläschen bezeichnet. Sehr viele Menschen haben zumindest einmal in ihrem Leben mit solchen Bläschen zu tun. Sie sind unangenehm und störend, aber nicht bedrohlich. Ebenfalls unangenehm, aber in der Regel harmlos ist der Herpes genitalis, der sich im Genitalbereich mit juckenden, nässenden Bläschen bemerkbar macht. Gefürchtet, aber selten sind Herpesinfektionen des Gehirns (Herpes-Enzephalitis), die bei der Hälfte der betroffenen Patienten zum Tode führt.

Die Gürtelrose wird ebenfalls als Herpesinfektion (»Herpes zoster«) bezeichnet, sie wird allerdings durch andere Keime, die Windpocken-Viren, hervorgerufen.

Ursachen

Auslöser von Lippen- und Genitalherpes sind zwei Herpes-simplex-Viren.

Typ 1 führt zu Lippenherpes; er wird durch direkten Körperkontakt mit jemandem übertragen, dessen Herpesbläschen »blühen«. Herpes simplex Typ 2 verursacht genitalen Herpes und wird beim Geschlechtsverkehr weitergegeben.

Oft lässt sich nicht feststellen, wann die Erstinfektion passiert ist. Die Viren verstecken sich in den Zellen des menschlichen Körpers, sodass die Infektion latent vorhanden bleibt. Sie nutzen Stresssituationen des Immunsystems zur Vermehrung und rufen dann Beschwerden hervor. Auslösende Situationen sind z. B. anderweitige Erkrankungen (daher der Name Fieberbläschen, da sie häufig im Zusammenhang mit fieberhaften Infekten auftreten), starke Sonneneinstrahlung, körperlicher und psychischer Stress oder Medikamente, die das Immunsystem schwächen.

Die Gürtelrose wird durch den Varicella-Zoster-Virus hervorgerufen, das Virus, das auch Windpocken auslöst. Die Viren verbleiben nach einer überstandenen Windpocken-Erkrankung im Körper und lagern sich in bestimmten Rückenmarksnerven ab. Ist die Abwehrlage des Körpers geschwächt, können sie aktiv werden und führen im Versorgungsgebiet der befallenen Nerven zu Bläschen auf der Haut und verursachen starke Schmerzen. Betroffen sind häufig ältere oder schwer kranke Menschen.

Symptome

Beim Lippen- und Genitalherpes tritt an den betroffenen Stellen Juckreiz und Spannungsgefühl auf. Nach ca. zwei Tagen bilden sich mit einer gelblichen Flüssigkeit gefüllte Bläschen, die die ansteckenden Viren enthalten. Beim Lippenherpes entstehen die Bläschen bevorzugt am Übergang vom Lippenrot zur Gesichtshaut. Genitaler Herpes tritt im Bereich der Geschlechtsorgane, des Afters und der umgebenden Haut auf. Nach einigen Tagen verkrusten die Bläschen und fallen nach ca. einer Woche ab.

Bei der seltenen Herpesinfektion des Gehirns kommt es zu Verwirrtheit, Bewusstseinstrübung bis zum Koma und manchmal zu Krampfanfällen. Diese Herpes-Enzephalitis ist akut lebensbedrohlich.

Bei der Gürtelrose treten oft Tage vor dem Erscheinen von Hauterscheinungen starke Schmerzen im Bereich der betroffenen Hautgebiete auf. Manchmal kommen Fieber und ein allgemeines Krankheitsgefühl hinzu. Die Hautveränderungen treten nicht nur im Bereich der Taille auf, auch Brustbereich und Gesicht können betroffen sein. Die Ausbreitung hält sich an den Versorgungsbereich der betroffenen Rückenmarksnerven (beispielsweise von der Mittellinie des Rückens bis zur Mittellinie der Brust).

Komplikationen und Spätfolgen

Gefährlich ist Herpes im Bereich des Auges. Ist das Auge selbst in die Entzündung einbezogen, können bleibende Schäden mit Einschränkung der Sehkraft, im schlimmsten Fall Erblindung entstehen. Eine sehr unangenehme Spätfolge der Gürtelrose ist anhaltender Schmerz noch lange nach Abklingen der akuten Erscheinungen. Diese Schmerzzustände sind oft nur schwer zu beeinflussen.

Die Herpesentzündung des Gehirns kann bleibende neurologische Schäden hinterlassen.

Das kann man selbst tun

Am besten ist es natürlich, die Infektion von vornherein zu vermeiden. Das ist bei der weiten Verbreitung dieser Viren allerdings nicht gerade einfach. Da man eine einmal erfolgte Infektion nicht mehr rückgängig machen kann, liegt der Schwerpunkt der Eigenmaßnahmen darauf, ein Wiederaufflammen möglichst zu vermeiden. Das heißt, man sollte Stresssituationen für den Körper soweit es geht minimieren. Sind die Bläschen jedoch erst einmal da, kann man selbst nichts dazu beitragen, um sie schneller wieder verschwinden zu lassen.

→ Nicht an den Bläschen kratzen

Das Herumkratzen an den Bläschen führt nicht nur zu bleibenden Narben. Darüber hinaus verschleppt man die in den Bläschen enthaltenen Viren und trägt sie dann in andere Körperregionen, wo es – als Folge davon – auch zu einer Infektion kommen kann. Derart verbreitet wächst zudem auch die Gefahr, dass die Viren andere anstecken.

→ Kontakt mit offenen Herpesbläschen meiden

Die Übertragung erfolgt in dem Stadium der offenen Bläschen. Wenn möglich, sollte dann z.B. kein gemeinsames Glas verwendet werden. Bei Herpes genitalis muss beim Geschlechtsverkehr als Infektionsschutz unbedingt ein Kondom benutzt werden.

→ Starke Sonne meiden

Oft löst starke Sonneneinstrahlung die immer wiederkehrenden Lippenbläschen aus. Deshalb sollte man intensive Sonnenbäder und Besuche in Solarien vermeiden oder sich zumindest durch Sonnencremes mit hohem Lichtschutzfaktor (mindestens LSF 16) schützen.

→ Stress abbauen

Mit Hilfe von Entspannungstechniken – wie Yoga oder Ähnlichem – kann man versuchen, den Alltagsstress besser in den Griff zu bekommen und auf diese Weise ein Überstrapazieren des Immunsystems vermeiden.

Medikamente: Nutzen und Risiken

Die Therapie der Herpesinfektionen kann mit so genannten Virustatika durchgeführt werden. Sie hemmen die Vermehrung der Herpesviren.

Ob der Einsatz von Virustatika sinnvoll ist, hängt von der Bedrohlichkeit der Erkrankung ab: Eine Herpesinfektion muss immer dann mit Virustatika behandelt werden, wenn eine Ausbreitung der Erkrankung droht (z. B. bei immungeschwächten Menschen) oder wenn eine Entzündung des Gehirns vorliegt. Auch wenn das Auge betroffen ist, ist der Einsatz von Medikamenten geboten, da bleibende Schäden am Sehorgan drohen. In diesen Fällen muss die Behandlung möglichst früh hoch dosiert mit Tabletten oder besser mit Infusionen durchgeführt werden.

Der Nutzen der Therapie in weniger schweren Fällen ist umstritten. Ist das Abwehrsystem einigermaßen intakt, verschwinden die Beschwerden nach ein bis zwei Wochen von selbst. Virustatika haben kaum einen zusätzlichen Nutzen. Zudem ist der Einfluss der Medikamente auf die Beschwerden, die noch lange nach der akuten Phase anhalten, nach vorliegenden Daten gering.

Auch die beliebten Aciclovirsalben gegen Fieberbläschen haben keinen gesicherten Wert. Ihre Wirkung ist kaum besser als die eines Placebos. Eine Anwendung ist deshalb nicht sinnvoll.

Möglicherweise schadet eine weite Verbreitung dieser Virusmittel sogar: Wie bei Bakterien kann es zu Resistenzen kommen. In Zellkulturen sind bereits Herpesviren nachgewiesen worden, die unempfindlich gegen verschiedene Virustatika sind. Welche Bedeutung dieser Befund hat, lässt sich bislang noch nicht abschätzen. In jedem Fall sollte er jedoch Anlass dazu geben, diese Medikamente nur bei einem gesicherten Nutzen anzuwenden.

Auch bei Gürtelrose ist der Einsatz von Virustatika meist nicht von Nutzen. Gerade bei schmerzhaftem Herpes zoster sind andere Therapiemaßnahmen wichtiger, auch wenn sie sich »nur« gegen die Beschwerden, nicht aber gegen den eigentlichen Krankheitsprozess richten:

- Schmerzstillende Medikamente, z. B. Paracetamol, bei schwersten Schmerzen aber durchaus auch Morphin
- Lokal aufzutragende Schüttelmixturen (diese Pasten enthalten Zink, wirken lindernd und trocknen die Bläschen aus)

Fragen an den Arzt

- **Muss ich körperlichen Kontakt mit Herpeskranken meiden?**

Der Kontakt muss nicht generell gemieden werden. Die Ansteckungsgefahr ist nur während der akuten Phase der Erkrankung groß, weil dann viele Viren in den Bläschen nisten. Nur für diese Zeit gilt beim Lippenherpes Kussverbot. Leiden Sie allerdings unter Immunschwäche, sind Sie schwanger oder haben ein Neugeborenes dabei, sollten Sie beim Umgang mit an Gürtelrose Erkrankten vorsichtig sein.

- **Muss mein/e Partner/Partnerin mitbehandelt werden?**

Dies kann in Fällen von Herpes genitalis notwendig sein, um die gegenseitige Wiederansteckung zu verhindern. Lassen Sie sich hierzu beraten.

Virustatika

Wirkstoffe	Medikamente
Aciclovir	Acic Hexal (D), Aciclobeta (D), Aciclostad (D), Aciclovir-ratiopharm (D), Activir (A), Nycovir (A), Zovirax (A, CH, D)
Brivudin	Helpin (D)
Famciclovir	Famvir Zoster (D)
Valaciclovir	Valtrex (A, CH, D)

Wirkungsweise

Die Wirkstoffe unterdrücken die Vermehrung von Viren. Sie wirken auf Herpesviren besonders gut ein. Die Beseitigung vorhandener Viren im Blut muss das Immunsystem selbst übernehmen.

Anwendung

Mit der Behandlung durch Virustatika kann nicht früh genug begonnen werden. Dies ist problematisch, da die Schmerzen zunächst unspezifisch sind, die Bläschen für eine korrekte Diagnose aber erst später sprießen. Nach drei bis vier Tagen kommt man mit der Therapie dann schon zu spät.

Virustatika werden als Infusionen und als Tabletten und Salben angeboten. Infusionen werden bei schweren, bedrohlichen Infekten im Krankenhaus angewandt. Die Behandlung weniger schwerer Fälle kann mit Tabletten durchgeführt werden. Bei der Anwendung ist darauf zu achten, dass die Einnahme mehrmals täglich in regelmäßigen Abständen erfolgt. Das Standardmittel Aciclovir muss z. B. fünfmal am Tag eingenommen werden, andere Mittel zwei- bis dreimal täglich. Bei neueren Abkömmlingen von Aciclovir reicht eine Einnahme dreimal täglich. Salben dienen der Behandlung mäßig ausgeprägter Lippenbläschen.

Nebenwirkungen

→ Übelkeit, Brechreiz, Durchfall

Übelkeit, Brechreiz und Durchfall treten bei bis zu neun Prozent der Patienten auf, die Tabletten oder Infusionen erhalten. Da die Dringlichkeit der Behandlung aber meist eindeutig ist, wird man diese Nebenwirkungen akzeptieren müssen.

→ Schwindel, Kopfschmerzen

Schwindel und Kopfschmerzen sind unter Tabletten- oder Infusionsbehandlung möglich.

→ Sinkende Nierenleistung

Insbesondere, wenn die Therapie als Infusion durchgeführt wird, kann es zu einer Verschlechterung der Nierenfunktion kommen. Daher wird in diesem Fall die Nierenleistung regelmäßig durch Bestimmung der Blutwerte kontrolliert. Wann die Therapie abgebrochen werden muss, hängt von der Bedrohlichkeit der Erkrankung ab.

→ Hautreizung

Bei Anwendung von Salben ist eine Hautreizung in seltenen Fällen möglich, aber meist nicht besonders schwerwiegend. Es reicht aus, das Mittel abzusetzen.

Kombination mit anderen Mitteln

Die Wirkungen, aber auch die Nebenwirkungen anderer Mittel gegen Viruserkrankungen können durch Aciclovir gesteigert werden, z. B. die der AIDS-Mittel Zidovudin (Retrovir), Foscarnet (Foscavir), Ganciclovir (Cymeven).

Achtung

Sind die Nieren stark geschädigt, kann es durch Aciclovir-Infusionen zum vollständigen Nierenversagen kommen. Daher dürfen diese Mittel bei stark vorgeschädigten Nieren nur eingenommen werden, wenn sie lebensnotwendig sind.

Schwangerschaft und Stillzeit

Es fehlt an Erfahrungen, sodass Schwangere bei leichteren Virusinfektionen nicht mit den genannten Virustatika behandelt werden sollten. Bei schweren und lebensbedrohlichen Infektionen ist die Anwendung jedoch nötig.

Die Wirkstoffe treten in hoher Konzentration in die Muttermilch über. Zumindest für Aciclovir gibt es aber keine Hinweise auf schädigende Auswirkungen auf das Kind, sodass Salben und Tabletten in der Stillzeit angewandt werden können.

Daher unsere Bewertung

Aciclovir, Brivudin, Famciclovir und Valaciclovir sind wirksam bei schweren oder bedrohlichen Fällen von Herpesinfektionen, z. B. Herpes im Bereich des Auges und Entzündungen des Gehirns. Menschen mit geschwächtem Immunsystem profitieren ebenfalls von einer Behandlung. Bei weniger schweren Fällen ist der therapeutische Nutzen sehr gering, sodass wir in diesen Fällen von einer Behandlung abraten. Aciclovir gilt, da am besten erprobt, als Standardwirkstoff. Die anderen Mittel bieten keine entscheidenden therapeutischen Vorteile, müssen jedoch seltener eingenommen werden.

Läuse- und Milbenbefall

Kopfläusebefall in Deutschland

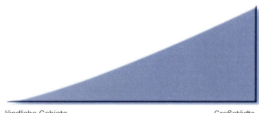

ländliche Gebiete   Großstädte

Kopfläuse befallen vor allem Kindergarten- und Grundschulkinder. Darüber hinaus ist das Risiko, von Kopfläusen befallen zu werden, in Großstädten wesentlich höher als in ländlichen Gebieten.

Was sind Läuse und Milben?

Beides sind Parasiten, die sich in der Haut oder den Hautanhangsorganen (Haare) ansiedeln können. Sie ernähren sich vom Blut bzw. von den Hautzellen des Wirts. Am weitesten verbreitet sind Köpfläuse und Krätzemilben (Skabies).

Ursachen

Ein Befall mit Läusen erfolgt durch Ansteckung, sie werden durch direkten Kontakt von Mensch zu Mensch weiter gegeben. Da die Parasiten außerhalb des Körpers ungefähr zwei Tage überleben können, die Eier der Läuse sogar zehn Tage, ist auch eine Infektion durch die gemeinsame Benutzung von Decken, Kämmen oder Kopfbedeckungen möglich. Immer wieder kommt es in Kindergärten und Schulen zu regelrechten »Epidemien«, wenn ein Kind Läuse mitbringt und sie auf viele andere überträgt.

Auch die Krätze ist leicht übertragbar; durch direkten Hautkontakt ist oft die ganze Familie betroffen. Übertragswege können auch Kleider oder die Bettwäsche sein.

Kopfläuse sind, wenn sie ausgewachsen sind, zwei bis drei Millimeter lang und von roter bis rotbrauner Farbe. Sie leben fast ausschließlich auf der Kopfhaut und im Haupthaar. Die Weibchen kleben ihre Eier (Nissen) dicht an der Kopfhaut direkt an das Haar. Nach acht bis zwölf Tagen schlüpfen Larven, die nach ca. einer Woche fortpflanzungsfähig sind. Ein Weibchen kann 5000 Nachkommen haben.

Die Krätzemilbe ist einen halben Millimeter lang und gerade noch mit bloßem Auge erkennbar. Das Weibchen gräbt mehrere Millimeter lange Gänge in die oberste Hautschicht und legt seine Eier ab. Daraus schlüpfen Larven, die sich innerhalb von zehn bis 30 Tagen zu geschlechtsreifen Milben entwickeln. Meist ist man nur von wenigen Milben befallen, unbehandelt kann ihre Zahl aber auf mehrere Hundert ansteigen.

Symptome

Um Blut zu saugen, beißen die Läuse in die Kopfhaut. Verbunden mit ihrem Krabbeln ruft das ein heftiges Jucken hervor. Kratzt man sich an den betroffenen Stellen die Kopfhaut auf, entstehen nässende Entzündungsherde. Werden die Läuse nicht beseitigt, verfilzt das Haar und es entwickelt sich ein abstoßender Geruch.

Milben verursachen entzündliche, gerötete Knötchen auf der Haut, die heftig jucken, insbesondere nachts unter der warmen Bettdecke. Sie befallen die Haut vor allem an Stellen, wo sie dünn und feucht ist, also z. B. die Innenseiten der

Hauterkrankungen

Handgelenke, die Fingerseitenflächen, Fußknöchel oder Ellenbeugen sowie den Genital- und Analbereich. Die Milbengänge sind mit bloßem Auge erkennbar, an ihrem Ende sitzt die Milbe wie ein schwärzlicher Punkt.

Spätfolgen und Komplikationen

Wenn der Parasitenbefall nicht behandelt wird, können großflächige, entzündete Hautstellen entstehen, in die Bakterien einwandern und die Haut infizieren können. Bei Menschen, deren Immunsystem stark geschwächt ist, und unter Behandlung mit Kortikoiden breiten sich Krätzemilben zuweilen über den ganzen Körper aus.

Das kann man selbst tun

Es gibt einige Hausmittel und hygienische Maßnahmen, mit denen man insbesondere gegen Läuse vorgehen kann. Krätzemilben dagegen können nicht mechanisch oder durch hygienische Maßnahmen von der Haut entfernt werden. Es ist deshalb nicht sinnvoll, die medikamentöse Behandlung aufzuschieben.

→ Haare abschneiden

Läuse und ihre Nissen verschwinden sofort, wenn man die Haare sehr kurz abschneidet. Dieser radikale Eingriff kommt aber für die meisten Menschen nicht in Frage.

→ Hitze

Läuse und ihre Eier (Nissen) sind hitzeempfindlich und sterben bei Temperaturen von 45 bis 46 °C ab. Um die Plagegeister vollständig abzutöten reicht es, die Kopfhaut unter einer Föhnhaube eine Stunde lang mit dieser Hitze zu behandeln. Die Haube ist dabei sehr wichtig, damit die Läuse nicht fliehen können. Manche Menschen, vor allem kleinere Kinder, vertragen diese Hitze jedoch nicht.

Kleidung und Bettwäsche des Betroffenen muss bei 60 °C gewaschen, Kämme und Bürsten zehn Minuten lang in sehr heißes Wasser gelegt werden – diese Maßnahme tötet die Läuse und die Nissen ab. Empfindliche Textilien, die nicht heiß gewaschen werden können, sollte man mindestens zwei Wochen lang verschlossen in einem Plastiksack aufbewahren, um die Läuse auszuhungern.

Bei Milbenbefall dagegen muss die Wäsche bei mindestens 60 °C, besser gekocht, werden. Kleidung, die nicht gekocht werden kann, sollte für fünf Tage ausgehängt werden.

→ Essig, Öl und Nissenkamm

Das Spülen der Haare mit verdünntem Essigwasser tötet die Läuse zwar nicht ab, vereinfacht aber das Auskämmen der Nissen mit einem speziellen Kamm. Es kann auch helfen, die Haare zwei bis drei Tage lang vollständig mit Rapsöl luftdicht zu »versiegeln« – die meisten Läuse ersticken daran.

→ Eindämmung

Treten Läuse oder Krätzemilben in Gemeinschaftseinrichtungen wie Kindergärten, Schulen oder Seniorenwohnheimen auf, ist eine gründliche Untersuchung aller Personen sowie deren enger Familienangehörigen unerlässlich, da diese gegebenenfalls mitbehandelt werden müssen.

Medikamente: Nutzen und Risiken

Für die Beseitigung von Läusen und Milben stehen bewährte Insektizide zur Verfügung. Da es sich dabei um Stoffe handelt, die auch für den Menschen giftig sind, müssen die Präparate vorschriftsgemäß angewendet werden. Sonst können sie in den menschlichen Körper gelangen und Übelkeit, Schwindel, Kopfschmerzen bis hin zu Krämpfen oder schwere Asthmaanfälle auslösen.

Pyrethrine, aus Chrysanthemenblüten gewonnene Stoffe, sind das Mittel der Wahl gegen

Läuse- und Milbenbefall

Läuse. Lindan ist giftiger und wird nur eingesetzt, wenn Pyrethroide erfolglos bleiben. Früher wurde es auch als Holzschutzmittel verwendet, doch die dabei in die Raumluft abgegebenen Mengen erwiesen sich als zu giftig. Gegen Milben ist Lindan allerdings das Mittel der ersten Wahl, da der alternative Wirkstoff Crotamiton weniger wirksam ist. Dieser kommt nur in Frage, wenn Lindan nicht eingesetzt werden darf.

Nicht mehr empfohlen werden an Fettstoffe gebundene Pyrethroide, da sie sich im Gehirn anreichern und bleibende Nervenschäden verursachen können. Neem-Öl, das noch in einigen Kliniken verwendet wird, ist in seiner Wirksamkeit umstritten. Nachdem das Öl versehentlich eingenommen wurde, kam es zu einigen Todesfällen. Das mancherorts noch empfohlene Benzylbenzoat (z.B. Antiscabiosum) wirkt unzuverlässig und sollte nicht angewandt werden.

Gegen den quälenden Juckreiz, der zudem auch während der Behandlung noch anhält, kann ein Antihistaminikum (siehe Seite 542ff.) eingenommen werden.

Fragen an den Arzt

● **Ab wann kann mein Kind nach einer Ansteckung mit Läusen wieder in die Schule oder den Kindergarten?**
Nicht, solange nicht alle Läuse abgestorben sind. Deshalb wird das infizierte Kind für zehn bis 14 Tage vom Schulunterricht oder Kindergartenbesuch ausgeschlossen, denn erst dann kann man bei einer Nachkontrolle sichergehen, dass die Behandlung wirklich Erfolg hatte.

● **Können Läuse oder Milben Krankheiten übertragen?**
Kopfläuse übertragen keine Krankheiten. Kleiderläuse dagegen können Bakterien übertragen, die das so genannte Fleckfieber oder das Läuserückfallfieber verursachen.
Manche tropischen Milbenarten übertragen in Asien und im pazifischen Raum Milbenfleckfieber, im Osten der USA und in Südrussland Rickettsienpocken.

Pyrethrine

Wirkstoffgruppe	Medikament
Pyrethrine + Piperonylbutoxid + Chlorocresol	Goldgeist Forte (D)

Wirkungsweise

Pyrethrine werden aus Chrysanthemenblüten gewonnen. Sie töten Läuse und Nissen ab, indem sie eine giftige Wirkung auf deren Nervensystem ausüben. Der Wirkstoff wird vom menschlichen Körper kaum aufgenommen. Diese Mittel sollen nicht in die Augen geraten!

Anwendung

Die Haare werden mit dem Mittel getränkt, das je nach Angabe auf der Packungsbeilage fünf bis 30 Minuten lang einwirken muss. Danach wäscht man es wie ein Shampoo aus und kämmt das Haar mit einem Nissenkamm gut durch. Nach acht bis zehn Tagen muss man sorgfältig kontrollieren, ob alle Läuse abgestorben sind.

Nebenwirkungen

Es treten nur sehr wenige unerwünschte Nebenwirkungen auf.

→ **Taubheitsgefühl**

Pyrethrine verursachen dort, wo sie angewendet werden, ein taubes Gefühl.

→ **Hautausschlag**

Auch eine allergische Hautreaktion kann in seltenen Fällen vorkommen und äußert sich durch Hautausschläge.

→ **Augenreizungen**

Geraten Pyrethrine ins Auge, vermehren sie den Tränenfluss, das Auge brennt und ist sehr lichtempfindlich. In diesem Fall können zudem auch Schwellungen der Augenlider sowie eine Bindehautentzündung auftreten.

Hauterkrankungen

→ **Nervenschäden**

Wenn Pyrethrine sehr lange angewandt werden, was insbesondere bei Haustieren notwendig sein kann, besteht der Verdacht, dass sie die Nerven schädigen.

Kombination mit anderen Mitteln

Gefährliche Wechselwirkungen mit anderen Medikamenten sind nicht bekannt.

Achtung

Bei Säuglingen sollten Pyrethrine nur unter ärztlicher Aufsicht eingesetzt werden.

Schwangerschaft und Stillzeit

Pyrethrine gelten in der Schwangerschaft und Stillzeit als unbedenklich.

> **Daher unsere Bewertung**
>
> Bei Läusen sind Pyrethrine das Mittel der Wahl, wenn das radikale Abschneiden der Haare vermieden werden soll. Der Wirkstoff wird bei bestimmungsgemäßer Anwendung kaum vom Körper aufgenommen und verursacht deshalb sehr wenige unerwünschte Nebenwirkungen.

Lindan

Wirkstoff	Medikamente
Lindan	**bei Lausbefall:** Jacutin (A, CH, D) **bei Milbenbefall:** Jacutin Emulsion (D), Jacutin (A, CH, D)

Wirkungsweise

Lindan wirkt als Nervengift gegen Insekten wie beispielsweise Milben und Läuse. Es tötet schon in der äußerst geringen Konzentration von 0,3 Prozent Krätzemilben und auch andere Milbenarten sehr zuverlässig ab.

Lindan wird im Gegensatz zu Pyrethrinen über die Haut vom Körper aufgenommen.

Anwendung

Bei Milbenbefall reiben sich Erwachsene und Kinder ab zehn Jahren an drei aufeinanderfolgenden Abenden vom Hals bis zu den Zehen mit der Emulsion oder dem Gel ein. Der Kopf bleibt frei. Am Morgen wird die Haut jeweils mit klarem, lauwarmen Wasser abgewaschen. Kindern von drei bis zehn Jahren wird die trockene Haut an zwei aufeinanderfolgenden Tagen eingerieben und bereits nach drei Stunden wieder sorgfältig abgewaschen.

Nicht vorher baden, sonst wird Lindan vermehrt über die Haut absorbiert! Säuglinge und Kleinkinder sollen nur unter ärztlicher Aufsicht behandelt werden.

Bei Läusebefall werden die Haare mit dem Mittel getränkt. Dabei sind die Angaben der Packungsbeilage zu beachten. Danach wird das Mittel wie ein Shampoo ausgewaschen und das Haar mit einem Nissenkamm gut durchgekämmt. Jacutin Gel soll erst nach drei Tagen ausgewaschen werden. Nach acht bis zehn Tagen muss man sorgfältig kontrollieren, ob alle Läuse abgestorben sind.

Nebenwirkungen

Lindan ist sehr giftig und verursacht Nebenwirkungen in fast allen Organbereichen. Die Milben können zudem eine Resistenz gegenüber Lindan entwickeln.

→ **Magen-Darm-Beschwerden**

Lindan kann zu Appetitlosigkeit, Brechreiz, Übelkeit, Durchfall und Erbrechen führen.

→ **Leberschäden**

Bei längerer Anwendung besteht die Gefahr einer Schädigung der Leber. Deshalb sollte Lindan nur kurzfristig angewandt werden.

452

Läuse- und Milbenbefall

→ Kopfschmerzen, Müdigkeit, Zittern

Da Lindan ein Nervengift ist, kann es sich nachteilig auf die menschlichen Nerven auswirken. Beobachtet wurden Kopfschmerzen, Müdigkeit, Zittern, Unruhe und Verwirrtheit. Wenn das Mittel versehentlich mit dem Mund aufgenommen oder überdosiert wird, sind Krampfanfälle möglich. Besonders gefährdet sind Kleinkinder und Säuglinge.

→ Hautreizungen, Juckreiz

Hautausschlag, Reizungen der Schleimhäute, Hautrötungen und Ekzeme können nach der Anwendung auftreten. Während der Behandlung wird der Juckreiz aufgrund der Hautreizungen oft noch stärker, ehe eine Besserung eintritt. Dies ist kein Hinweis auf ein Therapieversagen, sondern völlig normal.

→ Sonstige

Auch Schädigungen der Nieren, Blutarmut, Muskelschwäche und Augenerkrankungen wurden beobachtet.

Kombination mit anderen Mitteln

Lindan darf nicht zusammen mit Kosmetika oder Salben angewandt bzw. abgewaschen werden, da diese die Aufnahme des Stoffes in den Körper fördern.

Achtung

- Lindanhaltige Mittel dürfen nicht am Auge angewandt werden.
- Patienten mit stark geschädigter Haut, reduziertem Allgemeinzustand oder Anfallsleiden sollten diese Mittel nur unter besonderer Kontrolle eines Arzts anwenden.
- Kinder unter drei Jahren und Säuglinge dürfen nur unter strenger ärztlicher Aufsicht mit Lindan behandelt werden. Bei Frühgeborenen darf man es nicht verwenden.
- Eine Langzeittherapie oder eine wiederholte Behandlung mit Lindan darf nicht erfolgen.
- Lindan steht im Verdacht, das Wachstum von Krebszellen zu fördern.

Schwangerschaft und Stillzeit

Lindan darf in der Schwangerschaft unter keinerlei Umständen verwendet werden, da es das Ungeborene schädigen kann.

Auch bei rein äußerlicher Anwendung geht das Insektizid in die Muttermilch über und darf daher nicht in der Stillzeit eingesetzt werden.

> **Daher unsere Bewertung**
>
> Bei Läusen sollte Lindan nur eingesetzt werden, wenn Pyrethrine nicht helfen oder zu einer Allergie führen. Bei Milben dagegen ist Lindan wegen seiner größeren Wirksamkeit zu bevorzugen. Da es aber sehr giftig ist, sollte es bei Säuglingen und Kleinkindern nur unter ärztlicher Aufsicht und während der Schwangerschaft und der Stillzeit keinesfalls verwendet werden.

Crotamiton

Wirkstoff	Medikamente
Crotamiton	Crotamitex Gel (D), Crotamitex Salbe/Lotion (D), Euraxil Creme/Lotion (D), Eurax (A, CH)

Wirkungsweise

Crotamiton tötet Krätze- und auch andere Milbenarten ab. Jedoch ist bis zum jetzigen Zeitpunkt noch nicht geklärt, auf welche Weise Crotamiton dies gelingt.

Im Vergleich mit Lindan wirkt es möglicherweise weniger zuverlässig.

Anwendung

Crotamiton wird nach einem warmen Bad an drei bis fünf aufeinanderfolgenden Tagen vom Hals bis zu den Zehen aufgetragen und nicht wieder abgewaschen.

Hauterkrankungen

Nebenwirkungen

Crotamiton hat deutlich weniger Nebenwirkungen als Lindan.

→ Hautreaktionen

Es kann zu einer allergischen Kontaktdermatitis kommen, zu Hautrötungen und Wärmegefühl auf der Haut.

→ Schwindel, Kreislaufstörungen

Auch Schwindel und Kreislaufstörungen können auftreten.

Kombination mit anderen Mitteln

Wechselwirkungen mit anderen Mitteln sind nicht bekannt.

Achtung

● Crotamitonhaltige Mittel dürfen nicht am Auge oder auf stark entzündete Ekzeme angewandt werden.

● Kinder unter drei Jahren und Säuglinge sind nur unter strenger ärztlicher Aufsicht mit Crotamiton zu behandeln. Bei Frühgeborenen darf es nicht verwendet werden.

Schwangerschaft und Stillzeit

Über die Anwendung von Crotamiton in der Schwangerschaft und Stillzeit liegen bis zum jetzigen Zeitpunkt nur äußerst wenig Erfahrungen vor, es ist aber trotz dieses Erfahrungsmangels das einzige Mittel, das in dieser Zeit in Frage kommt. Gestillt werden sollte während der Anwendung jedoch nicht.

Daher unsere Bewertung

Zur Behandlung der Krätze gilt Crotamiton als Mittel der Reserve, wenn Lindan nicht vertragen wird oder aus anderen Gründen nicht angewandt werden kann. Es ist weniger wirksam als Lindan, birgt aber weniger Gefahren in sich.

Allergien

Heuschnupfen

Was ist Heuschnupfen?

Der Heuschnupfen heißt offiziell Rhinitis allergica (allergischer Schnupfen), da er auch andere Auslöser als Heu- oder Pflanzenpollen haben kann. Er ist eine allergische Reaktion gegenüber allergieauslösenden Stoffen (Allergenen). Der allergische Schnupfen ist die häufigste allergische Erkrankung, an der 10 bis 15 Prozent der Bevölkerung leiden. Der allergische Schnupfen tritt entweder nur zu bestimmten Zeiten auf (saisonal) oder das ganze Jahr über (perennial).

Ursachen

Zwei Bedingungen müssen erfüllt sein, damit man an einer allergischen Rhinitis erkrankt: Es muss eine vererbte Veranlagung bestehen und man muss mit dem Allergen, auf das man übermäßig stark reagiert, in Kontakt gekommen sein. Beim ersten Kontakt mit dem allergieauslösenden Stoff bildet das Immunsystem einen speziellen Abwehrstoff, das Immunglobulin E – der

Allergien in Deutschland

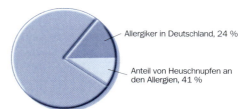

Allergiker in Deutschland, 24 %

Anteil von Heuschnupfen an den Allergien, 41 %

Immer mehr Deutsche leiden unter Allergien. An diesen allergischen Erkrankungen hat der Heuschnupfen (auch Rhinitis allergica oder allergischer Schnupfen genannt) mit 41 Prozent den größten Anteil.

Körper wird »sensibilisiert«. Schon beim nächsten Kontakt fängt dieses spezialisierte Immunglobulin das Allergen ein und führt es bestimmten Abwehrzellen, den Mastzellen, zu. Diese schütten daraufhin Histamin und weitere Gewebehormone aus, die die typischen Beschwerden des allergischen Schnupfens verursachen.

Am häufigsten wird der allergische Schnupfen durch Pflanzenpollen hervorgerufen. Dieser Blütenstaub von Gräsern, Blumen, Kräutern oder

---

Warum gibt es immer mehr Allergiker?

Ernst zu nehmende Hypothesen führen die steigende Zahl der Allergiker unter anderem auch auf eine »Überreinlichkeit« in der Kindheit zurück. Man geht davon aus, dass sich das Immunsystem in den ersten Lebensjahren mit der Umwelt auseinandersetzen muss. Kommen Kinder nun durch zu ausgeprägte Reinlichkeit der Eltern nicht mehr mit »Schmutz« in Berührung, fehlt dem Immunsystem das Training, sodass es in der Folge übermäßig reagiert.

Allergien

auch von Bäumen kommt natürlich nur in deren Blütezeit vor, sodass die Beschwerden auch nur saisonal auftreten.

Ursache können jedoch auch Stoffe sein, die ständig vorhanden sind, wie z. B. Ausscheidungen der Hausstaubmilbe, Tierhaare oder Schimmelpilze. In diesem Fall treten die Beschwerden unabhängig von der Jahreszeit auf.

Symptome

Anfangs verspürt man wie beim »normalen« Schnupfen einen Juckreiz in Nase und Rachen, der bald von heftigen Niesanfällen begleitet wird. Die Nase läuft ständig, die Nasenschleimhaut schwillt an und behindert die Atmung.

Häufig sind nicht nur die Atemwege von der allergischen Reaktion betroffen, sondern auch die Bindehaut am Auge. Die Augen sind dann gerötet, jucken stark und tränen (siehe auch Kapitel Bindehautentzündung, Seite 55ff.).

Bei etwa 30 Prozent der Patienten sind auch die Bronchien von der Allergie betroffen. Sie leiden dann zusätzlich unter Asthmabeschwerden wie Hustenreiz und Atemnot (siehe Kapitel Asthma, Seite 137ff.).

Der allergische Schnupfen geht häufig mit starkem Krankheitsgefühl, Glieder- und Kopfschmerzen und nicht selten mit Fieber einher (daher auch der Name »Heufieber«).

Spätfolgen und Komplikationen

Unbehandelt weitet sich die Allergie bei jedem dritten Betroffenen auf weitere Stoffe aus und kann in ein dauerhaftes Asthmaleiden übergehen (siehe Seite 137ff.).

Das kann man selbst tun

Die wichtigste Eigenmaßnahme ist, die allergieauslösenden Pollen oder die allergenen anderen Stoffe zu identifizieren und dann nach Möglichkeit zu meiden.

→ Nach Pollenflugzeiten richten

In den »Pollen-Wochen« gilt es den Pollen so weit wie möglich aus dem Weg zu gehen. In ländlichen Gegenden fliegen die Pollen in den frühen Morgenstunden und von der Mittagszeit bis zu den frühen Nachmittagsstunden besonders stark. Am pollenärmsten ist die Luft zwischen 18 und 24 Uhr – man sollte also möglichst am Abend spazieren gehen und die Wohnung lüften. In der Stadt verhält es sich genau umgekehrt: Hier fliegen die meisten Pollen vom Nachmittag bis in die Nacht.

→ Allergenschleusen

Man kann seine Wohnung vor eingeschleppten Pollen schützen, indem man den Flur oder das Bad zu einer Art »Schleuse« macht. Dort entledigt man sich seiner Kleidung, wäscht sich die Haare und duscht sich ab. Auf diese Weise sollte man zumindest das Schlafzimmer pollenarm halten, damit die Nachtruhe nicht gestört wird.

→ Hausstaub vermeiden

Bei Hausstauballergie muss man die Wohnung häufig lüften, wischen und staubsaugen – möglichst mit einem Staubsauger mit Mikrofilter. Alle Staubfänger wie dicke Vorhänge, offene Regale oder überflüssige Dekorationen sollten aus den Wohnräumen entfernt werden. Teppichböden oder textile Tapeten sollte man durch Parkettböden und Wandfarbe ersetzen. Kälte ist ebenfalls ein gutes Mittel, um Hausstaubmilben zu vertreiben: Betten häufig draußen lüften.

→ Schimmelpilze beseitigen

Schimmelpilze vermehren sich an feuchten Stellen besonders gut, z. B. in einem fensterlosen Bad, auf feuchter Blumenerde und hinter Möbeln, wo die Luft nicht gut zirkulieren kann. Häufiges Lüften, ab und zu mit Durchzug, Entfernen von schimmeliger Blumenerde, Auswaschen des Duschvorhangs und die sofortige Entfernung von verschimmelten Speisen sind wichtige Maßnahmen. Schimmel an Wänden sollte man zur Not auch mit chemischen Präparaten entfernen und die Wohnung anschließend gut durchlüften.

Medikamente: Nutzen und Risiken

Da die Heilung eines allergischen Schnupfens in der Regel nicht möglich ist, besteht die wichtigste Maßnahme darin, die auslösenden Stoffe so weit wie möglich zu meiden. Ist das nicht machbar, kann eine medikamentöse Behandlung die Beschwerden zumindest lindern. In leichteren Fällen kann man der laufenden Nase und den tränenden Augen durch Cromoglyzin-haltige Nasen- und Augentropfen vorbeugen, die jedoch schon zwei Wochen vor dem wahrscheinlichen Kontakt mit dem Allergen eingesetzt werden müssen. Ist die Nase nur selten und kurzzeitig verstopft, können auch abschwellende Nasentropfen helfen. Sie dürfen jedoch nicht länger als eine Woche angewandt werden. Beschränken sich die Beschwerden auf die Nase, können auch kortisonhaltige Nasentropfen, die nicht in den Körperkreislauf gelangen, Linderung verschaffen. In schweren Fällen muss man auf so genannte Antihistaminika in Tablettenform zurückgreifen. Hier sollten nur Substanzen zum Einsatz kommen, die keine gefährlichen Herzrhythmusstörungen auslösen.

Die einzige Möglichkeit, die allergische Reaktion dauerhaft zu unterbinden, besteht in der Hyposensibilisierung (zunächst wöchentliche, später monatliche Einspritzung von steigenden Mengen des Allergens unter die Haut). Sie dauert jedoch drei bis fünf Jahre, erfordert vom Patienten viel Disziplin und kann gefährliche, in seltenen Fällen sogar lebensbedrohliche Nebenwirkungen hervorrufen. Außerdem liegt die Erfolgsrate selbst nach konsequent durchgeführter Behandlung nur bei etwa 40 bis 60 Prozent. Der Erfolg einer Hyposensibilisierung ist am größten
- wenn der Betroffene nur gegen ein bis drei Allergene allergisch ist,
- er jünger als 50 Jahre alt ist und
- die Allergie kürzer als acht Jahre besteht.

Fragen an den Arzt

● **Hat mein Kind eine Allergie der Atemwege?**
Wenn Ihr Kind häufig unter trockenem Husten leidet, der nicht mit einer Erkältung in Verbindung steht, und wenn dieser Husten vor allem nachts und nach körperlichen Anstrengungen auftritt, sollten Sie es von einem Lungenfacharzt untersuchen lassen. Das Gleiche gilt, wenn Ihr Kind manchmal Atemnot hat oder beim Atmen pfeifende Geräusche zu hören sind.

● **Wie kann ich mich informieren, welche Pollen gerade unterwegs sind?**
Es gibt zwar allgemeine Pollenkalender, die jedoch nur sehr allgemein über den Pollenflug informieren, denn der hängt stark vom Wetter ab. Exaktere Auskünfte erhalten Sie telefonisch beim Deutschen Polleninformationsdienst (Tel. 01 90/27 06 47). Vorhersagen, die auf Messungen der Pollendichte vom Vortag beruhen, finden Sie auch in Zeitungen, im Bildschirmtext und im Internet.

Lokal vorbeugend wirkende Mittel gegen den allergischen Schnupfen

Wirkstoffe	Medikamente
Cromoglycinsäure	Cromodyn (CH), Cromohexal sanft Nasenspray (D), cromo pur von ct (D), Vividrin Nasenspray (D)
Nedocromil	Irtan Nasenspray (D), Tilarin (A, CH)

Wirkungsweise

Cromoglycinsäure und Nedocromil hindern die an einer allergischen Reaktion maßgeblich beteiligten Mastzellen an der Freisetzung des Hormons Histamin. Dieses Gewebehormon ist für die allermeisten Beschwerden des allergischen Schnupfens verantwortlich.

Anwendung

Cromoglycinsäure und Nedocromil sind nur vorbeugend wirksam, d.h., die Behandlung muss mindestens zwei Wochen vor der Pollensaison begonnen und in der ganzen Saison weitergeführt werden. Dabei wird viermal (bis achtmal) täglich ein Sprühstoß in jedes Nasenloch gegeben.

Nebenwirkungen

Häufig kommt es zu örtlichen Nebenwirkungen, aber auch an anderer Stelle können unerwünschte Wirkungen auftreten. Nur selten sind sie so stark, dass ein Absetzen erforderlich wird.

→ **Brennen der Schleimhaut, bitterer Geschmack**

Reizungen bzw. Brennen der Nasenschleimhaut sowie bitterer Geschmack werden unter Cromoglycinsäure und Nedocromil häufig beobachtet.

→ **Allergische Reaktionen**

In seltenen Fällen führt die Behandlung mit Cromoglycinsäure-Spray zu allergischen Hautveränderungen, Schleimhaut- und Zungenschwellungen, ja sogar zum allergischen Schock. Dann muss das Mittel sofort abgesetzt werden.

→ **Kopfschmerzen, Schwindel**

Cromoglycinsäure und ebenso Nedocromil können Kopfschmerzen hervorrufen. In seltenen Fällen wurden unter der Behandlung mit Cromoglycinsäure Schwindel und Nervenentzündungen beobachtet. Auch in diesem Fall sollte die Behandlung beendet werden.

→ **Atemnot**

Atemnot, Heiserkeit, Husten, Anschwellen des Rachens, Nasenbluten und Bluthusten können durch Cromoglycinsäure ausgelöst werden, was jedoch nach Absetzen schnell wieder zurückgeht.

Achtung

● Bei bekannter Überempfindlichkeit gegenüber dem Wirkstoff oder Hilfsstoffen dürfen cromoglycin- oder nedocromilhaltige Nasensprays nicht angewandt werden.

● Kinder unter zwölf Jahren sollten aufgrund mangelnder Erfahrungen nicht mit Nedocromil behandelt werden.

Schwangerschaft und Stillzeit

Cromoglycinsäure darf in der Schwangerschaft eingesetzt werden. Schädliche Auswirkungen auf das Kind sind nicht bekannt. Für Nedocromil fehlen ausreichende Erfahrungen.

Cromoglycinsäure und Nedocromil können in der Stillzeit eingesetzt werden.

> **Daher unsere Bewertung**
>
> **Cromoglycinsäure gilt zur Vorbeugung von allergischem Schnupfen als Mittel der Wahl, wenn die Beschwerden dadurch ausreichend kontrolliert werden können. Allerdings muss es im Voraus genommen werden. Zwar ist Cromoglycinsäure nicht so stark wirksam wie z. B. kortisonhaltige Nasentropfen und -sprays. Wegen der geringeren Nebenwirkungsgefahr sind cromoglyzinhaltige Präparate jedoch vor allem bei Kindern zu bevorzugen. Nedocromil wirkt ähnlich wie Cromoglycinsäure und weist demgegenüber keine Vorteile auf. Da Cromoglycinsäure hinsichtlich der Wirkungen und Nebenwirkungen länger und besser bekannt ist, ist dieser Wirkstoff vorzuziehen.**

Lokale Antihistaminika

Wirkstoff	Medikamente
Levocabastin	Livocab Nasenspray (D), Livostin (A, CH)

Wirkungsweise

Levocabastin hemmt die Freisetzung von Histamin aus den an der allergischen Reaktion beteiligten Mastzellen. Dadurch gehen die Beschwerden, die ja in erster Linie durch Histamin hervorgerufen werden, zurück.

Anwendung

Levocabastin kann, anders als die Cromoglycinsäure, die Symptome auch noch lindern, wenn diese bereits eingetreten sind. Von dem Spray werden zweimal (bis viermal) täglich je zwei Hübe in jedes Nasenloch gesprüht. Bei eingeschränkter Nierenfunktion muss die Dosis verringert werden.

Nebenwirkungen

Die örtliche Anwendung des Antihistaminikums Levocabastin ruft in häufigeren Fällen allergische Reaktionen hervor als eine Einnahme in Tablettenform.

→ **Allergische Reaktionen**

Hautrötungen, Hautausschläge und auch schwere allergische Reaktionen kommen bei der Anwendung dieser Mittel vor. Dann muss die Behandlung beendet werden.

→ **Kopfschmerzen, Müdigkeit**

Kopfschmerzen und Müdigkeit treten unter Levocabastin häufig auf.

→ **Atemwegsprobleme**

Die Behandlung mit Levocabastin kann zu Atemnot, Husten und Entzündungen des Rachens führen, die nach Absetzen rasch wieder zurückgehen.

→ **Übelkeit, Allgemeinbefinden**

Der Wirkstoff kann Übelkeit hervorrufen und das allgemeine Befinden verschlechtern.

Achtung

Bei einer Überempfindlichkeit gegenüber dem Wirkstoff oder gegenüber den Hilfsstoffen darf levocabastinhaltiges Nasenspray nicht angewandt werden.

Schwangerschaft und Stillzeit

Da Levocabastin im Tierversuch zu Schädigungen des Ungeborenen geführt hat, darf es in der Schwangerschaft nicht eingesetzt werden.

Während der Stillzeit bestehen gegen eine Behandlung mit Levocabastin keine Bedenken.

Daher unsere Bewertung

Da das Antihistaminikum Levocabastin als Nasenspray häufiger zu Nebenwirkungen (Allergien, Müdigkeit) führt als Antihistaminika in Tablettenform und da es im Tierversuch krebserregende und schädigende Wirkungen auf das Ungeborene gezeigt hat, raten wir für die lokale Anwendung zu Cromoglycinsäure bzw. zu anderen Antihistaminika zum Einnehmen.

Lokal wirksame Alpha-Sympathomimetika

Wirkstoffe	Medikamente
Naphazolin	Privin (A), Rhinex (D)
Oxametazolin	Nasivin (A, CH, D)
Tramazolin	Ellatun/-N (D)
Tetryzolin	Tetrilin (D)
Xylometazolin	Imidin K/-N (D), Nasengel/Spray/Tropfen AL (D), Nasengel/Spray/Tropfen ratiopharm (D), Olynth (A, CH, D), Otriven Lsg. (D), Otrivin (A, CH)

Wirkungsweise

Auf die Nasenschleimhaut gegebene Alpha-Sympathomimetika verengen die Blutgefäße und bewirken ein Abschwellen der Nasenschleimhaut.

Anwendung

Je nach Präparat wird drei- bis viermal täglich ein Sprühstoß, ein Tropfen oder etwas Gel in jedes

Allergien

Nasenloch gegeben. Da Alpha-Sympathomimetika bei längerer Anwendung die Nasenschleimhaut stark schädigen können, dürfen sie nur eine, höchstens zwei Wochen lang, angewandt werden.

Vor allem bei Kindern führen diese Mittel sehr häufig zu Nebenwirkungen, wie Herzrasen, Blutdruckanstieg, Unruhe, Albträumen und Schlaflosigkeit. Deshalb sollten sie nur mit größter Vorsicht eingesetzt werden. Im Säuglings- und Kleinkindesalter können sie sogar Krämpfe und Halluzinationen hervorrufen.

Nebenwirkungen

Siehe Seite 36f.

Kombination mit anderen Mitteln

Siehe Seite 36f.

Achtung

Siehe Seite 36f.

Schwangerschaft und Stillzeit

Siehe Seite 36f.

> **Daher unsere Bewertung**
>
> Alpha-Sympathomimetika zum Einbringen in die Nase eignen sich nur dann zur kurzfristigen Behandlung des allergischen Schnupfens, wenn eine verstopfte Nase im Vordergrund steht. Diese Mittel dürfen nur sieben bis maximal 14 Tage lang angewandt werden, ansonsten können sie die Nasenschleimhaut dauerhaft schädigen.
> Da Kinder stärker als Erwachsene durch Nebenwirkungen gefährdet sind, sollten Alpha-Sympathomimetika bei älteren Kindern zurückhaltend eingesetzt werden, während man bei Kleinkindern und Säuglingen ganz darauf verzichten sollte.

Lokale Kortisonpräparate

Wirkstoffe	Medikamente
Beclometason	Beclomet Nasal Aqua Orion (D), Beconase Aquosum (D), Beconase (CH), Beconasol (CH), Beclorhinol Aquosum (D)
Budenosid	Pulmicort Topinasal (D), Rhinocort (CH), Rhinocortol (A)
Dexamethason + Tramazolin	Dexa Rhinospray N (D)
Dexamethason + Naphazolin + Oxedrintartrat	Solupen D (D)
Dexamethason + Naphazolin + Pfefferminzöl	Dexa-Siozwo N (D)
Flunisolid	Syntaris (A, CH, D)
Fluticason	Flixonase (A), Flutide nasal (D), Flutinase (CH)

Wirkungsweise

Kortisonhaltige Nasensprays oder -tropfen lindern die Symptome eines allergischen Schnupfens, indem sie die Abwehrreaktionen des Körpers gegen die allergieauslösenden Stoffe unterdrücken. Eine kleine Menge der Wirkstoffe gerät jedoch auch bei lokal aufgebrachten Nasenmitteln in den Körper. Da Beclometason, Budenosid und Flunisolid im Gegensatz zu Dexamethason schnell über die Leber abgebaut werden, verursacht vor allem Dexamethason nennenswerte Nebenwirkungen im ganzen Körper.

Einige lokale Kortisonpräparate enthalten zusätzlich ein Alpha-Sympathomimetikum (siehe Seite 36f.), das zur Abschwellung der Nasenschleimhaut führt und die Symptome dadurch schneller lindert.

Anwendung

Die Wirkung von kortisonhaltigen Nasensprays und -tropfen setzt frühestens nach ein bis zwei Tagen ein. Daher ist es sinnvoll, die Behandlung bereits einige Tage vor dem erwarteten Pollenflug zu beginnen. Je nach Präparat werden üblicherweise ein- bis zweimal täglich ein (bei Kindern) bis zwei (bei Erwachsenen) Hübe des Sprays in die Nase gegeben. Dabei sollte das Spray nicht in Richtung der Nasenscheidewand, sondern auf die seitliche Nasenwand gesprüht werden. Das gelingt am besten, wenn man mit der linken Hand ins rechte Nasenloch und mit der rechten Hand ins linke Nasenloch sprüht.

Fluticasonhaltige Nasentropfen in so genannten »Eindosisbehältern« werden gleichmäßig auf beide Nasenlöcher verteilt.

Die Dosis darf keinesfalls eigenmächtig erhöht werden, außerdem sollte die Behandlung insgesamt nicht länger als drei Monate durchgeführt werden.

Nebenwirkungen

Nasensprays, die Budenosid, Flunisolid, Beclometason oder Fluticason enthalten, rufen in der üblichen Dosis kaum Nebenwirkungen im gesamten Körper hervor, dexamethasonhaltige Mittel dagegen schon. Da aber alle Präparate lokale Schäden an der Nasenschleimhaut hervorrufen können, sollte die Behandlung regelmäßig von einem HNO-Arzt überwacht werden. Bei Kombinationspräparaten kommen auch noch die Nebenwirkungen der Alpha-Symphathomimetika (siehe Seite 36f.) hinzu.

→ Nasen- und Rachenprobleme

In der Nase können alle kortisonhaltigen Mittel zu Trockenheit, Niesen, Nasenbluten, Rückbildung der Nasenschleimhaut, Pilzbefall, Schleimhautgeschwüren und einem Loch in der Nasenscheidewand führen. Da das Spray durch die Nase auch in Mund und Rachen gelangt, können die darin enthaltenen Stoffe Entzündung der Rachenschleimhaut, Halsschmerzen, Heiserkeit, Brennen und Stechen in Nase und Rachen, Mundtrockenheit sowie eine Störung des Geruchs- und Geschmackssinns hervorrufen.

→ Atemnot

Selten können auch Atemnot und asthmaartige Beschwerden auftreten. In bis zu 9 Prozent der Fälle kommt es während der Behandlung mit budenosidhaltigen Nasensprays zu Husten.

→ Allergische Reaktionen

Auch diese Mittel können allergische Reaktionen, wie Hautausschläge, Nesselsucht und Anschwellen der Lippen, auslösen.

→ Übelkeit, Schluckstörungen

Kortisonhaltige Nasensprays können Übelkeit, Brechreiz und Erbrechen, Schluckstörungen und Mundtrockenheit hervorrufen sowie die Besiedelung der Mundschleimhaut mit Pilzen fördern.

→ Akne, Hautschäden

Vor allem Mittel, die in größerem Ausmaß in den Körperkreislauf gelangen, wie z.B. Dexamethason, können eine Akne hervorrufen bzw. verschlimmern, Blutgefäße unter der Haut dauerhaft erweitern und die Haut verdünnen (siehe auch Seite 433). Die Gesichtshaut kann anschwellen.

→ Haarausfall, Juckreiz

Unter der Behandlung mit budenosidhaltigen Präparaten treten gelegentlich Haarausfall und Juckreiz auf.

→ Benommenheit, Kopfschmerzen

Benommenheit und Kopfschmerzen können durch kortisonhaltige Nasensprays entstehen.

→ Psychische Störungen

Unter der Behandlung mit budenosidhaltigen Nasensprays kommt es gelegentlich zu Nervosität, selten auch zu Aggressivität, Angst, Depressionen, Konzentrationsstörungen, Schlafstörungen, Psychosen und Erregungszuständen. Dann muss das Mittel sofort abgesetzt werden.

→ Muskelschwäche, -schmerzen

Selten wurde unter beclometasonhaltigen Präparaten eine Muskelschwäche beobachtet, gelegentlich Gelenk- und Muskelschmerzen.

→ Infektionsanfälligkeit

Bereits bestehende Infektionen können sich unter der Behandlung mit kortisonhaltigen Na-

Allergien

sensprays verschlechtern. Aufgrund der entzündungshemmenden Wirkung von Kortison besteht die Gefahr, dass sie nur scheinbar verschwinden. Unter einer längeren Behandlung breiten sich nicht selten Candidapilze, aber auch Bakterien auf den Schleimhäuten von Nase, Rachen und Mund aus.

Treten die Symptome nach Absetzen des Kortisonpräparats erneut auf oder verschlechtern sie sich unter der Behandlung, sollte man einen HNO-Arzt aufsuchen. Auch bei längeren oder häufig wiederholten Behandlungen mit Kortisonpräparaten sind regelmäßige HNO-ärztliche Kontrollen notwendig.

→ **Wachstumsstörungen**

Bei Kindern können kortisonhaltige Präparate zu Wachstumsstörungen führen.

→ **Kortisonnebenwirkungen**

Unter langfristiger und hochdosierter Anwendung von Kortisonsprays können alle typischen Kortisonnebenwirkungen auftreten (siehe auch Seite 433ff.).

Achtung

● Bei bekannter Überempfindlichkeit gegen den Wirkstoff oder andere Inhaltsstoffe dürfen kortisonhaltige Nasensprays und -tropfen nicht angewandt werden.
● Bei Infektionen der Atemwege, die durch Bakterien oder Pilze hervorgerufen wurden, verbietet sich die Behandlung mit kortisonhaltigen Nasensprays und -tropfen, da sie die Infektionen verschlimmern oder verdecken können.
● Auch bei häufig wiederkehrendem Nasenbluten, Geschwüren der Nasenschleimhaut sowie nach Verletzungen und nach Operationen der Nase sollte man auf kortisonhaltige Präparate verzichten, da sie die Beschwerden verschlimmern können.
● Kinder unter sechs Jahren sollten nicht mit kortisonhaltigen Präparaten behandelt werden, da nicht genügend Erfahrungen vorliegen. Bei fluticasonhaltigen Mitteln gilt diese Einschränkung nur für Kinder bis zu vier Jahren.

Schwangerschaft und Stillzeit

Im ersten Drittel der Schwangerschaft sollten kortisonhaltige Nasensprays möglichst nicht und während der restlichen Schwangerschaft nur unter größter Vorsicht eingesetzt werden.

Auch während der Stillzeit sollte man auf diese Präparate weitgehend verzichten, da sie in die Muttermilch übergehen können.

Daher unsere Bewertung

Kortisonhaltige Nasensprays und -tropfen lindern die Beschwerden eines allergischen Schnupfens nachhaltig. Allerdings können sie auch eine ganze Reihe von Nebenwirkungen hervorrufen.

Deshalb sollen sie nur dann eingesetzt werden, wenn z. B. lokal angewandte Cromoglicinsäure, Alpha-Sympathomimetika oder Antihistaminika zum Einnehmen keine ausreichende Wirkung zeigen.

Wirkstoffe, die nur in geringen Mengen in den Körperkreislauf gelangen, sind zu bevorzugen, das sie kaum Nebenwirkungen an anderen Organen hervorrufen. Zu diesen Wirkstoffen gehören Budenosid, Flunisolid, Beclometason und Fluticason. Auf dexamethasonhaltige Präparate sollte hingegen völlig verzichtet werden, da sie vom Körper in stärkerem Maße aufgenommen werden und unerwünschte Wirkungen an verschiedenen Organsystemen bewirken.

Befindet sich neben dem Dexamethason noch ein Alpha-Sympathomimetikum in dem Arzneimittel, addieren sich die Nebenwirkungen beider Substanzen.

Außerdem besteht die Gefahr, dass die Mittel zu lange angewandt werden, da die Schleimhäute nach dem Absetzen von Alpha-Symphathomimetika wieder zum Anschwellen neigen. Deshalb raten wir von diesen Kombinationspräparaten ab.

Damit die Gefahr von Nebenwirkungen möglichst gering bleibt, sollte die Behandlung nicht länger als drei Monate dauern und die empfohlene Höchstdosis nicht überschritten werden.

Heuschnupfen

> ### Antiallergische Nasensalbe
>
> In der letzten Zeit wird immer wieder über eine paraffinhaltige Salbe berichtet, die, wenn sie tief in die Nase eingebracht wird, vor allergischen Reaktionen schützen soll. So werbewirksam diese Salbe dargestellt wird, so mager ist der wissenschaftliche Wirkungsnachweis. Dieses Prinzip dürfte schon deshalb nicht sicher funktionieren, da auch die gesunde Nase ständig ein Sekret absondert. Dadurch wird die schützende Salbe weggespült, außerdem wird sie mit der stetigen auswärts gerichteten Bewegung feiner Härchen wieder aus der Nase entfernt.

Antihistaminika in Tablettenform

Wirkstoffe	Medikamente
Wenig müde machende Antihistaminika	
Azelastin	Allergodil (A, D)
Cetirizin	Zyrtec (A, CH, D)
Fexofenadin	Telfast (A, CH, D)
Loratadin	Claritine (CH), Clarityn (A), Lisino (D)
Mizolastin	Mizollen (CH, D), Zolim (CH, D)
Terfenadin	Hisfedin (D), Terfenadin-ratiopharm (D), Triludan (A)
Stärker müde machende Antihistaminika	
Clemastin	Tavegil (D), Tavegyl (A, CH)
Dimetinden	Fenistil/-retard (A, CH, D)
Hydroxyzin	Atarax (CH, D)

Wirkungsweise

Der körpereigene Stoff Histamin ist für zahlreiche allergische Symptome verantwortlich. Antihistaminika blockieren die Wirkung von Histamin, indem sie deren Bindungsstellen besetzen. Allerdings docken Antihistaminika auch an anderen Bindungsstellen an, woraus sich ihre Nebenwirkungen, wie z. B. Müdigkeit und Mundtrockenheit, erklären.

Einige neuere Antihistaminika rufen weniger Müdigkeit hervor als ältere. Sie eignen sich vor allem für Patienten, die tagsüber ihre Reaktionsfähigkeit brauchen. Die stärker müde machende Wirkung der älteren Antihistaminika nutzt man dagegen bei Patienten, die aufgrund ihrer allergischen Beschwerden schlecht schlafen können.

Anwendung

Je nach Wirkdauer des Präparats werden Antihistaminika ein- bis dreimal täglich eingenommen. Stärker müde machende Antihistaminika nimmt man vor dem Schlafengehen ein, neuere Antihistaminika, die nur einen gering ermüdenden Effekt haben, eher morgens.

Nebenwirkungen

Eine der wichtigsten Nebenwirkungen von Antihistaminika ist Müdigkeit. Sie tritt zwar vor allem bei den älteren Substanzen auf, aber auch neuere Präparate können – wenn sie hoch dosiert sind – müde machen.

→ **Müdigkeit, neurologische Störungen**

Neben Müdigkeit können Antihistaminika auch zu Koordinationsstörungen und Schwindel führen, zu Albträumen und einer Einschränkung des Reaktionsvermögens. Vor allem bei Kindern und älteren Menschen kommt es zu Erregungszuständen, Kopfschmerzen, Nervosität, Blickkrämpfen, Halluzinationen, Krampfanfällen, Schlafstörungen, Empfindungsstörungen, Verwirrtheit, Schwächezuständen, Muskelverspannungen, Schiefhals und Muskelschwäche. Dann sollten die Mittel abgesetzt werden.

→ **Bluthochdruck, Herzrhythmusstörungen**

Die Behandlung mit Antihistaminika kann den Blutdruck erhöhen oder senken und zu Herz-

Allergien

rhythmusstörungen führen, die bei Terfenadin, Loratadin und Fexofenadin lebensbedrohliche Formen annehmen können. Diese Gefahr droht vor allem dann, wenn diese Mittel zu hoch dosiert werden oder deren Abbau in der Leber durch die gleichzeitige Einnahme von anderen Arzneimitteln blockiert wird.

→ Allergische Hautreaktionen

Antihistaminika können selbst allergische Hautreaktionen bis hin zum allergischen Schock, Nesselsucht, Hautrötungen und Juckreiz hervorrufen und müssen dann sofort abgesetzt werden.

→ Appetit- und Verdauungsstörungen

Unter der Behandlung mit Antihistaminika werden sowohl Appetitlosigkeit als auch eine Steigerung des Appetits beobachtet, außerdem kommen Übelkeit, Erbrechen, Durchfall, Verstopfung, Mundtrockenheit und Entzündungen der Mundschleimhaut vor.

→ Probleme beim Wasserlassen

Probleme beim Wasserlassen bis zur Harnverhaltung, Impotenz und Ejakulationsstörungen können durch Antihistaminika verursacht werden.

→ Sehstörungen, Ohrgeräusche

Antihistaminika können zu Augentrockenheit führen, einen grünen Star und verschiedene Sehstörungen, wie z. B. verschwommenes Sehen und Doppelbilder, hervorrufen. Es kann auch ein Ohrgeräusch auftreten.

Kombination mit anderen Mitteln

● Werden Antihistaminika zusammen mit Medikamenten eingenommen, die ebenfalls eine dämpfende Wirkung auf das zentrale Nervensystem ausüben, kann sich diese Wirkung unter Umständen verstärken. Das gilt beispielsweise für Alkohol, Schlafmittel und Beruhigungsmittel (siehe auch Seite 586ff.), das Hustenmittel Codein (siehe auch Seite 39ff.), das blutdrucksenkende Mittel Reserpin (siehe auch Seite 333f.) und für Medikamente zur Behandlung von Psychosen (siehe auch Seite 576ff.).

● Antihistaminika können die Nebenwirkungen von Antidepressiva und der Anti-Parkinson-Mittel Dopamin und Budipin, wie z. B. Mundtrockenheit und Magen-Darm-Beschwerden, verstärken. Zusammen mit den Kreislaufmitteln Etilefrin und Norfenefrin erhöhen Antihistaminika deren Nebenwirkungen, wie z. B. Pulsbeschleunigung und Nervosität.

● Formeterol zur Behandlung des Asthma bronchiale (siehe Seite 137ff.) und das Malariamittel Halofantrin (siehe Seite 133ff.) können mit Antihistaminika zu gefährlichen Wirkungen auf das Herz und zu Herzrhythmusstörungen führen.

● Die gleichzeitige Einnahme von Betarezeptorenblockern (siehe Seite 322ff.) kann die Wirkung der Antihistaminika verstärken.

● Kortisonpräparate (siehe Seite 281ff.) und trizyklische Antidepressiva (siehe Seite 563ff.) können zusammen mit Antihistaminika den Augeninnendruck erhöhen und einen Glaukomanfall auslösen.

Achtung

● Antihistaminika dürfen nicht bei einer Überempfindlichkeit gegen den Wirkstoff oder Hilfsstoffe eingenommen werden.

● Bei einer bestimmten Form des grünen Stars, dem Engwinkelglaukom, verbietet sich die Behandlung mit Antihistaminika, da die Gefahr der Verschlimmerung besteht.

● Bei älteren Menschen und Kindern unter sechs Jahren sollten Antihistaminika aufgrund der Wirkung auf das Nervensystem nur mit größter Vorsicht eingesetzt werden.

● Patienten mit vergrößerter Prostata dürfen nicht mit Antihistaminika behandelt werden. Auch bei Harnverhalt und Blasenentleerungsstörungen ist Vorsicht geboten, da diese Beschwerden durch Antihistaminika verschlimmert werden können.

Schwangerschaft und Stillzeit

Wegen mangelnder Erfahrungen sollten Antihistaminika in Schwangerschaft und Stillzeit nicht eingenommen werden.

Daher unsere Bewertung

Antihistaminika in Tablettenform gelten als Mittel der Wahl, wenn die örtliche Anwendung von Cromoglycinsäure oder Alpha-Sympathomimetika nicht zum Erfolg führt. Die älteren Mittel haben eine stärker müde machende Wirkung, sind in ihrer Wirkung aber über lange Jahre überprüft und relativ sicher. Für die neueren, wenig müde machenden Mittel dagegen liegen noch keine Daten über eine Langzeitanwendung vor.

Gemeinsam mit dem Arzt sollte man abwägen, welche Substanz am besten geeignet ist. Von Wirkstoffen, die nach vorliegenden Berichten zu lebensbedrohlichen Herzrhythmusstörungen führen können, wie Terfenadin, Loratadin und wahrscheinlich auch Fexofenadin, raten wir ab: Schließlich stehen ausreichend andere Mittel zur Verfügung, bei denen diese Nebenwirkung nicht beobachtet worden ist.

Stoffwechsel-Erkrankungen

Diabetes mellitus (Zuckerkrankheit)

Was ist Diabetes mellitus?

Mit unserer Nahrung nehmen wir unter anderem Kohlenhydrate zu uns, die im Darm aufgespalten werden und letztendlich als Zucker (Glucose) in unser Blut gelangen. Glucose ist ein wichtiger Energielieferant für unsere Körperzellen. Um jedoch den Weg in die Zellen zu finden, ist das Hormon Insulin unerlässlich. Nur wenn genug Insulin in der Blutbahn vorhanden ist, findet der Zucker den Weg durch die Zellmembran in das Zellinnere.

Die Zuckerkrankheit ist durch erhöhte Blutzuckerwerte im Blut gekennzeichnet. Vor dem Frühstück beträgt der Blutzuckerspiegel beim Gesunden 70 bis 100 mg je 100 ml. Bei Werten über 120 mg spricht man von einem Diabetes mellitus. Dazwischen liegende Werte stellen einen Grenzbereich dar, der häufigere Kontrollen erforderlich macht.

Es gibt zwei Formen der Zuckerkrankheit: Der so genannte Typ I (früher »jugendlicher Diabetes« genannt) entsteht dadurch, dass die Bauchspeicheldrüse das blutzuckersenkende Hormon Insulin nicht mehr herstellt. Viel häufiger ist allerdings der Typ-II-Diabetes (früher »Alterszucker« genannt). Bei dieser Form des Diabetes mellitus produziert die Bauchspeicheldrüse zwar

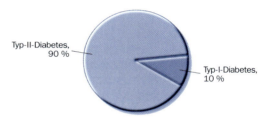

Diabetes mellitus in Deutschland

Typ-II-Diabetes, 90 %
Typ-I-Diabetes, 10 %

In Deutschland gibt es ca. vier Millionen Diabetiker. 90 Prozent leiden an einem Typ-II-Diabetes, zehn Prozent sind Typ-I-Diabetiker.

noch Insulin, die Körpergewebe sind aber unempfindlich gegen Insulin geworden und nehmen den auch vorhandenen Blutzucker nicht mehr auf. Man spricht von einem »relativen« Insulinmangel.

Von den Bezeichnungen »jugendlicher Diabetes« und »Alterszucker« ist man abgekommen, da auch junge Menschen einen Typ-II-Diabetes entwickeln und selten ältere Menschen an einem Typ-I-Diabetes erkranken können.

Ursachen

Beim Typ-I-Diabetes sind die insulinproduzierenden Zellen der Bauchspeicheldrüse zerstört. Wahrscheinlich handelt es sich dabei um eine Autoimmunerkrankung. Das heißt, dass das Im-

Stoffwechsel-Erkrankungen

munsystem die eigenen Zellen angegriffen hat. Erbliche Faktoren spielen bei der Entstehung eine Rolle: Kinder von Typ-I-Diabetikern haben ein Risiko von 20 Prozent, diese Form der Zuckerkrankheit ebenfalls zu entwickeln.

Beim Typ-II-Diabetes spielt die erbliche Anlage eine noch wesentlich größere Rolle. Dass die Erkrankung zum Ausbruch kommt, hat auch viel mit einer falschen Ernährung zu tun: 90 Prozent der Typ II Diabetiker sind übergewichtig. Dies trägt entscheidend dazu bei, dass Insulin im Körper nicht mehr gut wirken kann.

Symptome

Zu Beginn der Erkrankung äußert sich die Zuckerkrankheit häufig durch Müdigkeit, Durst und Gewichtsabnahme. Ganz typisch ist auch ein häufiges Wasserlassen und ein anhaltender Juckreiz. Diabetiker leiden auch häufiger unter Infektionen (z. B. unter immer wiederkehrenden Harnwegsinfekten).

Ein Typ-II-Diabetes wird oft nur zufällig bei Blutuntersuchungen festgestellt, weil keine Beschwerden vorliegen.

Bei Typ-I-Diabetikern dagegen bestehen meist merkliche Symptome. Bei Ausbruch der Erkrankung kann es sogar zu einem schweren Krankheitsbild kommen, das durch extrem hohe Zuckerwerte und eine Übersäuerung des Bluts zustande kommt. Diese Komplikation, »Ketoazidose« genannt, äußert sich in einem schweren Krankheitsgefühl, starkem Durst und Bewusstseinstrübungen bis hin zum Koma. Dieser Notfall muss unverzüglich im Krankenhaus behandelt werden.

Spätfolgen und Komplikationen

Beim Typ-I-Diabetes kann es bei schlechten Blutzuckerwerten immer wieder zu der genannten »Ketoazidose« kommen. Solche Notfälle sind beim Typ-II-Diabetes sehr viel seltener.

Die Zuckerkrankheit ist aber auch gefürchtet, da sie bei beiden Formen zu zahlreichen Spätschäden führt. So können z. B die Nieren so stark geschädigt werden, dass die Nierenfunktion ver-

sagt. Dann sind regelmäßige Blutwäschen (Dialyse) notwendig. Gefäßschäden können auch an der Netzhaut (dem Augenhintergrund) entstehen und zur Erblindung führen. Ebenfalls häufig betroffen sind die Nerven: Es kommt zu unangenehmen Nervenschmerzen im Bereich der Hände und Füße. Typ-II-Diabetiker erleiden häufiger Herzinfarkte und Schlaganfälle. All dies sind Gründe, eine Zuckerkrankheit auch dann zu behandeln, wenn man gar nicht viel davon spürt.

Das kann man selbst tun

→ Bei Übergewicht: abnehmen

Die meisten Typ-II-Diabetiker sind übergewichtig. Allein durch eine Gewichtsreduktion löst sich in vielen Fällen das Problem des Diabetes in Luft auf. Bei übergewichtigen Diabetikern sollte daher in erster Linie eine kalorienreduzierte Diät im Vordergrund stehen. Dabei bessern sich die Zuckerwerte nicht erst, wenn das Normalgewicht erreicht ist: Sobald die ersten Pfunde purzeln, bedankt sich der Stoffwechsel mit niedrigeren Zuckerwerten.

Es allein zu schaffen, ist aber oft schwer. Man sollte daher unbedingt an einer Diätberatung teilnehmen, wo man die richtigen Rezepte zum Abnehmen erfährt.

→ Mahlzeiten verteilen

Die Nahrungsaufnahme auf viele kleine Mahlzeiten zu verteilen, hat mehrere Vorteile: Der Blutzuckerspiegel steigt nicht so stark an und ein ausgeprägtes Hungergefühl kann gar nicht entstehen, sodass ungesunde »Fressorgien« ausbleiben. Man sollte daher die Nahrungsaufnahme auf ungefähr fünf bis sechs Mahlzeiten pro Tag verteilen.

→ Körperliche Aktivität

Das Einhalten einer Diät reicht oft nicht aus, um abzunehmen. Sportliche Aktivität steigert nicht nur das Wohlbefinden, sondern hilft auch ausgezeichnet beim Abtrainieren der Pfunde. Gut geeignet sind leichte Ausdauersportarten. Besprechen Sie mit Ihrem Arzt, was für Sie in Frage kommt!

→ Vorsicht bei der Fußpflege

Bei langjähriger Zuckererkrankung muss man ein besonderes Augenmerk auf seine Füße haben. Bereits kleinste Verletzungen (z. B. durch falsches Schneiden der Fußnägel) können zu sehr schweren Komplikationen führen. Auch zu enge und unbequeme Schuhe sollten unbedingt vermieden werden. Falls Sie Schwierigkeiten bei der Nagelpflege haben (z. B. weil die Sehkraft nachlässt), übertragen Sie diese Aufgabe besser an eine professionelle Fußpflegekraft.

Medikamente: Nutzen und Risiken

Eine Zuckerkrankheit lässt sich durch Medikamente nicht heilen. In aller Regel ermöglichen sie es den Betroffenen jedoch, ein weitgehend normales Leben zu führen.

Bei Typ-I-Diabetikern ist die Behandlung mit Insulin in Spritzenform unbedingt notwendig, sonst kommt es innerhalb kurzer Zeit zu lebensbedrohlichen Komplikationen (siehe oben). Seit einigen Jahren weiß man auch, dass eine intensive Therapie mit Insulin, bei der die Zuckerwerte möglichst normal eingestellt sind, auch die Spätschäden der Zuckerkrankheit verhindert. Diese intensive Behandlung erfordert jedoch eine gute Mitarbeit vonseiten des Patienten und birgt gewisse Risiken: Es kommt leichter zu Unterzuckerungen, die ebenfalls gefährlich sein können.

Auch bei Typ-II-Diabetikern haben Untersuchungen mittlerweile gezeigt, dass eine Kontrolle der Blutzuckerwerte sinnvoll ist, da sie Spätfolgen wie Gefäßschäden vorbeugt. Befürchtungen, dass die Medikamente die Rate an Herzinfarkten und Schlaganfällen steigern könnten, haben sich glücklicherweise nicht bestätigt. Die Erfolge sind allerdings nicht so eindrucksvoll wie bei Typ-I-Diabetikern.

Dennoch kann man vor allem jüngeren Typ-II-Diabetikern (unter 60 Jahren) empfehlen, möglichst normale Blutzuckerwerte anzustreben. Es können dabei auch Tabletten, in leichteren Fällen womöglich sogar eine reine Diät in Frage kommen. Die allgemeinen, nichtmedikamentösen Maßnahmen spielen jedoch für alle Zuckerkranken eine wichtige Rolle.

Insulin ist bei der Behandlung der Zuckerkrankheit nach wie vor das wichtigste Medikament. Alle Typ-I-Diabetiker müssen mit Insulin behandelt werden. Bei ihnen können weder Tabletten noch eine Diät allein helfen. Erreicht man bei Patienten mit einem Typ-II-Diabetes mit Diät oder Tabletten nicht das gewünschte Behandlungsziel, so kann auch bei ihnen die Therapie mit Insulin notwendig werden. Das ist häufig

Kurz und lang wirkende Insuline

Bei den zur Verfügung stehenden Insulinen unterscheidet man kurz wirkende von mittellang und lang wirkenden Insulinen. Das heißt aber nicht, dass sich das Insulin in den verschiedenen Zubereitungen unterscheidet. Insulin selbst wirkt immer auf die gleiche Art und Weise: Es entfaltet seine Wirkung innerhalb von 15 bis 30 Minuten. Die Wirkdauer beträgt fünf bis acht Stunden. Um eine längere Wirkdauer der Spritzen zu erreichen, bindet man daher das Insulin an andere Stoffe (z. B. an Zink oder an den Eiweißkörper Protamin). So wird es aus dem Unterhautfettgewebe langsamer in das Blut abgegeben. Die Wirkung tritt später ein (ein bis zwei Stunden nach Gabe) und hält länger an (24 bis 36 Stunden). Insuline, die so lange wirken, heißen Verzögerungsinsuline. Mischt man kurz wirkendes und lang wirkendes Insulin in einer Flasche, erhält man »mittellang« wirkendes Insulin, das je nach Mischungsverhältnis zwölf bis 24 Stunden wirksam ist.

Stoffwechsel-Erkrankungen

nach zehn bis 15 Jahren Erkrankungsdauer der Fall, weil dann bei diesen Menschen Tabletten nicht mehr ausreichend wirken.

Reicht eine Diät bei einem Typ-II-Diabetiker nicht aus, um die Blutzuckerwerte in den Griff zu bekommen, kommt auch die Behandlung mit den seit vielen Jahren bekannten Sulfonylharnstoffen in Frage. Neuere Studien zeigten, dass eine Therapie mit diesen Mitteln die Spätfolgen der Zuckerkrankheit an Herz und Gefäßen senken kann. Die verschiedenen Präparate unterscheiden sich nicht in ihrer Wirksamkeit, wohl aber im Preis: Als Standardmittel gilt der Wirkstoff Glibenclamid. Für das mit großem Werbeaufwand unter die meistverkauften Diabetesmittel gepushte Glimepirid (Amaryl) konnte keine bessere therapeutische Wirksamkeit nachgewiesen werden.

Das Biguanid Metformin ist vor allem für übergewichtige, jüngere Typ-II-Diabetiker geeignet, wenn eine Diät nicht ausreicht. Biguanide waren über viele Jahre weitgehend aus der Therapie verschwunden, weil es unter der Einnahme zu schweren Komplikationen kam. Der einzige heute verwendete Wirkstoff Metformin ist jedoch besser verträglich als die älteren Biguanide. Zudem konnte eine große Untersuchung zeigen, dass sich die Behandlung mit diesem Medikament u. a. bei Übergewichtigen günstig auf Komplikationen der Zuckerkrankheit auswirkt.

Wirkstoffe, die die Aufnahme von Kohlenhydraten hemmen, sind ob ihres Nutzens umstritten. Sie sind mit erheblichen subjektiven Nebenwirkungen verbunden, und ihre Auswirkungen auf den Zuckerstoffwechsel sind bescheiden. Belege, dass sie die Spätfolgen der Zuckerkrankheit verhindern können, gibt es bislang nicht.

Insulin

Wirkstoffe	Medikamente
Kurz wirkende Insuline	Insulin Actrapid HM (D), Berlinsulin H Normal (D), Huminsulin Normal (D), Insulin Hoechst (D), Insulin Velasulin (D), H-Tronin (D), Insuman Rapid (D)
Insulin Lispro	Humalog (CH, D)
Mittellang wirkende Insuline	Berlinsulin H basal (D), B Insulin S o. SC (D), Insulin Protaphan (D), Insuman Basal (D), Insulin Actraphane (D), Insulin Mixtard (D), Insuman Comb (D), Huminsulin Profil (D)
Lang wirkende Insuline	Insulin Ultratard (D)

Wirkungsweise

Das unter die Haut gespritzte Insulin wirkt im Prinzip genauso wie das körpereigene, in der

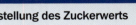

Fragen an den Arzt

● **Was muss ich alles ändern?**
Die Behandlung des Diabetes besteht nicht nur im Einhalten einer Diät und der Verabreichung von Tabletten bzw. Insulinspritzen. Die ganze Lebensführung muss auf die Erkrankung abgestimmt werden. Auch die Behandlung mit zuckersenkenden Medikamenten hat Risiken, auf die man eingestellt sein muss. All dies kann man nur in einer guten Diabetiker-Schulung erlernen, wo sämtliche Aspekte der Zuckerkrankheit besprochen werden. Fragen Sie Ihren Arzt, wo Sie eine solche Schulung mitmachen können. Sie ist in jedem Fall sinnvoll!

● **Ist es mit der Einstellung des Zuckerwerts getan?**
Gerade der Typ-II-Diabetes tritt häufig zusammen mit anderen Erkrankungen auf. Oftmals sind die Fettwerte im Blut und der Blutdruck erhöht. Diese Erkrankungen erhöhen ebenfalls das Risiko für Schlaganfälle und Herzinfarkte. Deshalb darf sich die Behandlung nicht ausschließlich auf die Senkung der Zuckerwerte konzentrieren. Im Gegenteil. Aus neuen Untersuchungen weiß man, dass diese Begleiterkrankungen unbedingt mitbehandelt werden müssen.

Bauchspeicheldrüse hergestellte. Es wird im Unterhautfettgewebe in die Blutbahn aufgenommen und schleust den Blutzucker von dort in die Körperzellen. Dadurch wird die Versorgung der Körperzellen mit Glucose ermöglicht und die Blutzuckerkonzentration sinkt. Daneben fördert es auch den Aufbau von Eiweiß und Fettgewebe. Insulin ist also ein Hormon, das dem Aufbau der Körpergewebe dient, es wirkt »anabol«.

Anwendung

Das Insulin wird in das Unterhautfettgewebe injiziert. Es gibt Versuche, eine angenehmere Art der Verabreichung zu ermöglichen, z. B. als Nasenspray. Diese Therapieformen befinden sich jedoch noch im Versuchsstadium.

Die meisten Diabetiker können sich nach einer Schulung selbständig spritzen. Bei älteren Menschen kann es jedoch zu Unsicherheiten kommen, sodass sie auf die Hilfe Anderer angewiesen sind. Die richtige Spritztechnik muss in jedem Fall gründlich erlernt werden.

Welches Insulin in welcher Dosis und wie oft am Tag gespritzt werden muss, hängt von den individuellen Therapiezielen ab. Jüngere Diabetiker, bei denen eine weitgehende Normalisierung der Blutzuckerwerte angestrebt wird, werden häufiger (vier- bis fünfmal) am Tag spritzen, denn nur so lässt sich eine gute, »strenge« Einstellung mit weitgehender Normalisierung der Zuckerwerte erreichen. Ist das Ziel lediglich eine grobe Einstellung des Blutzuckers, so reichen ein bis zwei Spritzen eines mittellang wirkenden Insulins aus – dies trifft häufig auf ältere Typ-II-Diabetiker zu.

Nebenwirkungen

→ Unterzuckerung

Die wichtigste Nebenwirkung ist ein zu starker Abfall des Blutzuckers. Besonders bei Diabetikern, die sehr streng eingestellt sind, kann eine solche Unterzuckerung leicht auftreten, da sie schon sehr niedrig liegen mit ihren Zuckerwerten. Gefährlich ist aber auch schlicht und ergreifend das Auslassen von Mahlzeiten, während das

Insulin normal weiter gespritzt wird. Insbesondere ältere Menschen begehen oft diesen Fehler.

Unterzuckerung äußert sich durch Schwitzen, Herzklopfen, Heißhunger. Im schlimmsten Fall kommt es zu Bewusstlosigkeit und zu Krampfanfällen. Erfahrene Diabetiker kennen die Symptome und können dann rechtzeitig durch Essen »gegensteuern«. Dies geschieht am besten mit reinem Traubenzucker. Alle Diabetiker, die mit zuckersenkenden Medikamenten behandelt werden (also auch mit Insulin), sollten für diesen Notfall immer Traubenzucker bei sich tragen.

Bei langjähriger Krankheitsdauer werden die Warnsymptome einer Unterzuckerung schwächer, sodass sie erst relativ spät bemerkt werden.

→ Hautreaktionen

An den Stellen, in die das Insulin gespritzt würde, könnten sich Hautreaktionen ausbilden. Es kommt zu Rötungen und Schwellungen. Wenn immer die gleiche Stelle zum Spritzen des Insulins verwendet wird, kann es zu Verdickungen oder zum Schwund des Unterhautfettgewebes kommen. Echte allergische Reaktionen treten bei Verwendung des Humaninsulins aber selten auf. Sie sind aber auch unter Schweineinsulin eine Rarität. Häufiger waren sie unter dem Rinderinsulin, das allerdings kaum noch benützt wird.

→ Insulinresistenz

Keine Nebenwirkung im engeren Sinn, aber ein großes Problem stellt das Phänomen dar, dass Insulin trotz hoher Dosen nicht zu einer genügenden Senkung des Blutzuckers führt. Oft werden große Mengen Insulin gespritzt (70 und mehr Einheiten pro Tag), ohne dass der Blutzucker abfällt. Man spricht von einer Insulinresistenz.

In diesem Fall muss die Therapie grundsätzlich überdacht werden: Stimmt die Diät? Muss mehr Sport getrieben werden? Bringt die Umstellung des Insulins Vorteile? Dieses Problem muss mit einem Spezialisten besprochen werden.

Kombination mit anderen Mitteln

Werden andere zuckersenkende Medikamente eingenommen, so ist natürlich mit einer verstärkten Wirkung zu rechnen. Es kann dann leichter zu Unterzuckerungen kommen. Dieser Effekt wird manchmal bei Typ-II-Diabetikern ausgenutzt, die neben Insulin noch Tabletten zum Senken des Blutzuckers einnehmen, um die Insulindosis möglichst gering zu halten.

Achtung

Im Prinzip gibt es keinerlei Gründe gegen eine Insulinbehandlung. Besteht der Verdacht auf eine Insulinallergie, so muss überprüft werden, ob es sich hierbei um eine Reaktion auf das Insulin selbst oder auf irgendwelche Zusatzstoffe in der Insulinflasche handelt. Bei der äußerst seltenen »echten« Insulinallergie ist das weitere Vorgehen problematisch. Diese Situation lässt sich in den meisten Fällen nur an erfahrenen Diabetes-Zentren lösen.

Schwangerschaft und Stillzeit

Insulin ist das Mittel der Wahl zur Behandlung einer Zuckerkrankheit in der Schwangerschaft und Stillzeit. Gerade in der Schwangerschaft ist eine gute Blutzuckereinstellung wichtig, um beim Ungeborenen Schäden durch die Zuckerkrankheit zu verhindern. Dies lässt sich am besten mit Insulin erreichen. Im Falle einer Schwangerschaft muss von Tabletten auf Insulinspritzen umgestellt werden.

Daher unsere Bewertung !

Insulin ist sicherlich das wichtigste Medikament bei der Behandlung der Zuckerkrankheit. Alle Typ-I-Diabetiker müssen Insulin erhalten, aber auch immer mehr Typ-II-Diabetikern wird es verordnet. Die Auswahl des richtigen Insulins, die Dosis und die Häufigkeit der Verabreichung hängt von den Therapiezielen ab, die man unbedingt mit dem Arzt besprechen muss. Neuere, synthetisch veränderte Insuline (z. B. Lispro-Insulin) haben keine echte therapeutische Vorteile gegenüber den Standard-Insulinen und sind im Prinzip überflüssig.

Sulfonylharnstoffe

Wirkstoffe	Medikamente
Glibenclamid	Azuglucon (D), Daonil (CH), Duraglucon (D), Euglucon (A, CH, D), Gewaglucon (A), Glibenclamid Cophar (CH), Glibenclamid Heumann (D), Glibenclamid-ratiopharm (D), Glibenhexal (D), Normoglucon (A)
Glimepirid	Amaryl (A, CH, D)

Wirkungsweise

Alle Wirkstoffe aus dieser Gruppe stimulieren die Bauchspeicheldrüse zu einer vermehrten Freisetzung des Insulins, das ja bei Typ-II-Diabetikern noch produziert wird. Die erhöhte Insulinkonzentration in der Blutbahn führt zu einem Abfall des Blutzuckers. Bei Typ-I-Diabetikern können diese Medikamente naturgemäß nicht wirken, da deren Bauchspeicheldrüse gar nicht mehr in der Lage ist, Insulin herzustellen.

Früher dachte man, dass die Wirkstoffe auch die Empfindlichkeit der Körperzellen für Insulin erhöhen, sodass es besser wirken kann. Dieser Mechanismus spielt aber offenbar keine Rolle.

Die Wirksamkeit der Tablettenbehandlung nimmt nach zehn bis 15 Jahren langsam ab: Die Bauchspeicheldrüse erschöpft sich.

Anwendung

Sulfonylharnstoffe sollen erst nach Versagen einer Diätbehandlung eingenommen werden. Dann sollte mit einer möglichst niedrigen Dosis begonnen werden, die man schrittweise z. B. alle 14 Tage langsam steigern kann. Wichtig ist: Sind die Tabletten erst einmal eingenommen, entfalten sie ihren blutzuckersenkenden Effekt. Man muss seine Mahlzeiten daher regelmäßig einnehmen, da sonst Unterzuckerungen auftreten können.

Die Umstellung von dem Glibenclamid-Präparat einer Firma auf das eines anderen Herstellers kann Schwierigkeiten bereiten: Die Aufnahme in das Blut erfolgt unterschiedlich schnell.

Diabetes mellitus

Wenn eine Umstellung (z. B. aus Preisgründen) geplant wird, muss dieses Problem unbedingt besprochen werden.

Nebenwirkungen

→ Unterzuckerung

Die wichtigste Nebenwirkung ist bei den Sulfonylharnstoffen ein zu starkes Absinken der Blutzuckerwerte mit den gleichen Symptomen wie beim Insulin: Herzklopfen, Heißhunger, Zittern, in schweren Fällen auch Bewusstlosigkeit und Krampfanfälle. Falls man daher Warnsymptome (z. B. Heißhunger) verspürt, soll sofort Traubenzucker eingenommen werden, den man immer griffbereit bei sich tragen sollte. Andere Nahrungsmittel (Brot, Apfelsaft) wirken zu langsam und unzuverlässig und können nicht empfohlen werden. Treten solche Unterzuckerungen häufiger auf, muss man mit dem Arzt sprechen: Dann ist wahrscheinlich eine Dosisreduktion des Medikaments notwendig. Besonders gefährlich sind Unterzuckerungen bei Herzpatienten.

Unterzuckerungen können Tage nach Einnahme der Tabletten wiederholt auftreten, vor allem wenn die Nieren nicht gut arbeiten! Bei schwerem »Unterzucker« ist dann oft eine Überwachung im Krankenhaus erforderlich!

→ Gewichtszunahme

Eine ganz und gar unerwünschte Wirkung bei Diabetikern ist die Gewichtszunahme, da viele Typ-II-Diabetiker schon übergewichtig sind. Diese Nebenwirkung kommt möglicherweise durch eine Appetitsteigerung zustande, wenn die Blutzuckerwerte durch die Tablettenwirkung sehr stark abfallen (»Heißhunger«).

→ Allergische Reaktionen

Oft treten unter Einnahme von Sulfonylharnstoffen Allergien auf, die sich in erster Linie als Hautausschläge äußern. Selten kann es zu schweren Symptomen kommen: Atemnot, Kollaps, Bewusstlosigkeit. Eine Allergie kann sich auch in Blutbildschäden äußern. Bei einer echten Allergie dürfen keine Sulfonylharnstoffe mehr eingenommen werden. Besonders Menschen, die auf Diuretika empfindlich reagieren, entwickeln Allergien auf Sulfonylharnstoffe.

Kombination mit anderen Mitteln

● Zusammen mit anderen Medikamenten, die den Blutzucker senken, können leichte Unterzuckerungen auftreten. Nicht nur Zuckermedikamente gehören dazu. Auch ACE-Hemmer können den Blutzucker senken.

● Alkohol ist ein Thema für sich: Zwar erhöht sich der Blutzucker bei chronischem Alkoholabusus, doch nach einem feuchtfröhlichem Abend können die Zuckerwerte auch bedrohlich abfallen. Alkohol sollte man immer nur in geringen Maßen genießen.

● Die Einnahme zusammen mit dem zuckersenkenden Mittel Metformin (siehe Seite 474f.) ist nicht zu empfehlen. In einer großen Studie stieg die Rate an schweren Herz- und Gefäßkomplikationen unter einer solchen Kombination dramatisch an.

Achtung

● Menschen mit einer schlechten Nierenleistung sollen diese Wirkstoffe meiden. Bei ihnen kann es zu einem dramatischen Blutzuckerabfall kommen, da sich die Wirkstoffe im Blutkreislauf ansammeln (»kumulieren«).

● Bei Allergien gegen einen Wirkstoff dieser Gruppe ist die Gefahr groß, dass auch Reaktionen auf andere Sulfonylharnstoffe auftreten – daher muss auf andere Wirkstoffgruppen umgestiegen werden.

● Schwere Unterzuckerungen stellen für Herzpatienten eine erhebliche Gefahr dar, da Angina-pectoris-Anfälle ausgelöst werden können. Herzpatienten, aber auch ältere Menschen sollen daher möglichst niedrige Dosen von Sulfonylharnstoffen einnehmen, um Unterzuckerungen zu vermeiden.

● Wer auf Sulfonylharnstoffe empfindlich reagiert, entwickelt unter Umständen auch eine Allergie auf Diuretika (Thiazide) und umgekehrt. Man spricht dann von einer so genannten Kreuzallergie.

Stoffwechsel-Erkrankungen

Schwangerschaft und Stillzeit

In Schwangerschaft und Stillzeit soll eine Zuckerkrankheit immer mit Insulin behandelt werden. Eine versehentliche Einnahme von Sulfonylharnstoffen in der Schwangerschaft ist aber kein Grund, an einen Abbruch zu denken.

> **Daher unsere Bewertung**
>
> Sulfonylharnstoffe sind sehr wirksame zuckersenkende Arzneimittel, die bei Typ-II-Diabetikern nach Versagen einer Diätbehandlung eingesetzt werden können. Sie tragen durch die Normalisierung des Blutzuckers dazu bei, die Rate an Herz- und Gefäßkomplikationen durch den Diabetes mellitus zu verringern.
>
> Glibenclamid ist das erprobteste Mittel dieser Gruppe. Andere, neuere Mittel besitzen keine echten therapeutischen Vorteile, sind aber häufig wesentlich teurer.

Biguanide

Wirkstoff	Medikamente
Metformin	Diabetase (D), Diabetex (A), Glucophage (A, CH, D), Mediabet (D), Meglucon (D), Metformin Arcana (A), Metformin Basics (D)

Wirkungsweise

Biguanide senken die Zuckerwerte auf verschiedenen Wegen: Sie verbessern die Insulinwirkung im Gewebe, verzögern die Aufnahme von Zucker im Darm und sorgen in der Leber für einen Aufbau von »Speicherzucker«, wofür der Zucker aus dem Blut verwendet wird. Im Gegensatz zu Sulfonylharnstoffen steigern sie die Freisetzung von Insulin aus der Bauchspeicheldrüse nicht.

Metformin ist ganz besonders für die Behandlung übergewichtiger, jüngerer Typ-II-Diabetiker geeignet. Bei ihnen hat sich der Wirkstoff als ausgesprochen gut wirksam herausgestellt. Allerdings sollte man vor einer Tablettenbehandlung zunächst mit einer Diät versuchen, den Zucker in den Griff zu bekommen.

Anwendung

Die Behandlung wird mit einer geringen Dosis begonnen, die langsam, je nach Wirkung, auf maximal dreimal täglich 850 mg gesteigert werden kann. Diese Dosis darf aber nicht weiter erhöht werden, da sonst schwere Nebenwirkungen drohen (siehe unten).

Aus dem gleichen Grund muss das Mittel vorübergehend abgesetzt werden bei:
- fieberhaften Infekten
- vor größeren Operationen
- vor Röntgenuntersuchungen mit Gabe von Kontrastmitteln in die Vene (zwei Tage vor der Untersuchung!)

Nebenwirkungen

→ **Übersäuerung des Bluts («Lactatazidose»)**

Unter bestimmten Bedingungen kann es zu einer Anhäufung des Stoffwechselprodukts Lactat im Blut kommen. Die Folge dieser Anhäufung ist eine Übersäuerung des Bluts. Diese Nebenwirkung ist zwar eher selten, aber dafür umso gefährlicher: 50 Prozent der Betroffenen sterben daran.

Die Nebenwirkung äußert sich durch schweres Krankheitsgefühl, Erbrechen, Sehstörungen und Bewusstlosigkeit. Um sie zu vermeiden, müssen folgende Vorsichtsmaßnahmen eingehalten werden:
- Niemals die erlaubte Höchstdosis überschreiten.
- Das Medikament vor größeren Operationen und Röntgenuntersuchungen mit Kontrastmittel absetzen.
- Das Medikament bei schwereren Infektionen (z. B. auch bei einer fieberhaften Erkältung) absetzen.
- Gründe, die gegen eine Einnahme sprechen, beachten.

Diabetes mellitus

→ **Übelkeit, Appetitlosigkeit**

Dies sind regelmäßig auftretende, eher harmlose Nebenwirkungen. Böse Zungen behaupten sogar, dass ein Teil des Effekts von Metformin darauf beruht, dass man unter der Einnahme keinen Appetit mehr hat und deshalb ganz wunderbar abnimmt.

→ **Geschmacksstörungen**

Häufig kommt es zu einem metallischen Geschmack, der sich im Verlauf der Behandlung bessert.

Kombination mit anderen Mitteln

● Metformin soll nicht zusammen mit Sulfonylharnstoffen eingenommen werden: Bei Diabetikern, die beide Medikamente gleichzeitig einnahmen, kam es in einer großen Untersuchung zu einer Zunahme schwerer Herz- und Gefäßkomplikationen.
● Die Wirkung von anderen zuckersenkenden Medikamente (z. B. von Insulin) wird verstärkt – in diesem Fall kann es leichter zu Unterzuckerungen kommen.

Achtung

● Biguanide sollen bei schweren anderen Erkrankungen prinzipiell vermieden werden. Ansonsten steigt die Gefahr gefährlicher Nebenwirkungen dramatisch an. Auf jeden Fall müssen allerdings Patienten mit schweren Herz-, Leber- und Nierenerkrankungen auf Metformin verzichten.
● Für ältere Menschen (über 65 bis 70 Jahre) ist das Mittel wegen der Gefahr von Nebenwirkungen nicht gut geeignet.

Schwangerschaft und Stillzeit

In Schwangerschaft und Stillzeit muss ein Diabetes mit Insulin behandelt werden. Es muss daher von Tabletten auf Spritzen umgestellt werden. Eine versehentliche Einnahme von Metformin in der Schwangerschaft ist jedoch kein Grund für einen Abbruch.

> **Daher unsere Bewertung**
>
> Metformin ist ein zuckersenkendes Mittel, das vor allem bei jüngeren, übergewichtigen Typ-II-Diabetikern gut geeignet ist. Es kann bei ihnen, durch die Senkung des Blutzuckers, Spätfolgen des Diabetes an den Gefäßen verhindern. Wegen der Gefahr der Übersäuerung durch eine Lactatanhäufung im Blut sind bei der Einnahme jedoch unbedingt Vorsichtsmaßnahmen einzuhalten. Die Kombination von Metformin mit Sulfonylharnstoffen soll wegen den vermehrt auftretenden Komplikationen nicht angewandt werden.

Hemmstoffe der Kohlenhydrataufnahme

Wirkstoffe	Medikamente
Acarbose	Glucobay (A, D, CH)
Miglitol	Diastabol (CH, D)

Wirkungsweise

Kohlenhydrate, die wir mit der Nahrung zu uns nehmen (z. B. Brot, Kartoffeln usw.), werden normalerweise im Dünndarm durch spezielle Eiweißstoffe (Enzyme) in kleine Zuckermoleküle aufgespalten, die in die Blutbahn aufgenommen werden können. Acarbose und Miglitol verhindern die Zerlegung der Kohlenhydrate und so ihre Aufnahme. Diese Medikamenten verringern nur die Zuckeraufnahme in den Blutkreislauf. Sie sind nur für Typ-II-Diabetiker geeignet.

Anwendung

Damit die Nebenwirkungen auf den Magen-Darm-Trakt nicht so drastisch ausfallen, muss mit einer niedrigen Dosis (dreimal 50 mg) begonnen werden. Die Dosis kann über Wochen hinweg auf maximal dreimal 200 mg gesteigert werden. Die Einnahme erfolgt mit den Mahlzeiten.

Nebenwirkungen

→ **Übelkeit, Durchfälle, Bauchschmerzen, Blähungen**

Diese Nebenwirkungen auf den Darm sind sehr häufig und erklären sich aus der Wirkungsweise: Da die mit der Nahrung zugeführten Kohlenhydrate im Dünndarm nicht mehr gut aufgenommen werden, gelangen sie in den Dickdarm, wo sie eigentlich nichts zu suchen haben. Dort dienen sie den Bakterien als Nährstoffe und führen zu erheblichen Problemen. Die Beschwerden sind sehr unangenehm, viele Patienten nehmen das Medikament deshalb nicht lange ein. In Langzeituntersuchungen bricht jeder zweite die Behandlung ab.

→ **Erhöhung der Leberwerte**

Besonders unter Acarbose, das nicht nur im Darm wirkt, sondern zum Teil auch in die Blutbahn aufgenommen wird, kommt es gelegentlich zu einer Erhöhung der Leberwerte. Die Blutwerte müssen daher von Zeit zu Zeit überprüft werden. Sind die Leberwerte deutlich erhöht (auf das Dreifache und mehr), sollte das Mittel abgesetzt werden.

Kombination mit anderen Mitteln

● Nimmt man Acarbose zusammen mit anderen zuckersenkenden Medikamenten ein, wird deren Wirkung gesteigert. Es kann dann leichter zu Unterzuckerungen kommen.

Bei Unterzuckerung unter Acarbose wirken »komplexe« Kohlenhydrate (Brot, Säfte, Industriezucker) nicht. Es muss als Gegenmaßnahme unbedingt Glucose (= Traubenzucker) eingenommen werden!

● Die Wirksamkeit des herzkräftigenden Medikaments Digoxin (siehe Seite 368ff.) wird abgeschwächt. Die Blutspiegel des Digoxins müssen daher überprüft und die Dosis gegebenenfalls erhöht werden.

Achtung

Bei einer chronischen Darmerkrankung (z. B. Colitis ulcerosa oder Morbus Crohn) sollten diese Mittel gemieden werden, da sie die Darmbeschwerden verschlechtern können.

Schwangerschaft und Stillzeit

In Schwangerschaft und Stillzeit muss eine Zuckererkrankung immer mit Insulin behandelt werden, da für Acarbose und Miglitol keine Erfahrungen vorliegen. Eine versehentliche Einnahme macht einen Abbruch jedoch nicht erforderlich.

Daher unsere Bewertung

Acarbose und Miglitol sind schlecht verträgliche Medikamente beim Diabetes mellitus vom Typ II, deren therapeutischer Nutzen sehr fraglich ist. Die Auswirkungen auf die Zuckerwerte sind sehr gering. Zudem fehlen Hinweise, dass sie die Spätfolgen des Diabetes tatsächlich verhindern können. Wir raten von der Anwendung ab.

Erkrankungen der Schilddrüse

Schilddrüsenerkrankungen in Deutschland

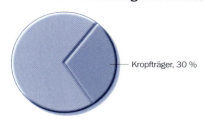

Kropfträger, 30 %

Schilddrüsenerkrankungen sind häufig. Wegen des in Deutschland ausgeprägten Jodmangels kommt es bei 30 Prozent der Bevölkerung zu einem mehr oder weniger ausgeprägten Wachstum der Schilddrüse (Kropf).

Was sind Schilddrüsenerkrankungen?

Der Name »Schilddrüse« rührt von der Lage her: Sie befindet sich wie ein Schild vor dem Kehlkopf. Die Schilddrüse produziert eine Reihe von Hormonen, unter anderem Thyroxin und Trijodthyronin. Diese jodhaltigen Hormone regeln das Aktivitätsniveau des Körpers: Stoffwechselvorgänge, Wachstum und Reifungsfunktionen. Die häufigste Erkrankung der Schilddrüse ist der »Kropf« (Struma). Dabei vergrößert sich die Schilddrüse, ohne dass ein Mangel oder Überschuss an Schilddrüsenhormonen besteht. Andere Erkrankungen der Schilddrüse betreffen die Hormonproduktion: Wird zu viel Schilddrüsenhormon ins Blut abgegeben, spricht man von Überfunktion, wird zu wenig abgegeben, von Unterfunktion.

Ursachen

Ein Kropf entsteht, wenn mit der Nahrung zu wenig Jod aufgenommen wird. Jod ist ein wichtiger Baustein für die Schilddrüsenhormone. Erhält die Schilddrüse zu wenig Jod, kompensiert sie den Mangel, indem sie sich vergrößert und so ihre Hormonproduktion aufrechterhält.

Häufigste Ursache einer Unterfunktion ist eine chronische Entzündung in der Schilddrüse, die über Jahre hinweg zur Zerstörung des Schilddrüsengewebes geführt hat. Diese Erkrankung betrifft vorwiegend Frauen mittleren Alters.

Eine Überfunktion der Schilddrüse kann mehrere Ursachen haben:
- Teile der Schilddrüse koppeln sich von der körpereigenen Regulation ab und produzieren dabei Hormone vollkommen am Bedarf des Körpers vorbei.
- Morbus Basedow: Bei dieser Autoimmunerkrankung bildet das Immunsystem aus bislang noch unbekannten Gründen Antikörper, die die Schilddrüse zu einer vermehrten Aktivität anregen. Der Morbus Basedow führt nicht nur zu einer Überfunktion der Schilddrüse, sondern auch zu hervorgetretenen Augäpfeln, aber auch zu Lähmungen der Augenmuskeln sowie zum Sehen von Doppelbildern.
- Auch Medikamente, allen voran Kontrastmittel, die bei Röntgenuntersuchungen eingesetzt werden, und das Herzrhythmusmittel Amiodaron (siehe Seite 342ff.), können zu einer Schilddrüsenüberfunktion führen, da sie große Mengen Jod enthalten.

Symptome

Eine Vergrößerung der Schilddrüse bleibt anfangs häufig erst einmal unbemerkt, kann jedoch nach einiger Zeit zu einem Druckgefühl im Hals führen.

Stoffwechsel-Erkrankungen

Eine Überfunktion der Schilddrüse kurbelt den Stoffwechsel übermäßig an: Das Herz schlägt schneller, es kommt zu Haarausfall, Durchfall, Gewichtsabnahme und Hitzewallungen. Das Gegenteil passiert bei einer Unterfunktion: Das Herz schlägt langsamer, Nägel wachsen nur langsam nach und sind brüchig, die Haare werden struppig. Patienten mit dieser Erkrankung fühlen sich müde und lethargisch, sie sind kälteempfindlich. Auch Wasseransammlungen im Gesicht und an den Beinen können auftreten.

Spätfolgen und Komplikationen

Ist der Kropf extrem ausgeprägt, kann die Luftröhre stark eingeengt werden, sodass regelrechte Erstickungsanfälle auftreten. In einem solchen Fall muss die Schilddrüse durch eine Operation verkleinert werden. Besteht ein Kropf über Jahre, können sich Teile der Schilddrüse verselbstständigen und Hormone im Übermaß produzieren.

Eine Überfunktion kann zu akuten Notfällen (»Krisen«) mit Bewusstseinseintrübung bis hin zum Koma führen. Dieses Krankheitsbild muss sofort auf der Intensivstation im Krankenhaus behandelt werden. Derartige Notfälle können auch bei Unterfunktion auftreten.

Das kann man selbst tun

Bei Schilddrüsenerkrankungen kann man selbst nur vorbeugend aktiv werden. Ist es bereits zu einer Überfunktion oder zu einer Unterfunktion der Schilddrüse gekommen, gibt es keine wirklichen Möglichkeiten der »Eigenhilfe«. In diesem Falle sind ärztliche Maßnahmen unverzichtbar.

→ Ausreichend Jod zuführen

Erwachsene Menschen benötigen täglich ca. 180 bis ca. 200 Mikrogramm Jod, Kinder etwa 100 Mikrogramm, Schwangere 220 bis 250 Mikrogramm. In vielen Gegenden Deutschlands ist die Versorgung mit Jod über die Nahrung nicht ausreichend. Vor allem Bayern, aber auch Nordrhein-Westfalen sind Gebiete mit ausgesprochenem Jodmangel. In diesen Regionen sollte man also ganz bewusst mit Jod angereicherte Nahrungsmittel verwenden. Neben jodiertem Speisesalz ist Seefisch (besonders Scholle, Schellfisch und Kabeljau) eine gute Jodquelle.

In anderen europäischen Ländern (z. B. in Schweden) hat die vorgeschriebene Verwendung von Jodsalz zu einem weitgehenden Verschwinden des Krankheitsbildes »Kropf« geführt. Auch in der ehemaligen DDR wurde bis 1990 die Vorbeugung mit Jodsalz erfolgreich durchgeführt.

Medikamente: Nutzen und Risiken

Bei der Behandlung einer vergrößerten Schilddrüse werden Jodtabletten oder Schilddrüsenhormone verabreicht, die (vorausgesetzt, man behandelt nicht zu spät) tatsächlich zu einer Entlastung und damit zu einer Verkleinerung der Schilddrüse beitragen können. Oftmals lässt sich eine vergrößerte Schilddrüse jedoch nicht vollständig verkleinern. Immerhin kann ein weiteres Wachstum so gestoppt werden.

Auf die Frage, was besser ist – Jod oder Schilddrüsenhormon –, gibt es keine allgemeingültige Antwort. Darüber muss der Arzt von Fall zu Fall entscheiden. Wird eine Behandlung mit Schilddrüsenhormonen gewählt, sollten diese nach ein bis 1,5 Jahren abgesetzt und von einer Jodbehandlung abgelöst werden.

Ein Teil der Schilddrüsenhormonpräparate beinhaltet nur das Hormon Levothyroxin, das erst im Körper zum eigentlich wirksamen Liothyronin umgewandelt wird. Andere Zubereitungen enthalten bereits eine Kombination dieser beiden Hormone. Diese Kombination ist jedoch nicht immer sinnvoll: Das in den Tabletten enthaltene Liothyronin führt leichter zu Nebenwirkungen (Symptome einer Schilddrüsenüberfunktion). Die reinen Levothyroxinpräparate sind bei den meisten Menschen genauso wirksam und bergen weniger Gefahren. Es wird daher empfohlen, ausschließlich Präparate zu verwenden, die Levothyroxin enthalten.

Bei einer Überfunktion der Schilddrüse kann man die Überproduktion der Hormone durch Medikamente äußerst wirksam eindämmen (Thyreostatika). Die dabei angewandten Medikamente sind alle wirksam, wegen ihrer Nebenwirkungen jedoch alles andere als unproblematisch. Eine engmaschige Überwachung ist daher immer erforderlich. Wie lange eine solche Behandlung durchgeführt werden muss, hängt von der tatsächlichen Ursache der Überfunktion ab. In manchen Fällen kommt es nach einigen Monaten nämlich zu einer Normalisierung des Stoffwechsels – in diesem Falle können die Mittel wieder abgesetzt werden.

Fragen an den Arzt

- **Gibt es für meine Schilddrüsenerkrankung keine andere Möglichkeit als Tabletten?**
  Das kommt darauf an: Im Gegensatz zur Unterfunktion können bei einer Überfunktion der Schilddrüse auch andere Maßnahmen in Frage kommen, nämlich eine Operation oder eine Behandlung mit radioaktivem Jod, das sich in der Schilddrüse anreichert und überschüssiges Gewebe zerstört. Besprechen Sie die geeignete Behandlungsart mit Ihrem Arzt.

- **Sind die Knoten in meiner vergrößerten Schilddrüse bösartig?**
  Bei einer vergrößerten, knotigen Schilddrüse sind bösartige Wucherungen nicht immer auszuschließen. Manchmal müssen neben Ultraschall noch andere Untersuchungen durchgeführt werden (z. B. eine Punktion). Glücklicherweise sind die allermeisten Knoten in der Schilddrüse harmloser Natur. Besprechen Sie, ob bei Ihnen weiterführende Maßnahmen erforderlich sind.

- **Kann sich durch jodiertes Speisesalz eine Schilddrüsenüberfunktion entwickeln?**
  Nur große Mengen Jod rufen eine Überfunktion der Schilddrüse hervor. Im jodierten Speisesalz ist die Jodmenge dafür viel zu gering. Auch Allergien oder eine Akne sind nicht zu befürchten.

Bei einer Unterfunktion der Schilddrüse wird das fehlende Hormon direkt von außen zugeführt. Durch diese Behandlung lassen sich die Symptome sehr gut beseitigen. Da sich die Funktion der Schilddrüse allerdings meist nicht wieder erholt, müssen die Medikamente ein Leben lang eingenommen werden. Wie bei der Behandlung des Kropfes sind Präparate, die nur Levothyroxin enthalten, vorzuziehen.

Schilddrüsenhormone

Wirkstoffe	Medikamente
Levothyroxin	Berlthyrox (D), Eferox (D), Eltroxin (CH), Euthyrox (A, D), L-Thyroxin Henning (D), Thyrex (A)
Liothyronin + Levothyroxin	Novothyral (D), Prothyrid (D), Thyreotom (D)

Wirkungsweise

Schilddrüsenhormone, die in Tablettenform eingenommen werden, haben im Prinzip die gleichen Wirkungen wie die körpereigenen Hormone: Wachstum, Stoffwechselvorgänge und Reifung werden gefördert.

Das Hormon Levothyroxin wird dabei erst im Körper zum eigentlich wirksamen Liothyronin umgewandelt. Wird dagegen Liothyronin direkt eingenommen, kommt es leichter zu Nebenwirkungen. Die reinen Levothyroxinpräparate sind bei den meisten Menschen genauso wirksam.

Anwendung

Gerade bei älteren und herzkranken Menschen muss anfangs mit sehr geringen Dosen (25 bis 50 Mikrogramm) behandelt werden, da es sonst leicht zu Nebenwirkungen (vor allem am Herzen) kommen kann. Die Dosen dürfen frühestens nach zwei bis vier Wochen langsam gesteigert werden.

Die endgültige Dosis muss individuell ermittelt werden: Geht es darum, eine vergrößerte

Stoffwechsel-Erkrankungen

Schilddrüse zu verkleinern, so werden Dosen zwischen 75 und 200 Mikrogramm Levothyroxin pro Tag eingenommen. Nach etwa einem Jahr sollte dann auf eine Jodbehandlung umgestiegen werden. Auf keinen Fall darf die Therapie ersatzlos beendet werden, da sich die Schilddrüse ansonsten rasch wieder vergrößert. Muss eine Unterfunktion der Schilddrüse behandelt werden, sind Dosen von 125 bis 250 Mikrogramm täglich ein Leben lang erforderlich.

Nebenwirkungen

Schilddrüsenhormone sind im Prinzip gut verträglich, vorausgesetzt, sie werden richtig angewandt. Nebenwirkungen treten vor allem bei einer zu schnellen Steigerung der Dosis und bei Überdosierung auf.

→ **Störungen am Herzen**

Wie bei einer Überfunktion der Schilddrüse kann das Herz sehr empfindlich auf zu hohe Hormongaben reagieren: Es kommt zu einer Beschleunigung des Herzschlags, zu Extraschlägen und Durchblutungsstörungen mit Angina pectoris, im Extremfall zu Herzinfarkten.

→ **Gewichtsabnahme, Zittern, Unruhe**

Alle Symptome einer Schilddrüsenüberfunktion können durch die Mittel imitiert werden: Gewichtsabnahme, Zittern, Unruhe, Schlaflosigkeit, Schweißausbrüche und Durchfall.

Kombination mit anderen Mitteln

● Bei Diabetikern kann es zu einem Anstieg der Blutzuckerwerte kommen.
● Werden gerinnungshemmende Mittel eingenommen, muss die Blutgerinnung regelmäßig überprüft werden. Die Wirkung dieser Mittel kann verstärkt werden.

Achtung

Bei einer Schilddrüsenüberfunktion verbietet sich verständlicherweise der alleinige Einsatz von Schilddrüsenhormonen.

Vorsicht Missbrauch

Ein Zuviel an Schilddrüsenhormonen führt über die Ankurbelung des Stoffwechsels auch zu einer Gewichtsabnahme. Diese Nebenwirkung führt oft zum missbräuchlichen Einsatz von Schilddrüsenhormonen – eine sehr gefährliche Methode, Pfunde zu verlieren: Das Abnehmen funktioniert nur, wenn sehr hohe Dosen eingenommen werden – was mit starken Nebenwirkungen verbunden ist. Es drohen Herzinfarkte und lebensgefährliche Herzrhythmusstörungen. Sehr hoch ist das Risiko, wenn gleichzeitig Appetitzügler genommen werden.

Schwangerschaft und Stillzeit

Schilddrüsenhormone gelten auch in Schwangerschaft und Stillzeit als sichere Medikamente und dürfen in diesen Zeiten genommen werden.

Daher unsere Bewertung

Präparate, die Levothyroxin enthalten, sind wirksam und empfehlenswert bei einer Unterfunktion der Schilddrüse. Eine begrenzte Wirksamkeit zeigen sie bei der Behandlung des Kropfs, wobei die Behandlung mit Jodtabletten hierbei eine gute Alternative darstellt.
Die Kombination von Levothyroxin und Liothyronin ist nicht günstig, da es häufiger zu Nebenwirkungen kommt. Von ihrer Anwendung raten wir ab. In jedem Fall muss bei älteren und herzkranken Menschen auf eine sehr vorsichtige Dosierung geachtet werden, um gefährliche Nebenwirkungen zu vermeiden.

Jodid

Wirkstoff	Medikamente
Jodid	Jodid tabletten (D), Jodetten (D), Jodid-ratiopharm (D), Jodonorm (A)

Erkrankungen der Schilddrüse

Wirkungsweise

Jod ist ein wichtiger Baustein für die Produktion von Schilddrüsenhormonen und muss über die Ernährung zugeführt werden. Ist es bereits zu einem Wachstum der Schilddrüse gekommen, kann durch die Gabe von Jod die Schilddrüse entlastet und eine Verkleinerung erreicht werden. Das Jod wird in der chemischen Form des Jodsalzes (»Jodid«, nicht zu verwechseln mit jodiertem Speisesalz) zugeführt.

Anwendung

In Gegenden, in denen eine ausreichende Jodversorgung nicht gewährleistet ist, kann eine Ergänzung mit Jodtabletten durchgeführt werden. Kinder sollten 50 bis 100 Mikrogramm einnehmen, Jugendliche und Erwachsene 100 bis 200 Mikrogramm. Ist es bereits zu einer Vergrößerung der Schilddrüse gekommen, liegen die erforderlichen Dosen etwas höher (100 bis 300 Mikrogramm). Wie lange behandelt werden muss, hängt von der Jodversorgung mit der Ernährung ab: Wird weiterhin nicht ausreichend Jod zugeführt, kommt es nach Absetzen der Tabletten wieder zu einem Wachstum der Schilddrüse.

Nebenwirkungen

→ **Herzrasen, Gewichtsabnahme, Zittern**

Selten kann es bei höheren Dosen zur Auslösung einer Überfunktion der Schilddrüse kommen. Sie äußert sich mit Herzrasen, Gewichtsabnahme, Zittern, Durchfällen und Haarausfall. Besonders gefährdet sind ältere Menschen, bei denen sich Bereiche in der Schilddrüse gebildet haben, die unabhängig vom körperlichen Bedarf Schilddrüsenhormone produzieren (Schilddrüsenknoten). Diese Bezirke werden zusätzlich mit Jod »gefüttert« und zur Aktivität angeregt – eine Überfunktion ist die Folge.

Kombination mit anderen Mitteln

Probleme bei der Einnahme mit anderen Medikamenten sind im Allgemeinen nicht zu befürchten. Die Wirksamkeit von Arzneimitteln, die die Funktion der Schilddrüse hemmen, kann jedoch vermindert werden.

Achtung

Menschen mit einer Schilddrüsenüberfunktion sollen kein zusätzliches Jod einnehmen, da sich die Symptome verstärken können.

Schwangerschaft und Stillzeit

Gerade in der Schwangerschaft kann eine vorbeugende Anwendung von Jod in Mangelgebieten wünschenswert sein, da der Jodbedarf in der Schwangerschaft nochmals gesteigert ist. Trotzdem darf Jod nicht überdosiert werden. 100 bis 200 Mikrogramm täglich werden empfohlen. Gleiches gilt für die Anwendung der Stillzeit.

> **Daher unsere Bewertung**
>
> Jodid ist ein wirksames Medikament zur Prophylaxe und Behandlung des Kropfs. Allerdings sollte bei allen älteren Menschen und bei länger bestehendem Kropf vorsichtig behandelt werden, da es sonst zur Auslösung einer Überfunktion kommen kann.

Thyreostatika

Wirkstoffe	Medikamente
Carbimazol	Carbimazol Henning (D)
Thiamazol	Favistan (A, D), Tapazole (CH)
Propylthiouracil	Propycil (D), Propyl-Thiouracil Lederle (CH), Prothiucil (A)

Wirkungsweise

Thyreostatika hemmen die Herstellung des Schilddrüsenhormons in der Schilddrüse, indem sie den Einbau von Jod in das Hormon verhindern.

Stoffwechsel-Erkrankungen

Carbimazol, Thiamazol und Propylthiouracil wirken etwa gleich gut, allerdings muss Propylthiourazil mehrfach am Tag eingenommen werden, während bei den anderen Mittel eine einmalige Einnahme ausreicht.

Anwendung

Um eine Überfunktion rasch in den Griff zu bekommen, nimmt man zu Beginn hohe Dosen. Nach einigen Wochen wird die Dosis reduziert. Je schwerer die Symptome sind, umso höher sind die Anfangsdosen. (Thiamazol: 20 bis 40 mg pro Tag, später 2,5 bis 10 mg; Carbimazol 15 bis 60 mg, später 5 bis 20 mg; Propylthiouracil 300 bis 600 mg pro Tag, später dann 25 bis 150 mg pro Tag). Welche Menge auf Dauer eingenommen werden muss, wird anhand der Schilddrüsenwerte im Blut individuell ermittelt. Wie lange die Mittel eingenommen werden müssen, hängt von der Ursache der Überfunktion ab.

Nebenwirkungen

→ Verminderung der weißen Blutkörperchen

Eine gefährliche Nebenwirkung aller Thyreostatika ist die Verminderung der weißen Blutkörperchen durch Schädigung des Knochenmarks. Die weißen Blutzellen sind für die körpereigene Abwehr wichtig. Sinkt ihre Zahl zu stark ab, kann es zu gefährlichen bakteriellen Infektionen kommen. Das Blutbild muss daher regelmäßig überwacht werden, insbesondere wenn Fieber auftritt.

→ Hautausschläge und Juckreiz

Rötungen, Quaddeln und Juckreiz kommen recht häufig vor. In diesem Fall muss gemeinsam mit dem Arzt entschieden werden, ob die Behandlung umgestellt werden muss. Allergische Reaktionen können sich darüber hinaus auch durch Fieber und Gelenkschmerzen äußern.

→ Leberschäden

Erhöhte Leberwerte können auftreten, manchmal kommt es auch zu einer Gelbsucht. Vor allem bei Menschen mit bekannten Leberschäden müssen die Leberwerte im Blut überwacht werden.

→ Vergrößerung der Schilddrüse

Wird die Dosis dauerhaft zu hoch gewählt, kann es zu einem Wachstum der Schilddrüse kommen. Durch Kontrolle der Blutwerte soll daher die günstigste Dosis ermittelt werden.

Kombination mit anderen Mitteln

● Die gleichzeitige Einnahme von Jodtabletten verringert die Wirkung dieser Mittel.
● Amiodaron (Mittel bei Herzrhythmusstörungen, siehe Seite 342ff.) beinhaltet große Mengen Jod und ist in der Kombination mit Schilddrüsenmitteln problematisch.

Achtung

● Bei Erkrankungen des Blutbilds muss man sehr vorsichtig behandeln und häufig Blutuntersuchungen durchführen, da alle Thyreostatika selbst Blutbildschäden hervorrufen können.
● Gleiches gilt für eine Lebererkrankung.

Schwangerschaft und Stillzeit

Eine Überfunktion der Schilddrüse muss auch in der Schwangerschaft und Stillzeit behandelt werden. Nach vorliegenden Erfahrungen können alle drei Mittel in der Schwangerschaft genommen werden. Sie müssen aber so gering wie möglich dosiert werden. Eine gleichzeitige Einnahme von Schilddrüsenhormonen muss unbedingt vermieden werden.

Daher unsere Bewertung

Thyreostatika sind sinnvolle, wirksame Medikamente bei einer Schilddrüsenüberfunktion. Sie haben jedoch einige Nebenwirkungen, die eine gute ärztliche Überwachung erfordern.

Die unterschiedlichen Substanzen sind gleich wirksam. Propylthiouracil wird wegen der unbequemeren Einnahmehäufigkeit meist als »Ausweichmittel« benutzt, wenn Unverträglichkeiten gegenüber den anderen beiden Wirkstoffen auftreten.

Störungen des Fettstoffwechsels

Fettstoffwechselstörungen in Deutschland

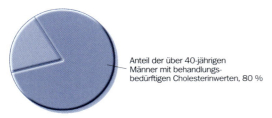

Anteil der über 40-jährigen Männer mit behandlungsbedürftigen Cholesterinwerten, 80 %

Bei den Fettstoffwechselstörungen steht das Cholesterin im Mittelpunkt: etwa 15 Millionen Deutsche haben zu hohe Werte.

Was sind Störungen des Fettstoffwechsels?

Als Fettstoffwechselstörung bezeichnet man die abnorme Konzentration von Fetten im Blut. Bedeutsam sind dabei die Hypercholesterinämie, ein Übermaß an Cholesterin im Blut, und die Hypertriglyceridämie, ein Zuviel an Triglyceriden.

Die wichtigste Ursache von Herz- und Gefäßerkrankungen, der häufigsten Todesursache in Deutschland, ist die Verkalkung der Blutgefäße (Arteriosklerose, siehe Seite 383ff.). Deren Entwicklung wird von mehreren Faktoren begünstigt, unter anderem von einem erhöhten Cholesterinspiegel im Blut. Allerdings wirkt dabei nur das an ein ganz bestimmtes Protein gebundene Cholesterin, das LDL-Cholesterin, schädlich. Dem an ein anderes Protein gebundenen HDL-Cholesterin wird dagegen sogar ein schützender Einfluss zugeschrieben.

LDL-Cholesterin begünstigt die Gefäßverkalkung folgendermaßen: Die Blutfette lagern sich an der Innenwand der Blutgefäße an. Nach längerer Zeit kommt es zu einer Verkalkung dieser Einlagerung. Die Verkalkungen können sich dann über Jahre vergrößern, sodass der Blutfluss deutlich behindert wird. Im Extremfall kann eine solche Verkalkung aufreißen: Dann sammeln sich um diese Stelle herum zahlreiche Blutzellen, die zu einem vollständigen Verschluss des Blutgefäßes führen. Findet dieser Prozess in einem Herzkranzgefäß statt, ist die unmittelbare Folge ein Herzinfarkt.

Eine Erhöhung der Triglyceride im Blut spielt dagegen als Risikofaktor für Arteriosklerose aller Wahrscheinlichkeit nach keine Rolle. Sie kann aber bei einer sehr ausgeprägten Erhöhung zu anderen Komplikationen führen, z. B. zu einer Entzündung der Bauchspeicheldrüse.

Ursachen

Eine Fettstoffwechselstörung kann vererbt sein oder wird von anderen Faktoren hervorgerufen. Zu diesen Faktoren zählen: falsche Ernährung, Übergewicht, Alkohol.

Symptome

Der erhöhte Cholesterinspiegel selbst verursacht keine Symptome. Erst wenn die daraus entstandene Gefäßverkalkung weit fortgeschritten ist, kommt es zu ersten Beschwerden.

Akute Beschwerden können bei extremen Erhöhungen der Triglyceride entstehen. Es kann dann (selten) zu einer Entzündung der Bauchspeicheldrüse kommen, die sich mit heftigen Bauchschmerzen äußert und lebensbedrohlich sein kann.

Spätfolgen und Komplikationen

Eine Hypercholesterinämie kann zur Entstehung einer Arteriosklerose beitragen (siehe auch Seite 383ff.), die wiederum Ursache für einen Herzinfarkt (siehe Seite 349ff.), Schlaganfall (siehe Seite 546ff.) oder eine Schaufensterkrankheit (siehe Seite 383) sein kann.

Erhöhte Cholesterinwerte stellen aber nur einen Risikofaktor unter vielen anderen dar – dies ist zu bedenken.

Wann muss behandelt werden?

Nach jahrelangem Streit in der Fachwelt ist inzwischen klar, dass erhöhte Cholesterinwerte tatsächlich ein Risiko darstellen. Wer aber eine Diät einhalten und wer Tabletten zur Fettsenkung einnehmen sollte, ist bis zum heutigen Zeitpunkt noch umstritten.

Eines steht zumindest fest: Das Risiko eines erhöhten Cholesterinwerts ist um so höher, je mehr andere Risikofaktoren hinzukommen. Ganz besonders hoch ist die Gefahr in den Fällen, bei denen bereits Gefäßkomplikationen vorhanden sind. Deshalb orientieren sich die folgenden Empfehlungen neben den LDL-Cholesterinwerten auch an weiteren bereits bestehenden Risikofaktoren:

- **Bei ansonsten gesunden Menschen:**
  LDL ≥ 160 mg pro dl: Diät
  LDL ≥ 190 mg pro dl: Diät und mit dem Arzt die Notwendigkeit einer Tablettentherapie besprechen (man weiß in diesem Falle nicht genau, was eine medikamentöse Therapie nutzt!)

- **Bestehen zusätzlich mehrere andere Risiken (z. B. Zuckerkrankheit, erhöhter Blutdruck, Übergewicht):**
  LDL ≥ 130 mg pro dl: Diät
  LDL ≥ 160 mg pro dl: Diät + Tablettentherapie

- **Menschen, die an Angina pectoris leiden oder einen Herzinfarkt durchgemacht haben:**
  LDL ≥ 100 mg pro dl: Diät, ggf. mit Tabletten

Das kann man selbst tun

→ Diät

Die wichtigste Maßnahme bei der Behandlung von erhöhten Fettwerten ist die konsequente Diät, die die Aufnahme von gesättigten Fetten (meist als tierische Fette) und Cholesterin einschränkt. Bei Übergewicht gehört darüber hinaus eine konsequente Gewichtsreduktion dazu. Täglich sollen nicht mehr als 300 Milligramm Cholesterin zugeführt werden. Der Fettanteil in der Ernährung sollte auf unter 30 Prozent gesenkt werden. Wie dies in der Praxis tatsächlich umzusetzen ist, lässt sich nur durch eine Diätberatung erlernen. Man sollte sich ausführlich schulen lassen, denn nur der Verzicht auf das Frühstücksei reicht garantiert nicht aus. Selbst wenn eine Tablettentherapie begonnen wird, muss die Diät fortgeführt werden.

→ Körperliche Aktivität

Nicht nur bei Übergewicht ist sportliche Betätigung sinnvoll, denn ganz unabhängig vom Körpergewicht senkt Sport die Cholesterinwerte im Blut. In häufigen Fällen kann man andere Begleiterkrankungen (z. B. erhöhten Blutdruck) ebenfalls günstig beeinflussen. Ausdauersportarten (beispielsweise Laufen, Fahrrad fahren, Schwimmen) sind am besten geeignet. Lassen Sie sich von Ihrem Arzt beraten, welche Sportarten für Sie in Frage kommen.

Medikamente: Nutzen und Risiken

Nur weil es einen Zusammenhang zwischen erhöhten Cholesterinwerten im Blut und der Häufung von Herz- und Gefäßerkrankungen gibt, kann man nicht ableiten, dass eine Tablettentherapie immer sinnvoll ist. Jedes Medikament birgt Risiken, besonders wenn es, wie die fettsenkenden Medikamente, möglicherweise lebenslang genommen werden muss. Eine Tablettenkur über einige Wochen oder Monate macht keinen Sinn. Und ob sich fettsenkende Medikamente über 20 Jahre hinweg gefahrlos einnehmen lassen, ist unbekannt.

Lange Zeit war nicht einmal klar, ob die Senkung der Blutfette wirklich positive Auswirkungen hat. Erst neuere große Studien haben bewiesen, dass man mit einer medikamentösen Therapie über vier bis fünf Jahre nicht nur die Rate an Herzinfarkten senken, sondern auch die Lebenserwartung insgesamt verlängern kann. Einschränkend muss man sagen, dass die meisten Untersuchungen bei Männern im jüngeren und mittleren Lebensalter durchgeführt wurden, die Ergebnisse also hauptsächlich für diese Gruppe gelten. Außerdem sind die Erfolge bei weitem nicht so groß, wie die Werbung uns oft glauben lassen mag: Die Rate an Herzinfarkten wird nur relativ um 30 Prozent gesenkt – die absolute Risikominderung beträgt dagegen nur drei bis vier Prozent! Anders gesagt: Etwa 25 Menschen müssen fünf Jahre lang behandelt werden, um bei einem einen Herzinfarkt zu verhindern.

Die günstigen Effekte wurden übrigens ausschließlich mit den relativ neuen »CSE-Hemmern« erzielt. Sie gelten daher bei vielen Fettstoffwechselstörungen als die Mittel der Wahl, wenn man mit Tabletten behandeln muss. Andere Mittel, z. B. die vor der Einführung der CSE-Hemmer stark verbreiteten Fibrate, haben geringere Auswirkungen auf die Fettwerte. Für Fibrate ist zudem nicht belegt, dass sie die Lebenserwartung tatsächlich verlängern können. Sie werden deshalb nur noch in besonderen Situationen verordnet, z. B. bei deutlicher Erhöhung der Triglyceridwerte, denn diese werden durch Fibrate stärker gesenkt als durch CSE-Hemmer. Eine dritte Gruppe von fettsenkenden Medikamenten sind die Austauscherharze. Ihr Nachteil ist die schlechte Verträglichkeit. Sie werden aus diesem Grund nur noch eingesetzt, wenn CSE-Hemmer nicht in Frage kommen. Für das ebenfalls zur Fettsenkung angebotene Präparat Sedalipid fehlen entsprechende Wirkungsnachweise.

Fragen an den Arzt

● **Wie oft müssen meine Cholesterinwerte überprüft werden?**
Bei ansonsten gesunden Menschen wird eine Untersuchung des Cholesterinwerts alle fünf Jahre empfohlen. Sind erhöhte Fettwerte bekannt, ist eine engmaschigere Kontrolle erforderlich, zu Beginn einer Behandlung z. B. alle vier Monate, später einmal im Jahr.

● **Bringt das Diät halten denn was?**
Es ist zwar richtig, dass man in vielen Fällen mit einer Diät allein keine deutliche Besserung der Cholesterinwerte erreicht. Es geht aber nicht um ein »Entweder-oder«. Auch bei einer medikamentösen Therapie muss die Diät unbedingt fortgeführt werden, sonst hat die ganze Behandlung keinen Sinn.

● **Was soll durch eine Behandlung in meinem Fall erreicht werden?**
Das Therapieziel ist nicht in erster Linie die Besserung der Cholesterinwerte (die tun ja nicht weh!), sondern eine Minderung des persönlichen Risikos für Gefäßerkrankungen. Wie groß das Risiko ist, hängt von der Höhe der Cholesterinwerte und dem Vorhandensein anderer Risikofaktoren ab. Besprechen Sie Ihre persönliche Situation und fragen Sie genau nach, was der Arzt sich von einer Behandlung bei Ihnen verspricht. Reden Sie auch über die anderen Risikofaktoren (Rauchen, Diabetes, Hochdruck usw.), die ebenfalls zu Arteriosklerose beitragen.

● **Wie weit muss ich meine Werte senken?**
Leider weiß man das nicht genau, aber es sollte eine Senkung um ca. 30 Prozent des Ausgangswerts angestrebt werden. Besprechen Sie Ihren »individuellen« Zielwert mit dem Arzt.

Stoffwechsel-Erkrankungen

CSE-Hemmer

Wirkstoffe	Medikamente
Atorvastatin	Sortis (D)
Cerivastatin	Lipobay (D)
Fluvastatin	Cranoc (D), Lescol (A, CH), Locol (D)
Lovastatin	Mevacor (A), Mevinacor (D)
Pravastatin	Liprevil (D), Pravasin (D), Selipran (A, CH)
Simvastatin	Denan (D), Zocor (CH, D)

Wirkungsweise

Durch CSE-Hemmer, auch als »Statine« bezeichnet, wird das Cholesterin-Synthetase-Enzym gehemmt, das für die Produktion von Cholesterin erforderlich ist. Der Körper wehrt sich zwar gegen diesen Eingriff, indem er im Gegenzug die Produktion von Cholesterin in der Leber erhöht. Gleichzeitig aber bilden sich dort auch vermehrt Rezeptoren, die das Cholesterin (insbesondere das »böse« LDL-Cholesterin) aus dem Blut abfangen und in die Zellen einschleusen. Dort wird das Cholesterin zum Aufbau von Zellstrukturen verwandt. In der Folge sinkt die Cholesterinkonzentration im Blut.

Die günstigen Auswirkungen auf die Arteriosklerose haben wahrscheinlich noch andere Gründe, die von der Senkung der Cholesterinwerte unabhängig sind: CSE-Hemmer vermindern die Funktion der Blutplättchen (Thrombozyten), die dadurch weniger leicht verklumpen, das Blut wird insgesamt fließfähiger. Zudem wirken CSE-Hemmer günstig auf die Gefäßfunktion.

Anwendung

Wichtig ist die regelmäßige, langjährige Einnahme. Eine nur Wochen bis Monate dauernde »Tablettenkur« hat keinen Sinn.

Die erforderliche Dosis ist je nach CSE-Hemmer unterschiedlich. In der Regel wird mit einer niedrigen Dosis angefangen, die je nach Cholesterinwert allmählich gesteigert wird. Wichtig:

Auch wenn CSE-Hemmer eingenommen werden, muss eine Diät fortgeführt werden.

Nebenwirkungen

→ Hautausschlag

Relativ häufig kommt es zu Hautrötungen und Juckreiz. Dann sollte das Mittel abgesetzt und abgeklärt werden, ob eine Allergie vorliegt. Falls ja, muss man auf einen Wirkstoff aus einer anderen Gruppe umsteigen.

→ Muskelschmerzen und Muskelentzündungen

In allen Muskelpartien können Schmerzen auftreten, die sich wie ein Muskelkater anfühlen. In seltenen Fällen kann es darüber hinaus zu einer schweren Entzündung der Muskulatur kommen. Eine solche Entzündung kann bedrohliche Ausmaße annehmen, da in Folge auch die Nieren stark geschädigt werden können. Falls derartige Beschwerden auftreten, sollte unbedingt eine Blutuntersuchung der »Muskelwerte« durchgeführt werden.

→ Erhöhung der Leberwerte

Es kann zu einer leichten Erhöhung der Leberwerte kommen, ohne dass Beschwerden auftreten. Steigen sie allerdings über das Dreifache des Normalen, sollte der CSE-Hemmer abgesetzt werden. Eine regelmäßige Kontrolle der Leberwerte ist nur bei Menschen mit Lebererkrankungen erforderlich.

Kombination mit anderen Mitteln

Die Kombination mit bestimmten Medikamenten erhöht wahrscheinlich das Risiko für schwere Muskelentzündungen. Folgende Medikamente sollten daher unter keinerlei Umständen mit den CSE-Hemmern kombiniert werden:
- Fibrate und Nicotinsäure (Mittel zur Senkung erhöhter Fettwerte!)
- Ciclosporin (Mittel zur Beeinflussung des Immunsystems nach Transplantationen)
- Itraconazol (Pilzmittel)
- Erythromycin (Antibiotikum)

Störungen des Fettstoffwechsels

Achtung

- Bei Menschen mit schweren Lebererkrankungen ist die Einnahme von CSE-Hemmern sehr problematisch, da alle CSE-Hemmer zu einer Erhöhung der Leberwerte beitragen können.
- Menschen mit Muskelerkrankungen sollen von eine Behandlung ausgeschlossen werden, da CSE-Hemmer diese auslösen können.
- Bei bestimmten angeborenen Fettstoffwechselstörungen, die mit hohen Cholesterinwerten (oft ≥600 mg pro dl) einhergehen, wirken CSE-Hemmer nicht und sollen nicht eingenommen werden.

Schwangerschaft und Stillzeit

Es ist bis zu diesem Zeitpunkt nicht bekannt, ob CSE-Hemmer in der Schwangerschaft sichere Medikamente sind. Es gibt Hinweise auf vermehrte Missbildungen bei Einnahme während der Frühschwangerschaft. Von CSE-Hemmern ist daher abzuraten. Bei einer versehentlichen Einnahme in der Schwangerschaft ist jedoch kein Abbruch erforderlich, regelmäßige Kontrollen (Ultraschall) sollten jedoch erfolgen.

Auch in der Stillzeit sollten diese Medikamente nicht eingenommen werden, da zumindest einige der Wirkstoffe in die Muttermilch übergehen und bislang nicht bekannt ist, ob dies schädliche Auswirkungen auf das Kind haben kann.

Daher unsere Bewertung

CSE-Hemmer sind gut verträgliche, wirksame Mittel zur Senkung erhöhter Cholesterinwerte. Ist eine Tablettentherapie notwendig, sind sie meist die sinnvollste Wahl. Die Behandlungsdauer ist auf Jahre, möglicherweise lebenslang angelegt. Dies muss bei der Entscheidung für eine Behandlung bedacht werden. Auf eine begleitende Diät darf nicht verzichtet werden. Die meisten Erfahrungen liegen für die Wirkstoffe Lovastatin, Pravastatin und Simvastatin vor. Neuere CSE-Hemmer sind weniger gut untersucht, sodass unklar ist, ob ihr therapeutischer Nutzen gleich gross ist.

Fibrate

Wirkstoffe	Medikamente
Bezafibrat	Azufibrat (D), Befibrat (D), Bezafibrat-ratiopharm (D), Bezalip (A), Cedur (D, CH), Lipox (D)
Fenbofibrat	durafenat (D), Fenofibrat-ratiopharm (D), Lipanthyl (CH), Lipidil (D), Lipsin (A), Normalip Pro (D)
Gemfibrozil	Gevilon (A, CH, D)
Etofyllinclofibrat	Duolip (A, CH, D)

Wirkungsweise

Die Auswirkungen der Fibrate sind komplex und noch nicht vollständig geklärt. Entscheidend scheint ein beschleunigter Abbau von Fetten in der Blutbahn zu sein. Zugleich wird die Produktion von Triglyceriden gebremst. Es kommt zur Erniedrigung der Triglyceridwerte, während das Cholesterin nur gering abfällt. Das im Etofyllinclofibrat enthaltene Etofyllin ist dem bei Asthma gegebenen Theophyllin (siehe Seite 145ff.) ähnlich und hat keinen Einfluss auf die Fettwerte.

Anwendung

Auch bei der Behandlung mit Fibraten handelt es sich um eine Langzeittherapie, das heißt, sie ist auf Jahre, möglicherweise lebenslang ausgelegt. Die Dosierung der einzelnen Präparate ist verschieden (siehe Beipackzettel). Gemfibrozil wird z. B. einmalig abends eingenommen, andere Präparate müssen mehrfach am Tag dosiert werden (Clofibrat z. B. drei- bis viermal täglich).

Nebenwirkungen

→ Bauchschmerzen, Übelkeit und Appetitlosigkeit

Störungen im Magen-Darm-Trakt kommen oft vor. Neben Bauchschmerzen, Übelkeit und Appetitlosigkeit kann es zu Verstopfung und Blähungen, aber auch zu Durchfall kommen.

Stoffwechsel-Erkrankungen

Reservemedikamente Austauscherharze

Selten verordnet, aber als Ersatzmittel notwendig, wenn CSE-Hemmer nicht in Frage kommen, sind die Austauscherharze (Handelsnamen: Quantalan, Colestid).

Sie binden, als Granulat eingenommen, Gallensäuren im Darm und geben dafür Chlorid ab. Die Gallensäuren gehen mit dem Stuhlgang ab und werden so aus dem Körper entfernt. Da Gallensäuren aus Cholesterin produziert werden, wird nun in der Leber vermehrt Cholesterin aus dem Blut abgefangen und zu Gallensäuren umgebaut. In der Folge sinkt das Cholesterin im Blut.

Austauscherharze müssen mehrfach am Tag eingenommen werden. Sie sind zudem schlecht verträglich. Übelkeit, Bauchschmerzen, Verstopfung und schwere Blähungen sind regelmäßige Folgen einer Einnahme. Um diese Nebenwirkungen gering zu halten, muss die Dosis langsam aufgebaut werden. Diese Mittel senken zwar die Cholesterinwerte, erhöhen aber die Triglyceridwerte.

→ **Hautausschlag**

Juckreiz und Hautrötungen kommen gelegentlich vor. Eine besondere Form von Hautreaktionen ist die »photoallergische« Reaktion, bei der es nach der Sonneneinstrahlung zu Juckreiz und Bläschenbildung sowie zu Rötungen kommt.

Bei Hautreaktionen sollte das Mittel abgesetzt und mit dem Arzt besprochen werden, ob eine Weiterführung der Therapie zu verantworten ist.

→ **Muskelentzündungen**

Wie bei der Einnahme von CSE-Hemmern kann es sehr seltenen zu ausgeprägten Muskelschmerzen und Muskelentzündungen kommen. Tritt daher ein ungewöhnlicher Muskelkater auf, sollte das Mittel abgesetzt und dann eine Kontrolle der »Muskelwerte« im Blut durchgeführt werden.

→ **Gallensteine**

Fibrate verändern die Zusammensetzung der Gallenflüssigkeit, sodass es leichter zu Gallensteinen kommt. Deshalb empfiehlt sich im Verlauf der Behandlung eine Ultraschalluntersuchung.

Kombination mit anderen Mitteln

● Die Einnahme zusammen mit CSE-Hemmern sollte nach Möglichkeit vermieden werden, da die Gefahr der Muskelentzündung durch die Kombination vergrößert wird.
● Die Wirkung zuckersenkender Medikamente (Sulfonylharnstoffe) kann verstärkt werden. Es kommt leichter zu einer Unterzuckerung. Die Zuckerwerte müssen daher kontrolliert und die Dosis des Sulfonylharnstoffs angepasst werden.

Achtung

● Menschen mit schweren Leberschäden sollen Fibrate meiden, da es zu einer Verschlechterung der Leberfunktion kommen kann.
● Wer bereits an Gallensteinen leidet, sollte keine Fibrate einnehmen.

Schwangerschaft und Stillzeit

Es liegen kaum Erfahrungen für Schwangerschaft und Stillzeit vor. Das Mittel sollte daher dann gemieden werden. Eine zufällige Einnahme begründet keinen Schwangerschaftsabbruch.

Daher unsere Bewertung

Fibrate sind zur Behandlung erhöhter Cholesterinwerte nur Mittel zweiter Wahl. Sie haben dagegen ihre Berechtigung, wenn es um die Senkung stark erhöhter Triglyceridwerte geht. Während der Tabletteneinnahme muss weiterhin konsequent Diät gehalten werden. Das empfehlenswerteste Mittel dieser Gruppe ist Gemfibrozil, da für diesen Wirkstoff der therapeutische Nutzen am besten abgesichert ist. Etofyllinclofibrat beinhaltet einen Stoff, der keine Auswirkung auf die Fettwerte hat. Von der Anwendung dieses Mittels raten wir daher ab.

Störungen des Fettstoffwechsels

Andere Mittel zur Senkung der Fettwerte

Wirkstoff	Medikament
Magnesium-pyridoxal-phosphat-glutamat	Sedalipid (D)

Wirkungsweise

Der Wirkstoff in Sedalipid ist dem Vitamin B_6 verwandt und soll über einen unbekannten Wirkmechanismus den Cholesterinwert senken. Tatsächlich bleibt die Senkung der Werte nach vorliegenden Untersuchungen weit hinter der durch CSE-Hemmer zurück.

Anwendung

Es sollen dreimal täglich 50 mg zu den Mahlzeiten eingenommen werden.

Nebenwirkungen

Sedalipid ist gut verträglich, Nebenwirkungen treten selten auf.

→ **Bauchschmerzen**
Oberbauchschmerzen und Übelkeit werden selten unter Einnahme berichtet.

Kombination mit anderen Mitteln

Bei Einnahme mit anderen Mitteln treten keine Probleme auf.

Schwangerschaft und Stillzeit

Über die Anwendung in der Schwangerschaft und Stillzeit weiß man wenig. Das Risiko der Einnahme ist zwar gering, da der therapeutische Nutzen aber fragwürdig ist, sollte die Behandlung während der Schwangerschaft und Stillzeit unterbleiben.

Daher unsere Bewertung

Sedalipid ist ein nebenwirkungsarmes, aber schwach wirkendes Mittel zur Senkung erhöhter Cholesterinwerte. Es fehlen handfeste Belege, dass das Mittel tatsächlich Gefäßerkrankungen verhindern kann. Von der Einnahme raten wir daher ab.

Übergewicht

Übergewicht in Deutschland

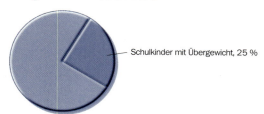

Schulkinder mit Übergewicht, 25 %

Übergewicht ist in Deutschland überaus häufig. 50 Prozent der Bevölkerung sind übergewichtig, die meisten allerdings nur in geringem Ausmaß. Besonders erschreckend ist die hohe Zahl derer, die bereits im Kindesalter zu viel Speck mit sich herumschleppen.

Was ist Übergewicht?

Was ist dick, was ist dünn? Ästhetische Gesichtspunkte spielen bei dieser Frage in unserem Alltag zwar eine Rolle, lassen sich jedoch nicht objektivieren. Ein genaueres Kriterium ist der so genannte Body-Mass-Index (»Körper-Massen-Index«, BMI). Er wird wie folgt berechnet: Teilen Sie Ihr Körpergewicht (in kg) durch Ihre Körpergröße (in m) zum Quadrat. Ein 1,80 m großer, 100 kg schwerer Mensch hat also einen BMI von $100/(1{,}80 \times 1{,}80) = 30{,}9$.

Anhand des BMI wird folgende Einteilung gemacht:
Normalgewicht: BMI 18,5 – 24,9
Leichtes Übergewicht: BMI 25 – 29,9
Starkes Übergewicht: BMI 30 – 39,9
Massives Übergewicht: BMI ab 40

Bei den Gesundheitsrisiken aufgrund von Übergewicht ist aber nicht das Gewicht allein entscheidend. Menschen, die die überschüssigen Pfunde vor allem am Bauch mit sich herumtragen (vor allem Männer), sind mehr gefährdet als Menschen, die vor allem unter Fettpolstern an den Hüften leiden (vor allem Frauen). Generell gilt: je höher das Gewicht, desto häufiger Gesundheitsstörungen – diese wiederum verkürzen die Lebenserwartung.

Ursachen

Dass ein falsches Essverhalten und mangelnde Bewegung Übergewicht verursachen, ist heutzutage unbestritten. Hinzu kommen aber in häufigen Fällen auch erbliche Faktoren, die die Entstehung von Übergewicht begünstigen. Es ist daher tatsächlich Schicksal, ob man eher zu Übergewicht neigt oder essen kann, ohne auf die Kalorien zu achten. Daher sollte man Schuldzuweisungen und Moralisieren (»Der isst einfach zu viel«) unterlassen.

Symptome

Übergewichtige sind nicht automatisch krank. Übergewicht ist dennoch ein Problem, da mit den zunehmenden Pfunden auch die Gefahr für ernsthafte Erkrankungen ansteigt. Zu nennen sind hoher Blutdruck, Herzschwäche und Herzinfarkte, Zuckerkrankheit, Gelenkerkrankungen und Schlaganfälle. Mit steigendem Gewicht sinkt auch die Lebenserwartung. Hinzu kommen die Nachteile in vielen anderen Lebensbereichen: Übergewichtige sind zahlreichen Vorurteilen ausgesetzt, haben Nachteile im Berufsleben und bei der Partnerwahl. Sie gelten darüber hinaus zu unrecht als faul und unfähig. Auch unter Ärzten sind Vorurteile gegen Dicke verbreitet.

Spätfolgen und Komplikationen

Alle Krankheitserscheinungen, die durch das Übergewicht auftreten können, sind als Spätfolgen zu verstehen. Man kann Übergewicht aus diesem Grund am besten als einen Risikofaktor beschreiben, der (wie auch das Rauchen oder hoher Blutdruck) die Gefahr für bestimmte Leiden erhöht.

Das kann man selbst tun

Übergewicht sollte in erster Linie nichtmedikamentös bekämpft werden. Nur in ganz seltenen Fällen ist eine Behandlung mit Tabletten sinnvoll und ratenswert.

→ Kalorienreduzierte Diät

Es mag banal klingen: Abnehmen kann man nur, wenn man weniger Kalorien aufnimmt als man verbraucht. Als Faustregel kann gelten, dass man die Kalorienmenge um etwa ein Drittel des Gewohnten verringern sollte. Am sinnvollsten geschieht dies durch eine Reduktion des Fettgehalts in der Ernährung. Wichtig ist: Eine solche Diät muss langfristig eingehalten werden. Gewaltkuren oder extreme Diäten, die über einige Wochen hinweg durchgeführt werden, bringen langfristig überhaupt nichts. Spezielle Diäten, so genannte Abnahmeprogramme, sollen nur unter ärztlicher Betreuung durchgeführt werden und auch das nur über einen begrenzten Zeitraum. Aber auch in diesem Falle gilt: Wenn danach der alte Trott einkehrt, ist der Erfolg nur vorübergehend.

→ Änderung des Essverhaltens

Nicht selten wird die beim Essen aufgenommene Nahrungsmenge deutlich unterschätzt: Die Kleinigkeiten, die nebenher noch zusätzlich gegessen werden und natürlich auch die nächtlichen Raubzüge im Kühlschrank werden großzügig übergangen. Achten Sie deshalb genauer auf Ihr Essverhalten und versuchen Sie, vernünftige Essgewohnheiten einzuhalten. Manchmal hilft das Führen eines Ernährungstagebuchs.

→ Körperliche Betätigung

Auch dieser Punkt klingt banal, ist aber sehr wichtig: Bewegung erhöht den Kalorienverbrauch und trägt daher zur Senkung des Körpergewichts bei. Die allereinfachste Maßnahme ist es, sich im Alltag deutlich mehr zu bewegen (z. B. Treppensteigen statt Fahrstuhl fahren, Gartenarbeit, Spaziergänge). Darüber hinaus können Sportarten wie Schwimmen, Rad fahren, Rudern und Gymnastik erheblich dazu beitragen überschüssige Pfunde loszuwerden und tragen darüber hinaus zu einem gesteigerten Wohlbefinden bei. Aber Achtung: Wer untrainiert ist, muss die körperliche Belastung langsam steigern.

Medikamente: Nutzen und Risiko

Medikamente haben bei der Behandlung des Übergewichts nur sehr selten ihre Berechtigung. Zwar sind eine Reihe von Mitteln wirksam und führen zu einer stärkeren Gewichtsabnahme, als wenn man lediglich eine Diät durchführt. Diese

---

Kleine Ernährungsschule bei Übergewicht

- Reduzieren Sie den Fettgehalt der Ernährung: Achten Sie auf fettarmes Fleisch, fettreduzierte Milch und Milchprodukte.
- Schränken Sie den Verzehr von Süßigkeiten und Backwaren ein.
- Bei Gemüse und Salaten müssen Sie sich nicht einschränken. Benutzen Sie aber keine fertigen Salatsaucen.
- Reduzieren Sie den Alkoholkonsum (alkoholische Getränke haben viele Kalorien).

Stoffwechsel-Erkrankungen

Wirkstoffe sind jedoch riskant und nebenwirkungsreich. Außerdem kommt es nach Absetzen der Mittel häufig wieder zum Ansteigen des Körpergewichts. Gerade dieser »Jojo-Effekt« (Gewicht runter, Gewicht rauf) ist nachweislich gefährlich.

Neben den hier aufgeführten Arzneimitteln werden in vielen Medien auch frei verkäufliche Mittel zum Abnehmen angepriesen. Vor diesen Angeboten kann nur eindringlich gewarnt werden. Im besten Fall sind diese Mittel wirkungslos, im schlechtesten Fall gefährlich.

Auch der Missbrauch von wasserausschwemmenden Medikamenten (Diuretika) und Schilddrüsenhormonen wird nicht selten betrieben, ist jedoch mit starken (z. T. lebensgefährlichen) Nebenwirkungen verbunden.

Die hier besprochenen Medikamente lassen sich in zwei Gruppen einteilen:

● **Appetithemmer** führen über eine Beeinflussung bestimmter Gehirnbezirke zu einer Verringerung des Appetits. Die Anwendung dieser Medikamente ist mit der Gefahr schwerer Nebenwirkungen verbunden. Außerdem kommt es nach dem Absetzen sehr rasch wieder zu einem Gewichtsanstieg. Vor allem der Wirkstoff Sibutramin wird in letzter Zeit stark beworben. Dieses Medikament wurde ursprünglich als Mittel gegen Depressionen entwickelt. Da es bei dieser Erkrankung jedoch nicht so gut half wie erwartet, machte man aus einer der Nebenwirkungen, der Appetitlosigkeit, kurzerhand eine Hauptwirkung.

● In die zweite Gruppe gehört lediglich der Wirkstoff **Orlistat**, der keinen Einfluss auf den Hunger hat, sondern die Aufnahme von Fetten im Darm blockiert. Er wird gerne als »Fettblocker« und als »Meilenstein in der Behandlung krankhaft Übergewichtiger« angepriesen. Das Wirkprinzip des Mittels ist tatsächlich neu. Ob jedoch die Behandlung des Übergewichts durch Orlistat revolutioniert wird, darf aus der heutigen Sicht bezweifelt werden. Wie bei anderen Schlankmachern auch kommt es nämlich nach Absetzen des Mittels zur erneuten Gewichtszunahme. Außerdem sind die Nebenwirkungen sehr unangenehm, zudem kann eine krebserregende Wirkung zumindest nicht ausgeschlossen werden. Ob man mit dem Arzneimittel wirklich günstige Auswirkungen auf die Folgeerkrankungen der Fettleibigkeit ausüben kann und ob der »Jojo-Effekt« nicht sogar Nachteile mit sich bringt, ist ebenfalls ungeklärt.

Fragen an den Arzt

● **Bei welchem Übergewicht lohnt sich das Abnehmen?**
Aus gesundheitlichen Gründen sollte man bei einem BMI von mehr als 30 mit dem Abnehmen anfangen.

Auch bei geringerem Übergewicht kann eine Abnahme sinnvoll sein, wenn zusätzlich andere Gesundheitsrisiken vorliegen, z. B. erhöhter Blutdruck, Zuckerkrankheit. Ist das nicht der Fall und Sie fühlen sich mit Ihrem (leichten) Übergewicht wohl, ist eine Diät nicht erforderlich.

● **Wie schnell werde ich meine Pfunde loswerden?**
Anfangs sind die Erfolge schnell zu erzielen: Ein halbes bis ein Kilogramm pro Woche Gewichtsverlust ist schon drin. Nach einigen Monaten nimmt man aber kaum noch weiter ab, sondern hält sein Gewicht, weil der Körper auf Sparflamme arbeitet. Oft reicht der anfängliche Erfolg jedoch aus, um das Wohlbefinden, Blutdruck- und Blutzuckerwerte deutlich zu verbessern.

● **Geht es mit Nulldiät nicht schneller?**
Von so genannten Gewaltkuren oder einseitigen Diäten ist dringend abzuraten. Abgesehen davon, dass sie zu einer Unterversorgung mit Vitaminen und Mineralstoffen führen können, werden sie oft nur kurze Zeit eingehalten, sodass sie keinen dauerhaften Effekt haben. Bei einer Nulldiät geht außerdem viel Muskelmasse verloren, während die Fettpolster viel langsamer schwinden.

Übergewicht

Appetithemmer

Wirkstoffe	Medikamente
Amfepramon	Regenon (A, CH, D)
Mefenorex	Rondimen (D)
Norpseudoephedrin	Adistop C (CH), Antidiapositum (D), Fasupond (D), Limit-X (CH), Mirapront (D), Miniscap (CH)
Phenylpropanolamin	Boxogetten S (D), Capton Diet (CH), Dexatrim (CH), Fugoa N (D), Kontexin (A), Merex (CH), Recatol mono (D)
Sibutramin	Reductil (D)

Wirkungsweise

Appetithemmer verringern das Hungergefühl durch Beeinflussung bestimmter Zentren im Gehirn: Amfepramon z. B. imitiert Überträgerstoffe im Gehirn (Katecholamine) und Phenylpropanolamin hat ähnliche Wirkungen wie das oft missbräuchlich als Aufputschmittel benutzte Amphetamin. Das als Mittel gegen Depressionen konzipierte Sibutramin hat wie viele antidepressive Wirkstoffe auch eine appetithemmende Wirkung.

Anwendung

Wir raten prinzipiell von Appetithemmern ab. Entscheidet man sich dennoch für eine Einnahme, muss sie unbedingt zeitlich begrenzt sein. Bei diesen Mitteln steigt die Rate der schweren Nebenwirkungen deutlich an, wenn sie mehr als drei Monate lang eingenommen werden.

Nebenwirkungen

→ Herz-Kreislauf-Störungen

Herzrhythmusstörungen (Herzklopfen, Herzrasen), aber auch Herzschmerzen können auftreten. Ein Teil der Mittel kann sogar zu schweren

Veränderungen der Blutgefäße in der Lunge (»Lungenhochdruck«) führen. Sie äußern sich in zunehmender Atemnot und Brustschmerzen. Bemerkt man unter Einnahme dieser Mittel eine Verschlechterung der Belastbarkeit, Husten oder Atemnot, muss man das Mittel umgehend absetzen. Die Entwicklung eines derartigen Lungenhochdrucks droht vor allem bei einer Einnahme, die über drei Monate hinaus geht sowie bei besonders übergewichtigen Menschen (BMI 30).

→ Psychische Störungen

Appetithemmer wirken auf das zentrale Nervensystem, daher kann auch die Psyche in Mitleidenschaft gezogen werden: Kopfschmerzen, Angstzustände, Benommenheit, Erregungszustände und Schlafstörungen sind häufige Begleiterscheinungen. Eine Besserung dieser Nebenwirkungen ist nur durch ein Absetzen des Präparats zu erreichen.

→ Erhöhung des Blutdrucks

Der Wirkstoff Sibutramin führt oft zu einer Steigerung des Blutdrucks. Das ist besonders ärgerlich, da die Gewichtsabnahme oftmals auch zur Senkung des Blutdrucks angestrebt wird. Menschen mit erhöhtem Blutdruck müssen daher besonders gut überwacht werden.

→ Mundtrockenheit

Sibutramin führt wie viele Mittel gegen Depressionen zu einer lästigen Mundtrockenheit.

→ Bauchschmerzen, Durchfall

Bauchschmerzen kommen ebenso vor wie Durchfall oder Verstopfung.

Kombination mit anderen Mitteln

Die Liste der Medikamente, die sich nicht gut mit Appetithemmern vertragen, ist lang. Es kann leicht zu verstärkten Nebenwirkungen kommen. Prinzipiell sollte daher jede Tabletteneinnahme mit dem Arzt besprochen werden. Problematisch sind unter anderem
● Medikamente gegen Depressionen,
● manche Antibiotika (z. B. Erythromycin),

Stoffwechsel-Erkrankungen

- das Pilzmittel Ketoconazol,
- manche Medikamente gegen hohen Blutdruck (z. B. Reserpin und Betablocker).

Vorsicht Missbrauch

Der Wunsch nach der Traumfigur verführt zur Einnahme der Appetithemmer. Nachdem das so verlorene Gewicht nach dem Absetzen meist wieder zurückkehrt, greifen viele dauerhaft zu diesen Mitteln. Das ist extrem gefährlich, da gerade der längerfristige Gebrauch mit erheblichen Nebenwirkungen verbunden ist.

Achtung

Aufgrund der potenziell gefährlichen Nebenwirkungen sind die Mittel beim Vorliegen der folgenden Erkrankungen nicht geeignet:
- psychische Erkrankungen (Depressionen, Psychosen)
- Herzrhythmusstörungen
- Alkoholabhängigkeit oder andere Suchterkrankungen
- Schilddrüsenüberfunktion

Schwangerschaft und Stillzeit

Für die meisten Appetithemmer liegen keine Erfahrungen für Schwangerschaft oder Stillzeit vor. Sie dürfen daher nicht eingenommen werden, zumal auch Nebenwirkungen für das Kind nicht ausgeschlossen werden können.

Daher unsere Bewertung

Appetithemmer können zwar vorübergehend eine Gewichtsabnahme begünstigen, nach Absetzen der Mittel kommt es jedoch sehr rasch wieder zu einer Gewichtszunahme. Da sie zudem zahlreiche, zum Teil gefährliche Nebenwirkungen auslösen können, fällt die Bewertung nach Abwägung von Nutzen und Risiko eindeutig negativ aus. Wir raten von der Einnahme ab.

Lipasehemmer

Wirkstoff	Medikament
Orlistat	Xenical (CH, D)

Wirkungsweise

Der Wirkstoff Orlistat vermindert die Fettaufnahme im Darm durch die Hemmung bestimmter Enzyme, die normalerweise das aufgenommene Fett aufspalten. Die Fette können nach der Einnahme von Orlistat nicht mehr in das Blut aufgenommen werden, sondern wandern weiter in den Dickdarm und werden ausgeschieden.

Nebenwirkungen

→ **Durchfall, Blähungen, Inkontinenz**

Da die mit der Nahrung aufgenommenen Fette nicht mehr im Dünndarm gespalten werden, wandern sie in den Dickdarm, wodurch es häufig zu diesen unangenehmen Nebenwirkungen kommt. Der Stuhlgang wird ölig, nicht selten kommt es auch zu unwillkürlichem Abgang öliger Sekrete.

→ **Krebsrisiko?**

Während klinischer Studien mit dem Wirkstoff Orlistat kam es zu einer Häufung von Brustkrebs. Es ist zu diesem Zeitpunkt noch völlig unklar, ob dies reiner Zufall war oder ob Orlistat das Krebsrisiko tatsächlich erhöht. Solange diese Frage noch nicht geklärt ist, sollte man mit dem Einsatz des Mittels sehr zurückhaltend sein.

Kombination mit anderen Mitteln

Die Einnahme anderer Medikamente zusammen mit Orlistat ist nicht problematisch.

Achtung

Kinder und Jugendliche unter 18 Jahren müssen von der Behandlung ausgeschlossen werden, da keine Erfahrungen vorliegen. Gleiches gilt für Menschen über 65 Jahre.

Übergewicht

Vorsicht Missbrauch

Da der gewichtsreduzierende Effekt auch bei Orlistat nur bei Einnahme besteht, liegt die dauerhafte Einnahme nahe. Neben den genannten Nebenwirkungen steigt dann auch die Gefahr der Mangelernährung.

Schwangerschaft und Stillzeit

Über die Sicherheit des Mittels weiß man zu wenig. Orlistat soll daher in diesen Zeiten nicht eingenommen werden.

Daher unsere Bewertung

Die ersehnte Wunderpille gegen Fettleibigkeit ist Orlistat nicht. Der Wirkstoff führt zu einer Gewichtsabnahme, diese bleibt aber auf die Dauer der Einnahme beschränkt.

Ein anhaltender Erfolg lässt sich in den meisten Fällen nicht erreichen. Unangenehme Nebenwirkungen sind allerdings die regelmäßigen Begleiterscheinungen bei Einnahme von Orlistat. Eine krebserregende Wirkung ist nicht auszuschließen. Wir raten daher von der Einnahme ab.

Neurologische Erkrankungen

Epilepsie

Was ist Epilepsie?

Beim epileptischen Anfall kommt es zu einem plötzlichen elektrischen »Kurzschluss« im Gehirn. Genau genommen handelt es sich bei einem solchen Anfall um eine Störung des Gleichgewichts zwischen erregenden und hemmenden Nervenimpulsen.

Einen epileptischen Anfall kann jeder Mensch als Reaktion auf eine Störung im Gehirn, z. B. auf eine Entzündung, erleiden. Immerhin zwei bis fünf Prozent der Bevölkerung haben im Laufe ihres Lebens einmal einen epileptischen Anfall. Dagegen beträgt die Anzahl derjenigen, die dauerhaft an einem Anfallsleiden erkrankt sind 0,5 bis ein Prozent.

In Abgrenzung zum Gelegenheitsanfall versteht man unter Epilepsie eine chronische Erkrankung, bei der es zu immer wiederkehrenden Krampfanfällen kommt. Tritt die Epilepsie ohne erkennbare Ursache auf, so wird sie »genuin« oder »idiopathisch« genannt. Hiervon werden die so genannten symptomatischen Epilepsien abgegrenzt, bei denen man eine Ursache kennt (siehe unten).

Je nachdem wie der Anfall abläuft, spricht man von einem fokalen oder einem generalisierten Anfall. Fokale Anfälle betreffen nur einen ganz bestimmten Hirnbereich, generalisierte Anfälle breiten sich hingegen über das gesamte Gehirn aus.

Epilepsie in Deutschland

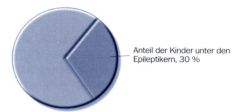

Anteil der Kinder unter den Epileptikern, 30 %

Epilepsie ist wesentlich häufiger als gemeinhin angenommen: Etwa 0,5 bis ein Prozent der Bevölkerung leiden unter ihr, das heißt allein in Deutschland gibt es 400 000 bis 800 000 Epileptiker.

Ursachen

Wird durch verschiedene Faktoren das Gehirn in Mitleidenschaft gezogen, können Krampfanfälle entstehen: Wichtige Auslöser sind Fehlbildungen im Gehirn, Gehirntumoren, Hirnschädigungen nach einem Unfall, Entzündungen des Gehirns oder der Gehirnhäute, massiver Alkoholkonsum und Durchblutungsstörungen im Gehirn. Auch einige Arzneimittel können einen Krampfanfall hervorrufen, z. B.:
- Neuroleptika (siehe Seite 576ff.)
- Antidepressiva (siehe Seite 563ff.)
- Antibiotika (hochdosierte Penicilline, Gyrasehemmer, Cephalosporine [siehe Seite 91ff.])
- Theophyllin (siehe Seite 145ff.)
- Ciclosporin
- Entzug von Benzodiazepinen (siehe Seite 588f.)

Manchmal spielt auch Vererbung eine Rolle.

Neurologische Erkrankungen

> ### Was tun als Zeuge eines Anfalls?
>
> ● Das Wichtigste ist, die Ruhe zu bewahren und nicht fortzulaufen. Wenn immer möglich, muss jemand beim Betroffenen bleiben. Daneben gelten folgende Regeln:
> ● Beobachten Sie den Anfall genau – Ihre Angaben sind unter Umständen für die weitere Behandlung wichtig.
> ● Versuchen Sie, den Betroffenen gegebenenfalls aus Gefahrenbereichen zu entfernen. Unterdrücken Sie aber nicht die Krampferscheinungen:
> Halten Sie den Betroffenen nicht fest und schieben Sie keine Gegenstände zwischen die Zähne, um den Zungenbiss zu verhindern.
> ● Bringen Sie den Betroffenen nach Beendigung des Krampfanfalls, wenn möglich, in eine stabile Seitenlage.
> ● Rufen Sie auf jeden Fall einen Notarzt, wenn der Anfall länger als fünf Minuten dauert, auch wenn das Krampfleiden bekannt ist und regelmäßig Anfälle auftreten.

Zwar gelingt es mit den verfeinerten diagnostischen Techniken (z. B. Kernspintomographie des Kopfes) immer häufiger, organische Ursachen für ein Krampfleiden zu finden, oftmals lässt sich jedoch kein Grund ausmachen.

Symptome

Je nach Art des Anfalls unterscheiden sich die Symptome. Bei einem fokalen Anfall ist nur ein begrenzter Bezirk im Gehirn betroffen, der Patient zuckt dann nur mit einem Arm oder Bein.

Breitet sich der Kurzschluss auf das gesamte Gehirn aus, kommt es zu einem generalisierten, »großen Anfall«, auch mit dem französischen Begriff »grand mal« bezeichnet: Der Betroffene verliert das Bewusstsein, Arme und Beine zucken, die Augen sind verdreht und weit geöffnet. Auch Bisse auf die Zunge und nicht kontrollierbarer Urin- und Stuhlabgang sind typisch für einen solchen Anfall. Als Ausdruck eines Sauerstoffmangels kommt es zu einer bläulichen Verfärbung der Lippen.

Eine andere Form eines generalisierten Anfalls ist die »Absence«: Plötzlich ist der Betroffene regelrecht »weggetreten«. Er starrt vor sich hin, ist nicht ansprechbar und reagiert nicht auf Reize der Umgebung. Eine solche Situation kann wenige Augenblicke, aber auch mehrere Minuten dauern. Meist setzt der Patient während einer Absence seine vorherige Tätigkeit automatisch, aber unkontrolliert fort, was gefährlich sein kann, z. B. wenn er gerade Auto fährt.

Das kann man selbst tun

Bei Epilepsie kommt der Behandlung mit Medikamenten die größte Wichtigkeit zu. Trotzdem können Betroffene mit Hilfe einfacher Grundregeln selbst mit zur Anfallskontrolle beitragen.

→ Ausreichend Schlaf

An Epilepsie Erkrankte sollten einen ausgeglichenen Schlafrhythmus einhalten. Schlafentzug ist dabei genauso zu vermeiden wie zu viel Schlaf. Tätigkeiten mit wechselndem Schichtdienst und einer ständiger Umstellung des Schlaf-Wach-Rhythmus wirken sich besonders ungünstig aus.

→ Alkohol in Maßen

Alkohol gilt als Genussgift, das die Krampfbereitschaft steigert. Hinzu kommt, dass sich die bei Epilepsie verschriebenen Medikamente nicht gut mit Alkohol vertragen. Regelmäßiger Alkoholkonsum und vor allem Alkoholexzesse sollten folglich unterbleiben. Gegen ein gelegentliches Glas Wein ist jedoch nichts einzuwenden

→ Medikamente nur in Rücksprache

Es gibt einige Arzneimittel, die sich auf ein Krampfleiden ungünstig auswirken. Vor allem längerfristige Tabletteneinnahmen sollte man mit dem Arzt absprechen.

→ Vorsicht bei Computerarbeit

Die Arbeit an einem Computerbildschirm kann unter Umständen zur Auslösung eines Krampfanfalls führen. Die nur unbewusst wahrgenommene Flimmerfrequenz des Monitors begünstigt die Fehlschaltung im Gehirn, die zu dem angesprochenen »Kurzschluss« führt. Ähnlich negative Auswirkungen kann das Flackerlicht in Diskotheken, in manchen Fällen sogar auch das Fernsehen haben.

→ Tagebuch führen

Es ist hilfreich, Anzahl und Verlauf der Anfälle aufzuzeichnen. So ein Anfallskalender gibt wertvolle Hinweise für die medikamentöse Therapie.

Spätfolgen und Komplikationen

Epilepsie ist keine Geisteskrankheit. Die Betroffenen sind intellektuell in keinster Art und Weise eingeschränkt, es sei denn, die Epilepsie ist Ausdruck einer schweren Gehirnerkrankung, die ihrerseits zu einem intellektuellen Abbau führt. Allerdings kann die geistige Leistungsfähigkeit im Laufe der Jahre abnehmen, wenn gehäuft Anfälle auftreten und dadurch größere Bereiche im Gehirn geschädigt werden. Aus diesem Grund muss eine Epilepsie unbedingt gut behandelt werden.

Medikamente: Nutzen und Risiken

Die Behandlung mit Arzneimitteln ist bei einer Epilepsie die wichtigste Maßnahme. Ob erfolgreich behandelt werden kann, hängt von den Ursachen und der Art der Anfälle ab. Mit Medikamenten können etwa 65 Prozent der Betroffenen zufriedenstellend therapiert werden. Wenn die Anfälle auch unter optimalen Bedingungen nicht verhindert werden können, ist an eine neurochirurgische Behandlung zu denken. Dadurch werden etwa 70 bis 80 Prozent der Patienten anfallsfrei, auch wenn einige weiterhin Medikamente benötigen.

Schwangerschaft trotz Epilepsie?

Ein besonderes Problem entsteht, wenn Frauen mit einem Anfallsleiden schwanger werden oder eine Schwangerschaft planen. Zwar verschlechtert sich das Krampfleiden während einer Schwangerschaft in aller Regel nicht, dafür erhöht sich jedoch das Risiko für Fehlbildungen beim Kind. Dies kann sowohl an der Erkrankung als auch an der Einnahme von Medikamenten gegen die Epilepsie liegen. Am häufigsten kommt es zu einem unzureichenden Schluss der Wirbelkörper mit Ausbildung eines Wirbelspalts. Insgesamt ist das Risiko für eine Missbildung gegenüber gesunden Frauen auf das Zwei- bis Dreifache erhöht. Das heißt aber auch, dass die Chance, ein gesundes Kind zur Welt zu bringen, noch bei neunzig Prozent liegt. In Kenntnis dieser Zahlen muss sich die Patientin selbst für oder gegen eine Schwangerschaft entscheiden.

Wird eine Schwangerschaft geplant und sind mehrere Jahre lang keine Anfälle aufgetreten, sollte der Versuch gemacht werden, die Medikamente vor Beginn der Schwangerschaft abzusetzen.

Auf keinen Fall sollte man die Behandlung während einer Schwangerschaft beenden, da Krampfanfälle ausgelöst werden können, was sowohl die Mutter als auch das Kind gefährdet.

Für die meisten Medikamente gilt, dass die Dosis zwischen dem zwanzigsten und vierzigsten Schwangerschaftstag so niedrig wie möglich gewählt werden soll, da sich beim Kind in dieser Zeit die empfindlichen Organe entwickeln. Die Therapie sollte während der gesamten Schwangerschaft durch Kontrollen der Wirkstoffspiegel im Blut gesteuert werden, da es zu erheblichen Schwankungen kommen kann.

Die Medikamente, die man gegen Epilepsie einsetzt, dämpfen die Aktivität des Gehirns. Es wird gewissermaßen auf Sparflamme gesetzt. Mit den Medikamenten erreicht man also keine Heilung des Krampfleidens, sondern unterdrückt lediglich die Krampfbereitschaft. Bewährte Mittel sind beispielsweise Valproinsäure und Carbamazepin, die für viele Anfallsleiden die beste Wahl darstellen. Sie machen etwa zwei Drittel aller in diesem Bereich verordneten Arzneimittel aus. Carbamazepin ist das günstigste Mittel bei der Behandlung von generalisierten »grand mal«-Anfällen, die Valproinsäure eignet sich besonders gut bei Absencen, kann aber ebenfalls bei »grand mal«-Anfällen gegeben werden. Beide Mittel können erhebliche Nebenwirkungen verursachen, eine ständige ärztliche Überwachung ist daher dringend geboten.

Nach wie vor haben auch Barbiturate und Phenytoin ebenso wie Benzodiazepine eine gewisse Berechtigung: Barbiturate gelten als Reservemittel bei großen Krampfanfällen, da sie in ihrer Wirksamkeit nicht so sicher sind wie Carbamazepin oder Valproinsäure. Die bei Schlafstörungen häufig eingesetzten Benzodiazepine erzielen aufgrund ihrer dämpfenden Wirkung auf das zentrale Nervensystem auch einen guten Erfolg bei Krampfanfällen. Dabei wird in erster Linie Clonazepam, in akuten Notfällen auch Diazepam, gegeben. Phenytoin kann bei der Behandlung von fokalen und generalisierten Krampfanfällen ebenfalls eingesetzt werden.

Da die Behandlung mit den herkömmlichen Mitteln nicht immer erfolgreich ist, werden weiterhin neue Substanzen erprobt. Vigabatrin und Tiagabin sind Reservemittel für fokale Anfälle, vorausgesetzt andere Maßnahmen haben nicht zu einer Besserung geführt. Sie werden dann mit anderen Medikamenten kombiniert. Lamotrigin ist ebenfalls ein relativ neues Medikament, das bei fokalen und sekundär generalisierten Anfällen (der Krampfanfall beginnt fokal und breitet sich dann über das gesamte Gehirn aus) wirksam ist. Nachdem diese Substanz zunächst nur als Zusatzbehandlung zugelassen war, darf es seit 1997 auch zur alleinigen Behandlung verschrieben werden. Der Wirkstoff Sultiam wiederum ist ein Medikament, das schon seit 1960 bekannt ist,

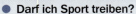

Fragen an den Arzt

● **Darf ich Sport treiben?**
Im Prinzip ist gegen eine sportliche Betätigung nichts einzuwenden, denn körperliche Anstrengung steigert die Gefahr eines Krampfanfalls nicht. Gefährlich kann allerdings z. B. Schwimmen sein, wenn es im Wasser zu einem Anfall kommt. Daher sollte man, wenn überhaupt, nur mit Begleitperson schwimmen. Aus ähnlichen Gründen ist von einigen anderen Sportarten abzuraten (Tauchen, Drachenfliegen, Motorsport etc.).

● **Mein Kind hatte einen Fieberkrampf – heißt das, es ist Epileptiker?**
Vier Prozent aller Kinder erleiden bis zum fünften Lebensjahr einen Fieberkrampf. Ein Fieberkrampf wirkt bedrohlich, bleibt aber in aller Regel ohne Folgen: Für das Kind besteht kein erhöhtes Risiko für eine geistige Schädigung, nur ein bis vier Prozent dieser Kinder entwickeln später eine Epilepsie. Allerdings können bei weiteren fieberhaften Erkrankungen wieder Fieberkrämpfe auftreten. Die wichtigste Gegenmaßnahme ist die frühzeitige Fiebersenkung (z. B. mit Paracetamol, siehe auch Seite 14f. und Wadenwickeln). Entgegen einer weitverbreiteten Meinung soll ein fieberndes Kind nicht warm eingepackt werden. Bei Zimmertemperatur nimmt es auch ohne Bettdecke und dünn bekleidet keinen Schaden.

● **Ist Epilepsie heilbar?**
In den meisten Fällen ist nur eine Unterdrückung der Anfälle durch Arzneimittel möglich. In bestimmten Fällen kann jedoch durch die Beseitigung der Ursache eine Heilung erreicht werden, z. B. mit der Operation eines gutartigen Hirntumors, oder durch die Beendigung eines Alkoholmissbrauchs. Ein Eingriff am Gehirn wird bei Versagen der medikamentösen Behandlung erwogen, ist aber nur möglich, wenn sich als Anfallsherd eine ganz bestimmte Hirnregion identifizieren lässt,

Epilepsie

in letzter Zeit aber vermehrt verschrieben wird, da es bei einer Sonderform von fokalen Epilepsien besonders gut wirksam ist.

Nach ca. zwei Jahren Anfallsfreiheit kann man das Medikament versuchsweise absetzen. Wer unsicher ist, sollte sich allerdings nicht dazu drängen lassen: Es hat sich gezeigt, dass ein Wiederauftreten von Anfällen dann besonders häufig ist, wenn die Patienten von ihren Ärzten zum Absetzen der Mittel genötigt wurden.

Carbamazepin und Valproinsäure

Wirkstoffe	Medikamente
Carbamazepin	Finlepsin (D), Neurotrop (A), Sirtal (D), Tegretal (D), Tegretol (A, CH), Timonil (CH, D)
Valproinsäure	Convulex (A, CH, D), Depakine (A, CH), Ergenyl (D), Leptilan (D), Leptilanil (A), Orfiril (CH, D)

Wirkungsweise

Die Wirkungsweise ist nur ansatzweise geklärt. Carbamazepin und Valproinsäure dämpfen die Weiterleitung elektrischer Impulse im Gehirn und verhindern so Krampfanfälle. Carbamazepin ähnelt in seiner chemischen Struktur Medikamenten, die bei Depressionen eingesetzt werden (trizyklische Antidepressiva, siehe Seite 563ff.). Daher ist ein durchaus erwünschter Begleiteffekt eine Stimmungsaufhellung.

Anwendung

Beide Substanzen müssen einschleichend dosiert werden, das heißt, dass man mit niedrigen Dosen beginnt, die allmählich gesteigert werden. Bei beiden Medikamenten ist eine Kontrolle der Blutspiegel möglich, die Therapie lässt sich so besser steuern. Die volle Wirkung tritt bei der Valproinsäure erst nach mehreren Wochen ein, daher soll die Dosis nicht zu früh über das normale Maß hinaus gesteigert werden.

Aufgrund der möglichen Nebenwirkungen müssen regelmäßige Laborkontrollen (Blutbild, Leberwerte usw.) durchgeführt werden. Wenn Nebenwirkungen auftreten, wird individuell entschieden, ob das Medikament abgesetzt werden muss oder ob eine Weiterbehandlung zu rechtfertigen ist. Das muss in jedem Fall mit dem Arzt besprochen werden, man sollte das Mittel nicht eigenmächtig absetzen.

Nebenwirkungen

→ Blutbildschäden

Vor allem unter Carbamazepin kann es zu einem bedrohlichen Abfall der weißen Blutkörperchen kommen. Die Folge hiervon sind schwere bakterielle Infekte. Regelmäßige Blutbildkontrollen sind notwendig. Bei Fieber und Halsschmerzen ungeklärter Ursache sollte man unbedingt den Arzt aufsuchen.

→ Entzündung der Bauchspeicheldrüse

Eine seltene, aber schwere Nebenwirkung unter Valproinsäure ist eine Entzündung der Bauchspeicheldrüse, die sich in heftigen Bauchschmerzen äußert und im Extremfall lebensbedrohlich sein kann. Bei Bauchschmerzen sind daher Untersuchungen (Laborwerte aus dem Blut und Ultraschall des Bauches) erforderlich.

→ Leberschäden

Beide Medikamente können zu schweren Entzündungen in der Leber führen, regelmäßige Kontrollen der Leberwerte sind aus diesem Grund notwendig.

→ Allergische Reaktionen

Eine häufige Nebenwirkung unter Carbamazepin ist ein allergischer Hautausschlag. Die Überempfindlichkeit gegen diesen Wirkstoff kann sich jedoch in selteneren Fällen noch an anderen Organen zeigen: So kommen Entzündungen der Niere, der Lunge und der Leber vor. In schweren Fällen kommt es zu einem dramatischen Krankheitsbild mit hohem Fieber und ausgeprägtem Krankheitsgefühl, das lebensbedrohlich verlaufen kann.

501

Neurologische Erkrankungen

→ Benommenheit, Koordinationsstörungen

Da die Medikamente dämpfend auf das zentrale Nervensystem wirken, wundert es nicht, dass Benommenheit, Schwindel, Schläfrigkeit und Koordinationsstörungen auftreten können. Auch Verwirrtheit- oder Erregungszustände kommen vor.

→ Übelkeit, Appetitstörungen

Oft auftretende Nebenwirkungen der Valproinsäure sind akute Magen-Darm-Störungen. Vor allem Übelkeit und Erbrechen treten zu Beginn der Behandlung auf. Zahlreiche Patienten haben einen gesteigerten Appetit und nehmen an Gewicht zu. Andere wiederum verlieren den Appetit eher.

→ Sehstörungen

Besonders unter Carbamazepin ist das Auftreten von Doppelbildern häufig.

Kombination mit anderen Mitteln

Carbamazepin und Valproinsäure sind bei Einnahme mit anderen Mitteln problematisch. Außer bei den nachfolgenden Substanzen sollte die Einnahme anderer Medikamente grundsätzlich mit dem Arzt abgesprochen werden.

● Grapefruitsaft sollte zusammen mit Carbamazepin vermieden werden. Der Wirkstoffspiegel kann durch einen Inhaltsstoff des Safts gesteigert werden, dadurch kommt es zu vermehrten Nebenwirkungen.

● Bei beiden Wirkstoffen treten Müdigkeit, Benommenheit und Schwindel verstärkt auf, wenn gleichzeitig Medikamente eingenommen werden, die auch auf das zentrale Nervensystem wirken (z. B. Benzodiazepine, Neuroleptika).

● Die Wirkung der Pille als Empfängnisschutz ist bei gleichzeitiger Einnahme von Carbamazepin unsicher. Es müssen andere Verhütungsmethoden angewandt werden.

● Eine komplizierte Wechselwirkung besteht bei gleichzeitiger Einnahme von Carbamazepin und Valproinsäure. Zwar sinkt der Spiegel der Valproinsäure, dafür wirkt Carbamazepin aber offenbar stärker und es kommt gehäuft zu Bewusstseinstrübungen und Verwirrtheit.

● Die Einnahme bestimmter Antidepressiva (so genannte MAO-Hemmer, siehe Seite 567f.) darf nicht zusammen mit Carbamazepin erfolgen. Dieses Mittel muss etwa zwei Wochen vor der Einnahme von Carbamazepin abgesetzt werden.

Achtung!

● Beide Wirkstoffe sollten nicht eingenommen werden, wenn die Leber schwer geschädigt ist (z. B. aufgrund einer chronischen Entzündung oder bei Alkoholismus).

● Bei schweren Schäden der Bauchspeicheldrüse sollte keine Valproinsäure gegeben werden, da dieser Wirkstoff die Bauchspeicheldrüse schädigen kann.

● Blutbildschäden sind ein gewichtiger Grund gegen die Einnahme von Carbamazepin, da es selbst Schäden des Blutbilds hervorrufen kann.

● Ältere Menschen vertragen Carbamazepin schlechter als jüngere. Sie müssen daher besonders gut überwacht werden.

Schwangerschaft und Stillzeit

Beide Wirkstoffe stehen im Verdacht, das Risiko für bestimmte Fehlbildungen beim Kind zu erhöhen. Die häufigste Schädigung betrifft die Wirbelsäule der Kinder (fehlender Schluss der Wirbelkörper mit Ausbildung eines Wirbelspalts). Die Mittel dürfen daher nur gegeben werden, wenn andere risikoärmere Wirkstoffe nicht ausreichend wirken (z. B. Benzodiazepine). Zwischen dem zwanzigsten und vierzigsten Tag der Schwangerschaft muss die Dosis so gering wie möglich gehalten werden, da in diesem Zeitraum die empfindlichen Organe entstehen. Regelmäßige Kontrollen der Blutspiegel sind dringend erforderlich. Als Prophylaxe gegen die Missbildungen des Kindes wird Folsäure empfohlen. Vom eigenmächtigen Absetzen der Medikamente in der Schwangerschaft ist dringend abzuraten, da dies zu erneuten Anfällen führen und auch das Kind gefährden kann.

Beide Wirkstoffe gelangen über die Muttermilch zum Kind, Stillen ist jedoch bei guter Kontrolle des Kindes möglich.

Epilepsie

> **Daher unsere Bewertung**
>
> Carbamazepin und Valproinsäure sind bei Epilepsie sehr wichtige und wirkungsvolle Mittel. Die Einnahme muss aber streng nach Vorschrift erfolgen, da die Blutspiegel möglichst konstant zu halten sind. Beide Medikamente können auch schwere Nebenwirkungen hervorrufen, eine regelmäßige ärztliche Kontrolle (inklusive körperlicher Untersuchungen und Blutentnahmen) ist aus diesem Grund zwingend erforderlich.

Barbiturate

Wirkstoffe	Medikamente
Barbexaclon	Maliasin (A, CH, D)
Phenobarbital	Aphenylbarbit (CH), Lepinal (D), Lepinaletten (D), Luminal (CH, D)
Primidon	Cyral (A), Liskantin (D), Mylepsinum (D), Mysoline (A, CH)

Wirkungsweise

Der genaue Wirkmechanismus der Barbiturate ist nicht bekannt. Sie wirken dämpfend auf das zentrale Nervensystem, indem sie die Weiterleitung von Nervenimpulsen hemmen. Besonders salvenartige Impulse im Gehirn, die als Auslöser von Krampfanfällen gelten, werden gut unterdrückt.

Der Arzneistoff Phenobarbital wurde bereits 1912 entwickelt, er gilt als Prototyp der antiepileptisch wirkenden Barbiturate, die sonst als Schlafmittel Verwendung gefunden haben.

Primidon wird im Körper zu Phenobarbital umgewandelt. Auch wenn beide Mittel nicht immer in gleicher Weise wirken, deckt sich das Spektrum an Nebenwirkungen.

Problematisch ist der Wirkstoff Barbexaclon. Dabei handelt es sich im Prinzip um eine molekulare Verbindung aus einem Barbiturat und einem amphetaminartigen Stoff. Durch diesen aufputschenden Wirkstoff soll die Müdigkeit, die bei einer Behandlung mit Barbituraten auftritt, ausgeglichen werden. Allerdings können Amphetamine eine Abhängigkeit erzeugen. Außerdem können stimulierende Arzneimittel potentiell Krampfanfälle auslösen.

Anwendung

Die Dosis soll langsam gesteigert werden, damit die anfangs auftretende Müdigkeit nicht zu stark ist. Die erforderliche Menge richtet sich nach dem Alter und den individuell erreichten Blutspiegeln.

Zum Absetzen sollte das Mittel ausgeschlichen, das heißt langsam in der Dosis reduziert werden. Andernfalls können Entzugserscheinungen auftreten.

Nebenwirkungen

→ **Müdigkeit oder Erregungszustände, herabgesetzte Fahrtüchtigkeit**

Alle Barbiturate erzeugen ausgeprägte Müdigkeit, Benommenheit und Gedächtnisstörungen. Es können aber auch so genannte paradoxe Reaktionen auftreten. Dann kommt es zu Erregungszuständen, Halluzinationen und Aggressivität. Solche paradoxen Reaktionen treten vor allem bei Kindern und älteren Menschen auf. Die Fahrtüchtigkeit ist unter Barbituraten deutlich herabgesetzt.

→ **Störungen des Blutbilds**

Sehr selten kommt es zu einem gefährlichen Abfall der weißen Blutkörperchen im Blut. Dies erhöht die Anfälligkeit für schwere bakterielle Infektionen. Bei Fieber sollte man unbedingt den Arzt aufsuchen.

→ **Allergische Reaktionen**

Selten, aber in Einzelfällen auch gefährlich, sind heftige allergische Reaktionen. Nicht nur die Haut ist betroffen (schwere Hautausschläge, zum Teil mit Blasen), auch Schäden an anderen Körperorganen (Leber, Niere und Knochenmark) sind beschrieben worden. Solche Überempfindlichkeitsreaktionen äußern sich oftmals nur durch eine Verschlechterung des Allgemeinbe-

Neurologische Erkrankungen

findens, Bauchschmerzen, Erbrechen und möglicherweise neu auftretenden Krampfanfällen.

→ **Schwellung des Zahnfleischs**

Der Wirkstoff Barbexaclon kann in seltenen Fällen zu einem Anschwellen oder einer Entzündung des Zahnfleischs führen.

Kombination mit anderen Mitteln

Kombinationen mit anderen Arzneimitteln können Probleme machen. Die Einnahme anderer Mittel muss daher immer mit dem Arzt abgesprochen werden.
● Alle Medikamente, die müde machen, verstärken die dämpfende Wirkung der Barbiturate (z. B. Neuroleptika, Antidepressiva, Beruhigungsmittel wie Benzodiazepine, Opiate).
● Die »Pille« als Verhütungsmittel ist bei gleichzeitiger Einnahme von Barbituraten nicht mehr sicher. Es müssen andere Verhütungsmethoden angewandt werden.
● Zusammen mit wasserausschwemmenden Medikamenten (siehe Seite 317ff.) verabreicht, kann es zu starkem Blutdruckabfall kommen.
● Die Wirkung des Wirkstoffs Ciclosporin wird vermindert. Es müssen bei gemeinsamer Einnahme häufige Kontrollen der Blutspiegel durchgeführt und die Dosis des Ciclosporin gegebenenfalls angepasst werden.
● Auch die Wirkung bestimmter gerinnungshemmender Mittel (Phenprocoumon, siehe Seite 406f.) wird abgeschwächt. Eine Kontrolle der Gerinnungswerte gibt über die Situation Auskunft.

Achtung

● Menschen mit schweren Leber- oder Nierenfunktionsstörungen sollten keine Barbiturate einnehmen.
● Bei schweren Herzerkrankungen muss man besondere Vorsicht walten lassen. Das Mittel darf dann nur unter strenger Überwachung angewandt werden.
● Bei Kindern und älteren Menschen muss besonders gut auf die Entwicklung paradoxer Symptome (Erregung, Aggressivität) geachtet werden.

Schwangerschaft und Stillzeit

Eine schädigende Wirkung von Barbituraten auf das Kind wird vermutet. Ist eine Behandlung mit diesen Arzneimitteln dringend erforderlich, so sollte die Dosis auf jeden Fall zwischen dem zwanzigsten und vierzigsten Schwangerschaftstag so niedrig wie irgend möglich gehalten werden. Dies ist die Phase, in der sich die empfindlichen Organe entwickeln.

Das Neugeborene muss streng überwacht werden, da die Atmung unter Umständen beeinträchtigt sein kann.

Barbiturate gehen zwar in die Muttermilch über, das spricht jedoch nicht prinzipiell gegen gleichzeitiges Stillen. Erscheint der Säugling jedoch sehr müde (»Saugschwäche«), sollte abgestillt werden.

> **Daher unsere Bewertung**
>
> Barbiturate gelten nur als Reservemittel für bestimmte Epilepsien, wenn man mit anderen Wirkstoffen (z. B. Carbamazepin und Valproinsäure) nicht ausreichend gut behandeln kann oder diese aufgrund von Nebenwirkungen nicht in Frage kommen. Sie sind in ihrer Wirksamkeit nicht so sicher wie Carbamazepin oder Valproinsäure.
> Barbexaclon enthält einen amphetaminartigen Stoff, der abhängig machen kann und möglicherweise sogar Anfälle fördert. Wir raten aus diesem Grund von der Anwendung dieses Mittels ab.

Benzodiazepine

Wirkstoffe	Medikamente
Clonazepam	Rivotril (A, CH, D)
Diazepam	Diazep (D), Diazepam-ratiopharm (D), Gewacalm (A), Psychopax (A, CH), Umbrium (A), Valium (D, A, CH)

Wirkungsweise

Benzodiazepine verstärken die Wirkung eines bestimmten Botenstoffs im Gehirn (Gamma-Amino-Buttersäure = GABA), der eine dämpfende Wirkung ausübt. GABA spielt offenbar auch bei der Wirkung anderer antiepileptischer Medikamente eine wichtige Rolle.

Vor allem Clonazepam scheint eine besonders gute Wirkung auf Krampfanfälle zu haben und wird daher bevorzugt verschrieben. Bei Absencen gilt Clonazepam als bestes Mittel. Diazepam wiederum ist vor allem ein Mittel für schwere Krampfanfällen, die sich nicht von alleine beruhigen (Status epilepticus), und im akuten kindlichen Fieberkrampf. Für die Dauerbehandlung eignet es sich weniger.

Anwendung

Wie bei den meisten anderen Medikamenten zur Epilepsiebehandlung sollte die Dosierung einschleichend erfolgen. Das bedeutet, dass man die Dosis langsam steigert, bis man im therapeutisch optimalen Bereich ist. Erwachsene nehmen von Clonazepam zwischen 4 und 8 mg ein, Kinder ab dem sechsten Lebensjahr maximal 6 mg. Das Mittel ist aber auch für kleinere Kinder geeignet – vorausgesetzt, die Dosis wurde in Absprache mit dem Arzt reduziert.

Diazepam wird beim Notfall eines nicht enden wollenden Krampfanfalls in die Vene gespritzt. Es kann bei Kindern im akuten Fieberkrampf auch als Zäpfchen verabreicht werden.

Will man eine längerdauernde Behandlung mit Benzodiazepinen beenden, so müssen die Mittel ausgeschlichen, das heißt langsam in der Dosis reduziert werden. Andernfalls kann es zu einem Entzugssyndrom und Auslösung erneuter Krampfanfälle kommen.

Nebenwirkungen, Kombination mit anderen Mitteln, Achtung

Siehe Kapitel Schlaflosigkeit, Seite 587ff.

Schwangerschaft und Stillzeit

Für Clonazepam sind die Erfahrungen in der Schwangerschaft nicht so gut wie mit anderen Benzodiazepinen (z. B. Diazepam). Im Tierversuch gab es Hinweise auf eine schädigende Auswirkung, z. B. Gaumenspalten und Defekte an den Extremitäten. Die Dosis sollte daher vor allem zwischen dem zwanzigsten und vierzigsten Tag der Schwangerschaft so gering wie möglich gehalten werden.

> **Daher unsere Bewertung**
>
> Benzodiazepine sind gut wirksame Mittel bei bestimmten Krampfanfällen (z. B. Absencen). Es sind auch günstige Mittel zur Unterbrechung eines Status epilepticus.
>
> Für die Dauerbehandlung ist Clonazepam am besten geeignet. Diazepam ist intravenös bei einem Status epilepticus wirksam.

Phenytoin

Wirkstoff	Medikamente
Phenytoin	Epanutin (A, CH, D), Epilantin (CH), Phenhydan (A, CH, D), Phenytoin AWD (D), Phenytoin-Gerot (CH), Zentropil (D)

Wirkungsweise

Phenytoin verstärkt Nervenimpulse, die einen hemmenden Einfluss auf die Krampfbereitschaft haben. Der genaue Mechanismus ist nicht bekannt. Zusätzlich nimmt Phenytoin Einfluss auf

Neurologische Erkrankungen

die Reizleitung im Herzen. Dies ist eine Nebenwirkung, die z. B. auch bei Herzrhythmusstörungen therapeutisch ausgenutzt wird.

Anwendung

Phenytoin wird, wie alle Antiepileptika, anfangs niedrig dosiert und dann langsam gesteigert, bis die eigentlich wirksame Menge erreicht ist. Erwachsene und Kinder über zwölf Jahre erhalten zwei- bis dreimal 100 mg pro Tag. Die Dosis muss in jedem Fall individuell ermittelt werden, was anhand der Wirkstoffspiegel im Blut geschehen kann.

Beim Status epilepticus, bei dem Phenytoin auch gut wirksam ist, muss der Wirkstoff direkt in die Vene gespritzt werden.

Nebenwirkungen

→ Gangunsicherheiten, Augen- und Händezittern

Störungen des Nervensystems sind relativ häufig. Es kommt zu Gangunsicherheiten, unruhigen Augenbewegungen (Nystagmus) und Zittern der Hände. Häufig verspürt der Betroffene eine innere Unruhe. Da diese Nebenwirkungen dosisabhängig sind, kann (unter Kontrolle der Blutspiegel!) versucht werden, die Dosis und damit die Nebenwirkungen zu mindern.

→ Hauterscheinungen

Allergische Reaktionen mit Hautausschlag sind relativ häufig. Nur selten tritt das gefährliche Lyell-Syndrom auf, bei dem sich auf der gesamten Körperoberfläche wie bei einer schweren Verbrennung Blasen bilden. Dieses Krankheitsbild ist lebensgefährlich!

Andere Hauterscheinungen sind ein vermehrter Haarwuchs (für Frauen ein erhebliches, kosmetisches Problem) und Zahnfleischwucherungen, die besonders häufig bei mangelnder Zahnpflege auftreten.

→ Übelkeit, Erbrechen

Übelkeit und Erbrechen gehören zu den bekannten Nebenwirkungen.

→ Schwellungen der Brust

Bei Männern kann es durch die Einnahme von Phenytoin zu Hormonstörungen kommen. Das kann zu einer schmerzhaften Vergrößerung der Brust, vermindertem sexuellen Interesse und Verlust der Fruchtbarkeit führen.

→ Schädigung der Knochen

Wenn Phenytoin dauerhaft eingenommen wird, kann es zum Knochenschwund (Osteoporose) kommen. Dies hängt vermutlich mit Auswirkungen auf den Vitamin-D-Stoffwechsel zusammen. Man sollte mit dem Arzt besprechen, ob nicht eine begleitende Vitamin-D-Einnahme erforderlich ist.

Kombination mit anderen Mitteln

Phenytoin ist bei Einnahme mit anderen Mitteln problematisch. Die Wirksamkeit und die Nebenwirkungsrate vieler anderer Medikamente wird durch Phenytoin beeinflusst. Man sollte aus diesem Grund alle weiteren Medikamente mit dem Arzt absprechen.

● Die gleichzeitige Einnahme mit anderen Medikamenten gegen Epilepsie kann zu starken Schwankungen der Wirkstoffkonzentrationen im Blut führen. Eine engmaschige Kontrolle der Wirkstoffspiegel ist daher erforderlich.

● Die Wirkung der »Pille« als Empfängnisschutz ist unter Phenytoin nicht mehr sicher. Andere Verhütungsmaßnahmen sollten ergriffen werden.

● Einige Rheumamittel (z. B. Ibuprofen und Piroxicam) führen zu einem Anstieg des Phenytoinspiegels im Blut. Die Dosis muss überprüft und gegebenenfalls reduziert werden.

● Die schädigende Wirkung des Schmerz- und Fiebermittels Paracetamol auf die Leber wird durch Phenytoin gesteigert. Bereits relativ kleine Dosen des Schmerzmittels können Leberschäden hervorrufen. Außerdem wirkt Paracetamol nicht so gut, wenn es mit Phenytoin kombiniert wird. Diese Kombination sollte man daher meiden.

● Die Wirksamkeit von Vitamin-D-Präparaten wird ebenfalls vermindert.

Epilepsie

Achtung

- Menschen mit schwerer Herzmuskelschwäche sollten Phenytoin nicht einnehmen, da sich die Erkrankung dann verschlechtern kann.
- Bei Herzrhythmusstörungen, die mit einer deutlichen Verlangsamung des Herzschlags einhergehen (Herzfrequenz unter fünfzig Schläge pro Minute), soll Phenytoin nicht eingenommen werden. Regelmäßige Kontrollen mit Hilfe eines EKGs sind bei Herzkranken wichtig.

Schwangerschaft und Stillzeit

Phenytoin erhöht das Risiko für Missbildungen beim Kind. Es kann zu Wachstumsstörungen, geistiger Zurückgebliebenheit und Fehlbildungen (Gaumenspalten) kommen. Ist das Mittel unverzichtbar, muss es zumindest zwischen dem zwanzigsten und vierzigsten Schwangerschaftstag in möglichst geringer Dosis gegeben werden. In dieser Zeit entwickeln sich die empfindlichen Organe. Das Mittel darf aber nicht eigenmächtig abgesetzt werden, da sonst Anfälle drohen, was sowohl Mutter als auch Kind gefährdet.

Phenytoin geht zwar in die Muttermilch über, es darf aber trotzdem gestillt werden. Das Abstillen ist nur erforderlich, wenn das Kind müde und »trinkfaul« wird.

Daher unsere Bewertung

Phenytoin ist ein gut wirksames Mittel bei fokalen und generalisierten Krampfanfällen wie auch beim Status epilepticus. Wegen der subjektiv unangenehmen Nebenwirkungen wird es ungern eingenommen. Engmaschige Kontrollen sind – wie bei allen Medikamenten zur Epilepsiebehandlung – dringend erforderlich.

Andere Mittel gegen Krampfanfälle

Wirkstoffe	Medikamente
Lamotrigin	Lamictal (A, CH, D)
Sultiam	Ospolot (D)
Tiagabin	Gabitril (A, CH, D)
Vigabatrin	Sabril (A, CH, D)

Wirkungsweise

Vigabatrin und Tiagabin verstärken die Wirkung des Botenstoffs GABA (Gamma-Amino-Buttersäure). Dieser Botenstoff hat im Gehirn eine dämpfende Wirkung und kann so Krampfanfälle unterdrücken.

Lamotrigin hemmt offenbar die Wirkung eines krampfauslösenden Stoffs im Gehirn (Glutaminsäure).

Die genaue Wirkungsweise von Sultiam ist nicht bekannt.

Anwendung

Wie andere Mittel gegen Epilepsie auch, müssen diese Arzneimittel eingeschlichen werden, indem man die Dosis allmählich steigert. Die genaue Dosierung muss anhand der Blutspiegel individuell ermittelt werden.

Gerade bei den neueren Medikamenten Lamotrigin, Tiagabin und Vigabatrin ist eine genaue Kenntnis der Anwendung erforderlich. Die Einnahme muss daher mit einem Spezialisten auf dem Gebiet der Epilepsie abgesprochen werden. So hängt die Dosis unter anderem von den parallel eingenommenen, krampfhemmenden Medikamenten ab.

Nebenwirkungen

 Sehstörungen

Vigabatrin führt relativ häufig zu schweren Sehstörungen mit einer Einschränkung des Gesichtsfelds. Die Betroffenen haben den Eindruck, nur noch durch einen Tunnel sehen zu können. Vor

Neurologische Erkrankungen

Behandlungsbeginn und während der Behandlung muss alle zwei Monate eine augenärztliche Kontrolle erfolgen.

→ **Bauchschmerzen, Appetitlosigkeit, Übelkeit**

Bauchschmerzen, Appetitlosigkeit und Übelkeit kommen unter allen genannten Substanzen relativ häufig vor.

→ **Hautreaktionen**

Vor allem Lamotrigin führt häufig zu Hautausschlägen. Diese können zu einem gefährlichen Krankheitsbild führen, dem so genannten Lyell-Syndrom. Auf der Haut bilden sich dann Blasen wie nach Verbrennungen. Die Gefahr dieses Krankheitsbilds liegt in der Entwicklung von schweren bakteriellen Entzündungen, die zum Tod führen können. Offenbar ist das Risiko am größten, wenn zu Beginn der Behandlung zu große Mengen des Mittels eingenommen werden. Auch unter Sultiam sind vereinzelte Fälle derartig schwerer Hautreaktionen beobachtet worden.

Treten Hautausschläge auf, sollte man sich sofort an den behandelnden Arzt wenden.

→ **Müdigkeit, Nervosität, Schlafstörungen**

Da alle diese Medikamente dämpfend auf das zentrale Nervensystem wirken, verwundert es nicht, dass damit auch neurologische Störungen verbunden sind. Es kommt häufig zu Schwäche, Müdigkeit, Nervosität und Schlafstörungen. Es können aber auch Aggressivität und Depressionen auftreten.

→ **Gewichtszunahme**

Vigabatrin führt relativ häufig zu einer Gewichtszunahme. Dies ist am ehesten mit einem gesteigerten Appetit zu erklären.

Kombination mit anderen Mitteln

Lamotrigin, Vigabatrin und Tiagabin werden recht häufig mit anderen Antiepileptika kombiniert. Dies ist jedoch schwierig zu handhaben, da sich die Wirkstoffspiegel bei einer Kombinationstherapie stark verändern können. Eine regelmäßige Kontrolle der Blutspiegel ist daher zu Beginn der Behandlung unbedingt erforderlich. Die Dosis muss an die gemessenen Blutspiegel angepasst werden.

Achtung

- Lamotrigin soll nicht von Patienten über 65 Jahre und Kindern unter vier Jahre eingenommen werden.
- Tiagabin soll insbesondere bei schweren Leberschäden vermieden werden, da es über die Leber abgebaut wird. Bei leichteren Leberschäden muss die Dosis reduziert werden.
- Sultiam ist problematisch bei schweren Nierenerkrankungen, bei einer Überfunktion der Schilddrüse und bei erhöhten Blutdruckwerten.

Schwangerschaft und Stillzeit

Für Schwangerschaft und Stillzeit liegen noch wenig Erfahrungswerte vor. Sogar für das bereits 1960 eingeführte Sultiam gibt es keine Untersuchungen zur Sicherheit in der Schwangerschaft. Diese Mittel sollten aus diesem Grund in dieser Zeit grundsätzlich nicht eingesetzt werden.

Da die Stoffe auch in die Muttermilch übergehen und die möglichen Folgen für das Kind nicht abzusehen sind, sollte während der Einnahme dieser Mittel nicht gestillt werden.

Daher unsere Bewertung

Die hier beschriebenen Antiepileptika sind lediglich für bestimmte therapeutisch schwierige Situationen geeignet. Lamotrigin, Vigabatrin und Tiagabin können vor allem als Zusatzmedikamente eingenommen werden, wenn man mit anderen Mitteln nicht erfolgreich ist. Sultiam ist möglicherweise bei bestimmten fokalen Anfällen im Kindesalter gut wirksam, die Bewertung ist jedoch noch schwierig, da nicht ausreichend Untersuchungen vorliegen. Da man nichts über die langfristigen Auswirkungen der Medikamente weiß, ist eine engmaschige Überwachung bei spezialisierten Ärzten erforderlich.

Parkinson-Krankheit

Was ist die Parkinson-Krankheit?

Bei dieser häufigen neurologischen Erkrankung gehen Nervenzellen zugrunde – vor allem im Bereich der so genannten schwarzen Substanz im Hirnstamm. Diese Nervenzellen produzieren den Botenstoff Dopamin. Durch ihren fortschreitenden Ausfall lässt die Dopaminproduktion immer mehr nach – im Verhältnis zu weiteren Botenstoffen kommt es zu einem Ungleichgewicht. Allerdings müssen bereits 60 bis 80 Prozent der Dopamin-produzierenden Nervenzellen abgestorben sein, bis sich die ersten Zeichen der Parkinson-Krankheit bemerkbar machen. Die Krankheit lässt sich nicht heilen, sie schreitet langsam fort.

Ursachen

Obwohl mittlerweile die krankhaften Veränderungen im Gehirn von Parkinson-Kranken in weiten Teilen bekannt sind, weiß man über die Ursachen noch sehr wenig. Man vermutet, dass eine erbliche Veranlagung sowie verschiedene Umweltfaktoren zusammenwirken müssen, damit die Krankheit entsteht.

Andererseits können auch eine Reihe von Medikamenten ein Parkinson-ähnliches Krankheitsbild hervorrufen oder aber bestehende Symptome einer Parkinson-Krankheit verschlimmern. Dazu gehören alle Mittel, die die Produktion oder Funktion von Dopamin im Gehirn behindern, wie z. B.:

- Medikamente zur Behandlung von Psychosen (Neuroleptika, siehe Seite 576ff.),
- Arzneimittel gegen Übelkeit und Erbrechen, wie z. B. Metoclopramid (siehe Seite 162f.),

Parkinson-Krankheit in Deutschland

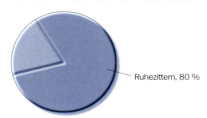

Die Parkinson-Krankheit ist die häufigste neurologische Erkrankung bei älteren Menschen, wobei die Zahl der Betroffenen, die unter 40 Jahre sind, steigt. Das häufigste Symptom ist das Ruhezittern.

- zentral wirksame Mittel gegen Bluthochdruck, wie beispielsweise Alpha-Methyl-Dopa und Reserpin (siehe Seite 333f.),
- Kalziumantagonisten, die zur Behandlung von Hirnleistungsstörungen und zur Migränevorbeugung eingesetzt werden, wie z. B. Flunarizin und Cinnarizin (siehe Seite 530f., 538f., 542ff.),
- das Antidepressivum Fluoxetin (siehe auch Seite 566f.).

Symptome

Zu den wichtigsten Symptomen der Parkinson-Krankheit zählen eine Verminderung der Beweglichkeit (Hypo-/Akinesie), eine vermehrte Steifigkeit der Muskulatur (Rigor) und in 80 Prozent der Fälle ein Zittern (Tremor). Dieses macht sich vor allem in den Händen in Ruhestellung bemerkbar. Die Bewegungen bei Parkinson-Kranken laufen langsamer und kürzer ab. Typischerweise pendeln beim Gehen die Arme nicht mehr locker mit, die Schritte werden kleiner, während sich der Oberkörper leicht nach vorn neigt. Zu Beginn beschränken sich die Veränderungen

Neurologische Erkrankungen

meist nur auf eine Körperhälfte, oft bloß auf eine kleinere Region, wie z. B. eine Hand oder eine Hüfte.

Durch die veränderte Beweglichkeit und Körperhaltung entstehen häufig schmerzhafte Muskelverspannungen, die manchmal jahrelang als Rheuma oder Arthrose verkannt werden.

Durch die geringe Beweglichkeit nimmt auch das Gesicht eine charakteristische Starre an, durch eine vermehrte Talgproduktion wirkt es wie eingefettet (Salbengesicht). Zur Parkinson-Krankheit gehören auch zahlreiche vegetative Beschwerden wie Atemstörungen, Schwindel, Magenbeschwerden, gestörte Blasen- und Sexualfunktion, vermehrte Speichelbildung, Schwitzanfälle und Schlafstörungen. Die Psyche ist ebenfalls häufig betroffen: Es treten z. B. Depressionen, eine Verlangsamung des Denkens, Alpträume und optische Halluzinationen auf.

Spätfolgen und Komplikationen

Seit der Einführung von L-Dopa hat sich die Lebenserwartung von Parkinson-Patienten an die der altersentsprechenden Normalbevölkerung angeglichen. Vorher war ihre Sterblichkeit dreimal so hoch.

Das kann man selbst tun

Ganz wichtig ist es, sich von der Diagnose »Parkinson« nicht psychisch zerstören zu lassen. Je aktiver man der Erkrankung entgegen tritt, desto mehr Möglichkeiten entdeckt man und umso mehr Lebensfreude erhält man sich.

→ Aktiv bleiben

Mit täglicher Gymnastik kann man die besonders betroffenen Muskelgruppen trainieren – und damit auch die dazugehörigen Nerven, die ihre Funktion regulieren. Zunächst sollte man sich von Krankengymnasten die korrekte Ausübung zeigen lassen. Daneben sollte man auch auf die

scheinbar unbedeutenden, alltäglichen Bewegungsabläufe achten, z. B. darauf, beim Gehen große Schritte zu machen und die Arme mitzubewegen.

Aber auch die geistige Beweglichkeit sollte man trainieren und entsprechend anregenden Hobbies nachgehen.

→ Gesunde Ernährung

Eine spezielle Parkinson-Diät gibt es nicht. Genießen Sie Essen und Trinken – natürlich nicht im Übermaß. Bei Verdauungsproblemen hilft eine ballaststoffreiche Kost und das Trinken von mindestens zwei Litern Flüssigkeit pro Tag (vorausgesetzt, es gibt keine anderen Gründe, die dagegen sprechen). Alkohol und Zigaretten sind nicht verboten, stellen aber ein weiteres Gesundheitsrisiko dar.

Medikamente: Nutzen und Risiken

Die modernen Medikamente können die Parkinson-Krankheit zwar nicht heilen, lindern jedoch die Symptome und ermöglichen dem Patienten eine normale Lebenserwartung. Allerdings ist die Behandlung der Parkinson-Krankheit nicht einfach. Gerade der Ausgleich des Dopaminmangels im Gehirn durch die Gabe von Levodopa (L-Dopa) verliert oft schon nach einigen Jahren seine anfänglich beeindruckende Wirkung. Dennoch ist Levodopa für die Behandlung der Parkinson-Krankheit das Mittel der ersten Wahl. Andere Medikamente sind nicht so wirksam oder gehen ebenfalls mit starken Nebenwirkungen einher.

Zum Glück gibt es heute bei Komplikationen, die während der Langzeitbehandlung der Parkinson-Krankheit auftreten können, in den meisten Fällen eine gute Lösung.

Zum wichtigsten Behandlungsprinzip gehört, den Einsatz des Dopamin-ersetzenden Levodopa mit Hilfe anderer Medikamente lange hinauszuzögern bzw. die Dosis so gering zu halten wie möglich. Auf diese Weise versucht man, seine Wirksamkeit dauerhaft zu erhalten und Nebenwirkungen zu vermeiden. In den meisten Fällen werden je nach Krankheitsstadium und vorrangigen Beschwerden mehrere Mittel kombiniert. Zur Verfügung stehen COMT-Hemmer, Dopaminagonisten, Amantadin, Anticholinergika und als Reservemittel der MAO-B-Hemmer Selegilin.

Jedes dieser Medikamente hat seine besonderen Stärken und Schwächen. Entsprechend erfolgt ihr Einsatz.

Der erst 1997 eingeführte Wirkstoff Budipin Parkinson gehört keiner der oben aufgeführten Wirkstoffklassen an. Er hat ähnliche Wirkungen wie die Anticholinergika, soll aber auch die Funktion verschiedener anderer Botenstoffe beeinflussen. Bupidin wirkt gut gegen das Zittern, lindert aber auch Muskelsteifigkeit und Bewegungsarmut. Es ist relativ gut verträglich, die Nebenwirkungen ähneln denen der Anticholinergika. Da bisher nur wenige Erfahrungen mit Budipin vorliegen, kann sein Stellenwert bei der Behandlung der Parkinson-Krankheit noch nicht abschließend beurteilt werden.

Fragen an den Arzt ?

● **Werde ich durch die Parkinson-Krankheit geistig abbauen?**
Typischerweise laufen beim Parkinson-Syndrom nicht nur die Bewegungen langsamer ab, sondern auch die Denkprozesse. Dies hat aber nichts mit dem Verlust der Intelligenz zu tun. Ein echter geistiger Abbau wie etwa bei der Alzheimer-Krankheit kommt selten vor und ist meist nicht auf die Parkinson-Krankheit zurückzuführen.

● **Wie kommt der Arzt zu der Diagnose »Parkinson«?**
Der Arzt stellt die Diagnose aufgrund der typischen Symptome und der Befunde, die er bei der körperlichen Untersuchung entdeckt. In wenigen Fällen werden zusätzliche Untersuchungen erforderlich, z. B. ein EEG oder eine Computertomographie des Gehirns, um andere Krankheiten auszuschließen.

Da sich Krankheitssymptome sowie Nebenwirkungen im Verlauf der Behandlung häufig verändern, müssen die Medikamente immer wieder neu eingestellt werden. Die Therapie muss regelmäßig überprüft und optimiert werden.

Auf keinen Fall dürfen Medikamente eingenommen werden, die selbst ein Parkinson-Syndrom hervorrufen können. Man sollte aus diesem Grund jedem Arzt von der Parkinson-Erkrankung berichten.

Levodopa

Wirkstoffgruppen	Medikamente
Levodopa + Carbidopa	Isicom (D), Nacom (D), Sinemet (A, CH)
Levodopa + Benserazid	Madopar (A, CH, D)

Wirkungsweise

Mit Levodopa wird das fehlende Dopamin im Gehirn ersetzt. Da Dopamin selbst nicht ins Gehirn gelangt, wenn es eingenommen oder gespritzt wird, bedient man sich des Vorläuferstoffs Levodopa. Er gelangt problemlos ins Gehirn und wird dort zu Dopamin umgewandelt. Aber auch im restlichen Körper wird Levodopa schnell zu Dopamin umgewandelt. Deshalb verabreicht man Levodopa heute fast nur noch zusammen mit Benserazid oder Carbidopa, die den Abbau von Levodopa im Körper hemmen. Auf diese Weise bleibt dem Gehirn mehr Levodopa erhalten.

Levodopa ist vor allem bei Parkinson-Patienten wirksam, die unter Bewegungsarmut (Hypokinesie) und Muskelsteifigkeit (Rigor) leiden. Gegen das Zittern wirkt es unterschiedlich gut, Gleichgewichtsstörungen kann es jedoch kaum beeinflussen.

Anwendung

Man beginnt die Behandlung mit Levodopa (plus Benserazid oder Carbidopa) immer mit einer niedrigen Dosis, zunächst zweimal täglich. Nach

Neurologische Erkrankungen

zwei bis drei Wochen ist die erste Wirkung zu erkennen. Je nach Wirksamkeit wird die Dosis langsam in kleinen Dosisschritten gesteigert.

Da Eiweiß die Aufnahme von Levodopa stören kann, sollten die Tabletten eine halbe Stunde vor oder 1,5 Stunden nach dem Essen eingenommen werden.

Levodopa wird rasch abgebaut. Es muss deshalb meist vier- oder fünfmal am Tag gegeben werden. Bei ausgeprägter Unbeweglichkeit in der Nacht können die Präparate auch in retardierter Form eingesetzt werden – die Wirkung tritt dann verzögert ein. Soll sie am Morgen schnell einsetzen, stehen lösliche Zubereitungen zur Verfügung. Nach einer mehrjährigen Behandlung mit Levodopa haben sich oft recht komplizierte Dosierungsschemata entwickelt, die jedoch dazu beitragen, Wirkungsschwankungen und Nebenwirkungen zu verringern.

Nebenwirkungen

Bei der Mehrzahl der Patienten lässt die Wirkung von Levodopa nach durchschnittlich vier bis fünf Jahren allmählich nach. Darüber hinaus kann es durch die Behandlung zu anderen Bewegungsstörungen kommen, nämlich zu so genannten Überbewegungen (Dyskinesien). Die übrigen Nebenwirkungen treten vor allem zu Beginn der Behandlung auf und sind in der Regel mild.

→ Magen-Darm-Beschwerden

Übelkeit, Appetitlosigkeit und Völlegefühl können den Beginn der Behandlung begleiten, insbesondere, wenn die Mittel auf nüchternen Magen eingenommen werden.

→ Schwindel

Da Parkinson-Patienten ohnehin häufig unter niedrigem Blutdruck leiden, kann die blutdrucksenkende Wirkung von Levodopa zu Schwindel aufgrund von Kreislaufstörungen führen.

→ Psychische Störungen

Müdigkeit und Schlafstörungen kommen nicht selten vor, sind aber leichterer Art. Alpträume, Angstzustände, Desorientiertheit sowie (meist op-

tische) Halluzinationen sind jedoch ernste Gründe, die zur Verminderung der Dosis oder gar zum Absetzen des Präparats zwingen können.

→ Levodopa-Langzeitsyndrom

Nach einigen Jahren treten bei vielen Patienten unter Levodopa-Behandlung abnorme Bewegungen (Dyskinesien) auf, meist zu einem Zeitpunkt, an dem die Konzentration des Wirkstoffs im Blut am höchsten ist. Dabei leiden manche Patienten nur unter einer Bewegungsunruhe, andere bewegen sich bizarr und ausladend. Darüber hinaus können Krämpfe in Zehen, Füßen und Waden auftreten.

Oft kommen außerdem die ursprünglichen Symptome der Parkinson-Krankheit wieder hinzu, hauptsächlich dann, wenn die Konzentration von Levodopa wieder langsam absinkt.

Kombination mit anderen Mitteln

● Fast immer wird die Levodopa-Therapie in Kombination mit anderen Anti-Parkinson-Mitteln durchgeführt. So versucht man, die Dosis von Levodopa möglichst niedrig zu halten und den Wirkungsschwankungen und Nebenwirkungen entgegen zu wirken.

● Levodopa sollte nicht mit blutdrucksenkenden Mitteln kombiniert werden, damit der Blutdruck nicht weiter fällt.

● Eine Vielzahl von Medikamenten kann die Wirkung von Levodopa abschwächen (z. B. Benzodiazepine) oder verstärken (z. B. Metoclopramid, Mittel gegen Übelkeit) oder aber zusammen mit Levodopa andere Nebenwirkungen hervorrufen. Jede Einnahme weiterer Medikamente sollte daher vorab mit dem Arzt besprochen werden.

● Während einer Narkose, bei der Halothan eingesetzt wird, können Herzrhythmusstörungen auftreten. Deshalb muss Levodopa sechs bis acht Stunden vor einer Operation abgesetzt werden.

Achtung

● Levodopa darf nicht bei Kindern und Jugendlichen unter 18 Jahren eingesetzt werden, da für sie keine ausreichenden Erfahrungen vorliegen.

Parkinson-Krankheit

● Eine Überempfindlichkeit gegenüber Levodopa und/oder Carbidopa bzw. Benserazid verbietet die Einnahme.

● Ältere Menschen mit vorbestehenden psychotischen Symptomen oder schweren Depressionen sollten möglichst nicht mit Levodopa behandelt werden.

Schwangerschaft und Stillzeit

Das mit Benserazid kombinierte Levodopa-Präparat darf nicht in Schwangerschaft und Stillzeit angewandt werden, weil Benserazid das Knochenwachstum des Kindes stören kann.

Auch die Kombination von Levodopa mit Carbidopa sollte in Schwangerschaft und Stillzeit nur sehr vorsichtig eingesetzt werden, da noch nicht genügend Erfahrungen vorliegen und das Präparat außerdem die Milchproduktion verringert.

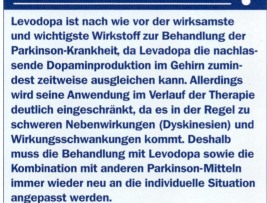

Daher unsere Bewertung

Levodopa ist nach wie vor der wirksamste und wichtigste Wirkstoff zur Behandlung der Parkinson-Krankheit, da Levadopa die nachlassende Dopaminproduktion im Gehirn zumindest zeitweise ausgleichen kann. Allerdings wird seine Anwendung im Verlauf der Therapie deutlich eingeschränkt, da es in der Regel zu schweren Nebenwirkungen (Dyskinesien) und Wirkungsschwankungen kommt. Deshalb muss die Behandlung mit Levodopa sowie die Kombination mit anderen Parkinson-Mitteln immer wieder neu an die individuelle Situation angepasst werden.

Ausserdem versucht man heute, Levadopa möglichst spät einzusetzen und seine Dosis durch Kombination mit anderen Wirkstoffen gering zu halten, um Nebenwirkungen, Wirkungsschwankungen und Wirkverlust vorzubeugen.

COMT-Hemmstoffe

Wirkstoff	Medikament
Entacapon	Comtess (D)

Wirkungsweise

Der im Moment einzige zugelassene COMT*-Hemmer Entacapon vermindert den Abbau von Levodopa zum unwirksamen O-Methyldopa im Körper. Dadurch steht mehr Levodopa zur Verfügung, das im Gehirn in Dopamin umgesetzt werden kann. Die Dosis von Levodopa kann dadurch um 20 Prozent gesenkt werden, sodass weniger Wirkungsschwankungen auftreten und die Phase guter Beweglichkeit zunimmt. Entacapon wird nur Patienten verabreicht, die unter Wirkungsschwankungen von Levodopa leiden. Für sich hat es keine Wirkung auf die Parkinson-Krankheit.

Anwendung

Es werden zusammen mit jeder Levodopa-Dosis 200 mg gegeben, und zwar bis zu zehnmal täglich. Die Dosis von Levodopa kann und muss dabei reduziert werden, da dessen Nebenwirkungen sonst zunehmen.

Nebenwirkungen

→ **Levodopa-typische Nebenwirkungen**

Am häufigsten treten Levodopa-typische Nebenwirkungen auf, da die Verfügbarkeit von Levodopa unter dem COMT-Hemmer ansteigt. Deshalb kommt es unter Entacapon zu Übelkeit, Bauchschmerzen, Kreislauf- und Schlafstörungen, abnormen Bewegungen, Verwirrtheitszuständen und Halluzinationen.

→ **Durchfall, Urinverfärbung**

Als »echte« Nebenwirkungen von Entacapon treten bei bis zu 13 Prozent der Patienten Durchfälle sowie harmlose Urinverfärbungen auf.

→ **Leberschäden**

Da ein anderer COMT-Hemmer wegen schwerer Leberschäden wieder vom Markt genommen

* COMT=Catechol-O-Methyltransferase

werden musste, empfiehlt man auch während der Einnahme von Entacapon, die Leberwerte zumindest zu Beginn der Behandlung regelmäßig zu kontrollieren. Bisher sind jedoch nur sehr selten Veränderungen der Leberwerte durch Entacapon beobachtet worden.

Kombination mit anderen Mitteln

● Entacapon ist nur zur Kombinationstherapie mit Levodopa zugelassen, weil es dessen Wirkung verbessert. Allerdings muss die Levodopa-Dosis in der Regel gleichzeitig reduziert werden, sonst kommt es zu einer Verstärkung der Levodopa-Nebenwirkungen.
● Entacapon darf nicht zusammen mit MAO-Hemmern (siehe Seite 567f.) eingesetzt werden.
● Außerdem verbietet sich die Kombination von Entacapon mit Antidepressiva (siehe Seite 563ff.) sowie allen Mitteln, die ebenfalls durch das Enzym COMT abgebaut werden, wie z. B. die Notfallmedikamente Epinephrin und Norepinephrin sowie Apomorphin, das bei Vergiftungen als Brechmittel gegeben wird.

Achtung

Patienten mit schweren Leberschäden dürfen nicht mit Entacapon behandelt werden.

Schwangerschaft und Stillzeit

Wegen mangelnder Erfahrungen darf Entacapon nicht in dieser Zeit eingesetzt werden.

Daher unsere Bewertung

Mit Entacapon, das nur zusammen mit Levadopa eingesetzt wird und dessen Verfügbarkeit erhöht, gelingt die Dosisreduktion von Levodopa, das daraufhin weniger Wirkungsschwankungen aufweist und länger wirkt. Da es sich bei diesem COMT-Hemmer um ein relativ neues Medikament handelt und Langzeitwirkungen noch nicht absehbar sind, sollte es trotzdem nur mit Bedacht eingesetzt werden.

Dopaminagonisten

Wirkstoffe	Medikamente
Bromocriptin	Broman (A), Kirim (D), Parlodel (A, CH), Pravidel (D), Serocryptin (CH), Umprel (A)
Lisurid	Dopergin (A, CH, D), Prolacam (A)
Pergolid	Parkotil (D), Permax (A, CH)

Wirkungsweise

Bromocriptin, Lisurid und Pergolid stammen chemisch vom Mutterkorn ab. Als Dopamin(rezeptor)agonisten ersetzen sie zwar nicht das fehlende Dopamin im Gehirn, binden sich aber an bestimmte Dopamin-Bindungsstellen (Rezeptoren) und entfalten dadurch eine ähnliche Wirkung. Allerdings wirken sie schwächer als Levodopa.

Dopaminagonisten tragen dazu bei, die Behandlung mit Levodopa hinauszuschieben oder die Dosis einer bereits eingeführten Levodopatherapie zu senken.

Beides führt dazu, die unangenehmen Spätwirkungen von Levodopa zu mildern bzw. zu verzögern. Diese Präparate sind ebenfalls geeignet, die Wirkungsschwankungen von Levodopa abzumildern, da sie eine längere Wirkdauer haben. Aus diesem Grund werden sie bei jüngeren Patienten zunehmend zur Frühbehandlung der Parkinson-Krankheit eingesetzt. Experimentellen Untersuchungen zufolge sollen Dopaminagonisten auch das Absterben der dopaminproduzierenden Nervenzellen verlangsamen. Ob dies beim Menschen ebenfalls so ist, weiß man noch nicht.

Zwischen den drei aufgeführten Dopaminagonisten gibt es keine wesentlichen Unterschiede. Zwei neuere Präparate (Ropinirol [Requip] und Pramipaxol [Sifrol]), die erst kurz auf dem Markt sind, stammen nicht mehr vom Mutterkorn ab und sollen aus diesem Grund weniger Nebenwirkungen haben. Ob dies allerdings für den Patienten tatsächlich von Bedeutung ist, lässt sich heute noch nicht beurteilen.

Parkinson-Krankheit

Anwendung

Die Behandlung mit Dopaminagonisten wird mit niedrigen Dosen begonnen und in der Folge dann langsam gesteigert.

Da diese Mittel den Blutdruck stark senken können, sollten die ersten Gaben am Abend erfolgen.

Nebenwirkungen

Dopaminagonisten haben mehr Nebenwirkungen als Levodopa.

→ Magen und Darm

Übelkeit und Erbrechen kommen unter der Behandlung mit Dopaminagonisten häufiger vor als unter Levodopa und müssen in einigen Fällen mit Medikamenten (z. B. mit Domperidon, siehe Seite 162f.) behandelt werden.

Auch Appetitlosigkeit und Verstopfung werden beobachtet.

→ Schwindel

Da Dopaminagonisten blutdrucksenkend wirken, kann es zu Schwindel kommen.

→ Herz-Kreislauf-Probleme

In seltenen Fällen können Dopaminagonisten den Blutdruck erhöhen und Herzrhythmusstörungen sowie Durchblutungsstörungen an Fingern und Zehen auslösen.

→ Schnupfen

Dopaminagonisten können eine verstopfte Nase bewirken.

→ Verwirrtheitszustände

Vor allem ältere Patienten und Menschen, die neben einer Parkinson-Krankheit auch an Durchblutungsstörungen des Gehirns leiden, können während der Behandlung mit Dopaminagonisten Verwirrtheitszustände und Halluzinationen entwickeln. Auch Schwindel, Kopfschmerzen, Müdigkeit, ein vermehrter Appetit und ein gesteigertes sexuelles Verlangen werden beobachtet.

→ Bewegungsstörungen

Wenn unter einer Levodopa-Therapie abnorme Bewegungen aufgetreten sind, können diese durch Dopaminagonisten verstärkt werden.

Kombination mit anderen Mitteln

● Da der Blutdruck unter der Therapie mit Dopaminagonisten stark abfallen kann, ist Vorsicht geboten, wenn man gleichzeitig blutdrucksenkende Mittel nimmt.

● Die meisten Dopaminagonisten verengen die Gefäße. Daher dürfen sie nicht zusammen mit Medikamenten eingenommen werden, die ebenfalls zu einer Gefäßverengung führen, wie z. B. Mutterkornpräparate zur Behandlung der Migräne (siehe Seite 525ff.).

● Dopaminagonisten können durch viele andere Medikamente in ihrer Wirkung verstärkt oder abgeschwächt werden, oder die Kombinationen rufen andere unerwünschte Wirkungen hervor. Daher ist es wichtig, alle Medikamente, die man sonst noch einnehmen muss auf ihre Verträglichkeit mit Dopaminagonisten zu überprüfen.

Achtung

Auf eine Behandlung mit Dopaminagonisten sollten Patienten verzichten,

● bei denen früher bereits psychische Störungen aufgetreten sind,

● die unter einer ausgeprägten Hirnleistungsschwäche leiden,

● die an schweren Herz-Kreislauf-Krankheiten erkrankt sind, wie z. B. an einer fortgeschrittenen koronaren Herzkrankheit und höhergradigen Herzrhythmusstörungen,

● die vor kurzem ein Magen- oder Darmgeschwür hatten.

Schwangerschaft und Stillzeit

Dopaminagonisten sollen in der Schwangerschaft wegen geringer Erfahrungen nicht genommen werden. Hinweise auf schädigende Auswirkungen für das Kind gibt es aber nicht. Eine versehentliche Einnahme in der Schwangerschaft

515

macht keinen Schwangerschaftsabbruch erforderlich. Da sie den Milchfluss verringern, dürfen sie nicht in der Stillzeit eingenommen werden.

> **Daher unsere Bewertung**
>
> Dopaminagonisten, die sich an Dopamin-Rezeptoren im Gehirn binden und so eine ähnliche Wirkung wie Dopamin entfalten, sind empfehlenswerte Medikamente, um die Behandlung mit Levodopa hinauszuzögern bzw. deren Dosis zu reduzieren und so Wirkungsschwankungen abzufangen. Leider dauert es relativ lange, bis die Wirkung einsetzt, und sie haben relativ viele Nebenwirkungen. Zwischen den drei aufgeführten Dopaminagonisten gibt es keine wesentlichen Unterschiede.

Amantadin

Wirkstoff	Medikamente
Amantadin	Amantadin ratiopharm (D), Hofcomant (A), PK-Merz (CH, D), PK-Merz-Schoeller (A), Symmetrel (A, CH)

Wirkungsweise

Die Wirkungsweise von Amantadin, das als virushemmendes Mittel zunächst bei Grippeerkrankungen eingesetzt und dessen Wirkung auf die Parkinson-Krankheit rein zufällig entdeckt wurde, ist nicht bekannt. Man nimmt an, dass Amantadin das Ungleichgewicht zwischen dem Dopaminmangel und dem Überwiegen des hemmenden Botenstoffs Glutamat zum Teil ausgleicht und so die Beweglichkeit verbessert.

Amantadin kann auch über die Vene gegeben werden, z. B. wenn ein Patient seine Parkinson-Mittel nach einer Operation nicht einnehmen kann. Da es antriebssteigernd wirkt, eignet es sich besonders gut bei krisenhafter schwerer Bewegungsunfähigkeit. In den letzten Jahren wird die Substanz zunehmend bei jüngeren Parkinson-Patienten allein oder in Kombination mit Dopaminagonisten eingesetzt, um die Behandlung mit Levodopa hinauszuzögern. Amantadin wirkt auch den durch Levodopa verursachten Überbewegungen entgegen. Aus diesem Grund hat es sich auch im Spätstadium der Parkinson-Krankheit bewährt, in dem Nebenwirkungen der Levodopa-Behandlung unweigerlich auftreten.

Anwendung

Amantadin wird meist in Tablettenform eingesetzt, wobei anfänglich eine relativ niedrige Dosis von 100 mg gewählt wird. Falls der Erfolg ausbleibt, kann sie alle drei bis sechs Tage um weitere 100 mg gesteigert werden, und zwar bis zu einer maximalen Dosis von 400 bis 600 mg täglich.

Nebenwirkungen

Bei mittlerer Dosierung ist Amantadin in der Regel gut verträglich.

→ **Wassereinlagerungen, Marmorierung der Haut**

An Fußrücken und Knöchel kann es zu Wassereinlagerungen kommen, selten tritt eine Marmorierung der Haut auf.

→ **Niedriger Blutdruck, Übelkeit, psychische Symptome**

In einigen Fällen kommt es zu Nebenwirkungen, die auch bei anderen Parkinson-Mitteln beobachtet werden, wie niedriger Blutdruck, Unruhe und Schlafstörungen, Appetitlosigkeit, Übelkeit und Erbrechen, Schwindel, Halluzinationen und Verwirrtheitszustände.

→ **Atemnot, Sehstörungen, Hautausschlag, Mundtrockenheit, Blasenentleerungsstörungen**

Diese Symptome treten nur gelegentlich auf.

Kombination mit anderen Mitteln

● Amantadin sollte nicht zusammen mit Alkohol eingenommen werden, da sich beide in ihrer Giftigkeit steigern.

- Die Kombination mit Appetitzüglern verbietet sich, weil sie die unerwünschten Nebenwirkungen von Amantadin auf das Nervensystem verstärken.
- Amantadin darf nicht mit Mitteln, die den Botenstoff Acetylcholin erhöhen (z. B. das Asthmamittel Ipatropiumbromid), eingenommen werden, da diese Kombinationen die zentralnervösen Nebenwirkungen ebenfalls verschlimmern können.
- Auch eine Kombination mit Substanzen, die wie Amantadin eine stimulierende Wirkung haben, sollte vermieden werden, da Amantadin allein bereits zu Schlafstörungen, Erregungszuständen, Nervosität etc. führt.

Achtung

- Amantadin darf nicht bei schweren Funktionsstörungen von Leber und Niere eingesetzt werden.
- Patienten, bei denen früher schon einmal Halluzinationen oder Verwirrtheitszustände aufgetreten waren, dürfen Amantadin nicht einnehmen.
- Bei Anfallsleiden, Engwinkelglaukom und einer bestimmten Muskelkrankheit (Myasthenia gravis) darf Amantadin nicht eingesetzt werden.

Schwangerschaft und Stillzeit

In der Schwangerschaft darf Amantadin nicht eingenommen werden, da es beim Ungeborenen zu Missbildungen führen kann. Auch in der Stillzeit sollte es nicht eingesetzt werden, weil es in die Muttermilch übergeht.

Daher unsere Bewertung

Amantadin ist Mittel der Wahl zur Behandlung der Parkinson-Krankheit, wenn ein Patient aufgrund eines operativen Eingriffs, einer schweren Unbeweglichkeit oder Schluckstörungen intravenös behandelt werden muss. Sinnvoll ist es auch bei der Behandlung im Frühstadium der Erkrankung und bei Levodopa-Nebenwirkungen.

Anticholinergika

Wirkstoffe	Medikamente
Biperiden	Akineton (A, CH, D)
	Biperiden-neuraxpharm (D)
Bornaprin	Sormodren (A, D)
Metixen	Tremarit (D)
Trihexyphenidyl	Artane (A, CH, D), Parkopan (D)

Wirkungsweise

Durch den Mangel an Dopamin kommt es u. a. zu einem Überwiegen des Botenstoffs Acetylcholin, der bei der Parkinson-Krankheit so genannte Überschuss-Symptome wie Zittern und Muskelsteifigkeit hervorruft.

Anticholinerge Mittel wirken diesen Symptomen entgegen, nicht aber der Unbeweglichkeit, die vor allem auf dem Dopaminmangel beruht.

Steht bei einer Parkinson-Krankheit Händezittern im Vordergrund, kann die alleinige Behandlung mit einem anticholinergen Mittel versucht werden. Dies gilt vor allem für jüngere Patienten – bei älteren werden Anticholinergika seltener eingesetzt, da sie zu Hirnleistungsstörungen führen bzw. bestehende verschlechtern können. Die Mittel lindern auch übermäßiges Schwitzen und starken Speichelfluss.

Anticholinergika sind auch bei Parkinson-Symptomen wirksam, die durch Medikamente ausgelöst wurden.

Anwendung

Die Behandlung wird mit einer niedrigen Dosis begonnen, die bis zum Erreichen einer Wirkung langsam gesteigert wird.

Nebenwirkungen

Anticholinergika haben zahlreiche Nebenwirkungen, da sie die Wirkung des Botenstoffs Acetylcholin nicht nur im Gehirn, sondern im ganzen Körper blockieren.

Neurologische Erkrankungen

→ **Psychische Symptome**

Bei älteren Patienten und insbesondere bei Menschen mit bekannten psychischen oder Hirnleistungsstörungen können Anticholinergika Verwirrtheits- und Erregungszustände, Depressionen und Halluzinationen hervorrufen.

→ **Beschleunigter Puls**

Unter der Behandlung mit Anticholinergika kann der Puls deutlich schneller werden, was bei bestehenden Herzkrankheiten Symptome wie Brustenge verschlimmern und gefährliche Komplikationen auslösen kann.

→ **Mundtrockenheit**

Ein trockener Mund ist eine sehr häufige Nebenwirkung von Anticholinergika, die zwar nicht gefährlich ist, aber als sehr lästig empfunden wird.

→ **Magen-Darm-Beschwerden**

Die Substanzen können Schluckbeschwerden, Appetitlosigkeit, Übelkeit, Erbrechen und Verstopfung verursachen.

→ **Blasenentleerungsstörungen**

Anticholinergika rufen – insbesondere bei Patienten mit vergrößerter Prostata – häufig Blasenentleerungsstörungen bis hin zum Harnverhalt hervor.

→ **Sehstörungen, Glaukomanfall**

Anticholinergika erweitern die Pupillen und führen so zu Sehstörungen. Bei Patienten mit grünem Star (Engwinkelglaukom) können sie einen Glaukomanfall provozieren.

Kombination mit anderen Mitteln

● Anticholinergika dürfen nicht zusammen mit Medikamenten eingenommen werden, die ebenfalls die Wirkung von Acetylcholin hemmen, wie z. B. das Asthmamittel Ipatropiumbromid (siehe Seite 148), sowie Antihistaminika, die gegen Juckreiz und Allergien eingesetzt werden (siehe Seite 542ff.). Diese Mittel verstärken die anticholinergen Wirkungen und Nebenwirkungen wie Mundtrockenheit, Harnverhalt, Verstopfung.

● Auch bei der Kombination von Anticholinergika mit anderen auf das Nervensystem wirkenden Mitteln, wie z. B. Präparate gegen Depressionen und Psychosen, ist Vorsicht geboten: Deren Wirkung wird durch die Anticholinergika abgeschwächt.

Achtung

● Anticholinergika dürfen nicht bei Menschen mit bekannten psychischen oder ausgeprägten Denkstörungen eingesetzt werden.
● Bei Herzrhythmusstörungen verbietet sich die Behandlung mit diesen Substanzen wegen möglicher Komplikationen.
● Patienten mit einem Engwinkelglaukom, dürfen nicht mit Anticholinergika behandelt werden, da es zum Glaukomanfall kommen kann.
● Männer mit vergrößerter Prostata sollten keine Anticholinergika erhalten, da sonst ein Harnverhalt droht.

Schwangerschaft und Stillzeit

Vor allem in den letzten Wochen der Schwangerschaft verbietet sich eine Behandlung mit Anticholinergika, da sie beim Kind Herzrhythmusstörungen verursachen können. In der Stillzeit dürfen Anticholinergika nicht eingenommen werden, weil sie einerseits die Milchbildung hemmen, andererseits in die Muttermilch übergehen und beim Kind zu Vergiftungen führen können.

Daher unsere Bewertung

Anticholinergika gelten als Mittel der Wahl bei frühen Formen der Parkinson-Krankheit junger Patienten, wenn Zittern und Muskelsteifigkeit im Vordergrund stehen. Vorsicht ist dagegen bei älteren Patienten geboten, da Anticholinergika zu psychischen sowie Denkstörungen führen bzw. bestehende verschlimmern können.

Ein weiteres wichtiges Einsatzgebiet für Anticholinergika sind Parkinson-Syndrome, die durch andere Medikamente, z. B. Neuroleptika, bedingt sind.

Parkinson-Krankheit

MAO-B-Hemmer

Wirkstoff	Medikamente
Selegilin	Amboneural (A), Movergan (D), Selegilin Helvepharm (CH)

Wirkungsweise

Selegilin verlangsamt den Abbau von Dopamin, indem es sein wichtigstes Abbauenzym, die Monoaminooxidase B (MAO-B) hemmt. Auf diese Weise verbessert es die Wirkung von Levodopa und beugt dem Wirkungsverlust sowie den Wirkungsschwankungen von Levodopa vor. Allerdings traten in einer neueren Studie in der Patientengruppe, die mit Levodopa und Selegilin behandelt wurde, mehr Todesfälle auf als unter anderen Therapien. Da Selegilin zu den stimulierenden Substanzen Amphetamin und Methamphetamin abgebaut wird, dürften einige positive Effekte auch darauf zurückzuführen sein. Die Gefahr eines Missbrauchs ist bei Behandlung einer so schweren Krankheit wie dem Parkinson-Syndrom eher gering. Allerdings werden nach Absetzen häufig Entzugserscheinungen beobachtet.

Anwendung

Die Behandlung mit Selegilin wird mit einer niedrigen Dosis begonnen, die langsam gesteigert wird, wobei die maximale Dosis 10 mg beträgt. Wegen der stimulierenden Wirkung sollte Selegilin nicht am Abend eingenommen werden.

In der Regel wird Selegilin in Kombination mit Levodopa gegeben. Um die Symptome ausreichend zu lindern, reicht die alleinige Behandlung mit Selegilin nur in leichten Fällen aus. Allerdings kann diese dann die Behandlung mit Levodopa hinauszögern.

Nebenwirkungen

→ Übelkeit, Blutdrucksenkung, abnorme Bewegungen, Verwirrtheitszustände

Da Selegilin im Kombination mit Levodopa die Konzentration von Dopamin im Gehirn erhöht, ruft es ebenfalls dopaminartige Nebenwirkungen hervor wie Übelkeit, Verstopfung, Blutdrucksenkung, Schwindel, Verstärkung von abnormen Bewegungen, Verwirrtheitszustände und Halluzinationen.

→ Schlafstörungen

Selegilin kann durch seine antriebssteigernde Wirkung Schlafstörungen erzeugen.

→ Magen-Darm-Geschwüre

Bei der Neigung eines Patienten zu Magen-Darm-Geschwüren können diese wieder zum Ausbruch kommen.

→ Harnverhalt

Bei einer Prostatavergrößerung kann es sein, dass kein Wasserlassen mehr möglich ist.

Achtung

● Selegilin darf nicht bei schwerer Angina pectoris, Herzrhythmusstörungen und Bluthochdruck eingesetzt werden.
● Männer mit einer vergrößerten Prostata, die mit der Bildung von Restharn einhergeht, dürfen Selegilin nicht einnehmen. Es kann zu einem Harnverhalt kommen.
● Bei fortgeschrittenen Hirnleistungsstörungen (Demenz) ist die Anwendung von Selegilin nicht erlaubt, da sich die geistige Leistungsfähigkeit weiter verschlechtern kann.

Kombination mit anderen Mitteln

● Moderne Mittel gegen Depressionen, die die Serotoninkonzentration im Gehirn erhöhen (z. B. Fluoxetin, Paroxetin, siehe Seite 566f.), können zusammen mit Selegilin zu gefährlichen psychischen Störungen führen. Die Kombination muss deshalb vermieden werden.
● Selegilin verstärkt die dämpfende Wirkung von Schlaf- und Beruhigungsmitteln sowie von Alkohol.
● Selegilin darf nicht zusammen mit dem COMT-Hemmer Entacapon (siehe Seite 513f.) eingenommen werden.

Neurologische Erkrankungen

- Im Falle einer Kombination mit dem Schmerzmittel Pethidin kann Selegilin unter Umständen schwere Komplikationen bis hin zu Todesfällen auslösen.
- Selegilin darf nicht zusammen mit dem Appetitzügler Sibutramin (siehe Seite 493f.) eingenommen werden.

Schwangerschaft und Stillzeit

Aus Mangel an Erfahrungen darf Selegilin nicht in der Schwangerschaft eingenommen werden. Da nicht sicher ist, ob es in die Muttermilch übergeht, sollte es auch in der Stillzeit nicht genommen werden.

Daher unsere Bewertung

Der MAO-Hemmer Selegilin kann als Mittel der Reserve zusammen mit Levodopa eingesetzt werden, wenn die Wirkung von Levodopa nachlässt oder es zu Wirkungsschwankungen kommt. In leichteren Fällen kann die alleinige Behandlung mit Selegilin den Behandlungsbeginn mit Levodopa um eine gewisse Zeit hinauszögern. Allerdings kommt es auch bei dieser Substanz zu beträchtlichen Nebenwirkungen. In einer neueren Studie traten in der Patientengruppe, die mit Levodopa und Selegilin behandelt wurde, mehr Todesfälle auf, als unter anderen Therapien. Es muss im Einzelfall entschieden werden, wer von einer Behandlung mit MAO-B-Hemmern profitiert. Eine generelle Empfehlung kann nicht gegeben werden.

Migräne

Was ist Migräne?

Als Migräne bezeichnet man anfallsartig auftretende Kopfschmerzen, die in den meisten Fällen nur eine Seite des Kopfes befallen, in der Regel vier bis 72 Stunden lang anhalten und sehr heftig sein können.

Ursachen

Bis heute ist die Ursache der Migräne nicht bekannt. Allerdings weiß man, wie ein Migräneanfall im Gehirn abläuft: Zunächst kommt es in den Hirnhäuten zu einer Minderdurchblutung durch Verkrampfung der Blutgefäße. Anschließend weiten sich die Gefäße übermäßig. Diese erweiterten Blutgefäße setzen entzündungsfördernde Stoffe frei, die den Schmerz verursachen.

Die Migräne kommt familiär gehäuft vor und wird in vielen Fällen durch hormonelle Einflüsse (Regelblutung), Änderungen des Schlaf-Wach-Rhythmus, vermehrte Anspannung oder Entspannung nach Stresssituationen, Medikamente, Alkohol, Witterungseinflüsse und selten auch durch Nahrungsmittel ausgelöst.

Symptome

Die meist einseitigen Kopfschmerzen der Migräne beginnen häufig schon am frühen Morgen. Typischerweise hat der Schmerz einen pulsierenden, pochenden oder auch einen stechenden Charakter und nimmt bei körperlicher Anstrengung weiter zu.

Die betroffene Kopfseite kann bei den Anfällen wechseln, auch während eines Migräneanfalls kann der Schmerz von einer Seite des Kopfes auf die andere wandern.

Migräne in Deutschland

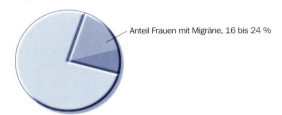

Migräne ist eine weit verbreitete Krankheit, die Frauen (16 bis 24 Prozent) weitaus häufiger trifft als Männer (sechs bis acht Prozent).

Die mäßig starken bis sehr intensiven Kopfschmerzen werden oft von Übelkeit und Erbrechen, Blässe, Überempfindlichkeit gegen helles Licht und Lärm sowie von einem allgemeinen Krankheitsgefühl begleitet.

Treten vor oder während der Kopfschmerzattacke auch Flimmern vor den Augen, Lichtblitze, Lichtzacken, schwarze Punkte oder andere Sehstörungen auf, spricht man von einer Migräne mit Aura. Bei dieser Form der Migräne können auch Sprachstörungen vorkommen, insbesondere Schwierigkeiten, bestimmte Wörter zu finden.

Seltener werden die Kopfschmerzen von Sensibilitätsstörungen oder gar von kurz andauernden Lähmungen begleitet.

Spätfolgen und Komplikationen

In der Regel ist die Migräne nicht gefährlich – selbst schwerere Begleitsymptome bilden sich wieder zurück. Dennoch ist das Risiko, einen Schlaganfall zu erleiden, für Migränepatienten geringfügig höher als für die Normalbevölkerung. Aus diesem Grund sollten Menschen, die unter Migräne leiden, weitere Risikofaktoren für einen Schlaganfall, wie z. B. Rauchen und die Einnahme der Anti-Baby-Pille, unbedingt vermeiden.

Das kann man selbst tun

→ Regelmäßiger Tagesrhythmus

Ein Migräneanfall tritt häufig dann auf, wenn man zu wenig Schlaf bekommt, oder aber an Wochenenden sowie in den ersten Urlaubstagen, an denen man wieder einmal ausschlafen kann. Deshalb ist es sinnvoll, an möglichst allen Tagen des Jahres etwa zur gleichen Zeit zu Bett zu gehen und zur gleichen Stunde wieder aufzustehen.

→ Entspannung

Wer bereits die Erfahrung gemacht hat, dass Migräneattacken bei ihm besonders in oder nach Stresssituationen auftreten, sollte dafür sorgen, dass Anspannungssituationen nicht zu häufig vorkommen. Lässt sich Stress nicht vermeiden, kann es helfen, wenn man bestimmte Entspannungsverfahren erlernt und z. B. mit Autogenem Training, progressiver Muskelentspannung, Meditation, Yoga, QuiGong oder ähnlichem einen Ausgleich schafft. Aber schon ein regelmäßiger Spaziergang am Abend oder ein entspannendes Bad können starken körperlichen und seelischen Belastungen entgegenwirken.

→ Alkohol in Maßen

Da Alkohol die Blutgefäße im Gehirn erweitert, kann bereits ein Glas Wein oder Bier zuviel einen Migräneanfall auslösen.

→ Keine auslösenden Nahrungsmittel

Migränepatienten sollten versuchen, mögliche Auslöser zu identifizieren. Kommt es nach dem Genuss spezieller Lebensmittel, wie beispielsweise Käse, Rotwein, Zitrusfrüchten oder auch Nüssen zu einem Anfall, sollte man diese Nahrungsmittel meiden.

→ Regelmäßige Bewegung

Alle Formen von Sport und Bewegung sind für einen Migränepatienten geeignet, wenn er diese regelmäßig durchführt. Dabei sollte man allerdings keinen übertriebenen Ehrgeiz entwickeln und sich nicht überanstrengen, denn sonst wird der gegenteilige Effekt erreicht.

→ Biofeedback, progressive Muskelrelaxation nach Jacobsen

Mit Hilfe dieser Methoden kann man sogar die krampfartige Verengung und anschließende Weitung der Hirngefäße beeinflussen, die den Anfall auslösen. Erlernen lassen sich die Verfahren, die mit mentalen Vorstellungen bzw. aktiver Muskelentspannung arbeiten, in spezialisierten Kliniken und Praxen.

Stufentherapie bei Migräne

Behandlung des Migräneanfalls
● Leichtere bis mittelstarke Kopfschmerzen:
Mittel gegen Übelkeit, z. B. 10 bis 20 mg Metoclopramid, und nach 15 Minuten Schmerzmittel, z. B. 1000 mg Acetylsalicylsäure oder 1000 mg Paracetamol oder 400 bis 600 mg Ibuprofen.

● Starke Kopfschmerzen
Mittel gegen Übelkeit, z. B. 10 bis 20 mg Metoclopramid und nach 15 Minuten 2 bis 4 mg Ergotamin als Zäpfchen oder Spray. Bleibt diese Behandlungsmethode ohne Erfolg, kommt beim nächsten Anfall folgende Alternative in Frage: 1 Tablette, 1 Zäpfchen oder ein Hub eines Nasensprays eines Serotoninagonisten (z. B. 25 bis 100 mg Sumatriptan).

Medikamentöse Vorbeugung
Betablocker oder Flunarizin; Naproxen bei menstruationsgebundener Migräne.

Medikamente: Nutzen und Risiken

Die Migräne ist eine chronische Krankheit. Auch wenn sie nicht geheilt werden kann, lassen sich zumindest die starken und die Lebensqualität erheblich beeinträchtigenden Kopfschmerzen durch Medikamente gut behandeln. Allerdings dürfen die Schmerzmittel keinesfalls wahllos oder auf Dauer eingenommen werden. Insbesondere Kombinationspräparate gelten heute als ungeeignet, da man sie schlechter regulieren kann als Einzelstoffe, und sie häufiger als diese zu unkontrollierter Anwendung und sogar zum Medikamentenmissbrauch führen.

Die Behandlung des Migräneanfalls sollte einem Stufenschema (siehe Kasten) folgen, das man mit dem Arzt seines Vertrauens abgesprochen hat. Dabei orientiert sich die Wahl des richtigen Wirkstoffs auch an den Erfahrungen des Patienten, denn die Wirkung der verschiedenen Substanzen ist individuell unterschiedlich. Bei leichten Schmerzen genügen einfache Schmerzmittel wie Acetylsalicylsäure oder Paracetamol. Damit die Mittel gut wirken, sollen sie frühzeitig, also gleich bei den ersten Anzeichen einer Migräneattacke eingenommen werden. Lassen sich die Schmerzen dadurch nicht ausreichend lindern, muss man zu stärkeren Substanzen greifen.

Mutterkornalkaloide kommen hierbei als nächste Alternative in Frage. Die neuen Serotoninagonisten (Triptane) sind deutlich teurer, nicht wesentlich besser wirksam und werden nur eingesetzt, wenn die Mutterkornalkaloide keinen befriedigenden Erfolg zeigen. Beide Mittel sind nicht ungefährlich, denn sie können bei Menschen mit Bluthochdruck, koronarer Herzkrankheit oder anderen Durchblutungsstörungen erhebliche Komplikationen auslösen, die unter Umständen sogar tödlich enden.

Bei mehr als zwei Migräneanfällen pro Monat, lange andauernden Anfällen (d. h. über 48 Stunden), unerträglichen Schmerzen während eines Anfalls sowie bei ausgeprägten neurologischen Begleitsymptomen empfiehlt sich eine vorbeugende medikamentöse Behandlung mit Betablockern oder Flunarizin, die in 30 bis 70 Prozent der Fälle die Häufigkeit und Intensität der Anfälle zu senken vermögen. Bei Migräneattacken, die regelmäßig mit der Menstruation auftreten, kann man Naproxen zur Vorbeugung versuchen.

Wegen der Nebenwirkungen dieser vorbeugenden Behandlung sollte man im Vorfeld unbedingt erst alle nichtmedikamentösen Maßnahmen zur Verringerung der Anfallshäufigkeit ausschöpfen.

Die Wirkung einer vorbeugenden Behandlung zeigt sich jedoch oft erst nach ein bis zwei Monaten. Wenn ein positiver Effekt zunächst ausbleibt, sollte man sie also nicht zu früh abbrechen. Doch auch bei Erfolg wird die Behandlung nach spätestens neun Monaten wieder beendet, um zu sehen, ob die Anfälle nicht auch ohne Therapie seltener auftreten. Nimmt die Anfallshäufigkeit und -stärke danach wieder zu, kann man die vorbeugende Behandlung weitere neun Monate durchführen.

Währenddessen muss der Patient unbedingt ein Kopfschmerztagebuch führen, in dem er Häufigkeit, Dauer, Art und Stärke der Kopfschmerzen ebenso wie Nebenwirkungen der vorbeugenden Behandlung vermerkt. Nur so kann der Arzt den Nutzen der Therapie kontrollieren.

Fragen an den Arzt

● **Woher weiß ich, dass ich an Migräne und nicht an einer anderen Art von Kopfschmerzen leide?**
Der Arzt diagnostiziert die Migräne allein aufgrund der typischen Symptome, die sie hervorruft. Dazu stellt er verschiedene Fragen oder gibt Ihnen einen Fragebogen zum Ausfüllen. Nur in seltenen Fällen besteht danach noch eine Unsicherheit, die weitere Untersuchungen, wie z. B. ein EEG, erforderlich macht.

● **Werden meine Kinder auch unter Migräne leiden?**
In der Tat gibt es eine erbliche Veranlagung, an Migräne zu erkranken. Ob Kinder von Migränepatienten ebenfalls betroffen sein werden, lässt sich allerdings nicht voraussagen.

Neurologische Erkrankungen

Mittel gegen Übelkeit und Erbrechen (Antiemetika)

Wirkstoffe	Medikamente
Metoclopramid	Cerucal (D), Gastronerton (D), Gastrosil (A, CH, D), Gastro-Timelets (A, CH), MCP-Isis (D), MCP-ratiopharm (D), MCP von ct (D), Metogastron (A), Paspertin (A, CH, D), Primperan (CH)
Domperidon	Motilium (A, CH, D)

Wirkungsweise

Metoclopramid und Domperidon dämpfen das Brechzentrum des Gehirns und unterdrücken damit die unangenehmen Symptome wie Übelkeit und Erbrechen. Ihre weitere Wirkung besteht darin, dass sie die Magen-Darm-Motorik wieder anregen, die zu Beginn einer Migräneattacke zum Erliegen kommt. Beides erleichtert die Aufnahme von Schmerzmitteln in den Körper.

Anwendung

Bei nahezu jedem Migräneanfall sollten zunächst 10 bis 20 mg Metoclopramid oder 20 bis 30 mg Domperidon in Form von Tropfen, Tabletten oder Zäpfchen eingenommen werden.

Nebenwirkungen

Siehe Seite 162f., Mittel gegen Übelkeit bei Magen-Darm-Erkrankungen.

Kombination mit anderen Mitteln

Siehe Seite 162f., Mittel gegen Übelkeit bei Magen-Darm-Erkrankungen.

Achtung

Kinder bis zwei Jahre dürfen Metoclopramid nicht einnehmen. Kinder zwischen dem 1. und 2. Lebensjahr können mit Domperidon behandelt werden (Siehe auch Seite 162f., Mittel gegen Übelkeit bei Magen-Darm-Erkrankungen).

Schwangerschaft und Stillzeit

Siehe Seite 162f., Mittel gegen Übelkeit bei Magen-Darm-Erkrankungen.

Daher unsere Bewertung

Diese Mittel gegen Übelkeit und Erbrechen, die gleichzeitig die Funktion von Magen und Darm verbessern, gehören bei der Migränebehandlung zum Standard, da sie der Wirkung der etwas später einzunehmenden Schmerzmittel den Weg ebnen. Allerdings kann Metoclopramid, besonders bei Kindern und Jugendlichen, starke Bewegungsstörungen hervorrufen und darf erst ab dem zweiten Lebensjahr, Domperidon ab dem ersten, eingenommen werden. Bis zum Alter von 14 Jahren sollte Metoclopramid vorsichtig gegeben werden.

Schmerzmittel zur Behandlung leichter Migräneanfälle

Wirkstoffe	Medikamente
Acetylsalicylsäure	Acesal-Calcium (D), Alka-Seltzer (A), Aspegic (CH), Aspirin (A, CH, D), Aspro-Roche (A), ASS-Hexal (D), ASS Stada (D), ASS-ratiopharm (D), ASS von ct (D), Togal ASS (CH)
Ibuprofen	Brufen (A, CH), Dismenol (CH), Dolgit (A, CH), Esprenit (D), Ibubeta (D), Ibumetin (A), Ibuphlogont (D), Ibuprofen AL (D), Schmerz-Dolgit (D), Urem (D)
Paracetamol	Acetalgin (CH), ben-u-ron (A, CH, D), Mexalen (A), Panadol (CH), Parakapton (A), Paracetamol BC (D), Paracetamol ratiopharm (D), Paracetamol-Stada (D), Paracetamol von ct (D), PCM Paracetamol Lichtenstein (D)

Migräne

Wirkungsweise

Acetylsalicylsäure und Ibuprofen verhindern die Bildung von Botenstoffen (Prostaglandinen), die die Schmerzempfindung an den Nerven auslösen. Wie der seit vielen Jahren bekannte Wirkstoff Paracetamol wirkt, weiß man bis zum jetzigen Zeitpunkt immer noch nicht genau.

Anwendung

Etwa 15 Minuten nach Einnahme des Mittels gegen Übelkeit sollte eines der Schmerzmittel in folgender Dosis eingenommen werden: 1000 mg Acetylsalicylsäure oder 1000 mg Paracetamol oder 400 bis 600 mg Ibuprofen.

Nebenwirkungen

Siehe Kapitel Schmerzen, Seite 12ff.

Kombination mit anderen Mitteln

Siehe Kapitel Schmerzen, Seite 12ff.

Achtung

Siehe Kapitel Schmerzen, Seite 12ff.

Schwangerschaft und Stillzeit

Siehe Kapitel Schmerzen, Seite 12ff.

> **Daher unsere Bewertung**
>
> Diese Schmerzmittel sind in der hier gebräuchlichen Dosierung relativ gut verträglich und können – zusammen mit einem Mittel gegen Übelkeit – eine leichtere Migräneattacke beenden. Allerdings dürfen sie, falls sie in der empfohlenen Dosis nicht ausreichend wirken, nicht in beliebigen Mengen erneut eingenommen werden. Dann können diese Mittel zum Teil schwere Nebenwirkungen hervorrufen, ohne dass sich ihre Wirkung auf die Migräne wesentlich steigern lässt.

Mutterkornpräparate

Wirkstoffe	Medikamente
Dihydroergotamin-mesilat	Clavigrenin (D), Dihydergot (A, CH, D)
Ergotamintartrat	Ergo Sanol Spezial N (D), Ergokapton (A)

Wirkungsweise

Beim Migräneanfall kommt es zu einer übermäßigen Erweiterung der Blutgefäße im Gehirn. Ein körpereigener Botenstoff, das Serotonin, wirkt dieser Erweiterung entgegen, indem er an bestimmte Rezeptoren andockt. Auch Mutterkornpräparate binden sich an diese Rezeptoren und entfalten so eine gefäßverengende Wirkung. Leider verengen sie nicht nur die Blutgefäße im Gehirn, sondern auch im ganzen Körper. Darüber hinaus docken sie auch an weitere Rezeptoren an und lösen so viele unerwünschte Nebenwirkungen aus.

Anwendung

Wenn sich der Migräneanfall eine Stunde nach Einnahme eines Schmerzmittels wie Acetylsalicylsäure oder Paracetamol nicht wesentlich gebessert hat, wird empfohlen, 2 mg Ergotamin in Form eines Zäpfchens anzuwenden. Reicht diese Dosis ebenfalls nicht aus, darf man nach einer bis eineinhalb Stunden nochmals ein Zäpfchen à 1,5 bis 2 mg einführen. Damit ist jedoch die Höchstdosis von 4 mg erreicht. Aufgrund gefährlicher Nebenwirkungen darf diese Menge keinesfalls überschritten werden.

Migränepatienten, die aufgrund ihrer Erfahrung wissen, dass die üblichen Schmerzmittel bei ihnen keine Linderung bringen, können gleich bei den ersten Anzeichen eines Migräneanfalls eine Tablette à 1 bis 2 mg Ergotamin im Mund zergehen lassen oder ein Zäpfchen einführen. Allerdings ist die Wirkung von oral eingenommenem Ergotamin unsicher, da die Substanz nicht gleichmäßig vom Magen-Darm-Trakt aufgenommen wird. Noch unzuverlässiger ist die Aufnahme von

525

Neurologische Erkrankungen

geschlucktem Dihydroergotamin. Hat man bis zu 4 mg Ergotamin eingenommen, muss man mindestens zwei, besser vier Tage warten, bevor man eine weitere Dosis eines Mutterkornpräparats einnimmt. Dabei darf die Dosis von 6 mg pro Woche nicht überschritten werden.

Nebenwirkungen

→ Angina pectoris und Herzinfarkt

Mutterkornalkaloide verschlimmern bereits bestehende Verengungen der Herzkranzgefäße und können dadurch Angina-pectoris-Anfälle, ja sogar Herzinfarkte auslösen. Aber auch bei jungen Menschen verursachen sie in seltenen Fällen gefährliche Verkrampfungen der Gefäßmuskeln, die in seltenen Fällen ebenfalls mit einem Herzinfarkt enden können. Brustschmerzen unter Einnahme dieser Wirkstoffe gelten daher als Warnsymptome, die ärztlich abgeklärt werden müssen.

→ Durchblutungsstörungen

An Beinen und Armen können Mutterkornpräparate zu Durchblutungsstörungen führen, die sich in kalten Gliedmaßen, Blässe bis Blauverfärbung und bei dauernder Einnahme sogar im Absterben z. B. einzelner Zehen äußern kann.

Werden die Substanzen als Zäpfchen verabreicht, kommt es gelegentlich zu einer Durchblutungsstörung der Gefäße im Enddarm, die mit Schmerzen einhergeht und in seltenen Fällen zu Darmgeschwüren und -fisteln führen kann.

→ Übelkeit und Erbrechen

Bei jedem zehnten Patienten wird die Einnahme von Mutterkornpräparaten von Brechreiz, Übelkeit und Erbrechen begleitet, deshalb sollte 15 Minuten zuvor immer ein Mittel gegen Übelkeit angewandt werden. Auch die Funktion der Leber kann durch dauerhafte Anwendung Schaden nehmen.

→ Kopfschmerzen

Leider lösen auch Mutterkornpräparate selbst häufig Kopfschmerzen aus, die – wenn sie zudem noch mit Übelkeit einhergehen – oft als Migräne verkannt werden. In diesem Fall wird die Dosis

fälschlicherweise erhöht – ein Teufelskreis. Auch die Häufigkeit der Anfälle kann unter der Behandlung mit Mutterkornpräparaten zunehmen.

→ Verhärtung des Lungengewebes

Der dauerhafte Gebrauch von Mutterkornpräparaten kann durch eine Immunreaktion zur Verhärtung des Lungengewebes (Lungenfibrose) führen, was sich in Atemnot vor allem bei Belastung äußert.

Kombination mit anderen Mitteln

● Mutterkornpräparate dürfen nicht mit anderen gefäßverengenden Medikamenten kombiniert werden, insbesondere nicht mit den neuen spezifischen Serotoninagonisten, wie z. B. Sumatriptan (Imigran) und anderen »Triptanen« (siehe Seite 527ff.). Die Gefäßverengung würde dadurch übermäßig zunehmen, was insbesondere für Menschen mit Herz- und Kreislauferkrankungen eine erhebliche Gefahr darstellt. Lässt sich ein Migräneanfall nicht durch Mutterkornpräparate beenden, darf man auf keinen Fall sofort oder kurz danach ein Triptan einnehmen.
● Verschiedene Antibiotika, wie z. B. Makrolide (siehe Seite 101ff.) und Tetracycline (siehe Seite 97ff.), können die durch Mutterkornalkaloide ausgelöste Gefäßverengung weiter verstärken.
● Da Nikotin die Blutgefäße ebenfalls verengt, sollte man während der Einnahme von Mutterkornpräparaten unbedingt auf das Rauchen verzichten.

Achtung

● Da Ergotamin und Dihydroergotamin die Blutgefäße im ganzen Körper verengen, dürfen Menschen, die unter einer Verengung der Herzkranzgefäße (koronare Herzkrankheit) oder unter Durchblutungsstörungen der Beine leiden, diese Mittel auf keinen Fall einnehmen.
● Wer bereits eine oder gar zwei Tabletten bzw. Zäpfchen eines Mutterkornpräparats eingenommen hat, darf im gleichen Anfall nicht noch mehr nehmen. Insgesamt sind pro Woche höchstens drei Tabletten bzw. Zäpfchen erlaubt. Das gilt na-

Migräne

türlich auch für Kombinationspräparate, in denen Substanzen aus dem Mutterkorn enthalten sind.
● Kommt es nach der Anwendung von Mutterkornalkaloiden zu einem eher dumpfen Kopfschmerz, der sich über den ganzen Kopf ausbreitet, kann dieser medikamentenbedingt sein. Man darf dann nicht noch eine Tablette nehmen, sondern muss das weitere Vorgehen mit seinem Arzt besprechen.

Vorsicht Missbrauch

Ein Kopfschmerz, dessen Behandlung wieder Kopfschmerzen hervorruft, kann schnell zum Missbrauch der Medikamente führen, die diesen Teufelskreis letztlich verursacht haben. In der falschen Annahme, die Mittel müssten doch irgendwann die Schmerzen vertreiben, werden immer häufiger immer höhere Dosen des Präparats eingenommen.

Schwangerschaft und Stillzeit

Mutterkornpräparate dürfen nicht während der Schwangerschaft eingenommen werden, da sie zu Fehlgeburten führen können.

Auch während der Stillzeit sind sie nicht erlaubt, denn sie hemmen nicht nur die Milchproduktion, sondern rufen beim Kind eventuell schwere Schäden hervor.

Daher unsere Bewertung

Mutterkornpräparate sind relativ gut wirksame Medikamente, die einen schweren Migräneanfall beenden können, wenn er nicht oder nicht ausreichend auf die üblichen Schmerzmittel anspricht. Allerdings können sie gefährliche Nebenwirkungen und in seltenen Fällen sogar lebensbedrohliche Komplikationen hervorrufen, weshalb sie nur mit großer Vorsicht und in streng begrenzten Dosen eingesetzt werden dürfen. Ergotamin sollte Dihydroergotamin vorgezogen werden, da es vom Körper etwas besser aufgenommen wird und Migräneanfälle mit größerer Sicherheit bekämpft.

Spezifische Migränemittel: Triptane (Serotoninagonisten)

Wirkstoffe	Medikamente
Naratriptan	Naramig (A, CH, D)
Rizatriptan	Maxalt (D)
Sumatriptan	Imigran (A, CH, D)
Zolmitriptan	Ascotop (D), Zomig (A)

Wirkungsweise

Die Serotoninagonisten oder Triptane docken nur an den Rezeptoren für den natürlichen Botenstoff Serotonin im Gehirn an und ahmen dessen Wirkung nach. Dadurch verengen diese Mittel die Blutgefäße im Gehirn und steuern der am Migräneanfall wesentlich beteiligten Gefäßerweiterung entgegen. Außerdem hemmen sie die Freisetzung von Entzündungsstoffen, die ebenfalls zu den Migränekopfschmerzen beitragen.

Im Gegensatz zu Mutterkornpräparaten sind die Triptane auch gegen Übelkeit, Erbrechen, Licht- und Lärmempfindlichkeit wirksam und lindern das allgemeine Krankheitsgefühl.

Alle Triptane wirken auf die gleiche Weise, sie unterscheiden sich nur in der Wirkungsdauer.

Anwendung

Um einen Migräneanfall zu beenden, sollte man ein solches Mittel so früh wie möglich in der empfohlenen Dosis (z. B. 50 mg Sumatriptan) einnehmen. Wenn die Schmerzen danach rasch (innerhalb von ein bis zwei Stunden) abklingen und/oder Nebenwirkungen auftreten, sollte man diese Dosis beim nächsten Anfall halbieren. Reicht die Dosis jedoch nicht aus, um die Schmerzen ausreichend zu lindern, darf sie um maximal das Doppelte gesteigert werden (z. B. auf 100 mg Sumatriptan).

Kehren die Kopfschmerzen nach einer beschwerdefreien Zeit wieder zurück, darf man die Einnahme einer gleich hohen Dosis frühestens zwei Stunden nach der ersten Anwendung wiederholen. Auf keinen Fall dürfen diese Medika-

Neurologische Erkrankungen

mente häufiger eingenommen und niemals mit Mutterkornpräparaten kombiniert werden.

Kann man wegen Übelkeit und Erbrechen keine Tabletten schlucken, stehen Lutschtabletten, die auf der Zunge zergehen, Nasenspray und Zäpfchen zur Verfügung.

Nebenwirkungen

Triptane sind etwas besser verträglich als Mutterkornpräparate, zumal sie nicht wie diese Übelkeit und Erbrechen verursachen, sondern diese häufigen Begleitsymptome der Migräne bekämpfen. Bei den meisten anderen Nebenwirkungen, auch in den gefährlichen Wirkungen auf Herz und Kreislauf, unterscheiden sich die Triptane allerdings kaum von den Mutterkornpräparaten.

→ Herz-Kreislauf-Probleme

Triptane können ähnlich wie Mutterkornalkaloide Angina-pectoris-Anfälle, Herzrhythmusstörungen und sogar Herzinfarkte auslösen und einen bestehenden Bluthochdruck verschlimmern. Deshalb dürfen Menschen mit koronarer Herzkrankheit und zu hohem Blutdruck diese Mittel nicht einnehmen. Aber auch bei Menschen mit gesunden Blutgefäßen sind Herzinfarkte und Schlaganfälle vorgekommen.

Häufig tritt nach der Einnahme ein Druck- und Engegefühl in der Brust auf, ohne dass es sich dabei um eine Angina pectoris handelt. Man vermutet, dass diese Beschwerden durch Verkrampfungen der Speiseröhre hervorgerufen werden. Dennoch sollten Brustschmerzen, die in Zusammenhang mit der Einnahme auftreten, ärztlich abgeklärt werden.

→ Allgemeines Unwohlsein

Vielen Menschen geht es nach der Einnahme von Triptanen nicht gut: Sie fühlen sich müde, schwindelig oder schwach, andere empfinden ein Gefühl von Wärme oder Schwere im Körper, oder ihnen tun sämtliche Muskeln weh.

→ Haut

Nicht selten kommt es nach Einnahme von Triptanen zu einem Schweißausbruch. Weniger häufig sind eine Hautrötung oder ein allergischer Hautausschlag beobachtet worden.

→ Übelkeit

Obwohl Triptane eigentlich den Vorteil haben, auch die Begleitsymptome Übelkeit und Erbrechen zu bekämpfen, rufen sie mehr oder weniger häufig selbst Übelkeit hervor. Auch ein trockener Mund, Schluckstörungen und Veränderungen des Appetits kommen vor.

→ Kopfschmerzen

Ebenso wie Mutterkornpräparate können Triptane selbst Kopfschmerzen auslösen. Manchmal nimmt die Häufigkeit der Migräneanfälle durch die Einnahme dieser Mittel zu. Diese Nebenwirkung droht, wenn die Wirkstoffe zu oft (an mehr als zwei Tagen in der Woche) eingenommen werden.

> **Vorsicht Missbrauch**
>
> Die Eigenschaft der Triptane, selbst Kopfschmerzen zu provozieren, kann zu dem gefährlichen Teufelskreis führen, immer mehr dieser Medikamente einzunehmen. Dabei steigt auch die Wahrscheinlichkeit gefährlicher Nebenwirkungen.

Kombination mit anderen Mitteln

Bevor der Arzt ein Triptan verschreibt, sollte besprochen werden, welche Medikamente sonst noch regelmäßig eingenommen werden und ob sie sich mit dem Triptan vertragen.

● Triptane dürfen keinesfalls gleichzeitig mit Mutterkornpräparaten angewandt werden, da sich die gefäßverengende Wirkung beider Substanzen addiert und den Patienten in große Gefahr bringen kann.

● Aus dem gleichen Grund dürfen auch die verschiedenen Triptane nicht miteinander oder kurz nacheinander eingenommen werden, z. B. wenn das erste Mittel nicht ausreichend gewirkt hat.

● Auch sollte die gleichzeitige Einnahme von einem Triptan und dem neuen Schlankheitsmittel Sibutramin vermieden werden.

Migräne

● Bei gleichzeitiger Einnahme mit Betablockern und Hormonpräparaten zur Empfängnisverhütung erhöht sich der Spiegel der Triptane im Blut, die Gefahr von Nebenwirkungen steigt.

Achtung

● Menschen mit Durchblutungsstörungen am Herzen dürfen Triptane nicht einnehmen, da Herzanfälle (Angina pectoris) ausgelöst werden können.
● Kinder sollen die Mittel wegen fehlender Erfahrungen nicht erhalten.
● Wer bereits die mit dem Arzt abgesprochene Höchstdosis eingenommen hat, darf nicht noch mehr zu sich nehmen. Wirkt die Dosis nicht ausreichend, muss man mit seinem Arzt sprechen.
● Wer bereits ein Mutterkornpräparat eingenommen hat, darf im gleichen Anfall nicht auch noch ein Triptan verwenden und umgekehrt.
● Wenn sich nach der Anwendung von Triptanen ein eher dumpfer Kopfschmerz über den ganzen Kopf ausbreitet oder die Anfälle häufiger werden, kann das ein medikamentenbedingter Kopfschmerz sein. Man darf dann nicht noch mehr Wirkstoff nehmen, sondern muss das weitere Vorgehen mit seinem Arzt besprechen.

Schwangerschaft und Stillzeit

Aufgrund der geringen Erfahrungen dürfen diese Mittel während Schwangerschaft und Stillzeit nicht genommen werden.

Daher unsere Bewertung

Triptane sind gut wirksame Mittel bei schwerer Migräne. Sie haben den Vorteil, neben den Kopfschmerzen in der Regel auch Begleitsymptome wie Übelkeit und Erbrechen zu lindern. Sie gelten dennoch als Mittel der Reserve, da sie starke, selten sogar lebensbedrohliche Nebenwirkungen auslösen können. Vor der Einnahme von Triptanen sollten man daher alle anderen Möglichkeiten der Behandlung und Vorbeugung ausgeschöpft haben.

Betarezeptorenblocker zur Vorbeugung

Wirkstoffe	Medikamente
Metoprolol	Azumetop (D), Beloc ZOK (CH, D), Lopresor (A, CH, D), Metohexal (A, D), Metoprolol Heumann (D), Metoprolol-ratiopharm (D), Metoprolol Stada (D), Meto Tablinen (D)
Propranolol	Betaprol (CH), Dociton (D), Obsidan (D), Inderal (A, CH)

Wirkungsweise

Die genaue Wirkweise von Betarezeptorenblockern zur Migränevorbeugung ist nicht bekannt.

Anwendung

Da Betarezeptorenblocker den Blutdruck senken, sollten sie bei der Migräneprophylaxe zunächst sehr niedrig dosiert werden. Anschließend wird die Dosis langsam gesteigert, bis eine relativ hohe und gleichzeitig gut verträgliche Dosierung gefunden wurde. Am besten eignen sich so genannte Retardzubereitungen, die den Wirkstoff langsam freisetzen. Sie werden abends vor dem Schlafengehen eingenommen.

Nebenwirkungen, Kombination mit anderen Mitteln, Achtung, Schwangerschaft und Stillzeit

Siehe Seite 322ff., Betablocker gegen Bluthochdruck.

Daher unsere Bewertung

Betablocker sind zur Migränevorbeugung Mittel der ersten Wahl. Da sie erst in einer relativ hohen Dosierung vor Anfällen schützen, die allerdings unangenehme Nebenwirkungen mit sich bringen kann, muss man Nutzen und Risiken im Einzelfall gut abwägen.

Neurologische Erkrankungen

Atypische Calciumantagonisten zur Vorbeugung

Wirkstoff	Medikamente
Flunarizin	Amalium (A), Sibelium (A, CH, D)

Wirkungsweise

Die genaue Wirkungsweise von Flunarizin, das auch bei Schwindel eingesetzt wird, zur Migränevorbeugung ist nicht bekannt.

Anwendung

Am Abend werden nach dem Essen zunächst einmal 5 mg eingenommen, die Dosis kann auf 10 bis 15 mg heraufgesetzt werden.

Nebenwirkungen

→ Parkinsonähnliche Beschwerden

Bei jedem dritten jüngeren und jedem zweiten älteren Anwender treten Beschwerden wie bei einer Parkinson-Krankheit auf (siehe auch Seite 509ff.). Aus diesem Grund verbietet sich die Migränevorbeugung mit Flunarizin bei Menschen, die das 60. Lebensjahr überschritten haben, und auch bei jenen, in deren Familie Parkinson-Erkrankungen vorkommen.

Die Substanz kann noch weitere Beeinträchtigungen des zentralen Nervensystems hervorrufen, z. B. verschiedene Arten von Bewegungsstörungen, Angst, Einschränkungen des Reaktionsvermögens und der Koordination sowie Kopfschmerzen.

→ Depressionen und Müdigkeit

Bei fast jedem zehnten Patienten kommt es unter der Einnahme von Flunarizin zu depressiven Symptomen, jeder dritte klagt über Müdigkeit und Benommenheit.

Menschen, die schon einmal unter einer Depression gelitten haben, dürfen Flunarizin nicht einnehmen.

→ Gewichtszunahme

Flunarizin steigert den Appetit und führt bei jedem dritten Anwender zu einer Gewichtszunahme. Übergewichtige und Patienten mit Stoffwechselstörungen sollten auf eine Migränevorbeugung mit Flunarizin verzichten.

Kombination mit anderen Mitteln

● Flunarizin sollte nicht zusammen mit Benzodiazepinen (siehe Seite 587ff.) und hormonellen Mitteln zur Empfängnisverhütung (siehe auch Seite 252ff.) eingenommen werden.
● Der Genuss von Alkohol verstärkt die von Flunarizin ausgelöste Müdigkeit.

Achtung

● Kinder sollten nicht mit Flunarizin behandelt werden, da keine ausreichenden Erfahrungen vorliegen.
● Menschen, die Auto fahren oder Maschinen bedienen müssen, dürfen nicht mit Flunarizin behandelt werden, da der Wirkstoff Aufmerksamkeit und Reaktionsvermögen herabsetzt.
● Menschen über 60 Jahre sollten wegen der Gefahr von Parkinson-ähnlichen Beschwerden kein Flunarizin einnehmen, ebenso Menschen, in deren Familie Parkinson-Erkrankungen aufgetreten sind.
● Wer schon einmal wegen Depressionen behandelt worden ist, sollte auf eine Migränevorbeugung mit Flunarizin verzichten.
● Übergewichtige und Patienten mit Stoffwechselstörungen sollten kein Flunarizin verwenden.

Schwangerschaft und Stillzeit

Da keine ausreichenden Erfahrungen in der Schwangerschaft und Stillzeit vorliegen, raten wir von einer Einnahme ab.

Migräne

Daher unsere Bewertung

Flunarizin gilt als Reservemittel, falls Betablocker die Häufigkeit und Stärke von Migräneanfällen nicht ausreichend senken oder nicht eingenommen werden dürfen. Doch auch Flunarizin kann starke Nebenwirkungen hervorrufen, die den Abbruch der Behandlung in vielen Fällen nötig machen.

Aufgrund der sehr ausgeprägten Nebenwirkungen müssen Arzt und Patient spätestens nach drei Monaten überprüfen, ob die positiven Effekte das Risiko der Nebenwirkungen überwiegen.

Naproxen zur Vorbeugung von menstruationsabhängiger Migräne

Wirkstoff	Medikamente
Naproxen	Apranax (CH), Dysmenalgit (D), Nycopren (A, CH) Proxen (A, CH, D)

Wirkungsweise

Frauen, die während ihrer Menstruation häufig unter Migräne leiden, kann die kurzzeitige Einnahme des Schmerz- und entzündungshemmenden Mittels Naproxen vor einem Anfall schützen.

Wie allerdings diese vorbeugende Wirkung zustande kommt, ist nicht bekannt.

Anwendung

Es werden vier Tage vor bis drei Tage nach der Monatsblutung zweimal täglich 250 bis 500 mg oder jeweils abends nach dem Essen 500 bis 1000 mg Naproxen eingenommen.

Nebenwirkungen

Siehe Kapitel Schmerzen, Seite 18f.

Kombination mit anderen Mitteln

Siehe Kapitel Schmerzen, Seite 18f.

Achtung

Siehe Kapitel Schmerzen, Seite 18f.

Schwangerschaft und Stillzeit

Siehe Kapitel Schmerzen, Seite 18f.

Daher unsere Bewertung

Das Rheumamittel Naproxen ist bei der menstruationsabhängigen Migräne gut zur Vorbeugung geeignet. Aufgrund seiner langen Wirkdauer kann es die oft über mehrere Tage anhaltenden Beschwerden lindern.

Demenz

Demenz in Deutschland

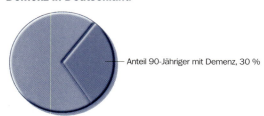
— Anteil 90-Jähriger mit Demenz, 30 %

Demenzen sind Erkrankungen des höheren Lebensalters. Zwei Prozent der 65- bis 70-jährigen Patienten leiden unter dieser Erkrankung. Bei den 90-jährigen Menschen steigt die Häufigkeit auf 30 Prozent. Bei zehn bis 15 Prozent der Erkrankten liegen behandelbare Grundkrankheiten vor, die durch eine spezifische Behandlung gebessert werden können.

Was ist eine Demenz?

Demenzen sind Erkrankungen, die mit einem Verlust des Gedächtnisses und anderer geistiger Funktionen einhergehen. Die betroffenen Patienten können aufgrund ihrer zunehmenden Vergesslichkeit ihren Alltag nicht mehr meistern.

Ursachen

Es gibt verschiedene Formen der Demenz. Die häufigste ist die Alzheimersche Erkrankung, die etwa zwei Drittel aller Fälle ausmacht. Die Vorgänge, die bei einer Alzheimerschen Erkrankung den geistigen Abbau vorantreiben, sind recht genau beschrieben: Es gibt in wichtigen Hirnbereichen zu wenig Acetylcholin, einen für die Informationsvermittlung zwischen den Nervenzellen wichtigen chemischen Botenstoff. Aufgrund dieses Mangels ist die Kommunikation zwischen den Gehirnzellen gestört. Darüber hinaus findet man um die Nervenzellen herum bei allen Alzheimer-Kranken Ablagerungen eines Eiweiß-Stoffs (Amyloid), die die Zellen quasi ersticken. Auch in den Nervenzellen selbst entstehen Ablagerungen (»Fibrillen«), die zu einem Absterben von Nervenzellen führen.

Neben der Alzheimerschen Erkrankung können auch Durchblutungsstörungen des Gehirns durch eine Gefäßverkalkung (mit der Folge einer Minderversorgung der Gehirnzellen) zu einem intellektuellen Abbau führen. Diesen Prozess fördern Erkrankungen, die eine Gefäßverkalkung begünstigen: Bluthochdruck, erhöhte Fettwerte im Blut, Zuckerkrankheit und Rauchen. Daneben gibt es aber auch Erkrankungen, die zu einer direkten Hirnschädigung führen können wie schwere Vitaminmangelzustände, Unterfunktion der Schilddrüse und Alkoholismus.

Symptome

Die Entwicklung einer Demenz verläuft schleichend. Anfangs ist in erster Linie das Kurzzeitgedächtnis betroffen: Eine quälende Vergesslichkeit entwickelt sich, die die Alltagsbewältigung zunehmend erschwert. Auch die Lernfähigkeit wird eingeschränkt. Schließlich verblassen länger zurückliegende Ereignisse. Sprachstörungen, Desorientiertheit und Verlust der Persönlichkeit kommen im späteren Verlauf der Erkrankung hinzu.

Betroffene nehmen ihren zunehmenden geistigen Abbau mit großer Sorge zur Kenntnis, sind oft extrem ängstlich und neigen zu starken Depressionen.

Spätfolgen und Komplikationen

Eine fortschreitende Demenz führt häufig dazu, dass die Betroffenen zu Hause nicht mehr ausreichend versorgt werden können. Sie werden ihrer häuslichen Umgebung entrissen und in Pflegeheimen untergebracht, was für die Patienten zusätzlich quälend ist.

Doch ist eine Demenz darüber hinaus eine regelrecht »bösartige« Erkrankung. Patienten mit einer Alzheimerschen Erkrankung haben nach dem Auftreten der ersten Symptome nur noch eine durchschnittliche Lebenserwartung von acht bis zehn Jahren.

Häufig sind schwere Infektionen (z. B. Lungenentzündungen), die im Verlauf der Erkrankung gehäuft auftreten, die Todesursachen. Wahrscheinlich ist diese Infektanfälligkeit auf die Bettlägerigkeit im fortgeschrittenen Stadium zurückzuführen.

Das kann man selbst tun

In den Frühphasen der Erkrankung kann das Fortschreiten der Erkrankung durch einfache Maßnahmen zwar nicht ganz aufgehalten, aber zumindest verzögert werden.

→ Gehirntraining (»Gehirnjogging«)

Die geistige, aktive Teilnahme am Alltags-Leben muss ständig trainiert werden – sei es mit Kreuzworträtseln oder leichten Denksportaufgaben Es ist aber darauf zu achten, dass es nicht zu einer Überforderung kommt. Dies führt zu Frustrationen und Mutlosigkeit.

→ Unnötige Medikamente weglassen

Zahlreiche Medikamente können bei einer Demenz einem weiteren geistigen Abbau Vorschub leisten, in erster Linie Psychopharmaka (z. B. Neuroleptika, siehe Seite 576ff.).

Gerade diese Medikamente werden Demenz-Kranken besonders häufig verschrieben, um Unruhezustände zu beseitigen. Die negativen Auswirkungen werden von den Ärzten oft nicht genug berücksichtigt!

→ Regelmäßiger Tagesablauf

Betroffene gewinnen mehr Sicherheit im Alltag, wenn sie einen regelmäßigen Tagesablauf haben. Man sollte den Alltag nach einem bestimmten »Stundenplan« einteilen (z. B. feste Essens- und Schlafenszeiten).

→ Training der Angehörigen

Angehörige stoßen mit der Pflege eines Demenz-Patienten leicht an die Grenzen ihrer Belastbarkeit. Leider beschleunigt der Weg in ein Pflegeheim die Entwicklung des geistigen Abbaus nochmals.

Eine große Untersuchung hat gezeigt, dass Angehörige, die in der Pflege und im Umgang mit den Erkrankten intensiv trainiert wurden, wesentlich besser mit den Anforderungen zurecht kamen. Positive Konsequenz: Die Erkrankten konnten etwa ein Jahr länger zu Hause betreut werden – ein Erfolg, den bisher noch kein Arzneimittel für sich verbuchen kann.

Medikamente: Nutzen und Risiken

Die Ziele einer Therapie sind die Verbesserung der Lebensqualität, der geistigen Leistungsfähigkeit und des seelischen Wohlbefindens. Medikamente leisten hierbei nur sehr bedingt einen Beitrag.

Enttäuschte Hoffnungen

Bis vor kurzem glaubte man, dass weibliche Hormone vor der Alzheimerschen Erkrankung schützen könnten: Frauen, die in den Wechseljahren Hormone (Östrogene) eingenommen hatten, sollten ein deutlich geringeres Risiko aufweisen. Eine jüngst fertiggestellte, große Untersuchung aber zeigt, dass die Gabe von Östrogenen keinen Schutz bietet. Die Vorbeugung einer Alzheimerschen Erkrankung ist also kein Grund für die Einnahme von Hormonen in den Wechseljahren.

Neurologische Erkrankungen

Natürlich sind Arzneimittel dann wichtig, wenn andere Erkrankungen Auslöser für den geistigen Abbau sind (Schilddrüsenunterfunktionen, schwerer Vitaminmangel usw.). Davon abzugrenzen sind die Medikamente, die sich gezielt gegen die Demenz richten sollen. Ihr Erfolg ist, gelinde gesagt, mäßig. Die Erkrankung lässt sich in ihrem Verlauf durch die zur Zeit verfügbaren Mittel nicht wesentlich beeinflussen.

Einige Mittel (z. B. Piracetam) wirken aktivierend auf das Gehirn und führen im wesentlichen zu einer besseren Wachheit und Aufmerksamkeit. Sie haben aber keinerlei Einfluss auf den Verlauf der Erkrankung und können zudem schwere Nebenwirkungen von Seiten des zentralen Nervensystems hervorrufen (Halluzinationen, Erregungszustände, Psychosen). Die Bedeutung von Piracetam kann vielleicht daran gemessen werden, dass es nur im deutschsprachigen Raum für diesen Anwendungsbereich zugelassen ist. Die Zulassung in anderen Ländern wird nicht beantragt, weil die Datenlage für die Wirksamkeit des Mittels selbst den Herstellern zu dürftig erscheint.

Andere Wirkstoffe (Cholinesterasehemmer) sollen gezielt den bei der Alzheimerschen Erkrankung vorhandenen Mangel am Botenstoff Acetylcholin ausgleichen. Die Besserung der Symptome, gemessen anhand eines psychometrischen Tests, ist jedoch sehr gering. Auch bei diesen Mitteln können sehr unangenehme Nebenwirkungen auftreten.

Schließlich gibt es noch pflanzliche, recht gut verträgliche Mittel (z. B. Ginkgo biloba), deren Wirksamkeit aber noch geringer einzuschätzen ist. Auch die Wertigkeit von Durchblutungsförderern ist umstritten – es ist zu bezweifeln, ob eine Durchblutungsförderung überhaupt eine sinnvolle Strategie bei einem geistigen Abbau darstellt.

So fällt die Bewertung aller Medikamente letzten Endes negativ aus, was die Bedeutung der nichtmedikamentösen Maßnahmen unterstreicht.

Fragen an den Arzt

● **Weiß man, wer Alzheimer-gefährdet ist?**
Es ist im Einzelfall nicht vorhersehbar, wer von dieser Erkrankung betroffen sein wird. Allerdings ist das Risiko erhöht, wenn nahe Angehörige erkrankt sind.

● **Wie sicher ist die Diagnose einer Alzheimerschen Erkrankung?**
Befragen Sie Ihren Arzt genau: Oftmals ist es nicht einfach, eine Demenz zu diagnostizieren. Gerade bei älteren Menschen ist z. B. die Abgrenzung einer Depression von einem wirklichen geistigen Abbau schwierig und selbst mit psychologischen Testverfahren nicht immer eindeutig abzuleiten. Und selbst wenn die Demenz eindeutig nachgewiesen ist, ist es schwierig, die Ursachen abzuklären. Ob nun Durchblutungsstörungen oder ein Morbus Alzheimer hinter dem geistigen Abbau steckt, lässt sich in vielen Fällen nicht eindeutig sagen.

Piracetam

Wirkstoff	Medikamente
Piracetam	Cerebryl (A), Nootrop (D), Nootropil (CH, A), Normabrain (D), Novocephal (A), Piracetam neuraxpharm (D), Piracetam ratiopharm (D)

Wirkungsweise

Piracetam aktiviert das zentrale Nervensystem. Es wirkt ähnlich wie Amphetamin, ein Stoff, der missbräuchlich als Aufputschmittel angewandt wird.

Daneben werden von den Herstellerfirmen auch Auswirkungen auf die Fließeigenschaften des Bluts geltend gemacht.

Tatsächlich verbessern sich durch die Behandlung einige psychometrische Testwerte. Ob jedoch auch die Alltagsbewältigung länger erhalten und die Persönlichkeitsveränderungen gebremst werden können, ist nicht belegt.

Anwendung

Piracetam muss in hohen Dosen eingenommen werden. 5 g täglich werden in zwei bis drei Portionen eingenommen.

Die Einnahme ist zeitlich nicht begrenzt, bei Nebenwirkungen sollte aber wegen des verschwindend geringen Nutzens von einer weiteren Einnahme abgesehen werden.

Nebenwirkungen

Die bescheidenen Wirkungen werden mit unangenehmen Nebenwirkungen von Seiten des zentralen Nervensystems erkauft.

→ **Aggressivität, Schlaflosigkeit, Einschränkung der Fahrtüchtigkeit**

Wegen der allgemein aufputschenden Wirkung des Mittels sind unerwünschte Wirkungen in diesem Bereich häufig. Sie reichen von Aggressivität über Schlaflosigkeit und Krampfanfällen bis hin zu Zittern, Angst- und Verwirrtheitszuständen, können also im schlimmsten Fall die Symptome verschlechtern, statt sie zu verbessern. Piracetam schränkt aufgrund dieser Nebenwirkungen die Fahrtüchtigkeit ein.

→ **Allergien**

Selten kommt es zu schweren allergischen Reaktionen, die sich mit Hautausschlag, Blutdruckabfall, Herzrasen und Kollaps äußern.

Kombination mit anderen Mitteln

Die Wirkung von Piracetam wird verstärkt durch andere stimulierende Mittel wie z. B. Koffein, das Asthmamittel Theophyllin (siehe Seite 145ff.) und aktivierende Antidepressiva (siehe Seite 567f.).

Achtung

Menschen mit starken Unruhe- und Angstzuständen sollten das Mittel nicht einnehmen, da sich diese Symptome verschlechtern können.

Schwangerschaft und Stillzeit

Erfahrungen für die Anwendung in Schwangerschaft und Stillzeit fehlen, sodass das Mittel aus Sicherheitsgründen in diesen Zeiten nicht eingenommen werden sollte. Bei versehentlicher Einnahme ist ein Schwangerschaftsabbruch jedoch nicht zu erwägen.

Daher unsere Bewertung

Piracetam ist ein Wirkstoff, der ähnlich wie Amphetamin, zu einer unspezifischen Aktivierung im zentralen Nervensystem führt. Die positiven Folgen sind Steigerung des Antriebs und bessere Konzentration, das Risiko für Nebenwirkungen ist aber nicht unerheblich. Eine substanzielle Besserung einer Demenz kann man mit diesem Mittel nicht erreichen. Wir raten daher von einer Einnahme ab.

Neurologische Erkrankungen

Cholinesterasehemmer

Wirkstoffe	Medikamente
Donepezil	Aricept (A, CH, D)
Rivastigmin	Exelon (A, CH, D)
Tacrin	Cognex (A, CH, D)

Wirkungsweise

Cholinesterasehemmer sollen den Effekt des Botenstoffs Acetylcholin im Gehirn verbessern. Dieser Botenstoff, der für die Informationsvermittlung im zentralen Nervensystem zuständig ist, ist bei der Alzheimerschen Erkrankung vermindert. Nur bei dieser Demenzform sind die Mittel sinnvoll. Obwohl Cholinesterasehemmer recht spezifisch wirken, ist ihr Effekt begrenzt. Die Patienten, die in klinischen Untersuchungen mit diesen Mitteln behandelt wurden, schnitten zwar bei einigen Tests auf geistige Fähigkeiten etwas besser ab als die mit einem Scheinmedikament Behandelten.

Ob sie jedoch im Alltag besser zurechtkommen, ist nicht belegt. Der Verlauf der Erkrankung wird jedenfalls nicht wesentlich beeinflusst.

Anwendung

Die Einnahme soll unter Kontrolle der Pflegepersonen erfolgen, da die Gefahr von Nebenwirkungen bei falscher (zu hoher) Einnahme deutlich ansteigt. Die Dosis wird im Verlauf mehrer Wochen langsam gesteigert, um Nebenwirkungen gering zu halten.

Donepezil muss einmal täglich (5 bis 10 mg), Rivastigmin zweimal täglich (1,5 bis 6 mg), Tacrin sogar viermal am Tag (10 bis 40 mg, zwischen den Mahlzeiten!) eingenommen werden .

Nebenwirkungen

→ Appetitlosigkeit, Übelkeit, verlangsamter Herzschlag

Der Botenstoff Acetylcholin spielt auch bei der Regulation der Funktion unserer Körperorgane eine wichtige Rolle. Die genannten Nebenwirkungen treten aus diesem Grund durch den Anstieg dieses Botenstoffs im Körper auf.

Insbesondere eine starke Herabsetzung der Herzfrequenz kann gefährlich sein (Kollapsgefahr!), daher muss das Mittel in diesen Fällen abgesetzt werden.

→ Schlafstörungen, Verwirrtheits- und Erregungszustände

Diese Störungen können durch die Auswirkungen auf das zentrale Nervensystem ausgelöst werden. Eine Besserung ist dann nur durch Absetzen des Mittels zu erreichen.

→ Leberschäden

Vor allem der Wirkstoff Tacrin führte bei vielen Patienten zu drastischen Erhöhungen der Leberwerte, die oftmals einen Therapieabbruch erforderlich machen. Dieses Mittel ist deshalb weniger geeignet als die beiden anderen und darf nur unter strenger Kontrolle der Leberwerte eingenommen werden. Veränderungen der Leberwerte kommen unter Rivastigmin und Donepezil zwar auch vor, sind aber viel seltener.

Kombination mit anderen Mitteln

● Mittel, die den Herzschlag ebenfalls verlangsamen (vor allem Betablocker, siehe Seite 322ff.), sollten nicht zusammen mit Cholinesterasehemmern eingenommen werden: Die Gefahr für schwere Herzrhythmusstörungen steigt.
● Wahrscheinlich ist auch die Verwendung von Rheumamitteln (Diclofenac u. a., siehe auch Seite 278ff.) problematisch, da die Gefahr für Magen- und Zwölffingerdarmgeschwüre ansteigt.

Achtung

● Bei Magen- und Zwölffingerdarmgeschwüren sind die Mittel nicht geeignet, weil die Säureproduktion angeregt wird.
● Menschen mit schweren Lebererkrankungen, aber auch alkoholkranke Menschen dürfen kein Tacrin erhalten, da dieses Mittel sehr oft selbst Leberschäden verursacht.

- Vor Operationen sollen die Mittel abgesetzt werden! Die Wirkung muskelentspannender Medikamente, die zur Narkose verabreicht werden, kann sonst deutlich verstärkt werden und nach der Operation zu Atemstörungen führen.
- Bei Herzerkrankungen sind die Mittel problematisch, da sie den Herzschlag bedrohlich verlangsamen können – Herzkranke sind diesbezüglich besonders empfindlich.

Schwangerschaft und Stillzeit

Es fehlen Erfahrungen mit diesen Medikamenten in Schwangerschaft und Stillzeit, daher sollen sie in dieser Zeit nicht eingenommen werden. Eine versehentliche Einnahme begründet jedoch keinen Schwangerschaftsabbruch.

Daher unsere Bewertung

Cholinesterasehemmer sind Wirkstoffe mit einer sehr geringen Auswirkung auf die Symptome einer Alzheimerschen Erkrankung. Sie haben keinen entscheidenden Einfluss auf den Verlauf des Leidens. Dagegen sind subjektiv unangenehme Nebenwirkungen häufig, was den Wert der Behandlung nochmals abschwächt. Wird ein Behandlungsversuch gemacht, so sollten der Erfolg, aber auch die Nebenwirkungen durch einen Arzt engmaschig kontrolliert werden.

Von Tacrin wird wegen der häufigen Leberschäden abgeraten.

Ginkgo biloba

Wirkstoff	Medikamente
Ginkgo biloba	Ceremin (A), Geriaforce (CH), Gingium (D), Gingosol (CH), Ginkobil (D), Kaveri (D), rökan (D), Tebofortan (A), Tebonin (A, D)

Wirkungsweise

Ginkgo biloba ist ein bei der Demenz offiziell zugelassenes Pflanzenextrakt mit angeblich zahlreichen Auswirkungen auf den Körper: Die Fließeigenschaften des Bluts sollen verbessert, schädliche Abbauprodukte des Stoffwechsels (so genannte Radikale) vermindert werden, die Widerstandskraft des Gewebes gegenüber Sauerstoffmangel soll zunehmen.

Ob diese Wirkungsmechanismen in der Praxis eine Rolle spielen, ist unklar. Untersuchungen bei Demenzkranken wiesen nur minimale Effekte nach, die sich kaum von denen einer Scheinbehandlung unterscheiden.

Anwendung

Eine Gesamtdosis von ca. 240 mg pro Tag wird auf zwei Einzelgaben verteilt. Die Anwendungsdauer ist nicht festgelegt, müsste aber aufgrund der Natur der Erkrankung eigentlich lebenslang erfolgen.

Nebenwirkungen

Ginkgo biloba ist im großen und ganzen gut verträglich, Nebenwirkungen sind selten und meist leichter Natur. Allerdings kam es bei der Verabreichung des Extrakts in Spritzenform zu schweren allergischen Reaktionen. Diese Darreichungsform ist daher vom Markt genommen worden.

→ **Kopfschmerzen, Bauchbeschwerden**

Sie kommen bei einigen Patienten vor, sind aber meist leichter Natur und nicht bedrohlich.

Neurologische Erkrankungen

→ **Blutungen**

Es kann zu einer verstärkten Blutungsneigung kommen. Deren Ursache ist nicht geklärt, da der Pflanzenextrakt keinen messbaren Einfluss auf das Gerinnungssystem hat. Die Blutungsgefahr ist insbesondere bei Patienten von Bedeutung, die noch andere gerinnungshemmende Medikamente (z. B. Aspirin, Marcumar) einnehmen. Sie müssen besonders gut überwacht werden.

Kombination mit anderen Mitteln

Abgesehen von dem möglicherweise erhöhten Blutungsrisiko bei Einnahme gerinnungshemmender Mittel kommt es zusammen mit anderen Medikamenten nicht zu Problemen.

Schwangerschaft und Stillzeit

Es besteht keine Gefahr für das Kind bei Einnahme des Mittels in Schwangerschaft und Stillzeit. Da aber in diesen Zeiten kein unnützes Medikament eingenommen werden sollte, raten wir von der Anwendung ab.

> **Daher unsere Bewertung**
>
> Ginkgo biloba ist zwar nebenwirkungsarm, aber nach vorliegenden Untersuchungen auch ohne jeden relevanten therapeutischen Nutzen bei der Behandlung eines geistigen Abbaus, sei es bei der Alzheimerschen Erkrankung oder bei Durchblutungsstörungen. Wir raten daher von einer Einnahme ab.

Durchblutungsförderer

Wirkstoffe	Medikamente
Dihydroergotoxin	DCCK (D), Ergohydrin (CH), Ergomed (A), Hydergin (A, CH, D), Progeril (CH), Orphol (D)
Nicergolin	Ergotop (A), Nicergolin Strallhofer (A), Sermion (A, CH, D)
Cyclandelat	Cyclandelat Tripharma (CH), Natil (D)
Cinnarizin	Cerepar (CH), Cinnarizin von ct (D), Cinnabene (A), Cinnageron (CH), Cinnarizin Ratiopharm (D), Pericephal (A), Stutgeron (A)
Xantinolnikotinat	Complamin (A, CH, D)

Wirkungsweise

Diese Arzneimittel sollen die Durchblutung im Gehirn durch eine Gefäßerweiterung fördern. Die »Secalealkaloide« Nicergolin und Dihydroergotoxin bewirken dies durch Einwirkung auf das unwillkürliche Nervensystem. Auch die anderen Wirkstoffe haben über sehr komplizierte Wirkmechanismen eine Gefäßerweiterung zur Folge.

Einige der Wirkstoffe sollen die geistigen Fähigkeiten zusätzlich günstig beeinflussen, indem sie den Gehirnstoffwechsel verbessern und seine Fähigkeit stärken, sich von einem Sauerstoffmangel zu erholen.

Leider sehen die Wirkungen in der Praxis wenig beeindruckend aus: Entweder liegen gar keine aussagekräftigen Untersuchungen vor oder es wurden nur geringfügige, im wesentlichen nicht relevante Verbesserungen bei psychometrischen Tests nachgewiesen. Ein nennenswerter Einfluss auf den Verlauf und die Lebensqualität der Erkrankten konnte für keine Substanz nachgewiesen werden.

Cinnarizin wird in anderen Anwendungsbereichen erfolgreicher eingesetzt: z. B. bei chronischem Schwindel (siehe Seite 540ff.).

Anwendung

Die Anwendung der Mittel ist im Prinzip zeitlich nicht begrenzt, da keine Heilung, sondern im besten Fall eine symptomatische Besserung erreicht wird. Dosis und Einnahmehinweise sind den Packungsbeilagen zu entnehmen.

Nebenwirkungen

→ **Müdigkeit und Kopfschmerzen**

Sie sind häufige Nebenwirkungen von Cinnarizin, kommen aber auch unter Xantinolnikotinat vor. Selten sind sie so ausgeprägt, dass ein Absetzen erforderlich wird.

→ **Bewegungsstörungen**

Cinnarizin kann in seltenen Fällen zu Bewegungsstörungen wie bei der Parkinsonschen Erkrankung führen (Bewegungsstarre). Sind diese Störungen ausgeprägt, muss das Medikament abgesetzt werden.

→ **Blutdruckabfall**

Nicergolin und Dihydroergotoxin können zu Blutdruckabfällen mit Schwindel und Benommenheit führen.

→ **Hautausschläge**

Cyclandelat und Xantinolnikotinat führen häufiger zu Hautrötungen, Hautausschlag und Juckreiz. Besteht der Verdacht, dass es sich um eine allergische Nebenwirkung handelt, sollte das betreffende Mittel abgesetzt werden.

→ **Herzschmerzen**

Durchblutungsstörungen am Herzen können sich durch Dihydroergotoxin verschlechtern – vermehrte Angina-pectoris-Anfälle sind die mögliche Folge. In diesem Fall muss das Mittel abgesetzt werden.

→ **Störungen der Leber und der Galle**

Xantinolnikotinat führt in sehr seltenen Fällen zu schweren Leberschäden. Unter der Einnahme ist aus diesem Grund eine Kontrolle der Leberwerte im Blut notwendig. Sind die Werte deutlich erhöht, muss das Mittel abgesetzt werden. Darüber hinaus treten auch Gallensteine unter der Behandlung häufiger auf.

Kombination mit anderen Mitteln

● Nicergolin verstärkt die Wirkung von gerinnungshemmenden Mitteln (z. B. Acetylsalicylsäure [siehe Seite 12f.] und Marcumar [siehe Seite 406f.]) – bei Blutungen ist an diesen Zusammenhang zu denken.
● Die blutdrucksenkende Wirkung anderer Medikamente (Mittel gegen Bluthochdruck, siehe Seite 322ff.) wird verstärkt. Die Dosis dieser Mittel muss angepasst werden.

Achtung

Menschen mit bekannten Angina-pectoris-Beschwerden oder nach durchgemachtem Herzinfarkt sollen weder Dihydroergotoxin noch Nicergolin einnehmen – die Beschwerden können sich verschlechtern.

Bei bekannten Leberschäden ist auf Xantinolnikotinat zu verzichten, da es selbst Leberschäden verursachen kann.

Bei einem akuten Schlaganfall darf Cyclandelat nicht eingenommen werden.

Wegen der möglichen Bewegungsstörungen sollen Menschen mit einer Parkinsonschen Erkrankung kein Cinnarizin einnehmen.

Schwangerschaft und Stillzeit

Für keines der Medikamente ist die Einnahme in Schwangerschaft oder Stillzeit vorgesehen. Erfahrungen fehlen weitgehend, wir raten daher prinzipiell von der Anwendung ab.

> **Daher unsere Bewertung**
>
> Die durchblutungsfördernden Mittel sind hinsichtlich ihres Nutzens bei einer Demenz stark umstritten. Ein echter therapeutischer Nutzen ist nicht nachgewiesen. Wir raten daher von der Einnahme ab.

Schwindel

> **Schwindel in Deutschland**
>
> Fast jeder kennt das unangenehme Gefühl, wenn der Boden unter den Füßen zu schwanken scheint.
>
> Schwindel gehört eindeutig zu den häufigsten Beschwerden, über die Patienten bei einem Arztbesuch klagen.
>
> Mit zunehmendem Alter klagen immer mehr Patienten über Schwindelgefühle.

Was ist Schwindel?

Schwindel tritt bei einer Störung des Gleichgewichtssinns auf. Dieses Symptom kommt bei einer Vielzahl von Erkrankungen vor.

Die Symptome sind dabei sehr variabel: Sie können leichter und harmloser Natur sein, andererseits kommen aber auch schwere, subjektiv extrem beeinträchtigende Schwindelformen vor, die es dem Betroffenen unmöglich machen, den Alltag zu bewältigen.

Ursachen

So komplex die Regulierung des Gleichgewichts ist, so vielfältig sind die Ursachen, die einem Schwindel zugrunde liegen können.

Ein Schwindel kann von direkten Störungen des Gleichgewichtsorgans im Innenohr (»Labyrinth«) ausgehen. So lösen sich beim häufigen, so genannten Lagerungsschwindel kleine Partikel aus den Bogengängen des Labyrinths und setzen sich in der Nähe der Sinneszellen fest. Dreht man nun den Kopf, geraten die Partikel in Bewegung, es werden falsche Signale zum Gleichgewichtszentrum im Gehirn gesandt – mit der Folge von minutenlangen Schwindelattacken. Bei der selteneren »Menièreschen Erkrankung« dagegen treten heftigste Schwindelattacken auf, verbunden mit starken Ohrgeräuschen, Erbrechen und Hörverlust. Ausgelöst werden die Attacken durch eine Hirnnervenreizung aufgrund eines Lymphrückstaus. Ein akuter Ausfall der Gleichgewichtsnerven führt zu starkem Schwindel (vestibulärer Schwindel). Diese Form kommt häufig vor und ist mit einem akuten Hörsturz zu vergleichen, bei dem der Hörnerv plötzlich ausfällt. Für beide Krankheitsbilder sind die Ursachen weitgehend unbekannt.

Auch andere Erkrankungen des Innenohrs, seien es Entzündungen, Geschwülste oder Durchblutungsstörungen, können Schwindel verursachen. Sehstörungen (z. B. das Sehen von Doppelbildern, falsche Brillengläser) und Störungen des Tastsinns (z. B. nach Schlaganfällen oder bei Nervenschäden durch Diabetes) sind weitere Auslöser. Da das Gehirn das Gleichgewicht aus der Summe der verschiedenen Sinneseindrücke ermittelt, ist es bereits ausreichend, wenn einer davon gestört ist: Aus den abweichenden Informationen kann das Gehirn keine einheitlichen Schlüsse mehr ziehen.

Doch auch Erkrankungen, die zunächst gar nichts mit dem Gleichgewichtsorgan zu tun haben, können Schwindel auslösen: Herz- und Kreislauferkrankungen, zu niedriger oder zu hoher Blutdruck, Kopfverletzungen und Läsionen der Halswirbelsäule (z. B. beim Schleudertrauma durch einen Verkehrsunfall).

Häufig hat Schwindel psychische Ursachen: Bei Menschen mit Platzangst (Agoraphobie) oder Höhenangst kann sich die Phobie nicht in Angst-

Schwindel

> **Wie Gleichgewicht entsteht**
>
> Unser Gleichgewicht wird durch zahlreiche, komplexe Sinnesorgane reguliert. Das eigentliche Gleichgewichtsorgan sitzt im Innenohr und wird als Labyrinth bezeichnet. Es ist ein System aus drei kleinen, mit Flüssigkeit gefüllten Bogengängen, in denen Sinneszellen sitzen. Sie registrieren alle Bewegungen des Körpers und senden diese an das Gleichgewichtszentrum im Gehirn. Auch die Augen und die Nervenimpulse, die von Muskeln und Sehnen ausgesandt werden, spielen eine wichtige Rolle: Ihre Meldungen werden unter anderem auch an das Gleichgewichtszentrum gesandt und dort verarbeitet. So gewährleistet der Gleichgewichtssinn unsere Orientierung im Raum.

gefühlen, sondern ausschließlich in Schwindel (»phobischer« Schwindel) äußern.

Auch Medikamente können zu Schwindelattacken führen: Dazu zählen Psychopharmaka, Antibiotika, Blutdruckmittel, Hormone und nicht zuletzt Alkohol.

Symptome

Unter Schwindel fasst man ganz unterschiedliche Beschwerden zusammen:
- diffuse Taumeligkeit und Gangunsicherheit, z. B. beim Aufstehen aus hockender oder liegender Position
- Drehschwindel (»Karussell fahren«)
- Schwankschwindel, bei dem man glaubt, auf einem wackligen Schiff zu stehen

Als zusätzliches Symptom tritt in häufigen Fällen Übelkeit auf.

Es ist wichtig, die Beschwerden genau zu schildern, denn sie geben Hinweise auf die Ursache des Schwindels (siehe auch Abschnitt Ursachen).

Spätfolgen und Komplikationen

Je nach Ursache kann die Störung des Gleichgewichtssinns verschwinden oder voranschreiten. Glücklicherweise verlieren sich die Schwindelanfälle in vielen Fällen im Laufe einiger Wochen wieder. Können die Auslöser beseitigt werden (z. B. Medikamente, die abgesetzt werden), so bessert sich der Schwindel meist rasch. Bei der Menièreschen Erkrankung dagegen kann es im Laufe von Monaten und Jahren zu immer neuen Schüben und zu einem allmählichen Verlust der Hörfähigkeit (insbesondere der tiefen Frequenzen) kommen.

Liegen dem Schwindel Ursachen zugrunde, die sich nicht beseitigen lassen, z. B. anhaltende Durchblutungsstörungen oder schwere Herzerkrankungen, so ist langfristig nicht mit einer Besserung zu rechnen. Verschlechtert sich die Grunderkrankung, so verschlimmert sich auch der Schwindel.

Aufgrund der erhöhten Sturzgefahr ist Schwindel besonders in höherem Alter problematisch.

Das kann man selbst tun

Zunächst sollte man gemeinsam mit dem Arzt möglichst gründlich nach den Ursachen forschen. Auch wenn keine so einfach zu behebende Ursache wie eine falsche Brille oder zu hoher Blutdruck festgestellt wird, haben Selbsthilfemaßnahmen häufig wesentlich mehr Erfolg als Medikamente.

→ Krankengymnastik

Vor allem beim häufigen akuten Lagerungsschwindel helfen krankengymnastische Übungen besser als alle Medikamente. Dabei wird der Körper mit geschlossenen Augen abwechselnd für je eine halbe Minute nach rechts und nach links gelagert. Pro Übungseinheit werden fünf derartiger Lagerungen wiederholt. Täglich sind etwa zehn solcher Übungsserien durchzuführen. Dabei sollte man sich gut in die Übung einführen lassen, am besten von einem erfahrenen Krankengymnasten.

Neurologische Erkrankungen

Medikamente: Nutzen und Risiken

Vor dem Griff zum Rezeptblock muss die genaue Abklärung der Schwindelursachen stehen. Zugrunde liegende Ursachen müssen natürlich soweit möglich beseitigt werden.

Bei bestimmten Formen des so genannten vestibulären Schwindels (Schwindelattacken durch Erkrankungen des Gleichgewichtsorgans) können Arzneimittel akute Beschwerden lindern und vorübergehend für Erleichterung sorgen. Auch die oft mit Schwindel einhergehende Übelkeit wird bekämpft. Wunderdinge aber kann man von diesen Wirkstoffen nicht erwarten.

Schwindelmedikamente greifen vorzugsweise im zentralen Nervensystem an. Eine typische Nebenwirkung ist daher ausgeprägte Müdigkeit. Auch andere Nebenwirkungen von Seiten des zentralen Nervensystems treten häufig auf.

Generell sollten Medikamente gegen Schwindel nicht über einen längeren Zeitraum hinweg eingenommen werden. Oft gewöhnt sich der Körper nämlich schon nach einigen Wochen an die Störungen und das Symptom Schwindel lässt mit der Zeit nach. Medikamente, die den Schwindel unterdrücken, behindern diesen Kompensationsmechanismus, sodass die Beschwerden letztendlich länger andauern als ohne Medikamente.

Ohne wesentlichen Nutzen bei Schwindel sind Medikamente, die die Durchblutung im Gehirn bessern sollen (siehe Seite 538f.). Sie werden meist unter der Vorstellung verschrieben, dass u. a. Gefäßverkalkungen und -verengungen im Gehirn für die Schwindelattacken verantwortlich sind.

Antihistaminika

Wirkstoffe	Medikamente
Diphenhydramin	Dibondrin (A), Emesan (D)
Dimenhydrinat	Antemin (CH), Dramamine (CH), Emidyl (A), Superpep (CH), Vertigo-Vomex (D), Vertirosan (A), Vomacur (D), Vomex A/N (D)
Meclozin	Duremesan (CH), Postafen (D), Postadoxin N (D)
Cinnarizin	Cerepar (CH), Cinnabene (A), Cinnageron (CH), Cinnarizin-ratiopharm (D), Cinnarizin von ct (D), Pericephal (A)
Kombinationen verschiedener Antihistaminika	
Dimenhydrinat + Cinnarizin	Arlevert (D)
Diphenhydramin + Ammoniumchlorid	Benylin (CH)
Meclozin + Hydroxyzin	Diligan (D)

Wirkungsweise

Antihistaminika wirken dämpfend auf das zentrale Nervensystem. Sie lindern Übelkeit und Schwindel, die durch Störungen des Gleichgewichtsorgans ausgelöst werden, indem sie das hierfür zuständige Zentrum im Gehirn dämpfen. Auf diese Weise bekämpfen sie allerdings nur die Symptome, aber leider nicht die Ursachen des Schwindels.

Vor allem bei der Reisekrankheit sind Antihistaminika geeignet. Aufgrund ihrer müde machenden Wirkung werden einige Antihistamini-

Frage an den Arzt

● **Welche Untersuchungen müssen durchgeführt werden?**
Ihr Hausarzt ist der Ansprechpartner, mit dem Sie das weitere Vorgehen abstimmen sollten. Eine genaue Schilderung Ihrer Beschwerden ist dabei ebenso wichtig, wie eine gründliche körperliche Untersuchung. Danach muss entschieden werden, ob und welche weiterführenden Untersuchungen notwendig sind. Eine augenärztliche Abklärung kann ebenso sinnvoll sein wie der Besuch bei einem Neurologen, Internisten oder Hals-Nasen-Ohrenarzt.

Schwindel

ka auch als Schlafmittel benutzt (z. B. Diphenhydramin, siehe Seite 591ff.).

Beim Dimenhydrinat ist Diphenhyramin mit einer zweiten Substanz gekoppelt (Chlortheophyllin). Sie selbst hat zwar keine Wirkung auf Übelkeit und Schwindel, soll jedoch die Müdigkeit verhindern. Ob das allerdings tatsächlich der Fall ist, ist nicht vollständig geklärt. Möglicherweise handelt man sich mit der Einnahme dieses Mittels lediglich mehr Nebenwirkungen ein.

Cinnarizin, ein Wirkstoff, der auch bei Durchblutungsstörungen verschrieben wird (siehe Seite 538f. und 542ff.), wirkt in ähnlicher Art und Weise, hat aber den Vorteil, dass die Müdigkeit weniger ausgeprägt ist. Die Kombination zwei verschiedener Antihistaminika soll die Wirkung gegenüber den Monopräparaten verbessern. Vorteile konnten jedoch nicht nachgewiesen werden.

Anwendung

Generell sollte die Einnahme aller Mittel gegen Schwindel nach Möglichkeit auf einige Tage beschränkt bleiben – ansonsten verzögert man die körpereigenen Kompensationsmechanismen.

Nebenwirkungen

→ Müdigkeit

Da diese Mittel das zentrale Nervensystem dämpfen, wundert es nicht, dass Müdigkeit eine typische Nebenwirkung darstellt. Bei der Reisekrankheit kann dies durchaus ein erwünschter Effekt sein – allerdings nur unter der Voraussetzung, dass man das Fahrzeug nicht selbst lenkt! Auch Dimenhydrinat macht müde, trotz eingebautem »Wachmacher«.

→ Unruhe, Erregungszustände

Dimenhydrinat kann wegen des angekoppelten zweiten Inhaltsstoffs zu Unruhe, Erregungszuständen und Stimmungsschwankungen führen.

→ Mundtrockenheit, Herzrasen, Sehstörungen

Antihistaminika blockieren auch einen Teil des unwillkürlichen Nervensystems. Dadurch können Mundtrockenheit, Herzrasen, Sehstörungen und Schwierigkeiten beim Wasserlassen auftreten. Sind diese Beschwerden sehr ausgeprägt, sollte das Mittel abgesetzt werden.

→ Bewegungsstörungen

Cinnarizin kann, vor allem bei älteren Menschen, zu Bewegungsstörungen führen, die sich wie eine Parkinsonsche Erkrankung äußern (Bewegungsarmut, Zittern, Steifigkeit der Gelenke).

Kombination mit anderen Mitteln

Medikamente oder Genussmittel, die ebenfalls auf das zentrale Nervensystem wirken, werden in ihrer Wirkung verstärkt (z. B. Psychopharmaka, Alkohol). Auch die oben beschriebenen Auswirkungen auf das unwillkürliche Nervensystem fallen bei einer Kombination mit Psychopharmaka verstärkt aus.

Achtung

● Menschen mit erhöhtem Augeninnendruck (Glaukom, »grüner Star«) dürfen Diphenhydramin, Dimenhydrinat und Meclozin nicht einnehmen, da sich der Augeninnendruck erhöhen kann.
● Männer, die aufgrund einer Prostatavergrößerung Schwierigkeiten beim Wasserlassen haben, sind ebenfalls von einer Behandlung mit Diphenhydramin, Dimenhydrinat und Meclozin auszuschließen, da es zu einem Harnverhalt kommen kann.
● Parkinson-Patienten sollen bei Einnahme von Cinnarizin überprüfen, ob sich die Bewegungsstörungen verschlechtern. Ist dies der Fall, muss das Mittel abgesetzt werden.

Schwangerschaft und Stillzeit

Diphenhydramin darf während der Schwangerschaft und Stillzeit eingenommen werden, es gibt keine Hinweise auf eine schädigende Wirkung für das Kind.

Dimenhydrinat verbietet sich vor allem in den letzten Wochen der Schwangerschaft, da es zu

Neurologische Erkrankungen

einer vorzeitigen Wehentätigkeit kommen kann. Dieses Mittel geht auch in die Muttermilch über. Ob damit Auswirkungen auf den Säugling verbunden sind, ist fraglich, zur Sicherheit sollte man in der Stillzeit jedoch auf eine Einnahme verzichten.

Für Cinnarizin fehlen ausreichende Erfahrungen, daher sollte es in der Schwangerschaft nicht eingenommen werden.

Eine versehentliche Einnahme der beiden letztgenannten Medikamente macht jedoch keinen Schwangerschaftsabbruch erforderlich.

Daher unsere Bewertung

Cinnarizin, Meclozin und Diphenhydramin sind bei Schwindel mit Übelkeit durch Störungen des Gleichgewichtsorgans (z. B. Reisekrankheit) wirksam. Alle Mittel machen jedoch müde (eingeschränkte Fahrtüchtigkeit!), auch wenn Cinnarizin diesbezüglich etwas besser abschneidet als die anderen Substanzen.

Dimenhydrinat wirkt nicht besser und hat mehr Nebenwirkungen. Von der Einnahme wird daher abgeraten.

Die Kombinationspräparate enthalten jeweils zwei Antihistaminika. Gegenüber den Einzelwirkstoffen bieten sie keinerlei therapeutische Vorteile: Aus diesem Grund empfehlen wir Monopräparate.

Andere Mittel gegen Schwindel

Wirkstoffe	Medikamente
Betahistin	Aequamen (D), Betaserc (A, CH), Vasomotal (D)
Sulpirid	Dogmatil (A, CH, D), Meresa (A, D), Sulpirid von ct (D), Vertigo-Neogama (D)
Cocculus D3 + Conium D2 + AMBRA D5 + Petroleum D7	Vertigoheel (D)

Wirkungsweise

Die Wirkstoffe dieser Gruppe sollen Schwindel auf ganz unterschiedliche Art bekämpfen.

Betahistin ähnelt dem körpereigenen Stoff Histamin und soll vor allem für eine verbesserte Durchblutung des Innenohrs (d.h. den Sitz des Gleichgewichtsorgans) sorgen. Sein genauer Wirkmechanismus wurde jedoch bislang nicht überzeugend nachgewiesen, ebensowenig wie seine Wirksamkeit.

Sulpirid ist eigentlich ein »klassisches« Neuroleptikum, das bei Psychosen angewandt wird. Neuroleptika wirken dämpfend auf das zentrale Nervensystem. Einige Neuroleptika gelten als extrem stark wirksame Mittel gegen Übelkeit und Brechreiz, die ja mit Schwindel häufig einhergehen (gut belegt z. B. für Haloperidol, Droperidol). Dagegen ist die Wirksamkeit von Sulpirid gegen Schwindel nicht gut belegt.

Das Mittel Vertigoheel enthält verschiedene, hochgiftige Substanzen, die durch die starke Verdünnung (»Potenzierung«) jedoch keinen Schaden anrichten können. Cocculus beispielsweise enthält das Krampfgift Picrotoxin, Conium ist ein Gift mit lähmender Wirkung auf die Skelettmuskulatur. Und Petroleum ... ist Petroleum! Wie die Substanzen auf den Schwindel wirken sollen, ist nicht bekannt. Trotz ihrer nie nachgewiesenen Wirksamkeit ist diese homöopathische Kombination das am meisten verordnete Mittel gegen Schwindel in Deutschland.

Schwindel

Anwendung

Nach Angaben der Hersteller werden von Betahistin dreimal 6 bis 12 mg eingenommen, Sulpirid soll ein bis dreimal (jeweils 50 mg) und Vertigoheel in einer Dosis von dreimal drei Tabletten täglich geschluckt werden.

Im Allgemeinen sollte eine Behandlung gegen Schwindel auf einen nur kurzen Zeitraum beschränkt bleiben, um damit dem Körper die Möglichkeit zu geben, den Schwindel selbst zu kompensieren.

Nebenwirkungen

→ Verdauungsbeschwerden

Betahistin führt relativ häufig zu Bauchschmerzen, Durchfall und Übelkeit.

→ Allergische Reaktionen

Hautreaktionen (beispielsweise Rötung, Quaddelnbildung und Juckreiz) treten unter Betahistin gelegentlich auf. Bei Verdacht auf eine echte allergische Reaktion muss das Mittel unbedingt abgesetzt werden.

→ Kopfdruck, Hitzegefühl, Herzrasen

Unter der Einnahme von Betahistin wurde von Kopfdruck, Hitzegefühl im Kopfbereich, Herzrasen berichtet – alles Beschwerden, die möglicherweise mit der gefäßerweiternden Wirkung des Mittels zusammenhängen. Sind diese Symptome sehr ausgeprägt, so sollte das Präparat abgesetzt werden.

→ Neuroleptika-typische Beschwerden

Sulpirid kann die gleichen unerwünschten Wirkungen verursachen wie andere Neuroleptika, die bei der Behandlung von Psychosen eingesetzt werden (siehe Seite 576ff.).

Kombination mit anderen Mitteln

- Betahistin schwächt die Wirkung von Antihistaminika, die beispielsweise bei Allergien eingenommen werden, ab.
- Zu den Wechselwirkungen von Sulpirid siehe Seite 579ff.

Achtung

- Betahistin soll nicht von Menschen eingenommen werden, die an Asthma leiden, da es Atemnot auslösen kann.
- Patienten mit Magen- oder Zwölffingerdarmgeschwüren sollten auf Betahistin verzichten, da sich die Beschwerden im Bauchbereich verschlechtern könnten.
- Zu den Gegenanzeigen von Sulpirid siehe Seite 579ff.

Schwangerschaft und Stillzeit

Für Betahistin liegen keine Erfahrungen in Schwangerschaft und Stillzeit vor, sodass es in diesen Zeiten nicht eingenommen werden soll.

Zu den Empfehlungen bezüglich Sulpirid siehe auch Seite 579ff.

Für Vertigoheel sind aufgrund der ausgeprägten Verdünnungen keine nachteiligen Wirkungen für das Kind zu erwarten.

Daher unsere Bewertung

Für keines der hier aufgeführten Mittel ist eine therapeutische Wirksamkeit bei Schwindelattacken ausreichend nachgewiesen. Betahistin und Sulpirid können darüber hinaus zu unangenehmen Nebenwirkungen führen. Wir raten daher von einer Einnahme ab.

Schlaganfall

Schlaganfall in Deutschland

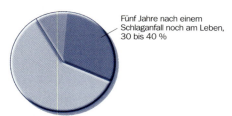

Fünf Jahre nach einem Schlaganfall noch am Leben, 30 bis 40 %

Der Schlaganfall ist in Deutschland die dritthäufigste Todesursache nach Herzinfarkt und Krebs. Ca. 150 000 bis 200 000 neue Erkrankungen gibt es pro Jahr, die meisten Fälle treten nach dem 70. Lebensjahr auf. Bei Menschen bis 44 Jahren treten im Jahr 30 Erkrankungen pro 100 000 auf. Dies entspricht also einer Rate von 0,03 Prozent. Bei Menschen über 75 Jahren sind es 1230 Fälle pro 100 000. Dies entspricht einer Rate von 1,23 Prozent pro Jahr.

Was ist ein Schlaganfall?

Bei einem Schlaganfall (Insult) kommt es durch den Verschluss eines Blutgefäßes oder durch eine Blutung zu einer Minderversorgung des Gehirns mit Sauerstoff. Die Folge sind neurologische Ausfälle (Lähmungen, Sprachstörungen usw.).

Ursachen

Den meisten Schlaganfällen (ca. 80 Prozent) liegt eine Durchblutungsstörung zugrunde: Eine Arterie, die das Blut zum Gehirn transportiert, ist verstopft. In der Folge wird der entsprechende Teil des Gehirns nicht mehr ausreichend versorgt und kann seine Funktion nicht erfüllen. Es kommt zu den genannten neurologischen Symptomen.

Wie schon beim Herzinfarkt spielt bei der Entstehung eines Schlaganfalls die Verkalkung der Blutgefäße, die zum Gehirn führen, eine wichtige Rolle. Entsprechend tragen die vielen Risikofaktoren, die eine Arteriosklerose begünstigen, zur Entwicklung eines Schlaganfalls bei. Viele dieser Risikofaktoren sind bekannt und können durch präventive Maßnahmen beeinflusst werden:

- erhöhter Blutdruck
- Zuckerkrankheit
- Übergewicht
- Bewegungsmangel
- erhöhte Fettwerte im Blut
- Einnahme der »Pille« zur Verhütung
- bestimmte Herzrhythmusstörungen (Vorhofflimmern, siehe Seite 339)

Jeder einzelne dieser Risikofaktoren erhöht die Wahrscheinlichkeit für einen Schlaganfall. Liegen mehrere Risikofaktoren gleichzeitig vor, vervielfacht sich dieses Risiko sogar noch.

Es gibt noch andere Ursachen für einen Schlaganfall, die jedoch seltener sind. Doch im Einzelfall können sie durchaus eine Rolle spielen: Hierzu gehören entzündliche Veränderungen an den Blutgefäßen, Autoimmunerkrankungen oder seltene Stoffwechselerkrankungen.

Symptome

Je nachdem welcher Bereich im Gehirn von der Blutversorgung abgeschnitten wird, treten unterschiedliche Symptome auf, z. B.:

- Lähmungen oder Taubheitsgefühl einer Körperseite, des Gesichts oder eines Arms (sehr häufig)
- plötzliche Sehstörungen auf einem Auge
- Schwierigkeiten beim Sprechen oder beim Verstehen von Gesprochenem
- starkes Schwindelgefühl und Gangunsicherheit

In häufigen Fällen treten derartige Symptome erst nur kurzfristig auf, um sich in der Folge innerhalb von Minuten bis Stunden wieder zu bessern. Man spricht dann von einer transitorisch ischämischen Attacke (»TIA«). Eine solche TIA kann ein Vorbote eines Schlaganfalls sein und muss aus diesem Grunde unbedingt ärztlich abgeklärt werden.

Spätfolgen und Komplikationen

Ein Schlaganfall ist prinzipiell eine lebensbedrohliche Erkrankung und zählt in Deutschland zu den häufigsten Todesursachen. Doch selbst wenn man ihn überlebt, bleiben meist schwere gesundheitliche Schäden zurück, das Krankheitsbild ist gravierend: Nur ein Drittel der Betroffenen wird sozial und beruflich voll rehabilitiert, 30 Prozent der Erkrankten sind auf Dauer schwerbehindert und auf die Hilfe von Angehörigen angewiesen.

Das kann man selbst tun

Treten bereits Beschwerden auf, kann man den Schaden durch eigene Maßnahmen nur noch begrenzen. Sinnvoller ist deshalb, es erst gar nicht so weit kommen zu lassen. Durch eine Änderung der persönlichen Lebensweise sowie durch eine Behandlung zugrundeliegender Erkrankungen lässt sich das persönliche Risiko für einen Schlaganfall deutlich senken.

→ Ausreichend Bewegung, gesunde Ernährung, Abnehmen

Bewegungsmangel und Übergewicht sind bedeutende Risikofaktoren für einen Schlaganfall. Regelmäßige sportliche Betätigung (mindestens zweimal 30 Minuten pro Woche) gehört aus diesem Grunde zu den wichtigen vorbeugenden Maßnahmen. Am besten geeignet sind Ausdauersportarten wie Fahrrad fahren, Jogging, Rudern und Schwimmen.

Auch die richtige Ernährung mit viel Gemüse und Obst und wenig gesättigten Fettsäuren (Butter!) ist äußerst wichtig. Fischmahlzeiten scheinen sich aufgrund ihres hohen Gehalts an ungesättigten Fettsäuren positiv auf das Risiko, einen Schlaganfall zu erleiden, auszuwirken.

Bei erheblichem Übergewicht ist natürlich eine Gewichtsreduktion anzustreben: Die geeigneten Maßnahmen sollten unbedingt bei einer Ernährungsberatung besprochen werden (siehe auch Kapitel Übergewicht, Seite 490ff.)!

→ Rauchen einstellen

Nikotinkonsum verdoppelt das Risiko für einen Schlaganfall. Daher sollte man das Rauchen ganz einstellen. Das gilt insbesondere für Frauen, die die Pille als Verhütungsmittel einsetzen: Die Kombination Nikotin plus Pille vervielfacht das Risiko für einen Schlaganfall! Prinzipiell sollten als Verhütungsmittel nur Pillen mit einem niedrigen Östrogenanteil (unter 50 Mikrogramm) eingenommen werden, bei denen das Risiko wahrscheinlich geringer ist.

Stroke units – Wunderwaffen gegen den Schlaganfall?

Es werden auch in Deutschland zunehmend spezielle Schlaganfall-Stationen eingerichtet, die so genannten »stroke units«. Durch eine fachübergreifende, intensive Behandlung soll dort die Prognose bei einem eingetretenen Schlaganfall verbessert werden. Ob diese sehr kostenintensiven Stationen ihr Ziel erreichen, ist bisher nicht untersucht. Aus anderen Ländern werden zwar Erfolge berichtet, dort sind die »stroke units« allerdings anders organisiert: Ihr Schwerpunkt liegt auf einer intensivierten krankengymnastischen, logopädischen und pflegerischen Betreuung, während in Deutschland die Hightech-Medizin und die Anwendung neuer (zum Teil unzureichend abgesicherter, nebenwirkungsreicher) Therapiemethoden im Vordergrund stehen.

Neurologische Erkrankungen

→ Nicht zu viel Alkohol

Zwar kann Alkohol, in kleinen Mengen genossen, für die Blutgefäße sogar förderlich sein. Konsumiert man jedoch große Mengen, nimmt das Risiko für einen Schlaganfall zu. Gegen bis zu einen Viertel Liter Wein pro Tag ist daher nichts einzuwenden, Alkoholexzesse sollten jedoch unbedingt vermieden werden.

Medikamente: Nutzen und Risiken

Bei einer Behandlung eines Schlaganfalls unterscheidet man zwischen vorbeugenden Medikamenten, die das erste oder wiederholte Auftreten eines Schlaganfalls verhindern sollen, und Medikamenten, die in der akuten Phase eines Schlaganfalls helfen sollen.

Die meisten Mittel, die zur Vorbeugung eingesetzt werden, hemmen die Blutgerinnung. Besonders populär und in ihrer Wirkung nachgewiesen sind Medikamente, die die Funktion der Blutplättchen (Thrombozyten) hemmen. Sie sind aber erst dann wirksam, wenn bereits Symptome (z. B. TIA, siehe Seite 547) aufgetreten sind. Diese Medikamente beeinflussen zwar nicht die Verengung der Blutgefäße, verhindern jedoch das Verklumpen der Blutplättchen an den Engstellen und verhüten somit einen vollständigen Verschluss des betroffenen Blutgefäßes. Auch zur Vorbeugung eines Herzinfarkts ist dieses Therapieprinzip nachgewiesenermaßen gut wirksam.

Standardmittel ist Acetylsalicylsäure. Ihre optimale Dosis ist jedoch nach wie vor Gegenstand der Diskussion. Eine Dosis von 300 Milligramm ist laut bisher vorliegenden Untersuchungen sinnvoll und bezüglich der auftretenden Nebenwirkungen akzeptabel. Menschen, die aufgrund von Nebenwirkungen Acetylsalicylsäure nicht vertragen, können mit Ticlopidin oder Clopidogrel behandelt werden. Diese Mittel sind wesentlich teurer, deshalb aber nicht entscheidend besser wirksam. Sie sollten daher nur als Reservemittel eingesetzt werden.

Medikamente, die die Blutgerinnung stärker hemmen, sind Gegenspieler des Vitamin K (bekanntester Vertreter: Phenprocoumon [Marcumar]). Diese Medikamente verhüten Schlaganfälle bei bestimmten Herzrhythmusstörungen (beispielsweise Vorhofflimmern). Beim Vorhofflimmern sammeln sich nämlich oft Blutgerinnsel in einem der Herzvorhöfe. Diese können sich ablösen und auf diese Art und Weise ein Blutgefäß des Gehirns verstopfen. Phenprocoumon verhindert die Bildung dieser Blutgerinnsel recht zuverlässig. Es wirkt rein vorbeugend und dient deshalb nicht der Therapie des akuten Schlaganfalls. Der Nachteil ist jedoch ein nicht unerhebliches Blutungsrisiko.

Enttäuschend sind die Ergebnisse der so genannten Hämodilution (Blutverdünnung) beim akuten Schlaganfall. Leider verbessern die über die Vene verabreichten »Plasmaexpander« (z. B. Hydroxyethylstärke oder Dextran) die Durchblutung in den betroffenen Gehirnbereichen nicht. Noch dazu treten dabei nicht selten schwere Nebenwirkungen auf. Von dieser Behandlung raten wir daher grundsätzlich ab.

Es gibt Medikamente, die Blutgerinnsel direkt im Gefäß auflösen können. Sie werden unter anderem beim Herzinfarkt verabreicht (z. B. Alteplase). Allerdings ist diese Behandlung beim Schlaganfall risikoreich, denn dabei steigt auch die Gefahr für Einblutungen in das Gehirn. Diese Behandlung ist daher nur in ganz speziellen Krankenstationen – so genannten »stroke units (siehe Seite 547)« – und nur für ungefähr 0,5 Prozent der Erkrankten sinnvoll. Und selbst unter diesen Voraussetzungen ist der Nutzen strittig, denn die Sterblichkeit steigt in den ersten Tagen der Behandlung sogar noch an. Erst langfristig zeigt sich ein Nutzen hinsichtlich der neurologischen Ausfälle und der Überlebenschancen.

Von größter Bedeutung ist eine möglichst rasche physikalische Therapie. Entscheidend für den Verlauf eines eingetretenen Schlaganfalls sind intensive Krankengymnastik, bei Sprachstörungen Logopädie sowie auf Schlaganfälle zugeschnittene pflegerische Maßnahmen. So lässt sich die Prognose nach einem Schlaganfall am günstigsten beeinflussen.

Schlaganfall

Frage an den Arzt

● **Kann man das Blutgerinnsel nicht herausoperieren?**
Im akuten Schlaganfall ist keine Operation möglich. Vorbeugend kann die Operation einer erheblich verengten Halsschlagader (70 Prozent) sinnvoll sein, wenn diese Verengung bereits Symptome (TIA) verursacht hat. Eine solche Verengung lässt sich zuverlässig durch eine Ultraschalluntersuchung der Halsschlagader nachweisen – nicht umsonst gehört sie zu den Routineuntersuchungen, wenn es zu vorübergehenden, neurologischen Ausfällen gekommen ist.

Medikamente, die die Funktion der Blutplättchen hemmen

Wirkstoffe/gruppe	Medikamente
Acetylsalicylsäure	Aspirin (A, CH, D), Godamed (D), HerzASS-ratiopharm (D), Miniasal (D)
Acetylsalicylsäure + Dipyridamol	Asasantin (D)
Clopidogrel	Plavix (CH, D), Iscover (CH,D)
Ticlopidin	Ticlopidin Azu (D), Tiklyd (D)

Wirkungsweise

Die seit 100 Jahren als Schmerzmittel bekannte Acetylsalicylsäure hemmt bereits in geringen Dosen die Zusammenballung von Blutplättchen. Dadurch wird die Blutgerinnung gebremst. Entsprechend seltener bilden sich Blutgerinnsel in den Arterien. Auch zur Vorbeugung eines Herzinfarkts ist dieses Therapieprinzip gut wirksam.

Bereits Dosen von 50 Milligramm haben einen Effekt auf die Blutplättchen, während zur Schmerzstillung 500 bis 1000 Milligramm notwendig sind. Ticlopidin oder Clopidogrel hemmen die Blutplättchen auf etwas andere Weise, wirken aber nicht wesentlich besser. Im Kombinationspräparat Asasantin ist neben der Acetylsalicylsäure das auch Blutplättchen-hemmende Dipyridamol enthalten. Dieser Wirkstoff hat alleine gegeben wenig Nutzen, allerdings konnte in einer Untersuchung gezeigt werden, dass die Kombination gegenüber einer alleinigen Acetylsalicylsäuretherapie einen gesteigerten Effekt hat. Leider stimmen im Asasantin weder das Mischungsverhältnis von Acetylsalicylsäure und Dipyridamol noch die Zubereitung. Daher sind die positiven Erfahrungen nicht auf das Mittel übertragbar.

Anwendung

Siehe Kapitel Angina pectoris, Seite 358ff.

Nebenwirkungen

Siehe Kapitel Angina pectoris, Seite 358ff.

Kombination mit anderen Mitteln

Siehe Kapitel Angina pectoris, Seite 358ff.

Achtung

Siehe Kapitel Angina pectoris, Seite 358ff.

Schwangerschaft und Stillzeit

Siehe Kapitel Angina pectoris, Seite 358ff.

Daher unsere Bewertung

Hemmstoffe der Blutplättchen können Schlaganfälle bei Risikopatienten zu einem gewissen Teil verhüten, sind jedoch keine Allheilmittel. Standard ist Acetylsalicylsäure. Ticlopidin und Clopidogrel sind teurer ohne wesentlich besser zu sein. Sie sollten nur als Reservemittel bei Unverträglichkeit von Acetylsalicylsäure genommen werden. Die Kombination von Acetylsalicylsäure und Dipyridamol ist vielleicht etwas besser wirksam. Leider gibt es in Deutschland noch kein Mittel, das die optimale Zusammensetzung und Zubereitung bietet. Von der Anwendung des Kombinationspräparats Asasantin raten wir daher ab.

Gegenspieler des Vitamin K

Wirkstoffe	Medikamente
Phenprocoumon	Marcumar (D), Marcoumar (A, CH), Falithrom (D), Phenpro.-ratiopharm (D)
Warfarin	Coumadin (D)

Wirkungsweise

Wirkstoffe, die die Wirkungen des Vitamin K hemmen, stören die Blutgerinnung nachhaltig. Sie kommen bei Patienten in Frage, die unter einer bestimmten Herzrhythmusstörung (Vorhofflimmern) leiden und zusätzlich noch andere Risikofaktoren für einen Schlaganfall mitbringen. Beim Vorhofflimmern entstehen Blutgerinnsel in einem Herzvorhof.

Diese Blutgerinnsel können sich ablösen und in einer der Arterien des Gehirns stecken bleiben und somit einen Schlaganfall auslösen. Phenprocoumon und Warfarin verhindern die Bildung der Blutgerinnsel im Herzen und wirken daher vorbeugend.

Anwendung

Siehe Kapitel Gerinnungsstörungen, Seite 406f.

Nebenwirkungen

Siehe Kapitel Gerinnungsstörungen, Seite 406f.

Kombination mit anderen Mitteln

Siehe Kapitel Gerinnungsstörungen, Seite 406f.

Achtung

Siehe Kapitel Gerinnungsstörungen, Seite 406f.

Schwangerschaft und Stillzeit

Siehe Kapitel Gerinnungsstörungen, Seite 406f.

Daher unsere Bewertung

Hemmstoffe des Vitamin K können bei Menschen mit ganz bestimmten Herzrhythmusstörungen die Häufigkeit von Schlaganfällen verringern. Allerdings ist die Behandlung mit diesen Medikamenten wegen erheblicher Blutungsgefahr streng nach Plan durchzuführen und an eine regelmäßige Bestimmung der Gerinnungswerte gebunden.

Multiple Sklerose

Was ist Multiple Sklerose?

Die Multiple Sklerose (MS) ist eine chronische Krankheit der Nerven von Gehirn und Rückenmark sowie der Sehnerven.

Deren Umhüllungen (Mark- oder Myelinscheiden), die normalerweise die Nerven von der Umgebung »isolieren«, entzünden sich. Aufgrund dieser Entzündung können die Nerven dann Informationen nicht mehr korrekt weiterleiten; gleichzeitig werden die offen liegenden Nervenstränge verwundbarer.

Mit zunehmender Krankheitsdauer wächst die Zahl der beschädigten Umhüllungen (Mark- oder Myelinscheiden) und mehr Beschwerden treten auf. Die Symptome richten sich nach der betroffenen Region.

In den meisten Fällen (80 Prozent) verläuft die Multiple Sklerose in Schüben. Nach den ersten Schüben bilden sich die Symptome meist wieder völlig zurück.

Erst später bleiben nach einem Schub einzelne Symptome bestehen oder klingen nur zum Teil wieder ab.

Bei der Mehrzahl der MS-Patienten geht der anfangs schubförmige in einen chronisch-fortschreitenden Verlauf über. Nur wenige Erkrankte leiden von Anfang an unter ständig zunehmenden Funktionsstörungen.

Wann ein neuer Schub auftreten wird, lässt sich nicht voraussagen; durchschnittlich können zwischen den Schüben mehrere Monate bis Jahre vergehen.

Am häufigsten tritt die Multiple Sklerose zwischen dem 20. und 40. Lebensjahr auf, Frauen sind doppelt so oft betroffen wie Männer.

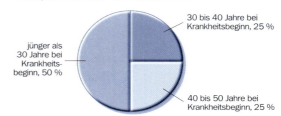

Multiple Sklerose in Deutschland

- jünger als 30 Jahre bei Krankheitsbeginn, 50 %
- 30 bis 40 Jahre bei Krankheitsbeginn, 25 %
- 40 bis 50 Jahre bei Krankheitsbeginn, 25 %

Multiple Sklerose ist nach der Epilepsie die zweithäufigste Erkrankung des Nervensystems: In Deutschland sind etwa 120 000 Menschen betroffen. Der Krankheitsbeginn liegt oft noch vor dem 30. Lebensjahr.

Ursachen

Die Entzündungen werden in erster Linie durch körpereigene Abwehrzellen verursacht. Sie bilden Antikörper, die sich nicht, wie im Normalfall, gegen Bakterien oder andere Krankheitserreger richten, sondern gegen körpereigenes Gewebe, in diesem Fall gegen die Umhüllungen der Nerven. Warum dies geschieht, ist bis heute unklar. Auch wenn Virusinfektionen als Auslöser der Multiplen Sklerose diskutiert werden, ist die Erkrankung nicht ansteckend.

Symptome

Da die Entzündungsherde im zentralen Nervensystem an unterschiedlichen Stellen auftreten, sind die Symptome der Multiplen Sklerose vielgestaltig. Jedes der folgenden Symptome kann am Anfang stehen oder erst später hinzutreten, allein oder zusammen mit anderen Beschwerden vorkommen:

- Störungen der Muskelfunktion (vermehrte Muskelsteifigkeit [tritt früher oder später bei 90 Prozent aller MS-Kranken auf], Schwäche, Koordinationsstörungen, Muskelzittern, Gangunsi-

Neurologische Erkrankungen

cherheit und Gleichgewichtsstörungen [typisch für fortgeschrittene Stadien], Sprachstörungen)
● Sehstörungen (unscharfes Sehen wie durch einen Schleier, Unleserlichkeit kleiner Schrift, Doppelbilder, vorübergehendes Erblinden eines Auges etc.)
● Sensibilitätsstörungen (Missempfindungen vor allem in Händen und Füßen, Gehen wie auf Watte etc.)
● abnorme Ermüdbarkeit (MS-Fatigue) und nachlassende Leistungsfähigkeit
● Störungen der Blasenfunktion und Auswirkungen auf die Sexualität
● weitere Symptome (Schmerzen, niedriger Blutdruck, psychische Veränderungen, vor allem Depressionen)

Die meisten Symptome bilden sich zu Beginn der Krankheit wieder völlig zurück, bleiben dann aber im weiteren Verlauf zumindest teilweise bestehen.

Nach längerer Krankheitsdauer kommt es bei den meisten Patienten zu Behinderungen. Aber nur bei etwa fünf Prozent nimmt die Multiple Sklerose einen raschen, dramatischen Verlauf, der innerhalb weniger Jahre zu schweren Behinderungen führt.

Das kann man selbst tun

Auch mit der Diagnose einer Multiplen Sklerose können die meisten Patienten über lange Zeit ein weitgehend normales Leben führen, wenn sie die Krankheit annehmen und sich auf sie einstellen. Es gibt viele Möglichkeiten, mit denen man die Beschwerden selbst lindern und sein Leben mit der Krankheit so angenehm wie möglich führen kann.

→ Für Ruhe und Entspannung sorgen

Psychische Anspannung und körperliche Überanstrengung erschöpfen den ohnehin leicht ermüdbaren MS-Patienten und können bestehende Symptome kurzfristig verschlimmern. Man

sollte deshalb für eine ausreichende Nachtruhe sorgen und auch tagsüber ausreichend Ruhepausen einplanen.

Oftmals verschwindet die Müdigkeit schon nach fünf bis zehn Minuten Ausruhen wieder. Sinnvoll sind auch verschiedene Methoden, die seelische und körperliche Entspannung zu fördern, wie z. B. autogenes Training, Progressive Muskelentspannung nach Jacobsen, Chi-Gong, Yoga, Atemtherapie und Bewegungsübungen nach Feldenkrais.

→ Aktiv bleiben

Selbst wer bisher noch keine Sportskanone war, sollte nach der Diagnose einer Multiplen Sklerose so früh wie möglich mit regelmäßiger Bewegung beginnen. Das gilt auch dann, wenn man zwischen den ersten Schüben überhaupt keine Beschwerden verspürt. Auf diese Weise wirkt man einer späteren Einschränkung der Beweglichkeit so gut wie möglich entgegen. Empfehlenswerte Sportarten sind Schwimmen, Rad fahren, Reiten, Tennisspielen und andere Ballspiele. Die Belastungen müssen der eigenen Leistungsfähigkeit unbedingt angepasst werden.

→ Hitze meiden

Vor allem Wärme vertragen MS-Patienten nur sehr schlecht: Die Steifigkeit der Muskeln nimmt zu, Koordinationsstörungen verschlimmern sich. Man sollte daher auf heiße Bäder, Saunagänge und langes Liegen in der Sonne verzichten und ein Urlaubsziel mit gemäßigtem Klima wählen. Da auch Fieber die Symptome verschlechtern kann, sollte man eine erhöhte Körpertemperatur, wie sie bei einer Erkältung auftritt, mit einem fiebersenkenden Mittel wie Paracetamol (siehe Seite 14f.), bekämpfen.

→ Ausgewogen ernähren

Die beste »Diät« bei MS ist eine gesunde, schmackhafte und abwechslungsreiche Ernährung mit vielen Vitaminen, Mineralien und Ballaststoffen. Dagegen kann keine Diät die Krankheit heilen. Viele dieser Diäten sind nicht nur teuer und wirkungslos, sondern rufen sogar Mangelerscheinungen hervor.

Das Rauchen sollte man aufgeben und Alkohol in großen Mengen meiden, ein bis zwei Glas Wein oder Bier sind aber durchaus erlaubt.

Medikamente: Nutzen und Risiken

Die medikamentöse Behandlung der Multiplen Sklerose verfolgt mehrere Ziele:
- die Behandlung eines akuten Schubs
- die Verhinderung von weiteren Schüben
- die Verlangsamung des Fortschreitens von Behinderungen
- die Behandlung spezieller Symptome

Während die Behandlung von akuten Schüben mit Glukokortikoiden (Cortison und seine Abkömmlinge) recht zuverlässig gelingt, ist keines der verfügbaren Medikamente in der Lage, die Multiple Sklerose dauerhaft aufzuhalten, geschweige denn zu heilen. Im Gegenteil: Die Medikamente, die den Verlauf der Krankheit angeblich positiv beeinflussen, müssen kritisch betrachtet werden. So können Glukokortikoide zwar einen akuten Schub verkürzen, haben aber sonst keinen Einfluss auf die Krankheit. Alle Substanzen, die die Schubrate verringern und Behinderungen hinauszögern sollen, wie z. B. Interferone, Copolymer 1, Immunglobuline und Azathioprin, tun dies nur in sehr begrenztem Maße und nicht bei jedem Kranken. Zwar sind diese Mittel von den Behörden zur Behandlung der MS zugelassen, die Zulassung stützt sich jedoch nur auf wenige, zeitlich stark begrenzte klinische Studien. Die Dauer dieser Wirkung ist also ungeklärt. Die großen Hoffnungen, die in diese Mittel gesetzt werden, bleiben meist unerfüllt. Außerdem rufen einige der Wirkstoffe, insbesondere Interferone, unangenehme bis gefährliche Nebenwirkungen hervor, die sorgfältig gegen ihre Vorteile abgewogen werden müssen. Hinzu kommt, dass die Behandlung sowohl mit Interferonen als auch mit Copolymer 1 sehr teuer ist.

Bei schweren Verläufen und der nur schwierig zu beeinflussenden, langsam fortschreitenden Form der MS werden experimentell weitere Substanzen eingesetzt, wie z. B. Methotrexat (siehe Seite 276ff.), Cyclophosphamid, Mitoxantron,

Fragen an den Arzt

- **Kann eine MS-Erkrankung schon frühzeitig sicher diagnostiziert werden?**

Mit Hilfe der Kernspintomographie lassen sich die zahlreichen (multiplen) Entzündungsherde und die darauf folgenden Vernarbungen (Sklerose) im zentralen Nervensystem schon früh nachweisen, die Diagnose kann korrekt gestellt werden. Manchmal wird so auch überprüft, ob eine Therapie anschlägt (die Entzündungsherde müssen abnehmen bzw. verschwinden).

- **Soll ich als MS-Patient mein Immunsystem mit natürlichen Mitteln stimulieren?**

Auf keinen Fall. Schon ohne eine solche Stimulation führen fehlgeleitete Immunreaktionen zu den Entzündungen im zentralen Nervensystem, die für die verschiedenen Symptome verantwortlich sind. Immunstimulierende Medikamente wie Zubereitungen aus dem Sonnenhut (Echinacin), Thymusextrakte und Frischzellen, aber auch das in der Homöopathie eingesetzte Präparat »Medulla spinalis«, normalisieren diese falsche Abwehrreaktion nicht – im Gegenteil, sie heizen sie an – und verstärken auf diese Art und Weise die Symptome noch zusätzlich.

- **Darf ich mich impfen lassen?**

Impfungen können im Prinzip genauso durchgeführt werden wie bei gesunden Menschen. Im Allgemeinen sollten allerdings nach Möglichkeit Totimpfstoffe angewandt werden, die keine lebensfähigen Viren enthalten. Auch bei Fernreisen sollte das normale Impfprogramm durchgeführt werden. Es gibt keine Hinweise darauf, dass eine Multiple Sklerose durch Impfungen verschlechtert werden kann!

Neurologische Erkrankungen

Cladribine und Cyclosporin A. Sie zeigten in den wenigen vorliegenden Untersuchungen nur einen geringen Effekt auf den Verlauf der Krankheit. Aufgrund ihrer starken Nebenwirkungen bleibt ihr Einsatz Einzelfällen vorbehalten.

Problematisch ist auch die große Zahl der angebotenen natürlichen oder ergänzenden Mittel zur Behandlung der Multiplen Sklerose, vor allem dann, wenn eine endgültige Heilung versprochen wird. Auf keinen Fall sollten dafür bewährte und nachgewiesenermaßen effektive Maßnahmen vernachlässigt werden.

Im Vordergrund der Behandlung der Multiplen Sklerose stehen diejenigen Medikamente und Maßnahmen, die die Symptome wie Muskelsteifigkeit (siehe Kapitel Muskelkrämpfe, Seite 285ff.) und Schmerzen (siehe Kapitel Schmerzen, Seite 7ff.) lindern und dem Patienten das Leben mit der Krankheit erleichtern.

Glukokortikoide

Wirkstoffe	Medikamente
Methylprednisolon	Metypred (D), Methylprednisolon Jenapharm (D), Predny-M-Tablinen (D), Urbason (A, CH, D)
Prednisolon	Aprednisilon (A), Decaprednil (D), Decortin H (D), Duraprednisolon (D), Prednihexal (A), Predni-H-Tablinen (D), Prednisolon Galepharm (CH), Prednisolon Jenapharm (D), Prednisolon-ratiopharm (D), Spiricort (CH), Ultracorten-H (CH)
Prednison	Prednison Dorsch (D), Prednison Galepharm (CH), Prednison Merck (CH), Prednison Streuli (CH)

Wirkungsweise

Glukokortikoide unterdrücken die fehlgeleiteten Abwehrreaktionen und entzündlichen Prozesse beim akuten Schub. Sie verkürzen ihn, sodass sich die Symptome schneller zurückbilden. Der langfristige Verlauf der Erkrankung wird jedoch nicht beeinflusst.

Anwendung

Ein akuter Schub der MS wird mit Infusionen hoher Dosen von Glukokortikoiden (z. B. täglich 500 bis 1000 mg Methylprednisolon) über drei bis sieben Tage behandelt (Puls- oder Stoßtherapie). In manchen Fällen wird die Therapie danach mit Tabletten weitergeführt. Die Dosis wird dann, z. B. beginnend mit 100 mg Prednisolon pro Tag, etwa zwei Wochen lang in absteigender Dosis weitergeführt.

Nebenwirkungen, Kombination mit anderen Mitteln, Achtung, Schwangerschaft und Stillzeit

Siehe Kapitel Entzündliche Gelenkerkrankungen, Seite 281ff.

Daher unsere Bewertung

Die intravenöse Gabe hochdosierter Glukokortikoide hat sich bewährt, um bei der Multiplen Sklerose akute Schübe zu verkürzen. Allerdings muss nicht jeder Krankheitsschub mit Glukokortikoiden behandelt werden, leichtere Schübe klingen oft spontan wieder ab.

In einigen kleineren Studien zeigte sich Methylprednisolon gegenüber anderen Glukokortikoiden überlegen, deshalb wird heute fast ausschließlich Methylprednisolon zur intravenösen Stoßtherapie eingesetzt. Einen Einfluss auf den weiteren Verlauf der Krankheit hat diese Behandlung jedoch nicht.

Da Glukokortikoide keinen Langzeiteffekt haben, raten wir wegen der Nebenwirkungen von einer Dauerbehandlung ab.

Interferon beta

Wirkstoffe	Medikamente
Interferon beta-1a	Avonex (D), Rebif (A, D)
Interferon beta-1b	Betaferon (D)

Wirkungsweise

Interferone sind Eiweiße, die von menschlichen Zellen bei einer Infektion mit Viren bzw. einigen Bakterien gebildet werden. Interferone bremsen die Vermehrung von Viren, wirken wachstumshemmend auf verschiedene Zellen und greifen in Abwehrvorgänge ein. Der Mensch bildet drei Interferone, aber nur eines, das Interferon beta, hat sich zur Behandlung der Multiplen Sklerose bewährt. Wodurch es den Verlauf der MS günstig beeinflusst, ist bisher nicht bekannt. Nach vorliegenden Daten verringern die beiden gentechnologisch hergestellten Beta-Interferone 1a und 1b bei einem Teil der Patienten mit schubförmiger MS die Häufigkeit der Schübe um etwa 30 Prozent. Gemäß einer neueren Untersuchung verzögert Interferon beta-1b bei Patienten mit anfangs schubförmiger und später stetig zunehmender Symptomatik das Fortschreiten der Behinderung um neun bis zwölf Monate. Wer erfolgreich zu behandeln ist und wer nicht, lässt sich nicht vorhersagen. Unter Behandlung mit Interferon beta bilden bis zu 40 Prozent der Patienten Antikörper, die die Wirkung des Präparats hemmen. Noch ist nicht abzusehen, welche Auswirkungen die Antikörperbildung langfristig haben wird.

Anwendung

Von Interferon beta-1a (Avonex) werden einmal wöchentlich 30 µg (6 Millionen IE) in den Muskel gespritzt, während von Interferon beta-1b (Betaferon) jeden zweiten Tag 8 Millionen IE unter die Haut injiziert werden.

Nebenwirkungen

Beide Beta-Interferone rufen in etwa gleiche Nebenwirkungen hervor, allerdings treten an der Einstichstelle bei dem in den Muskel gespritzten Interferon beta-1a seltener Entzündungen auf.

→ Grippeähnliche Symptome

Jeder zweite Patient leidet an Fieber, Schüttelfrost, Kopf- und Gliederschmerzen, Krankheitsgefühl und Müdigkeit. Mit zunehmender Behandlungsdauer gehen diese Beschwerden bei den meisten Patienten wieder zurück. Da ein Anstieg der Körpertemperatur die Symptome der MS verstärken kann, sollte Fieber mit fiebersenkenden Mitteln wie z. B. Paracetamol (siehe auch Seite 14f.) gesenkt werden.

→ Entzündungen an der Einstichstelle

Vor allem Interferon beta-1b verursacht bei 50 bis 80 Prozent der Patienten Rötungen und Schwellungen an der Einstichstelle. In seltenen Fällen stirbt die Haut hier ab und muss durch ein Hauttransplantat versorgt werden.

→ Depressionen

Unter der Behandlung mit Interferon beta sind Depressionen häufiger aufgetreten als bei Patienten, die ein Scheinpräparat erhielten. Auch die Zahl der Selbstmorde bzw. -versuche stieg unter der Therapie an. Deshalb dürfen Menschen, die an einer Depression leiden oder selbstmordgefährdet sind, keine Interferon-Behandlung erhalten. Auch Angst und Verwirrtheitszustände sowie Krampfanfälle wurden beobachtet.

Kombination mit anderen Mitteln

● Abgesehen von Glukokortikoiden (siehe oben) sollte Beta-Interferon nicht zusammen mit Mitteln angewandt werden, die ebenfalls in die Funktion des Immunsystems eingreifen (z.B. Azathioprin, siehe Seite 556f., und Ciclosporin).
● Die Kombination mit Mitteln gegen Epilepsie (siehe Seite 501ff.), Makrolid-Antibiotika (siehe Seite 101ff.) und Tabletten zur Behandlung von Pilzinfektionen (siehe Seite 121ff.) sollte vermieden werden.

Achtung

● Patienten, die an Depressionen leiden oder selbstmordgefährdet sind, dürfen wegen der möglichen depressiven Nebenwirkung keine Beta-Interferone erhalten.
● Nicht ausreichend behandelte Epileptiker neigen unter Beta-Interferon vermehrt zu Krampfanfällen.

Neurologische Erkrankungen

- Bei Patienten unter 18 Jahren sollten keine Beta-Interferone angewandt werden.

Schwangerschaft und Stillzeit

Weil noch keine ausreichenden Erfahrungen vorliegen, dürfen Beta-Interferone während Schwangerschaft und Stillzeit nicht eingesetzt werden.

Daher unsere Bewertung

Der endgültige Stellenwert der Behandlung der Multiplen Sklerose mit Interferon beta kann noch nicht beurteilt werden. Es fehlen entsprechende Studien, auch zur Langzeitwirkung. Das gilt auch für die Kriterien, welche Patienten von dieser nebenwirkungsreichen und teuren Therapie profitieren. Im Einzelfall muss der Arzt zusammen mit dem jeweiligen Patienten entscheiden, ob ein Behandlungsversuch gerechtfertigt ist.

Mittel zur Unterdrückung von Immunreaktionen (Immunsuppressiva)

Wirkstoff	Medikamente
Azathioprin	Azamedac (D), Azathioprin-ratiopharm (D), Imurek (A, CH, D)

Wirkungsweise

Azathioprin hemmt die Teilung von Zellen, insbesondere von Lymphzellen. So unterdrückt es die gegen die Umhüllungen der Nervenbahnen gerichtete Immunreaktion von Lymphzellen, was zu einer Verringerung der Zahl der Schübe führt.

Anwendung

Es werden täglich durchschnittlich 2,5 mg pro kg Körpergewicht eingenommen.

Nebenwirkungen

Azathioprin hat zahlreiche Nebenwirkungen. Da es in den Stoffwechsel von teilungsfähigen Zellen eingreift, sind vor allem sich schnell erneuernde Gewebe wie Schleimhäute und die Blutbildung im Knochenmark betroffen. Daneben ruft Azathioprin häufig Übelkeit und Erbrechen hervor und kann zu Leberschäden und Gallenstauung führen. Abgesehen von Allergien sind alle Nebenwirkungen dosisabhängig.

Bei Auftreten von unerwünschten Wirkungen bei guter Wirksamkeit muss man im Einzelfall mit dem Arzt beraten, ob die Behandlung abgebrochen werden muss oder – eventuell nach einer Dosisreduktion – weitergeführt werden kann.

Kombination mit anderen Mitteln

- Bei jeder Medikamenteneinnahme unter einer Dauertherapie mit Azathioprin muss sorgfältig

Copolymer 1 und Immunglobuline

Für die oben genannten Immuntherapeutika liegen noch nicht genügend Untersuchungsergebnisse vor, um die Mittel wirklich beurteilen zu können:

Das Mittel Copolymer 1 besteht aus verschiedenen Eiweißbausteinen und soll den zerstörerischen Angriff von körpereigenen Immunzellen auf die Umhüllungen der Nervenbahnen mindern. Tatsächlich konnte es in einer größeren Studie die Häufigkeit der Schübe leicht senken. Copolymer 1 wird täglich unter die Haut gespritzt und ist relativ gut verträglich.

Auch die Infusion von Immunglobulinen vermindert die Schubrate und das Fortschreiten der Krankheit geringfügig, was bisher jedoch erst in einer größeren Studie nachgewiesen wurde. Die wöchentlichen Infusionen werden – bis auf einige Fälle von Hautveränderungen – gut vertragen.

geprüft werden, ob sich daraus gefährliche Wechselwirkungen ergeben.
- Wird Azathioprin zusammen mit Allopurinol (zur Senkung eines erhöhten Harnsäurespiegels) gegeben, muss die Dosis beider Substanzen auf 25 Prozent der ursprünglichen Dosis gesenkt werden, sonst kann es zu einer bedrohlichen Zunahme der Nebenwirkungen von Azathioprin kommen, insbesondere im Hinblick auf die Unterdrückung der Blutbildung.

Achtung

- Azathioprin darf nicht bei Blutbildungsstörungen gegeben werden, da es diese bedrohlich verschlimmern könnte.
- Bei bekannten schweren Leber- und Nierenschäden muss das Blutbild unter einer Therapie mit Azathioprin häufig kontrolliert werden.
- Bei schweren Infektionen verbietet sich die Behandlung mit Azathioprin, da es die Immunabwehr unterdrückt und die Ausbreitung der Infektion fördern kann.
- Azathioprin darf bei Überempfindlichkeit gegenüber dem Wirkstoff nicht angewandt werden.

Schwangerschaft und Stillzeit

Da Azathioprin das Kind schädigen kann und die Substanz auch in die Muttermilch übergeht, darf es weder in der Schwangerschaft noch in der Stillzeit eingesetzt werden.

Daher unsere Bewertung

Nach mehreren älteren Studien senkt Azathioprin in geringem Maße die Schubrate der Multiplen Sklerose und das Fortschreiten der Krankheitssymptome. Diese günstigen Wirkungen auf den Verlauf der MS sind nicht sehr groß, halten aber vermutlich jahrelang an. Es gibt keinen direkten Vergleich von Beta-Interferon und Azathioprin – ihre Langzeitwirkung dürfte ähnlich sein. Aus diesem Grund sollten Patienten, die unter Azathioprin weniger Schübe haben und das Medikament gut vertragen, weiterhin damit behandelt werden.

Seelische Erkrankungen

Depressionen

Was sind Depressionen?

Das aus dem Lateinischen stammende Wort Depression bedeutet »Niedergedrücktheit«, womit das Stimmungsbild bei einer Depression treffend beschrieben ist. Im Gegensatz zu einem vorübergehenden Stimmungstief ist eine Depression eine ernsthafte, sich über Monate und Jahre hinziehende Erkrankung, die nicht selten mit einem Selbstmord endet.

Üblicherweise unterscheidet man Depressionen, die von äußeren Umständen oder körperlichen Erkrankungen ausgelöst werden (»exogene« Depression), von Depressionen, für die ein solcher Anlass nicht erkennbar ist (»endogene« Depression). Exogene Depressionen verschwinden gewöhnlich mit der Überwindung des Anlasses und können durch eine Änderung der Lebensumstände günstig beeinflusst werden. Bei endogenen Depressionen ist dies nicht der Fall. Hier sind oft Antidepressiva und psychotherapeutische Maßnahmen erforderlich.

Ursachen

Manchmal lassen sich dramatische Lebensumstände als Ursache einer (exogenen) Depression benennen: Verlust eines Angehörigen oder Freundes, berufliches Scheitern, aber auch Beförderung (mit mehr Verantwortung) und Heirat

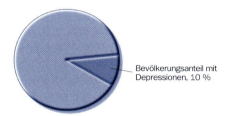

Depressionen in Deutschland

Bevölkerungsanteil mit Depressionen, 10 %

Bei jedem zehnten Menschen tritt im Laufe des Lebens einmal eine behandlungsbedürftige Episode einer Depression auf. Die Häufigkeit steigt mit dem Alter. Bei Menschen über 65 Jahren liegt die Häufigkeit bei 15 bis 20 Prozent.

sind häufige Auslöser. Eine Geburt kann bei der Mutter Depressionen auslösen. Angstgefühle und die Überzeugung, das Kind nicht ausreichend versorgen zu können, stehen bei der so genannten Wochenbett-Depression im Vordergrund. Meist legen sich Ängste nach einigen Wochen.

Warum einige Menschen mit derartigen Belastungen gut umgehen können, während andere in eine anhaltende Melancholie verfallen, ist bis heute nicht geklärt.

Auch Medikamente können eine Depression auslösen, z. B.:
- Reserpin (Hochdruckmittel, siehe Seite 333f.)
- Glukokortikoide (Cortison und seine Abkömmlinge, siehe Seite 281ff.)
- Chinolone (Antibiotika, siehe Seite 99ff.)
- Betarezeptorenblocker (Hochdruckmittel, siehe Seite 322ff.)

Seelische Erkrankungen

- Interferon (bei Multipler Sklerose und Leberentzündungen, siehe Seiten 554ff. und 196ff.)
- Benzodiazepine (siehe Seite 587ff.)

Die Ursachen für endogene Depressionen sind weitgehend ungeklärt. Man weiß zwar, dass bestimmte Botenstoffe im Gehirn eine wichtige Rolle spielen. Diese Botenstoffe (»Neurotransmitter«, in diesem Fall Serotonin und Noradrenalin) sind für den Informationsaustausch zwischen den Nervenzellen in unserem Gehirn verantwortlich. Bei endogenen Depressionen wird in bestimmten Hirnbereichen zu wenig Serotonin und Noradrenalin freigesetzt. Die Folge dieses Mangels sind die typische Symptome einer Depression. Es ist aber nicht bekannt, warum es zu einer derartigen Störung des Hirnstoffwechsels kommt.

Symptome

Das, was man im allgemeinen Sprachgebrauch als Traurigkeit oder Depression bezeichnet, trifft die Symptome der Erkrankung nur zum Teil. Depressive Menschen leiden an einer Vielzahl von Symptomen:

- Die depressive Stimmungslage wird oft nicht unbedingt als Trauer empfunden, sondern eher als schreckliche Leere und Verzweiflung.
- Der fehlende Antrieb macht es schwer, sich selbst zu den einfachsten Aufgaben aufzuraffen. Dies führt sehr rasch zu Schuld- und Minderwertigkeitsgefühlen.
- Betroffene verlieren jegliche Freude an fast allen Dingen des Lebens: Essen und Trinken werden zur Qual, Hobbys werden nicht mehr ausgeübt, die sexuelle Aktivität erlischt.
- In vielen Fällen bestehen schwere Schlafstörungen: Man erwacht und grübelt dann ununterbrochen.
- Manchmal stehen statt der gedrückten Stimmung vermeintliche körperliche Beschwerden im Vordergrund: Bauchschmerzen, Kopfschmerzen und allgemeines Krankheitsgefühl. Der Zusammenhang mit der dahinter stehenden Depression wird dann leicht übersehen.
- Eine Depression geht unter Umständen mit Störungen der Denkfähigkeit einher. Bei älteren

Menschen wird daher eine Depression oft als zunehmender intellektueller Abbau (Demenz) missgedeutet.

- Manche Depressionen verlaufen in Phasen: Eine Periode weitgehenden Wohlbefindens wechselt sich mit Krankheitsphasen ab. Bei manchen Menschen treten Zeiten von krankhafter Überdrehtheit (»manische Episoden«) im Wechsel mit depressiven Phasen auf, man spricht dann von einer »bipolaren« Erkrankung.

Spätfolgen und Komplikationen

Die schlimmste Folge einer Depression ist die Selbsttötung. Im Vergleich zur »Normalbevölkerung« ist die Gefahr dafür bei depressiven Patienten um ein Vielfaches erhöht: 12 Prozent der unbehandelten depressiven Menschen begehen Selbstmord. Es ist wichtig, in diese Richtung weisende Tendenzen zu erkennen, da den meisten Menschen mit einer Depression geholfen werden kann.

Das kann man selbst tun

→ Hilfe suchen und annehmen

Sich selbst aus diesem Stimmungstief herauszuholen ist bei schweren Depressionen meist unmöglich. Für Betroffene ist es aber notwendig, ihrer Umwelt zu signalisieren, dass sie alleine nicht mehr zurechtkommen und Hilfe benötigen. Dies ist umso wichtiger, als den meisten Menschen mit Depressionen gut geholfen werden kann. Es ist unnötig, über viele Wochen oder Monate vor sich hin zu leiden. Bei lang anhaltenden Verstimmungen sollte man sich daher nicht scheuen, Hilfe zu suchen, sei es bei Freunden, dem Arzt oder psychotherapeutischen Einrichtungen.

Umgang mit Depressiven

● **Nicht bedrängen**
Wohlmeinende Appelle, wie z. B.: »Mach doch mal etwas Schönes«, »Fahr mal in den Urlaub, danach sieht es schon wieder anders aus« helfen nicht weiter und führen nur zu einer Verstärkung des ohnehin vorhandenen Schuldgefühls. Gut gemeinte Ratschläge führen Depressiven lediglich die eigene Unfähigkeit vor Augen. »Einfach da sein« kann hingegen entlastend sein.

● **Von Schuldgefühlen entlasten**
Schuldgefühle sind ein häufiges Symptom. Betroffene fühlen sich verantwortlich für ihre Unfähigkeit und empfinden sich als Last für ihre Umwelt. Es hilft, wenn man klarstellt, dass eine Depression eine Erkrankung ist wie andere auch, für die die Betroffenen nicht selbst verantwortlich sind.

Medikamente: Nutzen und Risiken

Antidepressiva haben aufgrund der Nebenwirkungen und des angeblichen Abhängigkeitspotentials einen schlechten Ruf. Sie sind aber wirksame Arzneimittel für Menschen, die an einer schweren Depression erkrankt sind. Oft sind sie das beste Mittel, den Weg für andere therapeutische Verfahren zu ebnen. Fehl am Platze sind sie aber bei der Überbrückung von vorübergehenden Stimmungstiefs.

60 bis 70 Prozent der depressiven Patienten sprechen gut auf die Behandlung mit einem Antidepressivum an, bei den anderen werden die Symptome wenigstens zum Teil gelindert.

Es gibt eine ganze Reihe von chemisch sehr unterschiedlichen Substanzen. Allerdings sind alle diese Mittel nicht nebenwirkungsfrei. Antidepressiva heben die Stimmung, darüber hinaus wirken einige dämpfend (machen müde), andere steigern den Antrieb (machen aktiv). Welches Mittel individuell am günstigsten ist, hängt aus diesem Grund von den vorherrschenden Symptomen der Depression ab, aber auch von den Begleiterkrankungen.

Die trizyklischen Antidepressiva gelten als die Standardmittel der antidepressiven Behandlung. Zunehmend verschrieben werden die relativ neuen selektiven Serotonin-Wiederaufnahme-Hemmer, weil sie angeblich weniger Nebenwirkungen verursachen als trizyklische Antidepressiva. Dies ist allerdings umstritten. Es treten wahrscheinlich nicht weniger, sondern nur andere Nebenwirkungen auf. Auch ist ihre stimmungsaufhellende Wirkung wahrscheinlich nicht so gut wie die der trizyklischen Antidepressiva. Ein Wirkstoff aus dieser Gruppe bietet besondere Probleme: Der Wirkstoff Fluoxetin (in den USA als Prozac auf dem Markt) wird in großem Ausmaß missbräuchlich eingenommen. Dies liegt aber nicht etwa daran, dass dieses Mittel besonders gut die Stimmung hebt, sondern an einer wochenlangen Entzugsdepression, die auftritt, wenn Fluoxetin abgesetzt wird. Dies lässt den Betroffenen ihr Leben ohne die Einnahme des Medikaments unerträglich erscheinen. Die fortgesetzte Einnahme ist vorprogrammiert, was den Hersteller freut. Fluoxetin wird auch als Schlankheitsmittel missbraucht, da es den Appetit hemmt.

Die so genannten MAO-Hemmer wurden bereits in den fünfziger Jahren entwickelt, sie spielten wegen schwerer Nebenwirkungen aber lange keine Rolle in der Behandlung: Zusammen mit bestimmten tyraminhaltigen Nahrungsmitteln wie Käse und Rotwein kam es zu gefährlichen Blutdrucksteigerungen. Seit einigen Jahren gibt es einen neuen MAO-Hemmer (Moclobemid), der besser verträglich ist. Dennoch brechen wegen Unverträglichkeit, zum Teil auch wegen Unwirksamkeit viele Patienten die Therapie mit Moclobemid ab. Es gilt daher lediglich als ein Reservemittel, wenn z. B. trizyklische Antidepressiva nicht wirken.

Lithium ist das älteste Antidepressivum. Trotz zahlreicher Nebenwirkungen ist es nach wie vor wichtig bei der Behandlung von sonst nicht behebbaren Depressionen und vor allem von so genannten »bipolaren« Krankheitsbildern. Dies sind depressive Erkrankungen, bei denen sich die

Phasen der Niedergeschlagenheit mit manischen (krankhaft überdrehten) Episoden abwechseln. Da die Giftigkeit von Lithium sehr hoch ist, ist eine regelmäßige ärztliche Überwachung dringend erforderlich.

Mianserin und Mirtazapin sind chemisch eng verwandt und haben vergleichbare Wirkungen. Allerdings wird in letzter Zeit hauptsächlich Werbung für das neue Mirtazapin gemacht, da das Patent für Mianserin abgelaufen ist und es mittlerweile billigere Mittel mit denselben Inhaltsstoffen gibt. Da die Mittel möglicherweise häufiger als andere Antidepressiva gefährliche Blutbildschäden verursachen, sollten sie nur als absolute Reservemittel angesehen werden. Die antidepressive Wirksamkeit ist etwas schwächer als die der trizyklischen Antidepressiva.

In den letzten Jahren wird zunehmend der Nutzen von pflanzlichen Antidepressiva untersucht, in der Hoffnung auf eine nebenwirkungsärmere Therapie. Besondere Aufmerksamkeit wird dabei dem Johanniskraut gewidmet. Die vorliegenden Studien sind meist bei leichteren Depressionen durchgeführt worden. Allerdings sind sie häufig von schlechter Qualität, sodass der Nutzen von Johanniskraut bisher nicht definitiv nachgewiesen ist. Keine Untersuchungen gibt es bei schweren Depressionen, gerade hier wäre jedoch ein nebenwirkungsarmes Arzneimittel wünschenswert. Den Verordnungsdaten nach zu urteilen ist Johanniskraut auch nicht als Ersatz für die klassischen Antidepressiva verschrieben worden, sondern zusätzlich zu diesen. Das kann bedeuten, dass es bei Verstimmungen angewandt wird, die sonst nur durch psychotherapeutische Maßnahmen angegangen wurden. Bei ernsten Depressionen verlassen sich die Ärzte offenbar lieber auf bewährtere Mittel.

Insgesamt werden immer häufiger Antidepressiva (vor allem die Serotonin-Wiederaufnahme-Hemmer und Johanniskraut) verschrieben. Dies liegt nicht daran, dass es auf einmal viel mehr depressive Menschen gibt, sondern dass die Wirkstoffe zunehmend auch in anderen Anwendungsbereichen zum Einsatz kommen, wie bei Essstörungen, Zwangsstörungen, Bettnässen bei Kindern und leichten depressiven Verstimmungen. Antidepressiva zeigen zwar auch bei diesen Störungen Wirkung, ihr Einsatz ist jedoch fragwürdig, da sie nur die Symptome unterdrücken, nicht aber die Ursachen angehen. Oft kann aber bei den genannten Krankheitsbildern ursächlich geholfen werden (auch ohne vorherige Anwendung von Antidepressiva).

Am Anfang stand der Elektroschock

Bis in die 50er-Jahre hinein gab es keine wirksame medikamentöse Behandlung der Depression. Bei schweren Depressionen wurde eine Elektroschocktherapie angewandt – eine Methode, die bei dieser Erkrankung glücklicherweise nicht mehr erforderlich ist.

Lithium war das erste Medikament, bei dem (zufällig) eine antidepressive Wirkung erkannt wurde, nachdem es vorher mit wenig Erfolg bei Epilepsien, Gicht und Krebserkrankungen eingesetzt worden war. Es hat bis heute einen wichtigen Stellenwert bei bestimmten Verlaufsformen einer Depression.

Ebenfalls in den 50er-Jahren wurde die Wirksamkeit eines Arzneistoffs entdeckt, der chemisch zur Gruppe der Antihistaminika gehört. Es war der erste Arzneistoff aus der Gruppe der entsprechend ihrer chemischen Struktur »trizyklisch« genannten Antidepressiva. Später wurden weitere Wirkstoffe mit ähnlicher Struktur und Wirkung entwickelt.

Da die trizyklischen Antidepressiva jedoch mit einigen Nebenwirkungen verbunden sind, suchte man nach neuen Substanzen. So wurde eine Reihe anderer Arzneimittel auf den Markt gebracht, die sich chemisch von den trizyklischen Antidepressiva unterscheiden. Eine wichtige Rolle spielen hierbei Medikamente, die in den Serotonin-Stoffwechsel im Gehirn eingreifen (Serotonin-Wiederaufnahme-Hemmer). Andere Wirkstoffe sind Alpha-2-Antagonisten und MAO-Hemmer, die etwas andere Wirkungen auf die Botenstoffe im Gehirn entfalten.

Depressionen

Frage an den Arzt

● **Welche Therapiemöglichkeiten gibt es?**
Die Behandlung einer Depression gründet sich auf psychotherapeutische Maßnahmen und einer Therapie mit Antidepressiva. Die beiden Verfahren werden oft gemeinsam angewandt. Für eine psychotherapeutische Behandlung ist ein Arztbesuch mit einem kurzen Gespräch sicherlich nicht ausreichend. Hier sind ausführliche Sitzungen bei einem ausgebildeten Therapeuten erforderlich. Als Therapieverfahren eignen sich z. B. die kognitive Verhaltenstherapie oder die tiefenpsychologisch orientierte Gesprächstherapie.

Therapeutische Alternativen sind der kontrollierte Schlafentzug in einer Klinik und die Lichttherapie. Lassen Sie sich über die genannten Möglichkeiten informieren.

Trizyklische Antidepressiva

Wirkstoffe	Medikamente
Vorwiegend dämpfend	
Amitriptylin	Amineurin (D), Amitriptylin-neuraxpharm (D), Equilibrin (D), Novoprotect (D), Saroten (A, CH, D), Tryptizol (A, CH)
Doxepin	Aponal (D), Doneurin (D), Doxepin dura (D), Doxepin-neuraxpharm (D), Doxepin-ratiopharm (D), Sinquan (CH, D)
Trazodon	Thombran (D), Trittico (A, CH)
Trimipramin	Herphonal (D), Stangyl (D), Surmontil (CH), Trimipramin-neuraxpharm (D)

Wirkstoffe	Medikamente
Vorwiegend antriebssteigernd	
Desipramin	Pertofran (A, CH, D)
Nortriptylin	Nortrilen (A, CH, D)
Ohne wesentlichen Effekt auf den Antrieb	
Clomipramin	Anafranil (A, CH, D), Clomipramin-neuraxpharm (D)
Imipramin	Imipramin-neuraxpharm (D), Tofranil (A, CH, D)
Maprotilin	Deprilept (D), Ludiomil (A, CH, D), Maprolu (D)
Opipramol	Insidon (A, CH, D)

Wirkungsweise

Ein Mangel an Noradrenalin und Serotonin in bestimmten Hirnbereichen wird mit depressiven Symptomen in Zusammenhang gebracht. Die Wirkstoffe greifen in den Kreislauf dieser Botenstoffe ein. Noradrenalin und (geringer ausgeprägt) auch Serotonin werden nicht so schnell von den Nervenzellen aufgenommen und abgebaut. Das verlängert und verstärkt ihre Wirkung als Botenstoffe. Obgleich sich die Substanzen chemisch ähneln, scheinen einige der Wirkstoffe schwächer zu wirken. Opipramol und Trazodon sind hinsichtlich ihrer antidepressiven Wirksamkeit umstritten. Sie sind daher bei Depressionen nicht gut geeignet.

Anwendung

Ein häufiger Fehler ist eine zu kurze und zu niedrig dosierte Anwendung der Antidepressiva. Im Schnitt vergehen zwei bis drei Wochen bis die stimmungsaufhellende Wirkung bemerkbar ist. Die volle Wirksamkeit wird oft erst nach sechs Wochen erreicht. Daher kommt erst nach Ablauf dieser Zeitspanne ein Substanzwechsel in Frage.

Da Nebenwirkungen vor allem zu Behandlungsbeginn auftreten, sollte die Dosis langsam eingeschlichen werden. Man tastet sich also Woche für Woche an die volle Dosis heran.

563

Seelische Erkrankungen

Als Faustregel kann gelten: Wenn die Depression gebessert ist, sollen jüngere Menschen noch mindestens vier bis sechs Monate, ältere Menschen über 65 Jahre noch länger behandelt werden. Damit wird dem Risiko eines Rückfalls vorgebeugt, denn 65 Prozent der Patienten, die eine Behandlung innerhalb eines Jahres abbrechen, erleiden einen Rückfall. Bei Patienten, die die Medikamente länger eingenommen haben, liegt die Rate nur bei fünfzehn Prozent.

Die Mittel dürfen nicht auf einmal abgesetzt, sondern müssen über einige Wochen hinweg langsam ausgeschlichen werden. Ein schlagartiges Absetzen begünstigt nämlich das Auftreten weiterer Depressionen.

Kommt es nach Beendigung der Therapie erneut zu einer Depression, ist wieder eine Tablettenbehandlung notwendig.

Welcher Wirkstoff der richtige ist, richtet sich nach dem Gesamtbeschwerdebild: Auch wenn die Einteilung in antriebssteigernde oder dämpfende Substanzen nicht unumstritten ist, kann sie ein erster Anhaltspunkt bei der Auswahl eines geeigneten Medikaments sein. Stehen Unruhe, Schlaflosigkeit und Ängstlichkeit im Vordergrund, ist eher ein dämpfendes Mittel sinnvoll. Bei Apathie, Interesselosigkeit und Abgeschlagenheit fällt die Wahl auf aktivierende Wirkstoffe. Möchte man keinen wesentlichen Einfluss auf den Antrieb nehmen, kommt die letzte Gruppe in Frage. Bei älteren Menschen gibt es die meisten Erfahrungen mit dem Wirkstoff Nortriptylin.

Nebenwirkungen

Nebenwirkungen treten häufig auf, oft sind sie aber milder Natur und bessern sich im Verlauf der Behandlung wieder.

→ Mundtrockenheit, Sehstörungen, Schwitzen

Die Einflüsse der trizyklischen Antidepressiva auf das autonome Nervensystem stellen die subjektiv unangenehmsten Nebenwirkungen dar. Im Vordergrund stehen Mundtrockenheit, Sehstörungen, Schwitzen ohne gleichzeitiges Hitzegefühl. Vor allem die Mundtrockenheit kann für viele Patienten quälend sein. Hinzu kommen Darmträgheit mit Verstopfung und Schwierigkeiten beim Wasserlassen.

→ Impotenz

Eine Impotenz tritt häufig auf und stellt eine große Belastung dar, zumal Antidepressiva über Monate und Jahre eingenommen werden. Wegen dieser Nebenwirkung brechen männliche Patienten oft die Behandlung ab. Vor dem eigenmächtigen Absetzen sollte man mit seinem Arzt offen über das Problem sprechen.

→ Blutdruckabfall beim Aufstehen

Störungen der Blutdruckregulation sind häufig, treten aber vor allem zu Beginn der Behandlung auf. Man sollte sich daher während der Einnahme der Mittel an ein langsames Aufstehen aus liegender oder sitzender Position gewöhnen.

→ Herzrhythmusstörungen

Eine leichte Beschleunigung des Herzschlags ist häufig, seltener können aber auch ernsthafte Herzrhythmusstörungen auftreten. Unter Behandlung sollten daher regelmäßig Kontrollen der Herzströme (EKG) durchgeführt werden.

→ Händezittern, Müdigkeit

Ein Zittern der Hände ist relativ häufig, es kann sich bei körperlicher Tätigkeit verstärken. Selten sind Muskelkrämpfe. Müdigkeit ist bei den dämpfenden Antidepressiva verständlicherweise häufig. Achtung: Die Fähigkeit Auto zu fahren ist unter diesen Mitteln deutlich beeinträchtigt, zumindest zu Beginn der Behandlung.

→ Verwirrtheit

Vor allem bei älteren Menschen mit vorbestehender Nierenschädigung können Verwirrtheitszustände beobachtet werden. Dann müssen die Medikamente abgesetzt werden.

→ Blutbildschäden

Alle trizyklischen Antidepressiva können das Knochenmark schädigen und dadurch zu einer Verminderung der weißen Blutkörperchen führen. Die Folge hiervon können schwere bakterielle Infektionen sein. Unter einer Therapie mit diesen Wirkstoffen ist deshalb eine regelmäßige Kontrolle des Blutbilds erforderlich.

→ Gewichtszunahme

Trizyklische Antidepressiva steigern den Appetit. Während einer Behandlung kommt es daher sehr häufig zu einer Gewichtszunahme von etwa durchschnittlich zwei bis 2,5 Kilogramm.

→ Vergiftungen

Werden Antidepressiva in großen Mengen eingenommen, können sie lebensgefährliche Vergiftungserscheinungen auslösen.

Kombination mit anderen Mitteln

Trizyklische Antidepressiva vertragen sich nicht gut mit vielen anderen Wirkstoffen – jede zusätzliche Medikamenteneinnahme sollte man mit dem Arzt besprechen. Besonders problematisch ist die Kombination mit
- Wirkstoffen, die dämpfend auf das zentrale Nervensystem wirken (z. B. Schlafmittel, Neuroleptika, aber auch Alkohol!). Sie werden in ihrer Wirkung verstärkt. Benommenheit, Müdigkeit und Schwindel sind die Folge.
- Mitteln gegen Herzrhythmusstörungen (siehe Seite 342ff.), aber auch Herzglykosiden (Digitalis, siehe Seite 368ff.), die Extraschläge des Herzens auslösen können. Diese Störwirkung wird durch trizyklische Antidepressiva noch verstärkt. Sie sollten daher auf keinen Fall gemeinsam eingenommen werden.
- Steigt man von anderen Antidepressiva auf Wirkstoffe dieser Gruppe um, muss in bestimmten Fällen ein therapiefreies Intervall eingelegt werden, da sonst schwere Nebenwirkungen auftreten können. Dies betrifft vor allem die MAO-Hemmer (siehe Seite 567f.).
- Werden trizyklische Antidepressiva zusammen mit Mitteln gegen Bluthochdruck verabreicht, kann der Blutdruck zum Teil sehr stark abfallen (z. B. bei Diuretika, Betarezeptorenblockern, siehe Seite 317ff. und 322ff.), bei anderen Mitteln aber auch stark ansteigen (z. B. Clonidin, Guanethidin, siehe Seite 72f. und 331f.).

Achtung

- Männer, die aufgrund einer vergrößerten Prostata erhebliche Schwierigkeiten beim Wasserlassen haben, sollten nicht mit trizyklischen Antidepressiva behandelt werden, da sich die Beschwerden verschlechtern können.
- Bei Verwirrtheitszuständen sollten diese Mittel nicht genommen werden.
- Besondere Vorsicht ist bei Patienten angebracht, die unter schweren Herzrhythmusstörungen leiden, da trizyklische Antidepressiva Herzrhythmusstörungen auslösen können.
- Wer dämpfende Antidepressiva einnimmt, darf anfangs nicht Auto fahren oder andere ähnliche Tätigkeiten ausführen.

Schwangerschaft und Stillzeit

Liegen handfeste Gründe für eine Behandlung mit Antidepressiva in der Schwangerschaft vor, so ist die Therapie mit trizyklischen Antidepressiva möglich. Allerdings muss das Neugeborene direkt nach der Geburt streng überwacht werden, da über Störungen der Herz- und Lungenfunktion berichtet wurde. Bei der Auswahl des Wirkstoffs sollte eine gut untersuchte und lang bekannte Substanz gewählt werden (z. B. Amitryptilin). Bei versehentlicher Einnahme eines anderen Antidepressivums in der Schwangerschaft ist ein Abbruch nicht erforderlich.

Auf das Stillen sollte man während der Einnahme von Antidepressiva verzichten.

Daher unsere Bewertung

Trizyklische Antidepressiva sind wirksame Arzneimittel zur Behandlung von Depressionen. Die Auswahl der richtigen Substanz richtet sich nach den Symptomen. Die Dosierung erfolgt einschleichend. Bevor man jedoch über Erfolg oder Misserfolg einer Therapie urteilen kann, muss ausreichend lange (mind. 2–3 Wochen) in einer wirksamen Dosis behandelt werden. Wegen vieler Neben- und Wechselwirkungen ist eine enge ärztliche Kontrolle nötig.

Seelische Erkrankungen

Selektive Serotonin-Wiederaufnahme-Hemmer

Wirkstoffe	Medikamente
Citalopram	Cipramil (D), Sepram (D), Seropram (A, CH)
Fluoxetin	Fluctin (D), Fluctine (A, CH), Fluocim (CH), Fluoxetin-ratiopharm (D), Fluoxetin Stada (D)
Fluvoxamin	Fevarin (D), Fluvohexal (D), Floxyfral (A, CH)
Paroxetin	Deroxat (CH), Seroxat (A, D), Tagonis (D)
Sertralin	Gladem (A, CH, D), Zoloft (A, CH, D)
Venlafaxin	Efexor (A, CH), Trevilor (D)

Wirkungsweise

Diese Wirkstoffe verhindern die Wiederaufnahme und damit den Abbau des Botenstoffs Serotonin im zentralen Nervensystem, sodass seine Wirkung an den Nervenenden verstärkt wird. Damit soll bei Depressionen der Serotoninmangel in bestimmten Hirnbereichen ausgeglichen werden.

Anwendung

Im Gegensatz zu den trizyklischen Antidepressiva dürfen diese Wirkstoffe relativ rasch in einer vollen Dosis gegeben werden, da die Auswirkungen auf das autonome Nervensystem weniger stark sind. Dennoch ist auch bei diesen Substanzen erst nach einigen Wochen mit einer Wirkung zu rechnen.

Die Behandlung sollte wie bei trizyklischen Antidepressiva noch vier bis sechs Monate nach Besserung fortgeführt werden (bei älteren Menschen noch länger).

Beim Absetzen kommt es häufig zu Entzugserscheinungen, die sich in weinerlicher Verstimmung, Unruhe, Schwitzen usw. äußern. Die Mittel müssen langsam reduziert werden.

Nebenwirkungen

Das Nebenwirkungsprofil dieser Mittel unterscheidet sich von dem der trizyklischen Antidepressiva, vermutlich treten aber nicht weniger Nebenwirkungen auf.

→ **Mundtrockenheit, Schwitzen, Störungen beim Wasserlassen, Blutdruckabfall beim Aufstehen**

Diese Nebenwirkungen sind seltener als bei den trizyklischen Antidepressiva.

→ **Übelkeit, Appetitlosigkeit**

Übelkeit und Appetitlosigkeit sind relativ häufig. Vor allem die Appetitlosigkeit hat dem Wirkstoff Fluoxetin in den USA eine gefährliche Popularität verschafft – er wird vielfach als Abmagerungsmittel missbraucht.

→ **Aggressivität, Ängstlichkeit, Schlafstörungen**

Relativ häufig kommt es zu unangenehmen Veränderungen der Psyche: Aggressivität, Erregungszustände, Ängstlichkeit und erhebliche Schlafstörungen mit Alpträumen können während der Therapie auftreten.

→ **Müdigkeit und Benommenheit**

Es kann zu einer erheblichen Einschränkung des Reaktionsvermögens kommen, was die Fahrtüchtigkeit erheblich herabsetzt.

→ **Störungen der Sexualität**

Es wurden sowohl über verstärkte wie abgeschwächte sexuelle Aktivitäten berichtet, bei Männern kommt es nicht selten zu einer verzögerten Ejakulation. Diese Nebenwirkung wird teilweise sogar therapeutisch genutzt.

Kombination mit anderen Mitteln

Auch Serotonin-Wiederaufnahme-Hemmer lassen sich nur schwer mit anderen Arzneimitteln kombinieren. Wegen der möglichen Wechselwirkungen sollte jede zusätzliche Medikamenteneinnahme mit dem Arzt abgesprochen werden.

Depressionen

- Die gleichzeitige Einnahme von anderen Arzneimitteln, die müde machen (Schlafmittel, Neuroleptika, aber auch Alkohol) verstärkt die dämpfende Wirkung auf das zentrale Nervensystem.
- Eine gleichzeitige Einnahme mit einem MAO-Hemmer (siehe unten) darf auf gar keinen Fall erfolgen, da sonst schwere Nebenwirkungen auftreten.

Wird zwischen diesen Wirkstoffen gewechselt, muss ein therapiefreies Intervall eingehalten werden. Der genaue Ablauf ist mit dem Arzt zu besprechen.

Achtung

- Bei einer gestörten Nierenfunktion müssen oftmals auch geringere Dosen eingenommen werden.
- Sämtliche Serotonin-Wiederaufnahme-Hemmer führen zu einer Erregung und Aktivierung, teilweise auch zu einer Zunahme der Ängstlichkeit. Bei ausgeprägter Selbstmordgefahr sollte daher gleichzeitig ein dämpfendes, angstlösendes Medikament oder besser gleich ein dämpfendes Mittel gewählt werden.

> **Vorsicht Missbrauch**
>
> Fluoxetin wird häufig missbräuchlich dauerhaft eingenommen, einerseits als »Glückspille« (man vermeidet mit der Dauereinnahme das Entzugssyndrom, das beim Absetzen gedrückte Stimmung verursacht), andererseits als Schlankmacher wegen der appetitzügelnden Wirkung. Die unkontrollierte Dauereinnahme ist aber aufgrund der erheblichen Nebenwirkungen gefährlich.

Schwangerschaft und Stillzeit

Die Erfahrungen mit diesen Medikamenten sind in Schwangerschaft und Stillzeit gering. Während der Schwangerschaft sollten sie nur eingenommen werden, wenn trizyklische Antidepressiva nicht in Frage kommen. Während der Einnahme sollte nicht gestillt werden.

> **Daher unsere Bewertung**
>
> Serotonin-Wiederaufnahme-Hemmer sind nicht wesentlich besser verträglich als trizyklische Antidepressiva und möglicherweise etwas schwächer wirksam. Sie sollten dann angewandt werden, wenn es wichtige Gründe gegen eine Einnahme der trizyklischen Antidepressiva gibt oder wenn es unter diesen Mitteln zu erheblichen Nebenwirkungen gekommen ist. Eine gute ärztliche Überwachung ist erforderlich, da häufig unangenehme psychische Begleiterscheinungen auftreten.

MAO-Hemmer

Wirkstoff	Medikament
Moclobemid	Aurorix (A, CH, D)

Wirkungsweise

MAO-Hemmer (einzige Vertreter dieser Gruppe in Deutschland: Moclobemid) blockieren das Enzym Monoaminooxidase (MAO), das im Gehirn chemische Botenstoffe abbaut. Wird dieses Enzym blockiert, steigt dadurch die Konzentration der Botenstoffe Serotonin und Noradrenalin. Durch diesen Mechanismus erklärt sich die stimmungsaufhellende Wirkung der Mittel. Darüber hinaus besitzt es eine antriebssteigernde Wirkung.

Anwendung

Die Anfangsdosis beträgt 300 mg in zwei Einzeldosen, in schweren Fällen kann die Dosis nach einer Woche auf 600 mg gesteigert werden.

Die Behandlung sollte wie bei trizyklischen Antidepressiva noch vier bis sechs Monate nach Besserung fortgesetzt werden (bei älteren Menschen auch noch länger). Eine Entzugssymptomatik tritt nicht auf. Moclobemid muss aus diesem Grund beim Absetzen nicht ausgeschlichen werden.

Seelische Erkrankungen

Nebenwirkungen

Moclobemid ist besser verträglich als die alten MAO-Hemmer. Dennoch brechen viele Patienten die Therapie wegen Unverträglichkeit, zum Teil auch wegen Unwirksamkeit ab.

→ Schlafstörungen, Angst, Erregungszustände

Häufig sind Schlafstörungen mit Alpträumen, Angst und Erregungszustände. Moclobemid macht im Prinzip nicht müde, dennoch kann die Fahrtüchtigkeit aufgrund der anderen psychischen Veränderungen eingeschränkt sein.

→ Übelkeit, Durchfälle

Übelkeit und Durchfälle kommen selten vor.

→ Herzrhythmusstörungen

Vereinzelt kommt es zu Herzrhythmusstörungen. Bei herzkranken Patienten muss daher eine engmaschige Kontrolle des EKG erfolgen.

Kombination mit anderen Mitteln

● Die Einnahme zusammen mit Serotonin-Wiederaufnahme-Hemmern ist gefährlich. Es kann zu schweren Nebenwirkungen kommen, die sich durch Unruhe, Verwirrtheit, Muskelkrämpfe und Fieber äußern (»Serotoninsyndrom«). Die gleichzeitige Anwendung soll aus diesem Grund vermieden werden.
● Die Gefahr von Blutdruckanstieg bei Verzehr bestimmter Nahrungsmittel ist unter Moclobemid zwar deutlich geringer als bei den alten MAO-Hemmern. Dennoch sollte man auf Lebensmittel, die große Mengen an Tyramin enthalten (z. B. alter, reifer Käse), verzichten.

Achtung

● Menschen mit akuten Verwirrtheitszuständen sollen nicht mit Moclobemid behandelt werden, da sich die Verwirrtheit verschlechtern kann.
● Für Kinder liegen keinerlei Erfahrungen vor, sie sollten daher von einer Behandlung ausgenommen werden.

Schwangerschaft und Stillzeit

Die Erfahrungen mit Moclobemid in Schwangerschaft und Stillzeit sind gering. Allerdings liegen auch keine Berichte über schädigende Auswirkungen für das Kind vor. Es gilt als absolutes Reservemedikament und sollte vor allem in den ersten drei Monaten der Schwangerschaft nicht eingenommen werden. Eine versehentliche Einnahme während der Schwangerschaft macht aber keinen Abbruch erforderlich. Während der Einnahme sollte nicht gestillt werden.

> **Daher unsere Bewertung**
>
> Der neue MAO-Hemmer Moclobemid gilt als Reservemedikament bei Depressionen, wenn die Behandlung mit »klassischen« Antidepressiva wegen Nebenwirkungen oder mangelnder Wirksamkeit nicht möglich ist. Es hat eine aufputschende Wirkung und ist daher bei starker Antriebsschwäche geeignet. Nicht gegeben werden sollte es bei Agitation (Aufgeregtheit) und erheblicher Unruhe.

Lithium

Wirkstoff	Medikamente
Lithium	Hypnorex (D), Litarex retard (CH), Lithium Apogepha (D), Neurolepsin (A), Quilonorm (A, CH), Quilonum (D)

Wirkungsweise

Den genauen Wirkmechanismus von Lithium kennt man nicht.

Lithium ist hilfreich bei so genannten manisch-depressiven Erkrankungen. Doch auch bei anderen Formen von Depression wird es eingesetzt, wenn andere Substanzen wirkungslos blieben. Lithium wird vorwiegend zur Prophylaxe von akuten Krankheitsschüben verabreicht, seltener in der Akutbehandlung zur Abkürzung eines Schubs.

Anwendung

Während der ersten drei Tage nimmt man die Hälfte der wahrscheinlich notwendigen Dosis, danach wird sie unter Kontrolle der Wirkstoffspiegel im Blut gesteigert. Die letztendlich erforderliche Dosis muss anhand der Blutspiegel individuell eingestellt werden.

Die vorbeugende Therapie ist meist auf Jahre hinaus (möglicherweise lebenslang) erforderlich. Wann es vertretbar ist, das Mittel abzusetzen (vorausgesetzt es ist wirksam und verhindert Krankheitsphasen), muss in enger Absprache mit den behandelnden Ärzten entschieden werden.

Nebenwirkungen

Fast alle Patienten leiden unter Nebenwirkungen. Ist die Dosis jedoch gut eingestellt, sind diese meist leichter Natur. Da Lithium sehr giftig ist, kann es bereits bei geringen Überdosierungen sehr schnell zu äußerst schweren Nebenwirkungen kommen.

→ Metallener Geschmack, Übelkeit, Durchfall

Typisch ist ein metallener Geschmack im Mund. Aber auch Übelkeit, Erbrechen und Durchfall können auftreten.

→ Nierenschäden

Bei einer zu hohen Dosierung kann es zu schweren Nierenschäden mit vollständigem Verlust der Nierenfunktion kommen.

→ Schilddrüsenerkrankungen

Oftmals vergrößert sich die Schilddrüse, bei einem Teil der Betroffenen kann es aber auch zu einer Schilddrüsenunterfunktion kommen. Regelmäßige Überprüfungen der Schilddrüsenfunktion sind erforderlich.

→ Muskelschwäche, Zittern

Regelmäßig verspüren Patienten nach der Einnahme eine Schwäche in Armen und Beinen, die sich nach einiger Zeit wieder gibt. Oft tritt auch ein anhaltendes Zittern auf.

Kombination mit anderen Mitteln

Die gleichzeitige Einnahme von Lithium und anderen Medikamenten ist oft ein großes Problem, da es zu gegenseitigen Wirkungsverstärkungen kommen kann. Die Einnahme anderer Arzneimittel sollte immer mit dem Arzt abgesprochen werden. Die Giftigkeit von Lithium und auch dessen Nebenwirkungen können sich durch folgende Arzneimittel verstärken:

● wasserausschwemmende Mittel (Diuretika, siehe Seite 317ff.)
● Schmerz- und Rheumamittel wie Acetylsalicylsäure (siehe Seite 12f.)
● Calciumantagonisten wie Verapamil (siehe Seite 357f.)
● Die Einnahme von großen Mengen Jod kann zu Störungen der Schilddrüsenfunktion führen. Vorsicht ist daher vor allem bei Röntgenuntersuchungen geboten, bei denen jodhaltiges Kontrastmittel gespritzt wird.
● Methyldopa (Mittel bei Herz-Kreislauf-Erkrankungen, siehe Seite 331f.)

Achtung

● Bei Menschen mit einer Herzmuskelschwäche kann Lithium zu einer Verschlechterung der Herzerkrankung führen. Besondere Vorsicht sowie engmaschige Kontrollen sind dann notwendig. Bei schwerer Herzschwäche verbietet sich die Einnahme.
● Lithium kann die Entstehung von Krampfanfällen begünstigen. Menschen mit Epilepsie sollten daher nicht damit behandelt werden.
● Ältere Menschen neigen häufiger zu Nebenwirkungen. Sie müssen sehr vorsichtig behandelt werden.

Schwangerschaft und Stillzeit

In den ersten drei Monaten der Schwangerschaft ist Lithium absolut verboten, da es bei den Kindern der behandelten Mütter sehr oft zu Missbildungen am Herzen kam. Ab dem vierten Monat ist die Einnahme erlaubt, muss dann aber in den letzten Wochen der Schwangerschaft in der

Seelische Erkrankungen

Dosis deutlich reduziert werden. Während der Einnahme muss auf das Stillen verzichtet werden.

Daher unsere Bewertung

Lithium ist zwar aufgrund seiner relativ großen Giftigkeit ein problematisches Medikament, hat aber bei schwer verlaufenden Depressionen und bei Depressionen, die sich phasenweise mit manischen Episoden abwechseln, seine Berechtigung. Bei schweren Depressionen senkt es die Selbstmordrate. Eine engmaschige Kontrolle der Blutwerte ist aber erforderlich, gerade weil meist eine langjährige (akuten Schüben vorbeugende) Einnahme nötig ist.

Andere Antidepressiva

Wirkstoffe	Medikamente
Mianserin	Mianeurin (D), mianserin von ct (D), Tolvin (D), Tolvon (A, CH)
Mirtazapin	Remergil (D), Remeron (A, CH)

Wirkungsweise

Mianserin und Mirtazapin sind chemisch eng verwandt. Beide Substanzen verstärken die Freisetzung und Wirkung des Botenstoffs Noradrenalin im Gehirn, wodurch sich die antidepressive Wirkung erklärt. Die antidepressive Wirksamkeit ist möglicherweise etwas schwächer als die der trizyklischen Antidepressiva.

Anwendung

Eine einschleichende Dosierung ist erforderlich, da sonst verstärkt Nebenwirkungen auftreten. Weil die Wirkstoffe müde machen, empfiehlt es sich, die Behandlung mit einer abendlichen Einnahme zu beginnen. Die Wirkung setzt nach frühestens zwei Wochen ein. Ob die Behandlung erfolgreich ist, lässt sich aber erst nach ca. sechs Wochen beurteilen. Die Behandlung sollte wie bei trizyklischen Antidepressiva noch vier bis sechs Monate nach Besserung fortgeführt werden (bei älteren Menschen noch länger).

Ein Problem stellen die Entzugserscheinungen beim Absetzen dar. Es kommt dann zu weinerlicher Verstimmung, Unruhe, Schwitzen, Herzklopfen, Schlaflosigkeit und Alpträumen. Die Mittel müssen langsam ausgeschlichen werden.

Nebenwirkungen

→ **Blutbildschäden**

Als seltene, aber schwere Nebenwirkung kann durch eine Schädigung des Knochenmarks ein dramatischer Abfall der weißen Blutkörperchen auftreten. Diese Nebenwirkung tritt vor allem unter Mianserin auf; wie es bei dem Mittel Mirtazapin aussieht, weiß man noch nicht. Da sich die beiden Substanzen jedoch chemisch kaum unterscheiden, muss man wahrscheinlich auch bei Mirtazapin von dieser gefährlichen Nebenwirkung ausgehen.

Die Folge des gestörten Blutbilds sind schwere bakterielle Infektionen. Daher müssen bei Einnahme dieser Mittel regelmäßige (wöchentliche) Blutbildkontrollen durchgeführt werden. Sobald unerklärliches Fieber oder starke Halsschmerzen auftreten, ist dringend ein Arzt aufzusuchen.

→ **Benommenheit, Erregungszustände, Verwirrtheit**

Benommenheit, Müdigkeit mit Einschränkung des Reaktionsvermögens kommen ebenso vor wie Erregungszustände und Schlafstörungen. Ältere Menschen leiden häufiger unter Verwirrtheit. Dann muss das Mittel abgesetzt werden.

→ **Gewichtszunahme**

Häufig kommt es zu einer Steigerung des Appetits mit entsprechender Gewichtszunahme

→ **Mundtrockenheit, Verstopfung**

Mundtrockenheit und Verstopfung sind sehr häufig und Ausdruck der Störung des autonomen Nervensystems. Seltener kommt es zu Durchfall oder Erbrechen.

Depressionen

Kombination mit anderen Mitteln

● Die Wirkung von Medikamenten gegen hohen Blutdruck kann abgeschwächt werden. Menschen, die wegen eines erhöhten Blutdrucks behandelt werden, müssen daher häufig ihre Blutdruckwerte kontrollieren.
● Die Wirkung anderer Medikamente, die auf das zentrale Nervensystem einwirken (Psychopharmaka, Alkohol) wird verstärkt.

Schwangerschaft und Stillzeit

Es liegen keine Erfahrungen für die Einnahme in Schwangerschaft und Stillzeit vor. Daher sollten die Medikamente nicht eingenommen werden. Eine versehentliche Einnahme macht jedoch keinen Schwangerschaftsabbruch erforderlich.

> **Daher unsere Bewertung**
>
> Die Wirkstoffe dieser Gruppe wirken eher schwächer als klassische Antidepressiva. Wegen der möglichen Nebenwirkungen auf das Blutbild sind sie nur absolute Reservemittel. Regelmäßige Blutentnahmen sind erforderlich.

Pflanzliche Antidepressiva

Wirkstoff	Medikamente
Johanniskraut	Aristoforat (D), Esbericum (D), Felis (D), Hyperforat (D), Hyperiplant (CH), Jarsin (A, CH, D), Rebalance (CH)

Wirkungsweise

In Johanniskraut befinden sich viele Stoffe. Welche Substanz(en) für die Auswirkungen auf die Stimmung verantwortlich ist, weiß man nicht mit Sicherheit.

Johanniskraut soll ähnlich wie die klassischen Antidepressiva einen fördernden Einfluss auf die Botenstoffe Serotonin und Noradrenalin im Gehirn haben, womit die stimmungsaufhellenden Wirkungen erklärt werden. Ob die Bestandteile des Johanniskraut aber überhaupt Nervenzellen im Gehirn erreichen, ist unklar.

Anwendung

Die optimale Dosis kennt man bislang noch nicht. Die empfohlene Einnahmemenge liegt bei dreimal täglich 300 mg. Anders als bei den meisten anderen Antidepressiva kann man sofort mit der vollen Dosis beginnen.

Nebenwirkungen

Verglichen mit den »klassischen« Antidepressiva treten bei Johanniskraut weniger Nebenwirkungen auf.

→ **Sonnenallergie**

Johanniskraut kann eine starke Sonnenempfindlichkeit hervorrufen. Es kommt dann zu Hautrötungen, Quaddeln und Juckreiz. Wer Johanniskraut nimmt, muss daher Sonnenbäder und Solarien meiden.

→ **Müdigkeit, Unruhe**

Sehr selten können Müdigkeit, aber auch Unruhe auftreten, stellen aber meist kein großes Problem dar.

→ **Übelkeit, Bauchschmerzen**

Übelkeit und Bauchschmerzen sind ebenfalls selten und von leichterer Natur.

Kombination mit anderen Mitteln

Zur gleichzeitigen Einnahme mit anderen Mitteln gibt es noch wenig Erfahrungen. In Einzelfällen können jedoch Probleme auftreten. So scheint die Wirkung der Anti-Baby-Pille nicht immer zuverlässig zu sein, wenn gleichzeitig Johanniskraut eingenommen wird.

Seelische Erkrankungen

Achtung

- Wer unter starker Sonnenempfindlichkeit leidet, sollte Johanniskraut meiden.
- Kinder unter zwölf Jahren sollen ebenfalls nicht damit behandelt werden.

Schwangerschaft und Stillzeit

Die Erfahrungen mit Johanniskraut in Schwangerschaft und Stillzeit sind bis zum jetzigen Zeitpunkt gering. Da im Tierversuch unter hohen Dosen schädigende Auswirkungen auf das Ungeborene ausgelöst wurden, sollte Johanniskraut während der Schwangerschaft nicht eingenommen werden.

Auch für die Stillzeit fehlen Erfahrungen, sodass von der Anwendung abgeraten wird.

Daher unsere Bewertung

Die Nebenwirkungen des Johanniskraut sind zwar geringer als bei der Verwendung von klassischen Antidepressiva, allerdings ist die Wirksamkeit bei depressiven Erkrankungen bisher nicht zweifelsfrei erwiesen. Auch die jeweils optimale Dosis ist bislang nicht klar. Zudem hält die Suche nach den eigentlich wirksamen Bestandteilen der Extrakte an.

Somit ist schon die Anwendung bei leichten Depressionen mit einem Fragezeichen zu versehen. Bei schweren Depressionen darf es nicht angewandt werden, da man den Betroffenen so eine nachweislich effektive Therapie mit Antidepressiva vorenthalten würde. Wir raten daher von der Anwendung ab.

Psychosen

Psychosen in Deutschland

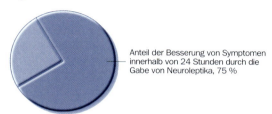

Anteil der Besserung von Symptomen innerhalb von 24 Stunden durch die Gabe von Neuroleptika, 75 %

Psychosen sind häufiger als gemeinhin angenommen: Etwa ein Prozent der Bevölkerung erkrankt an einer schizophrenen Psychose. Die Einführung der Neuroleptika in den 50er-Jahren hat ihre Behandlung revolutioniert.

Was sind Psychosen?

Psychosen sind ernste seelische Erkrankungen, die durch eine grundlegende Störung des Denkens, des Gefühlslebens und der Persönlichkeit gekennzeichnet sind. Als Schizophrenien werden Psychosen mit einem bestimmten Beschwerdebild bezeichnet. Meist liegt der Beginn der Erkrankung, die schubweise verläuft, im jungen Erwachsenenalter. Es kann aber durchaus sein, dass lebenslang nur eine einzige Episode dieser Erkrankung (ein »psychotischer Schub«) auftritt.

Ursachen

Erbliche Faktoren spielen zwar eine gewisse Rolle (so liegt das Erkrankungsrisiko für das Kind eines schizophrenen Elternteils bei ca. 16 Prozent), aber höchstwahrscheinlich spielen auch Erlebnisse in der Kindheit und akute Belastungssituationen eine Rolle.

Eine Psychose kann jedoch auch Ausdruck einer organischen Erkrankung sein: Zum Beispiel rufen manche Stoffwechselstörungen, Tumoren und Entzündungen im Gehirn Symptome einer Psychose hervor. Aber auch Drogen wie Kokain, LSD, Ecstasy (XTC, Eve, E, MDMA) und andere Amphetamine können psychotische Bilder auslösen. Medikamente können die Seele ebenfalls aus dem Gleichgewicht bringen. Dazu gehören Parkinson-Medikamente (siehe Seite 510ff.), Antidepressiva (siehe Seite 563ff.), Antibiotika (beispielsweise Gyrasehemmstoffe; siehe Seite 99ff.), Interferone (siehe Seite 196ff.), Aufputschmittel (Amphetamin und seine Abkömmlinge) und Barbiturate (siehe Seite 503f.).

Symptome

Die Symptome während einer Psychose sind vielgestaltig, rufen bei den Betroffenen jedoch fast immer große Angst und Unruhe hervor. Die Umwelt wird als fremdartig und bedrohlich erlebt. Oftmals treten Sinnestäuschungen auf: Man hört Stimmen, fühlt sich verfolgt oder bedroht. Bei durch Drogen hervorgerufenen Psychosen kommt es häufig zum so genannten »Dermatozoenwahn«: Die Betroffenen sehen kleine Krabbeltierchen auf der Haut. Für die Erkrankten sind die für Außenstehende nicht nachzuvollziehenden Wahnideen völlig real – sie selbst empfinden sich nicht als krank. Psychotiker sind im wahrsten Sinne des Wortes »ver-rückt«, die Wahrnehmung der Umwelt hat sich verschoben.

Wie die Halluzinationen, an denen die Erkrankten starr festhalten, gehören auch Antriebsstörungen zum Krankheitsbild. Diese können sich in starker Erregung, aber auch in völliger Antriebslosigkeit äußern, bei der sich die Kranken von ihrer Umwelt abkapseln, jegliches Inter-

Seelische Erkrankungen

esse daran verlieren und sich zu nichts mehr aufraffen können. Im Extremfall kommt es zu starker psychomotorischer Erregung (»Tobsucht«) beziehungsweise zur völligen Bewegungslosigkeit bei klarem Bewusstsein (»Stupor«).

Spätfolgen und Komplikationen

Ein chronischer Verlauf kann mit einem fortschreitenden geistigen Abbau einhergehen. Die Betroffenen sind dann weitgehend auf soziale Betreuung angewiesen.

Das kann man selbst tun

→ Hilfe annehmen

Psychotische Krankheitsschübe treten immer wieder auf. Nach dem ersten Ereignis sollte man sich für den Fall weiterer Schübe aktiv um dauerhafte Hilfe bemühen. So können weitere Krankheitsphasen schon frühzeitig erkannt und abgefangen werden.

→ Regelmäßiger Kontakt zum Therapeuten

Die Psychose kann eine chronische Erkrankung sein. Deshalb sollte man regelmäßigen Kontakt zum Arzt halten und zu diesem ein Vertrauensverhältnis aufbauen. Bemerkt man selbst oder die Kontaktperson eine schleichende Verschlechterung und sucht rechtzeitig Hilfe, kann behandelt werden bevor es wieder zu einer Zuspitzung kommt.

→ Verzicht auf Alkohol

Während der Einnahme von Psychopharmaka sollte Alkohol gemieden werden, da sich die Wirkungen gegenseitig verstärken.

Ruhig durch Neuroleptika?

Entgegen einer weit verbreiteten Meinung machen Neuroleptika nicht süchtig. Der Missbrauch dieser Mittel findet auf anderer Ebene statt: Werden sie bedenkenlos gegeben, um verwirrte, unruhige Patienten dauerhaft ruhig zu stellen und so das betreuende Heim- oder Klinikpersonal zu entlasten, dann geht ihr Einsatz am Wohl der Patienten vorbei. Abgesehen davon, dass sie die gesamte Bandbreite der zahlreichen Nebenwirkungen erleiden müssen, wird den Betroffenen so jede Menschenwürde genommen. Außerdem mehren sich Hinweise, dass Neuroleptika bei Menschen, die an einer Demenz leiden (z. B. an der Alzheimerschen Erkrankung), den Krankheitsverlauf sogar beschleunigen können.

Medikamente: Nutzen und Risiken

Reiner Zufall ist es gewesen, als 1952 in Frankreich die günstige Auswirkung des Wirkstoffs Chlorpromazin bei psychisch erkrankten Patienten entdeckt wurde. Ursprünglich war dieses Medikament dazu gedacht, vor chirurgischen Eingriffen zur Kreislaufstabilisierung angewandt zu werden. Seither ist eine Vielzahl so genannter Neuroleptika oder Antipsychotika zur Behandlung psychotischer Erkrankungen entwickelt worden. Diese Wirkstoffe ermöglichen die effektive Behandlung psychotischer Erkrankungen, haben aber auch ihre Schattenseiten.

Häufig ermöglichen Neuroleptika erst den therapeutischen Zugang. Werden sie bei einer akuten Nervenkrise genommen, können sie die stationäre Aufnahme in eine psychiatrische Abteilung vermeiden. Es ist gesichert, dass durch die regelmäßige Einnahme von Neuroleptika das Auftreten erneuter psychotischer Schübe verhindert werden kann. Vor allem Betroffene, die unter häufigen Krankheitsschüben leiden, können von einer Langzeittherapie profitieren.

574

Leider dämpfen Neuroleptika nicht nur die Wahnideen oder die Angstzustände, sondern auch die vitale und aktive Teilnahme am Leben. Die Patienten scheinen unter Neuroleptika eine Wesensveränderung durchzumachen: Sie werden stumpf und gleichgültig und vernachlässigen ihre sozialen Obliegenheiten. Das verstärkt wiederum ihre psychische Anfälligkeit. Diese negative Wirkung auf die Lebensqualität haben alle Neuroleptika. Es muss daher im Einzelfall abgewogen werden, ob sie über längere Zeit hinweg verordnet werden müssen.

Treten psychotische Schübe nur sehr selten auf, sollte unter Umständen auf eine Langzeitbehandlung verzichtet werden. Da sich erneute Schübe sehr häufig durch Vorboten ankündigen (Unruhe, Schlafstörungen, Gedankenflucht), kann dann immer noch eine Behandlung eingeleitet und Schlimmeres verhütet werden.

In vielen Fällen aber ist eine Dauereinnahme sinnvoll: Immerhin kann die Rückfallrate von 75 Prozent auf 15 Prozent (innerhalb eines Jahres) gesenkt werden. Nicht bekannt ist, ob eine regelmäßige Einnahme von Neuroleptika die Spätfolgen einer chronischen Psychose verhindert.

Ein weiterer Nachteil der Neuroleptika sind die bei vielen Patienten auftretenden Nebenwirkungen. So rufen die meisten Neuroleptika Störungen der Motorik hervor. Solche Bewegungsstörungen können sehr quälend sein. Manchmal verschwinden sie auch nach Absetzen der Medikamente nicht mehr.

Die Neuroleptika gehören unterschiedlichen chemischen Gruppen an. Die drei wichtigsten Gruppen sind die Phenothiazine, die Thioxanthene und die Butyrophenone. Auch wenn sie unterschiedlichen Gruppen angehören, so ähneln sie sich doch in vielen Bereichen.

Seit einigen Jahren gibt es daneben Neuroleptika, die bei Patienten wirken sollen, die unter den älteren Wirkstoffen nicht gut zu behandeln waren. Angeblich unterscheiden sie sich hinsichtlich der Nebenwirkungen von den »klassischen« Neuroleptika und werden deshalb als »atypische« Neuroleptika bezeichnet. Wirklich anders ist das Nebenwirkungsspektrum nach vorliegenden Daten aber nur bei Clozapin und Olanzapin, die deutlich seltener Bewegungsstörungen hervorrufen. Dafür kommt es unter Clozapin häufig zu schweren Blutbildschäden. Die anderen »atypischen« Neuroleptika sind sehr wohl mit den klassischen Mitteln vergleichbar, auch wenn sie sich chemisch von diesen etwas unterscheiden.

Ein besonders problematisches Medikament ist der Wirkstoff Fluspirilen – nicht wegen der Nebenwirkungen, sondern weil er meist falsch angewandt wird. Das stark wirksame Neuroleptikum wird häufig als Tranquilizer, also zur Beruhigung, verschrieben. Ein beliebter Einsatzbereich sind seelische Probleme in den Wechseljahren und depressive Verstimmungen. Dies ist nicht akzeptabel, denn das Medikament hat alle Nachteile eines stark wirkenden Neuroleptikums und löst häufig Bewegungsstörungen aus. Es sollte daher nur bei psychotischen Erkrankungen eingesetzt werden.

Der Wirkstoff Risperidon wird zwar vom Hersteller als ein »atypisches« Neuroleptikum mit weniger Nebenwirkungen auf den Bewegungsapparat dargestellt. Dies scheint jedoch nicht der Fall zu sein. Es ist chemisch vergleichbar mit dem stark wirkenden Neuroleptikum Haloperidol und besitzt im Prinzip die gleichen Nebenwirkungen.

Zotepin und Sulpirid sind Varianten klassischer Neuroleptika, sie besitzen aber keine besonderen Vorzüge. Sulpirid ist wegen ausgeprägter Störungen des Hormonhaushalts sogar als ungünstig einzuschätzen und weniger empfehlenswert.

Neuroleptika werden außerdem gemäß ihrer Wirkstärke in schwach, mittel bzw. hoch potente Neuroleptika eingeteilt. Phenothiazine und Thioxanthene sind meist schwach und mittelpotente Neuroleptika, viele Butyrophenone hingegen hoch potent. Die dämpfende (»sedierende«) Wirkung kann erwünscht sein, wenn Patienten unter starken Erregungs- und Angstzuständen leiden.

Nicht bei allen Patienten wirken Neuroleptika wie gewünscht. Anfangs sprechen nur ca. 70 Prozent der Patienten auf das Mittel an. Mit erhöhten Dosen oder einem Wechsel auf einen anderen Wirkstoff lässt sich noch einiges erreichen, allerdings bleibt der Behandlungserfolg bei zehn bis zwanzig Prozent unbefriedigend.

Seelische Erkrankungen

Frage an den Arzt ?

● **Begebe ich mich mit Medikamenten gegen Psychosen denn nicht in eine »chemische Zwangsjacke«?**

Auch wenn Neuroleptika eine ganze Reihe unerwünschter Auswirkungen auf das Seelenleben haben, werden sie durch die positiven Auswirkungen meist aufgewogen. Oft sind es die Mittel, die eine echte Kontaktaufnahme mit der Umwelt überhaupt erst ermöglichen. Die Betroffenen empfinden es als Erleichterung, aus der extrem bedrohlich empfundenen Situation zu entrinnen. Neuroleptika können den Weg für weitere sozial- und psychotherapeutische Schritte ebnen. Eine dauerhafte Abhängigkeit ist nicht zu befürchten. Dennoch sollten Sie die Notwendigkeit einer dauerhaft vorbeugenden Einnahme gut mit Ihrem Therapeuten absprechen und die Vor- und Nachteile gegeneinander abwägen.

Klassische Neuroleptika

Wirkstoffe	Medikamente
Butyrophenone	
Benperidol	Benperidol-neuraxpharm (D), Glianimon (D)
Haloperidol	Haldol (A, CH, D), Haloperidol-neuraxpharm (D), Haloperidol-ratiopharm (D), Sigaperidol (CH, D)
Melperon	Buronil (A), Eunerpan (D), Melperon AI (D), Melperon beta (D),
Pipamperon	Dipiperon (CH, D)
Phenothiazine	
Fluphenazin	Lyogen (A, CH, D)
Levomepromazin	Levomepromazin-neuraxpharm (D), Neurocil (D), Nozinan (A, CH)
Perazin	Perazin-neuraxpharm (D), Taxilan (D)
Perphenazin	Decentan (A, D), Trilafon (CH)

Wirkstoffe	Medikamente
Phenothiazine (Fortsetzung)	
Promazin	Prazine (CH), Protactyl (D), Sinophenin (D)
Promethazin	Atosil (D), Phenergan (CH), Promethazin-neuraxpharm (D), Prothazin (D)
Prothipendyl	Dominal (A, D)
Thioridazin	Melleril (A, CH, D), Melleretten (D)
Triflupromazin	Psyquil (A, CH, D)
Thioxanthene	
Chlorprothixen	Truxal (A, CH, D)
Flupentixol	Fluanxol (A, CH, D), Fluanxol Depot (D)
Zuclopenthixol	Ciatyl Z (D), Cisordinol (A), Clopixol (CH)

Wirkungsweise

Die Symptome, die bei einer Psychose auftreten, werden mit einem Ungleichgewicht bestimmter Nervenimpulse im zentralen Nervensystem in Zusammenhang gebracht. Hier setzen Neuroleptika an: Sie blockieren in bestimmten Gehirnbezirken die »Impulsübertragungsstationen« (Dopaminrezeptoren), die bei der Erkrankung offenbar eine Rolle spielen. Dieser Eingriff hat mehrere Auswirkungen:

● Linderung psychotischer Symptome (Wahnideen, Halluzinationen usw.)
● Verminderung des Antriebs und der inneren Unruhe
● Dämpfung von Erregungszuständen

Allerdings kann es mehrere Wochen (meist sechs bis acht) dauern, bis diese Wirkungen greifen.

Auch ein Teil der unerwünschten Nebenwirkungen (insbesondere die regelmäßig auftretenden Bewegungsstörungen) ist auf die Blockierung der Dopaminrezeptoren durch die Neuroleptika zurückzuführen.

Daneben haben Neuroleptika je nach neuroleptischer Potenz eine unterschiedlich starke dämpfende (»sedierende«) Begleitwirkung.

Anwendung

Für die Anwendung von Neuroleptika gibt es kein allgemeingültiges Rezept, der richtige Wirkstoff und die richtige Dosis müssen individuell ermittelt werden. Die Auswahl des Medikaments richtet sich zunächst nach dem Beschwerdebild und nach den Erfahrungen des Therapeuten, der die Wirkstoffe, die angewandt werden, gut kennen muss. Die Dosis des Mittels wird in aller Regel so lange gesteigert, bis eine ausreichende Wirkung erzielt ist.

Die Verabreichung der Neuroleptika kann als Tabletten oder Kapseln, als Saft, aber auch in Spritzenform mit so genannten Depotpräparaten durchgeführt werden. Mit einer einzigen Injektion in die Muskulatur kann dadurch eine so große Dosis in den Körper eingebracht werden, dass die Wirkung über ein bis vier Wochen anhält. In dieser Zeit wird der Wirkstoff langsam aus dem Muskeldepot in den Blutkreislauf aufgenommen. Bei sehr schweren Erregungszuständen kann es erforderlich sein eine raschere Wirkung zu erzielen – sei es durch eine höhere Dosis oder durch eine intravenöse Injektion.

Die Dauer der Behandlung muss individuell besprochen werden. Tritt die Erkrankung das erste Mal auf, so sollte nach erreichtem Behandlungserfolg ca. drei Monate lang mit Medikamenten weiterbehandelt werden. Danach ist die Dosis langsam zu reduzieren. Tritt jedoch zum wiederholten Male ein Erkrankungsschub auf, so wird die Nachbehandlung auf mehrere Jahre ausgedehnt. Dies sind aber nur grobe Richtwerte, die dem jeweiligen Krankheitsbild angepasst werden müssen.

Nebenwirkungen

Die häufigsten und unangenehmsten Nebenwirkungen der Neuroleptika sind ausgeprägte Bewegungsstörungen, wobei hiervon vor allem ältere Menschen betroffen sind. Lebensbedrohliche Nebenwirkungen sind zwar einerseits eher selten, ihre Symptome müssen andererseits aber allen Betroffenen bekannt sein, damit man zeitig gegensteuern kann.

→ Krampfartige Bewegungen

Bereits zu Behandlungsbeginn kommt es bei einigen Patienten zu Bewegungsstörungen, die nicht willkürlich beeinflusst werden können: Blickkrämpfe, Krämpfe des Zungenschlundes und Drehkrämpfe des Halses. Diese Symptome sind unangenehm und wirken bedrohlich, sie verschwinden aber meist wieder.

Hartnäckige Beschwerden lassen sich mit Gegenmitteln, die unter anderem bei der Parkinsonbehandlung angewandt werden, beseitigen (Biperiden, siehe Seite 517f.).

→ Parkinsonartige Bewegungsstörungen

Nach längerer Behandlungsdauer kommt es häufig zu Bewegungsstörungen, die jenen der Parkinsonschen Erkrankung zum Verwechseln ähnlich sehen: Bewegungsarmut, Muskelstarre, Zittern, maskenhaftes Gesicht. Ältere Patienten und Frauen sind für diese Nebenwirkung besonders anfällig. Eine Behandlung mit Biperiden (siehe Seite 517f.), das sonst bei der Parkinsonschen Erkrankung gegeben wird, ist möglich.

→ Bewegungsstörungen im Gesicht

Eine weitere lästige Bewegungsstörung ist die so genannte »Spätdyskinesie« (Dyskinesie = Fehlbewegung) mit auffälligen, nicht zu kontrollierenden Bewegungen im Mundbereich. Es kommt zu ständigem Grimassieren, Schmatzen und Kauen. Vom Patienten werden die Bewegungen oft gar nicht bemerkt. Diese Bewegungsstörungen bleiben häufig für immer bestehen, eine Behandlung ist praktisch nicht möglich.

→ Sitzunruhe

In den ersten Behandlungsmonaten kommt es relativ häufig zu innerer Unruhe und Bewegungsdrang, die von den Patienten kaum unterdrückt werden können. Die einzige Gegenmaßnahme ist eine Verminderung der Dosis.

→ Müdigkeit

Vor allem Phenothiazine und Thioxanthene erzeugen eine ausgeprägte Müdigkeit, hauptsächlich zu Beginn der Behandlung. Bei vorausgegangenen Schlafstörungen kann das von Vorteil sein.

Seelische Erkrankungen

→ **Mundtrockenheit, Sehstörungen, Schwierigkeiten beim Wasserlassen, starkes Schwitzen**

Diese Störungen des autonomen Nervensystems sind vor allem unter den schwächer wirkenden Neuroleptika häufig.

→ **Depressionen**

Bei langfristiger Therapie kommt es gehäuft zum Auftreten von Depressionen, die bis zum Selbstmordversuch führen können. Das beste Gegenmittel ist die Reduktion der Dosis. Erst wenn die geringstmögliche Dosierung erreicht ist, ohne dass die Depression verschwindet, soll an eine zusätzliche Behandlung mit einem antidepressiven Mittel gedacht werden.

→ **Allergien**

Neuroleptika verursachen bisweilen einen Hautausschlag, können jedoch auch schwere Allergien auslösen. So kann es zu einer Überempfindlichkeit des Knochenmarks mit einer Verminderung der weißen Blutkörperchen kommen. Bei starkem Schwund der weißen Blutkörperchen steigt die Infektanfälligkeit gefährlich an. Bei Fieber oder Halsschmerzen sollte daher auf jeden Fall der Arzt aufgesucht und eine Blutbildkontrolle durchgeführt werden. Liegt eine Allergie vor, muss das Mittel unbedingt abgesetzt und auf eine chemisch andersartige Substanz gewechselt werden.

→ **Lichtempfindlichkeit**

Einige Patienten leiden unter einer Überempfindlichkeit gegenüber Sonnenlicht: Es kommt zu Hautrötungen und Juckreiz. Von Sonnenbädern und Solariumsbesuchen ist daher abzuraten.

→ **Gewichtszunahme**

Eine Gewichtszunahme ist eine häufige Nebenwirkung, die auf einen gesteigerten Appetit zurückzuführen ist.

→ **Verstopfung**

Verstopfung tritt relativ häufig unter Neuroleptika auf, es kann sogar zu bedrohlichen Krank-

heitsbildern (Darmverschluss) kommen. Diese Nebenwirkung bildet sich nach Absetzen des Mittels wieder zurück.

→ **Blutdruckabfall, Herzrhythmusstörungen**

Bei der Langzeitbehandlung ist häufig die Kreislaufregulation gestört: Beim Aufstehen aus liegender oder sitzender Position fällt der Blutdruck stark ab, es kommt zu Schwindel und Taumeligkeit. Auch schwere Herzrhythmusstörungen sind möglich. EKG-Kontrollen sind deshalb bei der Langzeitbehandlung dringend angeraten.

→ **Malignes neuroleptisches Syndrom**

Dies ist eine eher seltene, aber umso schwerwiegendere Nebenwirkung (maligne = bösartig). 20 Prozent der Betroffenen versterben an dieser Nebenwirkung. Sie ist gekennzeichnet durch verhärtete Muskeln, hohes Fieber, getrübtes Bewusstsein (bis zum Koma) und steigenden Blutdruck. Ein Risikofaktor für diese Nebenwirkung stellt übermäßige körperliche Betätigung an heißen Tagen dar. In erster Linie sind stark wirksame Neuroleptika die Auslöser. Diese Nebenwirkung muss unbedingt in einem Krankenhaus behandelt werden.

Achtung

● Ältere Patienten müssen besonders vorsichtig behandelt werden, da es gehäuft zu Nebenwirkungen kommt (Blutdruckabfall, Bewegungsstörungen, Müdigkeit).

● Vorsicht ist auch bei einer Epilepsie geboten. Neuroleptika können Krampfanfälle auslösen.

● Neuroleptika sollten nicht eingenommen werden, wenn eine akute Vergiftung durch Alkohol, oder durch Medikamente wie Opiate oder Schlafmittel besteht, da die Gefahr von gravierenden Nebenwirkungen hoch ist.

● Bei Menschen mit einer Demenz (z. B. Alzheimersche Erkrankung) verschlechtern Neuroleptika die geistige Leistungsfähigkeit zusätzlich. Die Gabe der Mittel muss daher in solchen Fällen sorgfältig abgewogen werden.

Kombination mit anderen Mitteln

Da Wechselwirkungen mit anderen Arzneimitteln ein wirklich sehr großes Problem bei der Behandlung mit Neuroleptika darstellen, sollten man die Einnahme jedes anderen Medikaments unbedingt zuvor mit dem Arzt absprechen.
- Wirkstoffe, die ebenfalls müde machen (z. B. Schlafmittel, Alkohol, Opiate), verstärken die dämpfenden Wirkungen der Neuroleptika.
- Mittel gegen erhöhten Blutdruck, die zusammen mit Neuroleptika eingenommen werden, führen zu einem sehr starken Blutdruckabfall. Sehr häufige Blutdruckkontrollen sind daher unbedingt erforderlich.
- Die Nebenwirkungen von Phenytoin (bei Epilepsie, siehe Seite 505ff.), Lithium (bei Depressionen, siehe Seite 568ff.) und der trizyklischen Antidepressiva (siehe Seite 563ff.) werden durch eine Kombination mit Neuroleptika noch verstärkt .

Schwangerschaft und Stillzeit

Für einige Wirkstoffe aus der Gruppe der Phenothiazine und Thioxanthene (z. B. Thioridazin, Levomepromazin, Alimemazin) gibt es ausreichende Erfahrungen in der Schwangerschaft. Dabei haben sich keinerlei Hinweise auf ein erhöhtes Risiko für Kind oder Mutter ergeben. Sie gelten daher als die günstigsten Mittel, wenn in dieser Zeit eine Behandlung mit Neuroleptika erforderlich ist. Ist ein hoch potentes Neuroleptikum unbedingt erforderlich, so kann zur Not jedoch auch Haloperidol eingesetzt werden, allerdings gab es vereinzelte Berichte über ein erhöhtes Missbildungsrisiko des Kindes. Prinzipiell müssen die Neugeborenen nach ihrer Geburt für einige Zeit überwacht werden, um ein Entzugssyndrom auszuschließen.

Für Phenothiazine liegen die meisten Untersuchungen für die Stillzeit vor: Es ergaben sich keine negativen Auswirkungen für das Kind. Ansonsten kann noch Haloperidol angewandt werden. Von den anderen Substanzen weiß man bis zu diesem Zeitpunkt zu wenig, sie sollten deshalb gemieden werden.

> ### Daher unsere Bewertung
>
> **Die »klassischen« Neuroleptika sind wirksame und hilfreiche Medikamente zur Behandlung von psychotischen Erkrankungen. Sie können akute Schübe günstig beeinflussen und die Gefahr von Rückfällen durch Langzeitbehandlung deutlich mindern. Allerdings ist die Einnahme mit häufig auftretenden unangenehmen Nebenwirkungen verbunden. Diese Arzneimittel sind keineswegs harmlos und dürfen nicht zum »ruhig stellen« unruhiger Patienten missbraucht werden.**

Andere und »atypische« Neuroleptika

Wirkstoffe	Medikamente
Clozapin	Elcrit (D), Leponex (A, CH, D)
Fluspirilen	Fluspi (D), Imap (CH, D), Kivat (D)
Olanzapin	Zyprexa (CH, D)
Risperidon	Risperdal (A, CH, D)
Sulpirid	Dogmatil (A, CH, D), Meresa (D, A)
Zotepin	Nipolept (A, D)

Wirkungsweise

Auch die »atypischen« Neuroleptika wirken auf Dopaminrezeptoren im Gehirn und beeinflussen dadurch die psychischen Symptome. Offenbar haben Olanzapin und Clozapin andere Andockstellen im Gehirn, wodurch das andersartige Nebenwirkungsspektrum zustande kommt.

Anwendung

Die Mittel stehen als Tabletten oder Kapseln, als Saft, aber auch in Spritzenform zur Verfügung. Wie bei klassischen Neuroleptika ist die Dosis auch hier individuell zu ermitteln und hängt unter anderem von der Stärke der Symptome ab.

Seelische Erkrankungen

Bei der Anwendung von Clozapin müssen regelmäßige Blutbildkontrollen durchgeführt werden, da es häufig zu schweren Blutbildstörungen (Abfall der weißen Blutkörperchen) kommt.

Nebenwirkungen

Risperidon, Sulpirid, Zotepin und Fluspirilen haben ähnliche Nebenwirkungen wie die klassischen Neuroleptika (siehe Seite 576ff.). Anders ist das Nebenwirkungsspektrum bei Clozapin und Olanzapin.

→ Blutbildschäden

Bei dem bereits 1975 entwickelten Clozapin kam es schon bald nach Einführung häufig zu schweren Blutbildschäden, weil die Produktion weißer Blutkörperchen im Knochenmark zusammenbrach. Schwere bakterielle Entzündungen waren die Folge, zum Teil endete diese Nebenwirkung tödlich. Olanzapin ist noch nicht so lange auf dem Markt, deshalb weiß man nicht genau, ob es ebenso gehäuft zu Blutbildschäden kommt. Zwar sind auch hier erste Fälle aufgetreten, nach den bisherigen Studien ist das Risiko jedoch geringer.

Bei der Einnahme von Clozapin muss das Blutbild in wöchentlichen Abständen kontrolliert werden. Dies ist bei der Behandlung mit Olanzapin nicht vorgeschrieben.

→ Bewegungsstörungen

Die beschriebenen schweren Bewegungsstörungen (siehe Seite 577) können prinzipiell auch unter Olanzapin und Clozapin auftreten.

→ Gewichtszunahme

Aufgrund eines vermehrten Appetits nimmt das Gewicht häufig zu.

→ Auslösung von Krampfanfällen

Olanzapin und Clozapin können Krampfanfälle auslösen.

→ Anschwellen der Brust

Sulpirid hat ausgeprägte Störungen des Hormonhaushalts zur Folge. Bei Männern kommt es gehäuft zum Anschwellen der Brust.

Kombination mit anderen Mitteln

Das Risiko für schwere Blutbildschäden durch Clozapin steigt bei der Kombination mit folgenden Mitteln:
- Carbimazol (Schilddrüsenmittel, siehe Seite 481f.)
- Vancomycin (Antibiotikum)
- Phenytoin (Epilepsie, siehe Seite 505ff.)
- Diuretika (bei Hochdruck und Herzinsuffizienz, siehe Seite 317ff.)

Die Kombination mit sedierenden Arzneimitteln führt zu einer verstärkten Dämpfung.

Achtung

- Bei bekannten Erkrankungen des Blutbilds sollte Clozapin nicht eingenommen werden. Ob Olanzapin in dieser Situation sicherer ist, weiß man noch nicht genau, in jedem Fall sollten engmaschige Blutbildkontrollen erfolgen.
- Vorsicht ist bei einer Epilepsie geboten. Beide Mittel können Krampfanfälle hervorrufen.
- Ältere Patienten müssen besonders vorsichtig behandelt werden, da es gehäuft zu Nebenwirkungen kommt.
- Neuroleptika sollten nicht eingenommen werden, wenn eine akute Vergiftung mit Alkohol, Medikamenten wie Opiate oder Schlafmittel besteht, da die Gefahr von gravierenden Nebenwirkungen hoch ist.
- Bei Menschen mit einer Demenz verschlechtern Neuroleptika die geistige Leistungsfähigkeit zusätzlich. Die Gabe der Mittel muss daher sorgfältig abgewogen werden.

Schwangerschaft und Stillzeit

Die Sicherheit aller hier aufgeführten Mittel für die Schwangerschaft ist nicht ausreichend belegt. Vor allem in den ersten drei Monaten der Schwangerschaft sollten sie nicht angewandt werden, da sich in dieser Zeit die kindlichen Organe bilden und das Missbildungsrisiko am größten ist. Eine versehentliche Einnahme ist kein Grund für einen Schwangerschaftsabbruch. Während der Einnahme sollte nicht gestillt werden.

Daher unsere Bewertung

Von den hier beschriebenen Wirkstoffen haben vor allem Clozapin und Olanzapin einen Sonderstatus: Sie können bei einem Teil der Patienten wirken, die nicht gut auf die klassischen Neuroleptika ansprechen, und sie beeinträchtigen die Beweglichkeit weniger. Sie stellen daher eine Alternative dar, wenn klassische Neuroleptika aufgrund von Bewegungsstörungen nicht gut vertragen werden oder nicht ausreichend wirken. Clozapin, für das die größte Erfahrung vorliegt, führt allerdings häufig zu schweren Störungen des Blutbilds. Regelmässige (anfangs wöchentliche!) Laborkontrollen sind unverzichtbar. Olanzapin ist noch nicht lange genug in Gebrauch. Daher ist nicht bekannt, ob es ebenso gut wirkt wie Clozapin. Blutbildschäden treten offenbar seltener auf. Die anderen Wirkstoffe bieten gegenüber den klassischen Neuroleptika keine überzeugenden Vorteile und sind nicht empfehlenswert. Besonders problematisch ist der Einsatz von Fluspirilen in anderen Anwendungsbereichen (z. B. Wechseljahre) als bei psychotischen Erkrankungen. Dafür ist es wegen starker Nebenwirkungen nicht geeignet.

Schlaflosigkeit

Schlafstörungen

Was sind Schlafstörungen?

Es gibt verschiedene Formen von Schlafstörungen. Am häufigsten sind Probleme mit dem Einschlafen. Viele Menschen werden aber auch mitten in der Nacht wach und haben dann Schwierigkeiten, wieder einzuschlafen. Diese Art der Schlafstörung wird als Durchschlafstörung bezeichnet.

In vielen Fällen steht hinter einer vermeintlichen Schlafstörung gar kein echtes Krankheitsbild. Hinter den Klagen können sich nämlich falsche Erwartungen an den Schlaf verbergen, da sich der Schlafbedarf im Laufe des Lebens verringert: Säuglinge schlafen 20 Stunden täglich, Erwachsene brauchen sieben bis acht Stunden Schlaf, ältere Menschen kommen aber oft mit fünf bis sechs Stunden aus. Wird dies missachtet, sind unruhige Stunden im Bett vorprogrammiert.

Ursachen

Dass man vor Aufregung oder Sorgen nicht gut schlafen kann, hat gewiss jeder am eigenen Leib erfahren. Gestörter Schlaf ist dann eine Stressreaktion bei emotionalen Belastungen, z. B. vor Prüfungen, in Verlustsituationen oder vor der eigenen Hochzeit.

Neben psychischen Gründen lassen sich in manchen Fällen auch körperliche Ursachen für die Schlafstörungen benennen wie beispielsweise Reizhusten bei Bronchitis oder chronische Schmerzzustände.

Schwere seelische Erkrankungen wie Depressionen und Psychosen sind ebenfalls mit Schlafstörungen verbunden. Häufig äußern sich Depressionen sogar zunächst ausschließlich mit Schlafstörungen.

Aber auch einige Medikamente können den Schlaf empfindlich stören, z. B.:
- Theophyllin (Asthmamittel, siehe Seite 145ff.)
- Betablocker (Hochdruckmittel, siehe Seite 322ff.)
- Methyldopa (Hochdruckmittel, siehe Seite 331f.)
- Phenytoin (Mittel bei Epilepsie, siehe Seite 505ff.)
- Appetitzügler
- Thyroxin (Schilddrüsenhormon, siehe Seite 478ff.)

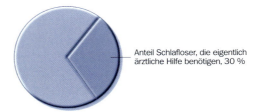

Schlafstörungen in Deutschland

Anteil Schlafloser, die eigentlich ärztliche Hilfe benötigen, 30 %

Jede Nacht leiden etwa 20 Millionen Deutsche unter Schlafstörungen. Es ist das häufigste Symptom, mit dem Patienten zum Arzt gehen.

Schlaflosigkeit

- antriebsfördernde Antidepressiva (siehe Seite 567f.)
- Antibiotika, z. B. Chinolone (siehe Seite 99ff.)
- Migränemittel, z. B. Ergotamin (siehe Seite 525ff.)

Symptome

Manche Menschen wälzen sich im Bett stundenlang hin und her, ehe sie einschlafen können. Andere wiederum wachen nachts mehrfach auf und haben dann Schwierigkeiten, wieder zur Ruhe zu kommen. Die Aussage, man habe die ganze Nacht kein Auge zugemacht habe, stimmt jedoch meist nicht: Aus Untersuchungen weiß man, dass auch Menschen mit diesem Gefühl in Wirklichkeit durchaus einige Stunden schlafen. Sie vermissen meistens nur den »erholsamen« Schlaf.

Spätfolgen und Komplikationen

Jeder von uns weiß, dass eine schlechte Nacht den ganzen Tag verderben kann. Man fühlt sich zerschlagen, gereizt und bewältigt die Arbeit nicht wie man es gewöhnlich tut. Halten Schlafstörungen längere Zeit an, so kann ein chronischer Erschöpfungszustand durchaus die Folge sein. Folgeerkrankungen aufgrund von Schlafstörungen treten jedoch nicht auf, es sei denn beim Schlafapnoe-Syndrom (siehe Kasten).

Das kann man selbst tun

In erster Linie ist die Behandlung von Schlafstörungen eine Domäne der nicht medikamentösen Behandlungsmaßnahmen. Ist eine körperliche Erkrankung Ursache der Schlafstörungen, muss diese behoben werden. Nachfolgend einige allgemeine »Schlafregeln«, die meist in allen anderen Fällen helfen:

→ Die Nachtruhe »vorbereiten«

Wer am Tag für ausreichend Bewegung sorgt, hat meist keine Probleme mit einer erholsamen Nachtruhe. Manchmal hilft ein regelmäßiger Abendspaziergang vor der Bettruhe. Außerdem sollte man sich wirklich erst dann zum Schlafen legen, wenn man wirklich müde ist, und nicht dann, wenn man meint, dass es Zeit fürs Bett sein müsste.

→ Richtiger Umgang mit Kaffee & Co.

Tee- und Kaffeekonsum am Abend kann aufgrund des Coffeingehalts zu erheblichen Einschlafstörungen führen. Beides sollte gemieden werden.

Auch mancherlei Medikamente können den Schlaf stören (s. o.) und sollten nach Möglichkeit zumindest abends nicht eingenommen werden.

Wenn die Luft wegbleibt: das Schlafapnoe-Syndrom

Eine besondere Form einer schweren Schlafstörung ist das Schlafapnoe-Syndrom. Vor allem Männer mit starkem Übergewicht leiden unter dieser Störung.

Durch Blockierung der Atemwege oder durch eine Fehlsteuerung im Gehirn kommt es zu starkem Schnarchen und wiederholten, mehrere Sekunden lang anhaltenden Atemstillständen. Die vom Schlafapnoe-Syndrom Betroffenen fühlen sich am nächsten Morgen völlig zerschlagen und unausgeruht.

Da die Erkrankung auf Dauer zu Schäden am Herzen führen kann, ist das Syndrom nicht nur extrem unangenehm für Betroffene und »Mitschläfer«, sondern eine ernst zu nehmende, langfristig bedrohliche Erkrankung.

Welche Therapie bei dieser Erkrankung angebracht ist, muss durch Untersuchungen in einer spezialisierten Krankenhausabteilung, dem »Schlaflabor«, ermittelt werden. Oft ist Abnehmen die wichtigste Maßnahme, selten kann auch eine Operation hilfreich sein.

Schlafstörungen

Alkoholhaltige Getränke machen zwar müde, ein Zuviel stört jedoch den regulären Schlafablauf. Kein Wunder, dass man sich am nächsten Morgen zerschlagen und unausgeruht fühlt. Das gleiche Problem tritt übrigens auf, wenn man abends zu üppig isst.

→ Beste Schlafzimmerbedingungen

Das Schlafzimmer sollte nicht überheizt sein: Die optimale Schlaftemperatur liegt bei ca. 16 °C. Darüber hinaus sollte das Schlafzimmer gut gelüftet sein und nicht durch Zigarettenrauch beeinträchtigt. Behindern die Matratze oder falsche Decken (zu warm, zu kalt) den Schlaf?

→ Autogenes Training

Autogenes Training kann bei stressbedingten Schlafstörungen helfen, dasselbe gilt für die progressive Muskelentspannung nach Jacobsen. Diese Techniken müssen allerdings erlernt und regelmäßig durchgeführt werden.

Medikamente: Nutzen und Risiken

Bevor man zur Schlaftablette greift, sollten wirklich erst alle nichtmedikamentösen Behandlungsmaßnahmen ausgeschöpft sein. In häufigen Fällen schaffen Schlafmittel nämlich mehr Probleme als sie lösen.

Schlafmittel werden in Einschlafmittel und Durchschlafmittel unterteilt. Einschlafmittel wirken innerhalb kurzer Zeit, Durchschlafmittel hingegen entfalten ihre Wirkung langsamer, aber länger. In der Praxis hat es sich jedoch gezeigt, dass die meisten Schlafmittel eine zu lange Wirkdauer haben: Die Hälfte der eingenommenen Dosis befindet sich am folgenden Tag noch im Blut, man fühlt sich träge und benommen. Dies ist gefährlich: Sind z. B. ältere Menschen am nächsten Morgen schläfrig und benommen, stürzen und verletzten sie sich leicht. Rechtsmediziner vermuten, dass etwa zwanzig Prozent aller

Verkehrsunfälle mit Sach- und Personenschäden unter der Einwirkung von Arzneimitteln – insbesondere der als Schlafmittel eingesetzten Benzodiazepine – zustande kommen.

Außerdem stören alle Schlafmittel den Schlafablauf. Gerade in den ersten Tagen der Einnahme wird der Traumschlaf (REM-Schlaf) unterdrückt. Dieser ist jedoch sehr wichtig, damit man sich morgens ausgeruht fühlt.

Ein weiterer Nachteil ist, dass der Körper sich relativ rasch (nach ca. zwei Wochen, in selteneren Fällen auch sofort) an Schlafmittel gewöhnt. Sollen die Mittel dann noch wirken, muss die Dosis erhöht werden oder ein anderes Schlafmittel gewählt werden. Werden sie nach längerer Einnahme plötzlich abgesetzt, können zudem erhebliche Entzugserscheinungen auftreten: Angst, Zittern, Schwächegefühl, Übelkeit, Erbrechen und Herzrasen. Schlafmittel machen also körperlich abhängig – ein hierzulande weit verbreitetes Problem: Nach Schätzungen gibt es in Deutschland ungefähr 800 000 schlafmittelabhängige Menschen.

Sind wirklich alle nichtmedikamentösen Maßnahmen erfolglos, so sollte zunächst der Versuch mit rein pflanzlichen Zubereitungen, z. B. mit Baldrianextrakten, durchgeführt werden. Sie sind zwar nicht so stark wirksam wie andere Mittel, vielfach werden sie sogar als bessere »Scheinmedikamente« (Placebos) bezeichnet. Dennoch sprechen viele Menschen positiv darauf an und ersparen sich so die Nachteile der stärkeren Mittel. Auch wenn eine körperliche Abhängigkeit bei der Anwendung pflanzlicher Arzneimittel nicht zu befürchten ist, sollte man diese Wirkstoffe nicht länger als zwei bis drei Wochen ohne Rücksprache mit dem Arzt einnehmen. Haben sich bis dahin die Schlafstörungen nicht gebessert, sollte geprüft werden, welche Ursache sich dahinter verbergen könnte. Die Sicherheit der pflanzlichen Präparate ist bei einer langfristigen Einnahme nämlich nicht untersucht. So gibt es Vermutungen, dass einige Bestandteile des Baldrians eine krebserregende Wirkung haben könnten. Doch davon einmal ganz abgesehen, sollte prinzipiell ein »medikamentenfreier« Schlaf angestrebt werden.

Schlaflosigkeit

Helfen pflanzliche Mittel nicht weiter, kommen für maximal zwei bis drei Wochen Benzodiazepine in Frage. Eine Dauereinnahme muss unbedingt vermieden werden, denn eine körperliche Abhängigkeit ist sonst vorprogrammiert. Die verschiedenen Benzodiazepine haben ein ähnlich breites Wirkungsspektrum, unterscheiden sich aber gravierend hinsichtlich ihrer Wirkdauer. Zur Behandlung von Schlafstörungen sind am besten Benzodiazepine mit einer mittleren Wirkdauer (acht bis zwölf Stunden) geeignet. Vor allem ältere Menschen sollten mit Schlafmitteln sehr vorsichtig umgehen: Wegen der begleitenden muskelentspannenden Wirkung können sie ihre Bewegungen schlechter koordinieren – die Sturzgefahr wächst. Abzuraten ist von den ganz kurz wirksamen Mitteln (Triazolam). Eigentlich hatte man sich bei der Entwicklung dieser Substanz eine Schlafpille ohne den lästigen Wirkungsüberhang erhofft. Leider treten jedoch schwere Nebenwirkungen wie Verwirrtheitszustände und aggressive Verstimmungen auf, die so ausgeprägt sind, dass von der Anwendung abgeraten werden muss.

Chloralhydrat ist ein älteres Schlafmittel, das recht gut wirkt und den Vorteil hat, dass es den Ablauf des Schlafs relativ wenig stört. Nachteilig ist jedoch, dass das Mittel eine körperliche Abhängigkeit verursacht und darüber hinaus leberschädigend sein kann.

Eine Alternative kann die Einnahme eines Antihistaminikums sein. Diese werden hauptsächlich bei Allergien eingesetzt, machen aber auch müde. Sie sind schwächer als Benzodiazepine, machen aber nicht so leicht abhängig.

Seit einiger Zeit werden neuere Schlafmittel (Zaleplon, Zolpidem, Zopiclon) als Alternativen zu Benzodiazepinen angepriesen. Sie ähneln diesen jedoch in Wirkungs- und Nebenwirkungsspektrum und bieten keine Vorteile.

Pflanzliche Schlafmittel

Wirkstoffgruppen	Medikamente
Baldrianwurzelextrakt	Sedonium (D), Baldrian-Dispert (D), Valdispert (D)
Baldrianwurzelextrakt + Hopfenzapfenextrakt	Ivel (D), Luvased (D)
Baldrianwurzelextrakt + Hopfenzapfenextrakt + Passionsblumenextrakt	Kytta-Sedativum f (D)
Baldrianwurzelextrakt + Johanniskrautextrakt	Psychotonin (D)
Baldrianwurzelextrakt + Melissenblätterextrakt	Euvegal Dragees/ Tropfen (D)

Wirkungsweise

Extrakte aus Baldrianwurzeln, Hopfen, Melisse und Johanniskraut werden seit langem zur Behandlung von Schlafstörungen verwendet. Der genaue Wirkmechanismus ist noch nicht geklärt, oft weiß man nicht einmal, welcher Bestandteil der Extrakte die schlaffördernde Wirkung besitzt.

Die Wirkung pflanzlicher Sedativa ist sicherlich schwach. Es wird oft in Frage gestellt, ob sie überhaupt besser wirken als Scheinmedikamente (Placebos). Dafür ist auch bei einer längerfristigen Einnahme keine Abhängigkeit zu befürchten. Die Auswahl eines geeigneten Präparats sollte mit dem Arzt besprochen werden, denn vergleichende Untersuchungen, die den Vorteil des einen oder anderen Mittels belegt hätten, gibt es nicht.

Frage an den Arzt ?

● **Mein Schlaf ist regelmäßig um 4 Uhr morgens zu Ende. Was kann ich tun?**
Schlafmittel sollten der letzte Ausweg sein. Kontrollieren Sie Ihre Schlafgewohnheiten: Gehen Sie vielleicht »zu früh« ins Bett? Gerade bei älteren Menschen ist der Schlafbedarf oft geringer als angenommen. Dann hilft es, sich erst später hinzulegen.

Finden Sie in den frühen Morgenstunden regelmäßig keinen Schlaf mehr, ist es besser aufzustehen und etwas zu unternehmen, als sich unruhig und zunehmend ärgerlich im Bett hin und her zu wälzen.

Anwendung

Die Wirkstoffe sollten nicht länger als zwei bis drei Wochen eingenommen werden, dann sollte eine Rücksprache mit dem Arzt erfolgen: Einerseits, weil bei länger anhaltenden Schlafstörungen organische Ursachen zugrunde liegen können, andererseits, weil die Sicherheit der pflanzlichen Präparate bei langfristiger Einnahme nicht untersucht ist. Einnahmeregeln sind den Beipackzetteln zu entnehmen.

Nebenwirkungen

Der Vorteil pflanzlicher Präparate liegt im weitgehenden Fehlen von Nebenwirkungen wie körperlicher Abhängigkeit, Entzugserscheinungen sowie Auswirkungen auf das vegetative Nervensystem.

→ **Herabgesetzte Fahrtüchtigkeit**
Setzt man einen dämpfenden Einfluss der Mittel auf das zentrale Nervensystem voraus, so ist – wie es auch bei anderen Beruhigungsmitteln der Fall ist – mit einer herabgesetzten Fahrtüchtigkeit zu rechnen. Inwieweit diese Nebenwirkung eine Rolle spielt, sollte man unbedingt mit seinem Arzt besprechen.

Kombination mit anderen Mitteln

Probleme bei Einnahme anderer Medikamente treten bei den meisten Präparaten nicht auf. In letzter Zeit wurden bei Johanniskraut jedoch Wechselwirkungen mit anderen Medikamenten festgestellt, z.B. mit der »Pille«, die dann nicht mehr zuverlässig wirken soll. Ob dies auch für das Kombinationspräparat Psychotonin, das Johanniskraut enthält, eine Rolle spielt, ist nicht bekannt.

Schwangerschaft und Stillzeit

Auch pflanzliche Schlafmittel sollten während der Schwangerschaft und Stillzeit nur eingenommen werden, wenn dies unbedingt erforderlich ist. Für einen Teil der pflanzlichen Mittel liegen nur wenige Erfahrungen vor, z.B. ist die Sicherheit von Johanniskraut bis zum jetzigen Zeitpunkt nicht eindeutig belegt.

> **Daher unsere Bewertung**
>
> Pflanzliche Schlafmittel können bei leichten Schlafstörungen eingenommen werden, vorausgesetzt nichtmedikamentöse Maßnahmen blieben ohne Erfolg. Diese Präparate sind sicher schwächer wirksam als andere Schlafmittel, haben jedoch den Vorteil, dass Nebenwirkungen weitgehend fehlen. Insbesondere bei einer längerfristigen Einnahme besteht kein Risiko für eine körperliche Abhängigkeit. Dennoch sollte man langfristig ohne die regelmäßige Einnahme eines Schlafmittels auskommen.

Benzodiazepine

Wirkstoffe	Medikamente
Kurz wirkende Benzodiazepine	
Brotizolam	Lendormin (CH, D)
Triazolam	Halcion (A, CH, D)
Mittellang wirkende Benzodiazepine	
Alprazolam	Tafil (D), Xanax (CH), Xanor (A)
Bromazepam	Bromazanil (D), Bromazepam Genericon (A), durazanil (D), Gityl (D), Lexotanil (D, CH), Normoc (D)
Lorazepam	Lorasifar (CH), Lorazepam-neuraxpharm (D), Lorazepam-ratiopharm (D), Merlit (A), Tavor (D), Temesta (A, CH)
Lormetazepam	Ergocalm (D), Loramet (CH), Lormetazepam AL (D), Lormetazepam-ratiopharm (D), Noctamid (A, CH, D)
Oxazepam	Anxiolit (A, CH), Adumbran (A, D), oxa von ct (D),

Schlaflosigkeit

Wirkstoffe	Medikamente
Mittellang wirkende Benzodiazepine	
Oxazepam (Fortsetzung)	Oxazepam-ratiopharm (D), Praxiten (A, D), Seresta (CH), Sigacalm (D)
Temazepam	Levanxol (A), Normison (CH), Planum (D), Remestan (D), Temazep von ct (D)
Lang wirkende Benzodiazepine	
Chlordiazepoxid	Librium (D), Radepur (D)
Clobazam	Frisium (A, D), Urbanyl (CH)
Clorazepat	Tranxilium (A, CH, D)
Diazepam	Diazepam-ratiopharm (D), Diazepam Stada (D), Faustan (D), Paceum (CH), Psychopax (A, CH), Stesolid (A, CH), Tranquase (D), Valium (A, CH, D)
Flunitrazepam	Flunitrazepam-ratiopharm (D), Rohypnol (A, CH, D), Somnubene (A)
Medazepam	Nobrium (CH), Rudotel (D)
Nitrazepam	Eatan (D), Imeson (D), Mogadon (A, CH), Nitrazepam AI (D), Nitrazepam-neuraxpharm (D), Novanox (D), Radedorm (D)
Prazepam	Demetrin (A, CH, D)

Wirkungsweise

Benzodiazepine besetzen die Andockstellen von Nervenzellen in bestimmten Bereichen des Gehirns. Dies wirkt dämpfend und schlaffördernd, aber auch angstlösend und muskelentspannend. Deshalb werden Benzodiazepine nicht nur als Schlafmittel, sondern auch bei schweren Angstzuständen und Panikattacken beziehungsweise bei bestimmten Schmerzzuständen, die mit verhärteten, schmerzenden Muskeln einher gehen (z. B. bei Bandscheibenvorfall), eingesetzt.

Die verschiedenen Wirkstoffe unterscheiden sich erheblich im Hinblick auf die Wirkdauer. So wirkt das kurz wirkende Benzodiazepin Triazolam ca. drei Stunden, ein lang wirkendes Benzodiazepin wie Diazepam dagegen bis zu 100 Stunden, also vier Tage. Während zur Behandlung von Schlafstörungen eine mittlere Wirkdauer (acht bis zwölf Stunden) empfehlenswert ist, sind lang wirkende Benzodiazepine nur für die anhaltende Dämpfung bei Angstzuständen und Panikattacken geeignet.

Anwendung

Die Einnahmedauer der Benzodiazepine sollte immer so kurz wie möglich sein (maximal drei Wochen), da ansonsten eine Abhängigkeit droht.

Da die verschiedenen Benzodiazepine unterschiedlich schnell wirken, muss man sich bezüglich des Einnahmezeitpunkts in jedem Fall nach den Angaben auf dem Beipackzettel richten.

Nebenwirkungen

→ Abhängigkeit

Alle Benzodiazepine können abhängig machen, selbst wenn man sie in geringen Dosen einnimmt. Beim Absetzen kommt es in der Folge zu Entzugserscheinungen: Unruhe, Angst, Alpträume, Zittern, auch Krampfanfälle können dann vorkommen.

Hat man Benzodiazepine über längere Zeit eingenommen, müssen sie schrittweise reduziert (ausgeschlichen) werden. Bei einer schweren Abhängigkeit ist oft ein Klinikaufenthalt nötig, um sich von den Tabletten zu entwöhnen.

In der Drogenszene spielt der Wirkstoff Flunitrazepam eine besondere Rolle. Er wird in großem Ausmaß als Drogenersatz missbraucht und zusammen mit Heroin und Cocain angewandt.

→ Aggressivität

Manche Menschen reagieren völlig unerwartet auf Benzodiazepine: Statt zu Beruhigung und Entspannung kommt es bei ihnen zu starker Unruhe, Aggressivität und auch zu Angstzuständen. Vor allem alte Menschen können eine solche »paradoxe« Reaktion zeigen. In dieser Situation

Schlafstörungen

ist es grundfalsch, die Dosis des Mittels zu steigern! Das Mittel muss ganz abgesetzt werden.

Besonders oft scheinen solche paradoxen Wirkungen unter dem Wirkstoff Triazolam aufzutreten – in diesem Fall auch bei jungen Menschen. Schwere Ausnahmezustände einhergehen mit Wahnvorstellungen und Halluzinationen können hierbei vorkommen. Sogar Selbstmorde und Morde sind unter dem Einfluss von Triazolam begangen worden.

→ **Müdigkeit, Schwindel, Sehstörungen**

Schlafmittel wirken häufig in den nächsten Tag hinein und führen zu einer anhaltenden Müdigkeit. Auch alle Sinnesleistungen, die Koordinationsfähigkeit und die Vitalität werden durch die Einnahme von Benzodiazepinen nachhaltig verschlechtert.

→ **Herabgesetzte Fahrtüchtigkeit**

Aufgrund des dämpfenden Einflusses der Mittel auf das zentrale Nervensystem ist die Fahrtüchtigkeit herabgesetzt. Auch bei mittellang wirkenden Benzodiazepinen kann die Beeinträchtigung der Konzentrationsfähigkeit bis in den Tag hinein anhalten.

→ **Atemstörungen**

Benzodiazepine wirken auch hemmend auf das Atemzentrum. Bei normalen Dosen spielt diese Nebenwirkung keinerlei große Rolle, bei Menschen mit Lungenerkrankungen oder bei hohen Dosen kann die Atmung jedoch gefährlich eingeschränkt werden.

> **Vorsicht Missbrauch**
>
> Der Wirkstoff Flunitrazepam ist ein beliebter Drogenersatzstoff, da er schnell in das Gehirn gelangt und dadurch einen gewissen »Kick« auslöst (ein Effekt, der von langsamer wirkenden Mittel nicht erzeugt wird). Es wird zusammen mit Heroin oder Cocain konsumiert. In den USA steht allein schon der Besitz von Flunitrazepam unter Strafe, da die Substanz auch als »K.o.«-Tropfen missbraucht wurde.

→ **Verstärkte Schlaflosigkeit nach Absetzen**

Besonders unangenehm ist die Tatsache, dass es nach dem Absetzen der Benzodiazepine oft zu schlimmeren Schlafstörungen kommt als vor der Einnahme – oft ein Grund, dass die Mittel unnötig lange genommen werden.

Kombination mit anderen Mitteln

● Alle Medikamente, die ebenfalls auf das zentrale Nervensystem einwirken, verstärken die müde machende Wirkung von Benzodiazepinen. Dazu gehören z. B. Neuroleptika (siehe Seite 576ff.), Antidepressiva (siehe Seite 563ff.), Opiate (siehe Seite 24ff.) und insbesondere Alkohol.

● Auch manche Hochdruckmittel (z. B. Clonidin siehe Seite 72f. und 331f.) und Mittel zur Anregung der Darmmotorik (Cisaprid siehe auch Seite 162f.) verstärken die Müdigkeit.

● Die meisten Benzodiazepine sind bei gleichzeitiger Einnahme mit anderen Mitteln problematisch, da sie deren Abbau stören. Etwas weniger Schwierigkeiten gibt es in diesem Zusammenhang mit Lormetazepam und Lorazepam. Sie sind in diesem Fall zu bevorzugen.

Achtung

● Die Fahrtüchtigkeit ist bei Einnahme von Benzodiazepinen immer herabgesetzt!

● Ältere Menschen reagieren meist sehr viel stärker oder womöglich »paradox« auf Benzodiazepine. Sie müssen mit besonders geringen Dosen behandelt werden.

● Patienten mit Suchterkrankungen (beispielsweise Alkoholiker) sollen wegen der sehr großen Suchtgefahr nicht mit Benzodiazepinen behandelt werden.

Schwangerschaft und Stillzeit

Benzodiazepine, in der Schwangerschaft eingenommen, beinhalten kein Risiko für Missbildungen beim Neugeborenen. Sie dürfen daher in den ersten Monaten der Schwangerschaft eingenommen werden – allerdings sollte die Einnahme nur über kurze Zeit erfolgen.

589

Schlaflosigkeit

Problematisch sind diese Wirkstoffe gegen Ende der Schwangerschaft. Eine regelmäßige Einnahme kann das Ungeborene schwer in Mitleidenschaft ziehen. Direkt nach der Geburt kommt es zu Atemstörungen, die Kinder sind wochenlang schlapp und trinkfaul. Auch Entzugssymptome mit Zittern, Unruhe und Erbrechen sind berichtet worden. Benzodiazepine sollen daher nicht im letzten Drittel der Schwangerschaft eingenommen werden.

Mit der Muttermilch gelangen messbare Wirkstoffmengen zum Säugling. Bei einigen Mitteln (z. B. Oxazepam und Lormetazepam) ist die Menge jedoch so gering, dass keine Auswirkungen zu erwarten sind.

Daher unsere Bewertung

Mittellang wirkende Benzodiazepine können bei anhaltenden Schlafstörungen für kurze Zeit eingenommen werden, wenn man mit anderen Maßnahmen nicht erfolgreich ist. Die Einnahme sollte jedoch nicht länger als maximal drei Wochen erfolgen, da sonst die Gefahr einer körperlichen Abhängigkeit besteht. Alte Menschen sind stärker von Nebenwirkungen betroffen und sollten Benzodiazepine nur mit großer Vorsicht einnehmen. Die lang wirkenden Substanzen führen noch am nächsten Tag zu Müdigkeit und sind als Schlafhilfen daher nicht geeignet. Kurz wirkende Benzodiazepine sind wegen unkalkulierbarer psychischer Reaktionen nicht empfehlenswert. Wir raten von der Anwendung dieser Wirkstoffe ab.

Chloralhydrat

Wirkstoff	Medikament
Chloralhydrat	Chloraldurat (A, CH, D)

Wirkungsweise

Chloralhydrat erreicht seine müdemachende Wirkung über die Beeinflussung des Acetylcholins, einem Übertragerstoff im zentralen Nervensystem. Im Gegensatz zu anderen Schlafmitteln stört Chloralhydrat die Schlafphasen (insbesondere den so überaus wichtigen Traumschlaf) kaum.

Chloralhydrat wirkt (als Zäpfchen gegeben) auch bei kindlichen Fieberkrämpfen, wenn auch nicht so schnell wie Diazepam.

Anwendung

Chloralhydrat macht potenziell abhängig; aus diesem Grunde muss eine langfristige Anwendung unbedingt vermieden werden. Da die Rate an Nebenwirkungen rasch zunimmt, wenn zu viel eingenommen wird, muss sehr vorsichtig dosiert werden. Insbesondere bei älteren Menschen, bei denen die Organfunktionen oft nicht mehr optimal sind, muss eine niedrige Dosis gewählt werden.

Chloralhydrat wird etwa eine halbe Stunde vor dem Schlafengehen eingenommen.

Nebenwirkungen

→ **Müdigkeit, herabgesetzte Fahrtüchtigkeit**

Wie bei vielen Schlafmitteln kann es nach Chloralhydrat auch am nächsten Tag noch zu anhaltender Müdigkeit und Schlappheit kommen, wenn der Wirkstoff im Blut noch nicht abgebaut ist. Dementsprechend kann die Fahrtüchtigkeit herabgesetzt sein.

→ **Abhängigkeit**

Chloralhydrat führt recht häufig zur körperlichen Abhängigkeit – deshalb sollte es keinesfalls über einen längeren Zeitraum hinweg eingenommen werden. Setzt man das Mittel ab, so sollte es erst über einige Tage hinweg in der Dosis reduziert werden.

→ **Übelkeit, Völlegefühl**

Übelkeit, Völlegefühl, Blähungen und Erbrechen können durch Chloralhydrat ausgelöst werden. Sind die Beschwerden ausgeprägt, muss das Mittel abgesetzt werden.

Schlafstörungen

Kombination mit anderen Mitteln

- Alle Medikamente, die ebenfalls auf das zentrale Nervensystem einwirken, verstärken die müde machende Wirkung von Benzodiazepinen. Dazu gehören z.B. Neuroleptika (siehe Seite 576ff.), Antidepressiva (siehe Seite 563ff.), Opiate (siehe Seite 24ff.) und insbesondere Alkohol.
- Die Wirkung des gerinnungshemmenden Mittels Phenprocoumon (Marcumar) wird verstärkt. Wer dieses Mittel zusammen mit Chloralhydrat einnimmt, muss seine Gerinnungswerte im Blut häufiger bestimmen lassen und die Dosis gegebenenfalls reduzieren.

Achtung

- Menschen mit schweren Leber- und Nierenerkrankungen sollen Chloralhydrat nicht einnehmen, da das Mittel dann nicht richtig aus dem Körper ausgeschieden wird und sich im Blut immer stärker konzentriert (»kumuliert«). Die Nebenwirkungen fallen dann stärker aus.
- Bei schweren Herzerkrankungen (Herzmuskelschwäche) sollte Chloralhydrat nicht eingenommen werden, da es zu einer Verschlechterung der Herzerkrankung kommen kann.

Schwangerschaft und Stillzeit

Das Mittel darf in der Schwangerschaft nicht eingenommen werden, da es im Tierversuch zu Schäden an der Erbsubstanz kam. Beim Menschen gibt es allerdings bisher keinerlei sichere Hinweise auf Missbildungen, sodass bei einer versehentlichen Einnahme kein Schwangerschaftsabbruch erwogen werden muss.

Chloralhydrat gelangt zwar mit der Muttermilch zum Säugling, allerdings in so geringen Mengen, dass keinerlei Nachteile dadurch zu erwarten sind.

Antihistaminika und andere Schlafmittel

Wirkstoffe	Medikamente
Antihistaminika	
Diphenhydramin	Benocten (CH), Dibondrin (A), Dolestan (D), Hevert-Dorm (D), Halbmond (D)
Doxylamin	Hoggar N (D), Mereprine (CH, D), Sanalepsi N (CH)
Andere Schlafmittel	
Zaleplon	Sonata (CH, D)
Zolpidem	Bikalm (D), Ivadal (A, CH), Stilnox (A, CH, D)
Zopiclon	Somnosan (D), Ximovan (D), Zopiclon Stada (D), Zopidorm (D)

Wirkungsweise

Diphenhydramin und Doxylamin sind Antihistaminika, eine Gruppe von Medikamenten, die normalerweise gegen Allergien eingesetzt werden (siehe Seite 455ff.). Diese Mittel haben einen müde machenden Begleiteffekt, der bei Diphenhydramin und Doxylamin so ausgeprägt ist, dass die Wirkstoffe auch bei Schlaflosigkeit eingesetzt werden können. Sie wirken zwar schwächer als Benzodiazepine, haben allerdings den Vorteil, dass die Gefahr für eine körperliche Abhängigkeit geringer ist. Sie werden auch bei der Reise-

Daher unsere Bewertung

Chloralhydrat ist ein wirksames Schlafmittel, das für kurze Zeit eingenommen werden kann, wenn alle anderen Maßnahmen versagt haben. Von einer längerfristigen Einnahme (mehr als drei bis vier Wochen) ist aufgrund der Suchtgefahr abzuraten. Bei schweren Begleiterkrankungen von Leber, Niere oder Herz sollte wegen der Nebenwirkungen auf andere Mittel ausgewichen werden.

Schlaflosigkeit

krankheit gegeben, weil sie gegen Übelkeit wirksam sind.

Zaleplon, Zolpidem und Zopiclon werden von Herstellern zwar als Alternativen zu den Benzodiazepinen angepriesen, besetzen aber die gleichen Rezeptoren im Gehirn. Sie haben folglich sowohl die gleichen Wirkungen, als auch die gleichen Nebenwirkungen und Risiken wie Benzodiazepine.

Anwendung

Auch wenn die Gefahr für eine körperliche Abhängigkeit gering ist, sollten Antihistaminika bei der Behandlung von Schlafstörungen nur für wenige Wochen eingenommen werden. Sie werden 15 bis 30 Minuten vor dem Schlafengehen geschluckt.

Zaleplon, Zolpidem und Zopiclon dagegen dürfen wie Benzodiazepine wegen der Abhängigkeitsrisiken grundsätzlich nicht länger als drei Wochen genommen werden. Sie werden direkt vor dem Schlafengehen angewandt.

Nebenwirkungen

Es können bei diesen Mitteln alle bei den Benzodiazepinen beschriebenen Nebenwirkungen auftreten (siehe Seite 587ff.). Die Gefahr einer körperlichen Abhängigkeit ist bei den Antihistaminika allerdings gering.

→ **Verwirrtheit, aggressives Verhalten**

Unter den sehr kurz wirkenden Mitteln Zaleplon und Zolpidem können psychische Reaktionen auftreten, an die sich die Betroffenen später nicht mehr erinnern können.

→ **Mundtrockenheit, Sehstörungen, Übelkeit, Bauchschmerzen**

Unter Antihistaminika können diese Störungen des vegetativen Nervensystems auftreten.

Kombination mit anderen Mitteln

● Alle Medikamente, die ebenfalls auf das zentrale Nervensystem einwirken, verstärken die müde machende Wirkung von Benzodiazepinen. Dazu gehören z.B. Neuroleptika (siehe Seite 576ff.), Antidepressiva (siehe Seite 563ff.), Opiate (siehe Seite 24ff.) und Alkohol.

● Die Auswirkungen auf das vegetative Nervensystem durch die Antihistaminika können durch manche Mittel bei der Parkinsonschen Erkrankung (z.B. Biperiden, siehe Seite 517f.) verstärkt werden.

Achtung

● Menschen mit einem erhöhten Augeninnendruck (Glaukom) sollen keine Antihistaminika einnehmen, da diese den Augendruck erhöhen können.

● Bei einer Vergrößerung der Prostata, die bereits Probleme beim Wasserlassen macht, können Antihistaminika die Symptome noch verschlechtern.

● Antihistaminika können Asthma verschlechtern. Asthmatiker sollten besser auf andere Mittel ausweichen.

● Antihistaminika können auch Herzrhythmusstörungen verschlechtern. Herzkranke Menschen sollten andere Mittel wählen.

● Für Zaleplon, Zolpidem und Zopiclon gelten die unter Benzodiazepinen genannten Kontraindikationen (siehe Seite 587ff.).

Schwangerschaft und Stillzeit

Antihistaminika führen nicht zu Missbildungen. Kurz vor der Geburt eingenommen, kann es jedoch zu Atemstörungen beim Neugeborenen kommen. Sie sollen daher nicht gegen Ende der Schwangerschaft angewandt werden. In der Stillzeit sollten sie generell nicht genommen werden, da sie in die Muttermilch übergehen und die Auswirkungen auf das Kind nicht abzusehen sind.

Für Zaleplon, Zolpidem und Zopiclon fehlen ausreichende Erfahrungen, sodass sie vorsichtshalber in Schwangerschaft und Stillzeit nicht eingenommen werden sollten. Eine versehentliche Einnahme macht allerdings keinen Schwangerschaftsabbruch erforderlich.

Daher unsere Bewertung

Antihistaminika (Doxylamin und Diphenhydramin) können für einen begrenzten Zeitraum zur Schlafförderung eingenommen werden, wenn andere Maßnahmen nicht erfolgreich waren. Sie wirken zwar schwächer als Benzodiazepine, haben aber eine geringere Suchtgefahr.

Zaleplon, Zolpidem und Zopiclon sind den Benzodiazepinen vergleichbar, allerdings liegen für diese Substanzen noch wenig Erfahrungswerte vor, sodass Benzodiazepine zu bevorzugen sind.

Zaleplon und Zolpidem haben darüber hinaus eine ungünstig kurze Wirkdauer, die zu schweren psychischen Reaktionen führen kann. Von der Anwendung dieser Mittel raten wir aus diesen Gründen ab.

Register

A

Abführmittel s. Laxanzien
Abhängigkeit
- Codein 40
- Dihydrocodein 40
- Opiate 24
Absencen 505
Abtreibungspille 255
Acarbose 475
ACC »Hexal« 41
Accolate 148
Accupro 324, 365
Accuretic 336
Accuzide 336
Acebutolol 322, 346, 353, 367
- + Mefrusid 337
Acebutolol Heumann 322, 353, 367
Acecard 324, 365
Aceclofenac 270, 278
ACE-Hemmer
- Bluthochdruck 324–326
- Herzschwäche 365–366
- + Thiazide 336
ACE-Hemmer-ratiopharm 324, 365
ACE-Hemmer-ratiopharm comp. 336
Acemetacin 270, 278
Acemetacin Stada 270, 278
Acemin 324, 365
Acenorm HCT 336
Acerbon 324, 365
Acercomb 336
Acesal-Calcium 524
Acetalgin 14, 524
Acetazolamid 74
Acetylcystein 41
Acetyldigoxin 368

Acetylsalicylsäure (ASS) 12–14, 358–359, 388, 524, 549
- + Coffein 19
- + Dipyridamol 361, 549
- + Paracetamol + Coffein 19
- + Paracetamol + Vitamin C 19
- Reye-Syndrom 13–14
- + Vitamin C 19
- + Vitamin C + Coffein 19
Acic Hexal 447
Aciclobeta 447
Aciclostad 447
Aciclovir 447
Aciclovir-ratiopharm 447
Acidum acetylosalicylicum HMW 12
Acimethin 223
Aconex 64
Acordin 354, 373
Activir 447
Adalat 329, 356
Adenomyose 245
Adenylocrat F 374
Adhaegon 381
Adistop C 493
Adonidis herbae + Convallariae herb. + Scillae var. alb. bulbi extr. sicc. + Oleandri fol. 375
Adoniskraut 375
Adsorbenzien 179
Adumbran 587
Advantan 426
Adversuten 327
Aequamen 544
Aequiton P 16
Aerobec 144
Aerobin 145
Aerocef 95
Aerodur 141

Aerodyne 145
Aeromax 141
Aescine 394
Aescusan 394
Afonilum 145
Agaffin 169
Agarol N 171
Agofenac 270, 278, 308
Agoprim 103, 216
Agopton 155
Agoraphobie 540
AHP 200 271
AIDS 110, 112–113
Airol 421
Ajmalin 342
Akinesie 509
Akineton 517
Akne 417–423
- Retinoide 419
Aknecolor 118
Aknefug BP 420
Aknefugoxid mild Gel 420
Akne-mycin 422
Aknemycin Lösung/Salbe 422
Akneroxid 420
Aknilox 422
Aknoral 97, 422
Alacetan 19
Albalon 64
Alcacyl Instant 12, 358
Aldipin 329, 356
Aldomet 331
Aldometil 331
Alendronsäure 299
Alfason Salbe/Creme 426
Alfuzosin 212, 259
Alimix 162
Alkaseltzer 358, 524
Alkoholmissbrauch, chronischer 193

Register

Allergien 455–465
– Paracetamol 15
– Pyrazolonderivate 17
Allergocrom 59
Allergodil 428, 435, 463
Allergopos N 64
allo von ct 310
Alloferin 310
Allomaron 310–311
Allopur 310
Allopurinol 310–311
– + Benzbromaron 310–311
Allopurinol AL 310
Allopurinol Cophar 310
Allopurinol-ratiopharm 310
almag von ct 159
Alna 212, 259
Aloeextrakt + Schöllkrautextrakt
 171
Alomide 59
Alphagan 72
Alpha-1-Rezeptorenblocker
– Bluthochdruck 327–328
– Harninkontinenz 212
– Prostatavergrößerung
 259–260
Alpha-2-Sympathomimetika
– Grüner Star 72–73
– lokal wirksame 459–460
Alprazolam 587
Alprenolol 322, 346, 353, 367
Alprostadil 264–265
Alter, Arzneimittel 2–3
Altersosteoporose 293
Alterszucker 467–476
Altiazem 329, 347, 357
Altramet 157
Aludrox 159
Aluminiumchlorat 43
Aluminiumhydroxid 159
Aluminium-Magnesium-
 Silicathydrat 159
Aluminiumnatriumcarbonat 159
Aluminiumoxid
– + Calciumcarbonat 159
– + Magnesiumhydroxid 159
– + Magnesiumhydroxid +
 Calciumcarbonat 159
– + Magnesiumhydroxid +
 Magnesiumtrisilicat 159
Aluminiumphosphat 159

Alzheimersche Erkrankung 532
Amalium 530
Aman 34
Amantadin 34–35, 516–517
Amantadin-ratiopharm 34, 516
Amaryl 472
Ambene 270, 278
Amboneural 519
Ambrohexal 41
Ambroxol 41
Ambroxolhydrochlorid +
 Doxycyclin 41
Amciderm 426
Amcinonid 426, 433
Amenorrhoe 240
Amfepramon 493
Amilorid + Hydrochlorothiazid
 321, 372
Amineurin 563
Aminophyllin OPD 145
Amiodaron 342
Amitriptylin 563
Amitriptylin-neuraxpharm 563
Amlodipin 329, 356
Amorolfin zum Auftragen
 117–118
Amoxi-Clavulan Stada 49
Amoxi von ct 49, 92, 215
Amoxibeta 92
Amoxicillin 49, 92, 149, 215
– + Clavulansäure 49, 92
Amoxicillin AL 92
Amoxicillin Alind 215
Amoxicillin Dyna 92
Amoxicillin Grünenthal 92
Amoxicillin Heumann 92
Amoxicillin-ratiopharm 49, 92,
 215
Amoxicillin Stada 92, 215
Amoxiclav von ct 49
Amoxi-Cophar 49, 92
Amoxi-Diolan 92
Amoxihexal 92, 215
Amoxilan 92
Amoxi-Mepha 92
Amoximex 92, 215
Amoxistad 92
Amoxi-Wolff 49, 92
Amoxyhexal 49
Amoxypen 49, 92, 215
Ampicillin 92

Ampicillin Grünenthal 92
Ampicillin Mepha 92
Ampicillin-ratiopharm 92
Amuno 270, 278, 308
Anaesthesin-Pastillen 44
Anafranil 563
Analgin 16
Andante 327
Anfall, epileptischer 498
Angina pectoris 349–361
– Dihydroergotamin 382
– Fixkombinationen 361
Anginomycin 44
angioneurotisches Ödem 325
Angionorm 381
Angiotensin II 366
Angiotensin-II-Rezeptorenblocker
– Bluthochdruck 326–327
– Herzschwäche 366
Anisöl 44
– + Eukalyptusöl + Thyminkraut-
 dickextrakt 41
Antagonil 329, 356
Antazida 159–161
Antazolin + Tetryzolin 64
Antemin 542
Antiarrhythmika 341–348
– + Calciumantagonisten 348
– Fixkombinationen 347–348
– klassische 342–345
Antibabypille 251–256
– Menstruationsbeschwerden
 235
– Zyklusstörungen 239
Antibiotika 87
– Akne 422–423
– Bindehautentzündung 58–59
– Blasenentzündung 215–216
– Mittelohrentzündung 49–50
– Resistenz 89–90
– Soor 93
Anticholinergika 148
– + Amantadin 35
– Harninkontinenz 208–211
– Parkinson-Krankheit
 517–518
Antidepressiva 570–571
– pflanzliche 571–572
– trizyklische 563–565
Antidiapositum 493
Antiemetika, Migräne 524–525

Antiepileptika 84, 501–508
Antifungol Creme 118
Antihistaminika 591–593
 – Ekzem 428–429
 – lokale 60, 458–459
 – müde machende 428
 – Neurodermitis 435–436
 – Ohrgeräusche 84
 – Schwindel 542–544
 – sedierende 435
 – stärker müde machende 463
 – in Tablettenform 463–465
 – wenig müde machende 428, 435, 463
Antiinfektiva,
  Bindehautentzündung 58–59
Antimalariamittel 132–135
Antimykotika s. Pilzmittel
Antiphlogistika, Ekzem 427–428
Antipruriginosa, Ekzem 427–428
Antirheumatika, nichtsteroidale
 – Arthrose 270–271
 – Gicht 308–309
 – Menstruationsbeschwerden 237–238
 – Polyarthritis, chronische 278–281
Antiseptika
 – Bindehautentzündung 58–59
 – Halsschmerzen 43
Antitussiva 39–41
Antra 155
Anusol 189
Anxiolit 587
A-Par 451
Apfelpektin +
  Kamillenblütenextrakt 179
Aphenylbarbit 503
Aponal 563
Appetithemmer 493–494
 – Missbrauch 494
Apranax 18, 237, 270, 278, 531
Aprednisilon 554
Aprovel 326, 366
Apsomol Dosieraerosol 141
Aptin 322, 346, 353, 367
Aquaphor 317, 370
Aquaphoril 317, 370
Aquapred 62
Aquaretic 321, 372
Arcasin 91

Arelix 320, 371
Aricept 536
Arilin 108
Aristochol 171
Aristocor 342
Aristoforat 571
Arlevert 542
Artane 517
Artelac 77
Arteoptic 69
Arthotec 278
Arthrose 267–272
 – ruhende 269
Arthroseschmerzen 269
Artischockenblätterextrakt 203
Arubendol Salbutamol 141
Aruclonin 72
Arufil 77
Arutimol 69
Asacol 183
Asasantin 361, 549
Asa-Tabs 358
Ascotop 527
Aspegic 12, 358, 524
Aspirin 12, 358, 524, 549
Aspirin 100 388
Aspirin Forte 19
Aspirin Plus C 19
Aspirin protect 358
Aspro-Roche 358, 524
ASS s. Acetylsalicylsäure
ASS 100 von ct 388
ASS 100 Stada 388
ASS von ct 12, 524
ASS-Hexal 12, 524
ASS Isis 359
ASS Isis100 388
ASS Kombi ratiopharm 19
ASS-ratiopharm 12, 524
ASS Stada 12, 524
Asthma 137
 – Stufenschema 140
Asthmamittel, frühe 138
Aszites 192
Atacand 326, 366
Atarax 428, 435, 463
Atehexal 322, 346, 353, 367
Atehexal comp. 337
Atemur 144
Atemwegserkrankungen 137–150

Atenil 322, 346, 353, 367
Ateno comp Isis 337
Ateno-Basan 322, 346, 353
Atenobene 322, 346, 353, 367
Atenolol 322, 346, 353, 367
 – + Chlortalidon 337
Atenolol comp Heumann 337
atenolol von ct 322, 346, 353, 367
Atorvastatin 486
Atosil 576
Atovaquon + Proguanil 133
Atropinsulfat 208
Atrovent 148
Augen, trockene 76–78, 421
 – durch Betablocker 69
Augenerkrankungen 55–78
Augeninnendruckmessung 68
Augentropfen
 – Einträufeln, richtiges 55
 – + Kontaktlinsen 56
Augmentan 49, 92
Aurorix 567
Austauscherharze 488
Avallone 15
Avonex 554
Axotide 144
Azamedac 556
Azameno 118
Azathioprin 556
Azathioprin-ratiopharm 556
Azelastin 428, 435, 463
Azithromycin 49, 101
Azole
 – zum Auftragen 118
 – zum Einnehmen 121–123
Azopt 73
AZT (Zidovudin) 112
Azudoxat 97
Azudoxat comp. 41
Azufibrat 487
Azuglucon 472
Azulfidine 183
Azulfidine RA 276
Azumetop 529
Azuprostat M 261
Azur compositum 26
Azutrimazol Creme 118

597

B

Babix Inhalat N 38
Bacitracinin + Tyrothricin 44
Baclofen 290
Baclofen-ratiopharm 290
Bactoreduct 103
Bactrim 216
Bactrim Roche 103
Bärentraubenblätter 218
Bärentraubenblätterextrakt +
    Kürbissamenöl + Gewürz-
    sumachrindenextrakt + Kava-
    Kava-Wurzelstockextrakt +
    Hopfenzapfenextrakt 261
Bakterien 88
Bakterienpräparate, Durchfall
    180
Baldrian-Dispert 586
Baldrianwurzelextrakt 586
– + Hopfenzapfenextrakt 586
– + Hopfenzapfenextrakt +
    Passionsblumenextrakt 586
– + Johanniskrautextrakt 586
– + Melissenblätterextrakt 586
Bambec 141
Bambuterol 141
Barazan 99, 216
Barbexaclon 503
Barbiturate, Epilepsie 503–504
Barotonal 333
Basistherapeutika, Polyarthritis,
    chronische 276
Basocin 422
Basodexan 427, 439
Batrafen 118
Baycillin 91
Baycuten 120
Baymycard 329, 357
Bayotensin 329, 357
Baypress 329, 357
Bazoton 261
B12-depot-Hevert 413
Becetamol 14
Beclomet Nasal Aqua Orion 460
Beclomethason 144, 460
Beclorhinol Aquosum 460
Beconase 460
Beconase Aquosum 460
Beconasol 460
Befibrat 487

Bein(e)
– Durchblutungsstörungen
    383–389
– offenes 392
Beinvenenthrombose 392
Belastungsinkontinenz 205
Beloc 322, 346, 353, 367
Beloc Zok 529
Beloc Zok comp 337
Benazepril 324, 365
– + Hydrochlorothiazid 336
Bendigon 333
Benocten 591
Benperidol 576
Benperidol neuraxpharm 576
ben-u-ron 14, 524
Benylin 542
Benzaknen 420
Benzalkoniumchlorid 43
Benzbromaron 311–312
Benzbromaron-ratiopharm 311
Benzocain 44
Benzodiazepine
– Epilepsie 505
– kurz wirkende 587
– lang wirkende 588
– mittellang wirkende 587–588
– Muskelkrämpfe 289
– Schlafstörungen 587–590
Benzoylperoxid 420–421
Benzylpenicillin 91
Beofenac 270, 278
Berberil N 64
Berithyrox 479
Berlinsulin H basal 470
Berlinsulin Normal 470
Berlocombin 103
Berlosin 16
Berotec 141
Beta-Acetyldigoxin-ratiopharm
    368
Betablocker
– Angina pectoris/Herzinfarkt
    353–354
– Bluthochdruck 322–324
– + Cholinergika 69, 71
– Grüner Star 69–70
– Herzrhythmusstörungen 346
– Herzschwäche 367
– Migräne 529
– Missbrauch 323

– + Thiazide 337
Betaferon 554
Betagalen 426
Betahistin 544
Betaisodona M+antiseptikum 43
Beta-Lichtenstein 426
Betamann 69
Betamethason 281, 426, 433
Betapindol 322, 346, 353, 367
Betaprol 322, 346, 353, 367,
    529
Betarezeptorenblocker s.
    Betablocker
Beta Salbe/Creme Lichtenstein
    426
Betaserc 544
Beta-Sympathomimetika
    141–143
– Dosieraerosole 142
– kurzwirkende 141
– langwirkende 141
– Todesfälle 143
Betasyn 322, 346, 353, 367
Betaxolol 69, 322, 346, 353,
    367
Betnesol-V 426
Betnesol-V-Creme/Salbe 426
Betnovate 426
Betolvex 413
Betoptic 69
Betoptima 69
Bewegungsapparaterkrankungen
    267–312
Bezafibrat 487
Bezafibrat-ratiopharm 487
Bezalip 487
Bibrocathol 58
Biciron 64
Bifinorma 168
Bifiteral 168
Bifonazol 118
Biguanide 474–475
Bikalm 591
Bindehautentzündung 55–65
– allergische 62
– bakterielle 57
– durch Betablocker 69
– eitrige 56
B Insulin S o. SC 470
Biocef 95
Biodroxil 95

Register

Biofanal 124
Biperiden 517
Biperiden-neuraxpharm 517
Birkenblätter 218
Bisacodyl 169
Bismut-Ammonium-Jodid-Benzol-Komplex + Perubalsam + Zinkoxid 189
Bisoprolol 322, 346, 353, 367
bisoprolol von ct 322, 346, 353, 367
Bisphosphonate 299–301
Blähungen 166–174
– bei Säuglingen 167
Blasenentleerungsstörungen, Menstruationsbeschwerden 236
Blasenentzündung 213
– erneute 215
Blasenfistel 205
Blasenfüllung, Wahrnehmung, gestörte 206
Blaseninfektionen
– Immuntherapeutika 218
– Phytotherapeutika 218
Blasenkatarrh s. Blasenentzündung
Blasen-Nieren-Leiden 205–225
Blasenschwäche, medikamentenbedingte 206
Bleistiftstuhl, Hämorrhoiden 185
Blemaren N 223
Blennorrhoe 57
Blephamide 62
Blocotenol comp. 337
Blopress 326, 366
Blutarmut 408–415
Blutdruck
– niedriger 377–382
– Werte 313
Blutegelextrakt/-wirkstoff (Hirudin) 398
– + Allantoin + Polidocanol 187
Bluterkrankungen 401–416
Blutgerinnungshemmung, Acetylsalicylsäure 13
Bluthochdruck 313–337
– s.a. Hochdrucktherapie
– Fixkombinationen 336
– zentral wirkende Mittel 331–333

Blutplättchenaggregationshemmer, Schlaganfall 549
Body-Mass-Index 490
Bonidon 270, 278, 308
Bornaprin 517
Borocarpin S 71
Borreliose 97
Boxazin Plus C 19
Boxogetten S 493
Bradykardie 339
Breitspektrumantibiotika 89
Breitspektrumpenicilline 92
Brennessel 218
Brennesselwurzelextrakt 261
Bricanyl Aerosol 141
Brimonidin 72
Brinaldix 317, 370
Briserin 333
Brivudin 447
Broman 514
Bromazanil 587
Bromazepam 587
Bromazepam Genericon 587
Bromocriptin 514
Bromuc 41
Bronchicum Husten 41
Bronchicum Mono Codein 39
Bronchitis, chronische 149
Bronchocort 144
Bronchoforton Kapseln 41
Bronchoforton für Kinder 38
Bronchoforton Saft 41
Bronchoforton Salbe 38
Bronchoretard 145
Bronchospray novo 141
Broncort 144
Brotizolam 587
Brufen 237, 270, 278, 524
Brunocillin 91
Brustenge s. Angina pectoris
Brustkrebs(risiko), Östrogene 230, 299
BS-ratiopharm 236
B12 Steigerwald 413
Budesonid 144, 460
Budesonid-ratiopharm 144
Bufedil 387
Bufexamac 427
Bufexamac-ratiopharm 427
Buflomedil 387

Bunazosin 327
Buprenorphin 24
Buronil 576
Buscolysin 236
Buscopan 236
Butadion 270, 278
Butovent Dosieraerosol 141
Butylscopolamin 236
Butyrophenone 576
BYK Metronidazol 108

C

Calciparin 404
Calcipotriol 442
Calcitonin
– vom Lachs 303
– Osteoporose 303–304
Calcium, Osteoporose 296–297
Calcium Hexal 296
Calcium Sandoz 296
Calcium D3 Stada 297
Calciumantagonisten
– Angina pectoris/Herzinfarkt 356–358
– + Antiarrhythmika 348
– atypische, Migräne 530–531
– Bluthochdruck 329–331
– mit direktem Einfluss auf den Herzrhythmus 329–331, 357–358
– ohne direkten Einfluss auf den Herzrhythmus 329, 356–357
– Herzrhythmusstörungen 347
Calciumcarbonat 296
– + Colecalciferol 297
Calcium-dura 296
Calciumgluconat + Calciumlactat + Ergocalciferol 297
Calciumlactogluconat + Calciumcarbonat 296
Calciummangel, Osteoporose 294
Calciumoxalatsteine 220
Calciumphosphat
– + Calciumgluconat + Colecalciferol 297
– + Colecalciferol 297
Calciumphosphatsteine 220
Calmaxid 157
Candesartan 326, 366

599

Candibene 118
Candidainfektion 115
Candio Hermal 124
Canesten 118
Canifug Creme/Lösung 118
Capher + Levomenthol + Pfeffer-
    minzöl 41
Capozide 336
Capto ABZ comp. 336
Captobeta 324, 365
Captobeta comp. 336
Captohexal 324, 365
Capton Diet 493
Captopril 324, 365
– + Hydrochlorothiazid 336
Capval 39
Carbamazepin 501–503
Carbimazol 481
Carbimazol Henning 481
Carboanhydrasehemmer,
    Grüner Star 73–74
Carbomer 77
Cardiopril 324, 365
Cardular 259, 327
Carminativa 173–174
Carminativum Hetterich 173
Carnigen 380
Carteolol 69, 322, 346, 353,
    367
Carvedilol 322, 346, 353, 367
Catanidin 331
Catapresan 331
Caverject 264
CEC 49, 95, 216
CEC Hexal 95
Ceclor 49, 95, 216
Cedax 95
Cedocard 354, 373
Cedur 487
Cefa Wolff 49, 95
Cefaclor 49, 95, 215–216
Cefaclor-ratiopharm 49, 95, 215
Cefadroxil 95
Cefahexal 49, 95
Cefalexin 95
Cefallone 49, 95, 216
Cefetamet 95
Cefixim 95
Cefpodoxim 95
Ceftibuten 95
Cefuroxim 95

Cefuroxim Lilly 95
Celestamine N 281
Celipro Lich 322, 346, 353, 367
Celiprolol 322, 346, 353, 367
Cepexin 95
Cephalexin-ratiopharm 95
Cephalobene 95
Cephalosporine 95–97
– Kreuzallergie 97
Cephoral 95
Cerebryl 535
Ceremin 387, 537
Cerepar 538, 542
Cerivastatin 486
Cernilton N 261
Cerson Salbe/Creme/Lösung
    426, 426
Certoparin 404
Cerucal 524
Cetirizin 428, 435, 463
Cetrimoniumchlorid 43
Cetylpyridiniumchlorid 43
Chelidonin 203
Chenodeoxycholsäure 202
Chenofalk 202
Chephapyrin 19
Chibro-Timoptol 69
Chibroxin 58
Chibroxol 58
Chinidin 342
– + Verapamil 348
Chinidin Duriles 342
Chinidin retard Isis 342
Chinidi-norm 342
Chinin 287
– Muskelkrämpfe 287–289
Chininsulfat 287
Chinolone 99–101
Chloraldurat 590
Chloralhydrat 590–591
Chlordiazepoxid 588
Chlorhexamed Fluid 43
Chlorhexidingluconat 43
Chlormadinon 247
Chlormadinon 247
Chlormadinon Jenapharm 241
Chlormadinonaczetat 241
Chlorochin 133
Chloroquin 133
Chlorprothixen 576
Chlortalidon 317, 370

Cholagogum F 203
Cholagogum N Tropfen 203
Cholecysmon 203
Choleretika 203–204
Cholestase 248
Cholesterin 483
– Untersuchung der Werte 485
Cholesterinsteine 199
Cholesterin-Synthetase-Enzym-
    hemmer s. CSE-Hemmer
Cholinergika, Grüner Star 71–72
Cholinesterasehemmer, Demenz
    536–537
Chol-Kugeletten Neu 203
Chondroprotektiva 271–272
Churg-Strauss-Syndrom, Leuko-
    trienantagonisten 150
Ciatyl Z 576
Cibacen 324, 365
Cibadrex 336
Ciclopirox 118
Cilazapril 324, 365
Cilest 252
Ciloxan 58
Cimetag 157
Cimetidin 157
Cimetidin-Mepha 157
Cinchocain 187
Cineol 41
Cinnabene 538, 542
Cinnageron 538, 542
Cinnarizin 538, 542
Cinnarizin von ct 538, 542
Cinnarizin-ratiopharm 538, 542
Cipramil 566
Ciprobay 99, 216
Ciprofloxacin 58, 99, 216
Ciproxin 99, 216
Circuponn 380
Cisaprid 162
Cisordinol 576
Citalopram 566
Clamoxyl 49
Clarithromycin 101
Claritine 428, 435, 463
Clarityn 428, 435, 463
Claudicat 81, 387
Claversal 183
Clavigrenin 525
Clemastin 428, 435, 463
Clenbuterol 141

Register

Clexane 404
Cliacil 91
Climarest 230, 298
Climarest plus 233
Climen 233, 298
Climopax 233
Clindahexal 105
Clindamycin 105, 422
Clindastad 105
Clinofem 241, 247
Clin-Sanorania 105
Clivarin 404
Clobazam 588
Clobegalen 426
Clobetasol 433
Clobutinolhydrochlorid 39
Clocim 118
Clocortolon 426, 433
 – + Cinchocain 188
Clomid 243
Clomifen 243
Clomifendihydrogen-
   citrat 243
Clomifen-ratiopharm 243
Clomipramin 563
Clomipramin-neuraxpharm 563
Clonazepam 505
Clonid Ophtal 72
Clonidin 72, 331
Clonidin-ratiopharm 331
Clonistada 331
Clont 108
Clopamid 317, 370
Clopidogrel 359, 388, 549
Clopixol 576
Cloprednol 281
Clorazepat 588
Clotrimazol 118
 – + Betamethason 120
 – + Dexamethason 120
Clotrimazol AL 118
Clotrimazol-Cophar 118
Clotrimazol von ct 118
Clotrimazol Genericon 118
Clozapin 579
Cocculus D4 + Conium D2 +
   AMBRA D5 + Petroleum D7
   544
Codein
 – Abhängigkeiten 40
 – + Acetylsalicylsäure 26

 – + Acetylsalicylsäure + Parace-
   tamol 26
 – + Acetylsalicylsäure + Parace-
   tamol + Coffein 26
 – + Diclofenac 26
 – + Paracetamol 26
 – + Paracetamol + Coffein 26
 – + Propyphenazon 26
Codeinphosphat 39
Codeinum phosphoricum 39
Codicompren retard 39
Codipertussin 39
Coffeemed 19
Coffetylin 19
Cognex 536
Colchicin 307–308
Colchicum-Dispert 307
Colchysat 307
Colecalciferol, Osteoporose 297
Colestid 488
Colfarit 359
Colina 179
Colitis ulcerosa 181–184
Colo-Pleon 183
Combaren 26
Commotional 500 16
Complamin 538
Comtess 513
COMT-Hemmstoffe 513–514
Concor 322, 346, 353, 367
Contra-Schmerz P 14
Contraspasmin 141
Convulex 501
Copolymer 1, Multiple
   Sklerose 556
Corangin 354, 373
Corangin Nitro 354, 373
Corazem 329, 347, 357
Cordanum 322, 346, 353, 367
Cordarex 342
Cordarone 342
Cordes Beta 426
Cordes BPO Gel 420
Cordes VAS 421
Cordichin 348
Co-Remitec 336
Co-Remiton 336
Corgard 322, 346, 353, 367
Coric 324, 365
Coric plus 336
Coridil 329, 347

Corindocomb 337
Corindolan 322, 346, 353, 367
Corotal 368
Corpamil 329, 347, 357
Corsodyl 43
Cortison 427
 – + Antibiotika 62
 – + Sympathomimetika 61
Cortisonabkömmlinge 144
Cortisonhaltige Mittel
 – Bindehautentzündung 61–63
 – Hämorrhoiden 188
Cortison-Haut 120
Cortisonpräparate, lokale
   460–462
Corvaton 354, 373
Cotribene 103
Cotrim 103
Cotrim forte von ct 103
Cotrim Hexal 103
Cotrim ratiopharm 103
Co-trimoxazol 103, 216
Cotrimoxazol AL 103
Cotrimox-Wolff 103
Cotrim-ratiopharm 216
Cotrimstada 103
Coumadin 406, 550
Cranoc 486
Crataegutt 374
Crixivan 113
Crohn-Krankheit 181–184
Cromodyn 457
Cromoglicinsäure 59, 147,
   457–458
Cromohexal 59
Cromohexal Sanft Nasenspray
   457
cromopur von ct 457
Cromo-ratiopharm 59
Cromosol 59
Crotamitex Gel 453
Crotamitex Salbe/Lotion 453
Crotamiton 453–454
CSE-Hemmer 486–487
Cumarin 397
 – + Troxerutin 396
Curatoderm 442
Cushing-Syndrom durch cortison-
   haltige Augentropfen 62
Cutanum 230, 298
Cutistad 118

601

Cyanocobalamin 413
Cyclandelat 387, 538
Cyclandelat Tripharma 387, 538
Cyclo-Östrogynal 233
Cyclo-Progynova 233
Cyclo-Menorette 233
Cyclospasmol 387
Cynt 331
Cyprostol 164
Cyproteronacetat 420
Cyral 503
Cysto Fink 261
Cytotec 164

D

d4T (Stavudin) 112
Dacrin 64
Dafnegil 118
Daivonex 442
Dalacin 105
Dalteparin 404
Daonil 472
Darebon 333
Darmerkrankungen, chronisch
    entzündliche 181–184
Darmpilze 114
Darmwand reizende Mittel
    169–170
DCCK 538
DDC (Zalcitabin) 112
DDI (Didanosin) 112
Debax 324, 365
Decaprednil 281, 309, 554
Decentan 576
Decoderm tri Creme 120
Decortin 281
Decortin H 281, 309, 554
Defluina peri 387
Delix 324, 365
Delix plus 336
Demenz 532–539
Demetrin 588
Demex Zahnschmerztab 16
Demogripal 14
Demoprin Neue Formulierung 12
Demovarin 398
Denan 486
Dentigoa N 16
Depakine 501
Deponit 354, 373

Depressan 334
Depressionen 559–572
 – Elektroschock 562
 – Umgang 561
Deprilept 563
Dequonal 43
Dermatop 426
Dermovate 426
Dermoxin/Dermoxinale 426
Deroxat 566
Desipramin 563
Desitic Lopidin 388
Desitur 43
Desoximetason 426, 433
Desuric 311
DET MS 381
Detajmium 342
Detemes 381
Detrusitol 208
Dexa Biciron 61
Dexa-Gentamicin 62
Dexa Loscon Mono 426
Dexa Rhinospray N 460
Dexa-sine 61
Dexamethason 61, 281, 426,
    433
 – + Chinchocain + Butandiol 53
 – + Chloramphenicol +
    Tetryzolin 62
 – + Gentamicin 62
 – + Naphazolin +
    Oxedrintartrat 460
 – + Naphazolin +
    Pfefferminzöl 460
 – + Neomycin + Polymyxin B 62
 – + Tramazolin 61, 460
*Dexamethason Salbe/Creme
    LAW 426*
Dexamytrex 62
Dexa-Polyspectran N 62
Dexa-Siozwo N 460
Dexatrim 493
Dexpanthenol 67
 – + Polyvinylalkohol 77
Dextromethorphan 39
DHC M+ipharma 24
DHE-Puren 381
Diabetase 474
Diabetes mellitus 467–476
 – jugendlicher 467–476
Diabetex 474

Diabetiker-Schulung, Angina
    pectoris 351
Diarrhö s. Durchfall
Diarrhoesan 179
Diastabol 475
Diazep 505
Diazepam 289, 505, 588
*Diazepam-ratiopharm 289, 505,
    588*
Diazepam Stada 289, 588
Diblocin 259, 327
Dibondrin 542, 591
Dichlorbenzylalkohol 43
Diclac 270, 278, 308
Diclofenac 270, 278, 308
 – + Misoprostol 278
*Diclofenac-ratiopharm 270, 278,
    308*
Diclophlogont 270, 278, 308
Didanosin (DDI) 112
Didronel 299
Diflucan 121
Digacin 368
Digimerck 368
Digitalis(glykoside) 362,
    368–370
 – s.a. Glykoside
Digitoxin 368
Digitoxin Didier 368
Digitoxin Genericon 368
Digitoxin Streuli 368
Digostada 368
Digotab 368
Digoxin 368
Digoxin Sandoz 368
Dihydergot 381, 525
Dihydergot plus 382
Dihydralazin 334
Dihydrocodein 24, 39
 – Abhängigkeiten 40
Dihydroergotamin 381–382,
    525
 – + Etilefrin 382
Dihydroergotoxin 538
Dihydrogesteron 241
Dihydro-Testosteron 261
Dilanacin 368
Dilatrend 322, 346, 353, 367
Diligan 542
Diltahexal 357
Diltia ABZ 329, 347, 357

Diltiazem 329, 347, 357
Diltiazem Genericon 329, 347, 357
Diltiuc 357
Dilzem 329, 347, 357
Dimenhydrinat 542
 − + Cinnarizin 542
Dimetinden 428, 435, 463
Dinostral 81, 387
Diocimex 97
Diovan 326, 366
Diphenhydramin 542, 591
 − + Ammoniumchlorid 542
Diphenylpyralin + Coffein + Chinin
 + Vitamin C + Salicylamid 19
Dipiperon 576
Disalpin 333
Disalunil 317, 370
Disflatyl 172
Dismenol 524
Dismenol N 237, 270, 278
Dismenol neu 237, 270, 278
Disopyramid 342
Dispatenol 77
Dispatim 69
Ditaven 368
Dithranol 440–441
 − + Harnstoff 440
 − + Salicylsäure 440
Ditonal Forte N 19
Ditropan 208
Diu Atenolol Verla 337
Diu Venostasin 396
diu-melusin 317, 370
Diuretika
 − Bluthochdruck 317–321
 − Herzschwäche 370–373
 − kaliumsparende 321,
  372–373
 − schwach wirksame 317–319,
  370–371
 − stark wirksame 320–321,
  371–372
Diuretikum Verla 321, 372
Diurix 320, 371
Diursan 321, 372
Diutensat 321, 372
DNCG Stada 147
Dobendan 43
Dociton 322, 346, 353, 367, 529

Dogmatil 544, 579
Dolestan 591
Dolgit 237, 270, 278, 524
Dolo Posterine N 187
Dolo Visano 290
Dolocyl 15
dolomo TN 26
Dolo-Puren 237
Dolviran N 26
Dominal 576
Domperidon 162, 524
DONA 220-S 271
Donepezil 536
Doneurin 563
Dopamet 331
Dopaminagonisten 514–516
Dopegyt 331
Dopergin 514
Doppel-Spalt compact 19
Doppelbilder 540
Doreperol N 43
Dorithricin-Halstabletten 43–44
Dorocoff-Ass Plus 19
Dorzolamid 73
Doxa Puren 327
Doxazosin 259, 327
doxazosin von ct 327
Doxepin 563
Doxepin dura 563
Doxepin-neuraxpharm 563
Doxepin-ratiopharm 563
Doxy-Basan 422
doxy von ct 97, 422
doxy comp von ct 41
Doxy Komb 97
Doxy-ratiopharm 97, 422
Doxy-Tablinen 97
Doxy Wolff 97, 422
Doxybene 97, 422
Doxycyclin 97, 149, 422
Doxycyclin 422
Doxycyclin AL 97
Doxycyclin Aliud 97
Doxycyclin-Basan 97
Doxycyclin-Cophar 97
Doxycyclin Genericon 97
Doxycyclin Heumann 97
Doxycyclin Stada 97
Doxyhexal 97, 422
Doxylamin 591
Doxymono 97

Dramamine 542
Dranginkontinenz 205–206
Drehschwindel 541
Dreiphasenpräparate,
 Antibabypille 252
Dreisafer 410
Dreisafol 411
Dridase 208
Dulcolax 169
Duolip 487
Duphalac 168
Duphaston 241, 247
Duracef 95
duradermal 427
durafenat 487
Duraglucon 472
Duramipress 327
Duraprednisolon 554
Duratenol 322, 346, 353, 367
durazanil 587
durchblutungsfördernde
 Medikamente 387–388
 − Demenz 538–539
Durchblutungsstörungen
 383–389
 − Beine 383–389
Durchfall 175–180
 − WHO-Lösung 176
Duremesan 542
Durogesic 24
Dusodril 81, 387
Dyazide 321, 372
Dydrogesteron 247
Dynacil 324, 365
Dynorm 324, 365
Dysmenalgit 18, 270, 278
Dysmenalgit N 531
Dysurgal N 208
Dytide H 321, 372

E

Eatan 588
Ebrantil 327
Ecodipin 329, 356
Ecolicin 58
Econazol 118
 − + Triamcinolon 120
Ecural 426–427
Efavirenz 113
Eferox 479

Register

Efeublättertrockenextrakt 41
Efexor 566
Efflumidex 61
Effortil 380
Effortil plus 382
Einphasenpräparate,
  Antibabypille 252
Einschlusskörperchen-
  Konjunktivitis 57
Eisen 410–411
 – Nahrungsmittel, gehaltvolle
  409
Eisendragees-ratiopharm 410
Eisen-II-gluconat 410
Eisen-II-glycinsulfat 410
Eisen-III-hydroxid 410
Eisenmangel 408
Eisen-II-Sulfat 410
 – + Folsäure 413
Ekzem 424–429
 – kumulativ-toxisches 424
Elacutan 427, 439
Elantan 354, 373
Elcrit 579
Elektrokardiographie (EKG), Herz-
  rhythmusstörungen 340
Elektroschock, Depressionen
  562
Elkapin 320, 371
Ellatun 36, 459
Ellatun/N 49
Elobact 95
Elocom 426–427
Elocon 426–427
Eltroxin 479
Elyzol 108
EMB-Fatol 128
EMB-Hefa 128
Embolien 401–407
Emedyl 542
Emesan 542
Empfängnisverhütung 250–256
EMSER Nasenspray 38
Emser Salz 41
EMSER Salz Beutel 41
Ena Puren 324, 365
Enalapril 324, 365
 – + Hydrochlorothiazid 336
Enalapril-ratiopharm 365
Enalaprin MSD 324, 365
Enalaprin-ratiopharm 324

Endak 322, 346, 353, 367
Endometriose 245–249
 – Menstruationsbeschwerden
  235
Engwinkelglaukom 66
Enoxacin 99
Enoxaparin 404
Enoxor 99
Entacapon 513
Enterobene 177
entschuppende Mittel 439–440
Enzyme, Halsschmerzen 44
Enzym-Lefax 173
Enzym-Lefax forte 173
Enzympräparate, Verstopfung +
  Blähungen 173–174
Epanutin 505
Epilantin 505
Epilepsie 497–508
 – Schwangerschaft 499
Epi-Pevaryl 118
Epipevisone 120
Eprex 414
Eprosartan 326, 366
Equilibrin 563
Erbrechen, Migräne 524–525
Eremfat 128
Ergenyl 501
Ergo Sanol Spezial N 525
Ergocalm 587
Ergohydrin 538
Ergokapton 525
Ergomed 538
Ergont 381
Ergotam von ct 381
Ergotamintartrat 525
Ergotonin 381
Ergotop 538
Ericosol 49, 101, 422
Erios 101
Erkältung 29–45
Eryaknen 422
Erybeta 101
Erycytol 413
Eryderm 422
Eryfer 100 410
Eryhexal 49, 101, 422
Erypo 414
Erysec 101
Erythrocin 49, 101, 422
Erythromycin 49, 101, 422

 – + Colistin 58
Erythromycin Genericon 101,
  422
Erythromycin HMW 49
Erythromycin-ratiopharm
  49,101, 422
Erythromycin Stada 101
Erythromycin Wolff 49, 101, 422
Erythroppoietin 414–415
Esbericum 571
Escherichia coli 88, 180
 – + Enterococcus faecalis 180
 – Stoffwechselprodukte + kor-
  puskuläre Bestandteile 189
Escoprim 103
Escor 329, 357
Esidrex 317
Esidrix 317, 370
Espa-Butyl 236
Esprenit 237, 524
Espumisan 172
Estracomb 233, 298
Estraderm 230, 298
Estradiol 230, 298
 – + Medroxyprogesteronacetat
  233
 – + Norethisteronacetat 233,
  298
Estradiol Jenapharm 230, 298
Estradiol-Pflaster 230
Estradiolvalerat 230, 298
 – + Cyproteronacetat 233, 298
 – + Estriol +
  Levonorgestrel 233
 – + Levonorgestrel 233
 – + Medroxyprogesteron-
  acetat 233
 – + Norethisteron 233
 – + Norgestrel 233
 – + Prasteronenantat 233
Estrafemol 233
Estramon 230, 298
Estrifam Tabl. 230, 298
Estriol 211, 230, 298
Ethambutol 128
Ethambutol Labatec 128
Ethinylestradiol
 – + Chlormadinonacetat 252
 – + Desogestrel 252
 – + Dienogest 252
 – + Levonorgestrel 252

- + Norethisteron 252
- + Norethisteronacetat 243
- + Norgestimat 252
Etibi 128
Etidronsäure 299
Etilefrin 380
Etofyllinclofibrat 487
Etozolin 320, 371
Eu Med 16
Eudyna 421
Eufibron 16
Euglucon 472
Eukalyptusöl 44
- + Anisöl + Pfefferminzöl 41
- + Fichtennadelöl 38
- + Fichtennadelöl +
  Pfefferminzöl 38
- + Kiefernadelöl 38
Eunerpan 576
Euphyllin 145
Euphyllin N 145
Euphylong 145
Eurax 453
Euraxil Creme/Lotion 453
Eurex 327
Eusaprim 103, 216
Euthyrox 479
Euvegal-Dragees/Tropfen 586
Eve 20 252
Exelon 536
Exhirud 398
Exoderil 118
Expektoranzien 41–43
Extrasystolen 339, 346

F

Faktu 187
Falithrom 406, 550
Famciclovir 447
Famobeta 157
Famotidin 157
Famotidin Stada 157
Famvir Zoster 447
Faros 374
Fasupond 493
Faustan 289, 588
Favistan 481
Fedip 329, 356
Feigwarzen 196
Felden 270, 278

Felis 571
Felodipin 329, 356
Femigoa 252
Fenbofibrat 487
Fenistil/-retard 428, 435, 463
Fenofibrat-ratiopharm 487
Fenoterol 141
Fenoxypen 91
Fentanyl 24
Ferrlecit Ampullen 410
Ferro-Folsan Dragees 413
Ferrograd C 410
Ferro-Gradumet 410
ferro-sanol/duodenal 410
Ferrum Haussmann Sirup 410
Fertinorm 243
Fettstoffwechselstörungen
  483–489
Fevarin 566
Fexofenadin 428, 435, 463
Fibrate 487–488
Ficortil 61
Filmbildner 77–78
Finasterid 260
Fingerhut 362
Finlepsin 501
Flamon 329, 347, 357
Flarex 61
Flatulex 172
Flavoxat 208
Flecainid 342
Flexase 270, 278
Flitterwochen-Zystitis 213
Flixonase 460
Flixotide 144
Flogocid 427
Flohsamenschalen, indische 170
Flotrin 212, 259
Floxal 58
Floxapen 92
Floxyfral 566
Fluanxol 576
Fluanxol Depot 576
Flucloxacillin 92
Flucloxin 92
Fluconazol 121
Fluctin 566
Fluctine 566
Fludex 317, 370
Fluimucil 41
Flumetason 426, 433

Flunarizin 530
Flunisolid 144, 460
Flunitrazepam 588
- Missbrauch 589
Flunitrazepam-ratiopharm 588
Fluocim 566
Fluocinolonacetat +
  Lidocain 188
Fluocinolonacetonid 426, 433
Fluocinonid 427, 433
Fluocortin 426, 433
Fluocortolon 281, 427, 433
Fluoride, Osteoporose 301–303
Fluorometholon 61
Fluoxetin 566
- Missbrauch 567
Fluoxetin-ratiopharm 566
Fluoxetin Stada 566
Flupentixol 576
Fluphenazin 576
Flupirtinmaleat 27
Flush 358
Fluspi 579
Fluspirilen 579
Fluticason 144, 460
Flutide 144
Flutide nasal 460
Flutinase 460
Fluvastatin 486
Fluvohexal 566
Fluvoxamin 566
Föhnetten 19
Follitropin alfa 243
Folsäure 411–413
Folsäure Bürgerstein 411
Folsäuremangel 408
Folsan 411
Folvite 411
Fondril 322, 346, 353, 367
Foradil 141
Formoterol 141
Fortecortin 281
Fosamax 299
Fosfomycin 106–108
Fosfomycin Biochemie 106
Fosinopril 324, 365
Fosinorm 324, 365
Fositen 324, 365
Fositens 324, 365
Fragmin 404
Frauenleiden 227–249

Fraxiparin 404
Fraxiparine 404
Frisium 588
Frubiase Calcium forte 297
Frubienzym Halsschmerz-
   tabletten 43–44
Fucithalmic 58
Fugoa N 493
Fungata 121
Furadantin 216
furo von ct 320, 371
Furodrix 320, 371
Furorese 320, 371
Furosemid 320, 371
Furosemid Genericon 320, 371
Furosemid Stada 320, 371
Fusidinsäure 58
Fußpilz 115

G

GABA (Gamma-Amino-
   Buttersäure) 505
Gabitril 507
Gabrilen 270, 278
Gänsefingerkraut 246
Gallenstauung 248
Gallensteine 199–204
 – Medikamente auflösende
   202–203
Gallopamil 329, 347, 357
Gamma-Amino-Buttersäure
   (GABA) 505
Ganor 157
Garamycin 58
Gastrax 157
Gastripan 159
Gastroloc 155
Gastronerton 524
Gastrosil 162, 524
Gastro-Timelets 524
Gebärmutter, Rückwärtsneigung,
   Menstruationsbeschwerden
   235
gefäßerweiternde Mittel,
   Bluthochdruck 334–336
Gehirnjogging 533
Gehörgangsentzündung 51–54
Gelomyrtol dünndarmlösliche
   Kapseln 41
Gelonida NA 26

Gelonida Schmerz 26
Gelparin 398
Gelusil Lac 159
Gemfibrozil 487
Genitalherpes 445–448
Gentamicin 58
Gentamicin-POS 58
Gerbstoffe 427
Geriaforce 537
gerinnungshemmende Mittel
 – Angina pectoris/Herzinfarkt
   358–361
 – Durchblutungsstörungen
   388–389
Gerinnungsstörungen 401–407
Gerstenkorn 57
Gesichtsfeldeinschränkung 68
Gestagene
 – Endometriose 247–249
 – Zyklusstörungen 241–242
Gestakadin 241, 247
Gevilon 487
Gewacalm 505
Gewaglucon 472
Gewodin 19
Gicht 305–312
 – Harnsäuresteine 306
Gichttophi 306
Gilurytmal 342
Gingium 387, 537
Gingosol 537
Ginkgo biloba, Demenz
   537–538
Ginkgo(blätter)extrakte 84, 387
Ginkobil 387, 537
Gityl 587
Gladem 566
Glaukom(anfall) 66–75
 – durch Cortisonpräparate 63
 – Glukokortikoide 282
 – durch Sympathomimetika 64
Glianimon 576
Glibenclamid 472
Glibenclamid Cophar 472
Glibenclamid Heumann 472
Glibenclamid-ratiopharm 472
Glibenhexal 472
Glimepirid 472
Globocef 95
Glucobay 475
Glucocorticoide 144–145

Glucophage 474
D-Glucosaminsulfat 271
Glukokortikoide
 – äußerlich angewandte, Neuro-
   dermitis 433–435
 – fluorierte 281
 – Glaukomanfall 282
 – Grauer Star 282
 – Magen-Darm-Geschwür 282
 – Multiple Sklerose 554
 – nicht fluorierte 281
 – Polyarthritis, chronische
   281–284
Glukokortikosteroide s. Glukokor-
   tikoide
Glukose-6-Phosphat-Dehydroge-
   nase-Mangel 219, 288
Glyceroltrinitrat 354, 373
Glykoside, herzwirksame 362,
   368–370
 – s.a. Digitalis(glykoside)
Glysan 159
Godamed 359, 549
Goldgeist Forte 451
Gonadotropine, Zyklusstörungen
   243–244
Gonal 243
Gonokokken-Bindehaut-
   entzündung 57
Gonorrhoe 97
Gopten 324, 365
Grauer Star 67
 – durch cortisonhaltige Augen-
   tropfen 62
 – durch Glukokortikoide 282
Grepafloxacin 99
Grippe 29–45
 – Epidemien 30
 – Halsschmerzen 31
 – Husten 31
 – Impfung 33
Grüncef 95
Grüner Star 66–75
 – cortisonhaltige Augensalben
   oder -tropfen 62
 – Katarakt 67
 – durch Sympathomimetika 64
Guaifenesin 41
Guanethidin 331
Gürtelrose 445–448
Gutron 380

Register

Gynodian Depot 233
Gynokadin 230, 298
Gyno-Pevaryl 118
Gyramid 99
Gyrasehemmer s. Chinolone

H

Haarzell-Leukämie 196
Hämatopan F 413
Haemiton 331
Haemodyn 81, 387
Haemo-Exhirud 187
Hämorrhoiden 185–189
– cortisonhaltige Mittel 188
HAES-steril 81
Hagelkorn 57
Halbmond 591
Halcion 587
Haldol 576
Halfan 133
Halluzinationen 573
Halofantrin 133
Haloperidol 576
Haloperidol-neuraxpharm 576
Haloperidol-ratiopharm 576
Halsschmerzen 43–45
– Grippe 31
Hamadin 180
Harnabflussstörungen 213
Harnantiseptika 216–219
Harninkontinenz 205–212
– neurogene 205
Harnleiterkolik 220
Harnsäuresteine 219
– Gicht 306
Harnstoff 427, 439
Harzol 261
HA-Tabletten 19
Hauterkrankungen 417–454
H 2 Blocker Ratiopharm 157
HCT von ct 317, 370
HCT Hexal 317, 370
HDL-Cholesterin 483
Hefepräparate,
  Durchfall 180
Heitrin 327
Helicobacter pylori 88, 152
Helpin 447
Helvecin 270, 278, 308
Hepa Gel 398

Hepa Gel/Salbe Lichtenstein
  398
Hepa-Merz 195
Hepar SL 203
Heparin 398, 404–406
– + Arnikatinktur +
  Rosskastanientinktur 399
– niedermolekulares 404
Heparin AL 398
Heparin Bichsel 404
Heparin-Calcium Braun 404
Heparin Immuno 404
Heparin natrium ratiopharm 404
Heparin-ratiopharm comp. 399
Heparin-ratiopharm Salbe/Gel
  398
Heparin Riker Salbe/Gel 398
Heparinoid 398
Heparinsalben 398
Hepathromb Creme 398
Hepatitis B 196
Hepatitis C 196
Hepavit 413
Heptaminol 397
Herpes genitalis 445–448
Herpes labialis 445–448
Herpes zoster 445–448
Herpesbläschen 445–448
Herpes-Enzephalitis 445–448
Herpesinfektionen 445–448
– Augen 63
Herphonal 563
HerzASS ratiopharm 359, 388,
  549
Herzbeutelentzündung 332
Herzinfarkt 349–361
– Dihydroergotamin 382
– Östrogene 230
Herzinsuffizienz 362–376
Herzjagen 339
Herzklopfen 338, 342
Herz-Kreislauf-Erkrankungen
  313–390
Herzmuskelschwäche 343, 357
Herzrasen 335, 338–339, 342,
  378
Herzrhythmusstörungen
  338–348
– Elektrokardiographie (EKG)
  340
Herzschwäche 362–376

Herzstolpern 338
Heufieber 456
Heuschnupfen 455–465
Hevert-Dorm 591
Hewedolor 16
Hexacorten 426
Hexetidin 43
Hexigel 43
Hexoral 43
Hirudin 398
– + Allantoin + Polidocanol 187
Hirudoid Gel/Salbe 398
Hisfedin 428, 435, 463
Histaminantagonisten 157–159
Histamin-2-Rezeptoren 157
Hitzewallungen,
  Wechseljahre 228
Hivid 112
Hochdrucktherapie 316–337
– s.a. Bluthochdruck
Hörsturz 79–82
Hofcomant 34, 516
Hoggar N 591
Hornhautdefekte
– Augenpräparate, cortisonhalti-
  ge 63
– + Cholinergika 71
– + Filmbildner 78
H-Tronin 470
Humalog 470
Huminsulin Normal 470
Huminsulin Profil 470
Husten 39–43
– Grippe 31
Hyaluronsäure-Injektion 272
Hydergin 538
Hydrastinin + Oxedrin 64
Hydrochlorothiazid 317, 370
– + Amantadin 35
Hydrocortison 61, 426–427,
  433
– + Escherichia-coli-Stoffwech-
  selprodukte + korpuskuläre
  Bestandteile 188
– + Polymyxin B +
  Oxytetracyclin 62
Hydrocortison-Pos N 61
Hydrocortison Streuli 61
Hydrocortison-Wolff 426
Hydrocortisonbuteprad 426,
  433

607

Register

Hydrocortisonbutyrat 426, 433
Hydroderm Aesca 426
Hydro-long Tablinen 317, 370
Hydrotalcit 159
Hydroxocobalamin 413
Hydroxyäthylstärke (HAES)
 81–82
Hydroxyethylcellulose 77
Hydroxyethylrutoside 395
Hydroxyzin 428, 435, 463
Hygroton 317, 370
Hypercholesterinämie 484
Hyperforat 571
Hyperiplant 571
Hypertonie s. Bluthochdruck
Hypertrichose 434
Hyperurikämie 305–312
Hypnorex 568
Hypokinesie 509
Hypotonie 377–382
 – orthostatische 378
Hypren 324, 365
Hypromellose 77
 – + Retinolpalmitat 77
Hytrin 212

I

Ibu TAD 15
Ibubeta 237, 524
Ibuhexal 15, 270, 278
Ibumetin 524
Ibuphlogont 237, 524
ibuprof von ct 270, 278
Ibuprofen 15–16, 237, 270,
 278, 524
Ibuprofen AL 237, 524
Ibuprofen Biochemie 15
Ibuprofen-Cophar 15
Ibuprofen von ct 15
Ibuprofen Genericon 15, 237
Ibuprofen Klinge 15, 270, 278
Ibuprofen Stada 15, 270, 278
IbuTAD 270, 278
Ideos 297
Ikaran Retard 381
Imap 579
Imdur 354, 373
Imeson 588
Imidin KTN 459
Imidin N/K 49

Imigran 527
Imipramin 563
Imipramin-neuraxpharm 563
Imm+efektsyndrom, erworbenes
 112–113
Immunglobuline, Multiple
 Sklerose 556
Immunreaktion, Mittel zur Unter-
 drückung 556–557
Immunstimulanzien 67
Immunsuppressiva, Multiple
 Sklerose 556–557
Immuntherapeutika, Blasen-
 infektionen 218
Imodium 177
Impotenz 262–266
Imurek 556
Inalgon Neu 16
Indapamid 317, 370
Indapamid von ct 317, 370
Inderal 322, 346, 353,
 367, 529
Inderm 422
Indinavir 113
Indische Flohsamenschalen 170
Indocid 270, 278, 308
Indohexal 270, 278, 308
Indometacin 270, 278, 308
Indometacin Berlin-Chemie 270,
 278, 308
Indomet-ratiopharm 270, 278,
 308
Indo-Phlogont 270, 278, 308
Indoramin 327
Infectomox 92
Infectomycin 49, 101, 422
Infektion(skrankheiten) 87–135
 – bakterielle 87–109
 – virale 110–113
InfektoFlu Saft 34
Inflanefran 61
Influenza 29, 33
INH Waldheim 128
Inhacort 144
Inhibace 324, 365
Innohep 404
Insidon 563
Inspirol P forte 44
Insulin Actraphane 470
Insulin Actrapid HM 470
Insulin Hoechst 470

Insulin Lispro 470
Insulin Mixtard 470
Insulin Protaphan 470
Insulin Ultratard 470
Insulin Velasulin 470
Insulin(e) 470–472
 – kurz wirkende 469–470
 – lang wirkende 469–470
 – mittellang wirkende 470
Insuman Basal 470
Insuman Comb 470
Insuman Rapid 470
Intal 147
Interferon Alpha 196
Interferon Beta 554–556
Interferone 196–198
Intrauterinpessar 250
intrinsic factor-Mangel 409
Intron A 196
Invirase 113
Ipratropiumbromid 148
Irbesartan 326, 366
Irtan 59
Irtan Nasenspray 457
IS 5 Mono ratiopharm 354, 373
Iscover 359, 388, 549
ISDN von ct 354, 373
ISDN Stada 354, 373
ISDN-ratiopharm 354, 373
Isicom 511
Isländisch Moos-Extrakt 44
Isla-Moos 44
Ismelin 331
ISMN Genericon 354, 373
ISMN Hexal 354, 373
Ismo 354, 373
Iso Mack 354, 373
Isocillin 91
Isoconazol + Diflucortolon 120
Isoglaucon 72
Isoket 354, 373
Isomonat 354, 373
Isomonit 354, 373
Isoniazid 128
 – + Ethambutol 130
 – + Rifampicin 130
 – + Rifampicin +
  Pyrazinamid 130
 – + Vitamin B[6] 130
Isoprochin P 16
Isoptin 329, 347, 357

Isopto-max 62
Isosorbiddinitrat 354, 373
Isosorbid-Dn-Cophar 354, 373
Isosorbidmononitrat 354, 373
Isostenase 354, 373
Isotretinoin 419, 421
Isotrex Gel 421
Isozid 128
Isradipin 329, 356
Itraconazol 121
Itrop 148
Ivadal 591
Ivel 586

J

Jacutin 452
Jacutin Emulsion 452
Jarsin 571
Jellin 426
Jenapharm 241
Jodetten 480
Jodid 480–481
Jodid-ratiopharm 480
Jodid tabletten 480
Jodonorm 480
Jodzufuhr, ausreichende 478
Johanniskraut 571–572
Jomax 427

K

Kaban Creme/Salbe 426
Kabanimat 426
Kamille 246
Kamillenblüten + Fenchel +
   Kümmel + Pfefferminzblätter
   + Pomeranzenschalen 173
Kamillenblüten-Tinktur 44
Kamillenextrakt 38
Kamillosan M+spray N 44
Kammerflattern 339
Kammerflimmern 339
Kan Ophtal 58
Kanamycin 58
Kanamycin-POS 58
Kanamytrex 58
Kaolin 179
Kaoprompt H 179
Kapanol 24
Karden 329, 356

Karil 303
Karison 426
Karvea 326, 366
Katadolon 27
Katarakt 67
 – durch cortisonhaltige Augen-
   tropfen 62
 – durch Glukokortikoide 282
Kater 10
Kaveri 387, 537
Keflex 95
Keimax 95
Kenakort A 426
Kepinol 103, 216
Keprodol 270, 278
Kerlon 322, 346, 353, 367
Kerlone 322, 346, 353, 367
Ketoconazol 118
Ketoprofen 270, 278
Kiefernadelöl + Pfefferminzöl +
   Latschenkieferöl +
   Eukalyptusöl + Thymol 38
Kindesalter, Arzneimittel 3–4
Kinidin-Duriles 342
Kirim 514
Kivat 579
Klacid 101
Klaciped 101
Klimakterium 227
Klimonorm 233
Kliogest N 233, 298
Knochendichtemessung,
   Osteoporose 295
Knollenblätterpilzvergiftung 195
knorpelschützende Mittel
   271–272
Körper-Massen-Index 490
Kohle, adsorbierende 179
Kohle Compretten 179
Kohle Hevert 179
Kohle pulvis 179
Kohlenhydrataufnahmehemm-
   stoffe 475–476
Kolitis, pseudomembranöse 93,
   106
Kollaps 378
Kollateral 387
Komedo 417
Kompensan 159
Kompressionsbehandlung,
   Venenleiden 393

Konjunktival 64
Konjunktivitis 55–65
Kontaktekzem 424
Kontexin 493
Kontrazeptiva, hormonelle
   252–256
Kopfschmerzen 9, 12, 14
Korodin Herz-Kreislauf-Tropfen
   375
Kortikoid-Externa
 – mittelstark wirksame 426
 – schwach wirksame 426
 – stark wirksame 426
Kortikoid-ratiopharm 426
Kortikoid-ratiopharm/F 426
Kortikosteroide, äußerlich aufge-
   tragene, Ekzem 426–427
Kortison s. Cortison
Krampfadern 391
krampflösende Mittel 236–237
 – Harninkontinenz 208–211
Kranit Mono 16
Kreon 173
Kreuzallergie
 – Cephalosporine 97
 – Penicilline 97
Kürbisglobulin
 – + Espenblätterextrakt 261
 – + Goldrutenkrautextrakt 261
 – + Kürbiskernmehl 261
Kürbissamen 218
Kürbissamenextrakt 261
Kytta-Cor 374
Kytta-Sedativum f 586

L

Lacophtal 77
Lacrigel 77
Lacrimal 77
Lacrimal O.K. 77
Lacrisic 77
Lactobacillus 180
 – + Bifidobacterium 180
Lactocur 168
Lactuflor 168
Lactulose 168
Lactulose Genericon 168
Lactulose Neda 168
Lactulose-ratiopharm 168
Lactulose Stada 168

609

Register

Läusebefall 449–454
Laevolac 168
Laevovit D3 297
Lafol 411
Lagerungsschwindel 540–541
Lakritze, Bluthochdruck 315
Lamictal 507
Lamisil 118, 123
Lamotrigin 507
Lanacine 105
Lanatilin 368
Lanicor 368
Lanitop 368
Lanoc 322, 346, 353, 367
Lanoxin 368
Lansoprazol 155
Lantarel 276
Lanzor 155
Lariam 133
Lasix 320, 371
Latanoprost 74
Laxanzien
  – Missbrauch 170
  – osmotische 168–169
Laxoberal 169
Laxoberon 169
LDL-Cholesterin(werte) 483
  – Risikofaktoren 484
Lebererkrankungen 191–198
  – Alkoholmissbrauch 191
Leberschutzmittel 195–196
Leberzirrhose 192
  – alkoholbedingte 195
  – primär biliäre 194
Lederderm 97, 422
Lefax 172
Lefaxin 172
Legalon 195
Leios 252
Lemocin 43–44
Lendormin 587
Lenoxin 368
Lepinal 503
Lepinaletten 503
Leponex 579
Leptilan 501
Leptilanil 501
Lescol 486
Leukämie 196
  – chronisch-
    myeloische 196

Leukotrienantagonisten
  148–149
Levanxol 588
Levobunolol 69
Levocabastin 60, 458
Levodopa 511–513
  – + Amantadin 35
  – + Benserazid 511
  – + Carbidopa 511
Levofloxacin 99
Levomepromazin 576
Levomepromazin-
  neuraxpharm 576
Levomethadon 24
Levonorgestrel 253
Levophta 60
Levothyroxin 479
Lexotanil 587
Librium 588
Lido Posterine 187
Lidocain 44, 84, 187
Limit-X 493
Limptar 287
Lincosamide 105–106
Lindan 452–453
Linola-H N 426
Linsentrübung 67
  – durch cortisonhaltige Augen-
    tropfen 62
Lioresal 290
Liothyronin + Levothyroxin 479
Lipanthyl 487
Lipasehemmer 494–495
  – Missbrauch 495
Lipidil 487
Lipobay 486
Liposic 77
Lipox 487
Lippenherpes 445–448
Liprevil 486
Lipsin 487
Liquemin 404
Liquifilm 77
Lisino 428, 435, 463
Lisinopril 324, 365
  – + Hydrochlorothiazid 336
Lisinopril-ratiopharm 324, 365
Lisinopril Stada 324, 365
Liskantin 503
Lisurid 514
Litarex retard 568

Lithium 568–570
Lithium Apogepha 568
Litholytika, Nierensteine
  223–225
Livocab 60
Livocab Nasenspray 458
Livostin 60, 458
Locacorten 426
Loceryl 117
Locoid 426
Locoidon 426
Locol 486
Lodoxamid 59
Lösferron 410
Loftan 141
Loftyl 387
Lokalanästhetika 43
  – Hämorrhoiden 187
  – Halsschmerzen 44
Lokalantibiotika,
  Halsschmerzen 44
Lomir 329, 356
Lomudal 147
Lomusol 59
Longacor 342
Lonolox 334
Lopedium 177
Loperamid 177–178
Loperamid Heumann 177
Loperamid-Cophar 177
Loperamid-ratiopharm 177
Lopimed 177
Lopirin 324, 365
Lopresor 322, 346, 353,
  367, 529
Lorabid 95
Loracarbef 95
Lorafem 95
Loramet 587
Lorasifar 587
Loratadin 428, 435, 463
Loratyn 428, 435
Lorax 95
Lorazepam 587
Lorazepam-neuraxpharm 587
Lorazepam-ratiopharm 587
Lormetazepam 587
Lormetazepam AI 587
Lormetazepam-ratiopharm 587
Lorzaar 326, 366
Losartan 326, 366

Losec 155
Lotricom 120
Lovastatin 486
Lovelle 252
Lovenox 404
L-Thyroxin Henning 479
Ludiomil 563
Lumefabtrin + Artemisinin 133
Luminal 503
Lungenentzündung, atypische 97
Lungenfibrose 344
Lungenödem 363
Lupus erythematodes 332,
    335, 344
Luvased 586
Lyell-Syndrom, Phenytoin 506
Lygal Kopfsalbe 439
Lynestrenol 241, 247
Lyogen 576
Lysozym 44

M

M Beta 24
Maaloxan 159
Maclar 101
Madopar 511
Männerleiden 257–266
Mäusedornwurzelstockextrakt +
    Trimethylhesperidinchalkon
    396
Magaldrat (Aluminium-
    Magnesiumhydroxid) 159
Magaldrat Mepha 159
Magaldrat Ratiopharm 159
Magenblutungen 152
Magen-Darm-Erkrankungen
    151–189
Magen-Darm-Geschwür,
    Glukokortikoide 282
Magenentleerung beschleuni-
    gende Mittel 162–165
Magengeschwür 152
Magenschleimhautschutz-
    mittel 161
Magnesium, Muskelkrämpfe 286
Magnesium-pyridoxal-phosphat-
    glutamat 489
Maiglöckchen 362
Maiglöckchenkraut 375
Makrolidantibiotika 101–103

Malaria 131–135
 – + Ferntourismus 131
 – Standby-Medikation 134
 – tropica 132
Malarone 133
Malexin 237
Maliasin 503
Malimed 157
*Mallebrin Konzentrat gegen
    Halsschmerzen 43*
MAO-B-Hemmer 519–520
MAO-Hemmer 567–568
Maprolu 563
Maprotilin 563
Marax 159
Marcoumar 406, 550
Marcumar 406, 550
Marcuphen von ct 406
Mariendistelfruchtextrakt 195
 – + Jamboulrindeextrakt +
    Condurangorindeextrakt +
    Sarsaparillawurzelextrakt 173
Mastzellstabilisatoren,
    Bindehautentzündung 59–60
Maxalt 527
MCP von ct 524
MCP-Isis 524
MCP-ratiopharm 162, 524
Meclozin 542
 – + Hydroxyzin 542
Medazepam 588
Mediabet 474
Medikamente
 – für ältere Menschen 2–3
 – für Kinder 3–4
 – Nebenwirkungen 2
 – Pflaster 1
 – Risiken 2
 – für Schwangere 4–5
 – für Stillende 5
 – Verabreichung, Arten 1
 – Wirkungseintritt 1
Medroxyprogesteronacetat 241,
    247
Meerwasser 38
Meerzwiebel 362, 375
Mefenorex 493
Mefloquin 133
Megacillin oral 91
Meglucon 474
Melabon Plus C 19

Melanom 196
Melleretten 576
Melleril 576
Meloxicam 270, 278
Melperon 576
Melperon AI 576
Melperon beta 576
Menièresche Erkrankung 540
Meningitis,
    Mittelohrentzündung 47
Meningoenzephalitis,
    Mittelohrentzündung 47
Meningokokken 88
Menopause 227
Menorest Pflaster 230, 298
Menstruationsbeschwerden
    234–238
 – Antibabypille 235
Mephaquin 133
Mephenesin 290, 292
Mepindolol 322, 346, 353, 367
 – + Hydrochlorothiazid 337
Mereprine 591
Meresa 544, 579
Merex 493
Mericomb 233
Merigest Tabl. 233
Merlit 587
Meromycin 422
Mesalazin 183
Metamizol 16
Meteoenzym 173
Metformin 474
Metformin Arcana 474
Metformin Basics 474
L-Methionin 223
Methionin Stada 223
Methocarbamol 290, 292
Methotrexat, Polyarthritis,
    chronische 276–278
Methotrexat Bigmar 276
Methotrexat Lederle 276
Methyldopa 331
Methyldopa Stada 331
Methylprednisolon 281, 554
*Methylprednisolon Jenapharm
    281, 554*
Methylprednisolonaceponat 426,
    433
Metildigoxin 368
Metipranolol 69

611

Register

- – + Pilocarpin 69, 71
- Metixen 517
- *Meto Tablinen 529*
- Metoclopramid 162, 524
- *Metodura comp 337*
- *Metogastron 162, 524*
- *Metohexal 529*
- Metolazon 317, 370
- Metoprolol 322, 346, 353, 367, 529
- – + Hydrochlorothiazid 337
- *Metoprolol 322, 346, 353, 367*
- *Metoprolol Heumann 529*
- *Metoprolol-ratiopharm 529*
- *Metoprolol Stada 529*
- *Metoprolol Wolff 322, 346, 353, 367*
- Metronidazol 108
- *Metronidazol Biochemie 108*
- *Metronidazol Braun 108*
- *Metronidazol Genericon 108*
- *Metypred 281, 554*
- *Mevacor 486*
- *Mevinacor 486*
- *Mexalen 14, 524*
- Mexiletin 342
- *Mexitil 342*
- *Miacalcic 303*
- *Mianeurin 570*
- Mianserin 570
- *mianserin von ct 570*
- *Micanol 1%/3% 440*
- *Micardis 326, 366*
- Miconazol 121
- – + Flupredniden 120
- *Micotar M+gel 121*
- *Micristin 359*
- *Microgynon 252*
- *Mictonorm 208*
- Midodrin 380
- *Mifegyne 255*
- Mifepriston 255
- Miglitol 475
- *Migraene 16*
- Migräne 521–531
  - – Anfälle, leichte 524
  - – Erbrechen 524–525
  - – menstruations-abhängige 531
  - – Stufentherapie 522
  - – Übelkeit 524–525

- Migräne-auslösende Nahrungs-mittel 522
- Migränemittel, spezifische 527–529
- *Migraenin 19*
- Milbenbefall 449–454
- *Minac 97*
- *Minalgin 16*
- *Miniasal 359, 549*
- Minipille 252
- *Minipress 327*
- *Miniscap 493*
- *Minisiston 252*
- *MinitranS 354, 373*
- *Minocin 97, 422*
- Minocyclin 97, 422
- *Minocyclin Heumann 422*
- *Minocyclin Lederle 422*
- Minoxidil 334
- *Minprog 264*
- *Mirapront 493*
- *Miroton forte 375*
- Mirtazapin 570
- Misoprostol 84, 164–165
- Missbrauch
  - – Appetithemmer 494
  - – Betablocker 323
  - – Flunitrazepam 589
  - – Fluoxetin 567
  - – Lipasehemmer 495
  - – Mutterkornalkaloide 527
  - – Schilddrüsenhormone 480
  - – Schleifendiuretika 320
  - – Triptane 528
- Mitesser 417
- Mittelohrentzündung 46–50
  - – chronische 47
- Mittelstrahlurin 215
- Mizolastin 428, 435, 463
- *Mizollen 428, 435, 463*
- *Mobec 270, 278*
- *Mobicox 270, 278*
- Moclobemid 567
- *Modenol 333*
- *Modip 329, 356*
- *Moduretik 321, 372*
- *Mogadon 588*
- *Molsicor 354, 373*
- *Molsidolat 354, 373*
- Molsidomin 354, 373
- *Molsidomin von ct 354, 373*

- *Molsidomin-Cophar 354, 373*
- *Molsidomin-Heumann 354, 373*
- *Molsidomin-Mepha 354, 373*
- *Molsihexal 354, 373*
- Mometason 427, 433
- *Mono Embolex 404*
- *Mono Mack 354, 373*
- *Monomycin 49, 101, 422*
- *MonoStep 252*
- Montelukast 148
- *Monuril 106*
- Morphin 24
- *Morphin Merck Amp. 24*
- *Motilium 162, 524*
- *Motrim 216*
- *Movalis 270, 278*
- *Movergan 519*
- Moxaverin 387
- Moxonidin 331
- MS s. Multiple Sklerose
- MS-Fatigue 552
- *MST M+ipharma 24*
- *MTX Hexal 276*
- *Mucobene 41*
- *Mucofalk 170*
- *Mucosolvan 41*
- *Mucosolvon 41*
- *Mucotectan 41*
- *Multilind Heilpaste 121*
- Multiple Sklerose 196, 285, 551–557
- *M+idol 24*
- *Munobal 329, 356*
- *Musaril 289*
- *Muse 264*
- muskelentspannende Mittel 289–292
- Muskelkrämpfe 285, 287–292
  - – Magnesium 286
  - – Vitamin E 286
- Muskelrelaxanzien 289–292
  - – zentral wirksame 290–292
- Muskelrelaxation nach Jacobsen 522
- Muskelverspannung 10, 285
- *Mutaflor 180*
- Mutterkornalkaloide
  - – Migräne 525–527
  - – Missbrauch 527
- *Myambutol 128*
- *Myambutol-INH 130*

Myasthenia gravis 237
Mycinopred 62
Mycospor 118
Mycostatin 124
Mydocalm 290
Mykontral 118
Mykosen s. Pilzerkrankungen
Myk+ex 124
Myk+ex Heilpaste 121
Mylepsinum 503
Myome, Menstruations-
beschwerden 235
Myospasmal 289
Myrrhen-Tinktur 44
Myrtol 41
Mysoline 503

N

Nacom 511
NAC-ratiopharm 41
Nadolol 322, 346, 353, 367
 − + Bendroflumethiazid 337
Nadroparin 404
Nafti Ratiopharm 387
Naftidrofuryl 81, 387
Naftifin 118
 − zum Auftragen 118
Naftilong 81, 387
Nafti-ratiopharm 81
Naftodril 387
Nahrungsmittel, gehaltvolle,
Eisen 409
Naphazolin 36, 49, 64, 459
 − + Pheniramin 64
Naprocutan 237
Naproxen 18−19, 237, 270,
278, 531
Naproxen von ct 18, 237
Naramig 527
Naratriptan 527
Narcaricin 311
Nasengel/Spray/Tropfen AL
49, 459
Nasengel/Spray/Tropfen
ratiopharm 49, 459
Nasensalbe, antiallergische 463
Nasensprays + -tropfen
 − abschwellende 49
 − cortisonhaltige 462
 − Tipps zur Anwendung 37

Nasentropfen u. -spray-
ratiopharm 36
Nasentropfen-ratiopharm
pflanzlich 38
Nasivin 36, 49, 459
Nasulind 38
Natil 387, 538
Natispray 354, 373
Natrilix 317, 370
Natriumchlorid 38
Natrium-Eisen-III-gluconat 410
Natriumfluorid 301
 − + Ascorbinsäure 301
Natriumfluorid Baer 301
Natriumfluorophosphat +
Calciumgluconat + Calcium-
citrat 301
Natrium-Kalium-Citrat 223−224
Natriumpicosulfat 169
Nebenwirkungen,
Medikamente 2
Nebilet 322, 346, 353, 367
Nedocromil 59, 147, 457−458
Nedolon P 26
Nelfinavir 113
Neo Angin N Halstabletten 43
Neo-Eunomin 252
Neo-Gilurytmal 342
Neopyrin Forte 19
Neorecormon 414
NeoTussan 39
Nepresol 334
Nesselsucht, Acetylsalicylsäure,
Überempfindlichkeitsreaktion
12
Neuralgin 19
Neurocil 576
Neurodermitis 430−436
Neurolepsin 568
Neuroleptika 574−581
 − atypische 579−581
 − klassische 576−579
neuroleptisches Syndrom,
malignes 578
neurologische Erkrankungen
497−557
Neurotrop 501
Neutromed 157
Nevibolol 322, 346, 353, 367
Nevirapin 113
Nicardipin 329, 356

Nicergolin 538
Nicergolin Strallhofer 538
Nickelallergie 424
Nierenbeckenentzündung,
chronische 221
Nierenkolik 219, 221
Nierensteine 220−225
 − Litholytika 223−225
 − Prophylaxe 222
Nifedipin 329, 356
Nifehexal 329, 356
Nilvadipin 329, 357
Nipolept 579
Nisoldipin 329, 357
Nissenkamm 450
Nitpress 329
Nitrangin Isis 354, 373
Nitrate
 − Angina pectoris/Herzinfarkt
354−356
 − Herzschwäche 373−374
Nitratkopfschmerz 355−356
Nitrazepam 588
Nitrazepam AI 588
Nitrazepam-neuraxpharm 588
Nitrendipin 329, 357
Nitrendipin Heumann 329, 357
Nitrendipin-ratiopharm 329
Nitro Mack 354, 373
Nitroderm TTS 354, 373
Nitro-Dur TTS 354, 373
Nitrofurantoin 216
 − + Sulfadiazin +
Phenazopyridin 216
Nitroglycerin Lannacher 354,
373
Nitroglycerin Streuli 354, 373
Nitroimidazole 108−109
Nitrolingual 354, 373
Nitroxolin 216
Nitroxolin MIP 216
Nivadil 329, 357
Nizatidin 157
Nizax 157
Nizoral 118
Nobrium 588
Noctamid 587
Nootrop 535
Nootropil 535
Norethisteron 253
Norethisteronacetat 241, 247

Register

Norfenefrin 380
Norfloxacin 58, 99, 216
Normabrain 535
Normalip Pro 487
Normison 588
Normoc 587
Normoglaucon 69, 71
Normoglucon 472
Normoxin 331
Noroxin 99, 216
Norpace 342
Norpseudoephedrin 493
Nortrilen 563
Nortriptylin 563
Norvasc 329, 356
Norvir 113
Noscapin 39
Novadral 380
Novalgin 16
Novaminsulfon Lichtenstein N 16
Novaminsulfon-ratopharm 16
Novaminsulfonsäure 16
Novanox 588
Noviform 58
Novo Petrin 19
Novocephal 535
Novodigal 368
Novoprotect 563
Novothyral 479
Nozinan 576
NSAR s. Antirheumatika, nicht-
   steroidale
Nubral 427, 439
Nycodol 24
Nycopren 18, 237, 531
Nycovir 447
Nystaderm M+gel 124
Nystalocal 120
Nystatin 124–125
   – + Chlorhexidin +
      Dexamethason 120
   – + Zinkoxid 121
Nystatin Lederle 124

O

Obsidan 322, 346, 353,
   367, 529
Obstipation s. Verstopfung
Octadon P 19
Oculosan N 64

Oculotect 77
Oculotect fluid 77
Oecotrim 103
Ödeme 391
   – angioneurotisches 325
Ödemprotektiva 394
Ölflecken 437
Oestrofeminal 230, 298
Östrogene
   – Brustkrebsrisiko 230, 299
   – Herzinfarkt 230
   – konjugierte 230
   – konjugierte + Medrogeston
      233
   – konjugierte + Medroxypro-
      gesteronacetat 233
   – Osteoporose 230, 298–299
   – Risiken 229
   – systemische,
      Harninkontinenz 211
   – Wechseljahre 230, 299
Östrogen-Gestagen-
   Kombinationen 298
   – Wechseljahre 233
   – Zyklusstörungen 243
Östrogen-Pflaster 298
Oestronara 233
Ofloxacin 58, 99
Ohrenerkrankungen 79–85
Ohrensalben 53
   – antibiotische wirkende 53
Ohrenschmerzen
   – bei Erwachsenen 51–54
   – bei Kindern 46–50
Ohrentropfen 53
   – abschwellend wirkende 53
   – antibiotisch wirkende 53
   – mit Glucocorticoiden 53
   – lokal betäubende 53
Ohrgeräusche 83–85
Olanzapin 579
Oleanderblätter 375
Olynth 36, 49, 459
Olynth Salin 38
Omeprazol 155
Omeprazol von ct 155
Omeprazol ratiopharm 155
Omix 212, 259
Omnic 212, 259
Omniflora N 180
Omnisept 180

Omoconazol 118
Ophtagram 58
Ophtalmin N 64
Ophtopur N 64
Opiate 24–27
   – Abhängigkeit 24
   – Kombinationspräparate 26
   – mittelstarke 24
   – starke 24
Opipramol 563
Optiderm/-F Creme 427, 439
Optifen 15
Optipect N 41
Orelox 95
Orfiril 501
Orgametril 241, 247
Orlistat 494
Ornithin-Aspartat 195
Orphol 538
Orthangin N 374
Ortoton 290
Orudis 270, 278
Osmil 233
Ospolot 507
Ospur D3 297
Ossin 301
Ossiplex retard 301
Ossofluor 301
Ossofortin 297
Ossofortin forte 297
Osspulvit S 297
Osteoporose 293–304, 405
   – Knochendichtemessung 295
   – Östrogene 230
   – postmenopausale 293
   – senile 293
Osteoporose-Gymnastik-
   kurse 295
Otalgan 53
Otitis externa 51
   – maligna 51
Otitis media 46–50
Otobacid N 53
Otodolor 53
Otriven 49
Otriven gegen Schnupfen 36
Otriven Lsg- 459
Otrivin 36, 49, 459
Ovestin 230, 298
Ovestin Tbl. 211
oxa von ct 587

614

Register

Oxaceprol 271
Oxametazolin 459
Oxazepam 587–588
Oxazepam-ratiopharm 588
Oxicame 270, 278
Oxilofrin 380
Oxis 141
Oxprenolol 322, 346, 353, 367
Oxybutinin von ct 208
Oxybutinin Heumann 208
Oxybutynin 208
Oxymetazolin 36, 49
Oxytetracyclin 58
 – + Myrtol 41
 – + Polymyxin B 58
Oxytetracyclin Augensalbe 58
Oxytetracyclin-Prednisolon 62

P

Paceum 588
Paediathrocin 49, 101
Paludrine 133
Panadol 524
Pandel 426
Pangrol 173
Pankreaplex Neu 173
Pankreatin 173
 – + Dimeticon 173
 – + Simethicon 173
Pankreon 173
Panoral 49, 95, 216
Panotile N 53
PanOxyl 420
Pantoloc 155
Pantoprazol 155
Pantozol 155
Panzytrat 173
ParacetaCod-ratiopharm 26
Paracetamol 14–15, 524
 – + Coffein 19
 – + Propyphenazon +
  Coffein 19
 – + Propyphenazon +
  Famprofazon + Coffein 19
Paracetamol BC 524
Paracetamol comp. Stada 26
Paracetamol von ct 14, 524
paracetamol plus von ct 19
Paracetamol-plus-ratiopharm 19
Paracetamol-ratiopharm 14, 524

Paracetamol Stada 14, 524
Paracodin 24, 39
Paraffin 171
Parakapton 14, 524
Parfenac 427
Pariet 155
Parkinson-Krankheit 509–520
Parkinsonmittel + Amantadin 35
Parkopan 517
Parkotil 514
Parlodel 514
Paroxetin 566
Paspertin 162, 524
*PCM Paracetamol
  Lichtenstein 14, 524*
Pearl-Index 250
Pedikurol 118
Pektin 179
Penbene 91
Penbeta Mega 91
PenHexal 91
Penicillat 91
Penicillin(e) 91–95
 – Kreuzallergie 97
Penicillin G 91
Penicillin G Hoechst 91
*Penicillin-G-Natrium
  Biochemie 91*
Penicillin Spirig 91
Penicillin V 91
Penicillin V ratiopharm 91
Penicillin V Stada 91
Penicillin V Wolff 91
Pentasa 183
Pentohexal 81
Pento-Puren 81, 387
Pentoxifyllin 81, 387
Pentoxifyllin-ratiopharm 81, 387
Pentoxiy Mepha 81
Pentoxyverinhydrogencitrat 39
Pepcidine 157
Pepdul 157
Perazin 576
Perazin-neuraxpharm 576
Perenterol 180
Pergolid 514
Pericephal 538, 542
Perivar forte 396
Permax 514
Permixon 261
Perocur 180

Perphenazin 576
Pertix-L-Hommel 39
Pertofran 563
Pfefferminzöl 44
 – + Thymianöl 38
pflanzliche Stoffe,
  Halsschmerzen 44
Pflaster, Medikamente 1
Phenazon 16
 – + Coffein 19
 – + Procain + Glycerol 53
Phenergan 576
Phenhydan 505
Phenobarbital 503
Phenothiazine 576
Phenoxymethylpenicillin 91
Phenpro.-ratiopharm 550
Phenprocoumon 406, 550
 – + Cotrimoxazol 104
 – + Makrolidantibiotika 102
Phenpro-ratiopharm 406
Phenylbutazon 270, 278
Phenylessigsäure-Abkömmlinge
  270, 278
Phenylpropanolamin 493
Phenytoin 505
 – Epilepsie 505–507
Phenytoin AWD 505
Phenytoin-Gerot 505
Phlebodril 396
Pholedrin 380
Pholedrin liquidum 380
Pholedrin-longo-Isis 380
Phosphalugel 159
Physiotens 331
Phytotherapeutika,
  Blaseninfektionen 218
Pidilat 329, 356
Pilo 71
Pilocarpin 71
Pilocarpin Ankerpharm 71
Pilocarpin-Puroptal 71
Pilocarpin Sigma 71
Pilocarpine Blache 71
Pilocarpol 71
Pilomann 71
Pilzerkrankungen 114–125
Pilzmittel
 – Anwendung, äußerliche
  117–121
 – zum Einnehmen 121

615

Register

– Kombination mit einem Corti-
son-Abkömmling 120
– Kombination mit Zink 121
– lokale, Fixkombinationen 120
Pindolol 322, 346, 353, 367
– + Clopamid 337
Pipamperon 576
Piracetam 535
Piracetam- neuraxpharm 535
Piracetam-ratiopharm 535
Piretanid 320, 371
Pirocam 270, 278
Pirorheum 270, 278
Piroxicam 270, 278
Piroxicam Arcana 270, 278
Piroxicam Cophar 270, 278
Piroxicam-ratiopharm 270, 278
Piroxicam Stada 270, 278
PK Merz 3, 516
PK-Merz-Schoeller 34, 516
Planum 588
Plasmodien 131
Plastufer 410
Plastulen N 413
Platzangst 540
Plavix 359, 388, 549
Plendil 329, 356
Pluriviron mono 264
Pneumocystis-carinii-
Pneumonie 103
Pneumokokken 88
Podomexef 95
Poikicin 19
Policresulen + Cinchocain 187
Pollenextrakt 261
Pollen-Wochen 456
Polyacrylsäure 77
Polyarthritis, chronische
273–284
Polyhydroxyäthylstärke +
Natriumchlorid 81
Polymyxin B
– + Bacitracin +
Hydrocortison 53
– + Bacitracin + Neomycin 58
– + Fludrocortison +
Lidocain 53
– + Neomycin + Bacitracin 58
Polyspectran Augen-/
Ohrentropfen 58
Polyspectran Augensalbe 58

Polyspectran HC 53
Polyvidon 77
Polyvidon-Jod 43
Polyvinylalkohol 77
– + Polyvidon 77
Postadoxin N 542
Postafen 542
Posterisan 189
Posterisan forte 188
Postmenopause 227
Pradif 259
prämenstruelles Syndrom 235
Prajmalium 342
Pramipaxol 514
Pravasin 486
Pravastatin 486
Pravidel 514
Praxilene 81, 387
Praxiten 588
Prazepam 588
Prazine 576
Prazosin 327
Prazosin Heumann 327
Predni M Tablinen 281
Prednicarbat 433
Predni-H Tablinen 281
Prednihexal 554
Predni-H-Tablinen 309, 554
Prednisolon 61, 281, 426,
433, 554
– + Chloramphenicol 62
– + Cinchocain 188
– Gicht 309
– + Neomycin + Polymyxin B 62
– + Oxytetracyclin 62
– + Sulfacetamid 62
Prednisolon Augensalbe 61
Prednisolon Galepharm 554
Prednisolon Jenapharm 281,
309, 554
Prednisolon-ratiopharm 281,
309, 554
Prednisolon Salbe/Creme
LAW 426
Prednisolonhydrogen-
succinat 281
Prednison 281, 554
Prednison Dorsch 281, 554
Prednison Galepharm 554
Prednison Merck 554
Prednison Streuli 554

Prednitop 426
Predny-M-Tablinen 554
Premarin 230, 298
Prenicarbat 426
Prent 322, 346, 353, 367
Prepulsid 162
Pres 324, 365
Pres plus 336
Presinol 331
Presomen 230, 298
Presomen comp. Drag. 233
Primaquin 133
Primidon 503
Primolut NOR 241
Primolut-Nor 247
Primosept 216
Primosiston Tabl. 243
Primperan 162, 524
Prinil 324, 365
Prinzide 336
Privin 36, 49, 459
Pro Symbioflor 180
Procainamid 342
Procorum 329, 347, 357
Procto-Jellin 188
Procto-Kaban 188
Proculin 64
Procyclo 233
Progastrit 159
Progeril 538
Progesteron 247
Proglumetacin 270, 278
Proguanil 133
Progynova 230, 298
Prokinetika 162–165
Prolacam 514
Promazin 576
Promethazin 576
Promethazin-neuraxpharm 576
Pronestyl 342
Propafenon 342
Propafenon Genericon 342
Propafenon-ratiopharm 342
Propicillin 91
Propionsäure-Abkömmlinge
270, 278
Propiverin 208
Propranolol 322, 346, 353,
367, 529
Propra-ratiopharm 322, 346,
353, 367

Propulsin 162
Propy 16
Propycil 481
Propylthiouracil 481
Propyl-Thiouracil Lederle 481
Propyphenazon 16
Proscar 260
Prosiston Tabl. 243
Prosta Fink forte 261
Prostadilat 259, 327
Prostaglandinanaloga, Grüner
 Star 74–75
Prostagutt forte 261
Prostagutt mono 261
Prostamed 261
Prostasan 261
Prostatakrebs 257
Prostatamittel, pflanzliche 261
Prostatavergrößerung 257–262
Prosta-Urgenin 261
Prostess 261
Protactyl 576
Protagent 77
Protaxon 270, 278
Proteasehemmer 113
Prothazin 576
Prothipendyl 576
Prothiucil 481
Prothyrid 479
Protonenpumpen-
 blocker 155–157
Provas 326, 366
Proxen 18, 237, 270, 278, 531
*Psoradexan/Psoradexan
 mite/Psoradexan forte* 440
*Psoralon MT Salbe
 0,5%/1%/2%/3%* 440
Psorcutan 442
Psoriasis
 – s.a. Schuppenflechte
 – punctata/pustulosa 443
Psorimed Lösung 439
Psychopax 289, 505, 588
Psychopharmaka 574
Psychosen 573–581
Psychotonin 586
Psyquil 576
Pulbil 147
Pulmicort 144
Pulmicort Topinasal 460
Pulmidur 145

Pulmilide 144
Pulmofor 39
Pur-Rutin 395
Pyrafat 128
Pyralvex 44
Pyrazinamid 128
Pyrazinamid Jenapharm 128
Pyrazinamid Lederle 128
Pyrazole 270, 278
Pyrazolonderivate 16–17
Pyrethrine 451–452
 – + Piperonylbutoxid + Chlo-
 rocresol 451

Q

Quadronal Ass comp 19
Quadropril 324, 365
Quantalan 488
Quellmittel 170–171
Querto 322, 346, 353, 367
Quilonorm 568
Quilonum 568
Quinaglute 342
Quinapril 324, 365
 – + Hydrochlorothiazid 336

R

Rabeprazol 155
Radedorm 588
Radepur 588
Ralicid 270, 278, 308
Ramipril 324, 365
 – + Hydrochlorothiazid 336
Ranicux 157
Ranitidin 157
Ranitidin Helvepharm 157
Ranitidin Hexal 157
Rantudil 270, 278
ratio Grippal + C 19
Raxar 99
Raynaud-Syndrom 253
Rebalance 571
Rebif 554
Recatol mono 493
Reductil 493
Reflexinkontinenz 205
Refobacin 58
Regelschmerzen s.
 Menstruationsbeschwerden

Regenon 493
Reisedurchfall 178
Reizdarm 152
Reizhusten 325–326
Reizmagen 152
Relenza 34
Remergil 570
Remeron 570
Remestan 588
Renacor 336
Renitec 324, 365
Reniten 324, 365
Rentylin 81, 387
Requip 514
Reserpin
 – Bluthochdruck 333–334
 – + Butizid 333
 – + Chlortalidon 333
 – + Clopamid 333
 – + Hydrochlorothiazid 333
 – + Hydrochlorothiazid +
 Dihydralazin 333
 – + Hydrochlorothiazid +
 Triamteren 333
 – + Mefrusid 333
Resochin 133
Resoferon 410
Respicort 144
Resyl 41
Retacillin comp 91
Retin-A 421
Retinoide
 – äußerliche 421–422
 – Akne 419
Retrovir 112
Reverse-Transkriptase-
 Hemmer 112
 – nicht-nucleosidale 113
Reviparin 404
Rewodina 270, 278, 308
Reye-Syndrom, Acetylsalicyl-
 säure 13–14
Rhabarberwurzel-Extrakt 44
Rheumafaktoren 276
Rheutrop 270, 278
Rhinex 49, 459
Rhinocort 460
Rhinocortol 460
Rhinologika, pflanzliche 38–39
Rhinomer 38
Rhinopront Spray 36

617

Register

Rhinopront Top 49
Rhinospray Atlantik 38
Rhinospray bei Schnupfen 36
Rhythmodan 342
Riamet 133
Riesengoldrute 218
Rifa 128
Rifampicin 128
Rifampicin-Hefa 128
Rifampicin Labatec 128
Rifater 130
Rifinah 130
Rifoldin 128
Rifun 155
Rimactan 128
Rimifon 128
Rindergallenblasenextrakt 203
Ring N 19
Rio-Josipyrin 19
Riopan 159
Risiken, Medikamente 2
Risperdal 579
Risperidon 579
Ritonavir 113
Rivastigmin 536
Rivotril 505
Rizatriptan 527
Roaccutan 419
Roaccutan Gel 421
Robitussin 41
Rökan 387
rökan 537
Roferon 196
Rohypnol 588
Rondimen 493
Ropinirol 514
Rosenlorbeer 362
Rosskastaniensamenextrakt 394
Roxatidin 157
Roxit 157
Roxithromycin 101
RU 486 255
Rudotel 588
Rückenschmerzen 268
Rulid 101
Rutoside 395
Rythmodul 342
Rytmonorm 342
Rytmonorma 342

S

sab simplex (Susp.) 172
Sabalfruchtextrakt 261
 – + Brennnesselwurzel-
   extrakt 261
 – + Kürbissamen +
   Kürbissamenextrakt 261
Sabril 507
Saccharomyces Boulardii 180
Sägepalmenfrüchte 218
 – Extrakte 261
säurebindende Mittel s. Antazida
Salazopyrin 183, 276
Salbeiöl 44
Salbulair 141
Salbutamol 141
Salbutamol-ratiopharm 141
Salicylsäure 67
 – 3% 439
 – 10% 439
Sali-Prent 337
Salmeterol 141
Salofalk 183
Salviathymol 44
Salviathymol N 44
Salzlösungen 38
Sanalepsi N 591
Sanasepton 101
Sanasthmax 144
Sanasthmyl 144
Sandocal 297
Sandoparin 404
Sanoxit/MT 420
Santax S 180
Saquinavir 113
Saridon 19
Saroten 563
Schachtelhalm 218
Schafgarbe 246
Schaufensterkrankheit,
   Dihydroergotamin 382
Schericur 426
Scheriproct 188
Schilddrüsenerkrankungen
   477–482
Schilddrüsen-
   hormone 479–480
 – Missbrauch 480
Schilddrüsenüberfunktion
   480–482

Schilddrüsenunterfunktion
   479–480
Schlafapnoe-Syndrom 584
Schlaflosigkeit/-störungen
   583–593
Schlafmittel
 – pflanzliche 586–587
 – Schlafstörungen 591–593
Schlaganfall 546–550
 – stroke units 547
Schleifendiuretika
 – Bluthochdruck 320–321
 – Herzschwäche 371–372
 – Missbrauch 320
Schmalspektrumantibiotika 89
Schmalspektrumpenicilline 91
Schmerzbewältigung 23
Schmerz-Dolgit 524
Schmerzen 7–27
 – Definition 7
 – mit Fieber 9
 – gelegentlich auftretende 9
 – leichte 7–20
 – starke/chronische 21
Schmerzmittel
 – Missbrauch 279
 – Umgang 8
Schmierblutungen 241
Schnupfen 36–39
 – allergischer 456–457
Schnupfen Endrine 36
Schock, anaphylaktischer 94
Schöllkrautextrakt
 – + Aloeextrakt 203
 – + Curcumawurzelstock-
   extrakt 203
 – + Curcumawurzelstockextrakt
   + Pfefferminzöl 203
 – + Gelbwurzelextrakt 203
Schrumpfgallenblase 200
Schuppenflechte 437–444
 – s.a. Psoriasis
Schwangerschaft
 – Arzneimittel 4–5
 – Epilepsie 499
Schwankschwindel 541
Schwindel 540–545
 – vestibulärer 540
Secresol 41
Sectral 322, 346, 353, 367
Sedacor Don 342

618

Sedalipid 489
Sedonium 586
Sedotussin Hustenstiller 39
seelische Erkrankungen
559–581
Sehnenabrisse durch
Chinolone 100
Sek+ärglaukom, Katarakt 67
Selectol 322, 346, 353, 367
Selegilin 519
– + Amantadin 35
Selegilin Helvepharm 519
Selipran 486
Sempera 121
Sepram 566
Septacord 375
Seresta 588
Serevent 141
Sermion 538
Serocryptin 514
Seropram 566
Serotoninagonisten 527–529
Serotonin-Wiederaufnahme-
Hemmer, selektive 566–567
Seroxat 566
Sertralin 566
Sevredol 24
Sibelium 530
Sibutramin 493
Sic ophtal N 77
Siccaprotect 77
Sicco 317, 370
Sifrol 514
Sigacalm 588
Sigaperidol 576
Sigaprim 103
Silamat 39
Sildenafil 263, 265–266
Silomat 39
Silymarin 195
Silymarin Stada 195
Simethicon 172–173
Simvastatin 486
Sinemet 511
Singulair 148
Sinophenin 576
Sinquan 563
Sinuforton Tropfen 41
Siozwo N Nasensalbe 36
Sirdalud 290
Siros 121

Sirtal 501
Sisare 233
Sitosterin 261
Skid 97, 422
Slow-Trasicor 322, 346,
353, 367
Smektit 179
Sobelin 105
Sodbrennen 152
Sodipryl retard 81
Solco Urovac 218
Soledum Kapseln 41
Soledum med Nasentropfen 38
Solgol 322, 346, 353, 367
Solosin 145
Solu-Decortin H 281
Solugastril 159
Solupen D 460
Somnosan 591
Somnubenne 588
Sonata 591
Soor 121
– Antibiotika 93
Sormodren 517
Sortis 486
Sostril 157
Sotacor 342
Sotahexal 342
Sotalex 342
Sotalol 342
Sotalol Arcana 342
Sotalol-Mepha 342
Sotaziden 337
Sovel 241, 247
Soventol Hydrocortison 426
Spasmen 384
Spasmex Tabl. 208
Spasmo Gallo Sanol 203
Spasmocyclon 387
Spasmolyt 208
Spasmolytika
– Harninkontinenz 208–211
– Menstruationsbeschwerden
236–237
Spasmo-Urgenin 208
Spastik, muskuläre 292
Spasuret 208
Speiseröhrenerkrankungen 151
Spersadexolin 62
Spersallerg 64
Spirapril 324, 365

Spiricort 554
Spiropent 141
Sporanox 121
Squamasol Gel/Lösung 439
Standard-Heparin 404
Stangyl 563
Staphylex 92
Staphylokokken 88
Staphylokokken-Penicilline 92
stas-Hustenlöser 41
Staticin 422
Status epilepticus 505
Stavudin (d4T) 112
steinauflösende Mittel,
Nierensteine 223–225
Steroide 144–145
Stesolid 588
Stillacor 368
Stillzeit, Arzneimittel 5
Stilnox 591
Stoffwechsel-Erkrankungen
467–495
Strepto-Fatol 128
Strepto-Hefa 128
Streptokokken 88
Streptomycin 128
Streptomycin Heyl 128
Stressinkontinenz 205–206
stroke units, Schlaganfall 547
Struvitsteine 219
Stutgeron 538
Sucralfat 161
Süßholzextrakte,
Blutdrucksteigerung 42
Sulfasalazin 183, 276
Sulfonylharnstoffe 472–474
Sulpirid 544, 579
Sulpirid von ct 544
Sultanol Aerosol 141
Sultiam 507
Sumatriptan 527
Superpep 542
Suppressin 327
Supracombin 103
Supracyclin 97
Supramox 49
Suprax 95
Surgam 270, 278
Surmontil 563
Sustiva 113
Sutamicillin 92

619

Register

Symbioflor li 180
Symmetrel 34, 516
Sympathomimetika
– Bindehautentzündung 64–65
– + Cortison 61
– Hypotonie 380–381
Synalar 426
Syntaris 460
Syntestan 281
Syscor 329, 357

T

Tacalcitol 442
Tachmalcar 342
Tachykardie 339
Tacrin 536
Tafil 587
Tagamet 157
Tagonis 566
Talcid 159
Talinolol 322, 346, 353, 367
Talso 261
talvosilen 26
Tambocor 342
Tamsulosin 212, 259
Tannacomp 179
Tannalbin 179
Tanninalbuminat 179
– + Etharidinlactat 179
Tannolact 427
Tannosynt 427
Tapazole 481
Tardyferon-Fol Dragees 413
Tarivid 99
Tavanic 99
Tavegil 428, 435, 463
Tavegyl 428, 435, 463
Tavor 587
Taxilan 576
Tazaroten 443–444
Tbc s. Tuberkulose
Tebesium 130
Tebofortan 537
Tebonin 387, 537
Teebaumöl 48
Tegretal 501
Tegretol 501
Teleangiektasien 434
Telfast 428, 435, 463
Telmisartan 326, 366

Temazep von ct 588
Temazepam 588
Temesta 587
Temgesic 24
Tenat N 322, 346, 353, 367
Teneretic 337
Tenormin 322, 346, 353, 367
Tensan 329, 357
Tensobon 324, 365
Tensobon comp. 336
Terazosin 212, 259, 327
Terbinafin 118, 123–124
– zum Auftragen 118
Terbutalin 141
Terfenadin 428, 435, 463
Terfenadin ratiopharm 463
Terfenadin-ratiopharm 428, 435
Terracortril 62
Terramycin 58
Terzolin 118
Tethexal 289
Tetracycline 97–99
– Zahnverfärbungen 98
Tetra-Gelomyrtol 41
Tetramdura 289
Tetrazepam 289
Tetrazepam-ratiopharm 289
Tetrilin 49, 459
Tetryzolin 36, 49, 64, 459
Teveten 326, 366
theo von ct 145
Theolair 145
Theophyllard 145
Theophyllin 145–147
Theophyllin ratiopharm 145
Thiamazol 481
Thiazide 317–319
– + ACE-Hemmer 336
– + Betablocker 337
– Herzschwäche 370–371
Thilo-Tears 77
Thioridazin 576
Thioxanthene 576
Thomapyrin 19
Thomapyrin C 19
Thomasin 380
Thombran 563
Thrombophlebitis 391
Thrombose 391
Thrombosen 401–407
Thromboseprophylaxe 402

Thromboserisiko 402
Thrombozytenaggregations-
  hemmer, Angina
  pectoris/Herzinfarkt
  358–361
Thymian-Fluidextrakt 41
Thyreostatika 481–482
Thyreotom 479
Thyrex 479
L-Thyroxin Henning 479
TIA 548
Tiagabin 507
Tiamon Mono 39
Tiaprofen 270, 278
Ticlid 359, 388
Ticlodone 359
Ticlopidin 359, 388, 549
Ticlopidin Azu 549
Ticlopidin Ratiopharm 388
Tiklyd 359, 388
Tilade 147
Tilarin 457
Tilavist 59
Tilidalor 26
Tilidin 24
– + Naloxon 26
Tilidin-ratiopharm plus 26
Tilur 270, 278
Tim-Ophtal 69
Timisol 69
Timolol 69
– + Pilocarpin 69, 71
Timomann 69
Timonil 501
Timpilo 69, 71
Tinnitus 83–85
Tinnitus-Masker 84
Tinzaparin 404
Tioconazol 118
Titretta S/T 26
Tizanidin 290
TMP-Ratiopharm 216
TMS Tabletten 103
Tofranil 563
Togal ASS 524
*Togal Kopfschmerzbrause
  + Vit. C* 19
Tolperison 290, 292
Tolterodin 208
Tolvin 570
Tolvon 570

620

Tophi 306
Topisolon 426
Topsym/-F 426–427
Torasemid 320, 371
Torem 320, 371
Tradelia 230, 298
Tradolan 24
Tramadol 24
Tramadol 24
Tramadol-ratiopharm 24
Tramadol Stada 24
Tramal 24
Tramazolin 36, 49, 64, 459
Tram+in 24
Trancopal Dolo 27
Trandolapril 324, 365
Tranquase 289, 588
Tranxilium 588
Trasicor 322, 346, 353, 367
Travocort 120
Trazodon 563
Tremarit 517
Tremor 509
Trental 81, 387
Tretinoin 421
Trevilor 566
Tri Thiazid stada 372
*Triam Salbe/Creme Lichtenstein
    426*
Triamcinolon Wolff 426
Triamcinolonacetonid 426, 433
Triamgalen 426
Triamteren
 − + Amantadin 35
 − + Hydrochlorothiazid
    321, 372
 − + Hydrochlorothiazid +
    Rosskastaniensamen-
    extrakt 396
Triatec 324, 365
Triazolam 587
Tricef 95
Tridin 301
Triflupromazin 576
Trigastril 159
Trigeminus-Neuralgie 9
Trigoa 252
Trihexyphenidyl 517
Trilafon 576
Triludan 428, 435, 463
Trimethoprim 216

 − + Sulfamethoxazol 103, 216
Trimipramin 563
Trimipramin-neuraxpharm 563
Triniton 333
Tripper 97
Triptane 527–529
 − Missbrauch 528
Trisequens 233, 298
Tritace 324, 365
Tri-Thiazid Reserpin Stada 333
Trithiazid stada 321
Trittico 563
Trockene-Augen-
    Syndrom 76–78
Trospiumchlorid 208
Trosyd 118
Trovafloxacin 100
Trovan 100
Troxerutin 395
 − + Heptaminol + Ginkgo-
    biloba-Extrakt 396
Troxerutin-ratiopharm 395
Trusopt 73
Truxal 576
Tryptizol 563
Tuberkulose 126–130
Tuberkulostatika 127–130
 − Fixkombinationen 129–130
Tüpfelnägel 437
Turoptin 69
tuss Hustenstiller 39
Tussanil 39
Tussed 39
Tussoret 39
Tyklid 549
TypII-Diabetes 467–476
Tyrothricin 44
Tyzine 36

U

Ucecal 303
Udrik 324, 365
Übelkeit, Migräne 524–525
Übergewicht 490–495
Überlaufinkontinenz 205–206
Ulcogant 161
Ulcosan 157
Ulcostad 157
Ulsal 157
Ultracorten-H 554

Ultracortenol 61
Ultralan 281, 427
Ultralan Creme 426
Ulxit 157
Umbrium 505
Umprel 514
Unacid 92
Unat 320, 371
Unifyl 145
Unilair 145
Uniphyllin 145
Unterschenkelgeschwüre 392
Unterzuckerung 471
Urapidil 327
Uratsteine 219
Urbanyl 588
Urbason 281, 554
Urem 524
Uricovac 311
Uridin5-Monophosphat 67
Urion 212, 259
Uripurinol 310
Urispas 208
Urobacid 99
Uroflo 212, 259
Urofollitropin 243
Urolithiasis s. Nierensteine
Urospasmon 216
Uro-Vaxom 218
Uroxatral 212, 259
Ursochol 202
Ursodeoxycholsäure 202
Ursofalk 202
Urtikaria, Acetylsalicylsäure,
    Überempfindlichkeits-
    reaktion 12
UTK 261
Utrogest 247
Utrogestan 247
Uveitis 75

V

Valaciclovir 447
Valdispert 586
Valette 252
Valium 289, 505, 588
Valocordin-Diazepam 289
Valoron 24
Valoron N 26
Valproinsäure 501–503

621

Register

Valsartan 326, 366
Valtrex 447
Vascal 329, 356
Vasodilatatoren, Bluthochdruck
 334–336
Vasomotal 544
Vaspit 426
Vaxar 99
Venalot-Depot 396
Venenerkrankungen 391–399
– Kompressionsbehandlung
 393
Venenmittel, lokale 398–399
Venlafaxin 566
Veno SL 395
Venoplant 394
Venopyronum 394
Venoruton 395
Venosin 394
Venostasin 394
Ventodisk 141
Veramex 329, 347, 357
Veranorm Isis 329, 347, 357
Verapabene 329, 347, 357
Verapamil 329, 347, 357
Verapamil Ebewe 329, 347, 357
Verstopfung 166–174
– Opiate 25
Vertigoheel 544
Vertigo-Neogama 544
Vertigo-Vomex 542
Vertirosan 542
Vesdil 324, 365
Vesdil plus 336
Vetren 404
Viagra 263, 265
Vibramycin 422
Vicard 259
Videx 112
Vidisept 77
Vidisic 77
Vigabatrin 507
Vigantoletten 297
Viracept 113
Viramune 113
Viridal 264
Viruserkrankungen 110–113
Virus-Grippe 29
Virushepatitis 193
Virustatika, Herpesinfektion
 447–448

Visine 64
Viskaldix 337
Visken 322, 346, 353, 367
Vistagan 69
Vitamin B12 413–414
Vitamin- B12-Mangel 408
Vitamin B12 Amino 413
Vitamin B12-Depot-Injektopas
 413
Vitamin B12 Jenapharm 413
Vitamin B12 Lannacher 413
Vitamin B12-ratiopharm 413
Vitamin D, Osteoporose 297
Vitamin-D-Abkömmlinge
 442–443
Vitamin D^3 297
Vitamin D3 Streuli 297
Vitamin E, Muskelkrämpfe 286
Vitamin-K-Antagonisten
 406–407
– Schlaganfall 550
Vitarubin Depot 413
Vividrin 59
Vividrin Nasenspray 457
Volmac 141
Volon A 426
Voltaren 270, 278, 308
Vomacur 542
Vomex A 542
Vorhofflimmern 339

W

Wacholderfrüchte 218
Warfarin 406, 550
Warondo Psoriasissalbe 440
wasserausschwemmende
 Medikamente, Bluthochdruck
 317–321
Wechseljahre 227–233
– Hitzewallungen 228
– Östrogene 230, 299
– Zyklusstörungen 228, 239
Weimerquin 133
Weißdornblätter + -blüten,
 Trockenextrakte 374
Weißdornextrakt
– + Kaliumhydrogenaspartat +
 Magnesiumhydrogenaspartat
 375
– + Kampfer 375

– Kombinationspräparate 375
Weißdornextrakte, Herzschwäche
 374–375
Weitwinkelglaukom 66–67
WHO-Lösung, Durchfall 176
Wick Formel 44 Husten-Löser /-
 Stoller 39, 41
Winkelblockglaukom 66
Wydora 327
Wypresin 327

X

Xalatan 74
Xanax 587
Xanef 324, 365
Xanor 587
Xanthinderivate 145–147
Xantinolnikotinat 538
Xatral 212, 259
Xenical 494
Ximovan 591
Xipamid 317, 370
Xylometazolin 36, 49, 459

Y

Yocon-Glenwood 264
Yohimbin 264
Yohimbin Spiegel 264
Yxin 64

Z

Zafirlukast 148
Zahnfleischschwellung 330, 358
Zahnverfärbungen, Tetracycline
 98
Zalcitabin (DDC) 112
Zaleplon 591
Zanamivir 34–35
Zantarac 157
Zantic 157
Zaroxolyn 317, 370
Zeckenbissfieber 97
zentral wirkende Mittel, Bluthoch-
 druck 331–333
Zentropil 505
Zerit 112
Zestril 324, 365
Zidovudin (AZT) 112

Register

Zinacef 95
Zinat 95
Zinksulfat + Naphazolin 64
Zinnat 95
Zithromax 49, 101
Zitronensäure + Kaliumhydro-
carbonat + Natriumcitrat 223
Zocor 486
Zolim 428, 435, 463
Zolmitriptan 527
Zoloft 566
Zolpidem 591
Zomig 527

Zopiclon 591
Zopiclon Stada 591
Zopidorm 591
Zorac 443
Zoroxin 58, 99, 216
Zoster oticus 51
Zotepin 579
Zovirax 447
Zuckerkrankheit s.
Diabetes mellitus
Zuclopenthixol 576
Zungenbrennen 408
Zurcal 155

Zweiphasenpräparate,
Antibabypille 252
Zwölffingerdarmgeschwür 152
Zyklusstörungen 239–244
– Antibabypille 239
– Wechseljahre 228
Zyloric 310
Zyprexa 579
Zyrtec 428, 435, 463
Zystinsteine 219
Zystitis s. Blasenentzündung

623